Paul Troendle

Psychotherapie
dynamisch – intensiv – direkt

Forschung Psychosozial

Paul Troendle

Psychotherapie dynamisch – intensiv – direkt

Lehrbuch zur Intensiven Dynamischen Kurzpsychotherapie

Unter Mitarbeit von Heiner Lachenmeier

Psychosozial-Verlag

Bibliografische Information Der Deutschen Bibliothek
Die Deutsche Bibliothek verzeichnet diese Publikation in der Deutschen Nationalbibliografie; detaillierte bibliografische Daten sind im Internet über <http://dnb.d-nb.de> abrufbar.

Originalausgabe

E-Mail: info@psychosozial-verlag.de
www.psychosozial-verlag.de

Umschlagabbildung: Springbrunnen von Jean Tinguely, Basel,
© Erika Buser.
Umschlaggestaltung nach Entwürfen
des Ateliers Warminski, Büdingen.
Lektorat: Dagmar Kühnle
ISBN 978-3-89806-479-8

In dieser Technik ist ein wesentliches Element der therapeutischen Haltung, dass der Therapeut größte Sympathie und Respekt für die Person des Patienten hat, seinen Widerständen jedoch weder Sympathie noch Respekt vermittelt, sondern eine Atmosphäre beträchtlicher Respektlosigkeit.

One of the essential ingredients of the therapist's attitude in this technique is that, while maintaining the greatest sympathy and respect for the patient, he has neither sympathy nor respect for the patient's resistances, and conveys an atmosphere of considerable disrespect for the resistance.

Habib Davanloo

Inhalt

Zum Geleit

Eine Lehre ist das Resultat einer Biographie – oder das Resultat mehrerer Biographien. Die klassische Darstellung einer Lehre geschieht ohne Entstehungsgeschichte. Paul Troendle zeigt seine Lehre als Resultat seiner eigenen Biographie. Das macht diese Lehre lebendig; die Teile werden verständlich als Ergebnisse einer langen, umwegreichen und ausdauernden Suche nach dem Richtigen. Die Darstellung dieser Lehre wird aber auch durch viele andere Biographien bereichert, die Lebens- und Leidensgeschichten der Klienten.

Ein Lehrgebäude ruht in allen Fachgebieten auf geradezu endlosen Vorarbeiten. Auch in Paul Troendles umfangreichem Werk ist dies mit über 500 zitierten Publikationen evident. Ich bin kein Psychotherapeut; meine Meinungen über Fachbücher werden naturgemäß durch meine Kenntnisse in meinem Arbeitsbereich der Neurowissenschaften getrieben. Ich kann als Außenseiter aber nichtsdestoweniger der Gedankenführung des Autors gangsicher in ihrer ausführlichen Darstellung folgen. Es ist eine beachtliche Leistung von Paul Troendle, die große Menge Grundmaterial zu durchdringen, mit den eigenen Erfahrungen als Klient und Therapeut sinnvoll zu verbinden und mit den vielen Falldarstellungen treffend zu beleben. Es verlangt dabei anerkennenswerten Mut, die eigene Geschichte rücksichtslos als mäandernder Leitfaden der Entwicklung der Lehre vorzustellen, so wie Paul Troendle das macht. Es gelingt ihm damit, die eigenen Fehler in einem Wissensgebiet konstruktiv zu benutzen, um gewisse Schwächen der ursprünglich gelehrten und im Fall des Autors auch erlebten Lehre zu erkennen und sie nicht polemisch, sondern kreativ in die weitere Entwicklung einzuarbeiten.

Eine Lehre kann Wissen zur Anwendung organisieren so wie dieses Buch es tut. Gleichzeitig führt bei Paul Troendle das organisierte Wissen zu größerer Eindringtiefe in die Natur der Störung der bearbeiteten Funktionen – immer souverän getrieben von aufmerksamer Heuristik.

Dies ist ein Buch der gereiften Erfahrung, das fasziniert, weil die Reifung der Erfahrung integriert ist in die Beschreibung der Methodenentwicklung. Ich wünsche diesem Werk ein fruchtbares Leben.

Prof. Dr. med. Dr. h.c. Dietrich Lehmann,
The KEY Institute for Brain-Mind Research,
University Hospital of Psychiatry, Zurich

Vorwort

Wer vor 50 Jahren als *Patient* eine Psychotherapie machen wollte, dem wurde eine mehrjährige klassische Psychoanalyse mit wöchentlich drei bis sechs Sitzungen angeraten. Gelegentlich wurde auch eine psychoanalytisch orientierte Psychotherapie angeboten mit einer oder zwei Sitzungen die Woche, bei welchen der Patient dem Therapeuten gegenübersaß.

Wer sich damals zum *Psychotherapeuten* ausbilden wollte, befand sich für viele Jahre im Status eines Analytikers in Ausbildung, besuchte an einem oder an mehreren psychoanalytischen Instituten mit unterschiedlichen Orthodoxien während vielen Jahren Seminarien, absolvierte Hunderte von Supervisionen und war während Jahren als Analysand in einer Lehranalyse. Der Terminus ›Lehranalyse‹ vermittelte zwei Dinge: man war nicht als Patient stigmatisiert und trug den Nimbus des angehenden Analytikers. Eine Psychoanalyse kostete mit Leichtigkeit zwischen 50'000 und 100'000 Franken oder mehr, was für Patienten und Analysanden meistens eine große Belastung war. Rechnet man die Ausbildungs- und Supervisionskosten hinzu, war mit einigen zusätzlichen 10'000 Franken zu rechnen. Etablierte Psychoanalytiker hatten mit ein paar Patienten oder Analysanden und mit der Supervisorentätigkeit ein gesichertes Einkommen. Diese Situation wurde kaum kritisch hinterfragt und stabilisierte sich über viele Jahre, da Angebot und Nachfrage im Gleichgewicht waren und die Anforderungen an die Newcomers so angehoben wurden, dass nur wenige in den ›Olymp‹ aufsteigen konnten.

Dieser kritische Rückblick stellt das wissenschaftliche und therapeutische Engagement der Lehrenden wie auch der Lernenden nicht in Frage. In seiner wissenschaftlichen Haltung dozierte Fritz Morgenthaler, einer meiner Lehrer, dass es nicht um das Heilen, sondern um das Verstehen gehe. Sicher schloss er im Verstehen das Heilen mit ein, denn die Patienten bezahlen den Therapeuten für das Heilen und nicht für die Forschung. Sicherlich ist das Heilen, womit nur eine erfolgreiche Therapie gemeint sein kann, auch für das Selbstverständnis und für die Existenzsicherung der Therapeuten wichtig. Den Analytikern in Ausbildung wurde gesagt, dass die Psychoanalyse an erster Stelle eine wissenschaftliche Theorie ist, an zweiter eine Methode zur Erforschung der Psyche und an dritter eine kurative Methode. Keine therapeutische Richtung kann sich hinsichtlich der theoretischen Forschungsergebnisse mit der internationalen psychoanalytischen Literatur der letzten hundert Jahre weder bezüglich der Vielfältigkeit noch der Differenziertheit der Themen messen.

Anders steht es um die Entwicklung der psychoanalytischen Behandlungstechnik. Seit Freuds Hinwendung zur freischwebenden Aufmerksamkeit und zum Interpretieren und Deuten der freien Einfälle, der Träume und der Übertragungsneurose hat es keine wesentliche Weiterentwicklung der Technik gegeben, sondern nur eine beinahe unendliche Ausdehnung in der Zeit mit immer derselben Methode. Auch mehr als ein halbes Jahrhundert nach den wegweisenden Forschungen von Alexander und French halten bis heute viele Therapeuten und Therapeuten-Verbände am Axiom der Überlegenheit der Langzeittherapien fest, im Glauben, ein Mehr an Zeit bürge für ein Mehr an therapeutischer Effizienz.

In diesem Vorwort skizziert der Autor seinen wissenschaftlichen Werdegang als Psychotherapeut von (1) der klassischen Freud'schen Psychoanalyse über (2) die weiten Gefilde der humanistischen und körperorientierten Psychotherapien bis hin zu (3) einer psychoanalytischen Form von Kurzzeitpsychotherapie, in welche das vorliegende Lehrbuch einführt. Der Autor ist in der Lage, diese drei Entwicklungsphasen seiner dreißigjährigen psychotherapeutischen Berufstätigkeit, die jede ungefähr zehn Jahre umfasste, sowohl zuerst aus der Position des *Patienten* als auch aus der Erfahrung des *Therapeuten* anhand eines über 2000 Personen umfassenden Patientengutes referieren zu können. Ich halte es bei diesen Mitteilungen mit Freud (1900, S. VIII), der Offenheit und Diskretion zu verbinden verstand, um der Wissenschaft zu dienen. In der Vorbemerkung zur Traumdeutung schreibt er, dass er mit der Mitteilung seiner eigenen Träume Fremden mehr Einblick in die Intimitäten seines psychischen Lebens gebe, als ihm lieb sein konnte. Er sagt: »Das war peinlich aber unvermeidlich; ich habe mich also darein gefügt, um nicht auf die Beweisführung für meine psychologischen Ergebnisse überhaupt verzichten zu müssen.«

Während des Studiums der Heilpädagogik und der angewandten Psychologie nötigten mich funktionelle Störungen (Diarrhoe, Tachykardie, Insomnia) und suizidale Tendenzen, psychotherapeutische Hilfe zu suchen. Wiederholte Male wurden diese neurotischen Störungen durch eine Liebesbeziehung ausgelöst und beruhigten sich erst durch den Abbruch der jeweiligen Beziehung. Offensichtlich geschah das, was bei der Behandlung des dialogischen Prinzips im ersten Kapitel dieses Buches (1.5) gesagt wird: in der Begegnung wird der Mensch auf die Probe gestellt und wird überhaupt er selber.

Neurotische Störungen können die berufliche und persönliche Kapazität eines Menschen bis zur Funktionsunfähigkeit einschränken, was im vorliegenden Buch an verschiedenen Stellen als Selbstsabotage, Selbstbehinderung, Selbstzerstörung und Selbstbestrafung thematisiert wird. Am Heilpädagogischen Institut der Universität wähnte ich mich an der Quelle kompetenter Hilfe. Statt der Hilfe jedoch bekam ich die mir später nützliche Lektion, dass wohlmeinende, aufmunternde, rationalisierende, beschwichtigende und suggestive oder gar sozialisierende Interventionen wie »Tun sie sich jeden Tag etwas zuliebe«, »Seien sie gut mit sich und geben sie ihren Wünschen nach«, »Vielleicht ist die Zeit noch nicht reif dafür« und »Ja, ich kenne das auch« einem Patienten nichts nützen und dessen Verzweiflung verstärken. Professionalität ist gefragt.

Die rasche und klare Diagnose (6.4.2.2.) eines Professors für Tiefenpsychologie, dem ich meine Probleme anvertraut hatte, öffnete mir die Perspektive, dass ich für mich psychotherapeutisch etwas *tun* könnte. Bei der damaligen psychotherapeutischen Unterversorgung war das Unternehmen ›Psychoanalyse‹ mit einem beträchtlichen persönlichen Aufwand wie Lohnarbeit, Dislokation und Unterbrechen des Studiums verbunden. Auch heute verlangt eine Psychotherapie einen persönlichen Einsatz und gelegentlich auch Einschränkungen. Obwohl bezüglich der Finanzierung und des therapeutischen Angebotes seither einiges leichter geworden ist, stelle ich heute als Therapeut den (ambivalenten) Patienten die wichtige Frage: »*Wollen* sie etwas für sich *tun*? Damit fordere ich den Willen des betreffenden Menschen heraus (5.4.3). Der Patient müsste dumm sein, für sein Problem einen Therapeuten zu konsultieren, und selbst nichts für sich tun zu wollen. Somit beinhaltet die Frage an den Patienten, ob er etwas für sich tun und sich eine Chance geben wolle, mehrere Mitteilungen:

- Angesprochen ist die Autonomie des Patienten, d. h. dass er entscheidet, ob er sein Problem weiter schleppen oder seine Kräfte mobilisieren will.
- Der Patient wird im Kampf gegen die destruktiven Kräfte der Neurose bestärkt.
- Der Therapeut deaktiviert sowohl die omnipotenten als auch die regressiven Wünsche des Patienten an den Therapeuten.
- Das Risiko, sich auf eine Therapie einzulassen, birgt in sich auch eine Chance für die Freiheit.

Meine erste psychotherapeutische Erfahrung als Patient war eine fünfeinhalbjährige *klassische Psychoanalyse*. Vorerst war sie Garant für Heilung, später ein Grundpfeiler der Ausbildung zum Psychoanalytiker. Rückblickend hege ich dankbare und zärtliche Gefühle für diesen scheinbar emotionslosen und zuverlässigen Mann hinter der Couch. Ein Großteil der Arbeit lief über die Trauminterpretation. Die Liegelage war dem inneren Drang zur direkten Auseinandersetzung mit den aktuellen, vor allem den kritischen Übertragungsgefühlen, nicht förderlich (3.3), obwohl es notwendig gewesen wäre, den Mut zur Äußerung negativer Gefühle aufzubringen. Aber die Angst und die Widerstände (Kapitel 4 und 5), diese Barriere zu durchbrechen, beherrschten mich; und mein Therapeut stach auch nicht in dieses Wespennest (6.4.2), was für ihn wohl auch komfortabler gewesen war.

Eine Psychotherapie ist auf innere und äußere Veränderungen angelegt. Meine Therapie kam zum Abschluss, weil eine Partnerbeziehung möglich wurde. Mein Therapeut und ich haben geleistet, was ihm mit seiner Methode, seiner Erfahrung und seinem Charakter und was mir mit meinem Potential, mit meiner Pathologie und mit seiner Hilfe möglich war. Rückblickend lohnt es sich zu überlegen, welchen Verlauf die Therapie hätte nehmen können, wenn der damalige Therapeut mit dem psychotherapeutischen Wissen, welches dieses Buch vorlegt, hätte intervenieren können. Folgende Hypothesen sind glaubwürdig:

- Er hätte in den ersten zehn Minuten die Weitschweifigkeit und das Ausmalen unwesentlicher Details in Frage gestellt und nicht viele Hunderte von Franken Honorar bezogen für ein geduldiges Anhören solcher Diversifikationen (5.4.2.3).
- Er hätte die Widerstände aufgespürt, benannt und schonungslos in Frage gestellt (6.4.3).
- Er hätte den ängstlichen Andeutungen von negativen Gedanken über ihn und seine Familie, die im und ums Haus zu hören war, auf den Nerv gefühlt und nicht nachgelassen, bis alle aggressiven Phantasien und Impulse ins Offene gekommen wären (6.4.4); und er hätte die ängstliche Freundlichkeit, die zuvorkommende Willfährigkeit und die Angst vor Nähe des Patienten herausgefordert.
- Er hätte die Therapie hauptsächlich zu einem Prozess gemacht, der sich zwischen Therapeut und Patient abspielt (3.3) und weniger zu einem Spekulieren über Trauminhalte.

- Er hätte die Widernatürlichkeit nicht ertragen, von hinten zu beobachten, wie der Patient ohne Augenkontakt zum Therapeuten sich mit Beziehungsängsten abrackert.
- Er hätte hinter der suizidalen Tendenz (7.7) die verdrängte Wut aufgespürt und keine Ruhe gegeben, bis sie sich in der Beziehung zu ihm manifestiert hätte.
- Hätten die Gefühle von Wut, Angst, Zuneigung, Trauer, Schmerz und Abwehr sich in der Beziehung zu *ihm* entwickeln können, wäre die Therapie nicht über fünf Jahre wie ein stiller Fluss vor sich hin geflossen, sondern die Arbeit wäre in ein bis zwei Jahren erfüllt gewesen.

Nach Abschluss meiner Psychoanalyse holte ich mir an zwei Sigmund-Freud-Instituten die Ausbildung zum Psychoanalytiker. Nach zehn Jahren psychoanalytischer Praxistätigkeit empfand ich wie viele Psychoanalytiker in den Siebziger- und frühen Achtzigerjahren des letzten Jahrhunderts den Wunsch, andere Therapieformen kennen zu lernen. Zum einen entsprang dieses Bedürfnis einer Unzufriedenheit über die langen und streckenweise intellektualisierenden Analysen, die den Analytiker oft in eine reaktiv-passive und ermüdende Rolle versetzen (2.2). Zum andern machten viele neue therapeutische Strömungen von sich Reden wie etwa die Esalen-Bewegung, die Bioenergetik, die Primärtherapie, die Schreitherapie, das neuro-linguistische Programmieren, die Verhaltenstherapie, die Transaktionsanalyse, die Hypnotherapie, die Humanistischen Therapien wie die Gestalttherapie, die Gesprächspsychotherapie, das Psychodrama, die themenzentrierte Interaktion, die systemische Einzeltherapie und die verschiedenen Richtungen der Familientherapie u. a. m.

Es folgte meine *humanistische und körpertherapeutische Phase*. Neben der integralen Ausbildung zum Bioenergetiker bei A. Lowen in New York und der integralen Ausbildung zum Paar- und Familientherapeuten hatte ich einen Großteil der oben angeführten Angebote z. T. vertieft kennen gelernt und zahlreiche Elemente verschiedener Methoden eklektisch in die psychoanalytisch orientierte Körperpsychotherapie integriert. Nach den körperpassiven Jahren als ›Hintercouchler‹ wurde die Arbeit lebendiger, experimentierfreudig, abwechslungsreich. Die bioenergetischen Körperübungen und die Zusammenarbeit mit einem Chiropraktiker ließen auch eigene Körperaktivitäten zu. Stressübungen, Akupressur, Massagetechniken, Rollenspiel, Atem- oder Augenübungen, geleitete Imagination und gestalterische

Mittel brachten Abwechslung und Bewegung in die therapeutische Arbeit und lösten bei den Patienten gelegentlich heftige Emotionen aus. Ein Großteil der Arbeit vollzog sich in Gruppen, wodurch der Umgang mit den Patienten etwas von der Steife der psychoanalytischen Arbeit verlor.

In dieser Zeit entwickelten sich zwei Gruppierungen von Psychoanalytikern. Einerseits gab es jene, die sich von einer oder mehreren der oben erwähnten Richtungen angesprochen fühlten und sich eklektisch bedienten und jene, die eine integrative Ausbildung in der einen oder andern Richtung absolvierten. Andererseits gab es die Vertreter der reinen Lehre. Das führte zu Spannungen an den psychoanalytischen Instituten. Während die ›Orthodoxen‹ von den ›wild gewordenen Kindern der Psychoanalyse‹ sprachen, fühlten sich diese als Pioniere und Erneuerer.

Auch diese zweite Berufsphase war mit eigenen Erfahrungen als Patient gekoppelt. Mit den Ausbildungen in bioenergetischer Analyse und Therapie und in Paar- und Familientherapie war die Hoffnung verbunden, Partnerprobleme lösen zu können. Die Ausbildung folgte mehrheitlich dem Prinzip ›learning by doing‹, mehr ausgerichtet auf das Erleben (encounter) innerhalb der Gruppendynamik als auf das Verstehen der Psychodynamik, die beinahe entbehrlich wurde. Deshalb konnte auf eine metapsychologische Frage die Erklärung lauten: »I can't explain, but it works«. Lowens Charaktertypen waren eingängig und praktikabel, aber persönliche Erfahrungen lassen auf eine gewisse theoretische und technische Dürftigkeit körperorientierter Therapien schließen.

Beeindruckend war meine Erfahrung mit Lowen selbst, der nach ein paar Minuten Body-reading (Studium des fast nackten Körpers von vorne, von der Seite, von hinten und in gebeugter oder liegender Position) mir die Lebensgeschichte aufdeckte und eine suizidale Struktur attestierte. In dieser Zeit hatte ich auf Partnerprobleme auch mit Asthma, Angstzuständen und depressiver Vitalitätseinschränkung reagiert. Da hatte ich nun meine Diagnose, aber die konsultierten, gut verdienenden amerikanischen Therapeuten wussten damit nichts anzufangen. Sie applizierten das reiche Repertoire an Körperübungen und suggerierten, dass die Heilung in der Loslösung von der Mutter und der Ehepartnerin läge. In dieser Zeit überkam mich einmal ein Wutimpuls gegen meine Frau: »Ich könnte dich töten«, sagte ich, erschrak aber gleichzeitig über den mir unbekannten Impuls. Kurze Zeit darauf lag ich in New York rücklings auf dem Atemschemel. Einer von Lowens Cheftherapeuten legte sich mit seinem schweren Körper auf meinen Brustkorb. Todesangst vor dem Ersticken löste in mir einen viszeralen Gewaltimpuls aus. Ich erhob mich aus der Rückenlage, warf den Therapeuten von mir weg, stellte mich vor ihn hin und sagte: »I could kill you«. Er lachte und bemerkte salopp, dass ich heute Morgen schon der zweite sei, der ihn umbringen wolle. Mit dieser theoretischen und technischen Fahrlässigkeit ließ er mich stehen und wandte sich der nächsten ›Arbeit‹ zu. Wie es zum gängigen Repertoire der Encountergruppen gehörte, ließ man mich in Wolldecken eingehüllt regredieren, bis sich alles mit einigen narzisstischen Gratifikationen gelegt hatte. Eine Chance war vertan!

Expressive Körpertechniken (Schreien, Stampfen, auf Styroporsäcke eindreschen, Stressübungen) bieten eine vorübergehende Spannungsabfuhr, sind aber kein Ausdruck wirklichen Erlebens echter Gefühle. Von einem Patienten habe ich Kenntnis, dass er sich nach einer Schreitherapie im Keller seines Hauses eine schalldichte Kabine eingebaut hat, um dort zu schreien, wenn es wieder nötig war, quasi seine seelischen ›Notdurft‹ zu erledigen. Wir werden bei der Behandlung der taktischen Abwehren (5.4.4.2) über Ausagieren und Externalisieren sprechen. Es gibt Therapeuten, die wie Zauberlehrlinge Emotionen auslösen, sie aber metapsychologisch nicht verstehen und daher nicht richtig behandeln können. Sind z.B. die Tränen oder das Weinen eines Patienten Ausdruck echter Trauer (6.4.5.2), oder handelt es sich um eine pathologische Trauer (7.6) oder um eine taktische oder um eine regressive Abwehr (5.4.2)? Und welche Intervention ist für den jeweiligen Fall die adäquate?

Vorbehalte hege ich gegen Methoden, die das Unbewusste vernachlässigen, weniger auf Symptombeseitigung und Charakterveränderung als viel mehr auf die Entfaltung des menschlichen Potentials ausgerichtet sind und hauptsächlich mit der Erfahrung arbeiten, dass ihre Methode wirkt. So überspringt die neben der Psychoanalyse und der Lerntheorie sich als dritte Kraft in der Psychologie verstehende Humanistische Psychologie das Studium der Ursachen und der Behandlung psychischer Fehlentwicklungen. Sie baut auf einem positiven Menschenbild (dem Gesunden, Guten, Schönen und Wahren) und den spezifisch menschlichen Bedürfnissen auf. Im Zentrum stehen die Person in ihrer ganzheitlichen Einzigartigkeit und die menschlichen Grundbedürfnisse (Nahrung, Beachtung, Daseinsbestätigung, Geborgenheit, Zugehörigkeit, emotionaler Ausdruck, sinnvolles Tun, Hingabe, Sinnfindung, Selbstverwirklichung u.a.m.). Die in der frühen Entwicklung zu kurz gekommenen menschlichen Grundbedürfnisse sollen in späteren heilsamen Beziehungen in einer wohlwollenden und bestätigenden (Gruppen)Atmosphäre, gelegentlich für ein paar Tage vom Alltagsleben abgeschieden, als befriedigbar erlebt werden. Dafür sorgen neben einigen Anleihen bei der Verhaltenstherapie und der Tiefenpsychologie vor allem ein breites Angebot unterschiedlicher person- und körperbezogener Methoden, durch die man beispielsweise erleben und lernen kann, wie Entscheidungen fällen, durch Körperübungen zum Selbstgefühl gelangen, Abschied nehmen, Ja zum Leben sagen, Licht in verborgene Glaubenssätze bringen, die innere Ordnung der Liebe verstehen, den Menschen aufrichten, die instinktive Vitalität erneuern, durch Atmen innerlich wachsen, die Tiefendimensionen des Selbst erforschen, durch Musik zu den personalen Räumen gelangen, das schöpferische Potential und die kreative Leidenschaft wecken, sich dem ungelebten Leben stellen, liebevoller mit sich in Kontakt treten, psychische Probleme umdeuten usw. Obwohl die psychotherapeutischen Fakten seit Freud belegen, dass Neurosen und Traumatisierungen nicht durch Bedürfnisbefriedigung geheilt werden, sichert das Nicht-Sättigbare den Befriedungsanbietern immer wieder Zulauf.

Viel Geld, Zeit und Energie hat mich die Wanderung durch die eben geschilderte Landschaft gekostet. Bearbeitet und gelöst waren jedoch die Symptome und Charakterstörungen nicht, weder das Asthma noch die Mutter- und Partnerprobleme, weder die Angst vor dem Erleben von Wut (6.4.5.2) noch die suizidalen Tendenzen, weder die Selbstsabotage noch der Widerstand gegen Nähe (5.4.2) und die unbewusste Schuldproblematik (6.4.5.2). Noch einmal wollte ich mir eine Chance geben und etwas für mich tun.

Ein erfahrener Therapeut bot mir eine *psychoanalytische Kurzpsychotherapie* an. In seinem Behandlungsraum stand eine Videokamera für die audiovisuelle Aufzeichnung der Sitzungen. Das erste ›Gefühlsangebot‹, das ich dem Therapeuten in der Probetherapiesitzung (6.3) gemacht hatte, war ein taktischer Abwehrmechanismus (5.4.2.2), nämlich wässrige Augen und ein leichtes Schnupfen über meine missliche Lebenslage. In der bisherigen Therapiekarriere war Weinerlichkeit, ein bisschen Regression und Hilflosigkeit Ausdruck von Gefühlen, hatte Eindruck gemacht und Zuwendung, Aufmerksamkeit und den Einsatz des Therapeuten und der umgebenden Gruppenmitglieder mobilisiert. Kritisch-kluge Therapeuten kennen dieses Phänomen: hier die regressiven, anspruchlichen und passiven Patienten und dort die erschöpften, leicht aggressiven und ausgesogenen Therapeuten. Mit dieser Strategie kam aber meine unbewusste Abwehr nicht an. Der Therapeut hat die regressive Tendenz sofort in Frage gestellt und damit auch gestoppt. Das war Neuland und eine auffordernde Botschaft an die im Unbewussten verankerte habituelle Charakterstruktur (7.2). Mit Aufmerksamkeit und Ernst benannte der Therapeut sofort und unablässig alle meine Widerstände (5.4.2; 6.4.2; 6.4.3), bis sie sich in der Übertragung (6.4.4) auf ihn kristallisierten. Man müsste annehmen, dass ein Therapeut mit zwanzigjähriger Praxiserfahrung eigentlich schnell hätte begreifen können, worum es geht. Aber eben, *die Widerstände in der Beziehung aktuell zu erleben und rasch zu überwinden, sobald sie auftauchen*, hat ein anderes Format, als sie zu einer Übertragungsneurose (5.4.4.4) anwachsen zu lassen, um sie dann jahrelang zu analysieren und verstehen zu wollen oder vorzugeben, dass die Grundbedürfnisse befriedigbar seien. Zuerst also musste der Charakterpanzer (7.2) aufgebrochen werden, damit der Zugang zum Unbewussten (6.4.5) überhaupt eine Chance hatte.

Die durch den persönlichen Prozess gewonnene strukturelle Veränderung der Kern-Neurose (6.4.6.2; 7.2.1) und die intrapsychische Integration (8.3) setzten sich in meiner beruflichen Arbeit durch und bewogen mich zur systematischen Ausbildung in Theorie und Methode dieser intensiven Version psychoanalytischer Kurztherapie, welche dieses Kompendium vorstellt. Die letzte berufliche Neuorientierung hatte begonnen. Wie das herbstliche Laub lautlos von den Bäumen fällt, so entglitten mir das körpertherapeutische Repertoire und das Interesse an den humanistischen Kreativtechniken, weil deren Effizienz im Vergleich zur Intensiven Dynamischen Kurzpsychotherapie sich als zu gering erwies. Ich erklärte den Patienten die persönliche und berufliche Veränderung, was den meisten ohnehin offensichtlich geworden war. Schwierigkeiten bekundeten nur jene Patienten, (1) die sich in der Abhängigkeit eingebettet hatten oder sich nicht aus der Ruhe bringen lassen wollten, (2) die mit Angst darauf reagierten, dass die Arbeit wesentlicher und tiefer wurde und (3) die eine persönliche Veränderung des Therapeuten wie einen Verrat erlebten.

Seit diesen Erfahrungen verstehe ich, was damals in der oben geschilderten New Yorker Loft psychodynamisch passiert ist. Der Therapeut hatte durch seine Intervention in mir eine reaktive mörderische Wut in der Übertragung (6.4.5) ausgelöst. Wir werden im 6. Kapitel eingehend darlegen, wie das Erleben des Impulses ein Schlüssel zum direkten Erleben des Unbewussten sein kann und den Zugang zu andern Gefühlen wie Schuld, Trauer, Schmerz und Liebe (6.4.5.2) öffnet.

Das vorliegende Lehrbuch versteht sich als systematische Einführung in die Theorie und Technik dieser psychoanalytisch orientierten Kurzpsychotherapie. Vorerst seien einige Grundlinien skizziert:

- Die *Intensive Dynamische Kurzpsychotherapie* (Intensive Short-Term Dynamic Psychotherapy, ISTDP) ist eine psychoanalytische Version von Kurztherapie, die der Psychiater Habib Davanloo, heute emeritierte Professor der McGill Universität in Montreal und ehemaliger Chefarzt am Montreal General Hospital, in über vierzigjähriger Forschertätigkeit entdeckt und auf den Grundkonzepten der Psychoanalyse und den seit Ferenczi und Alexander und anderen gemachten Forschungen (2.2) entwickelt hat.

- Wie für Freud sind auch für die ISTDP die Widerstände und die Übertragung zentral. Davanloo hat die Widerstände, wie sie hauptsächlich von Sigmund und Anna Freud herausgearbeitet worden sind, als *Beziehungsgeschehen in der Übertragung* neu konzipiert (Kapitel 5). Erfolg oder Misserfolg einer Therapie hängt entscheidend davon ab, ob die Abwehrmechanismen von Anfang an wie ein echtes Hindernis in der Beziehung behandelt statt nur analysiert werden.
- Der Therapeut ist *ein entschiedener und aktiver Verbündeter* (und nicht ein geduldig zuhörender Kommentator) der gesunden Anteile des Patienten und dessen therapeutischer Allianz und ein ebenso *entschiedener und furchtloser Gegner der Widerstände* und der selbstsabotierenden und selbstbestrafenden Über-Ich-Pathologie des Patienten.
- Die Gefühle und Impulse, die Angst und die Widerstände sind willkommene *Botschaften des Unbewussten.* Der Therapeut lässt sich vom Unbewussten des Patienten leiten, dessen Erscheinungsformen er kennt.

  Es ist eine wesentliche Weiterentwicklung der psychoanalytischen Technik, dass die ISTDP die Entwicklung einer Energie, Zeit und Geld absorbierenden *Übertragungs-Neurose* ausschließt. Die Neurose, die den Patienten in die Therapie bringt, genügt vollauf und manifestiert sich von Anfang an in der Übertragung.
- Der Therapeut beobachtet und versteht alle *nonverbalen Körpersignale* (5.4.2.2) und macht den Patienten vertraut, dass die Gefühle körperlich erlebt werden. In diesem Sinne ist die ISTDP auch eine körperbezogene Therapieform (4.1.2; 4.3.2; 5.4.1.2).
- Das therapeutische Material offenbart sich vorzüglich im *aktuellen Hier und Jetzt der emotional erfahrenen Beziehung des Patienten zum Therapeuten (Übertragung).* Darum spielen Anamnese, Analyse, Interpretation und Deutung als Botschaften des Unbewussten erst eine Rolle, wenn vorgängig ein dynamischer Prozess stattgefunden hat und das Unbewusste zumindest teilweise erschlossen werden konnte.
- Der Therapeut bietet sich dem Unbewussten des Patienten so lange als *Übertragungsfigur* an, bis das Unbewusste von sich aus den *Transfer*

schafft zu einer Person der Gegenwart und vornehmlich der Vergangenheit (3.5; 6.4.5.2).

- Normalerweise schafft die ISTDP in der Probetherapie (6.3) einen ersten *Durchbruch ins Unbewusste* (6.4.5) und ermöglicht dadurch einen ersten Blick auf die *Kern-Neurose*. Der Patient ist von Anbeginn in einen aktiven und sinnvollen Prozess involviert, was seine bewusste und unbewusste *therapeutische Allianz* (5.4.3) stärkt und seinen *Willen* gegen die Ambivalenz herausfordert. Entschiedenheit und Eindeutigkeit ist für den Patienten nicht nur logisch, sondern auch wohltuend.

Dieses Lehrbuch erfasst das publizierte Werk von Habib Davanloo sowie das gesamte Schrifttum des *International Journal of Intensive Dynamic Psychotherapy*. Mit einbezogen sind auch persönlichen Handnotizen der meist einwöchigen audiovisuellen Lehrveranstaltungen von H. Davanloo in Nordamerika und Europa und dessen persönliche Mitteilungen. Zudem wird die vorgestellte Methode mit neuesten psychotherapeutischen und neurologischen Forschungen breit abgestützt. Da die psychotherapeutische Forschung und die klinischen Erfahrungen nie abgeschlossen sind, gibt es Bereiche, die kritisch hinterfragt werden, oder es stellen sich Fragen, die weitere Untersuchungen verlangen, worauf besonders Heiner Lachenmeier im Kapitel 10 eingehen wird.

Das reiche Angebot psychotherapeutischer Publikationen lässt neben der Grundlagenforschung auch einen Trend erkennen, dass Theorien nicht zu Ende gedacht werden und Teilaspekte zu etwas Besonderem hochgespielt werden, indem Themen, die im vorliegenden Werk *ein* Element des gesamten Systems sind wie z. B. das Angstgefühl, der Wutimpuls oder die Trauerreaktion als etwas Partikuläres behandelt werden. Je mehr jedoch ein Therapiesystem tief in die menschliche Psyche vordringt und die psychischen Phänomene in einer kohärenten Gesamtschau relevant verbindet, desto geringer wird die Diversifikation des therapeutischen Angebotes[1] sein. Deshalb verweisen die vorangestellten anthropologischen Prämissen im ersten Kapitel auf gesamtmenschliche und therapierelevante Grundaussagen, die in den folgenden Kapiteln explizit behandelt werden.

1 Nach Lambert M (2004) gibt es über 350 Psychotherapiearten, über 1400 Messverfahren und über 1000 Patientencharakteristika.

Zum Schluss danke ich allen, die mir ihre Erfahrungen und Kenntnisse vermittelt haben, mit denen ich viele Fachgespräche führen konnte oder die mir bei der Ausarbeitung des Buches oder Einzelteilen davon ihre Hilfe angedeihen ließen: allen voran meinem Lehrer Professor Dr. med. Habib Davanloo, meinen Kollegen Dr. med. Jean Adank, Dr. med. Laurenz Ehrenzeller, Dr. phil. Alfred Jordi, Dr. med. Heiner Lachenmeier, der das Kapitel 10 verfasst hat, und Drs. med. Monika und Hans Reller.

Ich danke auch Herrn Sebastian Heller, der mich durch die Klippen der Computertechnik geführt hat und Herrn Roland Stuber, der nach meinen Vorlagen die Diagramme gezeichnet hat.

Dank gebührt dem Team des Psychosozial-Verlages für dessen kompetente und freundliche Zusammenarbeit.

Und schließlich danke ich mit Herzlichkeit meiner Frau Erika, die in vielen Gesprächen sich mit meiner therapeutischen Arbeit und meinen Gedanken intensiv auseinander gesetzt und meine Texte kritisch durchgelesen hat.

Ich bitte die Leserinnen und Leser, bei mir keine geschlechtsspezifische Unsensibilität zu vermuten, da ich die beinahe auf jeder Seite angewandten Termini *Patient* und *Therapeut* aus Gründen der Lesbarkeit durchwegs nur in der männlichen Form benütze. Die Schreibweise PatientIn/PatientInnen und TherapeutIn/TherapeutInnen fände ich ebenso mühsam, wie etwa in den geraden Kapiteln die weibliche und in den ungeraden die männliche Form anzuwenden.

1 Anthropologische Grundannahmen

1.1 Die Sichtweisen verschiedener Disziplinen

Das vorliegende Lehrbuch über die *Intensive dynamische Kurzpsychotherapie (Intensive Short-Term Dynamic Psychotherapy, ISTDP)* will die Spekulation und das Leitseil der empirisch-phänomenologischen Erfahrungen in Forschung und Praxis vereinen, ein Anliegen, das schon Freud im Geleitwort zur ersten Auflage von Nunberg (1931) formuliert hatte. Im Bestreben, der Komplexität des Menschen möglichst Rechnung zu tragen, werden die Humandisziplinen, die zu dieser Aufgabe beitragen können, konsultiert. Vor allem werden die Entdeckungen, Fakten und Erfahrungen der ISTDP sowohl bezüglich ihrer Theorie als auch ihrer Technik mit den Ergebnissen verwandter Disziplinen untermauert. Darin nehmen einerseits Freuds Psychoanalyse, die Tiefenpsychologie, die Entwicklungspsychologie und die Neurowissenschaften einen wichtigen Raum ein. Andererseits sind die Aussagen der Anthropologie, der philosophischen Psychologie und der Philosophie für das der Psychotherapie zugrunde liegende Menschenbild maßgeblich und lenken die Aufmerksamkeit auf Aspekte wie die Subjekthaftigkeit des Erlebens, die Symbolfähigkeit (bildhafte Vorstellungen), das Verwobensein von sekundärprozesshaft-logischem Denken und primärprozesshaft-prälogischen Vorstellungen, das Miteinander von bewussten Intentionen und vorbewussten Phantasien in der Beziehungsgestaltung, das Verlangen nach evidenten Erklärungen und Sinnstiftungen für die eigene Situation und die Ereignisse der Welt, die beständige Zukunftsorientierung (Prinzip Hoffnung), die Ausgestaltung von Selbstentwürfen und das bewusste Erleben der Zeitlichkeit, Begrenztheit und damit Sterblichkeit (Rudolf 1998, S. 84). Obwohl die Relativität aller Theorien anzuerkennen ist und fremde Einstellungen und Interpretationen zu achten sind, müssen auch in der Psychotherapie die Aussagen nachvollziehbar und nachprüfbar sein.

1.2 Die impliziten Vorstellungen

Wie jeder, der mit Menschen zu tun hat, muss der Therapeut in besonderer Weise wissen, welchen impliziten Vorstellungen über den Menschen er folgt und welche impliziten anthropologischen Grundannahmen seinem Wissenschaftsverständnis innewohnen, um sein eigenes Denken und Handeln verstehen, wissenschaftlich begründen und verantworten zu können. Wie Schmid (1997, S. 192f) in seinen grundsätzlichen anthropologischen Gedanken zum Begriff Person festhält, kann keine psychotherapeutische Richtung die Frage unbeantwortet lassen, »wie sie den Menschen versteht, welches Bild sie von ihm und seinem ›Funktionieren‹ hat. Denn davon hängt das Konzept einer Krankheits- bzw. Störungslehre und dementsprechend ihre Vorstellung von ›Heilung‹, ›Hilfe‹, ›Begleitung‹ usw. ab.« Die Psychotherapie sollte deshalb nicht nur auf Theorie, Technik und Effizienz bedacht sein, sondern philosophisch-anthropologische Grundsatzüberlegungen zur Person mit einbeziehen, denn implizit ist schon eine anthropologische Position bezogen, wenn man z. B. das Handeln des Menschen aus seinem Unbewussten oder aus den Systemen, denen er angehört, versteht. Und wer meint, er könne auf philosophisch-anthropologische Reflexionen verzichten, ist schon seiner anthropologischen Vormeinung verfallen.

Die Psychotherapie als eine Wissenschaft vom Menschen müsste sich explizit mit dem Personbegriff beschäftigen und sich nicht mit unreflektierten und unbewussten Grundsatzpositionen zufrieden geben. So weit zurück, wie wir philosophiegeschichtliche Kenntnisse haben, und bis in unsere Tage, stellt sich die Frage, wer der Mensch ist. Wie Schmid in seinem erwähnten Artikel aufweist, haben sich in der abendländischen Philosophie zwei komplementäre Grundströmungen zum Personbegriff entwickelt, eine individualistische und eine relationalistische. Der *individualistische Traditionsstrang* ist geprägt durch das Denken von Philosophen wie Boëthius (480–525), Thomas von Aquin, den Aufklärern Locke und Leibnitz, von Edmund Husserl, Dietrich von Hildebrand, Max Scheler, Helmut Plessner und den Existenzphilosophen Heidegger, Jaspers und Kierkegaard. In dieser Tradition wird die Person vor allem unter den Aspekten ihrer Selbstständigkeit, Einzigartigkeit, Freiheit, Würde, Einheit, Souveränität, Selbstbestimmung und Verantwortung verstanden. Der *relationalistische oder transzendente Personbegriff* hat seine Wurzeln bei den Kirchenvätern, bei Augustinus (354–430) und Richard von St. Viktor († 1173). Er versteht den Menschen von der Beziehung her, aus der Partnerschaft, aus dem Dialog, aus der Verbindung zur Welt und der Angewiesenheit auf andere. Gegen die Objektivierung und Versachlichung des Menschen wandten sich auch die Phänomenologie, der Existentialismus und die Wertphilosophie, vor allen aber der Personalismus (auch *Dialogisches Denken* genannt). So sagte schon Johann Gottlieb Fichte, dass der Mensch nur unter Menschen ein Mensch werde, und Kants Zeitgenosse Friedrich Heinrich Jacobi schrieb: »Ohne Du ist das Ich unmöglich«. Hegel verstand die Person als Hingabe an ein Gegenüber. Wie wir noch näher ausführen werden (1.5.1), ist unter den Philosophen des Personalismus allen voran Martin Buber zu erwähnen, der die dialogische Existenz des Menschen betont hat. In dieser Linie erwähnen wir auch Emmanuel Lévinas (1905–1995), der die Beziehungsbedingtheit des Menschen noch radikaler als Buber dachte, und Pierre Teilhard de Chardin (1881–1955), der die Personalisation des Menschen in einer kosmischen Dimension sieht.

Das Geheimnis der Person erschließt sich in der Dialektik beider lange Zeit für unvereinbar angesehenen Betrachtungsweisen. »Sowohl Souveränität – und damit Freiheit, Achtung und Würde der Person, ihre Unaustauschbarkeit und Unteilbarkeit, ihre Leiblichkeit und Einzigartigkeit, die Fähigkeit zu Selbstreflexion und Selbsterfahrung – als auch Engagement – und damit ihre Beziehungsorientiertheit, ihr Angewiesensein auf andere, ihre grundlegende Hinordnung auf Gemeinschaft, ihre Fähigkeit zu Partnerschaft, Dialog und Ich-Du-Beziehung, ihr Streben nach Transzendenz – gehören wesenhaft zu dem, was es ausmacht, von einem Menschen als Person zu sprechen.« (Schmid 1997, S. 196)

1.3 Die Nichtspezialisiertheit und die Störanfälligkeit

Der Mensch ist nicht wie ein Tier durch seine Instinkte mit einem geschlossenen System in die Natur fest eingepasst und auf eine Bahn gesetzt. Die philosophische Anthropologie[1] und die Neurowissenschaft[2] zeigen auf, dass der Mensch als Frühgeburt für sein Überleben auf (1) *Beziehung, Bindung und Lernen* angewiesen ist, (2) dass er als positives Korrelat seiner Nichtspezialisiertheit hinsichtlich der Erkenntnisausstattung *weltoffen* und (3) daher auch *störungsanfällig* ist.

1. Die menschliche *Evolution* ist ein Zeugnis für Beziehungsgeschehen und Lernen. Lebenslanges Lernen ist eine Notwendigkeit, um in einer sich wandelnden Umwelt und in einer Welt wachsenden Wissens nicht auszusterben, sondern zu überleben. Das Lernen ereignet sich auf drei sich durchdringenden Ebenen:
   a die biologische Ebene: die Hirnentwicklung ist maßgeblich abhängig von einem progredienten Wissenszuwachs,
   b die emotionale Ebene: das emotionale Lernen geht dem kognitiven Lernen voraus, welches auf das emotionale Lernen angewiesen ist,

1 Gehlen A (1957, 1961, 1966); Landmann M (1962, 1964); Portmann A (1956)
2 Damasio A (1999); Hüther G (1999, 2004); Koukkou M, Lehmann D (1998); Roth G (2003)

c die kognitive Ebene: sie ist das spezifisch menschliche Lernen und für die psychische Integration wichtig.

2. Die menschliche *Enkulturation* zeugt von der menschliche Natur, die daraufhin angelegt ist, vom Geist und von der Kultur durchformt zu werden. Den Menschen kann man als Kultur-, Sozial-, Geschichts- und Traditionswesen charakterisieren (Landmann 1964). Solange wir nur nach den somatisch-psychischen Eigenschaften des Menschen fragen, verfehlen wir ihn. Vollständig wird der Mensch erst erfasst in seiner Verwurzelung im »objektiven Geist« (Diltey), wodurch er an der überindividuellen, einer Gruppe gemeinsamen, Kultur teilnimmt. Der »Geist als Entgrenzung« öffnet letztlich den Menschen auf eine »alles Materielle überbordende Offenheit auf das Unbegrenzte« (Luyten 1969, S. 281). Auch Freud hatte sich durch sein ganzes Werk hindurch immer wieder mit der Enkulturation befasst, vor allem im Zusammenhang mit der Triebsublimierung. So sagte er z.B. in der fünften Vorlesung: »Wir sollten uns nicht so weit überheben, dass wir das ursprünglich Animalische unserer Natur völlig vernachlässigen, dürfen auch nicht daran vergessen, dass die Glücksbefriedigung des einzelnen nicht aus den Zielen unserer Kultur gestrichen werden kann« (Freud 1910a, S. 59).
3. Neurobiologisch ist der Mensch ein für Einflüsse offenes und sich wandelndes System, worin seine gewaltige Entwicklungschance liegt und was vor allem, was Hüther (2001a) in seiner *Bedienungsanleitung für ein menschliches Gehirn* beschreibt, auf dem Gebrauch oder Nicht-Gebrauch des Gehirns beruht. Die Zellen sind offen und daher auch Störungen zugänglich. Zudem lässt sich die Welt weder bis in alle Einzelheiten planen noch in jeder Hinsicht beherrschen. So tragen die innere Beweglichkeit, die menschliche Offenheit und Begrenztheit dazu bei, dass wir psycho-sozial störungsanfällig sind, dass wir verletzen und verletzt werden, traumatisieren und traumatisiert werden und dass dadurch negative Emotionen ausgelöst werden.

1.4 Die Zeit

Die Vision des Paläontologen und Theologen Pierre Teilhard de Chardin über die Zusammenhänge in Natur und Kosmos wird von den Naturwissenschaften als einzig sinnvolle Arbeitshypothese anerkannt. In seinem Buch *Der Mensch im Kosmos* schreibt er, dass man unter dem Einfluss der Biologie den »*unverrückbaren Zusammenhang* aller Existenzen« entdeckt habe, womit er die Verkettung des Lebens und die Verkettungen der Materie meint.

»Das kleinste Kohlenstoffmolekül zeigte sich nun in seiner Natur und in seiner Lage als Funktion des gesamten Gestirnumlaufs – und das kleinste Protozoon strukturell dem Gewebe des Lebens derartig verbunden, dass seine Existenz hypothetisch nicht annulliert werden konnte, ohne dass sich sogleich *ipso facto* das gesamte Netz der Biosphäre aufgelöst hätte. *Die Verteilung, das Nacheinander, die Solidarität der Wesen, die aus ihrem Verwachsensein in gemeinsamer Genese entstehen.* Zeit und Raum, die sich organisch vereinen, um miteinander den Weltstoff zu weben« (Teilhard de Chardin 1959, S. 23). Die Evolution ist für De Chardin nicht der Darwinsche Artenwandel, sondern die Ausweitung des Ichbewusstseins zu neuen Dimensionen durch Umformung seiner inneren Anlagen. Die Welt, die bis jetzt statisch und auf den drei Achsen der Geometrie zerlegbar ruhte, wird jetzt aus einem einzigen Guss zusammengehalten verstanden. Und der Mensch ist fähig, das Universum und sich selbst in der biologischen Raumzeit zu sehen (ibid. S. 24f).

Für den Neurologen Hüther (2004a, S. 43f) ist Leben zwar immer auch ein ständig fortschreitender, an materielle DNA-kodierte Muster gebundener Wachstumsprozess. Aber aus dem ursprünglich noch rein stofflichen Wachstum ist das Leben durch die Veränderung der inneren, das Denken, Fühlen und Handeln bestimmenden Bilder und Muster, zu einem *nichtstofflichen*, *geistigen* Wachstumsprozess geworden. Wir schleppen zwar noch eine Vielzahl aus unserer Vergangenheit mitgebrachter, im Hirn verankerter Bilder mit uns herum, was uns noch daran hindert, zu dem zu werden, was wir werden könnten.

Der moderne Mensch beschäftigt sich mit der beunruhigenden Tatsache der Existenz der Welt vor und nach der eigenen beschränkten zeitlichen Existenz. Der Umgang mit der Zeit ist zum Problem geworden. Die moderne beschleunigte Gesellschaft will keine Zeit verlieren und sie möglichst effizienten nutzen. Aber trotz allen Wissens über Zeitmanagement können wir die Zeit nicht kontrollieren und über sie verfügen wie z.B. über die Bodenschätze. Wir haben sie nicht in Beliebigkeit und werden niemals auch nur eine Minute Zeit zurückbekommen. Die durch die begrenzte Lebenszeit bestimmte protestantische Ethik (Calvin) und die wirtschaftliche und industrielle Zeit-, Arbeits- und Gewinnentwicklung haben Zeit und Geld gekoppelt (Benjamin Franklin: »Time is money«). Muße, Langsamkeit, Ruhe und Naturverbundenheit machen der Ruhelosigkeit, der Gestresstheit, den psychosomatischen, somatoformen und Erschöpfungsbeschwerden Platz. Die Tatsache des unausweichlichen Todes (Heideggers »Sein zum Tode«) und dass uns Menschen nur eine beschränkt verfügbare Zeit zum Leben gegeben ist, bewirken eine tief greifende Angst. Diese Angst ist der Motor der Hektik und Beschleunigung, die ein menschenwürdiges Verhältnis zum Tode und ein bewusstes Aushalten der Gewissheit des sterben Müssens verhindern. Der Zeitvertreib mit spannenden, unterhaltenden, aber eigentlich unwesentlichen Dingen hat nichts gemein mit dem sinnvollen Nutzen von Zeit. Seelische Gesundheit aber ist nach Jaspers nur möglich durch die Akzeptanz der Endlichkeit der dem Menschen zur Verfügung stehenden Zeit. In der Klammer der Endlichkeit menschlichen Seins ist die Zeit somit kostbare *Lebens*-Zeit. Wir können sie nutzen, um unserem Leben Gestalt zu geben, oder wir können sie ungenutzt verstreichen lassen. Auch eine Psychotherapie ist ein zeitbegrenztes Unternehmen, das die Zeit optimal zum Nachlernen und Nachreifen nutzen sollte.

1.5 Das dialogische Prinzip und die Bindung

Wir beziehen uns auf den dialogischen Ansatz, den Martin Buber (1962) in seinem für die moderne Philosophie grundlegenden Werk herausgearbeitet hat. Die Grundaussage ist, dass der Mensch von allem Anfang an ein bezogenes Wesen ist und in Beziehungen lebt. Dabei meint er den wirklichen Menschen und nicht ein Ich an sich und nicht ein Sein an sich. Das Wortpaar Ich-Du ist ein Grundwort, das mit dem Wesen gesprochen wird (S. 7). Wenn Ich gesprochen wird, ist immanent auch das Du mit dabei. Es gibt kein Ich, wo es kein Du gibt. Kein Ich kann existieren, das nicht auf ein Du bezogen ist. »Der Mensch wird am Du zum Ich« (S. 32).

Diese anthropologischen Aussagen werden auch von Hirnforschern bestätigt. Roths (2003, S. 11–12) Kernthese lautet, dass sich die gesellschaftliche Natur des Menschen aus dessen (neuro)biologischen Natur ergibt und dass die gesellschaftliche Natur des Menschen ohne dessen (neuro)biologischen Natur nicht verständlich wäre. »Nur weil der Mensch über angeborene Mechanismen verfügt, die ihn biologisch, psychisch und kommunikativ an andere Menschen binden, gibt es eine menschliche Gesellschaft« (S. 11–12). Während Roth die (neuro)biologische Basis betont, hebt der Neurobiologe Hüther (2004a, S. 105–130) – der in Publikationen und Vorträgen seine Wissenschaft auch sehr in den Dienst des Wohles des Kindes stellt – die sozialen Bedingungen für die Entwicklung der neurobiologischen Natur hervor. Unser Gehirn ist ein soziales Produkt und die Strukturierung des kindlichen Gehirns ein sich selbst organisierender, durch Interaktion mit der Außenwelt gelenkter Prozess. Die Modifikation und Reorganisation der synaptischen Verschaltungen und Verbindungen sind abhängig von herausfordernden Erfahrungen in einem Sicherheit, Geborgenheit und Vertrauen bietenden Zusammenleben mit anderen.

Das philosophische Denken Bubers führt alle Erschaffungen, Entwicklungen, Erscheinungen und Erfahrungen der Innen- und der Außenwelt auf den Trieb zurück, der schon der Säugling zeigt, sich alles (z.B. einen Spielbären) zum Du zu machen. »Die Entwicklung der Seele im Kinde hängt unauflösbar zusammen mit der des Verlangens nach dem Du, den Erfüllungen und Enttäuschungen dieses Verlangens, dem Spiel seiner Experimente und dem tragischen Ernst seiner Ratlosigkeit« (S. 32). Alles, was der Mensch hervorbringt (Geist, Kultur, Gesellschaft, Politik) wurzelt für Buber in der Beziehungskraft. »Geist ist nicht im Ich, sondern zwischen Ich und Du. Er ist nicht wie das Blut, das in dir kreist, sondern wie die Luft, in der du atmest. Der Mensch lebt im Geist, wenn er seinem Du zu antworten vermag. Er vermag es, wenn er in die Beziehung mit seinem ganzen Wesen eintritt. Vermöge seiner Beziehungskraft allein vermag der Mensch im Geist zu leben« (S. 32).

Der Mensch ist nicht immer schon »bei sich«, im bewussten und freien Selbstbesitz, d.h. schon voll entwickelt und am Ziel. Er kommt zu sich, indem er fühlend, erkennend und handelnd aus sich herausgeht, d.h. in der Beziehung zur äußeren Wirklichkeit sich verwirklicht. Das Menschwerden ist kein rein innerer Vorgang, sondern ein Geschehen in Begegnung und Bezogenheit vor allem zu andern Menschen. Der Vollzug des menschlichen Daseins ist ein immerwährendes *Aus-sich-Herausgehen in der Beziehung*. Darum sind *psychische* Störungen im Wesentlichen als *Beziehungs*störungen (5.5.1) zu betrachten, was mit ein Grund ist, weshalb der Therapeut in den dyadischen Prozess[3] eingreifen muss und die strukturelle Veränderung sich hauptsächlich in der therapeutischen Beziehung (Übertragung) ereignet.

Entwicklungspsychologisch ist nachgewiesen[4], dass die Entwicklung Intentionalität, Objektbezug, Urvertrauen und Sinnhaftigkeit beinhaltet und dass diese Elemente im Kindes- und Jugendalter für den Aufbau einer gesunden Persönlichkeit notwenig sind. Es ist eine vordringliche Entwicklungsaufgabe, auf dem Wege der Kommunikation echte Gefühlsbeziehungen zur mitmenschlichen Umwelt zu lernen. Der Kontakt dient als Entwicklungsanreiz. Die Kontaktsuche, die auf Bestätigung aus ist, ist auch die Quelle für ein Gefühl von Selbstwert und Sinnhaftigkeit des Lebens. Der Mensch muss nicht

3 Merten J, Benecke C (2001); Albani C, Blaser G, Körner A, König S, Matschke F, Geißler I, Geyer M, Pokorny D, Staats H, Benninghofen D, Dahlbender R, Cierpka M, Kächele H (2002)

4 Bowlby J (1958, 1960, 1961, 1972, 1973, 1975, 1976, 1982, 1983, 1995); Brisch KH (2000); Sprangler G (1999); Troendle P (1978)

nur geliebt werden, sondern er muss auch lieben können und dazu muss das Kind aus sich herausgeholt, herausgeliebt werden. Die personale Reife wird davon abhängen, dass der werdende Mensch sich mit einem Du verbinden kann. Nichts geht ohne die andern. Das emotionale Lernen und das Menschwerden sind auf Bindung an und auf Beziehung zu Genetischen Personen angewiesen, also Eltern oder Menschen, die elterliche Aufgaben wahrnehmen[5]. Jedes Individuum ist in seine Welt und in eine Menschengemeinschaft (Gruppe) eingebunden, wie die soziologische Rollentheorie und die Milieutheorie aufzeigen (vgl. z.B. Lévy-Strauss 1969).

1.6 Die Autonomie

In der Entwicklung der Persönlichkeit geht es immer um die heikle Balance von gleichzeitigem Streben nach Bindung und autonomer Differenzierung. Die partielle Autonomie und die partielle Freiheit des bewussten Ich des Menschen sind wie die Schuld ein Existenzial. In der relativen Entscheidungs- und Handlungsfreiheit lernt der Mensch in Beziehungen den Umgang mit der Freiheit und der Eigenverantwortlichkeit für sich selbst und anderen gegenüber. Darin wurzelt die persönliche Verantwortung für unsere Taten. Die Autonomie des Einzelnen kollidiert unweigerlich mit der Autonomie, d.h. mit dem unterschiedlichen Wollen Anderer, womit Konfliktsituationen geschaffen werden.

1.7 Der Wille

Der Erwerb der Eigenverantwortlichkeit und die Lebensgestaltung insgesamt benötigen u.a. Ernsthaftigkeit und Willensentscheide. Es macht Sinn, sich für das Leben anzustrengen, denn nicht alles basiert auf Spaß, Effekthascherei und Beliebigkeit. Schon das kleine Kind will sich im *Ernstspielalter*, wie Hollenbach (1960) es nennt, in der Leistung erfahren, wenn es z.B. den zusammengefallenen Klötzchenturm wieder aufbaut.

Die Neurowissenschaften lehren jedoch, idealistische Vorstellungen von Autonomie und Willensfreiheit, wie Roth (2003, S. 553–554) aufzeigt, differenziert zu verstehen. Unsere bewussten Wünsche, Absichten und der Wille funktionieren unter dem Einfluss und der Kontrolle des unbewussten limbischen Erfahrungsgedächtnisses, das die individuellen und sozial vermittelten Erfahrungen festlegt, und damit auch, ob und in welchem Maße das, was be-

5 Bowlby J (1972); Fairbairn W (1952); Renggli F (1974); Spitz R (1967)

wusst gewollt wurde, wirklich getan wird. Innerhalb der Bedingungen der subcortikalen Zentren (limbisches System) sind Verstand und Vernunft für ein rationales Abwägen in Entscheidungssituationen notwendig, um die Konsequenzen des Handelns zu erkennen. Weil unser reflexives Bewusstsein gegenüber den zerebralen Prozessen immer um zirka 0,5 Sekunden verzögert ist, sind Willensentscheidungen »fertig«, – wie Petzold und Sieper (2004, Bd 1, S. 21–22) Singer zitierend sagen – ehe sie zu Bewusstsein kommen und *verantwortet* entschieden werden können. Verstand und Vernunft entscheiden also nichts »aus sich heraus«, sondern beraten das handlungssteuernde limbische System, dessen neuronales Unbewusste verinnerlichte Sozialisationserfahrungen und archivierte Erfahrungen gespeichert hat. »Dieses *Handeln aus eigenem Wollen* – wie Roth (2003, S. 554) es nennt – ist die Grundlage menschlicher Autonomie, nicht ein tatsächliches Anders-Handeln-Können. Dieses würde in vielen Situationen als willkürliches Handeln erscheinen und ein ersprießliches menschliches Zusammenleben unmöglich machen.«

1.8 Die Angst

Häufig trifft man in psychologischen Texten auf Kierkegaards (*Der Begriff der Angst*) Unterscheidung zwischen einer gegenstandsgebundenen *Furcht* vor Objekten und einer gegenstandslosen *Angst* als Gefühl im Subjekt selbst. Sicher haben die Menschen sich schon immer vor wirklichen, gegenstandsgebundenen Gefahren gefürchtet und versucht, ihnen mit Tapferkeit zu begegnen. Aus anthropologischer Sicht gibt es hingegen, wie Kunz (o Jg) sagt, keinen Grund für diese Unterscheidung, denn primär werden die Erlebnisse in uns selbst gedeutet und verstanden, d.h. die verbindliche Erkenntnisquelle ist die Selbsterfahrung. Er sagt: »Die breite alltägliche und die psychopathologische Erfahrung zeigt uns eine außerordentliche Mannigfaltigkeit inhaltlich unterschiedener umweltlicher Gegenstände und Situationen, vor denen die Menschen sich fürchten. Hinzu kommen eigene innere Regungen (z.B. aggressive und sexuelle Wünsche, Schuldgefühle, Gewissensbisse), die ebenfalls Angst erwecken können. Schließlich gibt es Angstanfälle und chronische ängstliche Grundstimmungen ohne gegenständlich und situativ bestimmte Bezüge. Daraus folgt, dass die letzteren, d.h. die Furcht erregenden Objekte und Situationen zwar die Vielfalt des Angsterlebens bezeugen, aber nicht als dessen eigentliche ›Entstehungsursachen‹ beansprucht werden dürfen. Vielmehr bringen sie dank ihres Bedrohlichkeitscharakters einen vermutlich zum Menschsein gehörenden Zug zum Durchbruch, den wir als ›Sterblichkeit‹

bezeichnen. Diese umgreift als ontisches Konstituens das ganze Menschsein. Deshalb manifestiert sich die Angst als die Weise des affektiven Bekundens der Sterblichkeit in allen vergegenständlichten Bereichen menschlichen Geschehens, Verhaltens und Erlebens: in den physiologischen Prozessen, im expressiven und lokomotorischen Gebaren und in der bewusst gewordenen Innerlichkeit. Die in den ängstigenden Objekten und Situationen drohenden Einbußen und Beeinträchtigungen mannigfacher Art lassen sich nicht auf die Sterblichkeit reduzieren; wohl jedoch wurzeln sie in ihr als des sie letztlich ermöglichenden Grundes« (S. 77f). Für Kunz ist die Sterblichkeit nicht nur ein erdachtes Prinzip, sondern sie ist der umgreifende seinsmäßige, ontische Grund für alle Arten von Bedrohlichkeit und Beeinträchtigungen.

Wie Schulz (in: Ditfurth S. 13–14) im Referat *Das Problem der Angst in der neueren Philosophie* darlegte, ist das philosophische Begreifen der Angst als eine Befindlichkeit des Menschen in der Welt einem geistesgeschichtlichen Wandel unterworfen. Der Mensch der griechischen Antike kannte das Thema Angst nicht, da die griechische Philosophie die Welt und den Kosmos als eine vom Guten getragene Ordnung verstanden hat. Zum ersten Mal kam das Thema ›Weltangst‹ am Ende der Antike mit der Gnosis und dem Christentum auf und blieb durch das ganze Mittelalter eine Grundstimmung bis zum Beginn der Neuzeit. Unter dem Einfluss von Descartes, Galilei, dem Deutschen Idealismus und der Aufklärung entwickelte sich, wie Schulz (ibid. S. 16–17) schreibt, ein neues und bisher unbekanntes Vertrauen in die Welt, die als eine vernünftige und berechenbare Ordnung (Hegels Weltvernunft) verstanden wird und zu Vertrauen auf den Fortschritt veranlasst. Obwohl das 19. Jahrhundert als die Epoche des sog. Siegeszuges vor allem der Naturwissenschaften und der Technik gilt, wurde nach Hegels Tod (1831) im späteren 19. Jahrhundert ein Gefühl der Unsicherheit wach. Die Industrialisierung brachte politische und soziale Probleme und in der Philosophie war es Schelling, der an der Vernünftigkeit, Sinnhaftigkeit und rationalen Erklärbarkeit der Welt zu zweifeln begann. Der Mensch erschien ihm als sich selbst unbegreiflich und dass der naturhaft dunkle Drang für den Menschen ebenso notwendig sei wie dessen Geist. Trotz gewissen abstrusen Gedanken wäre ohne ihn die Thematisierung der Angst in der modernen Philosophie nicht verstehbar, zumal er geniale Tiefblicke gemacht hat in Themen wie die Lebensangst, die Lust zur Selbstzerstörung und Grausamkeit, womit er auf Nietzsche und Freud vorausdeutete. Die gegenstandslose Weltangst wird zum Ausgangspunkt für Denker wie Kierkegaard, Heidegger, Sartre und Jaspers, für die die Angst (Daseinsangst) und die Angst vor der Freiheit zum Grundproblem wurden. Der Mensch ist ein Wesen, das die Ordnung, in der es leben kann, selbstverantwortlich herzustellen hat. Die Angst ist somit eine Grundbefindlichkeit des Menschen (Kierkegaard 1844) und eine menschliche Reaktionsweise auf die drohende Gefahr einer ungesicherten Welt. Ein inneres Gefasstsein auf einbrechende Gefahren innerer und äußerer Art gehört zum Menschsein. Darum wird es auch kein Therapieziel sein, den Menschen von seiner normalen Angst zu befreien.

1.9 Die Aggression

Der Mensch ist von Natur aus weder gut und aggressionsfrei noch böse und destruktiv. Wie die Neurophysiologin Koukkou (2003) nachweist, kommt der Mensch weder mit einem Destruktionstrieb auf die Welt noch sind seine Fehlentscheide, destruktiven und selbstaggressiven Handlungen das Ergebnis von Geninformationen, sondern der synthetisierenden und persönliche Bedeutung extrahierenden Funktionen des menschlichen Assoziationskortex. Koukkou und Lehmann (2003, S. 39f) verweisen zu diesem Thema u.a. auf Karli (1991). Der Mensch besitzt jedoch von der Konzeption an eine in der erfahrungsabhängigen, synaptischen Plastizität des Neocortex biologisch verwurzelte Fähigkeit, auf unangenehme innere und äußere Reize mit reaktiver Angst oder reaktivem Ärger und später mit feindseliger Aggression antworten zu können, was ein beziehungsabhängiger Lernprozess ist. Welche dieser Möglichkeiten sich ausbilden, hängt in entscheidender Weise von den Beziehungserfahrungen in der Kindheit ab. Aggression ist wie die Angst ein Symptom, das signalisiert, dass das vergangene oder gegenwärtige Beziehungsgeschehen gestört ist.

1.10 Die Schuld

Es gehört ursprünglich und wesenhaft zum Menschen, dass er sich schuldig fühlen kann. Dies ist wie die Angst eine normale Reaktionsfähigkeit. Aus anthropologischer und philosophischer Sicht und aus psychologischer Erfahrung können wir zur Schuldfähigkeit als ein Existenzial Folgendes festhalten:

1. Schuld ist kein abgeleitetes, sondern ein *ursprüngliches Grundgefühl* wie die Angst, die Liebe, der Schmerz oder die Trauer.
2. Die *Schuldfähigkeit* des Menschen gründet in seinem Wesen als Geistperson, in seiner Bezogenheit auf andere Menschen und auf das Wahre und Gute und in seiner Freiheit. Theologen und Philosophen sprechen von

der Bezogenheit des Menschen auf ein absolutes Sein, d.h. der Mensch transzendiert sich. In der Freiheit des auf Bezogenheit angelegten Menschen, dem Anspruch des ihm Begegnenden und auf ihn Zukommenden zu entsprechen oder sich zu verschließen und sich zu entziehen, gründet das Schuldigwerden (Boss 1965, S. 51f).

3. Schuld meint nicht einen ethisch-moralischen Imperativ, sondern handelt von der *Wirklichkeit des Menschen.* Schon für das Geringste, das wir bekommen haben, werden wir schuldig in dem Sinne, dass wir eine Antwort schulden.
4. So wie die Logik die »Physik des Geistes« ist, ist die Schuld das *Heraustreten aus der physisch-seelisch-geistigen Ordnung* und somit zugleich auch der Verlust der inneren, echten Verfasstheit.
5. Es ist keine Schuld, wenn sich der Mensch bewusst ist, dass er als Werdender noch nicht das ist, was er am Ende sein will/soll. Und es gehört zur Kreatürlichkeit des Menschen, dass wir über die personale Vollendung keine letzte Eindeutigkeit und Klarheit erlangen können. Schuld ist somit nicht zu verwechseln mit dem Gefühl der *Unvollendetheit.*
6. Da der Mensch in Bezogenheit und in Beziehungen Mensch wird, geschieht Schuld im *Verhältnis von Person zu Person,* d.h. im interpersonalen Raum und als solcher im Raum der Erkenntnis und der Freiheit. Diese Freiheit muss jedoch nicht immer in höchst reflektierter Bewusstheit gegenwärtig sein.
7. Die menschlichen Handlungen sind nicht indifferent, d.h. keine reine Möglichkeit eines beliebigen personalen Expressionismus i.S. »egal, wie man's macht«. Wir tragen *Verantwortung für unsere Handlungen.* Das Spezifische der menschlichen Schuld ist der Verstoß gegen seine Natur als bezogenes Wesen und vor allem der Bezogenheit zu einem liebenden Du. Wenn der Mensch in diesem Sinne seinem Wesen nicht gerecht wird, schlagen seine Handlungen auf ihn zurück.
8. Schuldbewusstsein löst *Leiden* aus.
9. Schuld verlangt nach *Versöhnung*.

1.11 Die Homöostase

Alle Lebewesen (Zellen, Pflanzen, Tieren, Menschen oder eine ganze menschliche Gemeinschaft) streben nach Wohlergehen und Heilung. Durch die Wahrnehmungsfähigkeit – nach Hüther (2004, S. 73–81) eine Grundeigenschaft aller Lebewesen – reagieren die Organismen auf äußere oder innere Veränderungen und Störungen der inneren Ordnung, im sich zu schützen. Der geschädigte Baum mobilisiert Säfte, um die Wunde zu schließen, das verletzte Tier bringt sich in Sicherheit und leckt seine Wunden. Der Mensch entwickelt in hervorragender Weise durch seine Nichtspezialisiertheit auf der Basis bereits vorhandener synaptischer Aktivierungsmuster immer neue Verschaltungen. Damit sichert er in einer sich wandelnden Welt sein Überleben, sein Wohlergehen und begibt sich in einen vermutlich unbegrenzten Lernprozess. Damasio sagt von der Amöbe, dass sie nicht nur lebendig ist, »sondern auch entschlossen, am Leben zu bleiben. Als hirn- und geistlose Kreatur weiß die Amöbe nichts von den Absichten des eigenen Organismus, im Unterschied zu uns, die wir diese Absichten kennen. Trotzdem drückt sich eine Art Absicht in der Weise aus, wie es das kleine Wesen bewerkstelligt, das chemische Profil seines inneren Milieus im Gleichgewicht zu halten, während in seiner äußeren Umgebung möglicherweise die Hölle los ist ... Der Drang, am Leben zu bleiben, ist keine moderne Entwicklung. Er ist keine besondere Eigenschaft des Menschen. In der einen oder anderen Weise offenbaren ihn die meisten lebenden Organismen, manche einfach und andere komplex. Nur das Ausmaß, in dem die Organismen von dem Drang *wissen*, variiert. Das ist nur wenigen vergönnt. Doch der Lebenstrieb ist vorhanden, egal, ob Organismen von ihm wissen oder nicht. Dank dem Bewusstsein ist sich der Mensch sehr deutlich über ihn im Klaren« (Damasio 1999, S. 167). Hüther (2004, S. 81f) ist vom Verhalten des Einzellers Amöbe so beeindruckt, dass er sagt, man müsse »all seine Vernunft zusammennehmen, um das Gefühl zu unterdrücken, dass auch schon Amöben denken, fühlen und gezielt handeln können«.

Hinter diesen beobachtbaren Phänomenen wirken Kräfte, die von verschiedenen Forschern als Homöostase bezeichnet werden. 1865 wandte der französische Biologe Claude Bernard den in der *Chemie* benützten Begriff des ›inneren Milieus‹ auf die Umwelt im Innern eines Organismus an und führte ihn somit in die *Physiologie* ein. Dies besagt, wie Damasio schreibt (1999, S. 169), dass das chemische Profil der Flüssigkeit, in der Zellen leben, gewöhnlich ziemlich stabil ist und sich nur innerhalb einer schmalen Bandbreite verändert, egal, wie groß die Veränderungen in der Umgebung des Organismus sind. Bernards bahnbrechende Erkenntnis lautet: unabhängiges Leben ist für seinen Fortbestand auf ein stabiles inneres Milieu angewiesen. Der Physiologe Cannon, der die Forschungen Bernards weiterführte, formulierte dann den Begriff ›Homöostase‹, um die allgemeine Tendenz zur relativen Konstanthaltung und Selbstregulation bestimmter physiologischer Faktoren (z.B. Körpertemperatur, Blutzuckergehalt) und zur Wiederherstellung des gestörten Gleichgewichts zu kennzeichnen. Wir wollen hier die Diskussion um die unbefriedigenden Anteile des Begriffes Homöostase nur andeuten: es gibt einerseits Mangel- oder Bedarfszustände, die nicht zu kompensatorischen Verhaltensweisen führen (Sauerstoffmangel) und andererseits gibt es genügend motivierte Verhaltensweisen, denen kein Bedürfnis i.S. eines physiologischen Mangelzustandes zugrunde liegt (z.B. der Geschlechtstrieb) (Delay, Pichot 1966, S. 68f).

Unser Interesse richtet sich auf die Ausweitung des Begriffes Homöostase von der Untersuchung physiologischer Bedürfnisse auf die psychischen. Menninger nahm die Forschungen von Bernard, welche auch von anderen Forschern wie Bertalanffy, Haldane, Loeb und Henderson bestätigt worden sind, auf und wandte den Begriff Homöostase auf den *psycho-physischen* Organismus an. Damit wird gesagt, dass alle Organismen mit einem inneren Fließgleichgewicht auf sich ändernde Bedingungen so reagieren, dass sie ein relativ konstantes *inneres Milieu* aufrechterhalten. Krankheit versteht er als veränderten Seinszustand, als Leben unter veränderten Umständen, als Versagen oder Störung im Wachstum, in der Entwicklung, in den Funktionen und in der Anpassung des Organismus (Menninger 1968, S. 38). Es sei der ontologische Wille des psycho-physischen Organismus, das Überleben – selbst um den Preis von Leiden und gesellschaftlicher Ausgrenzung – zu sichern (ibid. S. 6), womit er auf die meist unbewusste Strategie der *Abwehrmaßnahmen* hinweist.

Weitgehend unabhängig vom Cannon'schen Ansatz wurde die Selbstregulation von den Gestalttheoretikern untersucht. In diese psychologische Richtung geht auch die Forschung von Damasio, der verlangt, dass die Diskussion über die Homöostase die Emotionen berücksichtigen muss, da die Homöostase auch ein Schlüssel zum Verständnis der Biologie des Bewusstseins ist (Delay, Pichot 1966 S. 55). Er bezeichnet die Homöostase als »die koordinierten und weitgehend automatischen physiologischen Reaktionen, die erforderlich sind, um in einem lebenden Organismus stabile innere Zustände hervorzurufen. Homöostase beschreibt die automatische Regulation von Temperatur, Sauerstoffkonzentration und pH-Werten« (ibid. S. 54). Erforscht wurden die Neurophysiologie, die Neuroanatomie und die Neurochemie des autonomen Nervensystems, das sich am stärksten mit der Homöostase befasst, und die Wechselbeziehungen zwischen Hormon-, Immun- und Nervensystem, die gemeinsam die Homöostase bewirken. »Doch die wissenschaftlichen Fortschritte, die in diesen Bereichen erzielt wurden, hatten wenig Einfluss auf die herrschenden Ansichten über die Funktionsweise von Geist und Gehirn« (Delay, Pichot a a O).

Menninger (1968) hat in seinem Standardwerk die seelische Homöostase erforscht und die Abwehr im Dienste der Homöostase als Grundlage seines Systems der psychischen Erkrankungen gesehen. Die Psyche als Teil des Organismus sucht immer wieder die Homöostase herzustellen und mobilisiert dafür spezifische *Abwehreinstellungen, -haltungen, -reaktionen und -überzeugungen.* Das ist weitgehend ein unbewusstes Geschehen, um die Homöostase zu sichern. So lange dieser Prozess dem Bewusstsein entzogen ist, erkennt das Individuum nicht, wie sehr das *Abwehrverhalten eine Krücke* ist für das eigentliche Leben, die echten Gefühle, die Freiheit und Bezogenheit.

Der Diskurs um den immanenten Willen zu Heilung muss berücksichtigen, dass der Mensch nicht nur eine psychosomatische, sondern eine somatisch-psychisch-geistige Einheit ist, dass er diese Einheit mit seiner geistigen Kraft determiniert, dass er für seine dreidimensionale Einheit die Verantwortung trägt, dass er als einziges Lebewesen transzendent ist und somit über sich hinaus geht, dass er in der Vergangenheit Geschichte hat und in die Zukunft auf Ziele und auf Sinngebung aus ist. Durch alle äußeren Veränderungen in dieser Welt muss der Mensch nicht nur sein seelisches Gleichgewicht finden, sondern sein Wesen. Frankl (1973, 1977, 1981, 1982), ein Zeitgenosse Freuds, hat die so genannte *Logotherapie (Existenzanalyse)* entwickelt, die neben Freud und Adler als ›dritte Wiener Schule‹ gilt. Frankl ist durch seine Erfahrungen im Konzentrationslager (siehe auch Kap. 7.8.3) zur Überzeugung gekommen, dass Werthaltungen und Sinngebung für die seelische Gesundheit unabdingbar sind. Er spricht vom Leiden am sinnlosen Leben und von der »noogenen Neurose«, der ein »existentielles Vakuum« zugrunde liege. In jüngster Zeit ist es vor allem der Neurobiologe Hüther (2002), der auf den Zusammenhang zwischen einerseits der Hirnentwicklung, der inneren Leitbilder, der Orientierung und Sinnfindung und andererseits einer sicher gebundenen Erziehung ins Bewusstsein ruft.

Frankl hatte zwar wie auch andere (Nuttin 1956), welche die werthaltige Dimension des Menschen hervorhoben, Widerstände gegen die Psychoanalyse. Tiefenpsychologie und Psychoanalyse wollen und vermögen aber auch nicht die menschliche Persönlichkeit in ihrer Ganzheit zu erklären, was selbst Freud (1914a, S. 93) mit den Worten bestätigte, die Psychoanalyse habe »niemals beansprucht, eine vollständige Theorie des menschlichen Seelenlebens überhaupt zu geben«.

2 ISTDP und die Psychoanalyse

2.1 Axiome der Tiefenpsychologie

Die Tiefenpsychologie und die tiefenpsychologische Psychotherapie bauen in Theorie und Technik auf drei unabdingbaren Axiomen auf:

1. Die Grundlage der Persönlichkeit und allen seelischen Geschehens sind nicht nur die bewussten, sondern vor allem die *unbewussten* Vorgänge.
2. Das seelische Geschehen ist *dynamisch*,[1] d.h. es wird nicht nur willkürlich und bewusst gesteuert, sondern vor allem unbewusst energetisch-triebhaft.
3. *Das Bewusstsein* und die bewusste Persönlichkeit bauen auf dynamisch unbewussten Prozessen auf.

Die Psychoanalyse befasst sich wesentlich mit dem Unbewussten. »Kaum eine psychologische Methode, schreibt Görres (1965, S. 7), vermag so wie die analytische den Menschen als Individuum und als Wesen in seinen mitmenschlichen Beziehungen gleichzeitig zu sehen, kaum eine ist so geeignet, charakterologischen Querschnitt und entwicklungspsychologischen Längsschnitt zugleich zu umfassen. Nie zuvor ist eine psychologische Methode von ihrem eigenen Wesen her so universal gewesen, so offen für den ganzen Menschen und alles Menschliche, so empfindlich gegen falsch gezogene theoretische Grenzen. Es gibt keinen unduldsameren Kritiker der psychoanalytischen Theorien als die analytische Methode selbst«. Die psychoanalytische Therapie deckt die Übertragungs- und die Widerstandsphänomene und die unbewussten Inhalte auf. In diesem Sinne ist die ISTDP eine psychoanalytische, dynamische Methode, welche die unbewussten Gefühle und Impulse, die unbewussten, verdrängten Inhalte und die unbewussten Widerstände in der Übertragung mittels intensiver Arbeit des Therapeuten und des Patienten aufschließt.

2.2 Zur Geschichte der psychodynamischen Kurztherapie

2.2.1 Das Schicksal einer Vision Freuds

Ernest Jones schreibt in seiner dreibändigen Biographie über Freud: »Es

1 Zur Dynamik der Psyche: Freud S (1923a); Heiss R (1956) S. 18–24 und 40–44

kommt äußerst selten – wenn überhaupt – vor, dass eine ›originelle‹ Idee ganz spontan, ohne irgendwelche Vorläufer auftaucht.« (1960a, S. 293) An Freuds wissenschaftlicher Entwicklung waren viele Persönlichkeiten beteiligt, die ihn mehr oder weniger maßgeblich beeinflusst haben: seine medizinischen Lehrer wie Claus, Brücke (1819–1892), Fleischl, Exner, Meynert (1833–1892), Nothnagel u.a.m. Für die Entwicklung der Psychoanalyse sind als erste Wegbreiter die französischen Psychiater Bernheim, Charcot (1825–1893) und Janet zu nennen. Sie hatten der Hysterieforschung mithilfe der Hypnose neue Wege gewiesen, auf denen dann Freud und Breuer weitergingen, indem sie eine neue Hysterielehre aufstellten, mit der sie eine rein psychologische Theorie der Neurosen begründeten. Neben seinen psycho-pathologischen Lehrern Bernheim und vor allen Charcot, der die Hypnose sehr gut beherrschte, sind der Magnetiseur Hansen und der Schriftsteller Ludwig Börne zu nennen. Freuds geniale Leistungen sind also nicht wie ein Blitz vom Himmel gefallen, sondern sind durch einen weit gefächerten wissenschaftlichen Austausch und durch schmerzvolle und zähe Überwindung von Widerständen und ausdauernde Arbeit entstanden. Er schreibt: »Die Psychoanalyse ist meine Schöpfung, ich war durch zehn Jahre der einzige, der sich mit ihr beschäftigte, und alles Missvergnügen, welches die neue Erscheinung bei den Zeitgenossen hervorrief, hat sich als Kritik auf mein Haupt entladen.« (Freud 1914, S. 44)

Während und vor allem nach den Jahren seiner nerven- und gehirnpathologischen Forschungen, Publikationen und Lehrtätigkeit mit z.T. internationaler Beachtung, die etwa in die Zeit von 1883 bis 1897 fallen, richtete sich Freuds wissenschaftliches Interesse zunehmend auf die Psychopathologie, wohl auch aus der Einsicht, dass die damaligen neurologischen Forschungsmethoden seinen Ansprüchen noch nicht genügten. Vor allem durch den Einfluss von Charcot, bei dem er 1885/86 viereinhalb Monate an der Salpêtrière in Paris gearbeitet hatte, und durch die jahrelange Zusammenarbeit mit Josef Breuer (1842–1925), rückten seine histologischen und neurologischen Forschungen zugunsten der Erforschung und Behandlung der Hysterie in den Hintergrund. Schon in den ersten Jahren seiner privaten neurologischen Praxistätigkeit, die ihn zum großen Teil mit den Problemen der Neurose in Berührung brachte, schrieb er an einer, leider nie im Druck erschienenen, anspruchsvollen Monographie, betitelt »Gehirnanatomie und allgemeine Charaktere hysterischer Affektionen«, die 1888 schon in einem ersten Entwurf vorlag (Jones 1960a, S. 320). Es war dann Freud, der Ende der Achtziger und anfangs der Neunzigerjahre den an Rang höher stehenden und vierzehn Jahre älteren Breuer gegen dessen anfänglichen heftigen Widerstand bewegen konnte, seine Entdeckungen mit dessen damaliger Patientin Anna O. zu publizieren. Nach vorgängigen Teilpublikationen erschien dann 1895 das Gemeinschaftswerk *Studien über Hysterie*, das für gewöhnlich als Beginn der Psychoanalyse gilt (ibid. S. 298). Der Pioniergeist Freuds hatte entgegen der damals geltenden medizinischen Dogmatik entdeckt, dass die Ursachen der hysterischen Phänomene weder als erbbedingt noch als rein physiologisch noch als Simulation zu verstehen sind, sondern vielmehr als psychologisches Phänomen. Jones (ibid. S. 291) schreibt, dass Freud in dessen Praxis schon früh aufgefallen ist, »dass seine Patienten ihm schmerzliche oder unangenehme Erinnerungen nur widerwillig mitteilten. Diese Opposition nannte er ›Widerstand‹ und brachte diesen bald in Zusammenhang mit der ›Verdrängung‹, die dazu führte, gewisse Erinnerungen durch Symptome zu ersetzen«. Freud hatte vielfältige Versuche unternommen, dem Verdrängten und dem Unbewussten auf die Spur zu kommen und die Bastion der Widerstände zu schleifen. Wie Freud in seiner *Selbstdarstellung* (1925b, S. 39f) schreibt, umfasste 1886 sein »therapeutisches Arsenal ... nur zwei Waffen, die Elektrotherapie und die Hypnose«. Während zwanzig Monaten standen ihm nur die hergebrachten neurologischen Methoden zur Verfügung wie Ruhekur, Massage, Bäder (Hydrotherapie) und elektrische Stimulierung (Elektrotherapie), was er aber zunehmend als ineffizient beurteilte und schrittweise aufgab.

Vom Dezember 1887 an begann Freud systematisch mit der hypnotischen Suggestion der viel versprechenden Breuer'schen kathartischen Behandlung, die ihm schon länger bekannt war. Während eineinhalb Jahren wandte er die Suggestion an, um Erinnern und Abreagieren (Freud 1914b, S. 126) zu erzielen. Deren eintönige Wiederholung begann ihn jedoch bald zu langweilen, weil, wie er später erklärte, sie die wichtigen Phänomene des Widerstandes und der Übertragung überdeckten. Unzufrieden mit der ›suggestiven‹ Seite der Hypnose nahm er Mitte 1889 wieder die Breuer'sche ›kathartische Methode‹ auf. Endgültig jedoch gab er die Hypnose als therapeutisches Hilfsmittel erst im Jahre 1896 auf, in welchem er das Wort ›Psychoanalyse‹ zum ersten Mal gebrauchte. 1892 begann er bei der Behandlung von Frl. Elisabeth von R. (Freud & Breuer 1895, S. 196–251), bei welcher der Hypnotismus versagt hatte, die Hypnose durch eine ›Konzentrationstechnik‹ und eine anschließende ›psychische Analyse‹ zu ersetzen. Sein Ziel war, begrabene Erinnerungen dadurch wieder wachzurufen, dass er die Assoziationen seiner Patienten zu ihren Symptomen genau verfolgte (Jones 1960a, S. 333). Jones beschreibt diese Methode so: »Die Patientin, die mit geschlossenen Augen dalag, wurde aufgefordert, ihre Aufmerksamkeit auf ein bestimmtes Symptom zu konzentrieren und sich dann Umstände ins Gedächtnis zu rufen, die seine Entstehung erklären könnten. Wenn dies keinen Erfolg hatte, drückte Freud seine Hand auf ihre Stirne und versicherte ihr, jetzt würden bestimmt einige Gedanken oder Erinnerungen kommen. Manchmal schien auch dann nichts zu geschehen, selbst wenn er den Druck der Hand wiederholte. Vielleicht erst beim vierten Versuch rückte die Patientin mit dem heraus, was ihr in den Sinn gekommen war.« (op cit S. 288) Schauen wir Freuds ausführlichen Text an, in dem kursiv gesetzt wird, was an die ISTDP denken lässt: »Ich bediente mich während dieser ganzen Analyse der Methode, durch Drücken auf den Kopf Bilder und Einfälle hervorzurufen, einer Methode also, die ohne *volles Mitarbeiten* und *willige Aufmerksamkeit* der Kranken unanwendbar bleibt. Sie verhielt sich auch zeitweilig so, wie ich es nur wünschen konnte, und in solchen Perioden war es wirklich überraschend, wie prompt und wie unfehlbar chronologisch geordnet die einzelnen Szenen, die zu einem Thema gehörten, sich einstellten. … Andere Male schien es Hemmnisse zu geben, deren Art ich damals noch nicht ahnte. Wenn ich meinen Druck ausübte, behauptete sie, es sei ihr nichts eingefallen; *ich wiederholte den Druck,* ich hieß sie warten, es wollte noch immer nichts kommen. Die ersten Male, als sich diese *Widerspenstigkeit* zeigte, ließ ich mich bestimmen, der Tag sei nicht günstig; ein andermal. Zwei Wahrnehmungen bestimmten mich aber, mein Verhalten zu ändern. Erstens, dass sich solches Versagen der Methode nur ereignete, wenn ich Elisabeth heiter und schmerzfrei gefunden hatte, niemals, wenn ich an einem schlechten Tag kam, zweitens, dass sie eine solche Angabe, sie sehe nichts vor sich, häufig machte, nachdem sie eine lange Pause hatte vergehen lassen, während welcher ihre gespannte und beschäftigte Miene mir doch einen seelischen Vorgang in ihr verriet. Ich entschloss mich also zur Annahme, die *Methode versage niemals*, Elisabeth habe unter dem Drucke meiner Hand jedes Mal einen Einfall im Sinne oder ein Bild vor den Augen, sei aber nicht jedes Mal bereit, mir davon Mitteilung zu machen, sondern versuche das Heraufbeschworene wieder zu *unterdrücken*. Von den Motiven für solches Verschweigen konnte ich mir zwei vorstellen, entweder Elisabeth übte an ihrem Einfall eine Kritik, zu der sie nicht berechtigt war, sie fand ihn nicht wertvoll genug, nicht passend als Antwort auf die gestellte Frage, oder sie scheute sich ihn anzugeben, weil – ihr solche Mitteilung unangenehm war. Ich ging also so vor, als wäre ich von der Verlässlichkeit meiner Technik vollkommen überzeugt. *Ich ließ es nicht mehr gelten*, wenn sie behauptete, es sei ihr nichts eingefallen, versicherte ihr, es müsse ihr etwas eingefallen sein, sie sei vielleicht nicht aufmerksam genug, dann wolle ich den Druck gerne wiederholen, oder sie meine, ihr Einfall sei nicht der richtige. Das gehe sie aber nichts an, sie sei verpflichtet, vollkommen objektiv zu bleiben und zu sagen, was ihr in den Sinn gekommen sei, es möge passen oder nicht, endlich, ich wisse genau, es sei ihr etwas eingefallen, sie verheimliche es mir, sie werde aber ihre *Schmerzen nie los werden*, solange sie etwas verheimliche. Durch solches *Drängen* erreichte ich, dass wirklich kein Druck mehr erfolglos blieb. ... Es kam oft vor, dass sie mir *erst nach dem dritten Drücken* eine Mitteilung machte, dann aber selbst hinzufügte: Ich hätte es Ihnen gleich das erste Mal sagen können. – Ja, warum haben Sie es nicht gleich gesagt? – Ich habe gemeint, es ist nicht das Richtige, oder: ich habe gemeint, ich kann es umgehen, es ist aber jedes Mal wiedergekommen. Ich fing während dieser *schweren Arbeit* an, dem *Widerstand*, den die Kranke bei der Reproduktion ihrer Erinnerungen zeigte, eine tiefere Bedeutung beizulegen und die Anlässe sorgfältig zusammenzustellen, bei denen er sich besonders auffällig verriet.« (Freud & Breuer 1895, S. 217–219, 267–274) Damit hatte Freud, wie sein Biograph schreibt, »den ersten Schritt zur späteren Methode der freien Assoziation getan« (Jones 1960a, S. 289).

Fassen wir zusammen (vgl. dazu Freud 1914a): nach der Phase der Hydro- und Elektrotherapie setzte Freud mit Breuer zusammen die hypnotische Suggestion und die Katharsis ein. Er benützte die Hypnose, um den Widerstand gegen das Auftauchen des Verdrängten zum Schweigen zu bringen. Da er jedoch mit Hypnose und Katharsis der Widerstandsarbeit und der Übertragung nicht gerecht werden konnte, entwickelte er über die Konzentrationstechnik mit Druck (Jordi 2003) und Drängen seine eigenständige Methode der freien Assoziation, womit die Psychoanalyse geboren war. Wie Jones (1960a, S. 290) mitteilt, hatte Freud die Psychoanalyse ohne ihre früheren Ausgangspunkte wie natürlich schrittweise zu einer selbstständigen Methode verfeinert und sich damit ein Werkzeug geschmiedet, mit dem er in die unbewussten Schichten der Seele eindringen konnte. Freud entledigte sich also für sein Forschen von seinen ursprünglichen Hilfsmitteln wie Drücken, Suggestion, Befragen usw. »Statt dessen nahm er eine passive Haltung an, und seine Mitarbeit bestand nur darin, von Zeit zu Zeit die Aufmerksamkeit des Patienten auf Zusammenhänge zu lenken, die dieser übersehen hatte. Er richtete sein Augenmerk jetzt mehr auf das Wesen des ›Widerstandes‹ als auf die direkte Suche nach Erinnerungen.« (Jones op cit S. 333f) Die Psychoanalyse wurde der methodisch entscheidende Schritt in Freuds wissenschaftlicher Laufbahn und mit ihr hat er alle seine revolutionierenden Entdeckungen gemacht. Damals war Freud vierzig Jahre alt und stand am Anfang seiner genialen und produktiven Arbeitsjahre.

Der Faktor Zeit war schon in der Pionierphase der Psychoanalyse und ist bis in den heutigen Diskurs um die Psychotherapie ein wichtiges Thema. Die anfänglich kurzen und aktiven Therapien entwickelten sich zunehmend zu jahrelangen Prozessen. Das hat mehrere Gründe. Während anfänglich die Symptombehandlung im Vordergrund stand, hat die komplexer werdende Theorie auch die Ziele ambitiöser werden lassen, sodass es zu einer Verschiebung des Fokus von den symptomatischen Behandlungen zu den Übertragungsanalysen und zur Behandlung der Übertragungsneurosen kam, welche jeden Aspekt der metapsychologischen Superstrukturen, die Freud entwickelt hatte, zu analysieren bestrebt waren. Zunehmend wurde die Psychoanalyse auf Störungen außerhalb der ödipalen Beziehungssituation, insbesondere auf die präödipalen Störungen, auf die Charakterneurosen und Psychosomatosen angewandt, deren Heilung längerfristige Therapien nötig machten. Ein weiterer Grund für die Verlängerung der psychoanalytischen Behandlung lag in der Hartnäckigkeit der Widerstände, die Freud veranlasste, sich der zeitkonsumptiven und passiven Methode der Traumanalyse, der freischwebenden Aufmerksamkeit, des Anwachsenlassens und Deutens der Übertragungsneurose und der freien Einfälle zuzuwenden. Damit verließ er zunehmend den aktiven und zeitlimitierenden Weg. Zudem konnte sich Freud nicht darauf festlegen, die Widerstände aktiv zu eliminieren. So wandelte sich Freuds anfänglicher Optimismus, die Widerstände zum Erliegen zu bringen, zunehmend in Pessimismus. Leider hat Freud dadurch seine frühe Vision, die Widerstände hart anzupacken, nicht weiterverfolgt. Unabsichtlich hatte er einen falschen Weg eingeschlagen, der für die spätere Psychotherapie zu verheerenden Folgen führte, indem er auf die wachsenden Widerstände mit wachsender Passivität (freie Assoziation aufseiten des Patienten und unendlich geduldige, frei fließende Aufmerksamkeit aufseiten des Therapeuten) reagierte. Damit rückte auch das Ziel, möglichst vielen Patienten in der kürzest möglichen Zeit zu helfen, in den Hintergrund.

Nie wurde die Technik, wie Freud sie in seinen 6 berühmten behandlungstechnischen Schriften (1911, 1912a, b, 1913, 1914b, 1915c) niedergelegt hat, einer größeren Überprüfung unterzogen. Es ist schwer verständlich, dass auch ein so namhafter psychoanalytischer Forscher wie Robert Waelder (1900–1967) die psychoanalytische Methode über jeden Zweifel erhaben ansieht, indem er schreibt: »Die psychoanalytische Therapie steht und fällt mit der psychoanalytischen Theorie der Neurosen. Ist die Theorie richtig, so erscheint die psychoanalytische Behandlung als die einzige bisher entwickelte, kausale Neurosenbehandlung, die den Zustand behandelt, indem sie seine Ursache behebt; und sollte sich die Theorie als ganz oder teilweise falsch erweisen, so verlöre die analytische Behandlung ihr Daseinsrecht und jedes Ergebnis, das je durch ihre Anwendung erzielt wurde, müsste als zufällig, irgendeinem anderen Faktor entspringend, erklärt werden« (1969, S. 165).

Die immer länger werdenden Psychoanalysen wurden wie deren Technik allgemein als unausweichlich akzeptiert. Aus den anfänglich kurz dauernden Therapien wurden jahrelange Therapien, interessant für die Forschung, fragwürdig jedoch hinsichtlich des therapeutischen Erfolges. Viele Analytiker flüchteten, wie Malan (1980, S. 13f) sagt, enttäuscht und desillusioniert durch den geringen therapeutischen Erfolg und um der Mühsal, sich mit Patienten herumzuschlagen, in die Ausbildung, ohne dass je bewiesen worden wäre, dass die gelehrte Methode auch wirkungsvoll ist.

Es wäre falsch, die psychoanalytische Technik als wirkungslos zu bezeichnen, doch kann man aus heutiger Erfahrung *folgende Mängel* feststellen:

- Die Therapie dauert zu lange und ist zu teuer.
- Die Technik der freien Assoziation gibt Anlass zu einem unkontrollierbaren Anwachsen des zu analysierenden Materials.
- Es entsteht die Illusion der Endlosigkeit und die Schwierigkeit, die Behandlung zu beenden.
- Die Handhabung der Übertragung ist sehr schwierig, da sie zur systemimmanent gewollten Übertragungs-Neurose führt, die gelegentlich unbehandelbar wird.
- Der Therapeut wird zu einem passiven Beobachter, der Deutungen und Restriktionen anbietet, die der Patient sich zu Eigen machen muss.
- Die Abwesenheit eines Fokus (core-conflict) als Wegweiser für eine zielorientierte Behandlung fördert die Regression und die Länge der Therapie.

2.2.2 Freuds Kurzpsychotherapien

Wenden wir uns nach diesem geschichtlichen Bogen nochmals der Zeit von Freuds Kurzpsychotherapien zu, die begann, als er die Breuer'sche Periode und die Arbeit mit der Hypnose hinter sich ließ. Die Erfahrungen mit Breuer (Fräulein Anna O.) waren für Freud der Auslöser zur Entwicklung seines Lebenswerkes, d.h. seines theoretischen Systems und seiner therapeutischen Technik, der Psychoanalyse. Der erste Fall nach der Zeit mit Breuer war jener der Frau Emmy von N. (Freud & Breuer 1895, S. 99–162) Wie oben dargelegt, basierten anfänglich die Behandlungen auf der Technik, traumatische und verdrängte Erinnerungen bewusst zu machen und den damit verbundenen Affekten eine kathartische Abfuhr zu ermöglichen. Während der Behandlung von Frau Emmy von N. wechselte Freud von der kathartischen Methode zu jener des freien Einfalls. Durch diese Behandlung lernte Freud, dass der therapeutische Effekt abhängig ist von der Beziehung zwischen Therapeut und Patient, d.h. von der Übertragung.

Es ist wichtig zu sehen, dass frühere und aktuelle Formen psychoanalytisch orientierter Kurzpsychotherapien maßgeblich von Freuds Zuwendung zur freien Assoziation, zur Interpretation der Übertragungsneurose und damit einhergehend zur Rekonstruktion der kindlichen Neurose geprägt sind. Mit dieser Entwicklung Freuds stand nicht mehr ein spezifisches Symptom im Vordergrund, sondern es wurde vielmehr eine umfassende Analyse und Veränderung der Persönlichkeit angestrebt (Beutel 2000, S. 203–205). Ich betone das, weil die ISTDP das auf der Psychoanalyse gründende Ziel einer umfassenden Analyse verfolgt, um die Neurose in ihrem Kern zu erkennen und eine strukturelle Veränderung der Person zu erreichen. Damit hebt sich die ISTDP von kurztherapeutischen Ansätzen ab, die sich durch begrenzte Behandlungsziele (in der Regel ohne strukturelle Veränderung), durch thematische oder technische Schwerpunkte (Fokussierung) oder durch gezielte Auswahlkriterien auszeichnen (7.1).

Freuds Therapien umfassten anfänglich eine oder ein paar Sitzungen oder dauerten nur einige Wochen oder Monate. Die kürzeste Psychotherapie Freuds ist jene mit der achtzehnjährigen Katharina, die er in einer reizvollen und bewegenden Geschichte in einem Kapitel in den Studien über Hysterie beschreibt (Freud & Breuer 1895, S. 184–195) und die wir weiter unten analysieren werden. 1906 behandelte er den Dirigenten Bruno Walter wegen einer teilweisen Lähmung seines rechten Armes in sechs Sitzungen. Den Komponisten Gustav Mahler (Jones 1960a, S. 103), der an einer Zwangsneurose, an Potenzproblemen und an einem unbewussten Mutterkomplex gelitten hatte, konnte er in einem vierstündigen Spaziergang durch die Strassen von Leiden (Holland) durch eine Art von Psychoanalyse heilen. Alma Mahler schreibt dazu in ihrer Biographie: »Gustav Mahler war im letzten Jahr seines Lebens, in seiner Not und Angst, mich zu verlieren, nach Leiden zu Sigmund Freud gefahren, der ihm sagte: ›Sie suchen in jeder Frau Ihre Mutter, die doch eine arme, leidende, gepeinigte Frau war…‹« (Mahler-Werfel 1963, S. 46f).

Die wohl bestdokumentierte und berühmteste Studie dieser frühen Periode von 1900 bis 1914 ist jene des ›Rattenmannes‹ (Freud 1909), den Freud 1909 in elf Monaten von einer schweren Zwangsneurose befreit hatte. Täglich nach jeder Behandlungsstunde hatte er sich seine Aufzeichnungen gemacht.

Freuds einziger Fall, der von der Kindheit bis ins hohe Alter verfolgt wurde, ist die Therapie mit dem ›Wolfsmann‹ (1918), die ausführlichste und wichtigste aller Krankengeschichten Freuds. Wir können diese Therapie, die im Februar 1910 begann und im Juli 1914 endete, nicht mehr zu den Kurztherapien zählen; sie steht am Übergang zu den immer länger werdenden Analysen. Sergei Pankejew, ein junger, reicher Russe, litt unter depressiven Verstimmungen, Grübeleien und schweren Zwangsgedanken. Sein russischer Arzt war mit seiner Kunst am Ende und gab ihm zwei Adressen in Europa: Professor Sigmund Freud in Wien und Paul-Charles Dubois (Müller 2001) in Bern, vor dem ersten Weltkrieg einer der meistbesuchten und bekanntesten Psychotherapeuten Europas. Freud selbst erwähnt Paul Dubois, dem er nie begegnet ist, ein einziges Mal im Zusammenhang mit seiner Kritik der *Jung'schen* Modifikation der Psychoanalyse (Freud 1914a, S. 110). Pankejew war von der Persönlichkeit Freuds so angetan, dass er in Wien blieb und sich von Freud und von Ruth Mack Brunswick analysieren ließ. Zwischen 1958 und 1970 hat Pankejew, der ›Wolfsmann‹ (Gardiner 1972), als alter Mann seine Kindheitserinnerungen und seine Erinnerungen an Sigmund Freud niedergeschrieben.

Wir werden wohl nie genau wissen, was in dieser Periode der Freud'schen Kurztherapien die Patienten veranlasst hat, ihre verdrängten Gefühle mit einer solchen Intensität und Vollkommenheit zu befreien, dass sich ihre Neurose aufgelöst hat, weil die Dokumentation zu gering ist und Follow-up-Studien fehlen. Anna Freud beklagte noch 1971 diesen Umstand im Vorwort zum ›Wolfsmann‹. »Wir finden eine verhältnismäßig geringe Zahl von gut belegten, ausführlichen und flüssig geschriebenen Krankengeschichten.« (Gardiner 1972, S. 11)

Kehren wir zu Freuds Beschreibung der oben erwähnten *Kurztherapie von Katharina* zurück, die etwa eine Stunde dauerte. Lernende werden auch heute noch mit großem Gewinn diese erste veröffentlichte, analytisch orientierte Kurztherapie lesen, denn der Keim der heutigen dynamischen Kurztherapien war schon 1893 darin enthalten. Die Kursivschrift verweist auf in der ISTDP angewandte Elemente. Im Folgenden untersuchen wir Freuds anamnestische Befragung, seine diagnostischen und deutenden Interventionen, seine technischen Schritte und theoretischen Überlegungen.

1. Freud macht sich ein *Bild* von dem großen und kräftigen Mädchen mit der ziemlich mürrischen und vergrämten Miene, das wegen seiner Kleidung und seines Betragens keine Magd sein konnte, sondern wohl eine Tochter oder Verwandte der Wirtin sein musste. ➛ Das ist Freuds *phänomenologischer Ansatz.*
2. Der vorhergehende Doktor hat nicht geholfen ➛ Das ist eine häufige

Erfahrung von Therapeuten, die mit ISTDP arbeiten.

3. Freud fragt die junge Frau, *woran sie denn leide* ➛ Eine Standardintervention in der Probetherapie ist die Frage an den Patienten, *was das Problem sei*, weshalb er Hilfe suche.
4. Schnell macht sich Freud *theoretische Überlegungen* ➛ Das verweist auf die Notwendigkeit einer *schlüssigen Theorie* für eine gute Technik. Die Theorie veranlasst Freud, dass er nicht das Symptom heilen, sondern zuerst dessen »ersetzende Bezeichnung« aufdecken will, d. h. dass er nicht die Atemnot des Mädchens fokussiert, sondern die dahinter wirkende Angst.
5. In diesem Stadium des Prozesses stellt Freud *keine anamnestischen Fragen* ➛ Aus diesem Grund erhebt die ISTDP zu Beginn der Therapie keine psychiatrische Anamnese, sondern wartet damit, bis ein erstes Erschließen des Unbewussten stattgefunden hat und viel aussagekräftigere Daten zugänglich werden.
6. Freud bittet die junge Frau, *das Symptom zu beschreiben* ➛ Die ISTDP fragt nach den stärksten Beispielen und verfolgt die Wahrnehmung des Patienten bis in die Details, da sich das Unbewusste »in den kleinen Realien des Lebens« verborgen hält.
7. Nachdem Freud festgestellt hat, dass die Patientin Angstanfälle erleidet, stellt er die Frage nach repetitiven Gedanken oder ob die Patientin etwas vor sich sehe, wenn sie Angst habe, ob sie das Gesicht erkenne, ob das ein Gesicht sei, das sie einmal wirklich gesehen habe. ➛ Wir erkennen darin die technische Überlegung, dass obsessive Gedanken oder das Visualisieren eine *Mitteilung des Unbewussten* beinhalten kann. Die Frage, ob sie etwas vor sich sehe (Visualisieren), lässt an den zentralen therapeutischen Schritt denken, wo in der ISTDP nach dem Durchbruch der verdrängten reaktiven mörderischen Wut das Unbewusste des Patienten einen *Transfer* macht vom Gesicht des Therapeuten zu einer genetischen Figur. Der Therapeut fragt den Patienten, wen er sehe, wem diese Augen gehören oder an wen diese Augen ihn erinnern.
8. Freud benützt die Visualisierung der Patientin, »um *rasch zum Kern* der Sache vorzudringen« (S. 186). ➛ In der Theorie und Technik der ISTDP sind ›rasch‹ und ›zum Kern‹ (Kern-Neurose) zwei wesentliche Parameter. Die Raschheit hat eine technische und eine ethische Notwendigkeit, da es unmenschlich wäre, das Leiden des Patienten nicht so schnell wie möglich zu lindern und zu beheben.
9. Jetzt fragt Freud nach der *zeitlichen Komponente* der verdrängten Inhalte und gibt der Patientin damit zu verstehen, dass ihr Problem auf ei-

nem *prozessualen lebensgeschichtlichen* Hintergrund zu verstehen ist. ➛ Für eine psychodynamische Methode wie die ISTDP sind dies wesentliche therapeutische Elemente.

10. Freud lässt sich einerseits von den Mitteilungen und dem *Unbewussten der Patientin* leiten, die Schritt für Schritt das Verdrängte freigeben, und andererseits von seinem *theoretischen Wissen, seiner Erfahrung und seiner Intuition.* ➛ Dieses Vorgehen ist auch für den ISTDP-Therapeuten selbstverständlich. Wir würden diese junge Patientin *ganz links im Spektrum* (5.6.1) ansiedeln, da sie keine schweren Widerstände zeigt, sagt, dass man einem Doktor alles sagen dürfe und den Herrn Doktor, der in den Hohen Tauern ein paar Tage ausspannen will, aus eigenem Antrieb aufsucht.
11. Freuds *Interventionen sind sehr knapp*. Einmal genügt lediglich die Intervention »Nun?«, um die Derepression zu ermutigen. ➛ Lange Interventionen (Vorträge) des Therapeuten sind meistens diversifizierend, angstvermindernd und hemmen die Dynamik des Prozesses.
12. Freud fragt die Patientin, was beim versuchten sexuellen Übergriff ihres Onkels von dessen Körper sie genau gespürt habe. ➛ Wir erkennen darin auch Davanloos Technik, bei einem *spezifischen Erlebnis* möglichst detailliert bis in die intimsten Bereiche nachzufragen, um so das *Unbewusste* zu bedrängen und zu mobilisieren, einen *Angstanstieg* auszulösen und die *Widerstände* auf den Plan zu rufen. Das gibt dem therapeutischen Prozess und der *unbewussten therapeutischen Allianz* Auftrieb, um, wie Freud sagt, den Dingen rasch auf den Grund zu kommen.
13. Als die Patientin wie überführt verlegen lächelte, wie jemand, »der zugeben muss, dass man jetzt auf den Grund der Dinge gekommen ist, über den sich nicht mehr viel sagen lässt«, will Freud nicht weiter in sie dringen. ➛ Ich mache hier eine Verbindung zu einer Fallbeschreibung von Davanloo, der die malignen Widerstände einer Patientin so lange herausgefordert hat, bis sie zu einer wesentlichen Mitteilung (Masturbationsphantasien) bereit war. Haben Patient und Therapeut den Sieg über den Widerstand geschafft und ist die Mitarbeit des Patienten offensichtlich, wird der Therapeut dies bestätigen und respektieren und dem Patienten erlauben, das Gesicht zu wahren (vgl. Abschnitt 15 unter 6.4.4.2).

Freud hat die Unterredung mit Katharina so wiedergegeben, wie sie sich seinem Gedächtnis eingeprägt hat. Obwohl wir kein wörtliches Protokoll davon besitzen, lässt uns Freud einen nachvollziehbaren Einblick in seine damalige Arbeitsweise tun. Katharina war nach dieser Kurztherapie »wie verwandelt, das mürrische, leidende Gesicht hat sich belebt, die Augen sehen frisch drein, sie ist erleichtert und gehoben« (Freud & Breuer 1895, S. 191). Diese einmalige Begegnung hat zu einer bemerkenswerten Erleichterung geführt, aber wir wissen mangels einer katamnestischen Erhebung leider nicht, ob die Wandlung von Dauer war. Vermutlich hat der Erfolg dieser und anderer Kurztherapien zu tun mit der Frische und der aktiven Technik, mit der Freud und die frühen Analytiker zu ihren faszinierenden Entdeckungen gekommen sind. Selbst nachdem das Übertragungskonzept und das Aufschließen des Unbewussten ein integraler Teil der Analyse geworden ist, waren die Therapien kurz. Damals reisten auch einige amerikanische Analytiker nach Wien und wurden durchwegs von Freud mit Kurztherapien behandelt (Eisenstein 1986, S. 180).

Am 5. Internationalen Psychoanalytischen Kongress im September 1918 in Budapest verlas Freud[2] eine im Sommer abgefasste Ansprache, in welcher er anregte, in bestimmten Fällen von Phobie und Zwangsneurose *aktive Mittel* anzuwenden, um den Patienten mit der *Phobie oder der Angst zu konfrontieren* und die Therapie *voranzutreiben*. Freud sagte auch voraus, dass an die Psychoanalyse als therapeutischen Prozess dereinst größere Anforderungen gestellt würden und erwähnte Ferenczis ›aktive Technik‹ (Freud 1919, S. 186) als einen Weg in der Richtung, in der die Psychoanalyse sich weiterentwickeln könnte, damit sie einmal kostenlos in staatlichen Kliniken ausgeübt werden könnte.

Zwei Jahre vor seinem Tode schreibt Freud in seiner Schrift *Die endliche und die unendliche Analyse*, dass es »unzweifelhaft wünschenswert« sei, »die Dauer einer analytischen Kur abzukürzen« und dass der Weg zur Durchsetzung dieser therapeutischen Absicht nur möglich ist »über die Verstärkung der analytischen Hilfskraft, die wir dem Ich zuführen wollen« (1937, S. 74). Balint und Balint (1972, S. 15) fragen sich in diesem Zusammenhang, wie es kommt, »dass so wenige Analytiker sich dieser Aufforderung, eine systematische und somit definierbare, lehrbare und erforschbare Form psychoanalytischer Kurztherapie zu entwickeln, angenommen haben«.

Leider ist nach dieser Pionierzeit, wie weiter oben erwähnt, etwas falsch gelaufen (Davanloo 1980, S. 43f). Die immer ambitiöser werdenden Ziele und der immer komplexer werdende theoretische Überbau der Psychoanalyse verlängerten zunehmend die Behandlungen. Da in der damaligen Zeit noch keine Kassenleistungen für psychotherapeutische Behandlungen existierten, wurden die Analysen auch immer teurer, was Freud zur pessimistischen Schlussfolgerung kommen ließ, von der unendlichen Analyse zu sprechen.

2 Freud S (1919) S. 191f; Marmor J in Davanloo H (1980a, 1992) S. 4

Für Freud war es aber ein Anliegen, dass das ärztliche Heilverfahren der Psychoanalyse einer großen Population zugänglich sein sollte. Im Vorwort zu Max Eitingons »Bericht über die Berliner Psychoanalytische Klinik« schrieb Freud: »Wenn die Psychoanalyse neben ihrer wissenschaftlichen Bedeutung einen Wert als therapeutische Methode besitzt, wenn sie imstande ist, leidenden Menschen im Kampf um die Erfüllung der kulturellen Forderungen beizustehen, so soll diese Hilfeleistung auch der großen Menge jener zuteil werden, die zu arm sind, den Analytiker für seine mühevolle Arbeit selbst zu entlohnen« (1923b, S. 441). Und ein paar Jahre später schrieb Freud im Vorwort zur Broschüre »Zehn Jahre Berliner Psychoanalytisches Institut«, dass diesem Institut als erste der bedeutsamen Funktionen zufalle, »unsere Therapie jener großen Menge von Menschen zugänglich zu machen, die unter ihren Neurosen nicht weniger leiden als die Reichen, aber nicht imstande sind, die Kosten ihrer Behandlung aufzubringen« (1930, S. 572).

2.2.3 Freud-Schüler forschen nach kürzeren Therapien

Verschiedene Freud-Schüler haben versucht, die Psychoanalyse mit aktiven Techniken zu verkürzen, da viele der frühen Analytiker über das Problem der immer länger werdenden Analysen besorgt waren. Der erste Psychoanalytiker, welcher nach einer Verkürzung der klassischen Psychoanalyse geforscht hat, war der sein ganzes Forscherleben nach verbesserten Behandlungsmöglichkeiten suchende *Sandor Ferenczi* und später mit ihm zusammen *Otto Rank* und ein paar Jahre später Wilhelm Stekel, über den Jones (1960b, S. 165–169) schreibt: »Stekel hatte eine natürliche psychologische Begabung mit einem ungewöhnlichen Flair, verdrängtes Material aufzudecken; und das, was er zur Kenntnis des Symbolismus beitrug, ein Gebiet, auf dem er mehr intuitives Genie besaß als Freud, war in der Frühphase der Psychoanalyse von sehr großem Wert« (S. 165f). Seine wissenschaftliche Verantwortungslosigkeit habe aber später zum Bruch mit Freud geführt.

In seinen *Bausteinen* (1927a, 1927b, 1938a, 1938b) sind Ferenczis Versuche nachzulesen, wie er die Passivität des Analytikers durch gewisse Aktivitäten verändern und die Abkürzung der Behandlung erreichen wollte. In *Technische Schwierigkeiten einer Hysterieanalyse* (1938a, S. 127) erwähnt er Freud, dem er das Vorbild der »aktiven Technik« in der Analyse von Angsthysterien verdanke und in *Weiterer Ausbau der »aktiven Technik« in der Psychoanalyse* (1927b, S. 62–86) gibt er konkrete Beispiele seiner aktiven Methode. Ferenczi und Rank, die unabhängig voneinander ähnliche Forschungen betrieben hatten, haben für einige Jahre zusammengearbeitet und 1924 als Frucht ihrer gemeinsamen Forschung eine auf den neuesten Stand gebrachte Darstellung und kritische Betrachtung des psychoanalytisch-therapeutischen Prozesses herausgegeben (1924). Sie führten die *aktive* Technik ein, erachteten aber weiterhin die *Übertragung* als den wichtigsten Aspekt der Therapie. Sie betonten jedoch die Wichtigkeit der Interpretation der *aktuellen* Übertragung, in der sich das konzentriert, was aus der Vergangenheit des Patienten therapeutisch von Belang ist. Die *emotionale Erfahrung* und das Aufrechterhalten der *emotionalen Spannung* in der Übertragung habe Vorrang gegenüber dem Aufdecken von Erinnerungen und gegenüber den durch kognitive Einsichten herbeigeführten genetischen Rekonstruktionen, womit sie den zwingenden Zusammenhang zwischen therapeutischer Veränderung und dem Bearbeiten frühkindlicher Neurosen in Frage stellten. Für die *Zeitbegrenzung* beriefen sie sich auch auf Freud, der sie 1912 in der Analyse des ›Wolfsmannes‹ (Freud 1918) als nützlich bezeichnet und angewandt hatte, obwohl er sie nie als einen wesentlichen Parameter für die Therapie erachtet hat, und auf die oben erwähnte Ansprache Freuds am 5. Internationalen Psychoanalytischen Kongress.

Ferenczi diskutierte in seinen Artikeln Erfolg und Misserfolg seiner verschiedenen Techniken. Während er zuerst mit einer eher autoritären aktiven Versagungstechnik experimentierte, die an die Patienten schwer zu erfüllende Forderungen nach Triebverzicht stellte, um zu therapeutischen Zwecken den Leidensruck zu erhöhen, wandte er ab 1926 eine Relaxationstechnik an, die den emotionalen Bedürfnissen des Patienten entgegenkam. Letztlich war aber die Technik, sich dem Patienten als liebenden Elternersatz anzubieten, um das Ausstoßungstrauma zu heilen, erfolglos. Diese reparativen Bemühungen ließen Umarmungen, Küssen und nichterotisches Liebkosen zu. Als Freud davon Kenntnis bekam, warnte er seinen Freund Ferenczi am 13. Dezember 1931 in einem Brief, wie Grotjahn (1976 in: Eicke 1976c, S. 88f) schreibt, dass solche Aktivitäten bei Therapeuten zu größeren Exzessen führen könnten und dass es keinen Revolutionär gebe, »der nicht von einem noch radikaleren aus dem Felde geschlagen würde«. Freud fragt, warum beim Kuss stehen bleiben und nicht das ›Abtatscheln‹ dazunehmen und am Schluss die petting-parties in die Technik der Analyse aufnehmen. »Ich glaube gar nicht, schließt Freud seinen Brief, Ihnen in dieser Warnung etwas gesagt zu haben, was Sie nicht selbst wissen.« Daraufhin hat Ferenczi diese Aktivitäten aufgegeben, jedoch nie seine Forschungen für eine aktivere Art der Psychoanalyse. Freuds Ablehnung beruhte aber auch auf der Meinung, Ferenczi und Rank würden die Übertragung manipulieren, statt sie frei entwickeln zu lassen, die aktivere Rolle des Therapeuten verstieße gegen das Modell der ›leeren Leinwand‹ und mache aus der Psychoanalyse eine Begegnung zweier Menschen. Als Ferenczi zwei Jahre später 1933 verstarb, bezeichnet Freud (1933, S. 268) in einem Gedenkwort Ferenczis 1924 erschienenes Hauptwerk *Versuch einer Genitaltheorie* als »vielleicht die kühnste Anwendung der Analyse, die jemals versucht worden ist«. In einer neueren Arbeit geht Langer (1996) den immer noch zu wenig anerkannten Pionierleistungen Ferenczis nach, der mit seiner erfolgreichen Eigenständigkeit viele neuere Entwicklungen der Psychoanalyse begründet hat und, wenn auch auf unsystematische Weise, viele Erkenntnisse vorweggenommen hat, die gemeinhin späteren Autoren zugeschrieben werden. Die von Ferenczi selbst als misslungen bezeichneten Experimente und die negative Reaktion von Freud, der diese Experimente anfänglich der Richtung nach befürwortet hatte, verhinderten, wie Balint und Ornstein (1973, S. 16f) schreiben, eine Zeitlang die Entwicklung anderer Formen von analytisch orientierter Kurztherapie.

In diesen historischen Überblick zur Entwicklung der Kurztherapie gehört auch Otto Rank, einer der bedeutungsvollsten Theoretiker der dynamischen Kurztherapie jener Zeit. Zu erwähnen sind neben seinen Untersuchungen zur Entwicklung in der prägenitalen Phase und zur Mutter-Kind-Beziehung vor allem jene zur Angst, die er durch das Geburtstrauma als erste und tiefste Erfahrung verstand. Zum ersten Mal sind *Trauma* und *Angst* zueinander in Verbindung gebracht worden. Freud hatte sich eingehend mit Ranks Ideen auseinandergesetzt und sie dahin abgeändert, dass er die Angst in eine psychodynamische Perspektive brachte, indem er sie mit den Impulsen und der Abwehr in Verbindung setzte. Insofern geht die Idee des Konflikt-Dreiecks (Impuls ➤ Angst ➤ Abwehr) auf Freud zurück.[3] Im neuen Verständnis ist die Angst ein Warnsignal des Ich vor Gefahr, vor allem der Gefahr eines Traumas. Neben dem Geburtstrauma sind die größten Angst-Quellen im Leben eines Menschen: Trennung, Liebesverlust und Tod. Wir flechten hier einen kurzen Hinweis zu Davanloos Trauma-Theorie (5.5) ein, wonach das früheste und folgenschwerste Trauma und die Quelle der Psychopathologie in der Schädigung des ›Bond‹, der Liebesbindung zwischen Eltern

3 Freuds Zeitgenossen bekämpften Ranks Ideen, da sie den Kern der Freud'schen Theorie (die oedipale Phase und die Kastrationsangst) bedrohten. Auch zwischen Rank und Freud kam es zu einer progressiven Entfremdung, weil Rank einerseits euphorisch an seiner Idee des Geburtstraumas festhielt und glaubte, die Therapien abkürzen zu können, indem alle neurotischen Störungen nicht durch die Behandlung der ödipalen Probleme sondern des Geburtstraumas behoben werden könnten. Freud war von Ranks Ideen anfänglich beeindruckt und hat sich viel Zeit genommen, sie in seiner eigenen Arbeit zu validieren, kam dann aber zum Schluss, dass sie der Kritik nicht standhielten. Die Entfremdung zwischen Freud und Rank entstand andererseits durch Rank selbst, der jahrelang an manisch-depressiven Krisen litt und sich selbst von Freud entfernte.

und Kind, liegen. Ohne den Angst-Impuls wäre der Mensch den inneren und den äußeren Gefahren hilflos ausgeliefert.

Rückblickend muss man Rank als theoretischen Vorläufer von Autoren wie Spitz, Mahler und Bowlby verstehen. In der Therapie setzte er, auch um den Prozess zu verkürzen, neue Elemente ein wie das *Hier und Jetzt der Interaktion* mit dem Therapeuten, die Übertragung und die *emotionale Intimität*, die Zeitbegrenzung und die Mobilisierung des Willens. In der heutigen Therapie-Landschaft ist es eher unüblich, den Willen und den Entschluss des Patienten herauszufordern. Bestenfalls finden sich Umschreibungen wie ›Motivation zum Wandel‹. Zwei wichtige Begriffe finden jedoch in diesem Buch eine präzise Klärung: der *Wille*, derfür einen bewussten und selbstverantwortlichen Akt steht, und die *unbewusste therapeutische Allianz (UTA)*, die verbindlicher ist als die Motivation zum Wandel.

Nach ungefähr zwanzig Jahren Stagnation bekam die systematische Forschung nach Verkürzung der psychoanalytischen Interventionen in den USA ab Anfang der 40er Jahre einen neuen Anstoß. Das hatte mehrere Gründe: einerseits erwies sich die Psychoanalyse in der psychiatrischen Versorgung als extrem unökonomisch, zumal die Behandlung traumatisierter amerikanischer Soldaten für die Verarbeitung der krisenbelasteten Kampferfahrungen nach einer kurzen fokussierten Intervention verlangte, andererseits waren es Psychoanalytiker selbst, welche die immer länger und kostspieliger werdenden Analysen bedenklich stimmten. Vor allem waren es die geachteten Analytiker *Franz Alexander und Thomas French* (1946),welche ihrer Zeit weit voraus waren, die mit ihrem zukunftsträchtigen Buch über psychoanalytische Theorie die ursprünglich von Ferenczi und Rank entwickelten Ideen fortgesetzt und die Entwicklung eines theoretischen Konzeptes der psychoanalytischen Kurztherapie entscheidend beeinflusst haben. Franz Alexander hat oft betont, wie sehr er durch frühere Forscher beeinflusst worden ist, vor allem durch Ferenczi, obwohl er mit dessen theoretischen Grundansichten für die Verkürzung des analytischen Prozesses nicht übereinstimmte. Er hat die Arbeiten von Ferenczi und Rank verfolgt und sich mehrfach in der *Internationalen Zeitschrift für Psychoanalyse* (1925) darüber kritisch geäußert. Er stimmte zwar mit Ferenczi und Rank darin überein, dass das übermäßig intellektualisierende psychoanalytische Verfahren, die Bevorzugung der Inhaltsdeutung, die Methode der Rekonstruktion durch Hervorrufen frühkindlicher Erinnerungen und die verhältnismäßige Vernachlässigung von Widerstand und Übertragung zu korrigieren sei, beurteilte aber Ferenczis und Ranks Vorschläge als Abreaktionstheorie (Balint & Balint 1972, S. 18).

Alexander stand in seiner Berliner Zeit mit Freud in einem freundschaftlichen und in einem von Freuds umfangreichsten Briefwechsel. 1926 äußerte Freud die Ansicht, dass unter der jüngeren Analytikergeneration Heinrich Meng und Franz Alexander die vielversprechendsten seien (Jones 1960c, S. 155). Alexander forschte, wie Eisenstein (1986) berichtet, seit 1938 mit neun Psychoanalytikern und weiteren Mitarbeitern zusammen innerhalb der klassischen psychoanalytischen Konzepte. Aber die verblüffende Diskrepanz zwischen Länge und Intensität der psychoanalytischen Behandlung und deren therapeutischen Erfolg veranlasste ihn, die Validität bestimmter psychoanalytischer Dogmen zu hinterfragen:

1. dass die Tiefe der Therapie notwendigerweise proportional sei mit der Länge der Behandlung und der Häufigkeit der Interviews,
2. dass die Beständigkeit des therapeutischen Erfolges nach einer relativ kleinen Anzahl Interviews notwendigerweise oberflächlich und vorübergehend sei, während die Ergebnisse langwieriger und auf psychogenetische Rekonstruktionen zielender Therapien notwendigerweise stabiler und tiefer seien,
3. dass die Verlängerung einer Analyse gerechtfertigt sei, weil dadurch die Widerstände überwunden und der gewünschte therapeutische Erfolg sich einstellen würden.

Alexander kam zur Überzeugung, wenn die psychoanalytischen Konzepte verdichtet und die Patienten die Konflikte, die den verschiedenen Entwicklungsphasen bis hin zum Erwachsenenalter innewohnen, erleben und erkennen, könnten die Therapien verkürzt werden. Er war der erste, der tägliche Interviews als antitherapeutisch bezeichnete, da sie die Abhängigkeitswünsche begünstigen; er stellte auch den therapeutischen Wert eines Anwachsenlassens der Regression in der Therapie in Frage, was Sándor Radó (1956) damals verfocht. Im Bestreben, die emotionale Intensität der Interviews zu steigern, die Übertragung zu kontrollieren, der Regression und den Abhängigkeitswünschen des Patienten entgegenzuwirken und dessen Autonomie zu fördern, hat er Interventionen angewandt wie die Häufigkeit der Interviews zu manipulieren oder die Therapie zeitweise zu unterbrechen. Unterbrechungen sollten auch die Kapazität des Selbstvertrauens des Patienten prüfen, mit seiner Lebenssituation zurechtzukommen und den Patienten befähigen, gegenseitig ein Ende der Therapie zu vereinbaren. Er hat die Bedeutung und die Notwendigkeit der emotionalen Erfahrung (emotional experience), des kognitiven Verstehens (cognitive insight) und der intellektuellen Integration

(Durcharbeiten) in der Analyse hervorgehoben. Er sprach u.a. vom fokalen Konflikt (core-conflict), vom aktiven Therapeuten, von einer flexiblen Zeitlimitierung, von der Beherrschung der Übertragung und Gegenübertragung und von konstruktiven Veränderungen während und nicht erst nach Beendigung der Therapie. Zwar hat Alexander die früheren Forschungen (Freud, Ferenczi, Rank, Balint) aufgenommen und, wie Marmor (in: Davanloo 1980a, S. 3–12) sagt, mehr als jeder andere moderne Psychoanalytiker den Weg bereitet, die psychoanalytischen Prinzipien auf die dynamische Kurzpsychotherapie anzuwenden, aber er hat nichts akzeptiert, das er nicht mit seiner eigenen klinischen Beobachtung getestet hatte.

Wohl am besten bekannt und nur mit seinem Namen verbunden ist Alexanders Konzept der *korrigierenden emotionalen Erfahrung (corrective emotional experience)* (Marmor, J. 1986a). Die therapeutische Veränderung (die korrigierende Erfahrung) geschieht, wenn der Patient seine chronisch neurotischen Konflikte oder Verhaltensmuster in der aktuellen Beziehung im Hier und Jetzt der Übertragung von neuem durchlebt. Die neurotischen Konflikte müssen in der zwischenmenschlichen Gegenwart der Therapie wiederaufleben und von genügend intensiven Affekten begleitet sein. Die intellektuelle Einsicht allein ist ungenügend. Auf den Aspekt, dass bloßes Erinnern ohne affektive Abreaktion wenig therapeutischen Wert habe, hatten eigentlich schon Freud und Breuer in den *Studien über Hysterie* (1895, S. 85) hingewiesen.

Alexander hatte sich auch sehr in der Ausbildung junger Therapeuten engagiert, am Anfang seiner Karriere am Berliner Institut, dann am Institut in Chicago und schließlich am Southern California Psychoanalytic Institute und am Cedars-Sinai Hospital in Los Angeles. Es entstand die ›Short-term analytical school for psychotherapy‹ (Cornelissen 2002), aus der sich zwei Richtungen entwickelt haben, eine radikale und eine eher konservative. Die radikale Bewegung, die vermutlich auch Davanloo beeinflusst hat, zielte auf die Behandlung von Charakterpathologien und Persönlichkeitsstörungen, während die konservative sich auf die Behandlung milder Symptome beschränkte.

Mit der siebenjährigen Forschung am Institut für Psychoanalyse in Chicago für eine Verkürzung der Psychotherapie haben Alexander und French technische Ideen vorgelegt, welche die Basis für die heutigen dynamischen Kurztherapien sind. Leider wurde ihr Werk vom psychoanalytischen Establishment in den späten Vierziger- und in den Fünfzigerjahren feindselig aufgenommen und nicht beachtet – einerseits, weil damals die Psychoanalyse ein hohes Ansehen hatte und die Psychoanalytiker die Nachfrage kaum befriedigen konnten und andererseits, weil Alexander und seine Koautoren für sich in Anspruch nahmen, dass ihre Methode das psychoanalytische Standardverfahren verbessere, was die Mehrheit der Psychoanalytiker bezweifelte.

2.2.4 Die Forschung nach dem zweiten Weltkrieg

Mit der Machtübernahme der Nationalsozialisten in Deutschland und Österreich kam die psychoanalytische Forschung in Europa weitgehend zum Erliegen und die Werke der Psychoanalytiker wurden in diesen Ländern eingestampft, verbrannt und verboten. Die Forschung überlebte jedoch in England und auf dem amerikanischen Kontinent, wohin viele Psychoanalytiker gezwungenermaßen ausgewandert sind. Nach dem zweiten Weltkrieg kam dann eine befruchtende Welle der weitergeführten Forschung ins Ursprungsland Europa zurück. In den Fünfziger- und speziell in den Sechzigerjahren des letzten Jahrhunderts begann auch eine vielfältige Forschung über diverse Formen der Kurzpsychotherapie. Beck (1974) zählt über 40 verschiedene Autoren auf. Damals kam Franz Alexanders Werk durch die neuen kulturellen und gesellschaftlichen Bewegungen und Anforderungen, die auf den zweiten Weltkrieg folgten, zu Geltung.

Die Gründe für die einsetzende intensivierte Forschung liegen einerseits in den oben dargelegten Bestrebungen, die Psychoanalyse kürzer zu gestalten, und andererseits in der wachsenden Akzeptanz der Psychotherapie, von daher in der größeren Nachfrage für psychotherapeutische Hilfe, im erweiterten Spektrum der behandelbaren Krankheiten und teilweise auch im finanziellen Druck der Krankenversicherer. Einerseits erwarten, wie Laireiter und Frischenschlager[4] sagen, »die meisten Patienten zur Behandlung ihrer Probleme eine kurze, problem- und zielorientierte Intervention..., die zu einer raschen Verbesserung ihrer Leidenszustände und Symptome führt und nicht primär mit einer fundamentalen Aufarbeitung ihrer Geschichte und Entwicklung verbunden ist« (vgl. Abbass 2002d). Andererseits setzt sich die Psychotherapie mit ihrem Anspruch, für ihre Leistungen öffentliche Gelder oder Leistungen der Krankenversicherer zu erhalten, den Zwängen der Gesundheitsökonomie aus.

In der Folge von Alexander und French wurden vor allem in den USA viele

4 Laireiter AR, Frischenschlager O (1998) S. 181. Die Autoren stützen ihre Aussagen auf die folgenden Untersuchungen: Garfield S (1994) Research on client variables in psychotherapy. In: Bergin AE, Garfield SL (eds) Handbook of psychotherapy and behaviour change, 4th edn. Wiley, New York, pp 190–228; Kordy H, Kächele H (1995) Der Einsatz von Zeit in der Psychotherapie. Psychotherapeut 40:195–209; Koss MP, Shiang J (1994) Research on brief psychotherapy. In: Bergin AE, Garfield SL (eds) Handbook of psychotherapy and behaviour change, 4th edn. Wiley, New York, pp 664–700

kurztherapeutische Modelle im Rahmen der psychoanalytischen Psychotherapie entwickelt. Bis in die Siebzigerjahre hinein haben relativ unabhängig von einander verschiedene Gruppen (Balint, Ornstein, Malan, Sifneos, Mann, Goldmann, Davanloo u. a. m.) mit kurzzeitlichen Modellen experimentiert. So ist die Kurztherapie zwar konzeptuell vor allem im psychodynamisch-psychoanalytischen Kontext entwickelt worden, aber mittlerweile ist sie nicht mehr ein primär tiefenpsychologisches Phänomen. Wie Laireiter (1998, S. 187) schreibt, ist die zeitliche Begrenzung therapeutischer Interventionen heute ein Thema für alle psychotherapeutischen Orientierungen, weil sie entweder wie die Verhaltenstherapie und die systemischen Therapien von Haus aus auf einen kurztherapeutischen Ansatz angelegt sind oder weil m. E. gängige Psychotherapie-Methoden auch einen kurztherapeutischen Ansatz suchen. So gibt es mittlerweile neben den psychodynamischen auch viele andere kurzpsychotherapeutische Modelle mit sehr unterschiedlichen Theorien und Techniken. (Siehe weitere Ausführungen zur Zeitlimitierung unter 8.1.1 und zum Begriff der Kurztherapie unter 8.1.2). Die Vielzahl an langzeitlichen und kurzzeitlichen therapeutischen Methoden jeglicher Schulrichtungen und tiefenpsychologischer Schulen im Besonderen hat mehrere Gründe:

1. unterschiedliche anthropologische Grundannahmen und Persönlichkeitstheorien,
2. unterschiedliche wissenschaftstheoretische Überzeugungen und Denkmodelle,
3. die Komplexität des menschlichen Wesens, Erlebens und Verhaltens,
4. unterschiedliche Ansprüche an die Komplexität eines psychotherapeutischen Systems,
5. die Schwierigkeit, dem Unbewussten und den Widerständen in Theorie und Technik beizukommen.

Als *gemeinsame Grundannahmen* bezüglich Theorie und Technik der unterschiedlichen kurztherapeutischen Methoden können nach Laireiter (op cit S. 188) gelten:

1. Kurztherapie ist keine verkürzte oder oberflächliche Variante bestehender Modelle oder Techniken, sondern ein vollwertiger, eigenständiger und effektiver Therapieansatz.
2. Kurztherapien sind breit anwendbare Systeme mit einem breiten Indikationsbereich und somit keine Vorstufe oder vorbereitende Phase zur Einleitung einer Langzeittherapie.

3. Kurztherapien gehen davon aus, dass der Mensch sowohl eine basale Fähigkeit besitzt, sein Verhalten, seine Werte, Ziele und Standards zu regulieren, als auch ein basales adaptives Potential, das ihm erlaubt, »sich an Belastungen des Lebens anzupassen bzw. diese zu bewältigen und so sein Leben mit Kontrolle, Sinn und existentieller Bedeutung zu füllen«. Sind diese Fähigkeiten vorübergehend außer Kraft gesetzt oder überfordert, können kurztherapeutische Interventionen sie wieder aktivieren.
4. Kurztherapien aktivieren und restrukturieren die persönlichen, interpersonalen und sozialen Ressourcen und Potentiale des Patienten.
5. Der Mensch verfügt über ein basales Entwicklungspotential, das ihn befähigt, Zeit seines Lebens sich weiter zu entwickeln.
6. Als soziales Wesen ist der Mensch in eine primäre Gruppe eingebunden und kann diese Ressource aktivieren.
7. Kurztherapien sind problem- und zielorientiert, d.h. mit dem Patienten wird anfangs die therapeutische Aufgabe definiert.
8. Die Limitierung des Faktors Zeit.

Kaplan & Sadock's Handbuch (Sadock & Sadock 2000, S. 2187–2200) systematisiert die Kurztherapien unter drei Gesichtspunkten:

1. *Psychodynamische Psychotherapie*
   Bezüglich der psychodynamischen Kurzpsychotherapien decken sich Kaplan & Sadock's Handbuch mit meinen Ausführungen unter 2.2.3 und den hier nachfolgenden. Speziell werden Malan genannt, der nach dem Tode von Balint die Arbeit der Gruppe an der Tavistock Klinik weiterführte, und Sifneos und Davanloo, die den Fokus der behandelbaren Probleme ausgeweitet haben.
2. *Interpersonelle Psychotherapie*
   Die von Gerald Klerman und Mitarbeitern entwickelte Methode basiert auf den Arbeiten von Adolph Meyer, Harry Stack Sullivan und Frieda Fromm-Reichmann. Diese Methode war ursprünglich auf 16 Sitzungen limitiert für nichtpsychotische, monopolar depressive Patienten und eher auf aktuelle interpersonale statt intrapsychische Geschehnisse fokussiert. Die Übertragung spielt in der therapeutischen Beziehung keine Rolle. Die Therapie zielt mehr auf Symptomverminderung und Maximierung des sozialen Funktionierens als auf strukturelle Persönlichkeitsveränderung.
3. *Kognitive Therapie*
   Die Konzepte der kognitiven Therapie entstanden für die Behandlung depressiver Patienten. Die Grundüberzeugung der kognitiven Verhal-

tenstheorie besagt, dass eine seelische Krankheit ihren Ursprung nicht im Affektiven, sondern in der Verzerrung des Denkens (automatic thoughts) und daher in der negativen Interpretation der Welt, seiner selbst und der Zukunft hat. Das Ziel ist, direktiv und erzieherisch die Verhaltensmuster und die unlogischen und unrealistischen Denkweisen durch empirische Erfahrungen (in vivo und/oder in vitro) zu verändern.

Die psychodynamischen Therapiemethoden

Koss und Butcher[5] stellen fest, dass unter den vielen unterschiedlichen kurzzeitlichen Behandlungsverfahren die psychodynamischen Ansätze am zahlreichsten sind. In diesem reichhaltigen Angebot psychodynamischer Methoden werden oft folgende Richtungen unterschieden[6]:

1. *Pionierarbeiten*
   Die frühen Behandlungen von Freud, Ferenczi, Rank, Alexander und French, was eben unter 2.2.2 und 2.2.3 und nachfolgend ausführlich dargelegt ist.
2. *Trieb- und strukturdynamische Konzepte*
   Die Fokaltherapie (Focal Psychotherapy) von Balint und Ornstein, die selbstpsychologische Weiterentwicklung (nach Heinz Kohut) der Balintschen Fokaltherapie von Ornstein und Ornstein, die kurze intensive Psychotherapie (Brief Intensive Psychotherapy) von Malan, die Angst provozierende Kurzzeitpsychotherapie (Short-Term Anxiety-Provoking Psychotherapy) von Sifneos und Davanloos Intensive psychodynamische Kurzzeitpsychotherapie (Intensive Short-Term Dynamic Psychotherapy).
3. *Interpersonelle Ansätze*
   Die supportiv-expressive Psychotherapie mit dem zentralen Beziehungskonfliktthema (Core Conflictual Realtionship Theme) von Luborsky, die zeitbegrenzte dynamische Psychotherapie von Strupp, Henry und Binder, die Kurzzeitdynamische Psychotherapie von Horowitz, welche kognitive, psychodynamische, entwicklungsbezogene (Piaget) und bindungstheoretische (Bowlby) Elemente miteinander zu verbinden versucht, und die Control Mastery Theory von Weiss und Sampson, die mit einem System von ›Überzeugungen‹ in erlernten und internalisierten Beziehungserfahrungen arbeitet.

---

5 Koss MP, Butcher JN (1986) Research on brief psychotherapy. In: Garfield SL, Bergin AE (eds) Handbook of psychotherapy and behavior change, 3rd edn.Wiley, New York, pp 627–670 (zitiert von Weghaupt A 1998)

6 Beutel M (2000); Demos VC, Prout MF (1993); Lachmann FM (1996); Ornstein PH, Ornstein A (1997); Tschuschke V (2003) S. 64–73

4. *Integrative und eklektische Modelle*
   Die zeitbegrenzte Psychotherapie (Time-Limited Psychotherapy) von Mann und Goldman, welche Trieb, Ich, Objekt und Selbst als Basis nehmen, die Kurz- und Notfallpsychotherapie von Bellak und Small, die Kurzpsychotherapie von Garfield, die dynamische Kurztherapie von Gustafson und die Kurzzeit-Angstregulierende Psychotherapie zur Umstrukturierung von Abwehr, Affekten und Bindung von McCullough Vaillant.

Die psychoanalytisch orientierten Kurztherapie-Modelle
Die Psychoanalyse hat sich seit Freud durch den Einbezug der Ich-Psychologie, der Objektbeziehungstheorie und der Entwicklungspsychologie zu einem komplexen System entwickelt, das nicht als Theorie für ein Konglomerat an physisch bedingten Bedürfnissen, wie Michell[7] suggeriert, zu bezeichnen ist. Psychoanalytiker in Amerika und Europa haben die Pionierarbeiten und jene von Alexander und French weiter entwickelt und trieb-, struktur- und beziehungsdynamische Ansätzen integriert zu intra- und interpersonalen, psychoanalytisch orientierten Kurztherapie-Modellen. Zu ihnen zählen

1. der Forscherkreis um Balint und nach dessen Tod Malan an der Tavistock-Klinik in London,
2. Wolberg am Postgraduate Center for Mental Health in New York,
3. Mann und Sifneos am Massachusetts General Hospital in Boston,
4. Davanloo und Straker an der Mc Gill Universität und am General Hospital in Montreal,
5. die Forschungsgruppe um Strupp, Henry und Binder an der Vanderbilt University in Nashville,
6. das Penn-Projekt von Luborsky an der Medical School in Philadelphia.
7. Im deutschsprachigen Raum (Weghaupt 1998, S. 197) sind bekannt geworden vor allem die Arbeiten von Klüwer am Sigmund-Freud-Institut in Frankfurt, Thomä in Ulm, Meyer in Hamburg, Dührssen in Berlin, Houben in München und Beck in Basel.

Das folgende Schema fasst kurz zusammen, ohne vollständige Nennung aller Schulen.

---

7 Mitchell SA (1988) Relational Concepts in Psychoanalysis: An Integration. Harvard University Press, Cambridge/MA. Zit in Tschuschke V (2003) S. 69

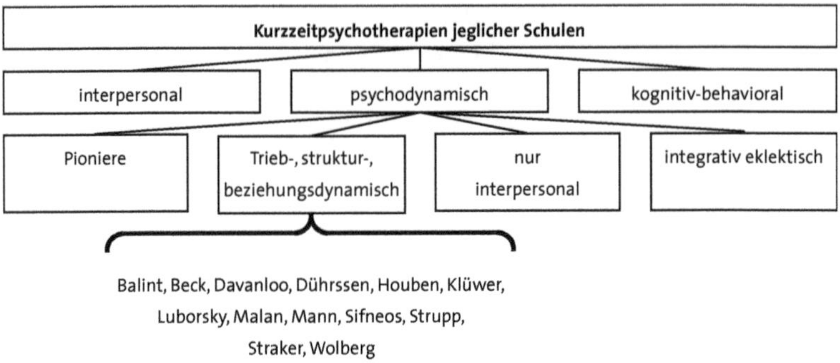

Abb. 1: Der Ort der ISTDP innerhalb der psychodynamischen Kurztherapien

Ein wissenschaftsgeschichtlicher Rückblick zeigt, dass Davanloo, Malan und Sifneos in den Sechzigerjahren des letzten Jahrhunderts Konzepte entwickelten, die eine *neue Ära der psychoanalytischen Kurztherapie* eröffneten und die, wie Tschuschke[8] sagt, heute noch maßstabssetzend sind.

Davanloo, 1924 in Teheran geboren, hatte seine medizinische Ausbildung an der Harvard-Universität absolviert und arbeitete zuerst als Neurochirurg. Für seine psychiatrische und psychotherapeutische Ausbildung waren die Supervisionen und die Zusammenarbeit mit Otto Rank, Helen Deutsch und Eric Lindemann bedeutungsvoll. Seine psychotherapeutische Forschungstätigkeit begann 1961 und ab 1970 hat er sich mit Malan und Sifneos zusammen regelmäßig getroffen, um gegenseitig die Videobänder ihrer kurztherapeutischen Behandlungen zu analysieren. Davanloo war die treibende Kraft für die Organisation der bedeutungsvollen ersten internationalen Kongresse von 1975, 1976 und 1977 (Marmor, J. 1986b). Er stand mit all den Forschern aus Amerika und Europa in einer wissenschaftlichen Zusammenarbeit, wovon sein erstes Buch *Short-Term Dynamic Psychotherapy* (Davanloo 1980) von 1980, das er mit den oben genannten sowie andern Forschern (Strupp 1980) verfasst hat, ein spannendes Zeugnis vermittelt. Es kommt ja kaum vor, wie Ernest Jones (1960a, S. 293) im Bezug auf Freud schreibt, dass eine originelle Idee ganz spontan, ohne irgendwelche Vorläufer auftaucht, weil bedeutsame Ideen ihre Entstehung dem Zusammenwirken der verschiedensten Einflüsse verdanken. Davanloo[9] schreibt, dass seit den Fünfzigerjahren eine große

8 Tschuschke V (2003) S 17. Tschuschke stützt sich auf Autoren wie Budman und Gurman, Strupp und Binder, Winston und Winston.

9 Davanloo H (1986) Vorwort zur ersten Nummer des *International Journal of Short-Term Psychotherapy*

Zahl isoliert arbeitender Forscher begonnen hatte, die therapeutischen Wirkfaktoren von Grund auf neu zu untersuchen. Dadurch entwickelten sich recht verschiedene Systeme, die sich bezüglich der Technik und der Auswahlkriterien und auch der therapeutischen Wirksamkeit von einander unterschieden. Das Fehlen der gegenseitigen Kommunikation war zusätzlich noch mit sprachlichen Schwierigkeiten verbunden. Das veranlasste ihn, 1986 das ›International Journal of Short-Term Psychotherapy‹ zu gründen, das in den ersten elf Jahren Originalien verschiedener Schulen von Kurzzeitpsychotherapie veröffentlicht hat. Seit 1998 ist die Zeitschrift nur noch das Organ der ISTDP und trägt seither den Namen *International Journal of Intensive Short-Term Dynamic Psychotherapy.* In den Anfängen der ISTDP musste Davanloo seine Forschungen allein machen. Wie er bei Lehrveranstaltungen gelegentlich durchblicken lässt, haben ihn seine Entdeckungen (der rasche Anstieg der komplexen Übertragungsgefühle, das Herausschießen sadistischer, schmerzlicher, schuld- und trauerbeladener Gefühle aus dem Unbewussten, das direkte Erleben des Unbewussten wie z.B. im Tagtraum) anfänglich erschreckt, da sie total neu waren und er noch nicht wissen konnte, wie die Fachwelt darauf reagieren wird. Später kamen dann die Jahre des Austausches mit andern Forschern.

Malan hatte intensive Forschungen betrieben, um seine Arbeit als Psychoanalytiker zu optimieren und über die rein interpretative Methode hinauszugehen (s. auch Kap. 7.1). Er war vertraut mit den Arbeiten von Alexander und French. Wie er in einem Interview (1986a) sagte, war das Tavistock-System der Kurztherapie nur begrenzt erfolgreich, da es zwar bei aktiver therapeutischer Interaktion nur auf der Interpretation aufbaute. Er hat seine eigene Schule kritisch untersucht und ist dabei auf Davanloo gestoßen, in dessen wissenschaftlichen Forschungen er die Erfüllung der Anliegen der Forscher von Freud bis Alexander erkannte (1986b, S. 63f; 1986c, S. 83–106). Folgende Texte geben ein beredtes Zeugnis seiner Einschätzung von Davanloos Arbeiten: »In the 1970s, it became clear that Davanloo had solved the problem of resistance, without any of alternative techniques, to an extent that would have been unbelievable if it had not been supported by videotape. In 1980, I referred to Davanloo's work as ›the most important development in psychotherapy since the discovery of the unconscious‹; and earlier, in 1979, I had predicted, ›His work is destined to revolutionize both the practice and the scientific status of dynamic psychotherapy within the next 10 years‹«[10]. Im Vorwort zu Della Selvas Buch (1996, S. XIII–XV) schreibt Malan: »Of all

10 Malan DH in: Davanloo H (1980) pp 13–23. Vgl. dazu auch Trujillo M (1986)

the factors standing in the way of therapies based on psychodynamics – which of course includes psychoanalysis – *resistance* is the most intractable. In my own practice, I recognized this many years ago, and desperation led me to try many devices for overcoming it. Most of these were derived from ›alternative‹ psychotherapies and included using hypnosis, LSD, and Gestalt techniques, and encouraging my patients to go to entcounter groups. None were of the slightest value. The attempts to shorten psychotherapy by the use of active and purely interpretive techniques, though successful, have essentially *avoided* the problem because both Balints group in London and Sifneos's in Boston have been forced to select patients who are not resistant but highly motivated and responsive. But, in face of the kind of resistance shown by the majority of patients – perhaps 80% or 90% of the psychotherapeutic population – such methods are helpless«.

Davanloo hat mit seiner Forschung eine neue Technik entwickelt, die nicht mehr auf einzelne bekannte kurztherapeutische Elemente (Fokus, Zeitbegrenzung, technische Modifikationen) zurückgreift, sondern die Anforderungen an eine umfassende kurzpsychotherapeutische Behandlung erfüllt. Die Ziele dieser Technik sind die gleichen wie jene der Psychoanalyse, nämlich die Charakterveränderung durch eine Auflösung der multifokalen neurotischen Kern-Struktur. Seit vier Jahrzehnten kann Davanloo in seiner Forscher- und Lehrtätigkeit jeden Aspekt seiner Theorie und Technik audiovisuell belegen. Eine reichhaltige Dokumentation an audiovisuellen Therapieaufzeichnungen, an wörtlich transkribierten und wissenschaftlich kommentierten Aufarbeitungen der audiovisuellen Aufzeichnungen und an wissenschaftlichen Forschungsberichten belegt:

1. dass Davanloo ein entscheidender Schritt zu einer kraftvollen und wirksamen Technik gelungen ist,
2. dass die ISTDP anwendbar ist für einen hohen Prozentsatz und ein breites Spektrum auch schwer gestörter Hilfesuchender,
3. dass die ISTDP ein durch Jahrzehnte evaluiertes komplexes und spezifisches Interventionssystem bietet, das meistens zu einer spezifischen Reaktion des Patienten führt,
4. dass mit Davanloos Theorie und Technik die Hypothese widerlegt ist, eine Kurzpsychotherapie sei oberflächlich, ihr therapeutisches Resultat könne nur oberflächlich sein und es könnten nur Patienten mit oberflächlichen Störungen behandelt werden.

2.3 Die ISTDP – eine psychoanalytische Version

2.3.1 Naturalistische und experimentelle Forschungsmethoden

Die Datenerhebung der ISTDP wendet eine *empirisch-phänomenologische Methode* an, indem sie alle verbalen und nonverbalen Äußerungen und die komplexe subjektive Biographie des einzelnen Menschen, wie er sich in der alltäglichen klinischen Praxis zeigt, untersucht.

Die phänomenologische Methode wurde vom Philosophen Edmund Husserl (1853–1938), einem Zeitgenossen Freuds (1856–1939), begründet. Husserls Phänomenologie übte auf die europäische und teilweise auch auf die amerikanische Philosophie einen entscheidenden Einfluss aus. Zwischen den beiden Weltkriegen haben Scheler, Ingarden, Stein und andere auf den Ideen Husserls eine bedeutende Schule gegründet, die dann später von den Existenzphilosophen Marcel, Heidegger, Sartre und Merleau-Ponty mit Änderungen übernommen worden ist. Da die Geisteswissenschaften von der Existenzphilosophie stark beeinflusst werden, ist für sie die phänomenologische Methode von Belang.

Die Phänomenologie ist ein reduktionistisches Erkenntnisverfahren, das zu den Sachen, dem Gegebenen selbst geht, eine objektive Haltung einnimmt und zunächst das überkommene Wissen (Tradition) ausschaltet. Für die Existenzphilosophen ist ›die Sache selbst‹ die *menschliche* Existenz. Sie haben jeder menschlichen Existenz zukommende *notwendige* Strukturen entdeckt. Ihre Leistung besteht im Aufzeigen, dass man in der Existenz selbst ein Wesen finden kann (Bochenski 1969, S. 22–36).

Da wir Menschen eine unüberwindliche Neigung haben, unsere subjektiven emotionalen Einstellungen und unser erworbenes Wissen (Hypothesen, Theorien, Vorstellungen, Traditionen) ins Objekt unserer Untersuchung zu projizieren (1.2), ist es für die psychotherapeutische Forschung ratsam, eine *empirisch-phänomenologische* Haltung einzunehmen, damit ihre Ergebnisse wie in den Naturwissenschaften nachprüfbar sind.

Der aktuelle Stand des Diskurses über die *wissenschaftliche Überprüfbarkeit* psychotherapeutischer Verfahren ist immer noch kontrovers einerseits zwischen der Forderung nach einem einheitlichen Begriff von Wissenschaftlichkeit vs einer Vielfalt von Auffassungen von Wissenschaftlichkeit und andererseits zwischen rein empirisch-statistischen Auffassungen vs einer der Pluralität verpflichteten Wissenschaft.

Solange notwendige weitergehende Forschungsergebnisse ausstehen und unsere Erfahrungen nicht widerlegt sind, sehen wir am meisten Evidenz in den allgemeinen Anforderungen an eine Psychotherapie (9.1) und in den grundsätzlichen Überlegungen von Zepf und Hartmann (2002), die wissenschaftstheoretisch festhalten, dass *verschiedene Psychotherapieverfahren* sich qualitativ *unterschiedlicher Methoden* bedienen und dass eine Wissenschaft, die nur mit ihrer eigenen Methode arbeitet, deswegen nicht unwissenschaftlich ist. Die verschiedenen Psychotherapieverfahren basieren auf unterschiedlichen Menschenbildern. Ob es je möglich sein wird, ein wissenschaftlich begründetes einheitliches Menschenbild nachzuweisen, entzieht sich unserer Kenntnis. Sofern aber das philosophisch-anthropologische Ringen um das Verstehen des Wesens Mensch auf dem Boden der aktuellen Kenntnisse der Humanwissenschaften steht, würden wir es nicht als unwissenschaftlich bezeichnen. Auf dieser Komplexität beruhen auch die unterschiedlichen Auffassungen von Wissenschaftlichkeit in der Psychotherapie. Mit Nachdruck schließen wir uns der Auffassung von Koukkou und Lehmann (2003, S. 38) an, die im wissenschaftstheoretischen ›Zustand-Wechsel-Modell‹, das aus der Synthese von Theorien und empirischen Untersuchungen in den Neuro- und Humanwissenschaften entstand, zu dem Schluss kommen: »Die ausgedehnte Literatur der Neuro- und Humanwissenschaften einschließlich der Psychoanalyse (wissenschaftstheoretische Positionen, Konzepte und Arbeitshypothesen, wie auch empirische Daten und ihre Interpretation) benötigt eine Synthese mittels weitumfassenden, disziplinübergreifenden, integrativen Arbeitsmodellen, wenn sie für die Erforschung des Entstehungswegs psychisch normalen oder abnormen Verhaltens weiter brauchbar sein soll. Hauptvoraussetzung für die Entwicklung solcher Arbeitsmodelle ist ein klar formuliertes Menschenbild.«

Die *Effizienzprüfung* eines Therapieverfahrens muss auf jeden Fall das Verhältnis von jeweiliger Theorie und Behandlungsmethode prüfen und daraus gegenstands- und methodenadäquate, verfahrensspezifische Kriterien für die Durchführung empirischer Untersuchungen und für die Evaluation der Ergebnisse entwickeln. Die wissenschaftliche Überprüfung der Psychotherapie muss letztlich, wie Roth (in: Frauenfelder et al. 2004, S. 238) sagt, empirisch sein, und auch eine auf Verstehen begründeten Psychotherapie muss das Verstehen empirisch begründen. Auch Henningsen und Rudolf[11] betonen die absolute Notwendigkeit der empirisch-wissenschaftlichen Fundierung der Psychotherapie. Auch für die Psychotherapie sollen die Anforderungen der *evidenzbasierten Medizin* (evidence-based medicine, EBM) gelten, die nach Tschuschke (2003, S. 31) verlangen, dass sich der Therapeut bezüglich

11 Henningsen P, Rudolf G (2000) Zur Bedeutung der Evidence-Based Medicine für die Psychotherapeutische Medizin. Psychother, Psychosom, med Psychol 50:366–375. Zit in Tschuschke V (2003) S. 32

des wissenschaftlich begründeten Wissensstandes zu einem bestimmten Krankheits- oder Störungsbild jederzeit auf dem wissenschaftlich verfügbaren Top-Niveau bewegt und dies mit seiner klinischen Erfahrung integriert.

Es stellt sich jedoch die Frage, ob sich die EBM-Richtlinien und speziell die in ihrem Rahmen geforderten, auf einem positivistischen Naturwissenschaftsmodell beruhenden wissenschaftlichen Standards der *randomisiert-kontrollierten Studie* (auch: randomisiert-klinische Studie, RCT) auf die psychotherapeutische Behandlungssituation übertragen lassen oder nicht. Das ursprünglich aus der Pharmaforschung stammende Ideal der RCT ist heute in der Psychotherapieforschung vorherrschend und betreibt gelegentlich eine Monopolisierung der Wissenschaftlichkeit. Henningsen und Rudolf halten die RCTs für die Psychotherapie als unangemessene wissenschaftliche Kriterien, da sie mehr Fehlervarianz in die Ergebnisse bringen als sie durch das Design der randomisierten Zuteilung erklären. Kriz (in: Frauenfelder et al. 2004, S. 239) hält es für bedenklich, die Wissenschaftlichkeit auf kontrollierte und randomisierte Psychotherapiestudien zu reduzieren. Dieses Wissenschaftsverständnis sei gekennzeichnet durch eingeschränkte Aussagekraft, Einseitigkeit von Resultaten und mangelhafte Praxisrelevanz, indem Messungen der Effektstärke (efficacy) zu sehr als Maß der klinischen Effektivität (effectiveness) verwendet werden.

Die experimentellen Forschungsergebnisse können wertvolle diagnostische und therapeutische Elemente beitragen, haben aber insofern eine beschränkte Relevanz, als sie kaum ›zur Sache selbst‹ der komplexen menschlichen Existenz gelangen und an der Schwelle zum Unbewussten Halt machen. Die ISTDP verfolgt zwar den Forschungsplan, anhand audiovisueller Aufzeichnungen gemeinsam mit unabhängigen Fachleuten Faktoren wie Arbeitsbündnis, Wut, Angst, Abwehr, Schmerz und Schuld einzuschätzen und zu quantifizieren, um für bestimmte Elemente eine Randomisierung zu versuchen (s. auch Abbass 2002a). Dabei sind die oben erwähnten Grenzen und Unzulänglichkeiten solcher Forschungen nicht zu übersehen, wie z.B. eine Pilotstudie von Terraz et al.[12] nahe legt.

12 Terraz O et al (2004) Anhand von 9 Kategorien (Interpretation der Abwehr, Interpretation der Übertragung, Klären, Befragung, Assoziation des Therapeuten, Reflektion des Therapeuten, unterstützende Strategie, Arbeit steigernde Strategie und Therapieplan) der ›Psychodynamic Intervention Rating Scale‹ (PIRS) kodieren und klassifizieren die Autoren die Wirkung von Interventionen des Therapeuten auf die Bildung der therapeutischen Allianz des Patienten. Unsere Kritik an der Reliabilität dieser Untersuchungen ist: 1. Es wird nicht zwischen bewusster und unbewusster therapeutischen Allianz (5.4.3) unterschieden. 2. Es wird angenommen, dass die Interpretation (6.4.7.2; 7.1) eine recht wirkungsvolle Intervention sei. 3.

Die *komplexen biographischen Gegebenheiten* und die komplexen psychischen Störungsmuster werden durch Randomisierung, Manualisierung und Standardisierung nur bedingt erfasst, da sie sich auf stark selektionierte Patienten und auf vereinfachende Symptom-Fragebögen stützen, welche mit theoriefreien Deskriptionen und pauschalen diagnostischen Kriterien des ICD-10 (Dilling et al 2000) und des DSM-IV (Saß et al 1998) nur das manifeste Verhalten bzw. nur die Symptome beschreiben und keine Auskunft geben über die psychodynamischen Prozesse (6.3), die für das jeweilige Krankheitsbild verantwortlich sind. Es ist, wie wenn man Akne in verschiedene Diagnosen aufteilt, solche mit Pickel auf der Stirne und solche auf der Nase, und dann erstaunt feststellt, welche Komorbidität diese beiden haben im Vergleich zur Depression und Angststörung. – Deskriptive Klassifikationssysteme können zwar für eine allgemeine Verständigung nützlich sein, weshalb wir sie gelegentlich zu Beginn eines Kapitels als Orientierungshilfe erwähnen.

Die wissenschaftstheoretischen Schwierigkeiten zwischen *klinischer (naturalistischer, ambulanter) versus experimenteller Psychotherapieforschung* lassen sich u.a. an der neuropsychologischen Diagnostik aufzeigen, wie sie von Bartl-Storck und Dörner (2004, S. 54f) referiert wird. Die Autoren stellen fest, dass die kognitiven und emotionalen Prozesse zwar eng miteinander verschränkt sind, dass diese Verschränkung jedoch für die Validität der Messungen kognitiver Funktionen unerwünschte Auswirkungen hat. Weil die Emotionen die Kognitionen verändern und weil Störungen im affektiven Bereich die Testergebnisse maßgeblich beeinflussen, lassen sie sich nicht so leicht standardisieren. Eine (Neuro-)Psychologie, welche die Emotionen und Motivationen zwar nicht mehr übergeht, im Kern jedoch Kognitionsforschung betreibt, gerät in ein Dilemma, das sie nicht aufhebt, indem sie die Emotionen auf »Modulatoren kognitiver Prozesse« (S. 55) reduziert.

Während die ISTDP mit Druck und Herausforderung die Spannung bis auf ein noch ertragbares Niveau erhöht, weil das Unbewusste seine Schätze nur unter Druck preisgibt und weil das Gehirn nur mit einem bestimmten Spannungsniveau Neues aufnimmt (4.1, 4.2) fährt die experimentelle Wirk-

---

Es wird offen gelassen, ob sich die Interpretation an bewusste oder unbewusste Mitteilungen des Patienten richtet. 4. Es ist unklar, ob die Assoziationen des Therapeuten nicht mehr über das Unbewusste des Therapeuten (2.3.2) aussagen als über jenes des Patienten. 5. Die Unterscheidung zwischen hoher/stabiler, niedriger/stabiler und während den Sitzungen sich verstärkende Allianz und die quantitative und qualitative Messung der Dosierung, der supportiven Qualität und der Wahl des richtigen Zeitpunktes (timing) der Interventionen machen keine Aussagen darüber, was die therapeutische Allianz ist. 6. Fragebogen richten sich vor allem an das Bewusste des Patienten und nicht an das Unbewusste.

samkeitsforschung die Spannungen herunter und neutralisiert die Emotionen, um, wie Rudolf (1998, S. 86) sagt, unter artifiziellen Laborbedingungen mit randomisierten, kontrollierten Bedingungen exakte Messungen (Tests, strukturierte Interviews, Verhaltensbeobachtung) mit nicht ›richtigen Patienten‹ (clinical volunteers) mit auf ein Leitsymptom reduzierten, wohl definierten untypischen Störungen in untypischer Weise auf wenige Techniken eingeschränkte manualisierte therapeutische Vorgehensweisen durchzuführen. Diese kontrollierten und rechnerisch auf einen Gesamtwert komprimierten Studien, welche die Einfachheit der Welt als eine Art lineare Maschine hochhalten, sollten nicht überbewertet und unkritisch auf die Evaluierung von psychotherapeutischen Theorien und Methoden übertragen werden. LeDoux (2003) bezeichnet es als einen Trick der Kognitionswissenschaft, um sich nicht in die *Problematik subjektiver Erfahrungen* zu verstricken, den Geist nicht als einen Ort, wo *Erfahrungen* stattfinden, sondern als Instrument zur Informationsverarbeitung aufzufassen (S. 272). Da der Geist aber mehr ist als Kognition, werden wir das Denken, wie Ciompi sagt, nicht begreifen können, »wenn wir Emotion und Motivation beiseite lassen« oder »das Denken und damit verwandte kognitive Prozesse auf Kosten von Emotion und Motivation in den Vordergrund« stellen (1997, S. 233).

Die klinische Praxis ist die Erfahrungsbasis aller wirklich sinnvollen empirischen Forschung.

Wir kommen nicht umhin, den einzelnen Menschen mit seiner Biographie anzuschauen. Nach Henningsen und Rudolf erweisen sich die naturalistischen Studien zur Effizienz und Wirkweise psychotherapeutischer Verfahren als den wesentlich sinnvolleren und aussagekräftigeren Weg als die RCTs. Einschränkend sei festgehalten, dass die Biographie für sich allein auch nicht aussagekräftig genug ist, da Menschen auf Traumatisierungen unterschiedlich reagieren. Während ich-starke Menschen eine schlimme Kindheit und schwere Traumatisierungen verarbeiten, eine kleine Pathologie entwickeln und ihrem Leben eine positive, gesunde Richtung gegeben, können Menschen mit einer geringen oder schlechten Bindung ein kleines Trauma nie überwinden und eine große Pathologie entwickeln.

Im Gegensatz zu einem einheitlichen Wissenschaftsideal und einer einheitswissenschaftlichen Methodologie, die den Menschen auf ein Objekt reduzieren, das allgemeine, sich zwangsläufig durchsetzende Gesetze erfüllt, berücksichtigt die naturalistische Praxisforschung die *Komplexität und Heterogenität der wirklichen Menschen*, der unselektierten, persönlich aktiven, spontanen, ihre Umwelt reflektierend gestaltenden, sich selber korrigierenden Menschen, die für ihre Handlungsweisen jederzeit mehr oder weniger Spielraum haben, die sich nach ihren jeweiligen Einschätzungen in ähnlichen Situationen verschieden und in verschiedenen Situationen gleich verhalten können, die aus ihrer Geschichte lernen und die für ihre Geschichte verantwortlich sind, d.h. der Menschen mit multiplen Störungen, wie sie sich in der wirklichen Bedingung der alltäglichen psychotherapeutischen Grundversorgung zeigen.

Die Methodendiversität wirft Probleme auf für das Wissenschaftsverständnis und für die Glaubwürdigkeit und Effizienz der Psychotherapie. Rudolf (1998, S. 87f) plädiert dafür, dass die klinischen Studien der praktischen Psychotherapie die »Gesichtspunkte des Subjektiven, Qualitativen, Theoriegeleiteten vorsichtig mit den eher normativen Ansätzen der Tests und Rating-Scales in Verbindung« bringen. Es gebe nach seiner Überzeugung »keine eindeutige *Hierarchie* von empirischen Methoden, sondern eine *Bandbreite* von gleichberechtigten Ansätzen, die jeweils unterschiedliche Chancen eröffnen und an unterschiedliche Grenzen stoßen. Für eine Therapiestudie in der Praxis gilt es, aus diesem Methodenarsenal solche Ansätze auszuwählen und miteinander zu verknüpfen, die der jeweiligen Aufgabenstellung und dem jeweiligen Gegenstand angemessen sind« (S. 87). Im Anhang zu seinem Artikel präsentiert Rudolf eine ausführliche Zusammenstellung dieser empirischen Ansätze.

Heute gibt es viele wissenschaftliche Anstrengungen und neue Systementwürfe, wie z.B. Steiner (1997) mit einem Basisartikel, die eine bessere Zusammenarbeit in Richtung *Konvergenz und Integration psychotherapeutischer Lehrmeinungen* anstreben. Da aber die Pluralität der Menschenbilder und die Methodenvielfalt eine kulturelle Leistung sind, kann das Ziel nicht, wie Kriz (2004) betont, eine monoklone Psychotherapie sein. Mit Orlinsky (1998) sind wir der Überzeugung, dass die Zukunft der Psychotherapieforschung in einem gegenseitigen empathischen Interesse der klinischen und experimentellen Forscher liegt und dass neben den validierten und standardisierten Messverfahren, wie Petzold (2003, S. 141) sagt, auch qualitative Forschungsansätze wie die Effektivitätsforschung an ambulanten Psychotherapien nötig sind. Leuzinger-Bohleber (1998, S. 102–117; vgl. 1997) weist nach, dass durch eine Kombination klinischer und empirischer Forschung an psychoanalytischen Behandlungen »eine Reichhaltigkeit von Beobachtungen zum psychoanalytischen Prozess erzielt werden kann und spezifisch psychoanalytische Veränderungsprozesse auch für Außenbeobachter etwas transparenter gemacht werden« (S. 114).

Obsolet wirken bei diesen Anstrengungen so genannte psychotherapeutische Effektforschungen, die sich nicht durch wissenschaftliche Integrität auszeichnen, sondern mit diskussionswürdigem wissenschaftlichem Instrumentarium[13] Wirksamkeits- und Rechtfertigungsforschung pro domo betreiben. So lässt sich schon aufgrund der Autorschaft einer Studie über die Wirksamkeit z.B. von Kurzzeit- und Langzeittherapien das Ergebnis erahnen, da nicht anzunehmen ist, dass ein Institut seine eigene Methode als unwirksam befinden würde. Dies ist vermutlich einer der Gründe, weshalb Vertreter der Langzeittherapie, wie Davanloo[14] schon vor zwanzig Jahren festgestellt hatte, der Meinung sind, Kurztherapien und deren Ergebnisse seien notwendigerweise oberflächlich und nur für oberflächlich kranke Patienten geeignet oder bewirkten eine defensive Flucht in die Gesundheit. Dies liest sich auch heute noch. Redundant sind Meinungen wie:

- Kurzzeitpsychotherapien würden angewandt für Trennungs- und Autonomieprobleme oder für Konflikte, die eine Reaktion auf ein äußeres Ereignis sind, aber für schwere Persönlichkeitsstörungen seien sie nicht ausreichend[15].
- Die Beforschung von Kurzzeittherapien sei weniger aufwändig[16].
- Eine Psychotherapie sei umso nachhaltiger, je länger sie dauere.
- Man beobachte die besten Ergebnisse an Patienten, die am längsten behandelt werden[17].
- Tatsächliche Heilungschancen böten nur langfristige Psychoanalysen (Mattanza 2003, S. 137).
- Langzeittherapien seien objektiv wirksamer und die Patienten seien subjektiv zufriedener[18].

Ähnlich fragwürdig tönt es aus der Gegenrichtung: Längere Therapien erbrächten nur sehr geringen Effektzuwachs. Es sei den Kurzzeittherapien der Vorzug zu geben, wobei die Verhaltenstherapie allen anderen Formen von Psychotherapie überlegen sei (Grawe et al. 1994).

13 Tschuschke V, Heckrath C, Tress W (1997); Fäh M, Fischer G (1998)

14 Davanloo H (1986) Im Vorwort zur ersten Nummer des Int J Short-Term Psychother

15 Arbeitsgruppe ARGUMENTARIUM der EFPP Schweiz (2003) S. 11

16 Hartmann A (2002) Buchbesprechung zu: Stuhr U, Leuzinger-Bohleber M, Beutel M (2001) Langzeit-Psychotherapie. Perspektiven für Therapeuten und Wissenschaftler. Kohlhammer, Stuttgart. In: Psychotherapeut 47:64f

17 Thomä H (1994) Frequenz und Dauer analytischer Psychotherapien in der kassenärztlichen Versorgung. Psyche 48:287–323, zitiert in Lachauer R (2002) S. 27

18 Amerikanische Consumer Health Studie von Seligman, zitiert in Arbeitsgruppe ARGUMENTARIUM der EFPP Schweiz (2003) S. 25

Die angedeuteten Kontroversen sind der Glaubwürdigkeit der Psychotherapie abträglich. Sowohl die Probleme mit den naturalistischen und experimentellen Forschungsmethoden als auch die vergleichende Wertung von Kurzzeit- und Langzeitmethoden können nur eine Klärung erfahren durch weitere Forschungen, welche die oben erwähnten Grundsätze befolgen.

2.3.2 Grundzüge der ISTDP

Eine der großen wissenschaftlichen Leistungen Freuds, in das bis anhin unerforschte Reich des eigentlichen Unbewussten einzudringen und tiefgründige Entdeckungen zu machen, war nur langsam und unter beträchtlichen Anstrengungen und mit Fleiß und Ausdauer zustande gekommen. Zu seiner Arbeitsmethode gehörte, was ihm Charcot über dessen Arbeitsweise gesagt hatte: »dieselben Dinge so oft von neuem anschauen, bis sie von selbst begannen, etwas auszusagen« (Jones 1957, S. 286). Auf ähnliche Weise hatte auch Davanloo mit Energie und Zähigkeit seine Forschung betrieben. Als einer der ersten Forscher hatte er das Konzept und den Mut, seine von Unbekanntem, Überraschungen, Ungewissheiten und Bedrohlichkeiten angereicherten Therapien audiovisuell festzuhalten und sie immer wieder anzuschauen und zu analysieren, bis sie begannen, die Geheimnisse des Unbewussten preiszugeben und er sie seit über dreißig Jahren einem großen Kreise von Therapeuten und Forschern in Amerika und Europa vorstellen konnte. Die ISTDP baut zu einem guten Teil auf den psychopathologischen und therapieprozessualen Grundannahmen der auf der Psychoanalyse basierenden psychodynamischen Kurztherapien auf, wie sie z.T. von Strupp und Binder (1991, S. 45–53) referiert werden:

1. Die neurotischen Konflikte manifestieren sich in der aktuellen Übertragungsbeziehung als Wiederholung von Kindheitskonfliktmustern. Mit Impulsen, Gefühlen, Phantasien, Einstellung und Abwehrverhalten werden in unangemessener Weise und unbewusst einer Person der Gegenwart gegenüber Reaktionen dargestellt, die einer genetisch bedeutungsvollen Person gegolten haben.
2. Der Motor für das Andauern der Schwierigkeiten ist der Wiederholungszwang, gespeist aus unbewussten Antrieben (Instinkten), dem Versuch des Ich, alte traumatische Erfahrungen zu meistern und der Selbstbestrafung des Über-Ich.
3. Die seelische Dynamik wird als Impuls-Abwehr-Prozess verstanden. Die Widerstände wollen verhindern, dass unbewusste Konflikte und mit ihnen verbundene schmerzhafte Affekte bewusst erfahren werden. Dem Durch-

dringen dieser Abwehr gilt ein wesentlicher Teil der therapeutischen Arbeit.

4. Das anspruchsvolle Therapieziel ist, die als Kernkonflikt (Davanloo: core conflict; Malan: nuclear conflict) verstandene Kindheitsneurose zu lösen.
5. Die Veränderungen werden in der aktuellen Beziehung zum Therapeuten erreicht durch das Erleben des aktuellen fehl angepassten Verhaltens, die dafür verantwortlichen unbewussten Gefühle und Impulse und durch das Erkennen des Zusammenhangs mit den Kindheitskonflikten.
6. Die dynamische Analyse untersucht einerseits den innerpsychischen Übertragungsprozess und andererseits verbindet sie die Erfahrungen mit den realen Fakten des gegenwärtigen und vergangenen Verhaltens im Leben außerhalb der Therapie.

Die ISTDP beruht auf der Entdeckung, dass die Kräfte der *Kern-Pathologie im Unbewussten* des Patienten direkt zugänglich sind. Der folgende Diagrammaufbau fasst die *Pathogenese einer Neurose*, d.h. den Prozess der psychopathologischen dynamischen Kräfte in einem ersten Überblick zusammen. Ausführlich wird diese Thematik unter 5.5 behandelt. Wird die frühe emotionale Bindung des Säuglings oder des Kleinkindes traumatisiert, löst die Traumatisierung, sofern sie nicht rasch in der Beziehung, in der sie entstanden ist, oder mindestens in einer anderen tragenden Beziehung verarbeitet werden kann, Schmerz und reaktive Wut aus und es ist mit einem pathogenetischen Verlauf zu rechnen. Die Traumatisierung der liebevollen Beziehung verursacht sowohl Trauer und Schmerz über den Verlust als auch unbewusste mörderische Wut über die Verletzung.

Frühe Emotionale Bindung → Trauma + Schmerz → Reaktive primitive Wut

Abb. 2a

Die unbewusste mörderische Wut (reaktiver Sadismus) gegen die auch geliebten Personen ist die Quelle der unbewussten psychischen Schuld und der unbewussten Angst. Das bewusste Erleben dieser Gefühle und vor allem jenes der Schuld ist von Schmerzen begleitet.

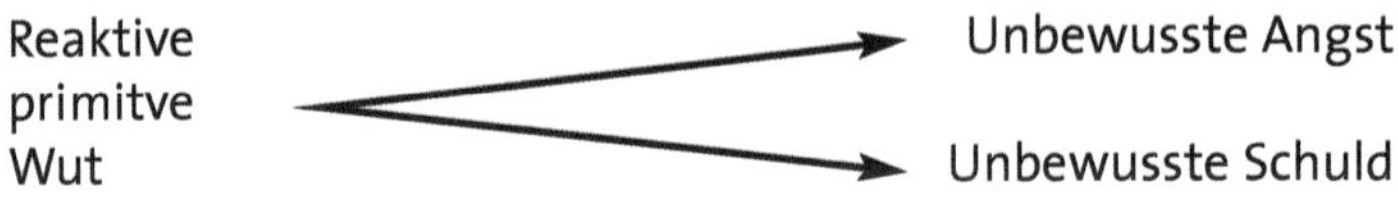

Abb. 2b

Die unbewusste Angst will abgewehrt werden, da sich in der Angst nicht leben lässt, und die unbewusste Schuld löst einerseits zusätzliche Angst aus und verlangt andererseits nach Wiedergutmachung, was die strafende Seite des Über-Ich zwanghaft wiederholend als Strafe durch Selbstbestrafung ausführt.

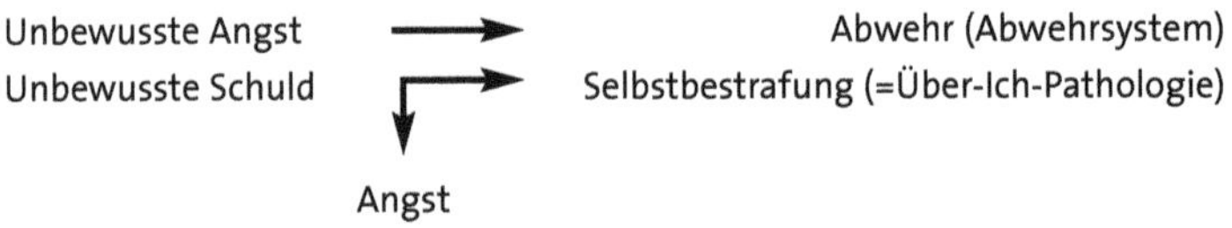

Abb. 2c

Die unbewussten Reaktionen sind einerseits *unbewusste Angst vor dem Erleben der komplexen verdrängten Gefühle* (Schmerz, Wut, Angst, Schuld, Liebe) und andererseits das *Abwehren und Verdrängen all dieser unangenehmen Gefühle*, was zu Symptomen und zu einer Charakterpathologie führt. Dieser pathogenetische Prozess verstärkt das ursprüngliche Trauma (= Re-Traumatisierung), womit ein zirkulärer traumatischer Prozess (ein Teufelskreis) in Gang kommt. Die folgende Abbildung fasst die einzelnen Schritte zusammen.

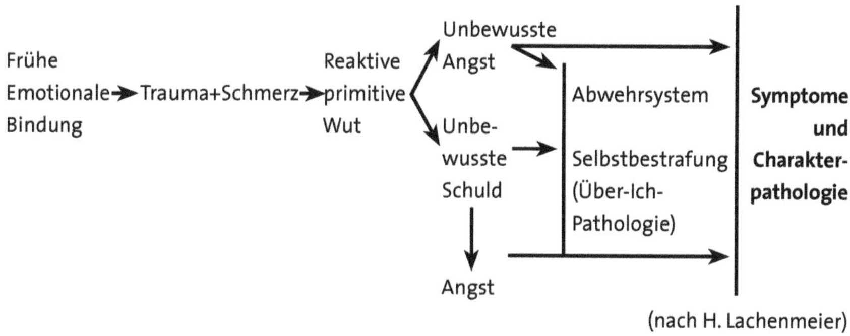

Abb. 2d: Die Pathogenese einer Neurose

Aus diesem Grundkonzept folgt der Therapieansatz. Wenn man zum Kern der Störung vordringen und den pathogenetischen Prozess rückgängig machen will, muss man die vorgelagerten Widerstände überwinden. Im Gegensatz zur klassischen Psychoanalyse wird die pathogenetische Abwehr des Patienten mit einer spezifisch strukturierten *Interventionstechnik* (Kap. 4, 5, 6) unentwegt aber respektvoll konfrontiert, was sowohl den Gefühlen als auch den Widerständen in der Übertragung systematischen Auftrieb gibt, eine sorgfältig aufgebaute *intrapsychische Krise* (6.4.5) auslöst und das unbewusste Konfliktmaterial sichtbar macht. Das emotionale Engagement des Patienten erfährt durch den Druck des Therapeuten auf die abgewehrten konflikthaften und schmerzbeladenen Gefühle in der Übertragung und durch den gleichzeitigen Druck auf die wachsenden Widerstände in der Übertragung oft einen raschen und *dramatischen Gefühlsanstieg* (6.4.4) und löst im Patienten die erwähnte intrapsychische Krise aus. Gleichzeitig beachtet der Therapeut fortwährend die durch den Druck auf die verdrängten Gefühle (6.4.2) und die steigenden Widerstände entstehenden neurobiologischen Signale der *unbewussten Angst* (Kap. 4) und sorgt dafür, dass die Angsttoleranz des Patienten nicht überschritten wird. Die Patienten, die sich auf diesen Prozess einlassen, erleben, wenn der Prozess gut verläuft, ein ergreifendes Engagement mit dem als soliden Partner erlebten Therapeuten, einen intensiven inneren Fokus auf die unbewussten, ungelösten und verdrängten Gefühle (neurotische Struktur). Therapeut und Patient arbeiten also systematisch an den Gefühlen und Abwehren des Patienten in der Übertragung. Der Patient beginnt unbewusste positive und negative Gefühle zum Therapeuten zu entwickeln und zu erleben. Die positiven Gefühle werden ausgelöst durch das unentwegte, aber neutrale Bemühen des Therapeuten, an den Kern der Schwierigkeiten des Patienten zu gelangen und ihm damit hilfreich zu sein. Die negativen Gefühle entstehen durch die Druckprozedur des Therapeuten und aus der wachsenden Ahnung des Patienten, dass er sich mit schmerzvollen und feindseligen Gefühlen wird befassen müssen. Der Patient wird mit seiner Abwehr vertraut, erkennt sie zunehmend als behindernd, wendet sich selbst gegen die Abwehr, mobilisiert seinen Willen und sucht sie in Zusammenarbeit mit dem Therapeuten zu überwinden (5.4), wodurch sich eine *unbewusste therapeutische Allianz* (5.4.3) entwickelt. Diese für die Behandlung und den therapeutischen Erfolg entscheidende, gesunde unbewusste dynamische Kraft im Patienten will dem Therapeuten helfen und die Widerstände und die selbstsabotierenden *dynamischen psychopathologischen Kräfte* (5.5), die für Symptom- und Charakterstörungen verantwortlich sind, überwinden. Ein Höchstmaß an Einsicht und psychischer Integration im Sinne der Heilung wird möglich.

Das Wesen der voll entwickelten intrapsychischen Krise ist der Widerspruch zwischen den unbewussten Widerständen und dem Ich, das durch die unbewusste therapeutische Allianz eine befreiende Kraft entwickelt. Der Widerspruch dieser Kräfte (Widerstand vs UTA) ist der Auslösemechanismus (›triggering mechanism‹) für das *Erschließen des Unbewussten* (6.4.5) (breakthrough into the patient's dynamic unconscious) mit einer ersten Sicht auf die multifokale neurotische Struktur des Patienten. Der Patient erlebt nach dem Durchbruch der in der Übertragung zum Therapeuten aufgestiegenen Gefühle einen Wechsel in dem Sinne, dass er nicht mehr den Therapeuten sieht, sondern die Person, der diese Gefühle ursprünglich gegolten haben. Indem eine rasche Überwindung der Angst und der Widerstände und das direkte Erleben der darunter liegenden Gefühle und Impulse in der Übertragung zum Therapeuten angestrebt wird, findet eine spontane genetische Zuordnung (Transfer) dieser Gefühle/Impulse statt. Die Übertragungsgefühle lösen sich auf und die den genetischen Personen geltenden Gefühle können durchgearbeitet werden. So wird die Entstehung einer Übertragungsneurose verhindert (5.4.4.4). Die *hohen Übertragungsgefühle schützen vor einer Übertragungsneurose*, was ein wesentlicher Faktor für die Verkürzung der therapeutischen Arbeit ist.

Für die Technik dieses Prozesses hat Davanloo in jahrzehntelanger Forschung eine systematische, aber der jeweiligen Situation angepasste schrittweise Abfolge von Interventionen entwickelt, die er *Zentrale Dynamische Sequenz* nennt, welche im 6. Kapitel eingehend dargestellt wird. Diese therapeutische Technik zeichnet sich durch eine hohe Effizienz aus und ist für das breite Spektrum von Symptom- und Charakterneurosen sowie – mit Modifikationen (7.2.4.3) – auch für Depression, fragile Charakterstrukturen und psychosomatische Störungen indiziert.

Theorie und Technik stehen in einem reziproken, interaktiven Austausch und beeinflussen sich daher gegenseitig. Wir teilen die Ansicht von Strupp und Binder, »dass eine Therapie durch Techniken, die auf einem zusammenhängenden theoretischen Rahmen basieren, wesentlich gefördert wird« (1991, S. 19). Die menschliche Beziehung und die Empathie ersetzen die technischen Fähigkeiten des Therapeuten nicht.

Wie Freud über Jahrzehnte seine Theorie immer wieder erweitert und umformuliert hat, so begann Davanloo in dem Maße, wie er immer schwerer gestörte Patienten auf der rechten Seite des *Spektrums* (5.6.1) behandelte, neben der Betonung der Impulse/Gefühle und des Widerstandes gegen die Gefühle zunehmend die Bedeutung des Widerstandes gegen Nähe und emotionale Intimität zu erkennen. Das frühe und unentwegte Untersuchen der Übertragungsmuster ist gleichzeitig auch eine Erforschung der frühesten und charakteristischen Bindungsmuster des Patienten. Die Beeinträchtigung dieser frühesten Bindungen zu den genetischen Personen (Bond) ist die Quelle der tiefsten und schmerzlichsten Traumatisierungen. Dies ist es, was das *Personen- und das Konflikt-Dreieck* (3.5 und 3.6) veranschaulichen. Metapsychologisch ist Davanloo mit seinen klinischen Daten auch einer ungelösten Frage der Psychoanalyse nachgegangen, nämlich welche Rolle die prägenitalen und die ödipalen Konflikte für die Psychopathologie und für die Psychotherapie spielen.

Nach dieser ersten Charakterisierung präzisieren wir weitere Komponenten der ISTDP:

1. *Eine umfassende Theorie*
   Freud hatte Zeit seines Lebens aufgrund seiner psychotherapeutischen Tätigkeit an der Vertiefung, Erweiterung, Ausdifferenzierung und Korrektur einer kohärenten wissenschaftlichen Gesamtschau der Gesetzmäßigkeiten des menschlichen Unbewussten gearbeitet. Die Metapsychologie der ISTDP beruht eines Teils auf diesem psychoanalytischen Fundament. Zum anderen Teil hatte Davanloo seine Theorie wie Freud aus seinen empirischen Befunden entwickelt, die er durch die Entwicklung neuer Techniken gewonnen hat, welche den Therapieprozess beschleunigen. So ist eine eigenständige, zusammenhängende und umfassende (d.h. nicht fokale) psychoanalytische Theorie und Technik entstanden, die durch die Tiefe ihres Forschungsbereiches und die Weite ihrer An-

wendungsmöglichkeit komplex und anspruchsvoll ist. Sie entspricht dem von Pieringer und Laireiter (1996, S. 179f) skizzierten *Gestaltkreis*, in dem Menschenbild, Krankheitslehre, Theorie der Diagnostik, Theorie der Therapie (Metapsychologie), Selbsterfahrung und Technik der Therapie (Behandlungstechnik) sinnvoll und sich ergänzend auf einander bezogen sind.

2. *Die Auswahlkriterien und das Spektrum der behandelbaren Pathologien*
Die Methode und Technik der ISTDP ist umfassend und *multifokal* im Bezug auf neurotische Störungen im weiteren Sinne und nicht nur auf einen Fokus beschränkt. Deshalb arbeitet sie mit einem weiten Spektrum von Patienten mit hohen Widerständen, Ich-Syntonie und Charakterstörungen (5.6). Ihre Auswahlkriterien beruhen nicht auf einer technisch oder methodisch rigiden Selektion wie die Fähigkeit zur Introspektion, eine hohe Ausgangsmotivation und eine gute Ansprechbarkeit und sie schließt narzisstische, abhängige, sadomasochistische, passive, klagende oder ausagierende Patienten nicht aus. (Weitergehende Ausführungen finden sich unter ›Indikation, Kontraindikation und Selektion‹ im Kap. 7.1).

3. *Der Primat des Unbewussten des Patienten*
In der ISTDP ist das Unbewusste der maßgebliche Kompass der Therapie und nicht die Ideen, die intellektuellen Interpretationen und das Unbewusste des Therapeuten. Nicht der Therapeut weiß, was für den Patienten gut ist, sondern nur der Patient selbst. So lange also das Unbewusste des Patienten sich nicht zu erkennen gibt und der Wille des Patienten für die therapeutische Zusammenarbeit nicht etabliert ist, wären Interpretationen und Deutungen und ein aktives Vorgehen mit Druck und Herausforderung eine omnipotente Anmaßung des Therapeuten und eine Missachtung der Kompetenz des Unbewussten und der Autonomie des Patienten. (Offene und versteckte Omnipotenz ist in heilenden Berufen ein häufiges Fehlverhalten.) Messer und Warren (1995), welche dieser Methode vorhalten, einen direktiv-paternalistischen Stil anzuwenden, die Autoritätskonflikte zu verschärfen oder zu unterschlagen und ausschließlich die Sicht des Therapeuten gelten zu lassen (»Father knows best« S. 109) haben offensichtlich den Primat des Unbewussten des Patienten nicht zur Kenntnis genommen. Balint sagt im Zusammenhang mit der Gleichrangigkeit zwischen Patient und Therapeut: »Nur wenn der Therapeut ehrlich und rückhaltlos annehmen kann, dass

die Entdeckungen seines Patienten mindestens ebenso wichtig sind wie seine eigenen, d.h. wenn er sich nicht dadurch bedroht, verunsichert, zur Rivalität aufgerufen fühlt, kann diese Gleichrangigkeit sich herstellen« (1972, S. 105).

Der Therapeut wird deshalb durch Testinterventionen erforschen, wo der Patient mit seinem Unbewussten im Moment steht. Die klassisch psychoanalytischen, kognitiven Mittel der Rekonstruktion, Interpretation und Deutung werden erst angewandt, wenn die Abwehr zum Erliegen gekommen und das Unbewusste geöffnet ist, denn solange die Abwehr im Spiel ist und man rekonstruierend und interpretierend arbeitet, bleibt der Prozess kognitiv, lässt diverse Interpretationen und projektive Fehleinschätzungen zu, verpasst die Mobilisierung des Unbewussten und schadet dadurch dem Patienten und Therapeuten.

4. *Der Therapeut als aktiver Verbündeter*
Von Anfang an bindet der Therapeut den Patienten in einen aktiven Beziehungsaustausch ein. Patienten, die sich auf einen gemütlichen Annäherungsprozess eingestellt haben und unverbindlich über Aktuelles oder Vergangenes berichten möchten, werden aufgeweckt, indem der Therapeut das Interview auf spezifische Bereiche (Position im Konflikt- und Personen-Dreieck, Grad und Weg der Angst, Widerstände, nonverbale Mitteilungen) fokussiert. Der Therapeut ist damit ein aktiver und forschender Verbündeter der gesunden Anteile des Patienten, überprüft fortwährend alle seine verbalen und nonverbalen Mitteilungen, stellt alle seine Behinderungen entschieden in Frage, macht ihm die Kernneurose erlebbar, fordert ihn zur Stellungnahme auf, um mit seiner vollen Zusammenarbeit dem Leiden ein Ende zu bereiten und ihn nicht in eine hilflose Passivität regredieren zu lassen. Er ist auf einen raschen und erfolgreichen Abschluss der Therapie ausgerichtet (Kap. 8), damit der Patient sein Leben möglichst selbstbestimmt führen kann mit dem Potential, das ihm zur Verfügung steht. Meistens bekunden die Patienten Zustimmung zu dieser ernsthaften, rasch auf das Wesentliche zielenden Arbeitshaltung.

5. *Die strukturelle Veränderung der Persönlichkeitspathologie*
Die Arbeit zielt auf die Kernneurose und auf eine strukturelle Veränderung der pathologischen Persönlichkeitsanteile. Eine strukturelle Veränderung setzt die Mobilisierung des gesamten psychischen Apparates und vor allem des Unbewussten voraus und fokussiert daher nicht nur Teil-

aspekte wie eine spezielle Verhaltensweise, die kognitive Umstrukturierung einer fixierten Idee, die Verbesserung der sozialen Kompetenz, die Symptomerleichterung, die Trauerverarbeitung oder die Stressverminderung, sondern auch die Verarbeitung der Kräfte, die zu diesen Symptomen geführt haben.

6. *Die Zeitlimitierung*
   Die Zeitlimitierung (8.1) ist in verschiedener Hinsicht elementar. Ethische Gründe gebieten, dass der Therapeut so schnell wie möglich das Leiden eines Menschen reduziert. Zudem wäre es unethisch und ausbeuterisch, wenn ein Therapeut aus dem Zeitverschleiß durch unnötig lange Therapien ökonomischen Nutzen zöge. Obwohl die Zeitlimitierung wichtig ist, wird sie weder auf eine bestimmte Stundenzahl fixiert noch macht sie das Wesen dieser Kurzzeittherapie aus.

7. *Die Empirie*
   Die audiovisuellen Aufzeichnungen bieten wie keine andere psychodynamische Methode auch außen stehenden Forschern empirisch nachprüfbares Material.

2.3.3 Die Grundhaltung des Therapeuten

Eine Voraussetzung für die Therapie ist, dass der Patient in den Therapeuten Vertrauen haben kann. Das setzt aufseiten des Therapeuten bestimmte Grundhaltungen voraus. Trotz des Schulen übergreifenden Konsenses, dass die Beziehung zwischen Patient und Therapeut für die Therapie ein wesentlicher Wirkfaktor ist, werden Kriterien für die Grundhaltung des Therapeuten in allen Schulen unterschiedlich definiert. Pieringer (1995) entwirft ausgehend von der primären Wirklichkeit des Menschen ein schulenunabhängiges Konzept von vier menschlichen Grundhaltungen, das auch für die therapeutische Grundhaltung der ISTDP ein passendes Gefäß ist[19].

1. Die *ästhetische Grundhaltung* bezeichnet »jene menschliche Gestimmtheit, in welcher Denken und Fühlen zusammenfallen, ein zur Transzendenz offener Weltbezug vorliegt und sich ein Gewahrwerden von Zeitlosigkeit konkretisiert. Aus der philosophischen Perspektive entspricht dieser primären Lebenswirklichkeit die phänomenologische Erkennt-

19 Ich habe dazu auch einige Gedanken von Pöltner G (2003) aufgenommen.

nishaltung des *vorurteilsfreien Schauens* nach dem wahren Wesen der Sachen …, deren bewusste Reflexion Bedingung für Sinnfindung ist«.

Für den Therapeuten resultiert daraus eine »Erkundungshaltung«, die mit dem Verstand und mit dem Herzen schaut (Merlau-Ponty), was Balint als die Urform der Liebe bezeichnet. Konkret besagt dies, dass der Therapeut einerseits die Prämissen seiner Arbeit immer wieder auf ihre Richtigkeit hin überprüft, die Forschung vorantreibt, das vorhandene Wissen integriert und sich nicht mit Teilerkenntnissen zufrieden gibt und andererseits sich dem Patienten echt, interessiert, bejahend und empathisch zuwendet. Der Patient darf vom Therapeuten eine therapeutisch-sachliche Kompetenz, eine wache Aufmerksamkeit für alle verbalen und nonverbalen Mitteilungen und eine innere Gegenwärtigkeit im Verstehen des aktuellen therapeutischen Prozesses und des gesamten Therapieverlaufes erwarten. Dies ist z. B. nicht der Fall, wenn der Therapeut immer wieder die gleichen Fragen stellt, weil er die Mitteilungen des Patienten oder die Ergebnisse des Prozesses vergessen hat, oder wenn er während der Sitzung in seinen Notizen herumblättert oder einen Teil seiner Aufmerksamkeit für das Protokollieren aufwendet.

2. Die *ethische Grundhaltung* beruht auf einer philosophischen, methodisch-kritischen Reflexion über das Handeln und Werten und in der personalen Offenheit und Liebe des Menschen zum Du und zur Gemeinschaft (Buber) und bewirkt, dass positives, lebensbejahendes und *zur Eigenverantwortung fähiges Leben sich zu entwickeln vermag. Für den Therapeuten impliziert diese Grundhaltung:*
   - Therapeutisches Handeln ist eine von sachgegründetem Wissen geleitete besondere Form mitmenschlicher *Beziehung* und wie jedes menschliche Handeln zu verantworten.
   - Vorrang hat die Achtung der *Unverfügbarkeit des Menschen* und dessen Autonomie und Freiheit von der ersten Kontaktnahme an, die Achtung des Willens und der Entschlüsse des Patienten.
   - Die *Verantwortung* gilt primär dem Patienten und sekundär seinen außertherapeutischen mitmenschlichen Beziehungen, die der Therapeut nicht in nonchalanter Weise zum vermeintlichen Wohl des Patienten schädigt.
   - Der Therapeut ist persönlich *voll präsent*, bezieht im Hier und Jetzt als Person Standpunkt und erneuert mit schöpferischer Kraft die Strukturen.
   - Der Therapeut verschafft sich *keinen Gewinn* aus den Omnipotenz-,

Abhängigkeits- und Regressionswünschen des Patienten. Daher schließt er seinerseits soziale Verpflichtungen, Formen des Sozialisieren, der Abhängigkeit und des Regredieren aus.

3. Die *ökonomische Grundhaltung* ist nüchtern, sachlich, ein auf Erkenntnisse der Vergangenheit Bezug nehmendes Handeln und *respektiert objektiv Sachliches* am Menschen, auch wenn es sich dabei um Leiden handelt. Philosophisch und wissenschaftstheoretisch entspricht die ökonomische Haltung der empirisch-analytischen Methode, die auch für die Erforschung und Begleitung des Menschen ihre Berechtigung hat, wenn ihre Sichtweise nicht einseitig eingeengt wird. Mit dieser sachgegründeten, wissenden Heilbehandlung grenzt sich der Therapeut ab von utopischen Selbstverwirklichungswünschen, modischem Psychoboom, von rührseligem Solidarisieren mit den Problemen des Patienten und von Ganzheitsphantasien der Esoterik.
4. Die *erotische Grundhaltung* strebt das Zusammenspiel der ersten drei Grundhaltungen an, sie ist offen für die *geschlechtsbewusste Perspektive des Menschen,* sie verführt nicht und lässt sich nicht verführen. Sie ist fröhlich, lustvoll und herzlich, nicht um zu bewirken, sondern aus Liebe zur Übereinstimmung mit dem persönlichen Inhalt. Sie ist vorsichtig tastend und werbend, ermutigt zur Selbstdarstellung und Öffnung der Person, will aber weder vorrangig Befriedigung noch Verweigerung der Lust. Sie strebt nach Erfahrung und Erkenntnis bislang unbekannten Lebens.

Diese Grundhaltungen sind umfassender als Freuds Abstinenz-Regel und schließen die Formen von Missbrauch aus, die Rüger (2003) in seiner Arbeit über Gewalt und Missbrauch in der Therapie behandelt:

1. den sexuellen Missbrauch,
2. den oral-ausbeuterischen Missbrauch, der die Therapien von gut zahlenden und friedlich mitarbeitenden Patienten verlängert,
3. das missbräuchliche Agieren der eigenen Bindungsbedürftigkeit,
4. das missbräuchliche Agieren von eigenen Dominanzkonflikten,
5. den narzisstischen Missbrauch, der den Patienten zum Substitut eines nicht gelebten Anteils oder zum Selbstobjekt macht, das den Therapeuten aufwerten sollte und
6. die Überbewertung des eigenen Behandlungsverfahrens.

Letztlich beruhen diese Grundhaltungen auf dem Sinnziel der Therapie, nämlich der *Befreiung des Menschen*. Dafür muss der Therapeut in seinem freien Weltbezug dem Patienten voraus sein, da niemand geben kann, was er nicht hat. Einerseits braucht er eine gute Ausbildung, wodurch er die Phänomene des Unbewussten kennt, erkennen und mit ihnen kompetent umgehen kann, indem er sich einen metapsychologischen und methodischen Grundstock an Kenntnissen erarbeitet hat, bevor er sich erstmals therapeutisch betätigt. Andererseits braucht er ein Sensorium, das mehr ist, als was quantitative Ausbildungsmaßstäbe verlangen. Jede dieser Grundhaltungen ist ein Radikal des Lebens mit einer spezifischen bio-psycho-sozialen Organisation und Wirkung. Auf dieser Basis kann er einen misstrauenden Patienten aushalten und dessen Ambivalenz als Abwehr glaubhaft, aufrichtig, ernsthaft, bezogen und verlässlich herausfordern. Nur so kann der Patient den Sprung ins Ungewisse wagen. Das Vertrauen ist aber nicht nur Sache des Patienten, sondern auch der Therapeut muss eine Vorhersagbarkeit haben in dem Sinne, dass der Patient sich verlassen kann auf die wissenschaftliche Kompetenz und die Fähigkeit des Therapeuten, sowohl die starken Gefühle und Impulse (Sadismus, emotionale Intimität, Schuld, Trauer, Schmerz) als auch die hartnäckigen, verführerischen und provozierenden Widerstände auszuhalten und anzupacken. In diesem Sinne ist es wichtiger, was der Therapeut durch seine Haltung und Handlung vermittelt, als das, was er sagt.

Zum Schluss heben wir zusätzliche, von der ISTDP spezifisch betonte Grundhaltungen hervor:

1. Wie im Eingangsmotto erwähnt, hat der Therapeut großen Respekt für den Patienten, jedoch keine Sympathie für die Widerstände. Deshalb kann der Therapeut dem Patienten auch ins Wort fallen, um eine Abwehr zu unterbrechen.

2. Der Therapeut steht im Einklang mit dem Unbewussten des Patienten (getting in tune with the unconscious of the patient).

3. Der Therapeut gibt keinen Anlass für omnipotente Erwartungen des Patienten und stellt sie in Frage. Er nimmt den Patienten als erwachsenen Menschen, der initiativ werden und seine Ressourcen aktivieren kann.

4. Die therapeutische Arbeit basiert auf dem Auftrag und dem Willen des Patienten, was immer wieder neu etabliert wird.

5. Jegliche Entscheide und die Verantwortung des Patienten werden dem Patienten überlassen.

6. Der Therapeut begegnet dem Leiden des Patienten mit Respekt und Empathie, fühlt sich aber dafür nicht schuldig und verantwortlich.

7. Der Therapeut nimmt seine Verantwortung wahr und stellt sein Bestes im Auftrage des Patienten in dessen Dienst. Er ist engagiert aber neutral und nie wertend.

8. Der Therapeut verschafft dem Patienten keine Erleichterung (Spannungsabfuhr) mit unverbindlichem Geplauder, Witzen und Anekdoten.

9. Sparsames Reden des Therapeuten hat größere Wirkung als ständiges Reden.

10. Der Therapeut teilt dem Patienten offen und ehrlich mit, wenn er sieht, dass der Patient von der Therapie nicht profitieren kann.

11. Die besten Erkenntnisse und Deutungen sind jene, zu denen der Patient durch den therapeutischen Prozess selber gelangt.

3 ISTDP und die Übertragung

3.1 Der positive Aspekt der Übertragung

Die Psychologie gebraucht den Begriff *Übertragung* für verschiedene Bedeutungen:

1. In einem ganz allgemeinen und ubiquitären Sinne besagt Übertragung, dass die Wahrnehmung von einem Sinnesgebiet auf ein anderes übertragen wird.
2. In der Lerntheorie und in der Experimentalpsychologie bezeichnet Übertragung, dass die erlangten Fortschritte im Erwerb einer bestimmten Aktivitätsform oder von Gewohnheiten eine Besserung bei der Ausübung einer anderen Aktivitätsform nach sich ziehen. Die Verschaltungen im Gehirn nehmen eine gegenwärtige Situation im Lichte vergangener Erfahrungen bzw. ähnlicher vergangener Situationen wahr.
3. Die Psychoanalyse benützte den Begriff der Übertragung für das Phänomen, dass Patienten ihre gefühlsmäßige Einstellung zum Therapeuten analog zu ihren gefühlsmäßigen Einstellungen, ihren Sinneseindrücken, ihren Lernerfahrungen, Überzeugungen und Gewohnheiten zu den frühen und frühesten (intrafamiliären) Bezugspersonen im Dienste des Widerstandes als Wiederholung erleben.

Diese dritte Bedeutung und vor allem deren Einschränkung auf die *neurotische* Übertragung werden uns eingehend beschäftigen. Zuvor halten wir aber das allgemein feststellbare Phänomen der *gesunden* Übertragung fest. Dass wir unwillkürlich und oft ohne es zu bemerken mit Erwartungshaltungen, Einstellungen, Gefühls- und Handlungsbereitschaften, die wir in früheren Erfahrungen erworben haben, an andere Menschen herantreten und somit frühere Muster und Inhalte auf andere Menschen, einen neuen Partner oder eine neue Situation ›übertragen‹, ist keineswegs nur als ein pathologischer Vorgang anzusehen, der die richtige Wahrnehmung des anderen und die Beziehung zu ihm verfälschen müsste. Im Gegenteil. Görres (1965, S. 182f) formuliert es so: »Ohne den Vorgang der Übertragung wären wir den Mitmenschen gegenüber so hilflos, als müssten wir ein Buch lesen, in dem jedes Wort in einer neuen, unbekannten Schrift und Sprache geschrieben wäre. Die Übertragung ist eine große Hilfe für die Wahrnehmung und entlastet diese für die Aufgaben der Feineinstellung auf den anderen. Darüber hinaus wirkt die Übertragung konstellierend und induzierend: Wer vorwiegend gute mitmenschliche Erfahrungen zu übertragen gewohnt ist, bietet dem Mitmenschen ein Beziehungsklima an, das Angst und Aggressionen dämpft und freundliche Gefühle fördert«. Der positive Aspekt der Übertragung besagt, dass wir die Mit- und Umwelt gar nicht verstehen und mit ihr in Austausch treten könnten, wenn wir alles, was wir früher aufgenommen haben, nicht als Orientierungshilfe einsetzen und in diesem Sinne übertragen könnten. Die Gehirnforschung (Hüther 2004, S. 73–81) weist nach, dass im Gehirn neu ankommende Wahrnehmungen nur etwas bewirken, wenn alte, bereits vorhandene synaptische Verschaltungsmuster und neue, eben entstandene Aktivierungsmuster zumindest teilweise übereinstimmen und überlagerbar sind. Wenn die alten und die neuen Erregungsmuster identisch sind oder zwischen ihnen keinerlei Übereinstimmung entsteht, passiert nichts.

Es liegt auf der Hand, dass der positive Aspekt der Übertragung schnell problembeladen werden kann, wenn die adaptierten Inhalte (die inneren Bilder) negativ sind oder nicht mehr der aktuellen Situation gerecht werden, weil sie sich verengen, starr oder übermächtig (op cit S. 112–121) werden und auf eine andere Realität fixiert sind, womit die für die Psychotherapie relevante Form der Übertragung angesprochen ist.

3.2 Die Übertragung aus der Sicht der Psychoanalyse[1]

Freuds Entdeckung der Übertragung, die Entwicklung seiner Lehre über das Unbewusste und seine Behandlungsprinzipien sind ein zentraler und äußerst wesentlicher Beitrag zum Verständnis menschlichen Verhaltens und legten die Grundlagen für alle dynamischen Psychotherapieformen. Freud (1905b; Freud & Breuer 1895) hatte schon sehr früh das Phänomen und den Mechanismus erkannt, dass die Patienten ihre Gefühle und Verhaltensweisen in einer vorbestimmten Art dem Therapeuten gegenüber zum Ausdruck bringen. Diese Gefühle sind ›Übertragungsgefühle‹ und der Schlüssel zu den neurotischen Kernstörungen und zu deren Auflösung (de-repression).

In der Übertragung verschiebt der Patient projektiv seine ursprünglich den Personen der Vergangenheit geltenden unterdrückten und ungelösten Triebe, Gefühle und Wünsche auf den Therapeuten, der wie eine Person oder wie Personen der Vergangenheit wahrgenommen und behandelt wird.

1 Vgl. dazu auch Rosenberg PE (1988)

In Freuds Werk zeichneten sich mit fortschreitender Forschung verschiedene Facetten der Übertragung ab, die Racker (1997, S. 55–69) eingehend analysiert hat. Freud hatte sich bei der Untersuchung der Dynamik der Übertragung besonders mit dem Verhältnis zwischen Übertragung und Widerstand beschäftigt und zwei voneinander abweichende Auffassungen vorgestellt. In einer früheren Arbeit von 1912 versteht er das Wiederholen in der Übertragung vorwiegend als Widerstand (Übertragungswiderstand). »So erscheint uns die Übertragung in der analytischen Kur zunächst immer nur als die stärkste Waffe des Widerstandes, und wir dürfen den Schluss ziehen, dass die Intensität und Ausdauer der Übertragung eine Wirkung und ein Ausdruck des Widerstandes seien. ... Die Aufklärung ihrer Rolle in der Kur gelingt aber nur, wenn man auf ihre Beziehung zum Widerstand eingeht« (1912a, S. 370). Freud fragt sich, woher es komme, dass sich die Übertragung so vorzüglich zum Mittel des Widerstandes eigne, und verweist auf die Macht der verpönten verdrängten negativen und positiven Gefühle, die nicht erinnert werden wollen, sondern danach streben, »sich zu reproduzieren, entsprechend der Zeitlosigkeit und der Halluzinationsfähigkeit des Unbewussten« (op cit S. 374). In der späteren Arbeit von 1920 betrachtet er die Wiederholung jedoch als eine Tendenz des Es, während der Widerstand aus dem Ich hervorgeht und sich der Wiederholung widersetzt. »Um diesen ›*Wiederholungszwang*‹ ... begreiflicher zu finden, muss man sich vor allem von dem Irrtum frei machen, man habe es bei der Bekämpfung der Widerstände mit dem Widerstand des ›Unbewussten‹ zu tun. Das Unbewusste, das heißt das ›Verdrängte‹, leistet den Bemühungen der Kur überhaupt keinen Widerstand, es strebt ja selbst nichts anderes an, als gegen den auf ihm lastenden Druck zum Bewusstsein oder zur Abfuhr durch die reale Tat durchzudringen. Der Widerstand in der Kur geht von denselben höheren Schichten und Systemen des Seelenlebens aus, die seinerzeit die Verdrängung durchgeführt haben« (Freud 1920, S. 17). Nach Racker findet man in der Übertragung beides, sowohl den *Widerstand* als auch das *Abgewehrte*, wogegen sich der Widerstand richte; es komme nur darauf an, worauf man sein Augenmerk richte. Damit sagt Freud, dass nicht das Bewusste und das Unbewusste im Gegensatz zu einander stehen, sondern das Ich und das Verdrängte. Unsere Erfahrungen zeigen, dass wenn das Unbewusste mittels der ›unbewussten therapeutischen Allianz‹ die Schranken des Ich und des Über-Ich durchbrechen kann, dass dann auch die neurotischen Übertragungsgefühle ausgespielt haben.

Der Begriff der Übertragung ist bis heute nicht eindeutig definiert, weil, wie Laplanche und Pontalis (1972, S. 550–559) schreiben, viele Autoren ihn auf alle Phänomene der Beziehung des Patienten zum Analytiker ausdehnen.

Je nach Schulrichtung beinhaltet der Übertragungsbegriff die realen Beziehungen zum Therapeuten oder die aus der Vergangenheit projektiv verschobenen Reaktionen oder die Übertragungsgefühle oder die Übertragungsneurose oder Kombinationen dieser Elemente.

Freud hatte jedoch nicht die strukturelle und dynamische Gesamtheit der therapeutischen Behandlung mit der Übertragungsbeziehung gleichgesetzt. Er entdeckte, wie sehr die Beziehung des Patienten zu den Elternfiguren in der Übertragung wieder belebt wurde, verstand diese Wiederholung aber nicht in einem realistischen Sinne, der die Aktualisierung auf *effektiv* erlebte Beziehungen beschränkt, was im Zusammenhang mit der Traumatisierung (5.5.2) eingehend besprochen wird. Nach Laplanche und Pontalis werden in der Übertragung die unbewussten Wünsche an bestimmte Personen (Objektbeziehungen) und die bestimmte Beziehungsform, die sich mit diesen Menschen ergeben hat, in einem neuen Beziehungskontext, nämlich während der Behandlung zum Therapeuten, aktualisiert. Es handelt sich dabei um die Wiederholung infantiler Vorbilder, die mit einem besonderen Gefühl von Aktualität erlebt werden. Die Versagungssituation des klassischen psychoanalytischen Setting favorisiert gewollt die Regression und die Intensivierung der Übertragungsgefühle bis zu dem Punkt, wo der Therapeut zur zentralen Person im psychischen Leben des Patienten wird, womit eine ›Übertragungs-Neurose‹ entsteht (1914b, 1917). Freud benützte diesen Begriff in einem doppelten Sinne, in einem nosologisch-klinischen und einem behandlungstechnischen. Bei den *Übertragungsneurosen im nosologischen Sinne* behält der Patient die Fähigkeit, seine Libido auf reale oder imaginäre Objekte zu *übertragen*, im Gegensatz zu den ›narzisstischen Neurosen‹, die durch den Rückzug der Libido auf das Ich charakterisiert sind. (Mit dem heute aus der Psychiatrie und Psychoanalyse verschwindenden Begriff ›narzisstische Neurose‹ hatte Freud die Gesamtheit der funktionellen Psychosen gemeint). Die Übertragungsneurosen im nosologischen Sinne waren der psychoanalytischen Behandlung zugänglicher als die narzisstischen Neurosen. *Die Übertragungsneurose im behandlungstechnischen Sinne* ist eine *künstliche* Neurose, die in der psychoanalytischen Technik in der Beziehung zum Analytiker als neue Ausgabe der klinischen Neurose aufgebaut wird. Der Patient nimmt den Analytiker aufgrund der unbewussten Mechanismen der Verschiebung und der Projektion grob verzerrt wahr, und die ich-dystone Beschäftigung mit dem Analytiker entwickelt sich zu einem neuen neurotischen Symptom, welches das Symptom oder die Symptome ersetzt, deren wegen der Patient die Behandlung aufgesucht hat. Insofern ist die Übertragungs-Neurose eine iatrogene Krankheit. In *Erinnern, Wiederholen und Durcharbeiten* führt

Freud die ›Übertragungsneurose‹ (im behandlungs-technischen Sinne) mit dem Gedanken ein, dass der Patient in der Übertragung seine infantilen Konflikte *wiederholt.* »Wenn der Patient nur so viel Entgegenkommen zeigt, dass er die Existenzbedingungen der Behandlung respektiert, gelingt es uns regelmäßig, allen Symptomen der Krankheit eine neue Übertragungsbedeutung zu geben, eine gemeine Neurose durch eine Übertragungsneurose zu ersetzen, von der er durch die therapeutische Arbeit geheilt werden kann« (1914, S. 134–135).

Seit Freuds Entdeckungen blieb die Übertragungsneurose das wesentliche Werkzeug der Psychoanalyse, um die Widerstände zu überwinden und das Unbewusste bewusst zu machen. Eines der wichtigsten Werkzeuge, um die Entwicklung der Übertragung zu erleichtern, ist die passive Haltung des Beobachtens und Abwartens oder, wie Greenson (1973, S. 279) sagt, »die wohlüberlegte Verwendung des abwartenden Schweigens«. Der Analytiker hat dann, wie Waelder (1969, S. 185) schreibt, die schwierige Aufgabe, »den Patienten mit den Einsichten bekannt zu machen, die der Analytiker gewonnen hat oder mit den Hypothesen, die er sich gebildet hat, um so weit als möglich sicherzustellen, dass der Analysand sie genau und vollständig versteht und sich mit ihnen auseinandersetzt«, d.h. er vermittelt dem Patienten durch Interpretation, dass die auf den Analytiker gerichteten intensiven und verwirrenden Gefühle eigentlich Personen der Vergangenheit gelten und dass diese Affekte und die dagegen gerichteten Abwehren die treibenden Elemente seiner Neurose sind.

Weshalb Freud der Übertragungsneurose, d.h. der Wiederholung der Störung durch eine künstliche Neurose in der Übertragung, eine so weitgehende Bedeutung zugemessen hat, begründete er damit, dass das gesteckte Ziel der Bewusstwerdung des Unbewussten mit den Mitteln der Deutungskunst, der Nötigung des Patienten zur eigenen Erinnerung, des Aufdeckens der Widerstände und der Suggestion zum Aufgeben der Widerstände nicht voll erreichbar sei. »Der Kranke kann von dem in ihm Verdrängten nicht alles erinnern, vielleicht gerade das Wesentliche nicht … Er ist vielmehr genötigt, das Verdrängte als gegenwärtiges Erlebnis zu *wiederholen*, anstatt es als ein Stück der Vergangenheit zu *erinnern*« (1920, S. 16). Aber gleich anschließend betont Freud die Notwendigkeit, »den Bereich dieser Übertragungsneurose möglichst einzuschränken, möglichst viel in die Erinnerung zu drängen und möglichst wenig zur Wiederholung zuzulassen« (1920, S. 17).

Man kann sich kritisch fragen, wessen Unbewusstes, jenes des Analytikers oder jenes des Patienten, den Lauf der Therapie bestimmt. Freud ist zwar mit seinen Beobachtungen und Beschreibungen der Übertragungsphänomene auf brillante Weise in die Natur des Unbewussten eingedrungen. Trotzdem hat das Entstehenlassen und das nachfolgende interpretative Auflösen der Übertragungsneurose methodisch nicht Schritt gehalten mit der Erwartung an die therapeutische Wirksamkeit für geheilte und neurosefreie Patienten. Freud (1937) selbst hat diese Unzulänglichkeit anerkannt und seine Zweifel geäußert über die Wirksamkeit der psychoanalytischen Technik, das Leiden der neurotischen Patienten zu einem überzeugenden und erfolgreichen Ende zu bringen.

Die ISTDP nimmt die Ermahnung Freuds, den Bereich der Übertragungsneurose möglichst einzuschränken, absolut. Sie misst der deutlichen Unterscheidung zwischen ›Übertragungs-Gefühlen‹ und ›Übertragungs-Neurose‹ eine große Bedeutung bei, weil sie im Gegensatz zur Psychoanalyse nicht mit der Übertragungsneurose arbeitet, wie unter 2.3.2 und 5.4.4.4 näher ausgeführt wird.

3.3 Die Übertragung aus der Sicht der ISTDP

Davanloos *Theorie* der ISTDP baut in den wesentlichen Belangen auf der Psychoanalyse auf. So hält die ISTDP an Freuds topischen und strukturellen Modellen ›Unbewusst – Vorbewusst – Bewusst‹ und an den Beziehungen zwischen den Instanzen ›Es – Ich – Über-Ich‹ größtenteils fest[2]. Die ISTDP teilt das Ringen der traditionellen Psychoanalyse, die verdrängten emotionalen Konflikte bewusst zu machen, die Wurzeln der Neurosen ans Licht zu bringen und die Neurosen aufzulösen. Und schließlich liegen die Ecksteine des therapeutischen Prozesses bei der ISTDP wie in der Psychoanalyse bei der besonderen Beachtung und Handhabung der Übertragung und der Abwehr. Auch ist die ›via regia‹ für die therapeutische Arbeit nicht mehr die Traumdeutung, sondern die Übertragungs- und Widerstandsanalyse.

Bezüglich der *Technik* hingegen weicht Davanloo radikal von Freuds Psychoanalyse ab und revolutioniert das Verständnis und die therapeutische Handhabung der Übertragungs- und Widerstandsphänomene in der Weise, dass er von allem Anfang an das Anwachsen einer künstlichen Übertragungsneurose nicht aufkommen lässt und alle Versuche der Widerstände für eine Re-Inszenierung aktiv vermeidet (deaktiviert). Die Kraft der realen Übertragung und der ursprünglichen Neurose (die multifokale kern-neurotische Struktur), die den Patienten zur Therapie veranlasst hat, genügen für die therapeutische Arbeit. Es bedarf keiner weiteren, künstlichen Neurose als

2 Für Freuds wissenschaftsgeschichtliche und begriffstheoretische Entwicklung der beiden topischen Modelle vgl. Laplanche J, Pontalis JB (1972) S. 503–509

Interaktion zwischen Patient und Therapeut. Somit unterscheidet die ISTDP prinzipiell zwischen den *Übertragungs-Gefühlen* und der *Übertragungs-Neurose* und verschmilzt diese zwei Begriffe nicht zum Begriff ›Übertragung‹.

Der Begriff ›Übertragung‹ wird im Folgenden vor allem behandlungstechnisch im therapeutischen Setting verstanden. Mit ›Übertragung‹, ›Übertragungs-Gefühl‹ oder dem synonym angewandten Terminus ›Übertragungs-Reaktion‹ (Rosenberg 1988, S. 49) wird die Qualität der menschlichen Beziehung mit ihren bewussten oder unbewussten, komplexen positiven und negativen Gefühlen bezeichnet, die der Patient im Leben draußen und aktuell in der Therapie zur Person des Therapeuten im Hier und Jetzt erlebt. Im Gegensatz zur Psychoanalyse, welche die freie Assoziation in einer regressiven Position anwendet, maximiert die ISTDP die komplexen Übertragungsgefühle mit der aktiven Tätigkeit des Therapeuten. Der Patient muss rasch sowohl eine nahe Beziehung zum Therapeuten entwickeln, da Nähe viele gemischte Gefühle (Frust, Aggression, Wut, Angst, Schuld, Trauer, Schmerz und Liebe) auslöst, als auch sich öffnen, damit er an den Kern seiner Probleme kommt und er und der Therapeut eine Chance haben für eine erfolgreiche Arbeit.

Drei Komponenten der Übertragungs-Reaktion:

1. *Die Reaktionen des Patienten auf die REALEN Aspekte des Therapeuten*
   Obwohl der ISTDP-Therapeut seine Arbeit in einer aktiven, hartnäckig-verlässlichen Art verrichtet, nimmt er eine neutrale Haltung ein in dem Sinne, dass er keine persönliche Daten und Intimitäten einbringt. Der Patient kann in dieser Eins-zu-Eins-Konstellation die Persönlichkeit, die Haltungen, die unbewussten Gefühle, Qualitäten und positive oder negative Eigenheiten des Therapeuten wahrnehmen, was in ihm positive oder negative Reaktionen auslösen kann. Diese Realität hat ihre Richtigkeit und wird auch von der Psychoanalyse anerkannt. Wichtig ist die korrekte Handhabung, wenn der Patient den Therapeuten mit dessen positiven oder negativen Eigenschaften konfrontiert. Wenn der Therapeut diese Tatsachen anerkennt, fühlt sich der Patient nicht beschuldigt und wird nicht veranlasst, Projektionen oder Abwehren einzusetzen. Wenn der Therapeut diese Tatsachen anerkennt, fühlt sich der Patient nicht beschuldigt und wird nicht veranlasst, Projektionen oder Abwehren einzusetzen. Der Patient fühlt sich verstanden und das Terrain ist frei, sodass sich der Patient auf seine Gefühle zum Therapeuten konzentrieren kann, womit der normale therapeutische Prozess seinen Fortgang nimmt.

2. *Die Übertragung im KLASSISCHEN Sinne*
   Wir sprechen von der Übertragung im klassischen Sinn, wenn der Patient den Therapeuten in der Färbung der unbewusst internalisierten Personen der Vergangenheit wahrnimmt. Die ISTDP geht mit der Psychoanalyse einig über die alles durchdringende Dynamik der neurotischen Übertragung sowohl in der Patient-Therapeut-Beziehung und in allen nahen Beziehungen wie auch in der Notwendigkeit der Auflösung der Übertragung als Mittel der Heilung.

3. *Die Reaktionen des Patienten auf das, was der Therapeut TUT*
   Damit meinen wir die Haltung, die der Therapeut dem Patienten gegenüber einnimmt, die Art und Weise, wie er interveniert, wie er zum Patienten spricht, wie er ihn behandelt, die Ziele, die er anvisiert und das Setting, das er bereitstellt. Diese Haltungen und technischen Vorgehensweisen haben einen bedeutenden Einfluss auf den Patienten, und darin unterscheidet sich die ISTDP von der Psychoanalyse in hohem Maße, und die Reaktionen der Patienten sind in den beiden Systemen total verschieden.

Die ISTDP handhabt also die *Übertragungs-Beziehung* anders als die Psychoanalyse. Verdeutlichen wir es durch die Gegenüberstellung einiger wichtiger Elemente:

1. Der Psychoanalytiker lässt den Patienten in eine »Kind«-Position regredieren (Waelder 1969, S. 186), während er selbst eine Erwachsenen-Position einnimmt. Dazu trägt das Setting bei: der Patient liegt in einer Position der Schutzlosigkeit, hat nicht den Überblick über den Raum und sieht den Analytiker nicht, welcher sitzt und den Überblick hat, ohne gesehen zu werden und ohne die Augen des Patienten genau sehen zu können/müssen. Der Patient muss sich disziplinieren und sich an die Grundregel halten.
   Bei der ISTDP dagegen sitzen sich zwei Erwachsene in einer gleichwertigen Partnerbeziehung aufrecht Aug in Aug gegenüber; der Augenkontakt ist für beide ein intimes Mitteilungsorgan; beide führen einen aktiven Dialog über alle intimen Belange des Patienten, und alle Abwehrversuche des Patienten werden sofort offen in Frage gestellt.

2. Die Psychoanalyse benützt für die Handhabung der Widerständen und der Übertragung hauptsächlich die Interpretation, und für den Patienten gilt die so genannte Grundregel der freien Assoziation. Der traditionelle Analytiker ist auf eine große Summe wortreicher Mitteilungen angewie-

sen und sehr am Inhalt dieser Mitteilungen interessiert, weil die Psychoanalyse annimmt, dass der Kern der Pathologie am Ende eines vielfältigen und komplexen Assoziationsweges zu finden sei, was Jahre beanspruchen kann.

Die ISTDP ihrerseits nimmt dem gestörten Ich gegenüber keinesupportive Haltung ein, sondern fordert aktiv sowohl die Widerstände heraus als auch das Ich, sich für sich selbst einzusetzen.

3. Der traditionelle Psychoanalytiker nimmt eine omnipotente Haltung[3] ein gegenüber einem hilflosen und leidenden Patienten, dem Passivität und verminderte Selbstverantwortung erlaubt ist und der wie ein fragiler Patient unterstützend behandelt werden muss. Dahinter ist die Befürchtung, der Patient könne seine unbewussten Gefühle nicht aushalten. So kann es viele Sitzungen geben, die der Patient assoziierend auf einem niedrigen Gefühlsniveau verbringt, womit die Verdrängungsmauer eher bestärkt als durchbrochen wird. Wo es eine ›chirurgische‹ Intervention bräuchte, wendet der Analytiker unterstützende Mittel an. Die einzige Aufgabe des Patienten ist die freie Assoziation, an welche die Erwartung geknüpft ist, dass die Heilung kommen wird, so lange er alles sagt, das ihm in den Sinn kommt.

   Die ISTDP hingegen duldet beim Patienten keine hilflos-passive Position und fordert das Ich auf, die Konflikte anzuschauen statt durch Flucht in die Widerstände sich selbst zu sabotieren. Der Therapeut arbeitet auf einem sehr hohen Aktivitäts- und Gefühlsniveau und vermittelt dem Patienten, dass er etwas für sich tun kann und deaktiviert dessen projektive omnipotenten Erwartungen an den Therapeuten. Der Therapeut wendet im Interesse des Heilungswillens und im Dienste der therapeutischen Aufgabe so viel Druck und Herausforderung auf die Gefühle und Widerstände an, wie das Ich des Patienten an Angst, Wut, Schuld, Schmerz, Zärtlichkeit und Nähe ertragen kann, was voraussetzt, dass der Therapeut sich weder vor Nähe noch vor wütenden Impulsen des Patienten fürchtet.

4. Der Psychoanalytiker favorisiert durch das Interpretieren (nicht Herausfordern) der Widerstände, durch die Abstinenzregel und durch das Spiegeln der Mitteilungen des Patienten technisch beabsichtigt die Entwicklung der Übertragungsneurose und einen regressiven Zustand, der Wünsche und Bedürfnisse entstehen lässt, die der Patient in der Über-

3 Waelder R (1956) zitiert bei Rosenberg PE (1988) p 54

tragung zu befriedigen verlangt. Da der Analytiker diese Bedürfnisse nicht befriedigen kann, wird der Patient frustriert und wütend und die Übertragungsneurose blüht auf. Diese gemischten Gefühle kann man nicht insgesamt der Vergangenheit des Patienten zuordnen. Man muss auch die Rolle des Analytikers anerkennen, der die Reaktionen des Patienten stimuliert. Aber die selbstschädigenden neurotischen Mechanismen des Patienten werden ihn daran hindern, sich gegen den Analytiker emotional zu erheben (s. Vorwort), zumal dessen Technik die infantilisierte, regressive und impotente Position des Patienten verstärkt. Die gemischten Gefühle können sich nicht Luft machen, sie werden unterdrückt und fusionieren mit den unbewussten negativen und gemischten Gefühlen, die den Personen der Vergangenheit gelten. Innerlich kochen die turbulenten Gefühle des Patienten, der nicht fähig ist zu begreifen, welche Reaktionen durch den Analytiker hervorgerufen wurden und welche Gefühle überwiegend den Personen der Vergangenheit gelten.

Das Vorgehen der ISTDP ist anders. Der therapeutische Prozess wird rasch als aktiver Dialog und aktuell erlebte Interaktion zwischen zwei ebenbürtigen Partnern Aug in Aug etabliert. Indem der Therapeut Druck ausübt auf die aktuellen Gefühle und Impulse des Patienten in der aktuellen Beziehung zum Therapeuten und durch das Ausüben von Druck und Herausforderung auf die aktuellen Widerstände, richten sich im Erleben des Patienten die Gefühle (meist zuerst Wut) zuerst eindeutig auf den Therapeuten. Die latenten Übertragungsgefühle werden fortwährend ins Offene gebracht, sodass der Patient im aktuellen Hier und Jetzt seine bewussten und unbewussten gesunden und pathogenen Affekte und Gedanken auf einem klaren und direkten Weg erfahren kann. Weil bei diesem Prozess die Entfaltung weder von omnipotenten Wünschen an den Therapeuten noch von Regression noch von irgendwelchen Abwehren zugelassen wird, beginnt der Patient innerlich zu kochen. Hier nun ist ein weiterer entscheidender Unterschied zur psychoanalytischen Methode: der ISTDP-Therapeut setzt diesen Gefühlen keine Interpretationskappe auf, sondern ermutigt den Patienten, alle Gefühle und Impulse ins Offene kommen zu lassen (de-repression), d.h. sie auf den Therapeuten zu richten, dem sie zuerst gelten (unlocking). Da keine Übertragungsneurose besteht, erkennt das Unbewusste des Patienten die Diskrepanz, d.h. dass der Therapeut nicht die letzte Ursache solch heftiger Gefühle sein kann und wird wahrnehmen und erkennen, wem diese Gefühle eigentlich gelten (Transfer).

5. Ein Beispiel soll den Unterschied zwischen Übertragungsprozess und Übertragungsneurose verdeutlichen. Wenn in einer fortgeschrittenen Phase der Sitzung der Patient z.B. für einige Augenblicke Gefühle mörderischer Wut dem Therapeuten gegenüber erlebt, dann ist dies keine Übertragungsneurose, sondern der Patient erlebt diese Gefühle für Augenblicke wirklich dem Therapeuten gegenüber. Nach Sekunden oder manchmal nach Minuten fallen im Unbewussten Therapeut und genetische Person zusammen und das Bild des Therapeuten transformiert sich in eine genetische Person (Transfer oder Transformation, 6.4.5.2). Dieser Prozess ist u.a. ein Zeichen, dass die unbewusste therapeutische Allianz in Operation ist; er kommt jedoch nur in Gang, wenn vorher während ungefähr 20–30 Minuten genügend Arbeit an der multidimensionalen, unbewussten strukturellen Veränderung, d.h. am zirkulären Prozess des Konflikt-Dreiecks in der Übertragung gearbeitet worden ist.

   Der dargestellte Prozess schützt einerseits den Patienten vor der unerfreulichen Härte der Übertragungsneurose und den Therapeuten, eine projektive Zielscheibe zu sein, und andererseits schafft er im Patienten die Erfahrung von Nähe und emotionaler Intimität zum Therapeuten. Ist die Widerstandsmauer gering und die unbewusste therapeutische Allianz hoch, dann öffnet sich der Patient und teilt seine intimsten Gedanken, Gefühle und Phantasien mit. Zum ersten Mal sieht der Patient, worum es in Wirklichkeit mit seinen Gefühlen geht. Er wird seine verquere Wahrnehmung des Therapeuten korrigieren und den Therapeuten und die Menschen in seinem Leben realistisch wahrnehmen. Diese Korrektur ist ein wesentlicher Teil der therapeutischen Arbeit.

3.4 Die Gegenübertragung

Die Gegenübertragung kann nur im Kontext der Übertragung verstanden werden, da beide als interaktive Einheit miteinander verknüpft sind. Die Gegenübertragung bezeichnet die unbewussten, irrationalen, gesunden oder neurotischen Anteile, Einstellungen und Reaktionstendenzen des *Therapeuten*, die durch den Patienten reaktiviert werden können. Ohne näher darauf einzugehen, halten wir fest, dass die Gegenübertragung nicht mit der Empathie zu verwechseln ist.

Es bestehen viele unterschiedliche Auffassungen zur Gegenübertragung. Die ›*klassische*‹ Form (Kernberg 1978, S. 68) hält sich eng an die von Freud eingeführte Verwendung des Terminus, den er erstmals 1910 öffentlich in einem Vortrag erwähnt hat: »Wir sind auf die ›Gegenübertragung‹ aufmerksam geworden, die sich beim Arzt durch den Einfluss des Patienten auf das unbewusste Fühlen des Arztes einstellt, und sind nicht weit davon, die Forderung zu erheben, dass der Arzt diese Gegenübertragung in sich erkennen und bewältigen müsse. Wir haben … bemerkt, dass jeder Psychoanalytiker nur so weit kommt, als seine eigenen Komplexe und inneren Widerstände es gestatten, und verlangen daher, dass er seine Tätigkeit mit einer Selbstanalyse beginne….Wer in einer solchen Selbstanalyse nichts zustande bringt, mag sich die Fähigkeit, Kranke analytisch zu behandeln, ohne weiteres absprechen« (1910, S. 108). Und mehr als ein Vierteljahrhundert später schrieb Freud (1937, S. 93–94), dass der Analytiker »durch seine eigenen Defekte wirklich darin gestört wird, die Verhältnisse des Patienten richtig zu erfassen und in zweckdienlicher Weise auf sie zu reagieren. Es hat also seinen guten Sinn, wenn man vom Analytiker als Teil seines Befähigungsnachweises ein höheres Maß von seelischer Normalität und Korrektheit fordert«.

Der Begriff und die therapeutische Anwendung der Gegenübertragung haben in ihrer bald 100-jährigen Geschichte einen enormen Bedeutungswandel erfahren und werden auch heute von Therapeuten verschieden definiert und benutzt. Nachdem Freud (1912b) die Gegenübertragung erstmals erwähnt und 1912 empfohlen hatte, der Analytiker müsse seine Gegenübertragung überwinden, wurde dieses als heikel empfundene Thema von vielen Analytikern, aufgeschreckt durch Freuds Ermahnungen, bis in die Mitte des letzten Jahrhunderts mit wenigen Ausnahmen beinahe phobisch vermieden. Ausnahmen machten in dieser Zeit Ferenczi, Rank und Fenichel, wie Davis (1991) in einem Artikel über die psychoanalytische Literatur zur Gegenübertragung referiert. Die Diskussion über die Gegenübertragung wurde erst 30 Jahre nach Freud wieder aufgegriffen.

Stirn (2002) systematisiert in einem entwicklungsgeschichtlichen Überblick die verschiedenen ›*Gegenübertragungs-Schulen*‹, die wir kurz skizzieren:

1. *Erste neue Perspektiven* zum Gegenübertragungsbegriff kamen von Balint, Bermann, Winnicott, Annie Reich, Cohen, Gitelson und Little.
2. Paula Heimann (1964) leitete um 1950 die so genannte ›*totalistische*‹ *Sichtweise* (totalistic approach) der Gegenübertragung ein, die eine Schöpfung des Patienten sei. Sie betonte wie keine andere Autorin/kein anderer Autor bis dahin den positiven Wert der Gegenübertragung als wesentliches diagnostisches Hilfsmittel. Geteilt wurde diese ganzheitliche Auffassung von Analytikern wie Racker, Winnicott, Kernberg und Loch.

3. Die totalistische Auffassung wurde kritisiert z.B. von Searles und Greenson, welche die Gegenübertragung des Analytikers als *Pendant zur Übertragung des Patienten* darstellen.
4. Der *transaktionelle Ansatz* (Möller) betont, dass der Gegenübertragungsprozess über eine lange Zeit unbewusst läuft und legt dem Therapeuten die Notwendigkeit nahe, den Einfluss seiner persönlichen Haltungen, seine neurotischen Übertragungen auf die Patienten, seine subjektiven Affekte und sonstigen Verhaltensweisen zu reflektieren, denn nur die reflektierte Gegenübertragung helfe weiter.
5. Auf die *Rollenempfänglichkeit* des Analytikers macht Sandler aufmerksam. Der Analytiker reagiere oft ohne es zu wissen auf die »cues«, die ihm der Patient zuwerfe.
6. Die Gegenübertragung auslösenden »cues« laufen auf der nonverbalen Ebene ab, wozu sich das *Konzept der projektiven Identifikation* (Melanie Klein) für das Verständnis nonverbaler Austauschprozesse als geeignet erwiesen hat. Bion hat dieses Modell erweitert zum »*Container-Contained*-Konzept«, wonach das Externalisieren von Selbst- und Objektanteilen via Interaktion im Interaktionspartner erfolgt.
7. Die Gegenübertragungsdiskussion der modernen psychoanalytischen Forschung spricht immer mehr vom *Interagieren von zwei Personen*, die sich in ihrer Subjektivität verstehen müssten. Der Analytiker reagiere nicht nur komplementär oder konkordant, sondern als gesamte Person mit seinen eigenen neurotischen Übertragungsgefühlen, Projektionen und projektiven Identifikationen.
8. In den letzten Jahren wich das Konzept des objektiven Analytikers immer mehr dem *sozialkonstruktivistischen Ansatz*, der davon ausgeht, dass weder der Analytiker noch der Patient in der Lage sind, eine a priori gegebene, von ihnen unabhängige und vorgefundene Wirklichkeit zu erkennen. Jede Erkenntnis sei schon das Produkt eines äußerst komplexen Informationsverarbeitungsvorganges, in dem das beobachtete Objekt durch den Vorgang des Beobachtens bereits schon in sich verändert wird.
9. Von der modernen Hirnforschung beeinflusst lässt sich die *Psyche als zirkuläres System* verstehen (selbstbezüglicher Rückkoppelungsprozess, äquilibrierendes Selbstsystem), in dem Übertragung und Gegenübertragung normal sind und die Neurotizität erst eintritt, wenn die Flexibilität des Äquilibrierungsprozesses gestört ist.
10. Der *interaktionelle Ansatz* wird vor allem durch die langen empirischen Forschungen von Strupp vertreten, der zum Ergebnis kam, dass Therapeuten sehr schnell eine positive oder negative Einstellung gegenüber

dem Patienten entwickeln. In der gemeinsamen Beziehung zwischen Therapeut und Patient beeinflusst der beobachtende Therapeut den Patienten und wird durch das Beobachtete selber beeinflusst. Übertragung und Gegenübertragung sind aus dieser Sicht nicht mehr zeitlich aufeinander folgende Vorgänge, sondern gleichzeitige Vorgänge im Patienten und beim Analytiker; sie sind Folgen intrapsychischer und interpersoneller Organisations- und Reorganisationsvorgänge.

Ungeachtet der jeweiligen Akzentuierungen zeugen die verschiedenen zeitgenössischen Ansichten zur Gegenübertragung vom bedeutsamen emotionalen Einfluss, den Patient und Therapeut aufeinander haben. Damit wird die interaktive Natur der therapeutischen Beziehung hervorgehen und die Gegenübertragung nicht nur als Wiederholungszwang wie die Übertragung beim Patienten verstanden. Eine ganzheitliche Sicht vertretend halten wir zusammenfassend fest:

1. In der Therapie wirken auf den Therapeuten nicht nur die Übertragungsgefühle, sondern auch das *reale* Verhalten des Patienten in der Therapie und im Leben draußen.
2. Ein ganzheitliches Konzept der Gegenübertragung versteht die therapeutische Situation, wie auch Kernberg sagt, als einen *Interaktionsprozess*, »in welchem die Vergangenheit und die Gegenwart beider Partner und die Reaktionen beider auf ihre Vergangenheit und ihre Gegenwart zu einer einzigen emotionalen Konstellation zusammenfließen, die beide umfasst« (1978, S. 71).
3. Extreme Verhaltensäußerungen des Patienten können beim Therapeuten starke, *völlig adäquate* und nicht unbedingt pathologische Gefühlsreaktionen auslösen. Eine Gegenübertragung kann zuweilen eine Reaktion sein auf konfliktgeladene Kämpfe, die der Patient inszeniert. Der Therapeut sollte, wie Davanloo (1978) und Malan (1976) sagen, sich nicht verleiten lassen, auch nicht in begrenztem Umfang, sich an diesen Konflikten zu beteiligen, d.h. sich in das fehl angepasste Verhalten des Patienten einbeziehen und verwickeln lassen.
4. Die Gegenübertragung ist eine Reaktion des Therapeuten auf Übertragungen des Patienten, die wie auf einem *Spektrum* am einen Ende von Symptomneurosen bis hin am anderen Ende zu psychotischem Verhalten reichen.
5. Das jeweilige Verhältnis von *Realitäts- und Übertragungsanteilen* des Patienten und des Therapeuten ändert sich je nach dem, wo auf dem Spektrum das Verhalten des Patienten einzustufen ist.
6. Je mehr die Übertragungen des Patienten zu psychotischen Anteilen nei-

gen, desto mehr entfernt er sich von der *Realität*. Dann verlieren, wie Kernberg (1978, S. 73) sagt, die Gegenübertragungsanteile des Therapeuten, die aus dessen Vergangenheit herrühren, an Bedeutung.
7. Der Therapeut muss für Gegenübertragungen weder immun sein noch sind sie eine unerwünschte Störung, für die der Therapeut fachliche Beratung oder eine Therapie benötigt. Die Gegenübertragung ist auch nicht notwendigerweise nur eine Reaktivierung frühkindlicher Konflikte des Therapeuten.
8. Die Gegenübertragung ist ein wichtiges *diagnostisches* Instrument, welches über den Grad der Regression des Patienten, über dessen vorherrschende Gefühlseinstellung zum Therapeuten und deren Veränderungen Aufschluss gibt.

Stirn beschreibt im oben erwähnten Artikel projektive, konkordante, komplementäre und geschlechtsspezifische Formen der Gegenübertragung. Als Gegenübertragung können auch Affekte wie Angst, Schuldgefühle, Aggression, Neid, Müdigkeit, Erotik, Masochismus und Sympathie gewertet werden. Als Fazit für die Praxis benennt die Autorin als die häufigsten Gegenübertragungsreaktionen »das Gefühl der Langeweile, der Müdigkeit, der Ruhelosigkeit, des Ärgers, des kritiklosen Einverständnisses mit allem, was der Patient erzählt, das Vergessen von Terminen und Sitzungen«. Ich füge dieser Liste noch das therapeutische Überengagement und die hilflose Abwendung bei. Dieses Fazit der Gegenübertragungsforschung spiegelt jenes lustlose Klima, das klassisch arbeitende Psychoanalytiker gelegentlich referieren. Therapeuten, die mit diesen ›häufigsten‹ Gegenübertragungsreaktionen zu kämpfen haben, sitzen vermutlich in der Falle ihrer eigenen Methode, da sie wohl kaum mit dem Patienten in einem wachen Beziehungsprozess stehen. Wenn der Therapeut hauptsächlich mit seinem eigenen psychischen Apparat und mit seinen Gegenübertragungsgefühlen beschäftigt ist und auf die künstlich geschaffene Übertragungsneurose des Patienten schweigend, beobachtend und interpretierend einwirken muss, ist er auf eine Art viel mehr mit sich selbst als mit dem Patienten beschäftigt.

Systembedingt hat die ISTDP ein ganzheitliches Konzept der Gegenübertragung, da sie die Therapie als interpersonalen Prozess versteht, in den beide Teile, wenn auch auf verschiedene Weise, gegenseitig involviert sind. Therapeut und Patient sitzen sich im direkten Augenkontakt gegenüber. Der Therapeut nimmt eine aktive Rolle ein und ist im Prozess emotional involviert. Wenn der Patient bewusste oder unbewusste Abwehren gegen das konfliktbeladene Material benützt, zielt die Technik darauf ab:

- den Patienten mit den Widerständen vertraut zu machen,
- dem Patienten bewusst zu machen, dass die Widerstände die Therapie zu Fall bringen,
- die Widerstände herauszufordern und zum Erliegen zu bringen und
- eine unbewusste therapeutische Allianz aufzubauen, damit der Patient die komplexen Gefühle erleben kann.

Der Therapeut wird jedem Versuch des Patienten, zu regredieren und die Last des Verstehens und Forschens nach bedeutungsvollem Material dem Therapeuten zu überlassen, mit dem Hinweis entgegenwirken, dass der Patient für seinen Teil 100% verantwortlich ist, so wie der Therapeut sich für seinen Teil ganz einsetzt, die Arbeit aber nicht alleine machen kann. Die aktive Arbeit in der Übertragung und das rasche Erschließen des Unbewussten mobilisieren einerseits im Therapeuten starke unbewusste Kräfte und subjektive Erfahrungen und verhindern andererseits die Entwicklung sowohl einer Übertragungsneurose als auch neurotischer Gegenübertragungsreaktionen. Den Therapeuten, welche die Gegenübertragung wie ein gut gestimmtes Musikinstrument zu benützen verstehen, ist sie kein langweiliges, erotisierendes, Wut auslösendes oder masochistisches Nebenprodukt der therapeutischen Beziehung, sondern ein wichtiges und hilfreiches Instrument.

Damit kontrastieren die Erfahrungen der ISTDP mit jenen des psychoanalytischen Modells, in welchem – vereinfacht ausgedrückt – ein neutraler Analytiker die Übertragungs-Neurose und die intrapsychischen Konflikte des Patienten beobachtet und interpretiert. Die ISTDP macht Gefühle wie Müdigkeit, Langeweile, Erotisierung, Sexualisierung, Zuneigung, Aggression und kritikloses Einverständnis nicht zum Gegenstand einer introspektiven Beschäftigung des Therapeuten mit sich selbst. Zwar werden die Gegenübertragungsgefühle dem Therapeuten einerseits diagnostische Hinweise vermitteln und seine Intuition alimentieren, andererseits wird er sie als Alarmzeichen verstehen, dass er theoretische oder technische Probleme haben könnte, die er sogleich erkennen und durch eine Kursänderung beheben sollte, denn eine verweilende Selbstbeschäftigung mit den Gegenübertragungsgefühle deckt sich nicht mit der therapeutischen Aufgabe. (Probleme, die durch Gegenübertragungsgefühle vor allem Lernenden erwachsen können, werden unter 9.7.2.4 eingehend behandelt.)

Folgende oft vorgebrachten, die Gegenübertragung betreffenden Ansichten widersprechen m. E. dem therapeutischen Auftrage:

1. Die Mitteilung der Gegenübertragungsgefühle diene der Achtung und der Gleichberechtigung des Patienten. – Dagegen ist einzuwenden, dass der Therapeut, wenn er die Position einer Autorität einnimmt, dem Patienten seine Gefühle vermittelt, Gefahr läuft, dadurch im Patienten Gefühle von Abhängigkeit oder Opposition auszulösen. Die Autonomie des Patienten toleriert jedoch keine Mobilisierung irgendwelcher Abhängigkeitsgefühle.
2. Dem Patienten seien die Gegenübertragungsgefühle mitzuteilen, weil dies im Patienten die Entdeckung fördere, dass es sich bei der Beziehung zwischen Therapeut und Patient um eine reale zwischenmenschliche Situation handle. – Dagegen ist einzuwenden, dass der Patient dies durchaus erlebt, wenn er es mit einem fachlich kompetenten und menschlich engagierten Therapeuten zu tun hat.
3. Dem Patienten seien im Sinne der Komplementarität die Gegenübertragungsgefühle mitzuteilen, um damit dem Patienten deutlich zu machen, welche Wirkung er auf andere Menschen habe. – Dagegen ist einzuwenden, dass es viel wirksamer ist, den Patienten zu befähigen, seine Verhaltensmuster zu erkennen, indem man ihm seine komplexen Übertragungsgefühle erlebbar macht.
4. Die Mitteilung der Gegenübertragungsgefühle bekunde dem Patienten, dass der Therapeut auch nur ein Mensch sei und mit Problemen zu kämpfen habe. – Dagegen ist einzuwenden, dass ein kompetenter Therapeut als menschlich erlebt wird, ohne dass er die Patienten mit seinen eigenen Konflikten belastet.

Die Patienten dürfen vom Therapeuten erwarten:

1. dass er mit den eben dargelegten Einsichten vertraut ist,
2. dass er möglichst viele gesunde Persönlichkeitsanteile ins Spiel bringt,
3. dass er seine eigene Pathologie zumindest so weit bearbeitet hat, dass sie nicht die korrekte Anwendung von Theorie und der Technik behindert.

Wenn der Therapeut mit seinen Gegenübertragungsgefühlen Schwierigkeiten hat, kann er, den Vorschlägen Schubmehls (1991a) folgend:

1. durch das Erkennen seiner Gegenübertragungsprobleme selber eine Veränderung einleiten und wenn das nicht genügt,
2. die schwierigen Stellen noch und noch auf seinen Videotapes untersuchen,

3. bewusst durch die Arbeit mit für ihn ähnlich schwierigen Patienten seine Kapazität steigern, um vormals unerträgliche Gefühle und Impulse zu ertragen, ohne in der Gegenübertragung Abwehren zu entwickeln,
4. sich durch Supervision Hilfe holen oder
5. therapeutische Hilfe beanspruchen.

Wir schließen dieses Kapitel mit einigen Anregungen von Davis (1991, S. 142), welche weiteren systemspezifischen Untersuchungen zur Gegenübertragung die ISTDP unternehmen könnte:

1. Welches sind die subjektiven Erfahrungen von Therapeuten, welche die Zentrale Dynamische Sequenz für ein rasches Erschließen des Unbewussten anwenden?
2. Welche Gegenübertragungsgefühle sind für den Lernenden typisch im Gegensatz zu einem Therapeuten, der die Methode beherrscht?
3. Welche Implikation haben die unbewusste Angst und die Widerstände des Therapeuten für dessen Gegenübertragung?
4. Worin besteht die ›stumme‹ Gegenübertragung, die man auf dem Videotape nicht feststellen kann, die aber auf subtile Weise den Inhalt und die emotionale Atmosphäre einer Sitzung beeinflusst?
5. Übt die hohe Aktivität des Therapeuten eher einen förderlichen oder hemmenden Einfluss aus auf dessen Empfänglichkeit für Wahrnehmungen seines eigenen Unbewussten?
6. Stört die hohe Aktivität des Therapeuten dessen empathische Kapazität?

3.5 Das Personen-Dreieck

Die beiden Diagramme *Personen-Dreieck* und *Konflikt-Dreieck* gehören zu den Kernkonzepten der ISTDP. Ihr ideeller Gehalt als Modell für gesetzmäßig ablaufende seelische Prozesse geht auf Freud zurück. Es waren jedoch Karl Menninger (1973, S. 151f), der das Konflikt-Dreieck theoretisch konzipiert hatte, und später David Malan (1979) und Habib Davanloo (1980a, S. 52f), die es zu didaktischen Zwecken schematisiert hatten. Das Konflikt-Dreieck für sich allein genommen macht jedoch wenig Sinn. Warum sollten Gefühle und Impulse Angst hervorrufen und zum Einsatz von Widerständen führen? Aus diesem Grunde hat Malan explizit darauf hingewiesen, dass alle Gefühle und Reaktionen einen *interpersonellen* Kontext haben und in diesem Lichte gesehen werden müssen. Deshalb hat er zur Ergänzung des Konflikt-Dreieckes das Personen-Dreieck entwickelt. Erst wenn wir das Konflikt-Dreieck in Beziehung setzen zum Personen-Dreieck, wird die Frage beantwortet, weshalb Gefühle und Impulse Angst verursachen. Das Kind hat die zwischenmenschliche Dynamik internalisiert. Gefühle und Impulse, die in vergangenen und gegenwärtigen Beziehungen zu einem Bruch geführt haben, werden als gefährlich erlebt und verursachen Angst, weil sie auf *bedeutungsvolle Menschen* bezogen sind. So veranschaulichen die beiden Dreiecke als konfliktäre und interpersonelle Modelle die intra- und interpsychische Prozessarbeit. Die Gefühle und Widerstände können sich auf drei verschiedenen Bezugsebenen äußern:

1. Der therapeutische Prozess sollte sich vornehmlich in der *Übertragung zum Therapeuten* (transference, T) vollziehen.
2. Gelegentlich jedoch dienen die Erlebnisse, Erfahrungen und Schwierigkeiten mit *Bezugspersonen der Gegenwart* (current significant people, C) als weniger gefährlichen Einstieg in den therapeutischen Prozess oder als Referenz zu Erfahrungen im Leben draußen. Das kann z. B. bei einem stagnierenden Therapieverlauf Gold wert sein als Bestätigung des Übertragungsprozesses. Die Arbeit in der Übertragung hat jedoch Vorrang.
3. Schließlich ist die Bearbeitung der unbewussten Gefühle zu den genetischen Personen, d. h. zu den wichtigen *Bezugspersonen der Vergangenheit* (significant people in the past, P) ein Kernstück des Erschließens des Unbewussten.

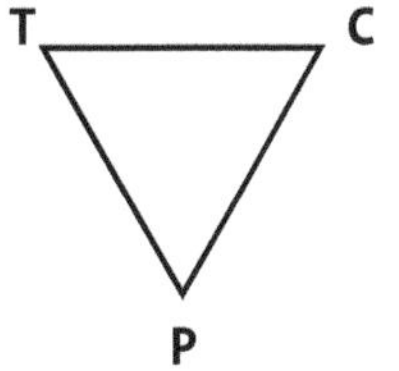

T Transference
Übertragung

C Current significant people
Bezugspersonen der Gegenwart

P Significant people in the Past
Wichtige Bezugspersonen der Vergangenheit (genetische Personen)

(nach DH. Malan und H. Davanloo)

Abb. 3: Das Personen-Dreieck

3.6 Das Konflikt-Dreieck

Das Konflikt-Dreieck bezieht sich auf die psychoanalytischen Begriffen Impulse/Gefühle, Angst und Abwehr und schematisiert den *vorherrschenden Gefühlszustand* des Patienten und den *zirkulären therapeutischen Prozess* dieser drei wesentlichen Stationen:

1. *Impuls/Gefühle* (impulse/feeling, I/F) bezeichnet den Gefühlszustand, mit dem der Patient in die Sitzung kommt oder der durch den therapeutischen Prozess ausgelöst wird. Der Therapeut achtet zuerst auf die nonverbal ausgedrückte Befindlichkeit des Patienten. Die emotionalen Erfahrungen sind grundlegend. Deutungen, intellektuelle Erklärungen und Einsichten sind therapeutisch nur nützlich, wenn der Patient sie mit (in der Übertragung gemachten) emotionalen Erfahrungen verbinden kann.
2. Die verdrängten konfliktbeladenen Gefühle und Impulse, die ins Bewusstsein drängen oder auf die der Therapeut Druck ausübt, lösen im Patienten *Angst* (anxiety, A) aus. Dem Phänomen Angst ist das folgende Kapitel gewidmet.
3. Der Angst begegnen die Menschen mit einem irgendwie gearteten *Abwehrverhalten* (defense, D), das im Kapitel 5 behandelt wird.

Es ist äußerst wichtig, dass der Patient bleibende Erfahrungen und Einsichten gewinnen kann in diesen zirkulären Prozess von I/F zu A und dann von A zu D. Er muss in seinem Innern erfahren, wie einige flüchtige Gefühle oder Impulse sofort von etwas anderem ersetzt werden. Sofern die Repression nicht hundertprozentig ist, lösen Gefühle und Impulse Angst aus und auf die Angst reagiert der Patient mit Abwehr und Widerstand. Diesen zirkulären Prozess stellt das folgende Diagramm dar.

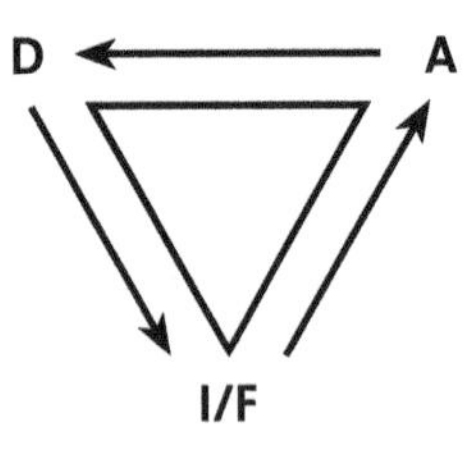

I/F Impulse / Feeling
Impuls / Gefühl
A Anxiety
Angst
D Defense
Abwehr

(nach K. Menninger, DH. Malan, H. Davanloo)

Abb. 4: Das Konflikt-Dreieck

Die folgende schematisierte Vignette und die folgende Abbildung zeigen das Zusammenspiel der beiden Dreiecke. Ein Gefühl, das zuerst einer Person der Gegenwart (Mutter) gilt, wendet sich durch Druck auf das körperliche Erleben der Gefühle gegen den Therapeuten.

PT	Beginnt die Sitzung mit Wutgefühlen gegen die Mutter (I/F ➛ C)
TH	Fragt, wie der Patient diese Wut körperlich erlebe.
PT	Reagiert mit Angst (I/F ➛ A) oder mit Abwehr (I/F ➛ D)
TH	Macht Druck auf die Angst oder die Abwehr.
PT	Wird ärgerlich auf den Therapeuten, der die Gefühle herausfordert (I/F g T)

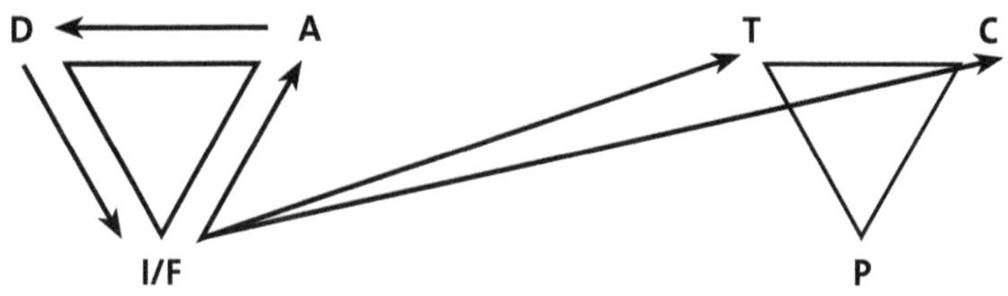

Abb. 5: Zusammenwirken der beiden Dreiecke

4 ISTDP und die Angst

4.1 Neurowissenschaft und Psychologie

4.1.1 Die neuronalen Prozesse und das seelische Erleben

In den letzten zweihundert Jahren hat die Neurowissenschaft die bis ins 18. Jahrhundert geltende Meinung, psychische Erkrankungen würden durch ein Ungleichgewicht der Körpersäfte bedingt, durch die Nervenlehre abgelöst.

Freud (1895b; Hoppe 1975) hatte in einem fragmentarischen und von ihm später zu Unrecht verworfenen Entwurf *Psychologie für den Neurologen* Psychologie und Gehirnfunktionen in Einklang zu bringen versucht. Er beschäftigte sich mit neurologischen Phänomenen wie z.B. der Linkshändigkeit, was auf seine Vorahnung der Entdeckung der unterschiedlichen Funktionsstile der beiden Gehirnhälften nach ihrer Trennung hindeutet. Man kann in diesen Texten auch Andeutungen von Hypothesen der Informationstheorie und der Kybernetik und ihre Anwendung auf das Nervensystem sehen.

Obwohl die neurophysiologische Basis des Fühlens und Denkens und der psychischen Störungen immer noch weitgehend ein Geheimnis ist, ist die heutige Neurowissenschaft und Gehirnforschung[1] daran, immer mehr Kenntnisse zu gewinnen durch Experimente an Tieren und Forschungen am Menschen. Im Einzelnen geht es um folgende Methoden:

1. Die Erforschung des limbischen Systems und der Wirkung von Neuro- und Psychopharmaka.
2. Die Entwicklung von funktionellen (Hirnaktivität) und strukturellen (Anatomie) bildgebenden Verfahren ermöglicht erstmals, bei neurologisch-psychiatrischen Erkrankungen das ›biologische Substrat‹ direkt im Gehirn der betroffenen Patienten darzustellen (vgl. Hüther 2000, S. 80). *Funktionelle* bildgebende Messmethoden (neuroimaging) sind (Büchel, Weiller, 2000, S. 52)
    a. Die Positronen-Emissions-Tomographie (PET), die Single Phonton Emission Tomographie (SPECT), welche die Hirnaktivität durch radioaktive Markierung von am Hirnstoffwechsel beteiligten Molekülen erfasst.

---

1 Ich stütze mich vor allem auf folgende Autoren: Beutel M (2002); Damasio A (1997, 2000, 2003); Hüther G (1997, 1999, 2001a, 2001b, 2003, 2004a, 2004b); Koukkou M (2003); Koukkou M, Lehmann D (1996, 1998, 2003, 2004); LeDoux J (2001, 2003); Popper KR, Eccles JC (1982); Reichert H (2000); Roth G (2003)

   b. Die funktionelle Kernspintomographie (MRI magnetic resonance imaging), die Kernspinspektroskopie (MRS magnetic resonancespectroscopy), die sich die Kernspinresonanz zu Eigen machen.
   c. Techniken, welche die Hirnströme direkt mit der Elektroenzephalographie (EEG) oder über das induzierte Magnetfeld mit der Magnetenzephalographie (MEG) erfassen.
   d. Die Diffusionstensorbildgebung (DTI) erlaubt es, In-vivo-Faserverbindungen darzustellen, was bei neuropsychologischen Syndromen von Interesse sein kann.
3. Die Emotions-, Handlungs- und Volitionspsychologie
4. Die Neuropsychologie
5. Die Untersuchungen an Patienten mit Kommissurotomie und Lobektomie (split-brain patients) und
6. an Patienten mit Gehirnverletzungen (Läsionsstudien)

Intakte Hirnfunktionen sind, wie schon Freud (1915c, S. 273) festgestellt hatte und wie heute in den Neurowissenschaften und in der Psychologie unbestritten ist, eine entscheidende Grundlage für Erleben, Verhalten und mentale Prozesse.

Die Funktionalität des Gehirns ist die Voraussetzung für das Wirken von Geist und Seele. Die psychischen und neurophysiologischen Prozesse bedingen und beeinflussen sich gegenseitig, sodass seelisches Erleben zutiefst auf den physikalisch-chemischen Gehirnprozessen beruht.

Die sog. ›Höheren Funktionen‹ wie die Motivationsgebung, die Handlungsplanung und die Triebkontrolle sind für die Affektsteuerung, das Denken und das Sozialverhalten von grundlegender Bedeutung und setzen bestimmte Leistungen des Stirnhirns und benachbarter Areale voraus. Aus der großen Fülle möglicher Beispiele[2] erwähnen wir Hell (2003, S. 250) und Roth (2003, S. 432f), welche vielfältige *psychische* Auswirkungen durch *Beeinträchtigungen und Verletzungen bestimmter Hirnareale* beschreiben: Orbitofrontale Rindenareale ➛ Stimmungslabilität, soziale Enthemmung; seitliche Konvexität des Stirnhirns ➛ Antriebshemmungen; linksseitige Hirninfarkte der seitlichen Konvexität ➛ De-

2 Vgl. dazu Bodenburg S (2001); Hartje W, Poeck K (Hrsg) (2002); Lautenbacher S, Gauggel S (Hrsg) (2004)

pression; mediale Stirnhirnareale ➤ Verflachung der emotionalen Ansprechbarkeit; assoziativer Cortex im Bereich des Frontallappens ➤ tief greifende Ich-Störungen; rechter unterer und medialer Temporallappen ➤ Pedanterie, Egozentrik, Aggressivität; anteriorer Pol des Temporallappens ➤ Verlust des autobiographischen Gedächtnisses; subcortikale limbische Zentren ➤ Unfähigkeit, furcht- und angsterregende Ereignisse zu erkennen oder Freude und Lust zu erleben, Hyperaggressivität, extreme Unterwürfigkeit, Appetitlosigkeit, Esssucht, Hypersexualität oder Desinteresse am Geschlechtsleben.

Eindrücklich können neurobiologische und neuropsychologische Untersuchungen psychischer Störungen (Lautenbacher, Gauggel 2004) zeigen, wie die seelische Gesundheit von Struktur-Funktions-Zusammenhängen, von der Verhaltensgenetik, der Pharmakologie und der Psychoneuroendokrinologie abhängig ist und beeinflusst werden kann. Hüther und Rüther (2000, S. 92–98) kommen in ihrer Monographie über das serotonerge System bezüglich therapeutischer Möglichkeiten zum Schluss, dass neurologisch-psychiatrische Erkrankungen sich therapieren lassen durch (1) selektiv am serotonergen System angreifende Psychopharmaka, (2) mit Medikamenten, die nicht oder zumindest nicht direkt am serotonergen System angreifen, (3) durch unspezifische Simulationsverfahren und (4) durch psychotherapeutische Maßnahmen. Gerade die Bedeutung psychologischer, erzieherischer und nichtmedikamentöser Einflüsse auf die strukturelle Veränderung des Gehirns weisen z.B. Hüther und Bonney (2002, S. 78) in ihrem Buch über ADHS nach.

Obwohl feststeht, dass menschliches Verhalten auf physikalisch-chemischen Prozessen des Gehirns beruht, belegen Hirnforscher[3], dass die Hirnentwicklung in genetisch gegebenen Grenzen von Umwelteinflüssen, biographischen Entwicklungen, Lebens- und Lernerfahrungen und intensiven menschlichen Begegnungen abhängt. Jede Erfahrung und jede Wahrnehmung, die ein Mensch macht, ist vollständig individuell und hinterlässt eine absolut individuelle synaptische Spur, was zu Kurzformeln komprimiert so lautet: »Change the mind and you change the brain«[4], »Sie sind ihre Synapsen. Aus ihnen besteht Ihr Selbst« (LeDoux 2003, S. 424) oder »Jeder ist seines Hirnes Schmied.«[5]

3 Damasio AR (1997, 2000, 2003); Hüther G (2001a, 2004); LeDoux (2001, 2003); Roth G (2003)

4 Beauregard M (2004) Symposium: Brain imaging and other novel methods in psychotherapy. 12th AEP Congress 14–18 april, Geneva

5 Interview mit François Ansermet, Professor für Kinderpsychiatrie, Leiter des Kinder- und Jugendpsychiatrischen Dienstes und Psychoanalytiker in Lausanne, und Pierre Magistretti, Professor für Neurowissenschaften in Lausanne. ›Unser Hirn ist eine Dauerbaustelle‹ NZZ am Sonntag, 13. März 2005

Lernerfahrungen haben einen enormen strukturellen Einfluss auf die Mikroanatomie und Neurophysiologie verschiedener Hirnzentren.

Erst seit wenigen Jahren hat die Ignorierung und Ablehnung der Lehre Freuds durch die empirisch-experimentelle Psychologie (Hans Eysenck) und durch die Neurobiologie, wie Roth (2003, S. 430–441) nachzeichnet, einem gemeinsamen Bemühen von Neurowissenschaftlern, Psychologen, Psychiatern und Psychotherapeuten um ein gemeinsames Verständnis des Psychischen mit der sog. Psycho-Neurowissenschaft (Cierpa M; Roth G) oder, wie LeDoux sie nennt, der Wissenschaft des Mentalen Platz gemacht. Ausgelöst wurde dieser Prozess durch einen Artikel des Neurobiologen und späteren Nobelpreisträgers für Physik und Medizin Eric R. Kandel[6] im Jahre 1999.

So wie bei den Verfechtern der psychischen und psychosozialen Determiniertheit menschlichen Verhaltens sich die Einsicht durchsetzt, dass das Fühlen, Denken und Handeln des Menschen eine materielle, neurobiologische Grundlage hat, so gestehen die Anhänger der biologischen Determiniertheit psychischer Erscheinungen ein, dass die intrapsychische Verarbeitung psychosozialer Erfahrungen für die Stabilisierung der genetischen Anlagen wie auch die Herausbildung synaptischer Verschaltungen zumindest beim Menschen von erheblicher Bedeutung ist. Niemand kann mehr daran zweifeln, dass nicht nur Kognition, sondern auch Affekte und Emotionen einerseits und Hirnprozesse andererseits aufs Engste zusammenhängen und daher sowohl ein biologischer als auch ein psychologischer Reduktionismus obsolet geworden ist (vgl. Hüther & Rüther 2000; Vorwort).

Für das Verständnis des seelischen Erlebens reicht das Wissen über neuronale Prozess allein nicht aus; *Fühlen und Denken sind nicht nur Hirnfunktionen*. Die Psyche kommt zwar nicht ohne die Werkzeugleistungen des Gehirns aus und psychische Störungen können, wie wir gesehen haben, gehirnorganisch (organische affektive Störungen, organische Angststörungen, organische Persönlichkeitsstörungen) bedingt sein, die hauptsächliche und zum Teil ausschließliche Ursache *psychischer* Störungen liegt jedoch im *subjektiven* Erleben. Einerseits können wir mit Roth (2003, S. 561f) festhalten, dass das Wesen der Seele durch die Einsicht in die neuronalen Korrelate des Psychischen nicht erklärt wurde und »dass eine unmittelbare Gleichsetzung von Bewusstsein und dem Feuern cortikaler Neurone« und »eine Reduktion

6 Kandel ER (1999) Biology and the future of psychoanalysis: A new intellectual framework for psychiatry revisited. Am J Psychiatry 156:505–525

des Psychischen auf das Neuronale« unmöglich und unzulässig ist. Andererseits ist es kein neurobiologischer Reduktionismus festzuhalten, dass der Mensch nur innerhalb deterministisch wirkender Naturgesetze wahrnehmen, denken, vorstellen, erinnern, fühlen und wollen kann. Die Wirkung dessen, was wir denken, fühlen oder handeln, muss über chemische Signalsubstanzen (Transmitter, Neuromodulatoren, Neuropeptide, Neurohormone) vermittelt werden.

Wichtig ist Roths (op cit, S. 430–441) Frage, ob Freud Recht hatte. Vereinfachend fasst er Freuds Grundaussagen auf vier Positionen zusammen, die er aus der Sicht der modernen Neuro- und Kognitionswissenschaften bestätigt sieht:

1. *Das Unbewusste kontrolliert das Bewusstsein stärker als umgekehrt.*
   Die Prozesse des Unbewussten sind besonders für jene Wahrnehmungen wichtig, die in Gehirnzentren außerhalb der Großhirnrinde ablaufen und deshalb niemals bewusst werden können. Dies gilt für fast alle unbewussten Vorbereitungen unserer Gefühle, Vorstellungen, Gedanken, Erinnerungen, Pläne, Wünsche und Entscheidungen, für die gesamten Detailinhalte des prozeduralen Gedächtnisses, für die unbewussten Konditionierungsprozesse und für die Detailausführungen unserer Bewegungen. Zum Unbewussten gehören auch alle einmal bewusst erlebten Dinge, die ins Unbewusste abgesunken sind und alle Ereignisse, die wir vor, während und in den ersten ca. 3 Jahren nach der Geburt erlebt haben und die nicht aus dem Langzeitgedächtnis abgerufen werden können. Über den Vorgang der Verdrängung kann die Neurobiologie bislang jedoch nur Vermutungen anstellen.
2. *Das Unbewusste entsteht ontogenetisch lange vor dem Bewusstsein; es legt sehr früh die Grundstrukturen des Psychischen und des bewussten Erlebens fest.*
   Auch diese Grundannahme erweist sich als fundamental richtig. Das Unbewusste entsteht lange vor den unserer bewussten Existenz zugrunde liegenden Strukturen. In den ersten drei Lebensjahren ist die Festlegung der Grundstruktur der Persönlichkeit besonders intensiv. Erst dann entsteht auf der Grundlage des Hippocampus und der ihn umgebenden Rinde, des assoziativen Cortex und der Verbindungen zwischen ihnen (cortico-hippocampales System) allmählich das autobiographische Gedächtnis und erst dann wird die von Freud als ›infantile Amnesie‹ benannte Zeit beendet, in der nichts ins Langzeitgedächtnis gelangt.
3. *Unbewusste und unbewusst gewordene psychische Konflikte, insbesondere solche, die in früher Kindheit stattfanden, äußern sich in ›verkleideter‹ Weise auf der Ebene der Bewusstseinszustände in Form von Träumen, Fehlleistungen, Neurosen und Psychosen.*

Auch diese Grundannahme wird weitgehend von der Entwicklungspsychologie und der Bindungsforschung empirisch bestätigt, während die Neurowissenschaften bislang noch nichts zu den genetischen, hirnanatomischen und hirnphysiologischen Korrelaten der frühkindlichen psychodynamischen Prozesse aufzeigen können.

4. *Das bewusste Ich hat keine oder nur geringe Einsicht in die unbewussten Determinanten des Erlebens und Handelns, es kann sich nicht selbst therapieren. Hieraus resultiert die Notwendigkeit einer Psychotherapie.* Auch diese Grundannahme wird von der Neurobiologie und Psychologie gestützt. Das Bewusstsein ist unabdingbar an cortikale Aktivitäten gebunden, weshalb das Ich die Einflüsse des subcortikalen limbischen Systems nicht zurückverfolgen kann. Das bewusste Ich erlebt sich zwar als Quelle seiner Wünsche, Gedanken, Vorstellungen und Handlungspläne und fühlt sich in seinen Entscheidungen frei, aber es hat nur begrenzte Einsicht in die eigentlichen Antriebe unseres Verhaltens und keinen direkten Zugriff auf die verhaltenssteuernden Zentren des Gehirns, da die unbewussten Vorgänge im Gehirn stärker auf die bewussten Vorgänge einwirken als umgekehrt.

Zwar hat die Neurowissenschaft bislang nur Vermutungen, wie Psychotherapie im Einzelnen wirkt. Klar ist aber, dass der Psychotherapeut außerhalb des fatalen Deutungszirkels des Patienten steht und einen parallelen Zugang zu den bewussten *und* unbewussten Äußerungen des Patienten hat, um die unbewussten psychischen Konflikte aufzudecken. Bedeutungsvoll für die ISTDP ist Roths Feststellung:

> Das Aufdecken unbewusster psychischer Konflikte kann »niemals ausschließlich sprachlich geschehen, sondern nur in Verbingung mit der Erzeugung eines ›emotionalen Aufruhrs‹, der auf das Unbewusste des Patienten einwirkt. Die Amygdala und die anderen limbischen Zentren verstehen Sprache als rein kognitives Kommunikationsereignis nicht, sondern nur die mit ihr verbundenen emotionalen Komponenten wie Prosodie, Mimik und Gestik, oder sprachlich ausgelöste emotionale Zustände wie bildliche Erinnerungen oder Vorstellungen. Diese Emotionen können dann Veränderungen subcortikaler limbischer Zentren auslösen, zum Beispiel die gesteigerte Ausschüttung bestimmter Neuromodulatoren und Neuropeptide.« (S. 438f)

Psychologen und Psychotherapeuten haben eine Vielzahl von Theorien entwickelt über die Ursachen psychischer Konflikte und deren Behandlung, aber die den psychischen Prozessen zugrunde liegenden neurobiologischen, endokrinen Mechanismen lange Zeit nicht oder zu wenig beachtet. Für die Psychotherapie kann es nur ein Zuwachs an Kompetenz sein, wenn sie die Wechselwirkungen zwischen psychischen Vorgängen und Gehirn und zwischen genetischen und Umweltfaktoren bei der Entstehung und Behandlung psychischer und psychosomatischer Störungen zur Kenntnis nimmt, worauf auch Lachenmeier mit Blick auf ADHS im Kapitel 10 hinweist (vgl. Beutel 2002, S. 1f). Ebenso ist es wichtig, dass die Psychotherapie der systematischen empirischen Forschung der kognitiven Neurowissenschaften (kognitive Psychologie, Neurobiologie, Neuropsychologie, Molekularbiologie, Genetik) volle Aufmerksamkeit entgegenbringt und ihre Theorie und Techniken so weit wie möglich (2.3.1) mit objektiven Methoden überprüft.

4.1.2 Die Körperbezogenheit des Fühlens

Jacobson (1977) hatte schon vor dreißig Jahren in ihrem Standardwerk über die Depression die terminologische Verwirrung über die Affekte beklagt und eine Einteilung der Affekte vorgeschlagen, die entweder durch *intra*systemische oder *inter*systemische Spannungen definiert wird. Eine vertiefte Auseinandersetzung mit der Frage, ob der wesentlich auf Beziehung angelegte Mensch rein intrasystemische Affekte habe und weshalb Jacobson in ihre Einteilung keine Spannungen (Konflikte) zwischen dem Ich und der Realität aufgenommen hat, würde den Rahmen dieser Arbeit übersteigen. Aus der Überzeugung, dass uns die Neuropsychologie für das Verständnis der Affekte neue Forschungsdaten vermittelt, erwähnen wir den Neurologen Damasio (2000, S. 50–52), der die enge Relation zwischen den Funktionen des Gehirns und des gesamten Organismus einerseits und den Emotionen andererseits untersucht und die oft unpräzise angewandten Begriffe Emotionen, Gefühle und Stimmungen wie folgt differenziert:

1. *Emotionen* sind all jene Reaktionen, die kein Bewusstsein verlangen und großenteils öffentlich zu beobachten sind. In diesem Sinne haben auch Tiere gewisse beobachtbare Emotionen. Ich denke, nonverbale Mitteilungen eines Patienten können auch dieser Kategorie zugerechnet werden. Die Emotionen weisen nach Damasio (2000, S. 67–69, 410–411) verschiedene Aspekte auf:
   a. primäre oder *universelle* Emotionen (Liebe, Freude, Trauer, Furcht, Ärger, Überraschung, Ekel),

   b. sekundäre oder *soziale* Emotionen (Verlegenheit, Eifersucht, Schuld, Stolz u. a.)
   c. *Hintergrund*emotionen (Wohlbehagen, Unbehagen, Ruhe, Anspannung).
2. *Gefühle*, welche die private, mentale Erfahrung einer Emotion ausdrücken, lassen sich im Gegensatz zu den Emotionen nicht beobachten (2.3.2), da jeder als bewusstes Wesen nur selbst seine eigenen emotionalen Zustände wahrnehmen kann. Dazu sagt Jacobson (1977, S. 28): »Jeder Affekt enthält, in größerem oder kleinerem Ausmaß, eine emotionale Reaktion auf die Realität; die zugrunde liegende psychische Spannung jedoch kann sich, auch wenn sie von äußeren Reizen ausgelöst wird, nur *innerhalb* der psychischen Organisation und nicht zwischen dieser und der Außenwelt entwickeln.« Ohne dass wir um alle unsere Gefühle wissen, tendieren wir dazu, uns unserer Gefühle bewusst zu sein. Emotionen und Gefühle liegen auf einem Kontinuum von Verarbeitungsstadien, nämlich:
   a. ein *emotionaler Zustand*, der nicht bewusst ausgelöst und ausgeführt werden kann,
   b. ein *Gefühlszustand*, der nicht bewusst repräsentiert werden kann
   c. ein *bewusst gemachter Gefühlszustand*, das heißt, ein Zustand, in dem der Organismus weiß, dass er sowohl Emotion als auch Gefühl hat.
3. *Stimmungen* sind emotionale Zustände, die ziemlich häufig auftreten oder über einen längeren Zeitraum anhalten. (Damasio 2000, S. 411)

Die verschiedenen Emotionen werden von verschiedenen, aber einer kleinen Zahl von Gehirnsystemen hervorgerufen. Meist liegen sie unterhalb der Großhirnrinde und werden daher als subkortikal bezeichnet. Die wichtigsten subkortikalen Strukturen liegen im Hirnstamm, im Hypothalamus und im basalen Vorderhirn. Bei einer Emotion senden bestimmte Gehirnregionen, die zu einem weitgehend vorprogrammierten neuronalen System gehören, nicht nur Befehle an andere Hirngebiete, sondern an fast jeden Ort des übrigen Körpers. Die Befehle werden entweder über die Blutbahn durch chemische Moleküle zu den Rezeptoren der Zellen im Körpergewebe gesandt oder über die Nervenzellbahnen mit elektro-chemischen Signalen, die auf andere Neuronen, Muskelfasern oder Organe einwirken, die ihrerseits chemische Stoffe in die Blutbahn abgeben können. Damasio (op cit) schreibt: »Das Ergebnis dieser konzentrierten chemischen und neuronalen Kommandos ist eine globale Veränderung im Zustand des Organismus. Die Organe, welche die Befehle entgegennehmen, verändern sich infolge des Befehls, und die Muskeln – egal, ob die glatten Muskeln eines Blutgefässes oder die gestreiften Muskeln im Gesicht – bewegen sich, wie ihnen aufgetragen wurde. Doch auch das Gehirn selbst wird gründlich verändert. Die Freisetzung z.B. von Monoaminen und Peptiden aus Kernen im Hirnstamm und im basalen Vorderhirn verändert die Verarbeitungsweise zahlreicher anderer neuronaler Schaltkreise, löst bestimmte spezifische Verhaltensweisen aus (etwa Bindung, Spielen, Weinen) und modifiziert die Signale, die das Gehirn über Körperzustände informieren. Mit anderen Worten, das Gehirn und der Körper im engeren Sinn werden umfassend und tief greifend von den Befehlen beeinflusst, obwohl der Ursprung dieser Befehle auf ein relativ kleines Hirngebiet beschränkt ist, das auf einen bestimmten Inhalt des geistigen Prozesses reagiert. Betrachten Sie folgenden Sachverhalt: Abgesehen von der Emotion, welche durch die Gesamtheit der eben skizzierten Reaktionen beschrieben wird, müssen noch zwei weitere Schritte stattfinden, bevor die Emotion *erkannt* wird. Der erste Schritt ist das Fühlen, die Vorstellung von den Veränderungen, die wir soeben erörtert haben. Der zweite ist die Anwendung des Kernbewusstseins auf den ganzen Komplex von Phänomenen. Das Erkennen einer Emotion – das Fühlen eines Gefühls – findet erst an diesem Punkt statt (S. 87f).« Und weiter: »Der Organismus kann nur erkennen, dass er ein Gefühl hat, wenn sich an die Prozesse der Emotion und des Gefühls der Prozess des Bewusstseins anschließt«, d.h. das Bewusstsein sorgt dafür, »dass wir ein Gefühl ›fühlen‹ können (S. 103).« – Dazu machen wir einen kurzen Querverweis zu den Ausführungen über die Angst (4.2):

Gefühle sind im Wesentlichen die bewusste Wahrnehmung der Veränderungen des Körperzustandes.

Damasio: »Selbst beim banalsten Vorgang richten sich die emotionalen Reaktionen sowohl auf den *Körper im engeren Sinne* als auch auf das *Gehirn*. Das Gehirn ruft erhebliche Veränderungen in den neuronalen Informationsverarbeitungsprozessen hervor, die einen stattlichen Teil dessen ausmachen, was als Gefühl wahrgenommen wird... Die vorliegenden Forschungsergebnisse lassen darauf schließen, dass die meisten Gefühle wahrscheinlich auf alle Quellen zurückgreifen – Veränderungen im Bewegungsapparat, in den Viszera und im inneren Milieu« (S. 345f).

4.1.3 Die Emotionen regulieren das Überleben

Das Bewusstsein und das Denken sind in der Evolution die neueste Errungenschaft, das Leben aufrecht zu erhalten. Die Bewusstseins-Forschung belegt, wie Damasio sagt und worauf Ciompi (1997) besonders hinweist, dass Lernen und Denken nur auf dem neurobiologischen Fundament der Emotionen möglich ist, d.h. dass *Bewusstsein* zuerst etwas ist, das sich *anfühlt*, und dass diese Fähigkeiten das Überleben des Menschen sichern. Damasio vertritt die Auffassung, dass Emotionen komplexer sind als Triebe, Motivationen, Schmerz und Lust, die als Auslöser oder Bestandteile von Emotionen verstanden werden können. Diesen Phänomenen liegt ein gemeinsamer biologischer Kern zugrunde, den er wie folgt skizziert (Damasio 2000, S. 68–69):

1. Emotionen sind komplizierte Bündel von chemischen und neuronalen Reaktionen, die eine regulatorische Funktion haben. Sie haben mit dem Leben des Körpers zu tun und müssen ihm helfen, am Leben zu bleiben.
2. Obwohl Lernen und Kultur den Ausdruck und die Bedeutung von Emotionen verändern, »sind Emotionen biologisch determinierte Prozesse, die von angeborenen Hirnstrukturen abhängen«.
3. »Die Strukturen, die Emotionen hervorbringen, befinden sich in einem relativ eng begrenzten Gebiet von subcorticalen Regionen, die in der Tiefe des Hirnstamms beginnen und in immer höhere Gehirnbereiche aufsteigen.«
4. Alle Mechanismen können ohne bewusste Auslösung in Gang gesetzt werden. Die individuellen und kulturellen Schwankungen bei der Ausformung einiger Auslöser ändert nichts daran, dass »Emotionen außerordentlich stereotyp und automatisch sind und einem regulatorischen Zweck dienen«. (Die psychotherapeutischen Forschungsergebnisse von Davanloo weisen darauf hin, dass die psychischen Reaktionsmuster und die Inhalte des Unbewussten weltweit zwar variieren, aber keine wesentlichen strukturellen Unterschiede zeigen.)
5. Die Emotionen drücken sich in den viszeralen und vestibulären Systemen sowie im Bewegungsapparat aus, beeinflussen die Arbeitsweise zahlreicher Schaltkreise des Gehirns und sind verantwortlich für tief greifende Veränderungen im Körper und im Gehirn.

4.2 Die neuroendokrine Stressreaktion

4.2.1 Stress, Angst und Evolution

Der Terminus *Stress* ist ein zwar vager Begriff, hat aber in der Umgangssprache seinen festen Platz. *Charles Darwin* (1809–1882) war eigentlich der erste Stressforscher moderner wissenschaftlicher Prägung, obwohl er den Begriff

Stress noch nicht angewandt hatte. Über Jahrzehnte beherrschte dann der französische Physiologe *Claude Bernard* die Stressforschung. Er prägte 1865 den Begriff des *inneren Milieus* (milieu internal). An Bernards Vorstellung vom inneren Milieu hielt der amerikanische Physiologe *Walter B. Cannon* fest und prägte 1914 hierfür den Begriff *Homöostase* (1.11). Er führte für die störenden Einflüsse erstmals den Begriff Stress ein. Der bedeutendste Stressforscher wurde der kanadische Arzt für experimentelle Medizin *Hans Selye*, der 1936 erstmals die pathogene Wirkung von Stressbelastungen beschrieb. Seither ging die Stressforschung mit *Lazarus, Folkman, Mason, Moore-Ede, Ursin* und *Olff* und anderen bis in unsere Tage weiter[7].

Stress und Angst sind zwei miteinander sehr verknüpfte Erlebnisweisen. Hüther (1997) weist nach, dass wie alle Säugetiere Augen haben, mit denen sie sehen können, sie auch die in die Evolution weit zurückreichenden Schaltstellen haben, die bei Erregung eine Empfindung auslösen, die wir Angst nennen. Der hier angewandt Angstbegriff wird in seinem biologischen Zusammenhang etwas weiter gefasst als z. B. in der Affektforschung. Beim Aufhören dieser Erregung verschwindet die Angst und macht einem Gefühl der Erleichterung Platz. Die Stressreaktion ist nach Hüther der große Modellierer, »der sogar noch im Lauf unseres Lebens immer wieder dafür sorgt, dass zunächst zwar richtige, sich später aber als Sackgassen erweisende Verschaltungen aufgelöst und neue Wege eingeschlagen werden können. Und in beiden Fällen ist der Auslöser dieser Reaktion die *Angst.*« (S. 27) Auf die sich verändernden Umweltbedingungen reagieren die Lebewesen durch die allen Wirbeltieren eigene neuroendokrine Stressreaktion, vereinfacht ausgedrückt,

1. entweder mit einem krankmachenden *unkontrollierbaren Dauerstress* (Dysstress in Selye's Terminologie), wenn die Verschaltungen im Gehirn nicht flexibel genug sind. Versagen die körpereigenen Abwehrkräfte und die Produktion von Geschlechtshormonen, führt dies zum Untergang einer Population.
2. oder mit einer gesund erhaltenden *kontrollierbaren Stressreaktion* (Eustress in Selye's Terminologie), wodurch immer lernfähigere Gehirne und damit immer anpassungsfähigere Verhaltensweisen entstehen. Hüt-

7 Hüther G (1997) S 28–30 mit Literaturhinweis: Lazarus RS (1966) Psychological stress and the coping process. New York; Lazarus RS, Folkman S (1984) Stress, appraisal, and coping. New York; Mason JW (1971) Are-evaluation of the concept of ›non-specificity‹ in stress theory. J Psychiatr Res 8:323–333; Moore-Ede MC (1986) Physiology of the circadian timing system: Predictive versus reactive homeostasis. Am J Physiol 250:R735–752; Ursin H, Olff M (1992) The stress response. In: Stress. From Synapse to Syndrome. London p 3–22

her: »Unser großes lernfähiges Gehirn ist also auf einem unvorstellbar langen Weg entstanden, der von der Angst und dem Leid all derer gezeichnet ist, die sich vergeblich bemüht haben, in einer sich ständig verändernden Welt zu überleben.« (1997, S 24) In diesem Falle kommt es auch nach Abschluss der Hirnreifung lebenslang zu adaptativen Modifikationen und Neuorganisationen von neuronalen Verbindungen, die auf deren Bedienung und Gebrauch angewiesen sind (Hüther et al 1999); Hüther 2001a).

4.2.2 Die Angstreaktionen[8]

Angst ist ein den meisten Menschen bekanntes normales Gefühl. Angst gehört psychologisch ins Spektrum der Affekte und Emotionen und ist eine Gestimmtheit, eine länger dauernde Befindlichkeit, eine existentielle Grundsituation und ein Basiskonflikt des Menschen, denn nur er weiß um seine Endlichkeit (Kiergegaard, Daseinsanalyse, Schultz-Hencke, Sartre). Angsterlebnisse müssen nicht krankhaft sein; vielmehr ist es krankhaft, die inneren oder äußeren Gefahren, die wir beachten und ernst nehmen sollten, mit Angstlosigkeit (Ich-Syntonie, 5.4.1.3) zu verdrängen[9].

Um die Angst zu untersuchen, genügt ein rein kognitiver Weg nicht; dazu braucht es zumindest rudimentäre tiefenpsychologische Kenntnisse. Das Angst-Gefühl ist nicht mit dem Denken so verbunden wie die Sinneswahrnehmungen. Um seelische Phänomene gedanklich zu fassen und begreifbar zu machen, sind wir auf das erklärende Begreifen und verstehende Vollziehen angewiesen, das wir unter 2.3.2 erläutert haben. So sind die verständlichen Formulierungen Übereinkünfte über *innerlich Erlebtes*, das andere auch so erleben. Noch mehr: die Gefühle sind uns erst bewusst und ein *verstehbares*

8 Zu diesem Thema sind auch Gedanken von Dieter Eicke (1976b) berücksichtigt.

9 Ein Flight-Attendant, dessen aufkommenden Flugängste die Ausübung seines Berufes in Frage zu stellen begannen, kannte bis zu seinem 35. Lebensjahr nicht nur keine Angstgefühle, sondern konnte sogar von waghalsigen Abenteuern nicht genug bekommen. Er war fast synton und hatte mit der Lust an Betriebsamkeit jegliches Gewahrwerden seines Innenlebens beinahe vollständig verdrängt. Nach dem Absturz eines Großraumflugzeuges seiner Fluggesellschaft, deren Crew er persönlich gekannt hatte, konnte er zunehmend das *reale* Gefahrenpotential in der Außenwelt (Heftige Gewitterturbulenzen beim Fliegen; bei hohem Wellengang in einem kleinen, vollbesetzten Boot sitzend; Überholmanöver mit 180 Stundenkilometern auf der Autobahn) nicht länger verleugnen. Parallel dazu konnte er zunehmend die *inneren* Gefahren, d.h. die Angst vor seinen komplexen Gefühlen wie Wut, Angst, Trauer, Schmerz und Verlust und seine Widerstände gegen all diese Gefühle zulassen und wahrnehmen.

Erlebnis, wenn wir sie gedanklich verarbeitet haben. Wir werden unter 6.4.6 darlegen, wie die dynamische Analyse und das kognitive Verstehen des emotionalen Prozesses für das Verstehen und für die psychische Integration wichtig sind.

Was ist Angst? Zum grundsätzlichen Verständnis dient Freuds Begriff der Signalangst[10]. Angst ist ein unangenehmes *Gefühl*, das uns beschleicht, wenn irgendeine Art von Gefahr droht. Wir erkennen sie an einer Vielzahl von Angst begleitenden Reaktionen, Erlebnissen und nachprüfbaren Vorgängen. Sie ist als *psychosomatischer* Vorgang gleichzeitig durch körperliches und seelisches Erleben gekennzeichnet und lässt sich durch folgende Wahrnehmungen zusammenfassend charakterisieren[11]:

- etwas Leibliches in uns wird in Gang gesetzt,
- wir spüren im Körper ein mehr oder weniger dumpfes Zusammenziehen oder ein Spannungsgefühl,
- der ganze Körper wird überflutet, ohne dass wir uns dagegen wehren können,
- uns passiert etwas Unerwartetes, das wir als bedrohlich erleben,
- die Spannung ist in der Magengegend, in der Herzgegend, im Kopf, im Unterleib oder es schnürt uns die Kehle zu,
- die Atmung ist beklemmt, es wird eng auf der Brust und es kommt zu Herzrhythmusstörungen,
- die Muskeltätigkeit ist herabgesetzt (Lähmung, Erstarrung) oder gesteigert (Zittern),
- das Herzklopfen ist erhöht, der Schweiß quillt hervor, wir erblassen oder erröten, müssen weinen oder urinieren oder haben eine erregte Darmfunktion (vasomotorische Störungen und gesteigerte Sekretion),
- wir sind nervös, verwirrt, hilflos, haben Ohnmachtsgefühle, Schwindelgefühle, Übelkeit oder müssen uns erbrechen,
- das Denken ist beeinträchtigt, wir sind wie gelähmt und werden »dumm« oder
- die Konzentration erhöht sich und die Ressourcen werden für einen Aufbruch aktiviert.

10 Die Thematik der Angst geht durch Freuds gesamtes Werk, wird aber ausführlich behandelt in der *25. Vorlesung* (1917) S. 407–426, in *Hemmung, Symptom und Angst* (1926) und in der *32. Vorlesung* (1932) S. 87–118

11 Freud hat schon 1895 die Symptome des Angstanfalles beschrieben. Freud S, Breuer J (1895) S. 319–324 oder in der Falldarstellung der Katharina, S. 184–195

Wir würden das Phänomen Angst nicht voll erfassen, wenn wir den *Abwehraspekt* der Angst nicht erwähnten, der mit der warnenden Funktion der Signalangst gegeben ist. Das ist der Grund, weshalb der Therapeut in bestimmten Momenten den Patienten ermutigt, sich nicht von seiner Angst dominieren zu lassen oder seine Angst in die Hände zu nehmen, oder weshalb der Therapeut die Angst herausfordert, wenn der Patient sie offensichtlich als Abwehr einsetzt. Davanloo bezeichnet deshalb die Angst als ein Mittelding zwischen Gefühlen/Impulsen und Abwehr[12].

4.2.3 Innere und äußere Reize als Angstauslöser

Als Auslöser der Angst sind grundlegend die *inneren* von den *äußeren* Reizen zu unterscheiden:

1. Die inneren Reize sind eine psychodynamische Kraft, die vom psychophysischen Organismus ausgeht. Dies sind:

- Triebregungen, die z. B. neurotisch eingeschränkt sein können oder die sich ungehemmt Befriedigung verschaffen wollen,
- *Gefühle* wie Wut, Schmerz, Trauer, Schuld, Liebe,
- die *Über-Ich-Angst* (z. B. vor einer Sanktion) und die *Gewissensangst*,
- der *Kontrollverlust* (z. B. verrückt zu werden).

Ausgelöst werden diese Reize durch Gegenwartsbeziehungen, durch den Therapieprozess, durch Träume, Lektüre und andere die innere Aktivität stimulierende Erlebnisse.

2. Die äußeren Reize haben ihren Ursprung in der Außenwelt:

12 Riemann (1961) untersuchte die konstitutionellen und umweltbedingten Faktoren, die Angst auslösen, und nahm die Angst als »frame of reference« für eine Typologie neurotischer Persönlichkeitsstörungen (schizoid, depressiv, zwanghaft, hysterisch). Kast (1996) zeichnete 35 Jahre nach Riemann dessen Gedanken nach, ohne ihn jedoch zu zitieren. Nach unserer Ansicht erfasst aber die Beschreibung angstbedingter Typen von Persönlichkeitsstörungen nicht die *Grundformen* der Angst. Da die neurotischen und psychotischen Störungen als *Abwehrformen* im Dienste der Erhaltung der Homöostase zu verstehen sind, beschreiben Riemann und Kast Formen der *Abwehr* und nicht der Angst. Zudem scheint uns Mitleid mit der Angst nicht hilfreich.

Die Außenwelt sind die Natur und die anderen Menschen, von denen Gefahren ausgehen können, die schaden oder tödlich sind wie Naturereignisse, Krankheiten, Unfälle, Aggressionen, Mobbing, Verlust durch Tod oder Trennung, Prüfungssituationen, Arbeitslosigkeit u. a. m.

Das Gehirn möchte die geringste Energie aufwenden und versucht daher, etwas Neues zuerst mit schon Vorhandenem zu verknüpfen, was in Sekundenschnelle innerhalb der etwa 2 Millionen Compactdiscs umfassenden Speicherkapazität des Gehirns geschieht. Ein *neuer, unbekannter und daher fremder innerer oder äußerer Reiz* kann jedoch Angst auslösen, weil er Unangenehmes ankündigen könnte oder weil man über das Unbekannte noch keine Kontrolle hat. Dies geschieht z. B. im Laufe von Lernprozessen oder bei entscheidenden Schritten im Leben (Berufswahl, Eheschließung, Entschluss zu Kindern, Eintritt ins Alter), wenn ein neuer Reifungsschritt ansteht. Dies können völlig normale und entwicklungsgemäße Ängste sein, die der gesunde Mensch durchsteht und überwächst, deren Bewältigung für die Fortentwicklung wichtig und nötig ist. Wir sehen ähnliche Ängste auch bei Patienten, die vor dem Neuen zurückschrecken, obwohl das Neue (z. B. der therapeutische Erfolg) etwas Gutes und Konstruktives sein könnte. Es gibt auch Menschen, die sich von einer neuen Idee in Gefahr gebracht fühlen und darauf aktiv oder passiv ablehnend reagieren[13].

Krisen und Konflikte können Entwicklungsanreize sein und nicht nur auslösende Faktoren für psychische Störungen. Der Mensch braucht Krisen für seine Entwicklung (Erikson 1966; Hüther 1997, 2001a; Troendle 1978). Zudem ist es wesentlich menschlich, in der Therapie mit dem Angstphänomen zu arbeiten, denn die tieferen Schichten des Unbewussten sind ohne Angst nicht zu erreichen.

4.2.4 Tatsächliche und vorgestellte Gefahr

Die Gefahr kann eine *tatsächliche (reale) Gefahr* sein oder sie entspringt Gedanken, Phantasien oder Vorstellungen über Gefahren und Bedrohlichkeiten und ist in diesem Sinne eine *innere, vorgestellte und ›eingebildete‹ Gefahr.* Die tatsächliche Gefahr ist nicht deckungsgleich mit den äußeren Reizen,

13 Diese Reaktion können auch Therapeuten zeigen, die erstmals mit der ISTDP in Kontakt kommen.

d. h. ein äußerer Reiz kommt nicht notgedrungen einer tatsächlichen Gefahr gleich. Was der Phantasie entspringt, ob richtig eingeschätzt oder über- oder unterschätzt, ist keine Spinnerei, sondern eine ernst zu nehmende, innere Realität[14].

Die grundsätzliche Haltung des Therapeuten gegenüber der Angst ist, dass er sie zuerst einmal ernst nimmt und als Angst quittiert. Handelt es sich um eine reale Gefahr, wird er die weiteren Umstände eruieren und abklären:

1. ob im Moment eine therapeutische Arbeit überhaupt möglich und sinnvoll ist[15],
2. ob das Ereignis an der therapeutischen Aufgabe etwas ändert,
3. ob der Patient im Moment die Kapazität für einen therapeutischen Prozess hat. Ist das Letztere der Fall, ist zu klären, ob ein Zusammenhang besteht zwischen der äußeren Gefahr und dem, weshalb der Patient in Therapie kommt. Sicher wird der Therapeut erst Druck auf die Gefühle machen, wenn der Patient für den inter- und intrapsychischen Prozess fähig ist.

4.2.5 Stress und Angst als Alarmglocken im Gehirn

Stress und Angst lassen im Gehirn bildlich gesprochen Alarmglocken läuten, sodass man, wie Hüther (1997, S. 33–37) sagt, verzweifelt nach einer Lösung sucht, d. h. man sucht eine, zwischen unseren Milliarden von Nervenzellen für Verhaltensstrategie angelegte Verschaltung zu aktivieren, um die Bedrohung abzuwenden. Eine unerwartete Information kommt durch die ungefähr 2,5 Millionen sensorischen Fasern von den Sinnesorganen in der Hirnrinde an und stört die Routine der dort ablaufenden Prozesse. Die Aufregung erfasst diverse Gruppen von Nervenzellen im Gehirn und über Nervenfortsätze in allen Regionen und Organen des Körpers. Die Nebennieren entleeren ihre Vorräte an Adrenalin (dem bekanntesten Stresshormon) in das Blut. Das Herz beginnt wild zu schlagen. Wenn dann die *Verhaltens- und Verdrän-*

14 Ein Patient hatte panische Angst, den Eltern zu sagen, dass er eine Therapie mache und den größeren Teil selbst bezahle. Er war gut verdienend und wie die Eltern vermögend. Trotzdem hatte er die Phantasie, die Eltern könnten ihn enterben und sich von ihm lossagen. Wie sich im Lauf der Therapie herausgestellt hat, war die Angst vor dieser ›Gefahr‹, was die Eltern betrifft, unbegründet, da die Angst sich zunehmend als projektive Abwehr gegen die Wut, die den Eltern galt, entpuppte.

15 Eine Patientin äußerte im Erstgespräch ihre Angst darüber, dass ihr Partner gedrohte hatte, er werde sie erschießen, wenn sie zu einem Therapeuten gehe. Sie brauchte vorerst polizeilichen Schutz und nicht eine psychotherapeutische Intervention.

gungsstrategien für die Beseitigung des Stress nicht effizient sind, werden Verschaltungen in Erregung versetzt und Substanzen abgesondert, die mit dem Blut in die Hypophyse (Hirnanhangsdrüse) an der Unterseite des Zwischenhirns transportiert werden und bewirken, dass von den Zellen dieser Drüse ein Hormon ausgeschüttet wird, das mit dem Blut zu den Nebennieren gelangt. Diese schütten das Kordisol aus, das eine weiterreichende Wirkung hat als das Adrenalin. Aus Angst wird Verzweiflung, Ohnmacht und Hilflosigkeit. Wissenschaftlicher ausgedrückt »entsteht ein sich aufschaukelndes Erregungsmuster zwischen Kortex, limbischem System und den zentralen noradrenergen Kerngebieten, das – wenn es nicht durch andere Eingänge unterdrückt wird – zur Aktivierung der neurosekretorischen Zellen im Nucleus paraventricularis und damit zur *Stimulation des hypothalamo-hypophyseo-adrenokortikalen (HPA-Achse) Systems* führt« (S. 35).

Lautenbacher und Kundermann (2004, S. 167–175) stellen in einer Studie über die aktuellen neuropsychologischen Befunde zu den Angststörungen fest, dass die neuropsychologischen Auffälligkeiten bei Patienten mit Angst- und Panikstörungen größtenteils geringfügig zu sein scheinen und vor allem das explizite Gedächtnis für verbales und visuelles Material betreffen. Es könne weitgehend als gesichert gelten, dass diese Patienten durch verstärkte Aufmerksamkeitsfokussierung oder erhöhte Ablenkbarkeit eine Verzerrung in der Informationsverarbeitung zugunsten bedrohlichen Materials aufweisen. Diese Ergebnisse decken sich mit jenen von LeDoux (2003, S. 379–382), welcher die Angst als einen kognitiven Zustand bezeichnet, in dem bange und beunruhigende Gedanken das Arbeitsgedächtnis so in Beschlag nehmen, dass die an der emotionalen Verarbeitung beteiligten Systeme (z.B. die Amygdala) eine Bedrohung registrieren und das Arbeitsgedächtnis in einen wachsamen Verarbeitungszustand versetzen, sodass es die Aufmerksamkeit auf das gerichtet hält, womit es gerade beschäftigt ist, und damit das Denken, Entscheiden und Handeln bestimmen. »Wenn der Organismus mithilfe seines Arbeitsgedächtnisses begreift, dass er sich in einer bedrohlichen Situation befindet und sich nicht sicher ist, was ihn erwartet oder wie er am besten reagieren soll, stellt sich Angst ein« (S. 380). Die Angst ist nicht in einer spezifischen Hirnregion verankert, sondern im gesamten System von Schaltkreisen. Ein zentrales Verhaltensmerkmal von Angststörungen ist das krankhafte Vermeiden möglicher Gefahren. Für den weiteren Prozess stellt sich die Frage, welcher Art die Stressreaktionen sind und wie der betreffende Mensch mit ihnen umgeht.

4.2.6 Stressreaktionen und der psychosoziale Konflikt

Hüther unterscheidet, wie weiter oben (4.2.1) kurz erwähnt, hauptsächlich zwischen der kontrollierbaren und der unkontrollierbaren Stressreaktion:

1. *Die kontrollierbare Stressreaktion*
   Bei der kontrollierbaren Stressreaktion sind im Vergleich zur unkontrollierbaren Stressreaktion die Veränderungen im Gehirn und im Körper ganz verschieden. Bei der kontrollierbaren Herausforderung kann der Mensch etwas machen, um die innere Unruhe zu bannen. Das Kind, das vom Mäuerchen herunter springen will, empfindet als Anfangsgefühl *Angst*. Dem ersten Springen folgt die *Überraschung*, dass es erfolgreich war. Daraus kann *Neugierde* resultieren, ob es wieder gelingt oder sogar von etwas weiter oben. Und dann sehen wir, wie das Kind an der Herausforderung *Lust* entwickelt. So wird aus der Bedrohung eine *Herausforderung*, aus Angst *Zuversicht* und *Mut* und aus Ohnmacht *Wille*; und am Ende des Prozesses erlebt der Mensch Vertrauen, Zuversicht und Glück.

> Wiederholt auftretende, kontrollierbare psychosoziale Belastungen (Herausforderungen) notwendig, um die individuellen genetischen Möglichkeiten zur Strukturierung eines komplexen Gehirns nutzen zu können, die zu einer sukzessiven Stabilisierung und verbesserten Effizienz der neuronalen Netzwerke und Verbindungen führen. (Hüther 2003, S. 98)

Weltweit werden heute riesige Anstrengungen unternommen, die Wirkungen chemischer Substanzen (z.B. Calcium, Cordisol, Gamma-Aminobuttersäure, Dopamin, Glutamat, Norepinephrin, Serotonin) auf die Synapsentätigkeit und deren Auswirkungen auf das kognitive und emotionale Geschehen zu entschlüsseln[16]. Im Rahmen dieses Kompendiums können wir lediglich stellvertretend für viele andere einige Autoren[17] erwähnen, die in einem breiten wissenschaftlichen Werk die Basisliteratur ausweisen.

16 Hüther G, Bonney H (2002) berichten, dass bis zum Herbst 2001 mehr als eine halbe Million Berichte über medikamentöse Behandlung von ADHS-Kindern erschienen sind (S 78).

17 Damasio AR (1997, 2000, 2003); Gazzaniga MS et al (1996); Hüther G (1997, 1999a, 2001a, 2003); Koukkou M, Lehmann D (1998); LeDoux (2001, 2003); Popper KR, Eccles JC (1982); Roth G (2003)

Beutel (2002) referiert in einem Übersichtsartikel neueste Studien über den Einfluss des Dopaminrezeptorgens auf das Persönlichkeitsmerkmal »Neuigkeitssuche.« Unser Interesse gilt dabei speziell den noch weitgehend unerschloßenen gegenseitigen Einflüssen von Gehirnfunktionen und Psychotherapie. Gaillard (1992) untersuchte den Einfluss des Dopamins auf die Triebe, die Motivation und die Belohnung, die Auswirkung von Stress auf die Dopaminrezeptoren (Brain Dopamine Systems) und die Veränderungen der Gehirnfunktionen während den Phasen 3 bis 5 der *Zentralen Dynamischen Sequenz* (Kap. 6). Das Zusammenspiel neurobiologischer und psychischer Prozesse ist u.a. ein Indiz für die von Davanloo betonte enorme regenerative Kraft der Nerven und des Charakters und damit auch ein Hinweis auf die Möglichkeit einer erfolgreichen Therapie.

Von einer anderen Forschungsrichtung her belegt Kohut (1979, S. 110) das eben referierte Phänomen der regenerativen und konstruktiven Reaktion auf kontrollierbaren Stress, indem er sagt, dass sich das psychische Leben des Menschen »weder in Zuständen völligen Gleichgewichts (das traumlos schlafende Baby) noch in Zuständen ernstlich gestörten Gleichgewichts (das wütende, hungrige Baby) enthüllt«, da Empathiebrüche natürliche Erfahrungen sind, denen jedes Kind unweigerlich ausgesetzt ist. Das angeborene Vertrauen (1.5) jedoch befähigt das Baby, durch Protest und Selbstbehauptung das Vertrauen und das psychische Gleichgewicht wieder herstellen zu wollen, in dem Augenblick, in dem eine Störung eintritt.

2. *Die unkontrollierbare Stressreaktion*

Die unkontrollierbaren seelischen Belastungen lösen eine lang anhaltende HPA–Achse (4.2.5) und eine langfristige Erhöhung des zirkulierenden Glukokortikoid-Spiegels aus und verursachen eine Destabilisierung und Auslöschung unbrauchbar gewordener, bereits angelegter Verbindungen und neuronaler Netzwerke, was die Aneignung neuer Bewältigungsstrategien und grundlegende Veränderungen im Denken, Fühlen und Handeln ermöglicht. So lösen die kontrollierbaren und die unkontrollierbaren Belastungen neuroendokrine Reaktionen aus und tragen zur Strukturierung des Gehirns (Selbstorganisation neuronaler Verschaltungen) bei, was vor allem in Umbruchphasen (z.B. Pubertät) zu psychosozialen Neuorientierungen zwingt (Hüther 2003, S. 99f).

Dieser im Gehirn stattfindende »Reorganisationsprozess ist jedoch immer mit dem Risiko der Entgleisung und des unkompensierbaren Verlustes bestimmter Fähigkeiten im Bereiche des Denkens, Fühlens oder Handelns behaftet« (op cit S. 100). Die meistens durch psychosoziale

Konflikte verursachten anhaltenden, unkontrollierbaren Stressbelastungen werden zur Überlastung und zum Trauma, wenn es z. B. dem Kinde mit seinem noch unzureichend entwickelten Repertoire an sozialen Verhaltens-(Coping-) Strategien (Hüther 1997, S. 43) nicht mehr gelingt, die Balance zwischen Erregung (dopaminerges System) und Ruhe (serotonerges System) herzustellen und die Destabilisierung zu einem neuronalen Reorganisationsprozess umzumünzen. Dann werden die integrativen (neuronalen, endokrinen und immunologischen) Regelmechanismen zusammenbrechen, bereits entstandene Verschaltungen gestört und körperliche und psychische Störungen zur Folge haben. Die durch die nicht mehr abwendbare Gefahr ausgelöste Angst schlägt um in *Wut, Verzweiflung und Ohnmacht.*

4.2.7 Stress, Angst und Symptombildung

Wir haben dargelegt, welche endokrinen, neurophysiologischen hormonellen Prozesse im Gehirn durch Stress und Angst in Gang gesetzt werden. Angst ist ein Signal für drohende Gefahr, wobei es im Kontext dieser Arbeit um *innere, psychische Gefahren* und Bedrohlichkeiten geht, die von Gefühlen, Vorstellungen, Gedanken und Phantasien ausgehen.

Sofern es sich bei der Gefahr um kontrollierbare Stressreaktionen handelt, werden, wie wir gesehen haben, alle zur Verfügung stehenden Verhaltensstrategien mobilisiert, da eine der wichtigsten Aufgaben des organisierenden Ich ist, *die Gefahr und die Angst als Herausforderung zu einer konstruktiven Lösung umzumünzen*. Schwieriger wird es bei unkontrollierbaren Stressreaktionen, was entwicklungspsychologisch in höchstem Maße beim Säugling und Kleinkind von Bedeutung ist, weil das Kind in diesem Alter ein noch unzureichend entwickeltes Repertoire an sozialen Verhaltens-Strategien (4.2.6) besitzt, d.h. die Verschaltungen im Gehirn sind nur rudimentär und die erfahrungsabhängige Neuroplastizität (experience-dependent plasticity) ist erst im Aufbau begriffen. Nach Hüther wird heute die Informationsverarbeitung im ZNS »als ein gleichzeitig seriell und parallel ablaufender Prozess der Aktivierung multifokaler, eng miteinander verschalteter neuronaler Netzwerke verstanden. Jedes dieser Netzwerke besitzt strukturell festgelegte Verschaltensmuster mit anderen Netzwerken, die im Verlauf der Ontogenese herausgebildet und zeitlebens durch die Art ihrer Nutzung um- und überformt werden« (op cit S. 61). Die in den höheren, assoziativen Bereichen des Gehirns erst nach der Geburt ausreifenden Verschaltungen sind in fast beliebiger Weise von den genetischen Personen formbar.

Die *immense Formbarkeit* des sich entwickelnden menschlichen Gehirns ist die entscheidende Voraussetzung für die transgenerationale Weitergabe von Werten, Erziehung, Sozialisation, Bildung, Kenntnissen, Fähigkeiten, Vorstellungen und Kultur.

Aber alles, was formbar ist, ist auch verformbar, sodass alles dem Kinde zum Wohle oder zu seiner Traumatisierung gereichen kann (Hüther 2004, S. 112–121). Unkontrollierte Stressreaktionen, die keinen Reorganisationsprozess auslösen können, wirken im frühkindlichen Entwicklungsstadium traumatisierend, was Davanloo mit dem *Schema der psychopathologischen dynamischen Kräfte* darstellt (5.5).

Holder beschreibt diesen Umstand, auf den Freud schon fünfzig Jahre zuvor hingewiesen hatte (siehe weiter unten), wie folgt: »Der psychische Apparat vermag nur mit einer bestimmten Menge psychischer Energie auf einmal fertig zu werden. Sie hängt vom Entwicklungsstand und Reifegrad des psychischen Apparats ab. Wird er einem zu großen Quantum affektiver Energie ausgesetzt, gerät er in Gefahr, davon überwältigt zu werden. Anders ausgedrückt: Der normale Reizschutz wird durchbrochen. Während der Kindheit ist der noch unausgereifte psychische Apparat weitaus eher in Gefahr, dass ihn auf diese Weise eine plötzliche Welle der Erregung und Reizung überflutet, eine Energie also, die er nicht durch die passende und gesteuerte Abfuhr über die normalen Kanäle zu meistern vermag. Den Zustand, der eintritt, wenn das Individuum von unkontrollierbarer Energie hilflos überwältigt wird, bezeichnet man auch als ›psychisches Trauma‹« (Holder 1976, S. 233).

Neben den Kenntnissen über die traumatisierenden Elemente besitzen wir heute aber auch ein großes, wissenschaftlich bestens abgesichertes Wissen aus der Pädagogik, der Heilpädagogik, der Entwicklungspsychologie, der Psychopathologie, der Psychotherapie und der kognitiven Neurowissenschaften über die psychosozialen Faktoren, die zum optimalen Gedeihen eines Kindes beitragen.

Wird nun ein Kind einem *unkontrollierbaren* Stress ausgesetzt, löst die Angst nicht mehr neue Verschaltungsprozesse im Gehirn aus, sondern Ohnmacht, Verzweiflung und Wut (Hüther 1997, S. 40).

Wenn der psychosoziale Stress durch die genetischen Personen zu einem unkontrollierbaren Stressfaktor wird, ist die psycho-physische Integrität (Bond) der kindlichen Person bedroht und die unbewusste psychische Reaktion ist, wie Hüther (2004b) sagt, ein Rückfall in phylogenetisch frühere, primitivere Verhaltensmuster, die bei den regressiven und maligne regressiven Abwehrmustern beschrieben werden.

Die unbewusste reaktive Wut gegen die genetischen Personen setzt das Kind nach der Traumatisierung erneut einem unkontrollierbaren Stressfaktor aus, denn die *erfahrungsabhängige Neuroplastizität* ermöglicht dem Kind noch nicht, mit den komplexen und heftigen Gefühlen von Liebe, Wut und Schmerz sich dem Vater, der Mutter oder einem Geschwister gegenüber adäquat zu verhalten, zumal es psychisch und physisch noch von den Eltern abhängig ist. Die Psyche des Kleinkindes ist durch die Energie der komplexen, schmerzlichen und Angst erregenden Gefühle überfordert. So bleiben dem Kind nur die Verdrängung der Gefühle und das Einbinden der Angst in Symptome (Neurosenbildung).

Davanloos Modell der psychopathologischen Prozesse basiert auf Freuds zweiter Angsttheorie. Ursprünglich hatte Freud die Angst als eine Abfuhr-Reaktion auf die Triebansprüche und auf die vom Ich abgelehnte Libido (sexuelle Erregung) verstanden. Relativ spät integrierte er in *Hemmung, Symptom und Angst* (1926, S. 167) seine Ideen über Trieb-Angst mit jenen der Angst als Trauer-Reaktion auf Objektverlust und Verlust der Liebe des Objektes. Lassen wir Freud mit ein paar Textauszügen aus dem genannten Werk persönlich zu Worte kommen: »Die Angst erscheint so als Reaktion auf das Vermissen des Objekts und es drängen sich uns die Analogien auf, dass auch die Kastrationsangst die Trennung von einem hochgeschätzten Objekt zum Inhalt hat, und dass die ursprünglichste Angst (die ›Urangst‹ der Geburt) bei der Trennung von der Mutter entstand« (S. 167). »Das auffällige Zusammentreffen, dass sowohl die Geburtsangst wie die Säuglingsangst die Bedingung der Trennung von der Mutter anerkennt, bedarf keiner psychologischen Deutung; es erklärt sich biologisch einfach genug aus der Tatsache, dass die Mutter, die zuerst alle Bedürfnisse des Fötus durch die Einrichtungen ihres Leibes beschwichtigt hatte, dieselbe Funktion zum Teil mit anderen Mitteln auch nach der Geburt fortsetzt. Intrauterinleben und erste Kindheit sind weit mehr ein Kontinuum, als uns die auffällige Caesur des Geburtsaktes glauben lässt« (S. 169). »Das frühkindliche Wesen ist wirklich nicht dafür ausgerüstet, große Erregungssummen, die von außen oder innen anlangen, psychisch zu bewältigen. Zu einer gewissen Lebenszeit ist es wirklich das wichtigste Interesse, dass die Personen, von denen man abhängt, ihre zärtliche Sorge nicht zurückziehen« (S. 178). »Die Angst ist die Reaktion auf die Gefahrensituation; sie wird dadurch erspart, dass das Ich etwas tut, um die Situation zu vermeiden oder sich ihr zu entziehen. Man könnte nun sagen, die Symptome werden geschaffen, um die Angstentwicklung zu vermeiden, aber das lässt nicht tief blicken. Es ist richtiger zu sagen, die Symptome werden geschaffen, um die *Gefahrsituation* zu vermeiden, die durch die Angstentwicklung signalisiert wird« (S. 159). »Aus der Würdigung der Widerstandsphänomene ergab sich einer der Grundpfeiler der psychoanalytischen Neurosenlehre, die Theorie der Verdrängung. Es lag nahe anzunehmen, dass dieselben Kräfte, die sich gegenwärtig gegen die Bewusstmachung des pathogenen Materials sträubten, dasselbe Bestreben auch seinerzeit mit Erfolg geäußert hatten. Die Eindrücke und seelischen Regungen, für welche jetzt die Symptome als Ersatz standen, waren nicht grundlos ... vergessen worden, sondern sie hatten durch den Einfluss anderer seelischer Kräfte eine Verdrängung erfahren, deren Erfolg und Zeichen eben ihre Abhaltung vom Bewusstsein und ihr Ausschluss aus der Erinnerung war. Erst infolge dieser Verdrängung waren sie pathogen geworden, d.h. sie hatten sich auf ungewöhnlichen Wegen einen Ausdruck als Symptome geschafft«. (Freud 1928, S. 411f)

Freuds Revision seiner Angsttheorie impliziert, dass Trennung und Verlust an den Wurzeln des neurotischen Leidens stehen und dass verlässliche Bindungen zum Wesen der menschlichen Natur gehören. Die größte Gefahr für ein Kind, eine psychische Störung zu entwickeln, ist der Verlust einer geliebten Person oder der Verlust der Liebe einer geliebten Person. Und auch alle Gefühle und Impulse, die den innersten Bindungskern (Bond) bedrohen, werden ebenfalls gefahrvoll erlebt und lösen Angst aus und rufen nach Abwehr (Symptombildung) der angstvollen und gefährlichen Gefühle aus dem Verlangen, die Bindung zur geliebten Person erhalten zu können. (Diese urtümlichen Prozesse werden mit dem Modell des Konflikt-Dreieckes und seiner Relation zum Personen-Dreieck unter 3.6 dargestellt.)

Die Pathogenese einer psychischen Störung beruht aus der Sicht der wissens- und kontextgesteuerten informationsverarbeitenden Hirnprozesse (synthetisierende mnemonische Funktionen des Assoziationskortex) darin, wie Koukkou und Lehmann (1998) darlegen, dass an die Stelle kooperativer wohltuender Kommunikation und daraus resultierenden Wohlbefindens unkooperative Interaktionen und ein maladaptives Wissen tritt. Das sachliche (deklarative) Wissen über die Beziehungspersonen, das die psychobiologische Gesundheit nicht fördert oder sogar stört und verletzt, zwingt das Kind, in der Praxis und/oder in der Vorstellung (prozedurales Wissen), Verhaltensweisen (skills und kognitiv-emotionale Realitätsbewältigungsstrategien) als Selbstaufrichtungsversuche zu kreieren. Dies sind häufig erfinderische Lösungen der synthetisierenden mnemonischen Funktionen des Assoziationskortex des Kindes, die ihm ermöglichen, mit den *Angst, Wut und Trauer* auslösenden Erlebnissen fertig zu werden. Diese *Konfliktreduktionsstrategien* des Gehirns (Abwehrstrategien) haben aber sehr häufig einen maladaptiven, konflikthaften und dysfunktionalen Charakter, automatisieren sich und werden nicht bewusst in reflexartiger Geschwindigkeit benutzt.

4.3 Wie die ISTDP mit der Angst umgeht

4.3.1 Wo im Personen- und Konflikt-Dreieck steht der Patient?

Zu Beginn einer Sitzung stellt sich der Therapeut u.a. zwei Fragen, die für Diagnose und Strategie fundamental sind, nämlich 1. wo sich der Patient gerade jetzt im Personen- und Konfliktdreieck befindet, d.h. was das Unbewusste des Patienten zeigt und 2. welchen psychophysiologischen Weg die Angstabfuhr im Moment einschlägt (4.3.2).

Für die erste Frage hilfreich sind die Diagramme des Personen- und Konfliktdreieckes (3.5; 3.6). Sofern der Patient nicht von einem aktuell erlebten Ereignis (Streit mit einer Person, Todesnachricht, Unfall) aufgewühlt in die Sitzung kommt, gelten seine Gefühle normalerweise dem Therapeuten (T) und der Therapie. In dieser Gefühlslage kann er mehr oder weniger flexibel eine der folgenden drei Positionen einnehmen:

1. *Der Patient kommt in einer Abwehrhaltung (Position D des Konfliktdreieckes)*
   Der Patient kann z.B. eine neutrale oder joviale oder schweigende ›Visitenkarte‹ präsentieren, womit er rasch die Art der Abwehr- und Widerstandsmechanismen zeigt (5.4.2). Die Abwehren haben die Funktion, die Angst zu reduzieren (Angst-Abwehr), die ihrerseits die gemischten Gefühle und Impulse unterdrückt, womit der Fluss im Konflikt-Dreieck angesprochen ist. Patienten in einer Abwehrhaltung nach ihren Gefühlen zu fragen, wäre unsinnig und ein technischer Fehler; vielmehr muss sich in diesem Falle die Arbeit an die Abwehren und Widerstände richten.
2. *Der Patient kommt mit Impulsen und Gefühlen (Position I/F des Konfliktdreieckes)*

Zeigt der Patient Gefühle und Impulse, sind die Abwehr und der Widerstand (vorerst) gering. Es kann sich um einen Patienten links der Mitte oder ganz links im Spektrum der psychoneurotischen Störungen (5.6.1) handeln. Erhöhen sich die Widerstände und die Angst durch die fortschreitende Arbeit an den Gefühlen und an den Widerständen, dann sind die entsprechenden Techniken für die Widerstandsarbeit (5.4) und für den Umgang mit der Angst einzusetzen.

3. *Der Patient kommt mit Angst (Position A des Konfliktdreieckes)*
Angst ist, wie Freud (1926, S. 159) sagt, eine Reaktion auf eine Gefahrensituation. Bei genügend differenzierter Ich-Struktur reagiert das Ich des Patienten mit Angst, um die (durch eine therapeutische Intervention) mobilisierten unbewussten Konflikte zu vermeiden oder sich ihnen zu entziehen. Die Angst des Patienten ist daher ein willkommenes Indiz, dass wir es mit einem *mobilisierten* Patienten zu tun haben.

In der Probetherapie beginnt der Therapeut mit der Befragung (inquiry), schiebt sie jedoch auf später auf, wenn der Patient Angst oder Widerstand in der Übertragung zeigt.

Wenn der Patient selbst mitteilt, er habe Angst, oder wenn die Angst durch das nonverbale Verhalten des Patienten offensichtlich ist, wird der erste Fokus die Angst sein. Die Angst könnte ein Indiz sein, dass die verdrängten gemischten Gefühle und Impulse aktiviert sind, was für die Therapie von größtem Vorteil ist und sofort fokussiert werden kann. Es könnte aber auch sein, dass es sich um schwierigere Formen der Angst (Fragilität) handelt, worauf wir weiter unten eingehen.

Der Therapeut darf sich nicht mit den Worten des Patienten begnügen, sondern muss die folgenden *nonverbalen Anzeichen* der Angst kennen und erkennen.

- Der Patient atmet beschwerlich, heftig oder gar nicht,
- macht einen oder wiederholte Seufzer,
- holt tief Luft,
- hält die Stuhllehne fest,
- bewegt oder reibt sich unruhig,
- kaspert, macht den ›Gignol‹,
- zeigt den Anflug eines verlegenen Lächelns,
- stockt oder verlangsamt seine Mitteilung,
- redet kontraphobisch oder verhaspelt sich,

- hat Anzeichen von Schwindel oder verschwommener Sicht,
- erbleicht.

Ein spezielles Augenmerk gilt folgenden Angstphänomenen:

a. Patienten, die zwischen Impulsen und Angst nicht unterscheiden können
Der Therapeut wird in den ersten 10–15 Minuten feststellen müssen, ob vor der Anwendung von Druck, Klärung und Herausforderung eine kognitive Restrukturierung des *zirkulären Prozesses des Konflikt-Dreieckes* (3.6) nötigt ist. Wenn der Patient Impuls (z.B. Wut) und Angst noch nicht unterscheidet, wird der Therapeut darauf hinarbeiten, dass der Patient den zirkulären Prozess erleben kann. Der Patient muss erfahren und verstehen, dass er auf Gefühle/Impulse mit Angst reagiert und auf die Angst mit Abwehr. Für diese Arbeit ist die Technik des *catch for the two* dem Therapeuten ein unentbehrliches Instrument, mit dem er wechselseitig je nach Notwenigkeit an den Gefühlen/Impulsen oder am Widerstand arbeitet, vorzugsweise in der Übertragung. Nur auf dem Fundamente dieses *zirkulären* Prozesses ist eine *dynamische* Therapie möglich. Gleichzeitig hat diese Erfahrung eine prophylaktische Wirkung gegen die Rückkehr der automatisierten Abwehrreaktionen.

b. ›Angstlosigkeit‹ durch Gefühlsunterdrückung
Diese frühe Klärung des Unterschiedes zwischen dem Erleben der Angst und dem Erleben eines Impulses ist besonders bei depressiven und fragilen Patienten nötig, wenn sie nicht nur Angst oder Verletzung mit Wut verwechseln, sondern die vom Unbewussten mobilisierten *Gefühle und Impulse gleich unterdrücken*, sodass sie keine sichtbare Angst mehr zeigen, wie im folgenden Diagramm dargestellt. Die Handhabung der Angst bei den depressiven und fragilen Patienten wird im Kapitel 7 eingehend behandelt.

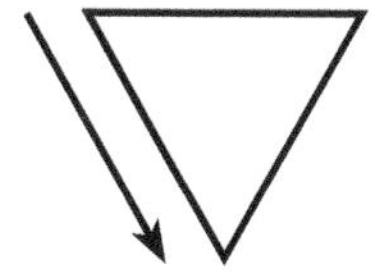

Abb. 6: Der Impuls löst nicht mehr Angst aus, sondern wird sofort abgewehrt

c. ›Angstlosigkeit‹ durch Ich-Syntonie
Ist der Patient mit seinen *Symptomen identifiziert*, kann es sein, dass er keine subjektive Angst-Erfahrung hat. Diese Angstlosigkeit ist eine Abwehr und ein Hindernis für eine Veränderung. Weil aber die Therapie ein dynamischer Prozess und auf Veränderung aus ist, muss die Ich-Syntonie aufgelöst werden (5.4.1.3), damit der zirkuläre Prozess im Konflikt-Dreieck in Fluss kommt.

d. Patienten mit habitueller Angst
Es ist wichtig, dass der Therapeut sich Klarheit verschafft, ob er es mit der *Übertragungs-Angst* eines neurotischen Patienten oder mit dem *strukturellen Angstproblem* eines fragilen Patienten zu tun hat. Bei Patienten, die eine *diffuse und/oder habituelle, resp. strukturelle Angst* zeigen, wird der Therapeut zuerst klären und sich Sicherheit darüber verschaffen, wie es um die *Angsttoleranz* des Patienten bestellt ist. Um keine technischen Fehlgriffe zu machen und um den Patienten bezüglich der Angst weder zu überfordern und seine Angst iatrogen zu verschlimmern noch den Patienten zu unterfordern und die Angst mit Diversifizieren abflauen zu lassen, wird der Therapeut zuerst einige diagnostische Feststellungen treffen müssen, die für seine weitere Strategie und das Therapieverfahren entscheidend sind.

In einem ersten Schritt wird er mit bestimmten Interventionen sondieren, seit *wann* oder wie lange schon der Patient Angst erlebt. Mit der Frage nach der Dauer der Angst wird die Angst zeitlich eingeschränkt, sofern es sich nicht um eine diffuse und/oder habituelle Angst handelt. Je früher die Angst auftrat und je später sie verschwindet, desto mehr haben wir ein Indiz für eine verminderte Angsttoleranz, desto mehr hat der Patient Schwierigkeiten mit ihr umzugehen und desto mehr wird er eine Restrukturierung der Angst benötigen (Davanloo 1988b, c).

In einem zweiten Schritt wird geklärt, wie der Patient die Angst physisch erlebt und welchen *somatischen Weg* (4.3.2) die unbewusste Angst einschlägt. Davanloo betont die Notwendigkeit des Vorhandenseins und der Feststellung des »neurobiological, visceral, somatic pathway«, d.h. des *körperlichen* Erlebens der Gefühle, resp. der Angst. Der Therapeut wird mit seinem Wissen und seiner Aufmerksamkeit die Angst begleitenden Reaktionen und den *neurobiologischen Weg*, von dem gleich ausführlich die Rede sein wird, genau verfolgen, um beurteilen zu können, ob ein steiler oder ein flacher Anstieg der komplexen Übertragungsgefühle indiziert ist.

Das Erleben der Angst ist ein wichtiges therapeutisches Instrument. Wenn der Therapeut keine Angst mobilisiert, wird er auch keine Veränderung bewirken. Er wird auch Patienten mit *erniedrigter* Angsttoleranz nicht einfach stützen und aufmuntern (infantilisieren), sondern im Hinblick auf eine *strukturelle* Veränderung deren Angst bis an die Grenze des Tolerierbaren in Zyklen steigern und wieder abbauen und dabei auf die Angstäquivalente des neurobiologischen Weges achten, was im Zusammenhang mit der Restrukturierungsarbeit und dem Graded Format (7.2.4.3) ausführlich dargelegt ist.

4.3.2 Diagnostische Parameter: Muskeltonus und Angsttoleranz

Der nächste Schritt im Umgang mit der Angst ist das Feststellen der *Physiologie der Angst*, d.h. durch welchen Kanal der Patient seine Angst abführt; die Diagnose und die weitere Strategie hängen davon wesentlich ab. Freud (1890) hatte im Zusammenhang mit seinen frühen Untersuchungen der Neurasthenie und Hysterie auf die Beteiligung des Gehirns und des gesamten Nervensystems hingewiesen und festgestellt, dass der Einfluss der Affekte auf den Körper (Gesichtsausdruck, Blutumlauf, Absonderungen, Erregungszustände der willkürlichen Muskeln) augenfällig sei und dass alle Affekte und auch die Denkvorgänge eine körperliche Äußerung haben und die körperlichen Vorgänge verändern (S. 294–296). »Selbst beim ruhigen Denken in ›Vorstellungen‹ werden dem Inhalt dieser Vorstellungen entsprechend beständig Erregungen zu den glatten und gestreiften Muskeln abgeleitet, welche durch geeignete Verstärkung deutlich gemacht werden können...« (S. 296). Dieses Phänomen, das sich auch die experimentelle Neuropsychologie zu Nutzen macht, wird in Echtsituation ganz genau untersucht, um bei der Diagnose und im Therapieprozess die Technik korrekt anzuwenden. Es sind also sowohl das *psychische* Erleben, Fühlen und Erinnern als auch das *physische* Verhalten Gegenstand der Untersuchung.

Wie die Affekte und Gefühle insgesamt, so schlägt auch die *bewusste und unbewusste Angst* einen *physiologischen* Weg ein, der sich in einem bestimmten *Muskeltonus* zeigt, der jedoch nicht mit Muskelverspannung gleichzusetzen ist. Während z.B. die Wutgefühle im Solarplexus starten, kann die Angst verschiedene somatische Wege einschlagen, die ein *Indikator für die Ich-Struktur* sind, d.h. ob die Angst dynamisch (neurotisch) oder strukturell (fragil, borderline) ist. Das folgende Diagramm zeigt, welchen Kanal die unbewusste Angst nehmen kann.

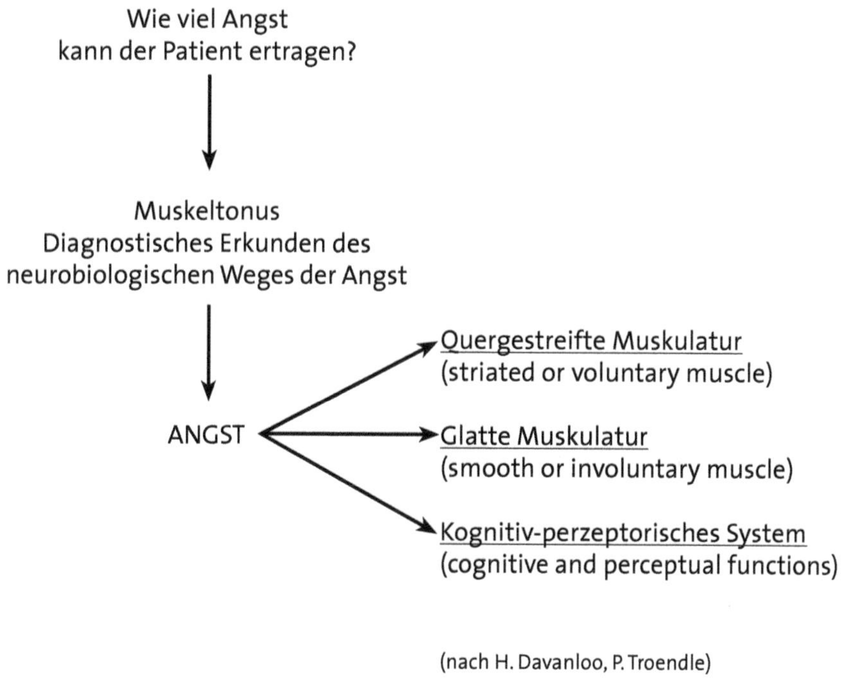

Abb. 7: Die neurobiologischen Wege der Angst

4.3.2.1 Die Angst geht in die quergestreifte Muskulatur

Obsessive Patienten, welche dazu neigen, verhindernde und verbietende Abwehrmechanismen einzusetzen, entladen ihre unbewusste Angst in die quergestreifte Muskulatur, d.h. in die *Skelettmuskulatur*, deren Kontraktionen rasch, an keinen Rhythmus gebunden, *willkürlich* beeinflussbar und durch das *zerebrospinale Nervensystem* ausgelöst sind. Im Gegensatz z.B. zur Wut, bei der wie beim Anspringen des Löwen oder beim Boxen nur die Agonisten im Spiel sind, reagieren bei der unbewussten Angst die Agonisten und die Antagonisten.

Äußert sich die Angst in Verspannungen und nervöser Entlastungsmotorik, haben wir ein erstes Indiz, dass sie den Weg in die quergestreifte Muskulatur (striated pathway) nimmt und eine *Tonuszunahme* festzustellen ist. Die Angst nimmt dann ihren Anfang in den Muskeln der Finger. Zuerst werden die Daumen und dann die Hände (Supination/Pronation) gegen einander gepresst (clenching). Darauf geht die Spannung in die Ellbogen, in die Unter- und Oberarme, in die Schultern, in den Sternocleidomastoideus, in den Hals (belegte Stimme), in den Nacken, in die vorderen Kopf- und Gesichtsmuskeln (gezwungenes Lächeln), interkostal in den Thorax, sodass tiefe Atemzüge hörbar sind, in die Rückenmuskulatur, sodass sich der Körper aufrichtet, und in die Beine.

Patienten, die mit der quergestreiften Muskulatur reagieren, bringen ihre physische Verspannung, die bis zu Muskelkater gehen kann, in Verbindung mit ihrer Angst und haben eine Vorstellung, worüber sie Angst haben. Damit zeigen sie eine gute Ich-Struktur, einen gewissen Grad der Integration von Denken und Fühlen und einen hohen Grad der Ich-Funktionen, d. h. das Ich kann zumindest teilweise die unbewusste Angst auffangen (hohe Angsttoleranz). Eine ›instant repression‹ (3.6; 5.4.2.4; 7.2.3.3) oder psychosomatische Reaktionen (7.9) bleiben aus, jedoch nicht z. B. Stottern und Tics. Das Gefühl von Wärme im Gegensatz zum Schwitzen ist kein Angstsignal und hat nicht mit der quergestreiften oder glatten Muskulatur zu tun, sondern ist ein vegetatives Signal und nicht alarmierend. Patienten hingegen, die zur Spannungsabfuhr neigen (Nesteln, unruhiges Bewegen, Gestikulieren, Umherrutschen) müssen zuerst mit dieser Form der Abwehr vertraut gemacht werden, damit sie lernen, diese Art von Abfuhr zu stoppen, da sich sonst keine intrapsychische Spannung und eine intrapsychische Krise (6.4.4.2) aufbauen kann.

Wenn ein Patient eine hohe Angst-Kapazität hat, wird der Therapeut in der Übertragung die Angst zur Mobilisierung des Unbewussten einsetzen und sie bis zum höchsten ertragbaren Maße verstärken. Diesen Patienten gegenüber kann der Therapeut die Angst benennen und ihnen sagen, dass er sehe, dass ihre Angst in die quergestreifte Muskulatur gehe. Oft wird schnell klar, dass es sich bei der Angst, mit welcher der Patient in die Sitzung kommt, um eine *Übertragungs*angst handelt. Sobald die Angst, die in die quergestreifte Muskulatur geht, in der Übertragung etabliert ist, was sich mit Seufzern, Kniebewegungen, Reiben, Herzklopfen oder einem gespannten

Gesicht kundtut, können wir im Wissen um die Kapazität des Patienten Druck machen auf die weiteren Gefühle und Impulse in der Übertragung, d.h. auf die Gefühle und Impulse, die der Patient neben der Angst auch noch zum Therapeuten (I/F ➛ T) spürt. Jetzt kann der Therapeut in der Übertragung arbeiten und den Prozess rasch voranbringen, denn die *Übertragung* ist der »heiße Stuhl«. Der Therapeut wird fragen: »Welche anderen Gefühle neben der Angst spüren sie jetzt auch noch zu mir?« Diese Frage zielt auf die Mobilisierung sowohl der unbewussten komplexen Übertragungsgefühle (complex transference feelings, CTF), die unter der Angst liegen, als auch der unbewussten therapeutischen Allianz (unconscious therapeutical alliance, UTA). Dieses Vorgehen mobilisiert im Patienten die Abwehr und zusätzliche Angst, was wichtig ist, weil das Konflikt-Dreieck in Fluss kommt, sobald der Patient seine Angst auf der Beziehungsebene (Angst vor Nähe) erleben kann. Sollte der Patient auf die gestellte Frage, welche anderen Gefühle er neben der Angst auch noch zum Therapeuten spüre, antworten, dass er keine anderen Gefühle habe, würde der Therapeut dem Druck (6.4.2) noch eine Herausforderung (6.4.3) beifügen, etwa in der Art: »Dann haben sie grundlos Angst?«

Wir sehen, die ISTDP arbeitet mit einer den Fokus (i. S. des im Moment gegebenen Themas) anpackenden Technik (clenching technique), d.h. sie beißt sich am Fokus fest, damit die Angst des Patienten nicht in Gegenwartsbeziehungen (C) oder in taktische Abwehren flüchtet und sich auflösen kann. Wenn die Angsttoleranz gut ist, kann der Therapeut die Angst wie eine Abwehr behandeln, da die Neurose im Laufe der Entwicklung der Angst eine Abwehr-Funktion erteilt. Die am Anfang der Therapie in der quergestreiften Muskulatur sichtbare Angst erhält später eine strukturelle Veränderung und etabliert sich in den Widerständen, z.B. durch Verzögerung, um die Schuld zu umgehen (Davanloo 1999). Kommen jedoch aus der quergestreiften Muskulatur keine Signale, ist dies ein Hinweis, dass das Unbewusste noch nicht mobilisiert ist.

Vignette 1: Angst in der Übertragung (Augsburger 1998a, S. 237)

TH Wie fühlen sie sich gerade jetzt?
PT Ängstlich ...mh, nur ein bisschen, nicht wie das letzte Mal.
TH So haben sie Angst, eben jetzt.
PT Und ...ääh.
TH Seit wann sind sie ängstlich?

PT Es begann im Zug.
TH So hat die Angst auf ihrem Weg hierher angefangen?
PT Ja.
TH Was machen sie verantwortlich dafür, dass sie ängstlich sind, gerade jetzt, wo sie mich sehen?
PT Ah ... hierher zu kommen und ... und sie zu sehen und zu arbeiten.
TH So haben sie Angst, mich zu sehen und jetzt mit mir zusammen zu arbeiten.
PT Ja.

Die zweite Vignette zeigt, wie der Therapeuten den Patienten durch die Befragung anleitet, eine klare Wahrnehmung seiner Körperempfindungen und Gefühle zu entwickeln. Gleichzeitig erhält der Therapeut diagnostische Aufschlüsse über die unbewusste Angst, die bei diesem Patienten teilweise in die quergestreifte Muskulatur geht (Verspannung auf der Brust) und zu häufigen Seufzern Anlass gibt. Wie wir schon gesehen haben, kann der Therapeut das Vorhandensein einer schweren Fragilität in der Charakterstruktur ausschließen, wenn die Angst nur in die quergestreifte Muskulatur geht.

Vignette 2: Die Untersuchung der Angst in der Übertragung (Whittemore 1998, S. 164f)

TH Und wie fühlen sie sich jetzt gerade hier mit mir?
PT Irgendwie ängstlich, glaube ich.
TH Fühlen sie sich ängstlich?
PT Ein bisschen.
TH Fühlen sie sich etwas ängstlich, hier mit mir?
PT Ein wenig, ja.
TH Wie nehmen sie diese Angst wahr, gerade jetzt?
PT Ich glaube, ich fühle mich angespannt.
TH Eines also ist Anspannung, das sie fühlen. Wo fühlen sie diese Anspannung?
PT Ich würde sagen in der Brust, glaube ich.
TH Sie fühlen sich in der Brust verspannt, gerade jetzt?
PT Ja, ein bisschen, hier.
TH Damit meinen sie eine Spannung in den Muskeln hier?
PT Ja.

TH Wo sonst noch fühlen sie diese Anspannung?
PT Ein bisschen hier. (auf den Bauch zeigend)
TH Was spüren sie hier?
PT Eine leichte Verkrampfung.
TH Verkrampfung? Sie haben das gerade jetzt? Im oberen Teil?
PT Tiefer.
TH Im Unterleib. Haben sie noch andere Empfindungen mit Angst, gerade jetzt?
PT Ahhh ...
TH Das eine ist eine Muskelverspannung auf der Brust, das andere eine gewisse Verkrampfung im Bauch.
PT Ich fühle mich warm, glaube ich, vielleicht ist es der Raum.
TH Erhitzung?
PT Eine leichte Trockenheit im Mund, vermutlich.
TH Sie haben eine gewisse Trockenheit im Mund?
PT Hm ...
TH Was wir bis jetzt sehen: Druck auf der Brust, Anspannung der Muskeln, Bauchkrämpfe und dann diese Trockenheit im Munde.
PT Ja.
TH Wie empfinden sie gerade jetzt auch noch, dass sie ängstlich sind?
PT Dass ich etwas schneller atmen muss, würde ich sagen.
TH Sie haben schnellere ...
PT ... Atemzüge
TH Aber spüren sie es auch? Denn wenn sie sagen, die Atmung sei schneller, dann müssen sie die Atemzüge auch spüren.
PT Ich kann fühlen, wie das ... das Herz und die Atmung ein bisschen schneller sind, ja.
TH Hm. Für gewöhnlich, wenn sie nervös sind, melden sich alle diese Symptome?
PT Ja.
TH Und jetzt halten sie den Atem an. Denken sie, dass ihre Kurzatmigkeit damit zu tun hat, dass sie ängstlich sind wie gerade jetzt? – Sie haben eine Verspannung in ihren Muskeln und zur gleichen Zeit müssen sie nach Luft schnappen.
PT Es könnte sein, ich wüsste nicht ...
TH Aber jetzt sind sie hier, um das zu untersuchen. Besteht da eine Verbindung zwischen ihrer Angst und Nervosität einerseits und der Verspannung auf der Brust, der Kurzatmigkeit, den Bauchkrämpfen und der Trockenheit im Mund andererseits?
PT Ja, es scheint logisch zu sein.

4.3.2.2 Die Angst geht in die glatte Muskulatur

Bei Patienten, die zu regressiven, fragilen, funktionellen und psychosomatischen Störungen neigen, geht die Angst nach innen in die glatte Muskulatur, d.h. in die *Hohlorgane und Gefäße*, die langsam, rhythmisch, *unwillkürlich und autonom* arbeiten. Das *vegetative Nervensystem* steuert die Kontraktion durch Vermittlung chemischer Substanzen wie Adrenalin und Azetylcholin. Es ist *keine Tonuszunahme* festzustellen. Wir sehen z.B. Zappeln (fidgeting), oberflächliche Seufzer, Stottern, zwanghaftes Lachen (Kichern). Je nach dem betroffenem Organ können folgende Störungen auftreten:

- Herz: Palpitationen
- Haut: Schwitzen, Erröten
- Gastro-intestinale Hohlorgane: Schmerzen, Erbrechen, Blähungen, Durchfall, Bauchweh, Flatulenz oder entzündliche Colitis
- Atemorgane: Hyperventilation, Bronchospasmus, Asthma bronchiale
- Glatte Muskulatur der Gefäßwände: z.B. Kopfweh, Migräne

Die Abwehren sind primitiv. Diese Patienten haben ein geringes Angst-Bewusstsein und sehen oft keinen Zusammenhang zwischen ihren Körperbeschwerden und der Angst und Nervosität. Sie sagen: »Es ist nur körperlich.« Diese Symptome sind Ausdruck einer Ich-Fragilität, weshalb bei diesen Patienten der Versuch eines vertikalen Durchbruches ins Unbewusste kontraindiziert ist. Sie brauchen eine restrukturierende Vorarbeit (7.2.3.3; 7.2.4.3), um die bewusste Angsttoleranz zu erhöhen, bevor sie einer stärkeren, affektbeladenen Arbeit ausgesetzt werden können. Ohne diese Vorarbeit ginge die nicht ertragbare Angst in die inneren Organe, wodurch das physische Leiden (Psychosomatosen wie colitis ulcerosa, Asthma, morbus Crohn, Magengeschwür) verschlimmert würde. Auch Übertragungsgefühle können sich bei diesen Patienten psychosomatisch auswirken.

Anekdote

Davanloo berichtet von einem Patienten, der nur in der Gegenwart des damaligen UNO-Generalsekretärs Dag Hammarskjöld zwanghaft mit Durchfall und Furzen reagierte. Nach ein paar Durchbrüchen ins Unbewusste erkannte dieser Patient seine Mutter-Übertragung auf den Generalsekretär als Ursache dieser Störung.

Erste therapeutische Aufgabe bei Patienten, die ihre unbewusste Angst in die glatte Muskulatur abführen, ist die Erhöhung der Angsttoleranz, womit der Abfuhrkanal in die glatte Muskulatur geschlossen werden kann. Während dieses Prozesses wird der Therapeut immer darüber wachen, wie viel Angst der Patient ertragen kann. Er wird durch seine Interventionen den Angstpegel zum Steigen bringen, da die Angsttoleranz oder die verminderte Angsttoleranz vornehmlich in der Übertragung (und nicht in der Anamnese oder in den Gegenwartsbeziehungen) untersucht und gestärkt werden kann. Bei einer geringen Angsttoleranz ist ein *graduelles Vorgehen* (Graded Format: 7.2.1; 7.2.4.3) angezeigt, d.h. die Angst wird immer wieder durch Herausfordern der Gefühle und der Abwehr bis zur noch ertragbaren Grenze stipuliert; dann lässt der Therapeut den Patienten sich wieder entspannen, indem er z.B. fragt, wie er sich fühle, ihn über die Angst-Signale befragt, eine Gegenwartsituation (C) anspricht oder ihn für einen Moment z.B. zu seinen Hobbies diversifizieren lässt. Darauf wird der Therapeut erneut durch Druck auf die Gefühle und Widerstände die Angst ansteigen lassen, wodurch das Ich des Patienten gestärkt wird und lernt, mehr Angst zu ertragen.

Sobald die Angst in die quergestreifte Muskulatur geht, ist ein steiler Anstieg der Übertragungsgefühle *(*rapid rise im T*)* indiziert. Der Druck auf die Gefühle und Impulse (I/F) in der Übertragung schützt den Prozess vor regressiven Abwehren. Wir werden also die Angst weder vermeiden noch umgehen und nur so weit reduzieren, als es für die Angsttoleranz des Patienten und für den therapeutischen Prozess nötig ist.

Vignette

TH Ihr Freud war enttäuscht, nachdem sie die Eintrittskarten gekauft hatten, obwohl ihr es gemeinsam beschlossen hattet?

PT Ja. Ich konnte nichts mehr sagen. Ich fühlte mich schlecht und fragte mich, was ich falsch gemacht habe.

TH Ihr Gefühl jetzt, wo sie es mir erzählen?

PT Ich habe hier einen Druck (Bronchospasmus).

TH Wenn ihr Freund hier wäre und sie hätten keine Angst und sie würden nichts schlucken?

PT Ich hätte schreien können. Ich weiß, er hat mich gern, aber er hat so viel Arbeit. Ich will ihn nicht verletzten, sonst gibt es nur noch mehr Streit.

TH Und dann?

PT Ich gehe in mein Zimmer, um mich zu beruhigen, aber mein Bauch ist ganz verspannt.

4.3.2.3 Die Angst drückt sich in den Wahrnehmungs- und Denkfunktionen aus

Für den therapeutischen Prozess ist es nicht das Wichtigste, zwischen gesunder und pathologischer Angst zu unterscheiden, weil normale oder pathologische Angst zunächst ein Gefahrensignal ist für tatsächliche oder vorgestellte Angst.

Von *neurotischer Angst* sprechen wir, wenn der Patient auf die dynamische Kraft verdrängter oder projizierter Gefahren, die vom Über-Ich oder vom Es ausgehen, in der Übertragung mit Angst und Widerständen reagiert.

Von *pathologischer Angst* sprechen wir, wenn die Angst eine strukturelle Form annimmt und das *Zentralnervensystem* (Hirnareale, welche Sehen, Hören, Selbstwahrnehmung, Denken usw. ermöglichen) überflutet wie bei Patienten mit einer fragilen Charakter- oder mit einer Borderline-Struktur. Dabei können auch Angstanteile in die quergestreifte Muskulatur fließen. Wir sprechen hier von einer pathologischen Struktur, weil bei diesen Patienten das Konflikt-Dreieck nicht fließt, d. h. es fehlt ihnen in dem Sinne eine Ich-Struktur, dass Druck auf die Gefühle und Impulse oder auf die Abwehr *keinen Anstieg der Angst in Form von Spannung und Abwehr* auslöst wie bei den neurotischen Patienten, sondern *regressive und primitive Abwehren.* Ihre Angsttoleranz ist niedrig und ihre Angst ist eine habituelle, die in allen Situationen (zu Hause, auf der Strasse, bei der Arbeit) existiert und nicht speziell mit der therapeutischen Situation und mit der Beziehung zum Therapeuten zu tun hat. Wenn die Angst den Kanal der optischen, akustischen, olfaktorischen oder taktilen *Perzeption* oder der *Kognition* nimmt, sprechen wir von einer *strukturellen Pathologie*, die folgende Phänomene (siehe auch 7.2.4.2) zeigen kann:

- Je länger der Patient schon vor der Sitzung Angst hatte, desto mehr gilt dies als Hinweis auf Fragilität.
- Abbruch des kognitiven Prozesses (Black-out; Verwirrung; »Was haben sie gesagt?«)
- Geringe Impuls- und Angsttoleranz. Die Patienten neigen dazu, die Angst mit einem Impulsdurchbruch zu entladen (explosive emotional discharge).

- Verlust der Empfindung (Gefühllosigkeit der Haut, die Arme nicht mehr spüren, Kribbeln)
- Hypotonie und Schlaffheit
- Dissoziation (den »Faden« verlieren)
- Depersonalisation
- Benommenheit, Schwindelgefühle
- Sehstörung (verschwommene Sicht)
- Panikattacke
- Hyperventilation
- Tinnitus aurium (Ohrenrauschen, Brummen, Klingen, Pfeifen, Hallhören)
- Projektive Identifikation
- Projizieren
- Halluzinationen (Schreie hören, wo niemand ist; die Strasse bewegt sich)
- Spalten (Splitting)

Vignette (Davis 1989a, S. 73–74)

Ein Patient mit einer verminderten ich-adaptiven Kapazität, wodurch sich seine Angst zum einen Teil in einem Abbruch der Denkfunktionen äußert und zum andern Teil jedoch auch in der quergestreiften Muskulatur.

TH Wenn sie Angst bekommen, ... können sie beschreiben, was sie körperlich wahrnehmen?

PT Meine Hände werden kalt. Ich habe das Gefühl, dass ich nicht mehr denken kann.

TH Ihr Denken bricht ab?

PT Ja.

TH Können sie beschreiben, wie das mit dem Denken nicht mehr geht?

PT Ich kann nichts mehr erinnern. Ich brauche Zeit, bis ich die richtigen Wörter finde.

TH Verlieren sie den Faden?

PT Ja.

TH Wenn sie Angst haben, gibt es dann neben den kalten Händen und den Schwierigkeiten mit dem Denken noch andere Dinge, die sie bemerken?

PT Eigentlich nicht.

TH Was bemerken sie, wenn sie auf ihren Körper achten? Sie merken, dass ihre Hände kalt sind?

PT Ja.
TH Wenn sie auf ihren ganzen Körper achten, was ändert, wenn sie Angst haben? Was ist dann anders, im Gegensatz zum Zustand, wo sie ruhig sind?
PT Dann zittere ich nicht, oder so etwas.
TH Merken sie irgend eine Veränderung in ihrer Atmung?
PT Nein.
TH Oder sonst irgendwo eine Muskelverspannung?
PT Oh ja. Da im Nacken und in den Schultern hat es Knoten, so groß wie Nüsse und ich bekomme Kopfweh.
TH Haben sie das besonders, wenn sie mit Rolf zu tun haben, oder auch sonst?
PT Schon hauptsächlich mit ihm, aber manchmal auch bei der Arbeit.
TH Also ein Anlass ist der zwischenmenschliche Konflikt mit Rolf. Wenn sie mit ihm zu tun haben, löst das in ihnen Angst und Wut aus.
PT Ja

Patienten mit fragilem Ich (borderline Patienten, Patienten mit multipersonalem Charakter) und einer strukturellen Angst zeigen einen von den obsessiven Patienten verschiedenen Verlauf der Angst. Während bei den obsessiven Patienten die Angst rasch abnimmt, sobald ein Prozess in Gang kommt, benötigen fragile Patienten zuerst während ungefähr 15 Sitzungen eine restrukturierende Arbeit mit der modifizierten Standard-Technik des *Graded Format* (Whittemore 1996), womit gleichzeitig eine Kontraindikation für einen raschen Zugang zum Unbewussten (rapid rise) gegeben ist. Fragile Patienten haben keinen Zugang zum somatischen Erleben der Angst in der quergestreiften Muskulatur. Demzufolge wird der Therapeut mit dem Herausfordern abwarten, bis die Angst beginnt, in die quergestreifte Muskulatur zu gehen. Er wird darauf achten, dass diese Patienten keine dreistündige Sitzung ertragen und dass er auf keinen Fall den kognitiv-perzeptorischen Weg herausfordert, auch wenn hohe Angst bei psychosomatischen und fragilen Patienten nicht unbedingt *unbewusste* Angst sein muss. Das folgende Diagramm veranschaulicht das unterschiedlich lange Bestehen der Angst bei fragilen und bei obsessiven Patienten.

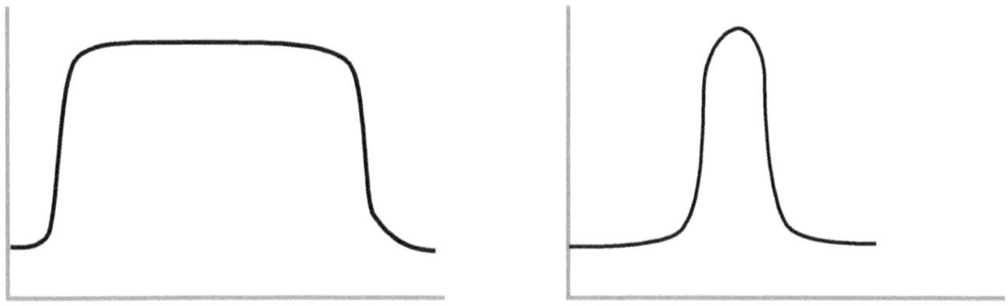

Abb. 8: Der Angstverlauf bei fragilen und bei obsessiven Patienten

Erst wenn die notwendige Restrukturierungsarbeit geleistet ist und die Angst den *striären* Weg einzuschlagen beginnt, wird das Ich eine größere Kapazität erreichen, den zunehmenden Druck des Therapeuten und das Erleben der verdrängten Gefühle, vor allem in der Übertragung, auszuhalten. Das folgende Diagramm zeigt das Verhältnis zwischen der Angsttoleranz einerseits und der Kapazität für die Herausforderung der komplexen Übertragungsgefühle andererseits. Je höher die Kapazität der Angsttoleranz wird, desto mehr ist ein steiler Anstieg der komplexen Übertragungsgefühle indiziert.

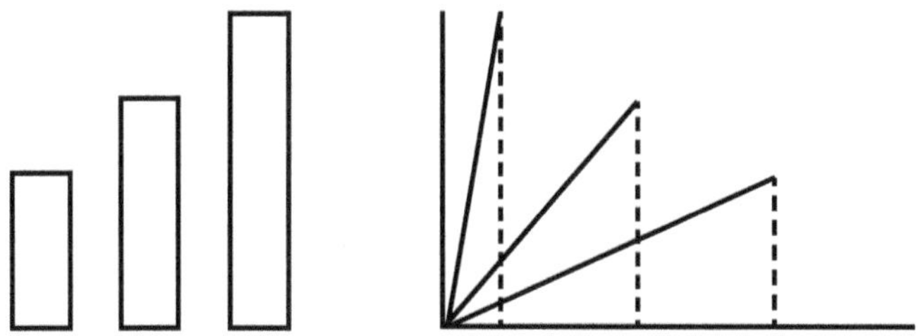

Abb. 9: Je höher die Angsttoleranz desto höher und rascher der Anstieg der CTF

Nicht alle Erscheinungen, die wir auf den ersten Blick als fragil bezeichnen würden, sind wirklich fragil. Ein Patient z. B., der mit Symptomen wie Panik, getrübter Sicht und Ohnmacht das Bild einer fragilen Person vermittelt, aber dessen Gefühle hinsichtlich des Konflikt-Dreieckes funktionieren, werden wir nicht oder nur teilweise als fragil diagnostizieren. Ebenso können andere Feststellungen ein Hinweis sein, dass es sich nicht um Fragilität handelt.

Beispiele

Der Patient sagt, er wisse nicht, was hier geschehen wird.

Der Patient kann über Ereignisse aus der Primarschulzeit genaue Angaben machen.

Der Patient sagt, er habe den Gedankengang verloren, ohne verlegen oder verwirrt zu sein.

Die Therapeuten brauchen neben ihrem vorhandenen, aber oft vorwiegend theoretischen Wissen über die Angst vor allem Kenntnisse über spezifische *Interventionstechniken* und sie sollten verstehen, die Angst des Patienten als *therapeutisches Agens* zu nützen, weil die manifeste Angst, wie Kernberg (1978, S. 134) sagt, »ein guter Anhaltspunkt für die Vorhersage einer zu erwartenden Besserung durch eine Psychotherapie« ist. Theoretische und technische Probleme des Therapeuten im Umgang mit der Angst werden unter 9.7.2.3 behandelt.

5 ISTDP und die Abwehr

5.1 Die Abwehr als kindliche Konfliktreduktion

Zur semantischen Klarheit sei vorausgeschickt, dass Davanloo wie Freud in ihrem gesamten Werk die Termini Abwehr (*defense*) und Widerstand (*resistance*) oft synonym angewandt haben. Die unterschiedliche Bedeutung beider Termini wird in 5.2 dargelegt.

Ursprünglich, in der Kindheit, stehen die Abwehrmechanismen als Selbstaufrichtungsversuch und als Konfliktreduktionsverhalten im Dienste der Homöostase (1.11). Aber schon im Kindes- und Jugendalter und dann zunehmend im Leben des Erwachsenen erweisen sich die Anwehrmechanismen als Einschränkung des Lebenspotentials, d.h. der von Freud postulierten Arbeits- und Genussfähigkeit, denen ich die Liebesfähigkeit beifüge. Je erwachsener der Mensch wird oder werden sollte, desto mehr manifestieren sich die Abwehrmechanismen, auch wenn sie als Notfallreaktionen (7.2.4.2) dienen, als Behinderung.

Der Mensch entwickelt als Reaktion auf seelische Traumatisierungen (5.5.2) ein komplexes System von Symptomen (4.2.7), resp. unbewusster Abwehrmechanismen, um bewussten und unbewussten Schmerz zu vermeiden. Dieses unbewusste Abwehrverhalten kann blande Formen haben, oder aber wie auf einem Kontinuum (5.6) sich bis zu malignen Charakterverhärtungen (7.2) entwickeln. Natürlich hatte der Patient zur Zeit der Traumatisierung die diversen Abwehrmechanismen meist unbewusst als erfinderische Lösungen oder Entdeckungen aufgebaut, um schwierige reaktive Gefühle wie Ängste, Wut, Schuld, Trauer und Schmerz zu verdrängen. Damals war es ein Schutz *faute de mieux*; es war eine Regulations- bzw. Anpassungsleistung, um loyale Bindungsgefühle i. S. der *invisible loyalties*[1] zu den genetischen Personen und die körperliche und seelische Integrität aufrecht zu erhalten und das Überleben zu sichern. Das unbewusste Abwehrsystem ist jedoch für die psychophysischen Behinderungen und Störungen im Leben verantwortlich und ist gleichzeitig auch die hauptsächliche Quelle des Widerstandes in der Therapie, weil, wie Schmidbauer schreibt, die Abwehrmechanismen, die einmal dem

1 Boszormenyi-Nagy I, Spark GM (1973). Die jahrelange Zusammenarbeit mit Boszormenyi-Nagy hat mich eindrücklich erleben lassen, wie selbst in widerwärtigsten familiären Verhältnissen quer durch mehrere Generationen die Bindungsgefühle unsichtbar wirksam sind.

schwachen Ich des Kindes zum Überleben verhalfen, nach diesen frühen Jahren nicht leicht preisgegeben werden. Schließlich sind sie unter schwierigen Anpassungsleistungen entwickelt und zur Existenzbedingung geworden. »Sie fixieren sich im Ich, werden regelmäßige Reaktionsformen der Persönlichkeit. Das erstarkte Ich des Erwachsenen verteidigt sich gegen Gefahren, die imaginär geworden sind, aber noch psychische Realität besitzen. Mehr noch: unbewusst werden Situationen arrangiert, welche die ursprüngliche Gefahr ersetzen können, um die Fixierung im Ich zu rechtfertigen« (1982, S. 289). Der Therapeut wird daher vom Patienten unbewusst darauf getestet, ob von seiner Seite retraumatisierende Reaktionen zu erwarten sind.

Wer einen Therapeuten aufsucht, stellt sich die Frage, wofür er in Therapie kommt und was seine Erwartungen an die Therapie sind, d.h. es stellt sich die Frage nach der therapeutischen Aufgabe. Kommt der Patient für das Leben oder für den Tod i. S. der Selbstzerstörung? (Diese Frage hat nichts mit jenen Menschen zu tun, die therapeutische Hilfe suchen, um bewusster ihren Sterbeprozess zu leisten oder um vor dem Sterben ungelöste Konflikte mit sich selbst oder mit andern Menschen zu klären.) Kein Mensch wird jedoch einen Therapeuten aufsuchen, um mit dessen Hilfe die selbstdestruktiven Muster, die Zwänge, die Behinderungen, die Ängste, die Zweifel, d.h. die seelischen Nöte und das psychophysische Elend zu verstärken. Vielmehr wird er bewusst oder insgeheim die Erwartung, die Hoffnung oder den Willen haben, Probleme und Schwierigkeiten zum Bessern zu wenden, d.h. er erwartet die Befreiung von den Symptomen, eine Entlastung von Ängsten, eine Aufhebung der Behinderung im Beruf oder in der Partnerbeziehung, eine Entfaltung seines verschütteten oder gehemmten Potentials, eine Verbesserung und Förderung der Lebensqualität. Kurz, die therapeutische Aufgabe ist die *seelische Heilung* und die *Entfaltung des Lebens.*

Natürlich hat der Patient wie jeder andere Mensch die Freiheit, sich zu schaden (selfdefeat) oder sich zu zerstören (selfdestruction), indem er die Behinderung aufrecht erhält oder bis zum Suizid geht. Der *Patient* entscheidet, welchen Weg er gehen will (1.6; 1.7), denn die Selbstzerstörung ist *sein* Elend, so wie die Heilung *sein* Glück sein könnte. Eindeutig jedoch steht der Therapeut gemäß seines Selbstverständnisses und gemäß des hippokratischen Eides auf der Seite des Lebens, weshalb die therapeutische Aufgabe nur im Dienste des Lebens steht und der Therapeut alle therapeutischen Mittel einsetzt, die dem Leben, der Genuss-, der Arbeits- und der Liebesfähigkeit des Patienten dienen.

Die frühe Traumatisierung wirkt wie ein Motor oder Magnet, weitere Traumata anzuziehen, weil das lebensgeschichtlich bedingte Abwehrsystem die damalige Traumatisierung wiederholt und damit die Misere beibehält. Somit ist das Abwehrsystem nicht nur verantwortlich für die neurotisch reduzierten intellektuellen, emotionalen und körperlichen Kapazitäten des Patienten (Symptom- und Charakterstörungen), sondern aufgrund des Wiederholungszwanges (Freud 1920) oder *Perpetrators* (Davanloo) auch *das* Hindernis in einer Psychotherapie. Die treibende Kraft des Perpetrators kommt aus den Schuldgefühlen des Über-Ich, das für die mörderischen Gefühle *Bestrafung* verlangt und damit das ursprüngliche *Trauma wiederholt*, oder wieDavanloo sagt: die Art zu leiden ist die Art zu morden.

Die Abwehr will das Bewusstmachen des Unbewussten (de-repression) und das bewusste Wiedererleben der verdrängten schmerzlichen Gefühle verhindern. In der Therapie sehen wir die Ambivalenz zwischen dem *Widerstand* und der *unbewussten therapeutischen Allianz*, d. h. die Tendenz, einerseits das verkrüppelte Leben weiterführen und andererseits den Willen, diese Misere loswerden zu wollen.

Die therapeutische Aufgabe kann daher nur erfüllt werden, wenn der Patient entschlossen ist und den Willen hat, mit dem Therapeuten zusammen in einer gemeinsamen Anstrengung, alle seine Kräfte voll einzusetzen im Kampfe gegen alle einer erfolgreichen Therapie und letztlich der Befreiung im Wege stehenden Widerstände.

Angesichts dieser Aufgabe können sowohl unzutreffende Ideen über die Metapsychologie und die Psychodynamik der Widerstände und deren technischer Bearbeitung, als auch ein falsch verstandener Humanismus und eine falsch verstandene Empathie dazu führen, dass ein Therapeut zum Leidwesen des Patienten sich mit dessen Abwehrverhalten solidarisiert und seine Widerstände als Schutzsystem missversteht. Darum stellen wir Königs (1995, S. 40f) Auffassung in Frage, dass Therapeuten sich viel Ärger in der Gegenübertragung ersparen würden, wenn sie den Widerständen auch eine nützliche Funktion wie den Bremsen bei einem Auto zuerkennen würden. Diese Vorstellung würde den Therapeuten auch vor unzweckmäßigen Interventionen bewahren und im Patienten weniger Widerstände hervorrufen. Unsere Erfahrung ist anders: das Abwehrsystem und die Widerstände als Schutz zu bezeichnen und dementsprechend behutsam oder sogar bestätigend oder nur interpretierend darauf zu reagieren, läuft der therapeutischen Aufgabe und dem Grundanliegen zuwider, weshalb sich jemand zu einer Therapie entschließt. Um den therapeutischen Prozess dergestalt voranzutreiben, dass der Patient eine *strukturelle* Veränderung erreichen kann, ist lediglich das *Verstehen* der Widerstände unzureichend. Unsere Follow-up-Studien belegen: die Patienten sind dem Therapeuten dankbar, dass er mit ihnen zusammen, partnerschaftlich in gemeinsamer Anstrengung, unentwegt die Abwehren und Widerstände herausgefordert hatte. Das Abwehrsystem muss in Not geraten und zum Erliegen kommen, damit das Unbewusste das Verdrängte zur Bearbeitung freigibt.

5.2 Die Abwehr im psychoanalytischen Verständnis

In der traditionellen psychoanalytischen Sicht erfüllen die Abwehren resp. Widerstände drei wichtige psychodynamische Funktionen: (1) sie sollen Therapeut und Patient daran hindern, das Wesen des neurotischen Konfliktes aufzudecken und, wenn im Zuge der Behandlung ein Konflikt reaktiviert worden ist, sorgen die Widerstände dafür, (2) dass die mit diesem Konflikt zusammenhängenden unbewussten Wünsche und Phantasien nicht aufgegeben werden müssen und (3) spiegelt sich in ihnen der Unwille des Patienten, mit neuen und besser angepassten Verhaltensformen zu experimentieren.

Freud definierte als Abwehr alle Kräfte im Patienten, die sich der Behandlung und dem analytischen Prozess widersetzen, d.h. die den Patienten am freien Assoziieren hindern und somit sich gegen das vernünftige Ich und den bewussten Wunsch nach Veränderung richten.

Laplanche und Pontalis (1972, S. 24) geben in ihrem Vokabular der Psychoanalyse folgende Definition der Abwehr: »Gesamtheit von Operationen, deren Finalität darin legt, jede Modifikation einzuschränken oder zu unterdrücken, die geeignet ist, die Integrität und die Konstanz des biopsychologischen Individuums zu gefährden. Soweit das Ich sich als Instanz konstituiert, die diese Konstanz verkörpert und sie aufrecht zu erhalten versucht, kann es als passiver und aktiver Faktor dieser Operation beschrieben werden. Allgemein richtet sich die Abwehr gegen einen inneren Reiz (Trieb) und elektiv gegen einen an Vorstellungen gebundenen Reiz (Erinnerungen, Phantasien), gegen eine bestimmte Situation, die diesen Reiz auslösen kann, soweit er mit diesem Gleichgewicht unverträglich und daher für das Ich unlustvoll ist. Die unlustvollen Affekte, Motive oder Abwehrsignale können ebenso deren Gegenstand sein. Der Abwehrvorgang besteht aus mehr oder weniger in das Ich integrierten Abwehrmechanismen. Gekennzeichnet und durchdrungen vom Trieb, gegen den sie sich letztlich richtet, nimmt die

Abwehr oft ein zwanghaftes Gepräge an und geht, mindestens teilweise, unbewusst vor sich.«

Greenson (1973, S. 49) bezeichnet die Widerstände als »Wiederholungen aller Abwehrmaßnahmen, die der Patient bisher in seinem Leben benützt hat. Alle Arten von psychischen Erscheinungen können zum Zweck des Widerstandes gebraucht werden, aber, woher der Widerstand auch kommen mag, er betätigt sich immer durch das Ich des Patienten. Wenn auch manche Aspekte eines Widerstandes bewusst sein können, so wird doch ein wesentlicher Teil durch das unbewusste Ich geleistet. ... Es ist die Aufgabe des Psychoanalytikers, aufzudecken, wie der Patient Widerstand leistet, wogegen sich sein Widerstand richtet und warum er es tut«.

Die Abwehren haben ihr Wirkungsfeld im Ich, das vor jeder Störung (z.B. Konflikte zwischen entgegengesetzten Wünschen) geschützt werden will. Es ist die Unverträglichkeit mit dem Ich, die das Ich zu den Abwehrmechanismen greifen lässt, obwohl vermutlich der Abwehrvorgang nicht immer die Existenz eines organisierten Ich voraussetzt.

Welche unterschiedliche Bedeutung kommt den oft beliebig oder synonym angewandten Termini *Abwehr* und *Widerstand* zu? Anna Freud (1936, S. 34) schreibt, dass der Terminus Abwehr der älteste Vertreter der dynamischen Auffassung in der Theorie der Psychoanalyse ist und »für das Sträuben des Ichs gegen peinliche oder unerträgliche Vorstellungen und Affekte verwendet« wird. Des Weiteren erinnert sie daran, dass Freud den Begriff der Abwehr 1894 erstmals gebraucht, ihn aber später durch jenen der ›Verdrängung‹ ersetzt hatte, der schon 1893 in der *Vorläufigen Mitteilung* erschienen ist. Freud und Breuer (1893, S. 89) schrieben, dass »es sich um Dinge handelte, die der Kranke vergessen wollte, die er darum absichtlich aus seinem bewussten Denken verdrängte, hemmte und unterdrückte«. 1915 hat Freud den Artikel *Die Verdrängung* (1915b) veröffentlicht. 1926 hat er dann aber in einer ergänzenden Bemerkung zu *Hemmung, Symptom und Angst* wieder auf den Begriff der Abwehr zurückgegriffen. Er schreibt: »Im Zusammenhange der Erörterungen über das Angstproblem habe ich einen Begriff – oder bescheidener ausgedrückt: einen Terminus – wieder aufgenommen, dessen ich mich zu Anfang meiner Studien vor dreißig Jahren ausschließlich bedient und den ich späterhin fallengelassen habe. Ich meine den des Abwehrvorganges. Ich ersetzte ihn in der Folge durch den der Verdrängung, das Verhältnis zwischen beiden blieb aber unbestimmt. Ich meine nun, es bringt einen sicheren Vorteil, auf den alten Begriff der Abwehr zurückzugreifen, wenn man dabei festsetzt, dass er die allgemeine Bezeichnung für alle Techniken sein soll, deren sich das Ich in seinen eventuell zur Neurose führenden Konflikten bedient, während Verdrängung der Name einer bestimmten solchen Abwehrmethode bleibt, die uns infolge der Richtung unserer Untersuchungen zuerst besser bekannt geworden ist« (1926, S. 300f).

Zum Unterschied zwischen *Verdrängen* und *Vergessen* sei angefügt, dass das Vergessen für den Seelenhaushalt eine durchaus positive Funktion hat, da es vor einer Überschwemmung von nicht affektiv besetzten Erinnerungen und intellektuellen Inhalten schützt. Das Vergessen von einmal aufgenommenen mathematischen Formeln, griechischen Vokabeln, Ereignissen, Gelesenem, Menschen und Abertausenden von Eindrücken ist nicht pathologisch. Anders ist es mit der Verdrängung, wo Vorstellungen und Motive mit starkem Affektgehalt nicht bewusst oder in Handlungen umgesetzt werden, weil sie mit den Instanzen des Ich und Über-Ich in Konflikt geraten.

Mit *Abwehr* bezeichnen wir somit eine Vielzahl von mehrheitlich unbewussten Aktivitäten des Ich, die gegen Gefahr und Schmerz schützen sollen. Es lassen sich ganz tief unbewusste Abwehren feststellen und andere, die dem bewussten Ich näher sind. Genährt wird diese dynamische Kraft durch die Traumatisierung, die primitive mörderische Wut, die Schuld, das Über-Ich und die Über-Ich-Pathologie. Das Über-Ich ist eine Ich-Funktion, die wie jede andere Ich-Funktion (z.B. die Realitätsprüfung, die Impulskontrolle, die Affekttoleranz) und wie letztlich überhaupt alles zum Zwecke der Abwehr eingesetzt werden kann.

Davanloo benützt in seinen Werken wie Freud die Termini *Abwehr* (*defense*) und *Widerstand* (*resistance*) fast durchwegs synonym, macht aber in einer der neuesten Veröffentlichungen folgende Unterscheidung: »Defense is any mechanism used for the avoidance of the true feeling. Resistance is the use of such defenses in the therapeutic situation« (2000, S. 113). Führen wir das aus didaktischen Gründen – nicht aus Haarspalterei – noch etwas weiter aus. *Abwehr* bezeichnet die in der wissenschaftlichen Forschung systematisierten und in der Therapie durch die Befragung (inquiry) und durch die Diagnose festgestellten seelischen Reaktions- und Verhaltensmuster (Abwehrstrukturen), die sich im Patienten symptomatisch oder charakterlich festgesetzt haben und die sein Empfinden und Verhalten überall im Leben, auch außerhalb der Therapie, manifestieren. *Widerstand* hingegen bezeichnet dieselben Gefühls- und Verhaltensmechanismen, wenn sie sich in der Therapie in der Übertragung gegen den Therapeuten und gegen den therapeutischen Prozess manifestieren und tief unbewusst oder bewusstseinsnäher vom Patienten eingesetzt werden.

Widerstände sind kognitive, emotionale und interpersonale Prozesse (Tricks, Handlungen, Gedanken, Wahrnehmungen, Gefühle, Stimmungen), die der Patient unbewusst anwendet, um Angst auslösende Gedanken und Gefühle nicht bewusst werden zu lassen, d. h. Strategien, die sich in der therapeutischen Übertragung gegen die unmittelbare Wahrnehmung des Unbewussten stellen, um Veränderungen zu vermeiden und die therapeutischen Bemühungen zu durchkreuzen. Die Kenntnis dieser Mechanismen spielt für die Diagnose eine wichtige Rolle und manche Krankheitsbilder lassen sich ohne ihre Kenntnis nicht verstehen.

Bevor die unbewusste therapeutische Allianz in Operation ist, richten sich die Widerstände *gegen den Anstieg der komplexen Übertragungsgefühle* und den Auslösemechanismus, das Unbewusste aufzuschließen. Haben die komplexen Übertragungsgefühle einmal die kritische Grenze überschritten, ohne dass jedoch die unbewusste therapeutische Allianz schon mobilisiert ist, richten sich die Widerstände gegen die Mobilisierung der therapeutischen Allianz, gegen den Therapeuten und gegen das Aufschließen des Unbewussten (Davis 1989c, S. 326).

5.3 Freuds Kampf gegen die Abwehr

Wenn der Mensch, wie Sifneos (1980, S. 93) sagt, den einschränkenden Charakter der Abwehren erkennt oder an deren lebensbehindernden Einfluss zu leiden hat, kann ein Bewusstseinsprozess beginnen und der Betroffene kann sich Hilfe holen. Holt er sich keine Hilfe, lebt er nicht in einem Zustand von Freiheit und Wohlbefinden, denn der lebenssichernde Drang (Bergson: *élan vital*) ist sich der Not bewusst. Freud (1913, S. 477) bezeichnete daher als »Motor der Therapie … das Leiden des Patienten und sein daraus entspringender Heilungswunsch«. Mit seinen Arbeiten über Vergessen, Versprechen, Vergreifen, Aberglaube und Irrtum (1901), über den Witz (1905c) und über den Traum (1900) hat er mehrere Wege untersucht, auf welchen die unbewussten seelischen Vorgänge sich selbst darstellten. Dem Traum und der Traumdeutung gestand er anfänglich die größte Bedeutung zu und bezeichnete sie als den Königsweg zum Unbewussten. Während seines ganzen Lebens suchte er nach besseren Zugängen zum Unbewussten und nach Wegen, die mächtige Kraft des Widerstandes zu überwinden, wozu er viele kriegerische Bilder und Ausdrücke benützte, um diesen *Kampf* zu veranschaulichen. In seiner Auseinandersetzung mit dieser Kraft experimentierte er, wie in Kapitel 2 dargelegt, zuerst mit der Hypnose. Als er fand, dass dies unbefriedigend sei, wechselte er über zur Suggestion im Wachzustand, was er jedoch ermüdend und nicht zuverlässig fand. Darauf stellte er fest, dass, wenn der Patient aufgefordert wurde zu sagen, was immer ihm in den Sinn kommt, die verdrängten Gefühle, Erinnerungen und Impulse in verkleideter Form zurückkehrten. Und wenn er die Verkleidung übersetzte, konnte er Zugang zum Unbewussten gewinnen und die krankmachenden Kräfte ins Bewusstsein holen. Dies führte ihn schließlich zur Grundregel der freien Assoziation. Er erweiterte diese Technik durch die Entwicklung und Analyse der voll ausgeprägten regressiven Übertragungsneurose zur klassischen psychoanalytischen Technik, wie sie heute noch teilweise angewandt wird.

Freud und Generationen von Analytikern hielten und halten bis heute die klassische Technik als den einzig gangbaren Weg, den Widerständen beizukommen. Vielleicht hatten Freud und viele Analytiker bis in die heute Zeit nie geahnt, dass ein schnelles und umfassendes Erschließen des Unbewussten möglich ist.

5.4 Abwehr und Widerstand in der ISTDP

5.4.1 Grundlagen der Widerstandsarbeit

5.4.1.1 Das Widerstandskonzept

Das Abwehr- und Widerstandskonzept der ISTDP zeichnet sich durch folgende Eigenschaften aus:

1. Da die genetische Determination des Menschen offen ist und sich der Mensch auch durch seinen Geist und seinen Willen determiniert, ist das Überwinden seelischer Störungen ambivalenten Kräften ausgesetzt. Es ist der gesunde Anteil der menschlichen Psyche, der seelische Störungen überwinden will, während der Komplex von Traumatisierung, Reaktionsbildung, Verdrängung und Abwehr träge und verharrend ist (Wiederholungszwang, Perpetrator, 5.1). Im therapeutischen Prozess ist die Heilung davon abhängig, dass die bewussten und unbewussten gesunden Kräfte im Verbund mit der therapeutischen Allianz (5.4.3) den Wiederholungszwang überwinden.

2. Der Königsweg für das Erschließen des Unbewussten ist nicht mehr der Traum, sondern das direkte Erleben der gemischten Übertragungsge-

fühle (nicht der Übertragungs-Neurose!) und der Widerstände in der Beziehung zum Therapeuten, was einen Einblick in die Struktur der Kernneurose (Davanloo 1995c) ermöglicht, die für das neurotische Leid des Patienten verantwortlich ist.

3. Die interpersonelle Grundausrichtung versteht die Widerstände als ein Hindernis, das gemeinsamen Erfahrungen zwischen Patient und Therapeut im Wege steht.

4. Im ich-psychologischen Konzept sind die Widerstände persönliche Handlungen und abgewehrte Kenntnisnahme des Patienten und nicht einfach ein automatisches Programm, für das der Patient keine Verantwortung hätte. Sie geben sich zu erkennen aus der Art und Weise, wie sich der Patient dem Therapeuten gegenüber verhält.

5. Das Systemkonzept der Widerstände ist umfassend und nicht fokaltherapeutisch. Wir unterscheiden taktische, obsessive, regressive und maligne Widerstände (5.4.2), die, wie Osimo (1991, S. 44–46) schreibt, als intrapsychischer und interpersoneller, dynamischer Prozess verstanden werden. Sie werden im Moment ihres Auftauchens auf eine spezifische und systematische Weise (6.4.4) benannt und herausgefordert (6.4.3).

5.4.1.2 Neurobiologie und Widerstand

Bei der Untersuchung der Funktionsweise des gesunden Gehirns gilt seit langem das besondere Interesse u.a. der funktionellen Spezialisierung der beiden Großhirnhemisphären. Gaillard[2] hat Forschungsergebnisse und Hypothesen zur neurobiologischen Einwirkung und hemisphärischen Lokalisation der durch die ISTDP ausgelösten psychischen Prozesse vorgelegt. Wir fassen die für das Abwehr- und Widerstandsverhalten und für die Psychotherapie relevanten Ergebnisse zusammen:

1. Die beiden Gehirnhälften zeigen beim Aufnehmen sensorischer Inputs und bei der Kontrolle motorischer Outputs unterschiedliche und z.T. gegensätzliche Wahrnehmungsstile.

2. Sie behandeln emotionale Informationen unterschiedlich. Die rechte Gehirnhälfte ist dominant in allen Aspekten des emotionalen Verhaltens

2 Gaillard JM (1987,1992) Gaillard war Professor der Université de Genève und erster Präsident der Schweizerischen Gesellschaft für Intensive Dynamische Kurzpsychotherapie.

und vermutlich auf negative Emotionen spezialisiert und die linke auf positive Emotionen.

3. Die rechte Hirnhälfte ist stumm: sie versteht zwar Sprache, kann sie aber nicht produzieren.

4. Die linke, analytische Hirnhälfte ist mehr befähigt für planerische, analysierende und sprachliche Prozesse, während die rechte, digitale Hirnhälfte spezialisiert ist für beifügende (appositionelle), ganzheitliche und synthetische Vorgänge.

5. Beide Hemisphären tragen unterschiedlich zur Bewusstheit bei. Der kognitive Stil der rechten Hemisphäre ist charakterisiert durch das, was die Psychoanalyse als Primärprozess beschreibt, ihre Repräsentationen sind nonverbal und haben die Form von Bildern, die oft visuell wahrgenommen werden. Sie überlegt nicht sequentiell, sondern assoziativ und aneinanderreihend und ist daher auch wenig um eine genaue zeitliche Festlegung bemüht.

6. Die Funktionsweise der rechten Hirnhälfte ist teilweise verantwortlich für die unbewussten, inneren Erfahrungen. Die Zweiteilung von links = bewusst und rechts = unbewusst dürfen wir jedoch nicht absolut setzen. Auch die linke Gehirnseite hat unbewusste Anteile und die rechte Hirnhälfte bewusste. Trotzdem steht die rechte Hirnhälfte für das, was die Psychoanalyse als das Unbewusste bezeichnet.

Der aktuelle Kenntnisstand der klinischen Neuropsychologie bestätigt weitgehend Gaillards Feststellungen zur funktionellen Asymmetrie der Großhirnhemisphären. Spezifizierend weist Hartje (2002, S. 67–92) darauf hin, dass die Untersuchungen an gesunden Personen und an Split-Brain-Patienten keine eindeutige Zuordnung bestimmter Funktionen zur rechten oder linken Hirnhälfte (Hemisphärenspezialisierung) zulasse, sondern dass der Begriff der funktionellen Asymmetrie sich darauf beschränkt festzustellen, dass die Hemisphären an der Ausübung von Funktionen bzw. am Zustandekommen von Leistungen in unterschiedlichem Ausmaß (Dominanz) beteiligt sind. Mit verschiedenen Methoden (lateralisierte Reizdarbietung, bildgebende Verfahren) wurden wiederholt folgende Feststellungen bestätigt:

- Die grundlegende Dominanz der *linken Hemisphäre* für sprachliche Leistungen und für die Selektion und Inhibition semantisch eng

determinierter und inadäquat erscheinender Wortbedeutungen und
- die grundlegende Dominanz *der rechten, nichtsprachdominanten Hemisphäre* für emotionale Prozesse, für die Entstehung der emotionalen Erregung (emotional arousal), für unterschiedliche periphere oder metaphorische Bedeutungen und für das Erkennen und Unterscheiden des emotionalen mimischen Ausdrucks.

7. Zur Interaktion von Lateralisation und Neurose präsentiert Gaillard folgende Hypothese: der neurotische Konflikt beruht auf Gefühlen, die das Ich aus unterschiedlichen Gründen ablehnt und gegen deren Zudringlichkeit es Abwehren aufbaut. Unglücklicherweise führen die Abwehrmechanismen zu einer Fehlanpassung und Behinderung im Leben. Die Neurose ist somit der Kompromiss oder das Ergebnis zwischen den verdrängten, unterdrückten Gefühlen, die ins Offene kommen wollen, und dem Abwehrmechanismus, der das Ich schützen soll. Diese Gefühle lösen Angst aus, die ihrerseits die Psyche noch mehr desorganisieren kann. Der Konflikt lädt der normalen Hirntätigkeit eine besondere Last auf und belastet sie zusätzlich durch Symptome wie Müdigkeit, Konzentrationsschwierigkeit oder Gedächtnisstörung. Wenn wir die Daten der Neuropsychologie über die zwei Hirnhälften und jene aus den Behandlungen von Patienten mit der ISTDP zusammennehmen, könnten wir die Neurose beschreiben als eine Form von disharmonischer Koordination der zwei Hirnhälften, die normalerweise verantwortlich sind für die innere Gefühlswahrnehmung und das reibungslose Verhalten.

8. Wenn es zutrifft, dass die rechte Hemisphäre überwiegend beteiligt ist an der Handhabung der affektiven Informationen, könnte dies der Ort sein, wo sich die abgelehnten Gefühle entwickeln. Dann würde die linke Hemisphäre, welche die Verhaltenskontrolle und den Austausch mit der Außenwelt bewerkstelligt, Abwehrmechanismen einsetzen, um die emotionalen Impulse aktiv zu vermeiden und die Aktivität der rechten Hemisphäre straff unter Kontrolle zu halten. So kann z.B. eine Redeflut, die eindeutig eine Produktion der linken Hemisphäre ist, die in der rechten Hemisphäre mobilisierten Gefühle daran hindern, ins Offene zu kommen und das Verhalten zu bestimmen.

9. Eine der bedeutungsvollsten Beobachtungen an neurotischen Patienten ist deren Unfähigkeit, echte Gefühle zu empfinden, was entsprechend der vorgelegten Hypothese bedeuten würde, dass aktive Anteile der

rechten Hemisphäre unter der Kontrolle der linken Hemisphäre keinen Zugang zu den Mitteilungswegen der Sprache und des Verhaltens bekommen. Die Hemmung der rechten durch die linke Hemisphäre erzeugt zwischen den beiden Hemisphären eine Disharmonie (Seitendifferenz und Asymmetrie), die folgende schwerwiegende Konsequenzen erwarten lässt:

a. Die durch die linke Hemisphäre ausgelösten Abwehrmechanismen wie z.B. das Ruminieren und Rationalisieren bei obsessiven oder Redeschwall bei hysterischen Patienten hat für die Anpassung dieser Menschen an ihre Umgebung nachteilige Folgen.
b. Die linkshemisphärische Strategie der Gefühlsvermeidung verursacht auch einen Mangel an wichtigen Informationen, die normalerweise die rechte Hemisphäre liefert. Das kann sich z.B. durch unangemessene Entscheide in kritischen Lebensumständen (Partnerwahl, Berufswahl) auswirken, was bei neurotischen Patienten oft festzustellen ist.
c. Die rechte Hemisphäre versucht unentwegt, der strengen Kontrolle der linken Hemisphäre zu entfliehen und sich auf ihre Weise zu äußern, was zu Konversions- und psychosomatischen Symptomen führen kann.
d. Der zwischenhemisphärische Konflikt verursacht Angst, Leiden und Symptome, die das Wohlbefinden des Patienten herabmindern.

Diese vier Mechanismen erklären zwar nicht die ganze Physiopathologie der Neurose, sind aber Komponenten der neurotischen Symptomatologie. Die Psychotherapie belegt, dass wenn die maladaptiven Abwehren zum Erliegen gekommen sind, sich die Pathologie des Unbewussten offen legt und für den Therapeuten und den Patienten zugänglich wird. Dies lässt vermuten, dass die Neurose nicht nur auf der gestörten zwischen-hemisphärischen Zusammenarbeit beruht, sondern dass die rechte Hemisphäre selbst gestört ist. Gaillard (1992) macht hier eine interessante Verknüpfung, indem er einen Zusammenhang zwischen den einzelnen Schritten der ›Zentralen Dynamischen Sequenz‹ (6.4) und der Aktivierung spezifischer neuronaler Systeme vermutet und begründet.

Beutel (2002), der die neuesten für die Psychotherapie relevanten neurowissenschaftlichen Forschungsergebnisse untersuchte, kommt zu Schlüssen, die Gaillards Arbeit bestätigen und fortsetzen. Ich fasse zusammen:

1. Verschiedene Gedächtnisfunktionen sind in verschiedenen Hirnstrukturen lokalisiert. Nach Squire und Knowlton (in: Beutel 2002, S. 5) spielen beim impliziten, prozeduralen Langzeitgedächtnis vor allem folgende

Hirnstrukturen eine wesentliche Rolle: Striatum beim Erlernen von Fähigkeiten und dem Erwerb von Gewohnheiten, Bereiche des Neokortex beim Priming und Wahrnehmungslernen, Amygdala bei klassischer Konditionierung emotionaler Reaktionen, das Kleinhirn bei klassischer Konditionierung der Skelettmuskulatur und die Reflexbahnen für nicht assoziative Lernvorgänge.

2. In der Neurowissenschaft besteht Konsens darin, dass wesentliche Reaktionsbereitschaften des impliziten, prozeduralen Langzeitgedächtnisses und wahrscheinlich auch frühe Erfahrungen als *implizites Beziehungswissen* (unbewusste »Prozeduren«) gespeichert sind. Der Säugling und das Kleinkind entwickeln wesentliche Beziehungsmuster bereits in den ersten 2–3 Lebensjahren, bevor explizite Gedächtnissysteme zur Funktionsfähigkeit herangereift sind, die nachhaltig spätere Beziehungserfahrungen beeinflussen.

   Zur aktuellen Erforschung der entwicklungspsychologisch bedeutsamen Formen des prozeduralen und deklarativen Wissens erwähnen wir Dornes (1997, S. 307–316), der zeigt, dass die kognitive Psychologie neue Kenntnisse über unbewusste Informationsverarbeitungsprozesse vorlegt, die über das hinausgehen, was die Psychoanalyse unter dem deskriptiven und dem dynamischen (verdrängten) Unbewussten beschrieben hat (S. 299). Das in den ersten zwei bis drei Lebensjahren sich etablierende prozedurale oder implizite unbewusste Wissen (Gefühle, die Art und Weise sich in emotional bedeutsamen Situationen zu fühlen und sich zu verhalten, die Selbst- und Objektbilder) ist *ein weder verdrängtes noch durch einen Widerstand an der Bewusstwerdung gehindertes Unbewusstes*. Vor dem Alter von 3–5 Jahren ist das Kind kaum in der Lage, sich dieses Wissen bewusst zu machen. Die Fähigkeit, erworbenes Wissen in expliziter (deklarativer) Form abzurufen, ist eine entwicklungspsychologisch späte Errungenschaft, die an die Reifung insbesondere des Hippocampus und bestimmter Teile der Großhirnrinde gebunden ist, welche zwischen 18 und 36 Monaten ›explosionsartig‹ zunimmt (S. 313).

3. Implizite Gedächtnissysteme sind vermutlich neurobiologische Bindeglieder zwischen defizitären Beziehungserfahrungen, maladaptiven Bindungsmustern und gestörter Affektregulation. Frühe prägende Erfahrungen werden somit vor der Ausbildung des autobiographischen Gedächtnisses abgespeichert und von diesem getrennt.

4. Relevant für die Psychotherapie sei Damasios (1997, 2000) Ausweitung der kognitiv neurowissenschaftlichen Forschung auf die Affekte (4.1.1).

5. Auf die Frage, wie automatisierte, unbewusste emotionale Prozeduren therapeutisch verändert werden können, zitiert Beutel (2000) vor allem Fonagy, der bemängelt, dass die Psychoanalyse bislang die Rolle des Gedächtnisses im therapeutischen Prozess nicht aufgearbeitet habe. Es gebe keine Evidenz für die Auffassung einiger Psychoanalytiker, dass die Wiedergewinnung von Erinnerung therapeutisch wirksam sei. Da die in den ersten Lebensjahren erworbenen Objektbeziehungsmuster dem Bewusstsein nicht zugänglich seien, können sie in der Übertragung auch nicht verbalisiert werden. Stattdessen werden sie weitgehend durch affektive, mimische Kommunikation inszeniert.

Als therapeutische Konsequenz folgert Fonagy, der kurative Faktor der Psychoanalyse liege nicht in der ohnehin mehrdeutigen Rekonstruktion durch Aufhebung der Verdrängung, sondern in der *bewussten Bearbeitung vorbewusster und unbewusster Beziehungsrepräsentanzen in der Übertragung*. Die Aktivierung des impliziten Gedächtnisses erfolgt über *sensomotorische und affektive Zustände und Erfahrungen*. Eine Veränderung implizit gespeicherter Gedächtnisinhalte setzt deren *Aktivierung vor allem über Strukturen des limbischen Systems* voraus, denn *das alleinige Bewusstmachen verdrängter Konflikte sei unwirksam.*

Für Dornes (1997, S. 317–323) gibt es zwei Arten therapeutischer Modifizierung:

1. Bewusstmachen der automatisch ablaufenden Prozeduren (auch emotionaler Routinen) und Unterbrechung und Modifizierung der Automatisierung durch kognitives Wissen. Eine psychoanalytische Behandlung könne Jahrzehnte lang automatisierte Prozeduren nie gänzlich aufheben. Sie können nur inaktiviert und durch neue Prozeduren überlagert werden. In Krisen und unter Druck regrediere wahrscheinlich der Patient zu den alten Prozeduren und Strategien. Eine erfolgreiche Therapie und die Struktur-*Veränderung* in Therapien bestehe nicht in der vollständigen Ersetzung alter Strukturen durch neue, sondern dass die alten Strukturen gehemmt und durch neue überlagert würden.

Unsere Erfahrung (Troendle 2004) ist, dass auch nach einer erfolgreichen ISTDP mit vielerlei Änderungen im Leben (inkl. Änderung der Charakterpathologie) wie vom Unbewussten abgekoppelte und automatisierte ungelöste Restanteile (z.B. bei einer Angstsymptomatik) zurückbleiben. Diese Restanteile konnten durch eine anschließende kognitive Verhaltenstherapie ganz aufgelöst werden.

2. Die direkte Modifizierung emotionaler Prozeduren durch neue korrektiv-emotionale Erfahrungen unter Umgehung des Bewusstseins (ohne begleitende Einsicht). Eine dauerhafte Modifizierung sei ohne korrektiv-emotionale Erfahrung nicht möglich. »*Ohne die in vivo immer wieder gemachte Erfahrung des Gegenteils ist keine dauerhafte Modifizierung von emotionalen Heuristiken/Gefühlsgewohnheiten möglich.*« (S. 323) (Vgl. auch Franz Alexander, 2.2.3).

Einige der Gründe, weshalb die normale Tätigkeit der rechten Hirnhälfte immer noch so wenig verstanden wird, beruhen auf der Unbewusstheit des impliziten Gedächtnisses, auf der Vorherrschaft der linken Hemisphäre über den sprachlichen Ausdruck und auf der Verhaltenskontrolle, die unter normalen Umständen keinen direkten Zugang zur rechten Hirnhälfte zulässt.

In der Psychotherapie stellt sich die linke Hemisphäre des Patienten konstant zwischen den Therapeuten und die rechte Hemisphäre des Patienten. Die linke Hemisphäre errichtet der schmerzlichen Gefühle wegen zwischen sich und der rechten Hemisphäre eine Mauer, sodass das Funktionieren der rechten Hirnhälfte ohne spezifische Technik weder direkt beobachtet noch deren pathologisches Geschehen aufgehoben werden kann. Bei einer schweren Pathologie gibt es aber außer einer Psychotherapie keine Chance, diesen Teufelskreis aufzulösen. Das Ziel der Psychotherapie ist es daher, den Patienten zu befähigen, all jene Gefühle zu erleben, gegen die er sich gewehrt hat, um damit den Teufelskreis zu durchbrechen.

Die Kommunikation mit dem Patienten geht über den Kanal der linken Hemisphäre und über die Mitteilungen des Unbewussten. Da aber dieser Kommunikationsweg mit dem vollen Abwehrrepertoire gepanzert ist, kann die klassische psychoanalytische Methode mit den Mitteln der Kognition, Interpretation und Deutung, wie schon beim geschichtlichen Abriss über die Entwicklung der Kurztherapie erwähnt, die Abwehrmauer nur unzureichend durchbrechen und das Unbewusste nur durch kleine, in die Zementplatte gebohrt Löcher beobachten.

Von diesem Ergebnis unbefriedigt und eingedenk der von Freud (Freud & Breuer 1893, S. 85) schon 1893 bei der Behandlung hysterischer Phänomene gemachten Feststellung »Affektloses Erinnern ist fast immer völlig wirkungslos«, visiert die ISTDP die rechtshemisphärische Pathologie und das implizite, prozedurale Langzeitgedächtnis direkt an, indem sie mit einem emotionalen Arousal die Widerstände herausfordert und sozusagen zuerst die Zementplatte entfernt, um dann einen Zugang zum sowohl prozeduralen als auch dynamisch verdrängten Unbewussten zu erhalten und ihm eine Sprache zu geben.

Die Tätigkeit des Therapeuten beschränkt sich nicht auf zuhören, was der Patient ihm sagen will, und Fragen stellen und Kommentieren, sondern er nimmt eine aktive Position ein beim Herausfordern der Abwehr und bei der Untersuchung der komplexen Übertragungsgefühle auf dem höchst möglichen *körperbezogenen, viszeralen und neuromuskulären Erlebnisstand.* Gleichzeitig wird er aufmerksam prüfen, ob die Verbalisierungen des Patienten mit dessen emotional-körperlichen Begleitumständen übereinstimmen (Kongruenz), d.h. ob die intrapsychische Wahrnehmung eines Gefühls oder einer Erregung auf das *Zentralnervensystem* einwirkt und eine hormonale Reaktion zur Folge hat, welche auf die quergestreifte und glatte Muskulatur einwirkt.

Bei Kindern sind Physiologie und Wahrnehmung der Gefühle noch sehr nahe zusammen. Bei einer neurotischen Störung (Symptom-und Charakterabwehr) hingegen muss dieser Weg, vor allem bezüglich der pathogenen Zone, wieder geöffnet werden. Der Patient muss, wie Davis (1989c, S. 329f) sagt, bewusst vertraut werden mit der *Physiologie* eines jeden Gefühls und mit den spezifischen Abwehren, die seine Gefühle vom Bewusstwerden fernhalten. So ist z.B. die Physiologie der Wut sehr verschieden von jener der Angst und die Physiologie der Trauer sehr verschieden von jener der Wut oder Angst (Davanloo 1984, 1989c, d). Wenn die physiologische Erfahrung hoch ist, erlebt der Patient seine Gefühle mit optimaler Intensität und tiefgehende Mitteilungen der unbewussten therapeutischen Allianz (5.4.3) werden möglich, was zum Verstehen der Kern-Pathologie beiträgt.

Eine *strukturelle Charakterveränderung* wird möglich, wenn eine hohe physiologische Wahrnehmung der Gefühle/Impulse in der Übertragung den Patienten hinreichend in Kontakt mit seinem Unbewussten bringt. Der Terminus *Struktur*, der Berührungsstellen hat zu den Begriffen Identität,

Charakter oder Persönlichkeit, bezeichnet Funktion, Aufbau und Geschichte eines ganzheitlichen Gefüges aller psychischen Prozesse, die im Erleben und Verhalten des Einzelnen regelhaft und repetitiv (bewusst und unbewusst) ablaufen und damit einen zeitüberdauernden, persönlichen Stil intrapsychischen und interpersonellen Verhaltens begründet. Diese Struktur ist nicht starr und unveränderlich, sondern dynamisch und durch Integration neuer Informationen lebenslang entwicklungsfähig.

Zusammenfassung der in der strukturellen Charakterveränderung implizierten Elemente:

- Die strukturelle Veränderung ist ein *kontinuierlicher Prozess* von der ersten bis zur letzten Sitzung.
- Der Patient wird mit emotionalem Arousal neuen und *ungewöhnlichen Erfahrungen* ausgesetzt.
- Der Kanal der *quergestreiften Muskulatur* wird geöffnet, sodass die Angst nicht mehr den Weg der glatten Muskulatur oder der Kognition und Perzeption nimmt.
- Impulse und Gefühle werden auf *somatischem Wege* erlebt. Bloßes Feststellen von Gesten, Besprechen von Bildern, Phantasien, Assoziationen, das Reden über Gefühle und Berühren und Bewegen[3] sind therapeutisch wirkungslos.
- Der Prozess vollzieht sich auf dem *Maximum* dessen, was der Patient ohne Spaltung emotional ertragen kann.
- Das *Restrukturieren* benützt auch die kognitive Befragung des Patienten, wie es gewesen wäre, wenn er angstfrei seine Gefühle zugelassen hätte[4].
- Die *dynamische Analyse.*
- Die *Rekapitulation.*
- Die *intrapsychische Integration.*

3 Als ein Beispiel kritischen Überdenkens bioenergetischer Positionen erwähne ich:
– Heinrich V (2001) Übertragungs- und Gegenübertragungsbeziehung in der Körperpsychotherapie.Psychother Forum 9:62–70. Die Autorin sieht Bedarf, psychoanalytische Konzepte und Erkenntnisse der Objektbeziehungstheorie, der Säuglings- und der Bindungsforschung in die bioenergetische Analyse zu integrieren.
– Geissler Peter (2001) Präverbale Interaktion. Die Videomikroanalyse als Basis für neue körperpsychotherapeutische Konzeptbildungen. Psychother Forum 9:99–111

4 Eine Patientin sagte, dass sie ihrem Partner den Kopf und den Penis abgehauen hätte. Damit konnte sie ohne Splitting grausame und primitive Gefühle zulassen und gleichzeitig sehen, dass sie nicht einer Person der Gegenwart gelten.

5.4.1.3 Die Ich-Syntonie

Die Ich-Syntonie ist ein Widerstand und hat als Charakter-Abwehr eine Affinität zur Charakter-Pathologie, die dem Patienten so vertraut ist wie seine ursprüngliche Haut. Die Pathologie ist in den Charakter wie eingegossen und der Patient hat sich mit ihr so weit identifiziert, dass er sie nicht mehr als Abwehr erlebt, sondern als einen zweckmäßigen, sinnvollen und integralen Teil seines üblichen Verhaltens (Greenson 1973, S. 107f; Gaillard 1989a, S. 196). Syntonie kann mit einem malignen Charakterpanzer und mit einer neurotischen Angstlosigkeit Hand in Hand gehen, sodass die Angst nicht mehr als fließend erlebt wird (Schubmehl 1995a, b). Deshalb kann man nicht sagen, der Ich-syntone lüge, da für ihn es *so ist* (PT: »So bin ich«). Die Syntonie ist eine Konsequenz der Neurose, d.h. der ich-syntone Patient *lebt* seine Abwehren in Übereinstimmung mit seiner Person, weshalb ich-syntone Patienten die Widerstandsfunktion der Syntonie nicht spüren; sie tragen ihr Joch als gut ›eingefahrene‹, gewohnheitsmäßige Verhaltensweise und als Charaktereigenschaft, die manchmal sogar sozial nützlich ist. Diese Menschen erleben ihren eigenen Körper als fremd, und die gesunde Kraft, sich gegen die Abwehren aufzulehnen, ist noch zu schwach. Ungerechter Weise werden diese leidenden Menschen von passiven Therapeuten, die nicht sofort die Widerstände identifizieren und anpacken, als chronisch, unansprechbar und unbehandelbar eingestuft und lediglich unterstützend oder medikamentös ›betreut‹ (Lorenzani-Francis 1995a, S. 86).

Gaillard (1991, S. 95) betont, dass es Patienten gibt, die total ich-synton sind und andere, bei denen nur Teile des Charakters ich-synton sind. Die am stärksten ich-syntonen Patienten finden sich für gewöhnlich auf der rechten Seite des Spektrums der strukturellen Neurosen (5.4.2), was jedoch nicht bedeutet, dass hochwiderständige Patienten unbedingt einen hohen Grad an Ich-Syntonie aufweisen müssen. Die Ernsthaftigkeit der neurotischen Störungen muss nicht mit dem Ausmaß der Symptome korrelieren, sodass es nicht selten vorkommt, dass bei schwer gestörten Patienten wenige Symptome festzustellen sind. Auch Kernberg (1978, S. 133f) macht darauf aufmerksam, dass die neurotische Symptomatik als Indikator für den Schweregrad einer psychischen Störung nicht ausreicht, da es Patienten mit einer schweren Charakterstörung gibt, die fast keine neurotischen Symptome aufweisen. Die folgende Abbildung stellt die Abwehrschichten des ich-syntonen Patienten dar.

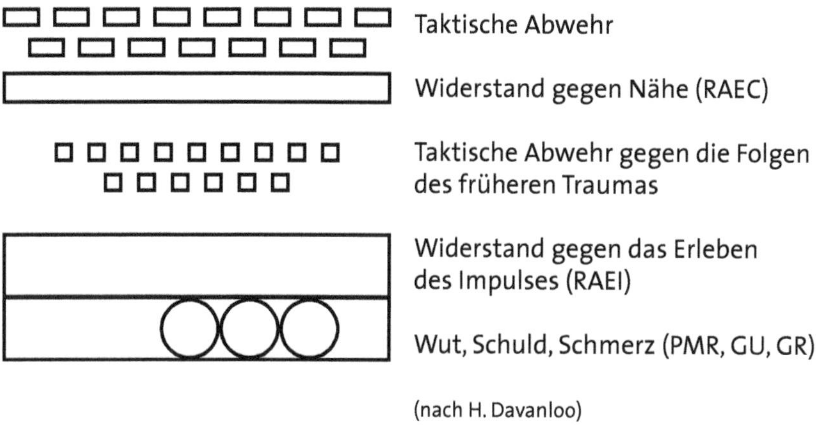

Abb. 10: Die Abwehrschichten des ich-syntonen Patienten

Es ist die Aufgabe des Therapeuten zu entdecken, ob ein Patient ich-synton oder ich-dyston ist, weil die mehr oder weniger ich-syntone oder ich-dystone Qualität der Charakterstörung darüber entscheidet, ob der Patient durch die Therapie seine Symptome oder nicht lieber die als bedrohlich erlebte Therapie loswerden will. Ich-syntone Patienten verstehen zwar, was der Therapeut sagt, spüren es aber nicht. Das Wesen der Syntonie macht verständlich, weshalb ich-syntone Patienten unfähig sind zu sagen, was ihr Problem ist und weshalb der Versuch, einen raschen Durchbruch zu erzielen, verheerende Folgen hätte. Weil ihre Gefühle im Charakterpanzer noch eingefroren sind, erleben ich-syntone Patienten weder Angst noch den Widerstand gegen emotionale Nähe, sondern werden einfach verwirrt, nicht weil sie Angst hätten, sondern weil sie nicht verstehen, was in der Therapie passiert.

Vignette

TH Was ist das Problem, weshalb sie zu mir kommen?

PT Ich komme mit negativen Situationen nicht gut zurecht. (Der Patient ist vage und nicht in Kontakt mit seinen Schwierigkeiten.)

TH Können sie mir ein Beispiel geben?

PT Ich muss so viel denken.

TH Gibt es dafür ein Beispiel?
PT Ich bin immer am Planen.
TH Merken sie, dass sie sich wiederholen?
PT (Bewegt seine Knie, was ein Signal für Angst und Anstieg in der Übertragung ist.)
TH Sie wiederholen sich und sagen nicht, was ihr Problem ist.
PT Doch, wegen dem Denken.
TH Ja, aber das ist sehr allgemein. (Generalisieren als Charakterabwehr)
PT (Wieder unruhig)
TH Sie bewegen ihre Beine und schauen an die Decke. Wie fühlen sie sich?
PT Gut.
TH Das ist vage. Meine Frage ist, wie sie sich fühlten, als ich sagte, sie schauen an die Decke.
PT (Schaut weg.)
TH Ihre Augen vermeiden mich.
PT Nein.
TH Haben sie Schwierigkeiten, mit mir in Kontakt zu sein?
PT Nein. Warum sollte ich sie immer anschauen?
TH Halten wir fest, was bis jetzt zwischen uns passiert ist. Sie werden wegen meinen Interventionen unruhig und schauen weg. Und ich habe das Gefühl, dass sie auch etwas ärgerlich geworden sind. Ist es so?
PT Ich glaube nicht.

Während ich-dystone Patienten seit der ersten Kontaktaufnahme mit dem Therapeuten mobilisiert (alarmiert) sind, d.h. einen Anstieg der komplexen Übertragungsgefühle erleben, müssen ich-syntone Patienten zuerst ich-dyston werden, d.h. sie müssen dazu kommen, die eingefrorene Angst wieder zu spüren und die Widerstände als ich-fremd zu erleben. Dieses Vorgehen mobilisiert Angst und bereitet viele technische Probleme, welche die ISTDP[5] folgendermaßen angeht: Zuerst wird der Therapeut den Grad (mild, mittel, schwer) der Syntonie feststellen. Da diese Patienten auf die Befragung nicht antworten und sich nicht spontan auf das Konflikt-Dreieck einlassen können, lösen rein abstrakte Feststellungen (deskriptive Phänomenologie) nichts aus. So wird der Therapeut den Prozess rasch auf die Syntonie des Charakter-Widerstandes fokussieren. Er wird dabei aber nicht auf eine aggressive Art Druck und Herausforderung auf das distan-

5 Davanloo H (1988b, c); Davis DM (1988b) S. 282f; Schubmehl JQ (1995a, 1995b)

zierte und losgelöste Übertragungsverhalten ausüben, denn diese Patienten können die drei Ecken des Konflikt-Dreiecks noch nicht kognitiv oder emotional verbinden. Wenn die Übertragung und die Übertragungswiderstände zu früh herausgefordert würden, werden diese Patienten entweder nicht reagieren, weil sie nicht verstehen, wovon der Therapeut redet, oder sie kollabieren wegen mangelnder Restrukturierung des zirkulären Prozesses im Konflikt-Dreieck.

Das technische Vorgehen verlangt, dass der Therapeut langsam vorgeht und gleichzeitig an allen drei Stationen des Konflikt-Dreiecks arbeitet und im Hier und Jetzt die Angst mobilisiert. Um Ich-syntone mit ihren Charakterabwehren vertraut zu machen und einer Konfusion vorzubeugen, müssen die Patienten die Umstände in den Gegenwartsbeziehungen sehen und verstehen, sie benötigen genügend Anschauungsunterricht mit vielen *detaillierten Beispielen*, um wesentliche Dinge wie Depression, Impulskontrolle, medizinische Probleme, frühere psychiatrische Behandlungen etc. zu verstehen und damit der Therapeut die Kontraindikationen (7.1) für die Aufschlüsselung des Unbewussten ausschließen kann. Während der Befragung (inquiry) müssen die Distanziertheit und die uninvolvierte Art in der Übertragung geklärt werden (clarification) durch schrittweisen Druck (pressure) und freundliche Herausforderung (challenge), damit der Patient bis zu einem gewissen Grad eine emotionale Bezogenheit etabliert. Der Widerstand gegen emotionale Nähe kann also erst angegangen werden, wenn die ich-syntonen Widerstände des Patienten genügend ich-dyston geworden sind (Davanloo 1996c). Ich-dystone Patienten verstehen sofort, wenn der Therapeut den Augenkontakt erwähnt. Die Klärung der Losgelöstheit allein würde keinen genügenden Anstieg der unbewussten Angst auslösen, um den Patienten zu befähigen, kognitiv das Konflikt-Dreieck zu verstehen.

Wenn der Patient eine trianguläre Situation ins Spiel bringt, muss der Therapeut diesen Vorfall als Gelegenheit ergreifen, um eine kognitive Restrukturierung zu machen, damit der Patient eine Ahnung bekommt vom Zusammenspiel der Abwehrmechanismen, der Angst und der Gefühle und Impulse. Das wird den Patienten befähigen, kognitiv einzuschätzen, wie die drei Positionen des Konflikt-Dreiecks sich unterscheiden. Der Therapeut wird auch nicht zu früh Druck auf die körperliche Erfahrung der Gefühle/Impulse machen, denn erst nach genügender kognitiver Restrukturierung des ich-syntonen Patienten, d.h. wenn der Patient mit seinen Charakter-Widerständen vertraut und ich-dyston wird, ist es sinnvoll, den Druck und die Herausforderung auf die Widerstände anzuheben.

5.4.2 Das Spektrum der Abwehren und Widerstände

5.4.2.1 Ordnungsmuster der Abwehren und Widerstände

Greenson (1973, S. 97) stellt fest, Freud habe wiederholt versucht, zwischen verschiedenen Typen von Widerstand zu unterscheiden. In *Hemmung, Symptom und Angst* (1926, S. 192–193)unterschied er fünf Arten von Widerständen und klassifizierte sie nach ihrer Quelle:

1. Verdrängungswiderstand (Widerstand der Ich-abwehr)
2. Übertragungswiderstand (Ich-Widerstand, der frühere auf gegenwärtige Personen verschiebt)
3. Krankheitsgewinn (ebenfalls unter die Ich-Widerstände eingereiht)
4. Wiederholungszwang und Klebrigkeit der Libido (Es-Widerstand)
5. Über-Ich-Widerstand (Widerstand entstehend aus Schuldgefühlen und Strafbedürfnis)

Konzeptuell folgt die ISTDP Freuds Einteilung der Widerstände (Verdrängungswiderstand, Übertragungswiderstand, Über-Ich-Widerstand), wendet aber in der praktischen Erforschung und Handhabung der Widerstände weniger Freuds Strukturmodell an als vielmehr eine empirisch-phänomenologische Sicht. Dadurch macht sie einerseits hellhörig für viele Widerstände, die in dieser Art bislang in der therapeutischen Theorie und Praxis übersehen wurden, und andererseits bietet sie eine technisch griffigere Handhabung der Widerstände. Das führte dazu, dass die ISTDP nur teilweise die Widerstands-Nomenklatur von Anna Freud benützt und auf andere empirisch-phänomenologische Elemente hinweist.

Nach Davis (1989c, S. 327) beschreibt Davanloo die Widerstände unter *formalen und strukturellen* Aspekten.

Widerstände unter formalem Aspekt:
1. nonverbale und taktische Widerstände
2. obsessive Widerstände
3. regressive Widerstände
4. maligne-regressive Widerstände

Widerstände unter strukturellem Aspekt:
1. Widerstand gegen emotionale Nähe (RAEC)
2. Widerstand gegen das Erleben des Impulses (RAEI)
3. Über-Ich-Widerstand
4. Selbstsabotage

Das folgende Schema ordnet die Widerstände unter einem formalen Aspekt.

Taktische Widerstände		Hochgradige Widerstände		
Nonverbale	Verbale	Obsessive	Regressive	Maligne regressive
Lächeln	Unbestimmtheit	Affektisolierung	Introjektion	Wahrnehmungsstörungen
Lachen	Verallgemeinern	Affektverschiebung	Hilflosigkeit	Denkstörungen
Weinerlichkeit	Deckwörter	Verleugnen	Willfährigkeit	Bewusstlosigkeit
Mimik	Rationalisieren	Verdrängen	Opferhaltung	Halluzination
Gestik	Weitschweifigkeit	Verschieben	Klagen	Dissoziation
Atmung	Unentschlossenheit	Verlangsamen	Weinerlichkeit	Amnesie
Keuchen	Argumentieren	Verneinen	Somatisieren	Depersonalisation
Seufzen	Vergessen	Vermeiden	Externalisieren	Trotz und Sturheit
Körperhaltung	Minimisieren	Widerstand gegen emotionale Nähe	Sofortige Verdrängung	Hysterische Dämmerzustände
Arme/Beine kreuzen	Ausweichen	Widerstand gegen das Erleben des Impulses	Projektive Identifikation	Multiple Persönlichkeit
Augenkontakt vermeiden	Hypothetische Rede	Über-Ich-Widerstand	Projektion	Ironie
Schwitzen	Spannungsabfuhr	Ausagieren	Depression	Arroganz
Erblassen	Redeflut	Reaktionsbildung	Passivität	Anklagendes Entwerten
Bauchgrimmen	Ruminieren	Selbstsabotage	Spaltung	Sarkasmus

Abb. 11: Zusammenschau der Widerstände

Der strukturelle Aspekt der Widerstände wird im Zusammenhang mit den strukturellen Veränderungen (Über-Ich-Pathologie, Selbstsabotage) besprochen. Halten wir aber auch fest, dass Abwehren und Widerstände nicht einfach schematisiert werden können, da sie einerseits auf einem Kontinuum liegen, worauf schon Menninger (1968) sein psychopathologisches System aufgebaut hatte, und andererseits können alle psychischen Strukturen an allen psychischen Ereignissen beteiligt sein und somit alle seelischen und geistigen Tätigkeiten im Dienste der Abwehr stehen, worauf u.a. Greenson (1973, S. 97f) hinweist.

5.4.2.2 Die taktischen Abwehren und Widerstände

Die taktischen Abwehren sind *interpersonal* eingesetzte Strategien, mit denen der Patient versucht, aus dem Fokus des Therapeuten herauszukommen, um Nähe und emotionale Intimität zu verhindern. Der Einfluss und die Bedeutung der taktischen Widerstände hängen davon ab, wo im Spektrum der neurotischen Störungen (5.6.1) der Patient angesiedelt ist. Meistens handelt es sich um periphere Widerstände und rasche Manöver. Bei den Patienten ganz links im Spektrum besteht die Abwehrstruktur lediglich aus einer Serie taktischer Widerstände, die nicht schwerwiegend sind wie z.B. die Verdrängung oder die Projektion (Davanloo 2000, S. 113). Die folgende Vignette zeigt zwei typische taktische Abwehren.

Vignette

TH Können sie mir sagen, was ihrer Meinung nach das Problem ist, weshalb sie zu mir kommen?

PT Ich sollte ihnen wahrscheinlich etwas über meinen Hintergrund erzählen.

TH Ich möchte zuerst wissen, was ihr Problem ist. Wir können dann später zum Hintergrund gehen.

Die erste taktische Abwehr in dieser Vignette besteht darin, dass der Patient das Wort »wahrscheinlich« benützt (Vgl. weiter unten: Indirekte Rede und hypothetische Ideen) und zweitens verschiebt er die Frage des Therapeuten ins Unbestimmte. Der Therapeut stoppt die zweite taktische Abwehr, indem er den Patienten nicht zum ›Hintergrund‹ diversifizieren lässt, was die klassische psychoanalytische Technik zuließe, sondern er nimmt eine aktive und strukturierende Position ein. Im nächsten Schritt des Interviews konnte der Patient sagen, das Problem sei seine Angst und Wut in der Beziehung zu seinem Chef, womit er zwei Ecken (I/F und A) des Konflikt-Dreieckes ansprach. Die taktische Abwehr war also eine vordergründige Abwehr.

Im Gegensatz zu diesem Beispiel können taktische Widerstände jedoch auch sehr eingeschliffen sein, die Vorfront zu den hochgradigen Abwehren bilden und, mit den Charakterabwehren verwoben, eine schwerwiegende Pathologie widerspiegeln. Bei hoch resistenten Patienten mit einem komplexen pathologischen Unbewussten drücken sie Aspekte einer schwerwiegenden Abwehrstruktur aus und können als Frontlinie der zu erwartenden schweren Widerstände verstanden werden, wie das folgende Diagramm darstellt.

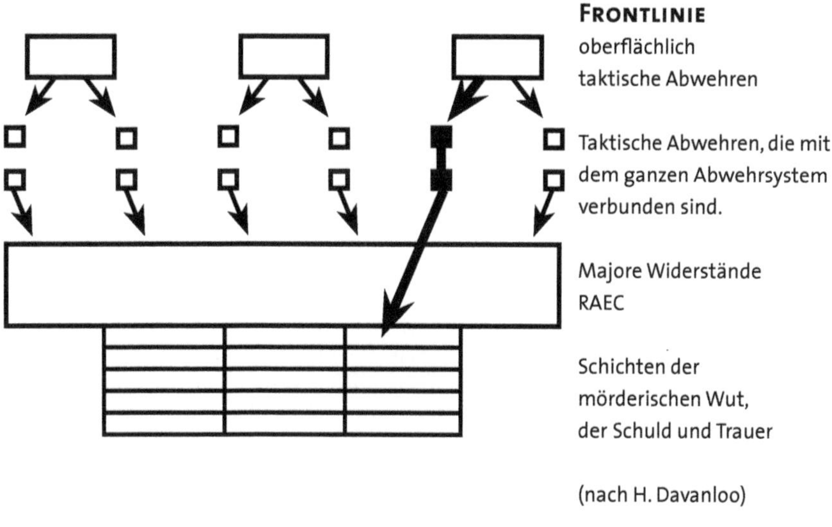

Abb. 12: Taktische Abwehren können bis ins Unbewusste hinabreichen.

Die Berührung der obersten Schicht der taktischen Widerstände, welche mit dem Zentrum der Widerstände verbunden ist, mobilisiert sofort das ganze Abwehrsystem. Die taktische Abwehr, z.B. das Sich-nicht-erinnern, kann durch alle taktischen Abwehren und durch die majoren Widerstände hindurch hinabreichen bis in die Region des unbewussten Sadismus, um den Therapeuten von dieser Region fern zu halten und ihn nicht in die majoren Abwehren eindringen zu lassen. Für die hier notwendige Widerstandsarbeit gilt vorerst ein totaler Deutungsverzicht, bis die Widerstände heruntergefallen sind. Auch scheint uns für das Verständnis der taktischen Abwehren nicht hilfreich, sie mit der Abwehr spezifischer *Inhalte* des Vorbewussten gleich zu setzten, wie dies König (1995, S. 24–26) unter Bezugnahme auf Dewald tut.

Die folgende Beschreibung der Abwehrformen kann Überschneidungen nicht ausschließen. Unser Anliegen gilt nicht der Akribie, sondern der Schärfung der Wahrnehmung des Therapeuten. Wir unterscheiden folgende taktische Abwehr- und Widerstandsformen:

1. *Nonverbale Mitteilungen*

Nonverbale Mitteilungen (nonverbal cues oder nonverbal communications) haben in gesunden zwischenmenschlichen Beziehungen eine große kommunikative Bedeutung. Trad (1993a; vgl. Dornes 1997, S. 67–69) weist nach, dass reichhaltige Untersuchungen zu den expressiven nonverbalen Mitteilungen nahe legen, dass ihre Wurzeln in die früheste Mutter-Kind-Beziehung reichen. Säuglinge können weder sprechen noch die Sprache der Eltern verstehen, über die Kanäle der nonverbalen Kommunikation und Interaktion hingegen werden bei Eltern und Säugling wirkungsvoll Affekte kommuniziert und induziert.

Im Grunde genommen ist die nonverbale Kommunikation eine integrale Komponente jeder Beziehung, auch in der therapeutischen. In einer seiner frühesten Schriften, in welcher Freud (1890) auch den Einfluss des Seelenlebens auf den Körper untersucht, schreibt er über den »Ausdruck der Gemütsbewegungen«, dass sich fast alle seelischen Zustände eines Menschen »in den Spannungen und Erschlaffungen seiner Gesichtsmuskeln, in der Einstellung seiner Augen, der Blutfüllung seiner Haut, der Inanspruchnahme seines Stimmapparates und in den Haltungen seiner Glieder, vor allem der Hände« äußern. »Diese begleitenden körperlichen Veränderungen bringen dem Betreffenden meist keinen Nutzen, sie sind im Gegenteil oft seinen Absichten im Wege, wenn er seine Seelenvorgänge vor Anderen verheimlichen will, aber sie dienen den Anderen als verlässliche Zeichen, aus denen man auf die seelischen Vorgänge schließen kann, und denen man mehr vertraut als den etwa gleichzeitigen absichtlichen Äußerungen in Worten« (S. 293f). Zu den nonverbalen Zeichen zählen wir ganz allgemein Körperhaltungen, Körperbewegungen und die vokale Begleitmusik der Sprache. Im einzelnen sind dies die Mimik vom Lächeln bis zum Grimassieren, der Tonfall (Stimmhöhe, Melodie), Tempo, Rhythmus (Prosodie), die Art der Aussprache, die Atmungsweise (Seufzen, Keuchen), der Blickkontakt (Augenkontakt vermeiden oder anstarren), Gesten, Körperhaltungen wie zusammengesackt stehen oder sitzen, steife Arme und gekreuzte

Beine, psychomotorische Aktivitäten wie Muskelverspannungen, Fäuste zusammenpressen und die Stirne runzeln. Diese expressiven mikrokosmischen Beziehungszeichen werden weltweit täglich angewandt. Viel vom Verhalten, das aus den nonverbalen Mitteilungen stammt, ist nicht bewusst, manchmal fast nicht bemerkbar und trotzdem in der zwischenmenschlichen Kommunikation von wirkungsvollem Einfluss. Der rasche kommunikative Austausch geschieht auf einer tief intuitiven Wahrnehmungsebene. Da verbalisierte Mitteilungen nicht zwangsläufig mit den Gefühlen übereinstimmen, vermittelt besonders im emotionalen Bereich die Körpersprache sowohl in alltäglichen Beziehungen als auch im therapeutischen Prozess oft unmittelbarere Informationen über den emotionalen Zustand als verbale.

Beispiele

»Sie sagen, sie seien nicht wütend. Aber ihr Gesichtsausdruck ... Und schauen sie ihre zusammengepressten Fäuste. Sie machen rasche Seufzer.«

»Sie fühlen sich ängstlich und lachen. Sie überdecken ihre Angst. Was ist unter der Angst?«

»Sie wollen über ihre Wut gegen ihren Mann reden und ihre Hände sind jetzt so schlaff. Haben sie dies bemerkt?«

Die therapierelevanten Funktionen nonverbaler Kommunikation sind:

- Sie verraten Anspannung als Reaktion auf den Druck. Damit hat der Therapeut ein erstes Signal, dass seine Intervention Wirkung zeigt.
- Sie helfen dem Therapeuten, die psychischen Konflikte des Patienten zu erkennen und rasch eine Diagnose zu stellen.
- Das Erhöhen der Sensibilität für die nonverbalen Ausdrücke steigert die Fähigkeit der subjektiven Selbstwahrnehmung und der Mitteilungsfähigkeit des Patienten, was zu einer adaptiven Veränderung führt.
- Sie können dem Therapeuten hilfreich sein, dem Patienten den Verlauf seines Fortschrittes aufzuzeigen: der Patient hat z.B. durch die Therapie eine wachere Mimik gewonnen, sitzt aufrecht und spricht kraftvoll.

Davanloo[6] hält ein umfassendes Wissen über die Psychophysiologie und die nonverbalen Mitteilungen des Patienten für das Erschließen des Unbewussten für sehr wichtig. Er schreibt: »Wesentlich an meinem Interventionssystem ist die Technik des Erschließens des Unbewussten und ein großer Gefühlsaufbruch, der den Durchbruch ins Unbewusste begleitet. Dies erfordert ein umfassendes Wissen über die Psychophysiologie und die nonverbalen Mitteilungen des Patienten. Insbesondere muss der Therapeut alle nonverbalen Signale oder sonstigen Hinweise des Patienten, welche seine innere Verfassung wiedergeben, überwachen. Diese nonverbalen Hinweise sind die Begleiterscheinungen des inneren Gefühlszustandes und werden durch die glatte (willkürliche) oder quergestreifte (unwillkürliche) Muskulatur vermittelt. Beispiele für erstere sind Schwitzen, Blasswerden, Colon irritabile, spastisches Colon usw. Beispiele für das zweite werden im Verlauf des Interviews ständig beobachtet und sind von größter Bedeutung. Zum Beispiel kann Spannung als Begleiterscheinung von Angsttics im Periorbitalbereich, in den Gesichtsmuskeln oder der Bauchwand hervorrufen. Verspannung in den Stimmbändern kann an der Stimme des Patienten bemerkt werden; Spannungen der Muskeln von Unterarm und Hand zeigen sich in der Handhaltung; Spannungen der Interkostalmuskeln bewirken tiefes Atmen oder Seufzen.«

In einer Studie über die taktischen Abwehrmechanismen untersucht Davanloo[7] explizit die Funktion der nonverbalen Mitteilungen als Signal des Unbewussten. Jeder Grad der Mobilisierung und des Anstiegs der Übertragungsgefühle und der Widerstände können sich auf einem nonverbalen Weg äußern. Die nonverbalen Äußerungen können wie alle Gefühle auch als taktische Abwehren eingesetzt werden. Daher muss der Therapeut die nonverbalen taktischen Widerstände sehr aufmerksam registrieren und ansprechen und sie dem Patienten als nonverbale Mitteilungen bewusst machen. Ich-syntonen Patienten kann es eine Hilfe sein wahrzunehmen, dass sich da offensichtlich etwas aus ihnen heraus bemerkbar macht, das sie nicht bewusst intendiert haben. Ich-dystone Patienten dagegen werden diese impliziten Gefühls- und Impulsmitteilungen verstehen.

Zwei spezielle Formen nonverbaler Abwehr sind die *sentimentale Weinerlichkeit*, die rasch deaktiviert werden kann, wenn es sich nur um ein taktisches Verhalten handelt, und das *Flirten und Sexualisieren*. Wenn der Therapeut keine Gegenübertragungsprobleme (9.7.2.4) hat, wird auch diese Abwehr-

6 Davanloo H (1989d) S. 142 (Nachdruck 1990, S. 332) Vom Autor übersetzt.
7 Davanloo H (1996b) S. 185 (Nachdruck 1990, S. 167)

form auf unfruchtbaren Boden fallen und rasch verschwinden oder einer tieferen Abwehr (z.B. einer regressiven Abwehr) Platz machen.

2. *Deckwörter*
   Die Deckwörter (›cover words‹, verhüllte Sprache) haben die Funktion, alle Gefühle (meistens Wut), die der Patient nicht mitteilen will, zu verwässern. Der Patient benützt Ausdrücke wie: *»Es bringt mich durcheinander«*, *»Es bestürzt mich«*, *»Es stört mich«*, *»Ich fühle mich gedemütigt«*, *»Ich bin verwirrt«*, *»Ich bin unglücklich«*, *»Ich bin frustriert«*, *»Ich finde es ärgerlich«*, *»Ich bin irritiert«*, *»Ich bin verbittert«*, *»Ich bin verlegen«*, *»Ich fühle mich unwohl«*, *»Ich mag es nicht«*, *»Ich bin stocksauer«* oder *»Ich habe ein Ressentiment«*. Da der Patient mit solchen (stereotypen) Redewendungen seine wahren Gefühle verdeckt, ist es entscheidend, dass der Therapeut den Patienten von der Oberflächlichkeit befreit, indem er z.B. folgende Interventionen benützen:

Beispiele

»Das ist nur ein Wort.«

»Das sagt uns nicht, wie sie sich gefühlt haben.«

»Merken sie ihre Unfähigkeit, mir zu sagen, wie sie sich gefühlt haben?«

Es ist wichtig, dass der Therapeut durchschaut, welche Gefühle der Patient mit Deckwörtern abwehrt:

- Eine Mehrheit der Patienten, vor allem jene auf der rechten Seite des Spektrums, die an einer Charakter-Neurose leiden, vermeiden, ihre unbewusste mörderische Wut und ihre schuld- und schmerzbeladenen Gefühle den genetischen Personen gegenüber zu spüren, indem sie Ausdrücke wie *Ärger, frustriert, abgeneigt* oder *ich könnte sie töten* benützen.
- Wenn ein Wunsch nicht in Erfüllung geht oder eine Person anders ist, als man sich vorgestellt hat, dann hat man sich offensichtlich getäuscht und wird eben enttäuscht. Das Gefühl der *Enttäuschung* neigt zu einer deprimierten oder depressiven Reaktion und ist somit letztlich ein Deckwort gegen das Erleben von Wut.
- Ein verbreitetes Merkmal bei Patienten mit einer Charakter-Neurose ist, dass sie nicht Wut spüren, sondern Angst, die im Dienste des Widerstandes steht.

- Deckwörter wie »*Ich fühlte mich verwirrt*« oder »*Ich war verrückt*« benützen Patienten häufig, wenn es zu einem Anstieg der Übertragungsgefühle kommt.
- Viele Patienten wehren ihre positiven Gefühle ebenso stark ab wie die negativen und errichten eine Wand gegen jede Form emotionaler Nähe. Bei gewissen Patienten ist der Widerstand gegen Nähe und emotionale Intimität stärker als gegen die mörderische Wut. Das Zentrum dieses Widerstandes liegt in der pathogenen Dynamik des Unbewussten (5.5). Diese Patienten sagen z. B., *dass sie sich wie nackt vorkommen, kein Vertrauen haben, Angst haben, der Therapeut könnte sich lustig machen über sie oder dass er sie ablehne.*
- Zu den Deckwörtern zählen auch allgemein benützte Formulierungen, die nichts darüber aussagen, was der Patient wirklich empfunden hat: *»Es war eine komische Situation«, »Ich weiß, es war blöd von mir«, »Ich fühlte mich sprachlos«, »Ich fühlte mich unwohl«, »Ich fühlte mich benommen«.*
- In dieselbe Kategorie gehört auch das Ruminieren und Ausdrücke des Jargons wie »*Ich war niedergeschmettert und depressiv*«.

Therapeuten, welche diese taktischen Abwehren nicht kennen oder durchgehen lassen, nehmen die erwähnten Mitteilungen des Patienten als Ausdruck echter Gefühle, lassen sich aber in Tat und Wahrheit an der Nase herumführen und bieten dem Patienten keine Hilfe, die Abwehrmauer zu durchbrechen.

3. *Indirekte Rede und hypothetische Ideen*
Häufig benützen Patienten hypothetische, indirekte und zögerliche Ausdrucksweisen, um ihre wahren Gefühle nicht zu spüren und nicht ins Offene zu bringen. Sie leiten ihre Mitteilungen ein mit Wörtern wie: *»Vielleicht…«, »Wahrscheinlich sollte ich…«, »Mag sein, dass…«, »Ich denke, ich fühle mich aufgebracht«, »Vermutlich habe ich…«, »Ich nehme an, sie könnten sagen…«, »… eine Art von…«, »Ich muss wohl wütend gewesen sein«, »Ich würde sagen…«*

4. *Ruminieren*
Dieser Terminus kennzeichnet den häufig angetroffenen Widerstand, dass Patienten, ohne emotional involviert zu sein, wiederkäuend und nachsinnend immer wieder das Gleiche mitteilen. Wir sprechen von *intellektuellem* Ruminieren, wenn Patienten sich intellektuell wiederholen

und immer wieder das Gleiche mit einem gewissen Zweifel und mit scheinbarer Wahrheitssuche thematisieren, um damit sich nicht von der emotionalen Wahrheit packen zu lassen.

Beim *obsessiven* Ruminieren sind alle Mitteilungen des Patienten zwar sachlich richtig, aber mit der Sachlichkeit unterbindet er die emotionale Kommunikation. Dann wirkt gelegentlich die Sprache geradezu gewunden. Die Abwehr des Ruminierens benützen auch jene Patienten, die in folgenden Sitzungen immer wieder von ihren Symptomen reden wollen. Der Therapeut wird dies stoppen, da der Patient lernen muss, dass die Therapie nicht der Ort ist, über Symptome zu klagen, sondern den direkten Weg zu den Problemen zu gehen (Davanloo 1996c).

Beim *vagen* Ruminieren lassen sich die Patienten nicht auf ihre Gefühle behaften und ihre Aussagen sind unbestimmt. Sie machen Äußerungen über nicht wirklich fassbare Gefühle wie: »*Ich bin ein bisschen verwirrt darüber, dass…*«, (ohne dass Anzeichen einer Verwirrung zu sehen sind). Oder: »*Ich versteh sie nicht recht*«, »*Damit kommen wir wieder zu…*«, »*Ich fühlte mich gut*«, »*Alles ist okay*«, »*Ich hatte das Gefühl, von mir selbst wegzurennen*«, »*Vielleicht macht mich das auch traurig*«, »*Es könnte sein, es mag sein*«, »*Irgendwie*«, »*Ich vermute*«, »*Mehr oder weniger*« (Relativieren), »*Ein wenig Ärger, aber nicht auf sie*«, »*Ich fühlte mich lächerlich*«, »*Ich fühlte mich außerhalb meines Körpers*«, »*Wenn ich jemanden antreffe, habe ich ödipale Probleme*«, »*Ich kann meinem Ich nicht trauen*«, »*Ich bin beschämt*«, (was Patienten sagen, die noch nicht ihre Schuld- und Trauergefühle erfahren haben).

5. *Rationalisieren*

Der rationalisierende Patient redet ohne Gefühl über ein Thema und spekuliert über mögliche Gründe (z.B. »*Das kommt von…*«). Beginnt er seine Mitteilung mit der Begründung »weil«, wird er sicher nicht über seine Gefühle reden. Oder er findet Gründe für das Handeln einer anderen Person, womit er wiederum von seinen Gefühlen und Impulsen ablenkt.

Eine spezielle Form der Abwehr, die Anteile einer taktischen Abwehr, von Rationalisieren, Verharmlosen oder Verleugnen hat, sind Ausdrücke, die eine darunter liegende Dynamik verhindern will.

Beispiel: Stufen der Abwehr

> Ich bin gelangweilt ➛ ich bin frustriert ➛ ich hab ein wenig Ärger, aber nicht auf sie ➛ ich bin ärgerlich, aber ich mache niemandem was ➛ es ist Ärger, aber nicht Wut ➛ es ist Wut, aber nicht mörderische Wut ➛ es ist schon mörderische Wut, aber nicht quälende mörderische Wut.

6. *Intellektualisieren*
   Intellektualisierende Patienten denken eher als dass sie emotional reagieren. Sie neigen zu formalisierenden, abstrahierenden und theoretischen Diskussionen, zu dialektischer Akribie, Belehrungen, Erklärungen und Beurteilungen über die Natur ihrer Reaktionen, zu intellektuellen Verallgemeinerungen, zu hypothetischen Gedankengängen, die gerne mit dem Wort »wenn« beginnen (*»Wenn ich ein Mann wäre…«*) und zu Deckwörtern. Formen des Intellektualisierens sind auch Redewendung wie »Hoffentlich …«, »Ich habe Hoffnung, dass …«. Meistens lassen sie kein inneres Engagement sehen, weil der Patient, in die Zukunft weisend, sich aus der Schlinge zieht, im Hier und Jetzt der Übertragung verbindlich zu sein. Diese taktische, intellektualisierende Abwehr ist jedoch schnell vom Tisch, wenn der Therapeut sagt, dass die Hoffnung eine Voraussetzung für diese Arbeit sei, denn sonst wäre er (der Patient) nicht hier und die Arbeit hätte keinen Sinn. Dem intellektualisierenden Patienten kann der Therapeut vermitteln, dass er mit dem Denken seine Probleme längst gelöst hätte, wären nicht auch noch andere Kräfte am Werk.

7. *Generalisieren*
   Das wichtigste Ziel jeder Intervention des Therapeuten ist, dem Patienten die direkte Erfahrung seiner echten Gefühle zu ermöglichen. Echte Gefühle setzen Gefühle über etwas Spezifisches voraus, weshalb der Therapeut den Patienten auffordert, ein spezifisches Ereignis oder Erlebnis zu schildern oder sich auf seine Gefühle in einem besonderen Moment, auch in der Therapie, zu konzentrieren. Diesem Druck kann der Patient ausweichen, indem er seine Antworten allgemein hält, allgemeine Situationen oder allgemeine Gefühlszustände beschreibt oder seine Aussagen relativiert. Auch bei dieser Abwehrform gibt es Schlüsselwörter wie: *immer; manchmal; für gewöhnlich; viel.* Leitet der Patient seine Mitteilung mit dem Wort ›wenn‹ oder mit dem unpersönlichen ›man‹ ein, kann der Therapeut sicher sein, dass eine Verallgemeinerung folgen wird.

Die Therapeuten ihrerseits sollten darauf achten, dass sie oft dieselben Abwehren wie ihre Patienten benützen.

Beispiel

Ein Patient erklärt, er sei frustriert. Der Therapeut stellt darauf die Frage, wie der Patient die Frustration erlebe. Damit geht er dem Patienten auf den Leim, denn es ist anzunehmen, dass die Frustration oder der Ärger dem Therapeuten gilt und der Patient seine Gefühle generalisiert, um sie nicht auf den Therapeuten richten zu müssen.

8. *Diversifizieren*

Solange die Widerstände sich nicht dem therapeutischen Prozess übergeben haben und die unbewusste therapeutische Allianz (UTA: 5.4.3) noch nicht die Oberhand gegen die Widerstände gewonnen hat, kann der Patient zum Diversifizieren Zuflucht nehmen. Dies ist ein im Anfangsstadium einer Probetherapie oft benützter taktischer Abwehrmechanismus, mit welchem der Patient in der Phase des Anstieges der Übertragungsgefühle sich dem Fokus der Übertragung (T) entwindet, zu Personen oder Ereignissen außerhalb der Übertragung (C) wechselt oder irgendwelche Daten liefert. Der Therapeut muss auf diese Abwehrform sehr wachsam achten und diese Falle deaktivieren, mag ihr Inhalt noch so interessant sein.

Sobald jedoch die UTA hoch mobilisiert ist, ist die Diversifikation entweder verschwunden oder der Patient wechselt von den Übertragungsgefühlen zu einem Ereignis aus den Gegenwartsbeziehungen, weil eine Implikation zum Unbewussten besteht. Dann hat der Therapeut keinen Grund, die scheinbare Diversifikation misszuverstehen und ihr nicht zu folgen.

Beispiel

Ein Patient, der in der Beziehung zu seiner hypochondrischen, selbstbezogenen, kritisierenden und abweisenden Mutter sich eine passive Distanziertheit aufgebaut hatte, begann in der Beziehung zum Therapeuten emotionale Nähe zuzulassen.

TH Ich bin nicht ihre Mutter und ich bin auch keine bessere Mutter. Aber wenn sie jetzt mit mir zusammen sich ebenso versteifen und verschließen wie bei ihrer Mutter, dann machen sie mich unnütz, sabotieren diese Therapie und das beziehungslose Elend in ihrer Ehe und in ihrem Beruf geht weiter.

PT (weint in sich hinein).
TH Warum nicht sich endlich das Recht geben, diesen Schmerz zuzulassen?
PT (lässt erstmals beim Weinen auch Töne durchkommen)
TH Es ist in Ordnung, wenn sie sich erlauben, hier mit mir zusammen all diese schmerzlichen Gefühle zuzulassen, zu spüren und mich sie sehen zu lassen.
PT Es ist ein so großer Schmerz im Hals.
TH Ich weiß.
PT Ich habe noch nie so viel Nähe zugelassen wie jetzt (T). Im Kindergarten musste ich am Morgen oft brechen. Die Kindergärtnerin (C) stand einfach neben mir und ließ mich ins Blumenbeet erbrechen. Es war einfach in Ordnung. Sie hat mich dafür nicht gescholten.

9. *Weitschweifigkeit*
Während beim Diversifizieren die Patienten das Thema wechseln, liefern sie bei der weitschweifigen Abwehrform (tangent) nutzlose Details über bedeutungslose Dinge oder reden im Kreis herum, bis sie zum Wesentlichen kommen. Dies ist eine verbreitete Abwehrform, besonders bei Patienten auf der rechten Seite des Spektrums, während die Patienten ganz links im Spektrum sie nicht benützen. Der Therapeut wird auf diese Abwehrform sofort intervenieren, zuerst mit einer Klärung und wenn nötig mit Druck und Herausforderung.

10. *Redeflut*
Die Redeflut ist ein häufiger Widerstand gegen das Erleben von Gefühlen, besonders der schuld- und schmerzbeladenen (Lateralisation: 5.4.1.2).

11. *Sich nicht erinnern*
Das Sich-nicht-erinnern ist ein gutes Beispiel dafür, dass die Abwehren auf einem Kontinuum von linden bis zu malignen Formen zu sehen sind. So kann das Sich-nicht-erinnern am einen Ende des Spektrums eine bewusst taktische Abwehr sein und am anderen Ende ein wirkliches Nichtwissen, weil die Verdrängung etwas unterdrückt und noch nicht freigibt oder die Angst so groß ist, dass das Erinnerungsvermögen zeitweilig versagt.

12. *Verleugnen*
Weil das Verleugnen meistens ein schwerwiegender Abwehrmechanismus ist, der zwar auch taktisch angewandt werden kann, wird er

bei den obsessiven und regressiven Abwehren und Widerständen behandelt.

13. *Widerrufen*
Besonders Patienten mit obsessiver Charakterstruktur neigen dazu, eben geäußerte Gefühle unmittelbar zu widerrufen.

14. *Ausweichen*
Das Ausweichen kann z.B. darin bestehen, dass der Patient auf eine Frage des Therapeuten mit *»Ich weiß nicht«* antwortet, dass er Formen des Jargons oder floskelhafte Redewendungen (Camouflage) benützt.

15. *Zustimmen*
Der Therapeut wird unterscheiden, ob die Zustimmung des Patienten bedeutet, dass er verstanden hat, wovon die Rede ist oder ob der Patient mit einer Art ›passiver Willfährigkeit‹ zustimmt, um sich emotional nicht auf den Prozess einzulassen. Der Therapeut wird den Patienten auffordern, ihm nicht einfach zuzustimmen, sondern die Dinge selbst genau zu prüfen.

16. *Unentschlossenheit*
Die taktische oder obsessive Unentschlossenheit muss herausgefordert werden, da eine therapeutische Arbeit unmöglich ist mit einem Patienten, der in der Ambivalenz gefangen bleibt. Der noch zögerliche, ambivalente Patient (»Ich möchte gerne«) signalisiert eine Haltung, die mit der Zukunft zu tun hat, d.h. er will nicht in den nächsten zwanzig Minuten entscheidende Schritte tun. Der Therapeut wird ihm daher vermitteln: »Das genügt nicht. Lassen sie uns sehen, was sie jetzt tun wollen«. Während die psychoanalytische Technik dafür Jahre einsetzt, lassen wir den Patienten nicht einmal fünf Minuten vergeuden, was selbstverständlich einen Gefühlsanstieg (rise) in der Übertragung auslöst. Diese Thematik wird im Zusammenhang mit dem Widerstand gegen Nähe im nächsten Kapitel weitergeführt.

17. *Trotz und Sturheit*
Sturheit, Trotz und Bockigkeit können bei vielen Patienten rein taktischer Natur sein oder aber ein Teil einer Charakter-Neurose.
Eine besondere Form des Trotzes ist die ›belle indifférence‹, die Patienten in freundlicher Weise selbst über intime und schmerzvolle Themen

reden lässt, bis der Therapeut spezifische Fragen stellt. Der Trotz wird im Rahmen der regressiven Widerstände (5.4.2.4) nochmals erwähnt und in der Kasuistik (7.4) eingehend behandelt.

18. Passive Willfährigkeit
Mit dem Widerstand der passiven Willfährigkeit vermeidet der Patient das Erleben der echten Gefühle und die Auseinandersetzung in der Übertragung. Die schwerwiegende Form dieser Abwehr behandeln wir bei den obsessiven Abwehren (5.4.2.3) und in der Kasuistik (7.5).

19. Spannungsabfuhr (Aktionismus, Agieren, Ausagieren)
Die Spannungsabfuhr und die verwandten Termini Aktionismus, Agieren und Ausagieren bezeichnen nicht einfach alle unerwünschten Verhaltensweisen des Patienten, wie das z.T. im psychoanalytischen Jargon geschieht, sondern dass der Patient mit Handeln oder Tätigkeiten der Verbindungsaufnahme mit dem Unbewussten ausweicht.

Beispiele

Eine zu depressiven Phasen neigende Patientin hatte ihre unbewussten mörderischen Gefühle im alltäglichen Leben verdrängt durch immer neue Aktionen wie häufiger Wohnungs- und Arbeitswechsel und systematisches sich immer wieder verlieben, was sie ›Aufregungen‹ nannte.

Externalisierende und kathartische Gruppenhappenings, die auf keinem erkenntnistheoretisch und ätiologisch begründeten Binnenprozess beruhen und zu äußerst gravierenden Fehldeutungen führen.

Für viele Patienten ist im Anfangstadium der Therapie die Klärung und Unterscheidung zwischen Erleben und Handeln absolut notwendig. Handeln kann sich äußern in allen Formen der *Spannungsabfuhr* (tension release) wie nervöses Lippenbeißen, Lachen, Gestikulieren, am Taschentuch drehen, Hyperaktivität, Zappligkeit, Weinen, heftiges Atmen, Aufstehen oder Fluchen. Diese Thematik wird in 7.2.1, Abschnitt 4, vertieft.

Des Weiteren ist die *explosive Affektentladung* wie die Fäuste ballen und in Gestik und verbal mit ›päng, päng‹ auf den Tisch hauen, Schreien, die Türe zuschlagen, Gegenstände zerstören und dreinschlagen als Abwehr gegen gewalttätige und mörderische Gefühle zu verstehen.

Diese Affektentladung kann eine taktische Abwehr sein, je nach Kontext aber auch eine regressive. Die Affektentladung ist zwar besser, als jemanden umzubringen, hat aber mit dem Erfahren der Gefühle (hier der mörderischen Wut) nichts zu tun.

20. *Externalisieren*
Das Externalisieren besagt, dass der Patient nicht sich selbst als Autor, Urheber oder selbstverantwortlichen Täter verstehen will, sondern die Ursache seiner Probleme in der Außenwelt, meistens bei anderen Menschen, ansiedelt. Diese Abwehrform wird häufig eingesetzt, um Wut zu vermeiden und kommt gerne in der passiven Vergangenheitsform daher. Normalerweise ist diese Abwehrform den Patienten rasch einsichtig und leicht aufzulösen.
Hartnäckigere Formen des Externalisierens kann man antreffen bei Patienten, die ihre Psychopathologie an fixe Ideen (z.B. die psychischen Auswirkungen der Amalgamzahnfüllung) geknüpft haben. So lange sich der Patient als Opfer äußerer Mächte sieht, ist Introspektion unmöglich. Der Therapeut wird vorerst versuchen, den Patienten hellhörig zu machen für sein Inneres. Da die Frage nach Ursachen eine intellektualisierende Abwehr ist, den Gefühlsbereich zu tangieren, wird er alle Abwehren in der Übertragung aufzeigen und stoppen. Dann wird es dem Patienten einsichtig, dass es grotesk ist, des Amalgams wegen in Psychotherapie zu gehen, sofern die fixe Idee nicht psychotische Ängste binden muss. Das Externalisieren in Form von Projektion oder projektiver Identifikation werden wir bei den regressiven Abwehrmechanismen (5.4.2.4) behandeln.

21. *Kombinationen verschiedener Widerstände*
Die bislang dargelegten und die weiteren Widerstandsformen können in verschiedenen Kombinationen auftreten.

5.4.2.3 Die obsessiven Abwehren und Widerstände

Die obsessiven, regressiven und maligne regressiven Widerstände sind hochgradige, weitgehend *intrapsychische* Abwehren (major defenses), die das bewusste Wahrnehmen von als gefährlich erlebten Gedanken und Gefühlen verhindern wollen. Die Art der Abwehr ermöglicht diagnostische Einsichten über den aktuellen Stand der Ich-Funktionen und den neurotischen Kern-Konflikt. Da Unterscheidungen auch didaktischen Zielen dienen und die Abwehren auf einem Kontinuum liegen entsprechend dem Ort, wo der

Patient auf dem Spektrum der psychoneurotischen Störungen (5.6) angesiedelt ist, können die Grenzen zwischen taktischen, obsessiven und regressiven Abwehrformen fließend sein.

Die obsessiven Abwehren sind Gegenbesetzungen gegen regressive Tendenzen, gegen schmerzhafte Erfahrungen und gegen das Aufkommen von Gefühlen. Es sind hoch organisierte, mit der Struktur der Person verquickte Mechanismen, die weitgehend mit dem Verhalten anankastischer Neurotiker zusammenfallen. Als vorwiegend obsessiv gelten:

1. *Affektisolierung und Affektverschiebung*
   Die Affektisolierung kann sich verschiedener Mechanismen (Ruminieren, Rationalisieren, Intellektualisieren, Generalisieren, Weitschweifigkeit, theoretisch-abstrakte Rede und Redeflut) bedienen, um mit einer gewissen Zwanghaftigkeit wut-, schuld- und schmerzbeladene Gefühle zu vermeiden. Der affektisolierende Patient redet z. B. unbeteiligt, unbelebt und cool über seine Eltern und zwar nicht als taktisches Manöver wie im Anfangsstadium einer Therapie, sondern als Ausdruck einer verwurzelten Charakterpathologie.

   Während die Affektisolierung keinen Anschluss an das Verdrängte zulässt, setzt die Affektverschiebung ein Substitut für ein abgewehrtes Gefühl ein, sodass der Patient z.B. über alles lacht, worüber er weinen könnte.

2. *Verleugnen*
   Das Verleugnen ist meistens ein schwerwiegender Widerstand, auf den wir bei der Behandlung der regressiven Widerstände zurückkommen. Im Verleugnen kann eine Leistung des Unbewussten erkannt werden, weil es auf den zutreffenden Sachverhalt hinweist, indem es ihn leugnet. Leugnen kann man ja nur etwas, das man weiß, d.h. bewusstes oder bewusstseinsfähiges Material, was für Frühstörungen eine Rolle spielt. Geleugnet wird nicht, dass etwas existiert, sondern

   - der *affektive* Stellenwert,
   - die *Bedeutung* eines Phänomens oder
   - seine Bedeutung *wird nicht erkannt* (wie bei der Affektisolierung) oder
   - das Gefühl wird durch ein *gegenteiliges Gefühl* ersetzt (wie bei der Reaktionsbildung). Aus diesen Gründen finden wir unter der Verleugnung normalerweise hoch emotional besetzte Themen. Wenn die unbewusste therapeutische Allianz (UTA) beginnt die Oberhand

gegen die Widerstände zu gewinnen, kann es sein, dass der Patient die an die Oberfläche drängenden Gefühle vorerst wie als Kompromiss nur in verleugnender Form mitteilt. Hier darf der Therapeut nicht in die Falle gehen und die Verleugnung herausfordern, sondern er muss sie als hochwichtige Mitteilung der UTA benützen, die ihm anzeigt, dass der Druck Früchte trägt und dass er damit die Gefühle erreichen wird, die der Patient noch zu vermeiden sucht.

3. *Verneinen*
Besonders Menschen mit einer Zwangsstruktur verneinen die richtige Darstellung eines Sachverhaltes durch die Behauptung seines Gegenteils. König formuliert es so: »Drängen verbotene Wünsche an, die bewusst zu werden drohen, können sie zu heftigen Verneinungen führen« (1997, S. 30). Freud gibt einige Beispiele zur Verneinung: *»Sie werden jetzt denken, ich will etwas Beleidigendes sagen, aber ich habe wirklich nicht diese Absicht«* oder *»Sie fragen, wer diese Person im Traum sein kann. Die Mutter ist es* ***nicht.****«* (1925a, S. 11) Freud beschreibt diesen Abwehrmechanismus wie folgt: »Ein verdrängter Vorstellungs- oder Gedankeninhalt kann also zum Bewusstsein durchdringen, unter der Bedingung, dass er sich *verneinen* lässt. Die Verneinung ist eine Art, das Verdrängte zur Kenntnis zu nehmen, eigentlich schon eine Annahme des Verdrängten. Man sieht, wie sich hier die intellektuelle Funktion vom affektiven Vorgang scheidet. ... Etwas im Urteil verneinen, heißt im Grunde: das ist etwas, was ich am liebsten verdrängen möchte. Die Verurteilung ist der intellektuelle Ersatz der Verdrängung.« (1925a, S. 12)

4. *Vermeiden*
Das Vermeiden wehrt ab, dass das Befürchtete eintritt. Aus Angst kann der Patient in der Übertragung das Erleben positiver oder negativer Gefühle vermeiden, indem er taktische oder obsessive Abwehren einsetzt. Der Patient kann z. B. auf eine Frage des Therapeuten schweigen, was ein Widerstand ist. Im Leben draußen kann sich das Vermeiden in kontraphobischem Verhalten zeigen.

5. *Die Als-ob-Persönlichkeit*
Wir haben von der passiven Willfährigkeit gesprochen, die in ihrer linden Form eine taktische Abwehr ist. Ist sie jedoch eine hochgradige Abwehr geworden, dann identifiziert sich der beflissene, suggestible und beipflichtende Patient so sehr mit den Erwartungen anderer Menschen, dass er eine unechte Identität annimmt.

6. *Retardieren*
   Wenn der Patient in der quergestreiften Muskulatur viel unbewusste Angst aufgestaut hat und der Tonus konstant gleich hoch bleibt, werden die Bewegungen retardiert, die Verspannung kann bis zur Steifheit und Paralyse anwachsen, sodass der Patient ev. nur noch Augen- und Mundzuckungen zeigt. Wir können dann auch von einer pseudo-motorischen Verlangsamung oder Lähmung sprechen, im Bewusstsein, dass es sich um eine Abwehr handelt wie andere somatisierte Abwehrformen (Tic, Stottern). Der Patient ist dann nicht nur motorisch, sondern auch in seinem Denken und Reden zögerlich und verlangsamt. Dies ist ein Phänomen, das wir besonders, aber nicht nur, bei Depressiven feststellen. Der Patient, der wie schlaff drin hängen bleibt, ist sehr ›geschützt‹ und man kann nichts mehr mit ihm machen.

7. *Widerstand gegen Nähe und emotionale Intimität*
   Der *Widerstand gegen Nähe und emotionale Intimität* (resistance against emotional closeness, RAEC) und mit ihm zusammen *die Selbstsabotage und Selbstdestruktion* (perpetrator) sind übergreifende und schwere Abwehrformen, die ihren Ursprung im Über-Ich haben (5.4.2.6). Sie sind beziehungs- und prozessfeindlich, selbst- und beziehungsschädigend und fundamental für die menschliche Psychopathologie. Der Widerstand gegen Nähe und emotionale Intimität widersetzt sich dem Sich-öffnen und stellt sich gegen eine ganz persönliche Beziehung und Bindung, in der Übertragung und in einer Partnerbeziehung.

   Im Kampf gegen die Widerstände löst der Therapeut im Patienten am meisten Angst und Wut aus, wenn er ihn auf das Gefühl der Nähe zum Therapeuten anspricht, weil der Druck auf die RAEC die Traumatisierung des Zentrums (bond: 1.5; 5.5.1; 5.5.2) und die Schuldgefühle reaktiviert. Traumatisierte Menschen legen um die Charakterabwehr, die eine Reaktion auf die mörderische Wut, auf die Schuld und die Trauer ist, eine weitere Abwehrschicht, nämlich den Widerstand gegen Nähe und emotionale Intimität. Die Nähe zum Therapeuten reaktiviert das Trauma mit der Person, zu welcher der Patient ganz früh nahe war. Deshalb kämpft er gegen Gefühle von emotionaler Nähe und Intimität zum Therapeuten, eine Abwehr, die in der klassischen Psychoanalyse durch Setting und Übertragungs-Neurose auf eine Art unterstützt wird.

Vignette (Kahn 1990, S. 234)

TH So, was wollen sie jetzt tun gegen diese Mauer? Jedes Mal, wenn es darum geht, wie sie ihre Wut erlebt haben bei diesem Zwischenfall mit ihrer Frau, errichten sie diese Mauer zwischen sich und mir. Es ist aber sehr wichtig, dass wir sehen können, wie sie ihre Wut erleben. Also, was wollen sie jetzt mit dieser Mauer machen?

Klinische Daten weisen darauf hin, dass viele Patienten genau so stark gegen ihre positiven Gefühle ankämpfen wie gegen ihre negativen und deshalb gegen jede Art von emotionaler Nähe eine Barriere errichten, und dass bei einigen Patienten der Widerstand gegen die emotionale Nähe der weitaus größte Widerstand ist. Der Widerstand gegen Nähe kann sich eines breiten Repertoires von Abwehrmitteln bedienen:

- Den Zugang zu den Gefühlen verbauen und eine Beziehung verunmöglichen oder zerstören durch den Einsatz *spezifischer Abwehrmechanismen* wie Distanz, Weinerlichkeit, Ausagieren, Konfusion, unbeteiligtes Zustimmen, Trotz, Belehren, Begründen, Erklären, Borniertheit, Schreien und regressives Verhalten.
- Die RAEC kann sich in der Form der *Ambivalenz* äußern. Der Patient ist mit einem Fuß drin, mit dem andern nicht. Die Ambivalenz würde die Therapie in ein Fiasko führen, wenn der Therapeut den Patienten nicht herausfordern würde mit der Frage, was er *jetzt* mit jenem Teil machen *will*, der nicht hier ist. Ein vereitelter Prozess wäre eine Selbstsabotage, welche eine Affinität zum Masochismus und zu Über-Ich Problemen hat. Zudem würde die Ambivalenz verhindern zu verstehen, was das Problem ist.
- Auch die Angst kann zur Abwehr vor Nähe in Dienst genommen werden.
- *Redewendungen*: ich fühle mich nackt, ausgestellt, wie ohne Kleider.
- Der Patient sagt oder denkt, dass *dieser Fremde* (Therapeut) gar nicht das Recht hat, seine Barriere zu durchbrechen.
- Die Diskussion, ob es nicht besser wäre, zu einem *andersgeschlechtlichen Therapeuten* zu gehen, ist im Grunde eine Gefühls- und Beziehungsabwehr und hat nichts mit der Geschlechtsidentität oder Sexualität zu tun.
- *Streit* anzetteln oder einen *Kuhhandel* (Feilschen) anbieten (7.11.2.3).

8. *Selbstsabotage*
   Der Abwehrmechanismus der Selbstsabotage, Selbstbehinderung, Selbstdestruktion und Selbstbestrafung kann man als den Inbegriff aller Abwehren und als Motor der Neurose ansehen. Die Selbstsabotage ist wie auch der Widerstand gegen Nähe, der Widerstand gegen das Erleben des Impulses und der Über-Ich-Widerstand vor allem ein *strukturelles* Problem. Die Selbstsabotage hat eine zwanghafte Über-Ich-Komponente (Wiederholungszwang, Perpetrator), die sich äußern kann in Form von Nörgeln, Ärger erzeugen, sich unterwerfen, sich brauchen und missbrauchen lassen, unter dem eigenen Niveau funktionieren und leiden an psychischen und somatischen Symptomen.

Beispiel

Der Patient sagt: »Ich will alles tun, um mein Leben zu ändern«, tut aber nichts in der Therapie.

9. *Angst und Wut im Dienste der Abwehr*
   Die *Angstabwehr* ist nicht zu verwechseln mit der *Angsterzeugung*, die ihre Quelle im Es und in den Gefühlen und Impulsen hat. Wie aber jedes Element zu Abwehrzwecken umfunktioniert werden kann, benützen Patienten gelegentlich die Angst oder die Wut (Ärger, Gereiztheit, Fluchen) zu Abwehrzwecken. Auch die Wut auf sich selbst ist als Abwehr zu verstehen, außer der Patient ist so sehr motiviert, etwas zu verändern, dass er auf jene Seite in ihm wütend wird, die immer noch dasselbe Muster wiederholt, das er eigentlich loswerden will.

5.4.2.4 *Die regressiven Abwehren und Widerstände*

Die psychoanalytische Forschung hat sich von Anfang an mit dem Phänomen der Regression beschäftigt. Klinisch wichtig ist, zwischen *Regression* und *Entwicklungsstörung* zu unterscheiden. »In der Regression kehrt ein Mensch, wie König (2004, S. 47) sagt, partiell in ein Entwicklungsstadium zurück, das er vorher verlassen hat. Bei einer Entwicklungsstörung ist der Betreffende partiell in einem früheren Entwicklungsstadium verblieben.« Bei der Regression unterscheiden wir zwischen

- der *strukturellen Ich-Regression* in den psychischen Bereichen Ich, Es und Über-Ich (qualitativ)
- der *dynamischen Verschiebung oder Verdichtung* von Besetzungsenergien in verschiedenen *regressiven Abwehren* (quantitativ).

Bei der *strukturellen Ich-Regression* ist das Ich selbst überwältigt durch Triebdruck, Angst, Strafbedürfnis des Über-Ich oder durch innere oder äußere Überforderung. Typisch für diesen Zustand ist, dass das Ich keine obsessiven Abwehren benützen kann, sondern zur Annahme einer Rückkehr (Regression) auf eine primitivere Objektbesetzung gezwungen ist. Meistens sind dann alle *Ich-Funktionen* (Selbsterhaltung, Fähigkeit, innen und außen zu unterscheiden, Denken, Integration, Urteilen und autonomes Entscheiden, Erinnern, Fühlen, Realitätsprüfung, Verhaltens- und Impulskontrolle, Angstwahrnehmung und Angsttoleranz, Frustrations- und Affekttoleranz und Erleben der eigenen Kompetenz) auf eine ontogenetisch frühere und einfachere psychische Entwicklungsstufe regrediert.

Die *dynamischen regressiven Abwehren* dagegen werden vom Ich eingesetzt gegen das bewusste Erleben von Angst und unannehmbaren Triebwünschen, ohne dass die Ich-Funktionen signifikant gestört oder unterbrochen sind. Wie Land (1991) schreibt, hat Davanloo diese psychoanalytische Unterscheidung in seinem theoretischen und technischen System zwar beibehalten, aber grundsätzliche Begriffe und die technische Handhabung beider Phänomene bedeutend modifiziert und erweitert.

Die Regression als Abwehr wurde ursprünglich nur als Ergebnis einer Ich-Regression oder eines nicht genügend entwickelten Ich verstanden. In diesem Verständnis regrediert ein unter Stress stehendes Ich auf frühere Entwicklungsmodelle und primitive Verhaltensmuster wie Projektion, Einverleibung, Externalisation, Somatisierung, Introjektion und projektive Identifikation. Dies sind Notfallreaktionen (Hüther 2004, S. 112–121), die ältere (frühe Kindheit, Stammesgeschichte) und fester verankerte Verschaltungsmuster sind als die später entwickelten und meist auch differenzierteren reaktions- und handlungsleitenden Muster. Heinz (1976) beschreibt die Regression als eine Verhaltensreaktion auf eine Störung des adaptiven Gleichgewichts. Die Unfähigkeit des Ich, eine gestellte Anpassungsaufgabe zu bewältigen, benützt die Regression als Versuch, das *gestörte Gleichgewicht wieder herzustellen* durch einen Rückgriff auf eine psychogenetisch frühere und adaptiv weniger fortgeschrittene stabilere Ausweichsbasis. Diese Art von Regression kann im Dienste des Ich stehen, wenn die Ausweichsbasis, auf die zurückgegriffen wird, wie als Umweg benützt wird, die Störungsquelle zu beheben i. S. des *reculer pour mieux sauter*, d.h. der *Regression im Dienste des Ich*.

Hier geht es jedoch um jene Regression, die auf eine unangemessene und adaptiv weniger fortgeschrittene Ausweichsbasis, d.h. auf frühere Entwicklungs- und Abwehrmodelle flüchtet und dieses Verhalten nicht im Dienste des Ich zur Wiederherstellung des Gleichgewichts einsetzt, sondern als *Abwehrmaßnahme bis zur pathologischen Symptombildung.* Dabei wird die Regressionstiefe bestimmt durch die psychogenetische Spannweite des Rückganges und der Senkung des Strukturniveaus, die im schlimmsten Falle zum Ich-Verlust und zur Desintegration führen, wenn das Ich auf keine Ersatzbasis mehr stößt. Dies ist kein bewusst intendiertes Verhalten, sondern ein adaptives, oft ich-fremdes (ich-syntones) und wie automatisch verlaufendes Verhalten. Der Patient fällt da hinein, hat keine Beziehung dazu und kann keine einsichtige Erklärung dazu geben. Diese Art regressiver Abwehr ist aber immer selbstdestruktiv, da sie den Menschen daran hindert, sein mögliches Potential auszuschöpfen.

Die hauptsächliche Quelle der regressiven Abwehr liegt im strafenden Über-Ich, das dem Ich keine Entlastung vom neurotischen Leiden zugesteht. Die regressive Abwehr ist somit eines der augenfälligsten psychischen Verschmelzungsprodukte, entstanden aus dem Ich, das die Abwehr einsetzt, und dem nach Strafe verlangenden Über-Ich. Dieses Verschmelzungsprodukt kann eine große Zahl von Verhaltensweisen aufweisen, die auf den ersten Blick sehr unterschiedlich erscheinen, obwohl alle der Abwehr dienen. Generell ist zu sagen, dass der Therapeut die Abwehren, die wir jetzt eingehender untersuchen, nicht hervorholen, sondern sofort klären und herausfordern sollte, da ansonsten der Patient noch regressiver würde, was für ihn sehr nachteilig wäre.

1. *Spaltung*
   Kernberg (1978, S. 49f) benützt den Ausdruck Spaltung (Splitting) in einem engen Sinne als das aktive Auseinanderhalten konträrer Introjektionen und Identifizierungen. Die Spaltung ist der zentrale Abwehrmechanismus der Borderline-Persönlichkeitsstruktur, welche das eigene Selbst oder andere Menschen betreffende Eigenschaften voneinander getrennt hält. Die Spaltung geht mit fehlender Betroffenheit und der Verleugnung von Widersprüchen einher. Das abgespaltene Attribut ist so bedrohlich, dass es nicht als Teil des Selbst oder Teil des anderen Menschen akzeptiert werden kann, d.h. primitive Idealisierung oder primitive Abwertung führen dazu, dass es keine Synthese zwischen den widersprüchlichen Selbst- und Objektbildern gibt. Die Spaltungsoperationen liegen auch anderen, im Folgenden näher ausgeführten Abwehrmechanismen zugrunde. Fragile Patienten setzen auch zusätzliche Abwehrmechanismen (Hilfsoperationen) zur Aufrechterhaltung der Spaltung ein. Nach einer generellen Übersicht werden wir einzelne dieser Abwehrformen näher beschreiben.

- Primitive Idealisierung
- Projektive Identifizierung
- Projektion
- Störungen der Wahrnehmung und Kognition
- Identifizierung mit dem Angreifer
- Omnipotenzgefühl und Abwertung der Objekte
- Verleugnung emotional gegensätzlicher Bewusstseinsbereiche
- Deck-Abwehr
- Externalisieren
- Trennung nicht-integrierbarer Ichzustände

2. *Primitive Idealisierung*
Es gibt reife und weniger reife Formen der Idealisierung, und jeder Idealisierung mischt sich regelmäßig ein verschieden stark ausgeprägter Abwehraspekt bei. Die primitive Idealisierung ist ein unerlässlicher Hilfsmechanismus der Spaltung, »bei der ein Objekt, wie Rohde-Dachser (2004, S. 73f) schreibt, als ausschließlich gut angesehen wird, um sicher zu gehen, dass es einen gegen die bösen Objekte« beschützt, um nicht von ihnen zerstört zu werden.

3. *Projektive Identifikation*
Die psychoanalytische Theorie hat, wie Morgenthaler (1978, S. 76f) schreibt, von Anfang an die Identifikation als bedeutsam erklärt und sowohl in die Libidotheorie als auch in die Ich-Psychologie eingeführt, um laufende oder abgeschlossene Prozesse in der psychischen Entwicklung darzustellen. In der psychoanalytischen Literatur wird terminologisch nicht streng unterschieden zwischen dem *Vorgang* der Verinnerlichung und Strukturbildung und dessen *Ergebnis,* d.h. zwischen Identifizierung und Identifikation.

Durch die Identifikation nimmt eine Person einen Aspekt, eine Eigenschaft oder ein Attribut (Haltungen, Meinungen, Charakterzüge) einer anderen Person an und macht sie zu einem integrierten Bestandteil der eigenen Person und verändert sich dadurch. Sich identifizieren heißt sich verändern und ist eine Form der Beziehung zum Objekt. Die kürzer oder länger dauernden Identifikationen mit Vorbildern, die für eine gewisse Zeit auch idealisiert werden können, sind vor allem in der Kindheit und im Jugendalter ein gesunder Mechanismus, der dem Aufbau einer stabilen und kohärenten Persönlichkeit dient. Die Identifikation hat einen wichtigen Anteil bei der Ich-Bildung und ist eine Vorstufe der Liebesbeziehung. Morgenthaler schreibt: »Weil sich das Ich in seinen

Beziehungen zu den Objekten entwickelt, kann man sagen, dass das Ich aus den Identifikationen mit früheren Liebesobjekten aufgebaut ist.« (1978, S. 77) Die psychoanalytische Forschung deckt sich hier mit Bubers philosophischen Gedanken über das dialogische Prinzip (1.5). Morgenthaler verweist auch auf Freud, der in *Trauer und Melancholie* schrieb, dass Objekte möglicherweise nie wirklich aufgegeben werden können, sondern immer als Identifikation im Ich ihre Spuren hinterlassen.

Wichtig für das Verständnis des Unbewussten ist, dass die Identifikation weniger eine verlässliche Aussage darüber ist, wie der andere Mensch ist, sondern vielmehr wie der sich Identifizierende Meinungen und Haltungen anderer subjektiv erlebt und bewusst oder unbewusst wahrgenommen und in sich aufgenommen hat. Diese Form der Identifikation, wo das eigene Selbst von Teilen des Objektes durchdrungen wird, nennen wir *autoplastisch*. Bei der alloplastischen Identifikation hingegen werden einer andern Person Attribute und Eigenschaften der eigenen Person (des eigenen Selbst) zugeschrieben oder ganz oder teilweise so erlebt und behandelt wie die eigene Person. Diesen Vorgang bezeichnen wir auch als projektive Identifikation.

Wie alles auch für Abwehrzwecke eingesetzt werden kann, so lässt sich auch die Identifizierung als Abwehr benützen. Mit der projektiven Identifikation, einer Grundabwehr eines jeden Menschen, der an Symptomen leidet, werden die innerpsychischen Konflikte interpersonell in der Außenwelt inszeniert, um die Innenwelt zu entlasten. Aggressive Aspekte des Selbst oder der Objektbilder werden externalisiert, d. h. auf Objekte übertragen, die dann als gefährlich erlebt werden. Damit bleiben der Impuls wie auch die Angst vor dem Impuls im Erleben des Patienten präsent. Aber es entsteht, wie Kernberg sagt, ein »Circulus vitiosus von Projektion der Aggression und anschließender Reintrojektion aggressiv aufgeladener Objekt- und Selbstimagines« (S. 47).

Beispiel

Der Patient, der aus Wut seinen Vater erwürgt, verspürt seinerseits in seinem Hals (Stimmbänder) eine Spannung, d. h. als Reaktion auf seine Schuld über seine mörderische Wut gegen den Vater entwickelt er Halsschmerzen. Er identifiziert sich mit den dem Opfer zugefügten Schmerzen.

Die von Anna Freud (1936) beschriebene Identifizierung mit dem Angreifer (siehe weiter unten) kann man als umgekehrten Vorgang verstehen: der Patient hebt sein Gefühl von Schwäche und Gekränktheit auf, indem er sich projektiv mit dem Angreifer gleichsetzt und seinerseits kränkt und verletzt. (Zur Deaktivierung projektiver Tendenzen siehe auch 5.4.4.4)

4. *Projektion*

Der Hauptzweck der Projektion besteht in der Externalisation der ›total bösen‹, aggressiven oder ›total schlechten‹, entwerteten Selbst- und Objektimagines. Zwar besitzen projizierende Patienten, im Gegensatz zu psychotischen, in den meisten Lebensbereichen ein unvollkommenes aber ausreichendes Differenzierungsvermögen zwischen Selbst- und Objektrepräsentanzen. Die Projektion von Borderline-Patienten ist quantitativ und qualitativ verschieden von jener der neurotischen Projektion. Die Intensität der Projektionsneigung führt im Verein mit der Ichschwäche zu einer Schwächung der Ichgrenzen im Bereich der Projektion von intensiver Aggression.

Eine Form dieser projektiven Abwehr ist die Halluzination. Der Patient hört z. B. Schreie, wo niemand ist. Die empathische Identifizierung mit dem Objekt, auf das der Patient seine Aggression projiziert hat, soll gleichzeitig verhindern, dass es ihn unter dem Einfluss der projizierten aggressiven Impulse angreife. Wegen der unscharfen Trennung von innen und außen nimmt der Patient Züge des Objektes wieder in seine Selbstrepräsentanz auf (Wieder-Introjektion der projizierten Persönlichkeits-Anteile), was zu einer *dissoziativen Identitätsstörung,* d. h. zu jenem eher seltenen Zustand einer *multiplen Persönlichkeit* (Doppel-, dreifache oder mehrfache Projektion) führen kann, die nach Herman et al.[8] als eine extreme Form der Verarbeitung schweren chronischen Missbrauchs in der Kindheit zu bewerten ist.

Beispiele

Eine Patientin phantasiert, dass zwei Männer sie beißen und vergewaltigen. Daraufhin phantasiert sie, sie selbst habe einen Penis und dass die beiden Männer Frauen seien. Jetzt beißt *sie* ihrerseits die beiden Frauen und steckt ihren Penis in sie hinein. Somit ist sie die Vergewaltigte und die Vergewaltigerin, das Opfer und die Täterin.

Ein Patient hatte nach dem Durchbruch der mörderischen Wut für einen Moment die Angst, er könnte den Therapeuten wirklich ermorden oder dass der Therapeut ihn ermorde.

8 Herman JL, Perry C, van der Kolk BA (1989) Childhood trauma in borderline personality disorder. Amer J Psychiatry 146,490. Zit von Rohde-Dachser (2004) S 129

Die Projektion (z. B. primitivste projektive Abwehr wie Halluzination, halluzinative Geschmacks- oder Stimmensensation) ist ein gefährlicher Abwehrmechanismus, der nicht als Basis für Druck und Herausforderung dienen kann und sofort geklärt und deaktiviert werden muss. Bei einem obsessiven Patienten kann für die Deaktivierung eine Realitätskontrolle genügen.

Beispiel

PT Sie verachten mich und nehmen mich nicht ernst.
TH Können sie dafür aus meinem Verhalten Hinweise und Belege geben?

Im Gegensatz dazu muss ein fragiler Patient seine inneren Befürchtungen aussprechen können, damit Angst und Projektion kleiner werden und verschwinden.

5. *Störungen der Wahrnehmung und der Kognition*
   Zu den Störungen der Wahrnehmung und Kognition zählen meistens angstbedingte, fragile Abwehrmuster wie kognitives Black-out (den »Faden« verlieren), Verwirrung, (»Was haben sie gesagt?«), Bewusstlosigkeit, Schwindel, Ohnmacht, verschwommene Sicht, gedankliche Desorganisation, Dissoziation, Depersonalisation und Halluzination (an Stelle für unbewusstes Material).

6. *Die Identifizierung mit dem Angreifer*
   Auf einer primitiven Entwicklungsstufe neigt nach Rohde-Dachser (2004, S. 77f) das überforderte Ich zur Inkorporation des Aggressors und später, unter den Anforderungen des Über-Ich und eines pathologischen Größenselbst, zur Identifizierung mit dem Angreifer. Die aus der Verletzung internalisierter elterlicher Forderungen resultierende unerträgliche Selbstkritik und Schuld werden auf einen Sündenbock in die Außenwelt projiziert (externalisiert).

7. *Omnipotenz und Abwertung der Objekte* (op cit S. 78f)
   Als Reaktion auf enttäuschende und bedrohliche Objekte kann der fragile Patient sich in narzisstische Größenphantasien zurückziehen und damit seine Abhängigkeit von Menschen, die seine Bedürfnisse nicht befriedigen, aufheben, sie fallen lassen und verachten. Das ist für den Patienten ein narzisstischer Selbstschutz, ermöglicht ihm die Aufrechterhaltung der Spaltung und enthebt ihn, die volle Wut der Gefühle spüren zu müssen.

8. *Trennung nicht-integrierbarer Ichzustände*
   a. *Dissoziation.*[9] Zusammengehörige Denk-, Handlungs- oder Verhaltensabläufe werden getrennt und aufgelöst; der Patient löst sich vom Erleben seiner Handlungen, sodass sie sich seiner Kontrolle entziehen. Die Dissoziation ist ein psychophysischer Prozess, der durch eine teilweise oder völlige Desintegration psychischer Funktionen gekennzeichnet ist.
   b. *Depersonalisation* (Ich-Erlebnisstörung). Nach Jacobson (1977, S. 180–184) wird dieser Begriff großzügig für viele Phänomene gebraucht: für das emotionale Absterben (Entpersönlichung) bei schwer Depressiven und Schizophrenen, für die emotionale Distanziertheit (detachment) bis zum ›Absterben‹ der Lebendigkeit des Ich-Erlebens bei Neurotikern (Veränderung der Selbstwahrnehmung) und für normale Menschen, die ein Trauma erlitten haben.
   c. *Derealisation.* Dem Patienten erscheint die Wirklichkeit fremd, unwirklich, unlebendig, räumlich verändert und bezugslos (Umwelterlebnis-Störung).
   d. *Dissoziative Fugue.* Der Patient nimmt eine neue Identität an und kann die vorhergehende Identität nicht mehr erinnern.
   e. *Dissoziative Amnesie.* Eine psychisch bedingte plötzliche Unfähigkeit, wichtige, persönliche Informationen zu erinnern.

9. *Klagen*
   Ein Patient, der nicht ganz ich-synton ist, kann eventuell die Einsicht in die regressiv abwehrende Qualität seines Klagens haben und dabei wahrnehmen, dass er z.B. im Moment, wo er Gegenstände herumgeschossen hat, jemanden schlagen wollte. Ein anderer Patient kann aber trotz seiner Einsicht in die regressiv abwehrende Funktion seines Klagens mit hoher Beharrlichkeit daran festhalten.

Beispiele

Ein Patient wollte unbedingt immer wieder über seine Körpersymptome klagen, da es ihm ›stinke‹, Wut- und Trauergefühle zu erleben.

---

9 Der Begriff der Dissoziation geht auf den französischen Psychiater Pierre Janet (1859–1947) zurück, der damit eine hauptsächlich durch erlebte Traumata ausgelöste Desintegration und Fragmentierung der integrativen Funktionen des Bewusstseins beschrieb. Das dissoziative Phänomen kann sich als kompromisshafter Lösungsversuch eines neurotischen Konfliktes bis zu einem psychogenen Tremor steigern.

Ein anderer Patient klagte zu Beginn der Therapie über sein Fehlverhalten (Wutausbrüche), das er und andere als erschreckend, aber meistens nicht Körper gefährdend erlebten.

10. *Weinerlichkeit*
Es ist wichtig, die folgenden drei Phänomene zu unterscheiden:

- die rasch auflösbare *taktische* Abwehr der sentimentalen Weinerlichkeit, die weiter oben besprochen wurde,
- die *regressive* Weinerlichkeit, von der in diesem Abschnitt die Rede ist,
- die *normale* (wirkliche) und die *pathologischer* Trauer, die unter 6.4.5.2 und 7.6 behandelt werden.

Einerseits ist sich der Therapeut bewusst, dass sein Patient als Kind traumatische Ereignisse erlebt hatte und dass das kleine Kind, das damals von einer Autoritätsperson gedemütigt worden ist, kaum eine andere Möglichkeit hatte als zu weinen und damit von den Eltern Hilfe zu erhoffen. Andererseits ist sich der Therapeut ebenso bewusst, dass der erwachsene Patient von heute das Weinen als Abwehr benützen kann, wo das Wahrnehmen anderer Gefühle (Kritik, Auflehnung, Wut) mehr angebracht wäre (Davanloo 1990, S. 223f; 1995f, S. 304) und dass Weinerlichkeit und Schreien nichts mit dem Weinen des von Schuld, Schmerz und Trauer geschüttelten Patienten zu tun haben. In diesem Sinne kann sich die Weinerlichkeit als Charakterabwehr etablieren und das Leiden und die Opferposition verfestigen, damit der Patient nicht die Erfahrung der *eigenen, innerlichen Täterschaft* machen muss. Es wäre deshalb für den Patienten keine Hilfe, wenn der Therapeut mit der Weinerlichkeit und dem Leiden sympathisieren würde. Was hilft, ist das Herausfordern der Regression in der Übertragung.

Beispiele:

(Zu einem Patienten, der als Kind von einer Lehrerin erniedrigt worden ist.) » In dieser Situation, in der sie erniedrigt wurden, reagierten sie weinerlich?«

(Zu einer Patientin, die von ihrem Mann finanziell hintergangen worden ist.) »Die einzig klaren Dinge sind die Tränen und die Weinerlichkeit. Sie wissen nicht, was dabei ihre körperliche Reaktion war?«

(Zu einem Patienten, der die aufkommende Angst, über den schlimmsten Ohnmachtsanfall zu sprechen, mit Weinen abwehrt.) »Sie weinen jetzt, statt über schwierige Dinge zu sprechen.«

(Zu einem Patienten, der sich als Löwen sehen möchte.) »Warum Tränen? Sie können nicht ein weinerlicher Löwe sein.«

Ähnlich ist auch der Weinkrampf als Abwehr zu verstehen. Ein Patient kann Probleme mit Angst oder Depression haben, aber wenn er während des ersten Interviews nur weint, ist eine nützliche Befragung und eine Therapieplanung unmöglich.

Gelegentlich zeigen sich die regressiven Abwehren erst nach einiger Zeit. Entweder kommt erschreckendes Material zum Vorschein und der Patient reagiert mit einem Anwachsen der Abwehren, oder die Therapie hilft nicht, die Probleme im Leben draußen zu verändern, worauf der Patient mit verstärkten Abwehren reagiert. Dies ist typisch für Therapien, in denen die Angst zunimmt, aber die darunter liegenden Impulse nicht angesprochen werden, sodass die Sitzungen von Weinerlichkeit, Hilflosigkeit und sogar Depression dominiert werden. Wenn bei all diesen Fällen nicht der Abwehrcharakter des regressiven Verhaltens erkannt und effektiv behandelt wird, kann die Therapie stagnieren oder im Fiasko enden.

11. *Opferhaltung, Hilflosigkeit und Willfährigkeit*
König (1997, S. 32) unterscheidet zwischen intrapersonellen und interpersonellen Abwehrmechanismen. Während die intrapersonelle Abwehr das Ich eines Menschen vor Affekten und Stimmungen schützt, die es nicht ertragen kann, hält die interpersonelle Abwehr das soziale Umfeld frei von Störungen, indem sie verhindert, dass im Ich Impulse entstehen, mit denen es als Mittler zwischen Innen- und Außenwelt nicht sozialadäquat umgehen kann. Der Prototyp dieses Abwehrmechanismus ist die Wendung der Aggression gegen die eigene Person, womit nicht das Objekt getroffen wird, dem der Impuls ursprünglich gegolten hat. Besonders Depressive und Phobiker, die ein so genanntes Harmoniebedürfnis haben, wollen geliebte und existenziell wichtige Menschen vor der eigenen Aggression schützen. Der Therapeut würde seine therapeutische Aufgabe verraten, wenn er mit dem ›kraftlosen, armen Opfer‹ oder mit dessen ›Hilflosigkeit‹ sympathisieren oder sich solidarisieren und dadurch die masochistische Position des Patienten zementieren würde.

Es gibt Patienten, die bis zum hilflosen Dummerchen regredieren, sich eine Umgebung wählen oder schaffen, die ihnen alle Individualität und Verantwortung abnimmt, die einen Hang zur Gefügigkeit und Unterwürfigkeit haben und sich von anderen sagen lassen, was richtig ist und was sie tun sollen. Wenn sich jemand so total aufgibt, was z.B. sektenabhängige Patienten machen, dann sind eine introspektive Arbeit und eine Therapie nicht möglich, weil eine andere Instanz die Funktion des Ich ersetzt. Mit diesen Menschen muss man versuchen, deren Standort kognitiv zu bestimmen und den aufkeimenden Trotz indirekt zu deaktivieren.

12. *Verleugnung*

Die Verleugnung kann, wie weiter oben erwähnt, sowohl als taktischer und obsessiver Widerstand als auch, wie Rohde-Dachser (2004 S. 79–87) darlegt, in seiner primitiven Form als hauptsächliche Hilfsoperation für die Aufrechterhaltung der Spaltung defensiv dort eingesetzt werden, wo die Fähigkeit zur Verdrängung fehlt. Anders als bei der Verdrängung, die sich auf spezifische Inhalte richtet, reagiert das verleugnende Ich bei einem Gefahrensignal mit dem sofortigen Versuch, die *Bedeutung* und den *affektiven* Stellenwert des Signals zu ignorieren. Damit interferiert die Verleugnung auch mit Denkprozessen, mit logischer Gedankenführung, mit der Wahrheitsfindung und der Realitätsprüfung und kann die Lernfähigkeit in einzelnen Bereichen suspendieren. Das Ereignis der unerwünschten Realität wird in statu nascendi wie bei der Affektisolierung nicht wahrgenommen, weshalb Entfremdungserlebnisse, Depersonalisations- und Derealisationsgefühle, hysterische Dämmerzustände und weitere dissoziative Reaktionen wie Fugue und Amnesie sich einstellen können.

Als eine Variante der Verleugnung erwähnt Rohde-Dachser den von Greenson stammenden Ausdruck der Deck-Abwehr. Gewisse Patienten ersetzen ihre mangelnde Fähigkeit zur Verdrängung mit der Verdeckung, um die Spaltung aufrecht zu erhalten. Sie leugnen unliebsame und besonders schmerzliche Erinnerungen, Affekte und Wahrnehmungen, indem sie entgegengesetzte Vorstellungen/Affekte überbesetzen.

13. *Trotz*[10]

Davanloo belegt den unbewussten Trotz mit der Metapher *Fünf-Stern-Abwehr*, womit er auf die spezielle therapeutische Herausforderung des

10 Ich folge teilweise den Ausführungen von Korff P v (1998)

Trotzes hinweist, der sich durch eine Menge taktischer und Charakterabwehren auszeichnet wie Sarkasmus (sarkastischer Tonfall), Weinerlichkeit, verstecktes Lächeln oder offenes Gelächter und Pseudokonstruktivität (Unter dem oberflächlichen Bemühens ist kein Engagement. Der Patient übergeht den Therapeuten raffiniert).

Viele Therapeuten reagieren auf trotzige Patienten irritiert, frustriert und ärgerlich, da der Trotz den Zugang zum Unbewussten blockiert. Statt sich innerlich zu befreien, wiederholt der Patient seine Selbst-Sabotage und Selbst-Zerstörung, womit er sich unbewusst für seine unbewusste Schuld bestraft. Der Patient ist sich jedoch seines zwischen den Linien unausgesprochen durchschimmernden »Nein« wirklich nicht bewusst. Der schon bei den taktischen Abwehren (5.4.2.2) beschriebene Mechanismus von Trotz und Sturheit kann versteinerte Formen aufweisen, z.B. bei Patienten, welche diesen Mechanismus schon früh in ihrer Kindheit maßgeblich eingesetzt hatten (6.4.4.2, Absatz 13).

Unter 7.4 werden eingehend die behandlungstechnischen Möglichkeiten untersucht, wie der Therapeut dem unbewussten Trotz so begegnen kann, dass er ihn nicht nur aus den verbalen Mitteilungen und Gesten erkennen, sondern auch die provokativen Energien des Patienten so umschiffen kann, dass die Therapie keinen Schiffbruch erleidet.

14. *Psycho-motorische und intellektuelle Verlangsamung und Passivität*
Diese für Depressive typische Abwehr kann auch von nicht depressiven Patienten in Dienst genommen werden. Wir sehen Antriebslosigkeit und im Denken, Reden und in der Motorik eine Verlangsamung. Patienten, die in dieser Abwehr hängen, sind gegen das Unbewusste sehr geschützt und schwierig zu mobilisieren, da es sich nicht um eine taktische Qualität handelt, sondern um eine tiefe Charakterstörung. (Mehr dazu unter 7.5: Die passiv-aggressive Persönlichkeitsstörung.)

15. *Somatisieren*
Mit dem Begriff Somatisieren sind *körperliche Störungen und Erkrankungen* angesprochen, die von *psychischen* Ursachen und Erlebnisveränderungen nicht zu trennen sind. Es gibt kaum seelische Störungen ohne körperliche Begleiterscheinungen und kaum körperliche Störungen, seelisch bedingt oder nicht, ohne Einfluss auf das Erleben und Verhalten. Nicht zu belegen jedoch ist die gelegentlich esoterisch inspirierte Auffassung, alle Krankheiten seien seelischen Ursprunges. (Mehr dazu unter 7.9: Funktionelle und psychosomatische Störungen.)

16. *Konversionssymptome*
Eng mit den funktionellen Störungen verwandt sind die Konversionssymptome, die sich wie folgt zeigen: Verlust der Empfindung, Gefühllosigkeit der Haut; Kribbeln, die Extremitäten nicht mehr spüren, Hyperventilation, Tinnitus aurium (Ohrenrauschen, Brummen, Klingen, Pfeifen, Hallhören), Sehstörung (verschwommene Sicht), schwere Schlafstörung, Schlafwandel, Durchfall (mit Krämpfen), Flatulenz oder Haarausfall.

17. *Mangelhafte Impulskontrolle*
Das Spezifische dieser Abwehrform, die sich als Wutanfall (Jähzornanfall), Raptus, Temper Tantrum[11], Trotz und explosive Affektentladung zeigen kann, sind nach Wurmser (1978, S. 42, 50) die Ich-syntonie der primitiven Triebimpulse, die stereotype Wiederkehr solcher episodischer Impulsdurchbrüche, der fehlende emotionale Kontakt zwischen dem impulsiven Persönlichkeitsanteil und dem sonstigen Selbsterleben des Patienten und die blande Verleugnung, mit der solche dissoziierte ›Durchbrüche‹ nachher abgewehrt werden können.

18. *Sofortige Verdrängung (instant repression)*
Den Abwehrmechanismus der Instant repression (7.2.3.3) wenden vor allem schwer geschädigte depressive oder fragile Menschen an. Sie haben die riesige Angst vor dem Erleben von nur geringen Impuls- und Gefühlsanteilen derart in das Unbewusste verdrängt, dass sie auf Gefühle und Impulse nicht Angst spüren, sondern sofort mit Abwehr reagieren und daher meistens die Positionen des Konflikt-Dreiecks nicht unterscheiden können.

11 Nach Kaplan & Sadock's (2000) können unreife Personen mit dauerhaften Persönlichkeitsproblemen daran scheitern, Verhaltensweisen zu entwickeln, welche die Wutausbrüche hemmen, die sie als Kinder zur Schau gestellt hatten. Wenn die kindlichen Wutausbrüche den gewünschten Erfolg erreicht hatten, kann das erlernte Wutverhalten im Erwachsenenleben andauern. Obwohl diese Menschen freundlich und gesellig sein können, wenn alles rund läuft, ermangeln sie die Fähigkeit, Frustrationen zu ertragen und reagieren eingeschnappt, mürrisch, trotzend und schmollen, brüllen und schreien wie brutale Kerle (S. 817).

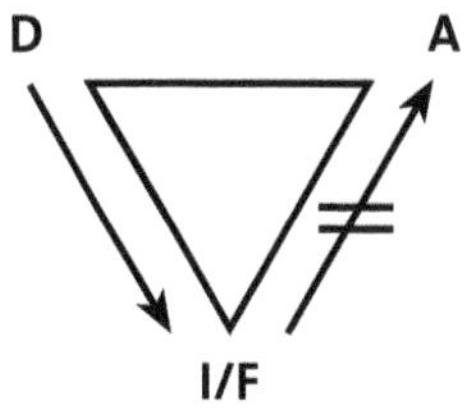

(nach H. Davanloo)

Abb. 13: Instant repression

Anstatt Gefühle und Impulse (meist Wut) zu beschreiben, beschreiben diese Patienten Angst und Abwehrmechanismen und merken oft nicht, dass sie *Wut* zu *Angst* umpolen. Der aggressive Impuls wird sofort internalisiert, sodass er überhaupt nicht das Bewusstsein erreicht und stattdessen sich eine Zunahme der Depression einstellt mit den entsprechenden Symptomen wie psychomotorische und kognitive Retardation, Antriebs- und Lustlosigkeit, Müdigkeit, Arbeitsunfähigkeit, Ess- und Schlafstörungen und Suizidalität.

19. Scham

Wurmser (1978, S. 42, 50) spricht bei der Behandlung schwer traumatisierter Patienten von der traumatischen Scham. Die tiefen Quellen der Schamneigung sind vor allem die Intensität der Gefühle, der innere und äußere Kontrollverlust und die große Angst, entgegen familiären oder kulturellen Vorurteilen starke Gefühle zu haben und zu zeigen, was als Zeichen verwerflicher Schwäche gilt. Ohne auf das komplexe Thema der Scham, das Wurmser (1990, 1993, 1997, 1999) eingehend behandelt, näher eingehen zu können, ist die Unterscheidung folgender Aspekte der Scham wichtig:

- Klinisch ist die Scham nicht von der Schuld und den damit zusammenhängenden Gefühlen zu trennen.
- Patienten können ein Gemisch von Angst, Über-Ich-Widerstand und Widerstand gegen Nähe zu Abwehrzwecken einsetzen und dies als ›Scham‹ benennen.

Vignette

Ein Patient, der in der vorausgegangenen Sitzung einen regressiven, trotzigen und passiven Rückfall gemacht hatte, sagte zu Beginn der folgenden Sitzung, er schäme sich.

TH Was meinen sie damit?

PT Ich bin heute nicht gerne gekommen. (Dabei macht er eine wegstoßende Armbewegung).

TH Was macht ihr Arm? Haben sie registriert?

PT Sie sind aufsässig mit ihrer Fragerei nach meinen Gefühlen zu ihnen.

TH Was macht dann ihr Arm mit mir?

PT Ich will, dass sie mich in Ruhe lassen.

TH Sie kommen freiwillig zu mir und wollen nichts mit mir zu tun haben? Sie wollen nicht, dass ich ihre Gefühle sehe. Ich soll nicht sehen, was ihr Arm macht. Ich muss es für mein Wohlbefinden nicht wissen und sie können bis an ihr Grab ihre Gefühle verdrängen und dann wieder Trinken und Medikamente schlucken und depressiv werden. Sind sie heute dafür hier her gekommen?

PT Ich haue ihnen mit der Faust eine auf die Schläfe, dass sie zusammensacken und dann ziehe ich sie auf den Boden.

TH Hier, auf diesen Teppich?

PT Nein, es ist ein grauer Betonboden.

TH Dort in der Scheune, wo sie den Gedanken hatten, sich mit einem Sturz von oben auf den Betonboden umzubringen? Wie liege ich dort?

PT Auf dem Rücken. Ich trample ihnen ins Gesicht.

TH Wie schauen meine Augen?

PT Voll Hass und Angst.

TH Wer ist das? Ich habe keine Angst vor ihnen und keinen Hass auf sie.

PT Onkel Hans mit seinen blauen Überkleidern. Ich haue ihm die Eisenstange vom letzten Mal quer über das Gesicht, bis es ganz vermantscht ist. (Dann bricht aus ihm die wütende, traurige und schmerzvolle Geschichte des 7–9-jährigen Buben, der von seinen Eltern unerwünscht und abgelehnt war, der in einem überalterten Familienclan, wo es keine Kinder gab, sich von den Eltern verlassen fühlte. Aus Spekulationen auf ein großes Erbe zwang der Vater die Mutter, ihren beiden Brüdern Hans und Josef auf dem Bauernhof wie eine Magd zu dienen. In diesem feindlichen, griesgrämigen und lieblosen Milieu war Josef der einzige Mensch, den der Patient liebte. Josef machte mit ihm Ausflüge und zeigte ihm die Welt. Der Patient war

9-jährig, als dieser liebste Mensch an Lungenkrebs starb. Bei der Todesnachricht begann er heftig zu weinen, was die Eltern verbaten und weshalb sie ihn in sein Zimmer schickten. Aus Wut luchste er seinen Eltern zeitlebens Geld ab, womit er sich ein Haus bauen konnte.)

TH Da sind Gefühle von Mord, Trauer, Schmerz und Liebe in ihnen.

PT Sie sind der erste Mensch, der sich für meine Gefühle interessiert.

TH Und sie hatten sich ganz identifiziert und es zu ihrem Eigenen gemacht: nicht gesehen werden und sich auch nicht zeigen. Das meinten sie mit Scham?

5.4.2.5 Die malignen regressiven Abwehren und Widerstände

Regressive Widerstände bezeichnen wir als maligne, wenn sie auf besonders primitive Abwehrmuster zurückgreifen oder wenn sie besonders hochgradig und hartnäckig sind.

1. *Trotz und Sturheit*
   Kinder mit rigiden, kontrollierenden, verlangenden, versagenden und physisch bestrafenden Eltern können ihre mörderische Wut zu einer trotzigen Charakterpathologie aufbauen, die mit zunehmendem Alter dem therapeutischen Prozess eine immer höhere Barriere entgegenstellen kann, sodass der Trotz die Qualität von Störrischkeit, Bockigkeit, passiv-provokativem Verhalten, selbstdestruktiver Sturheit und Arroganz oder eine Kombination von Unterwürfigkeit und Trotz annehmen kann. Diese Eigenschaften treten gerne als Gruppe auf. Diese maligne Charakter-Abwehr trifft man häufig an bei Patienten mit hohen Widerständen und komplexen Störungen und auch bei Patienten mit fragiler Charakterstruktur.

2. *Anklagen und Entwerten*
   Eine maligne Art der oben erwähnten omnipotenten Form des Entwertens und Anklagens ist die Mischung von Externalisieren, Trotz, charakterlich verfestigter menschenfeindlicher Negativität (ready-made transference resistance: 6.3; 9.7.2.3), projektiver Identifikation, Arroganz und einer schwachen unbewussten therapeutischen Allianz. Eine Möglichkeit, den anklagenden Widerstand zu stoppen, kann die Frage des Therapeuten sein: *»Bin ich verantwortlich für ihr Elend?«*

3. *Ironie, Arroganz, Zynismus und Sarkasmus*
   Diese Verhaltensweisen, die sich auch in einem Lächeln zeigen können, drücken Wut aus, ohne dass der Patient die Wut wirklich spüren muss.

Sind diese Abwehrformen zusätzlich mit sadistischer Lust liiert, kann sich der Therapeut mit unverschämter Provokation konfrontiert sehen, was ganz bestimmte technische Anforderungen an ihn stellt.

Beispiele

PT Ich finde es amüsierend, was hier vorgeht.

PT Sie sind der Fachmann, Herr Doktor, nicht ich.

Der Therapeut sollte die provokativen, malignen Abwehrformen auf keinen Fall herausfordern, da ihm der provokante Patient in dieser Hinsicht überlegen ist und die Herausforderung zu einem Machtkampf und zum Abbruch der Therapie führen würde. Er wird auch nicht die Abwehren ansprechen, mit denen der Patient provozieren will. Der unterlegene Therapeut könnte dann in einem Anflug von Gegenübertragung den Patienten rausschmeißen. Das folgende Diagramm zeigt, wie sich das Ich vor dem Erleben der mörderischen Wut schützt, indem es sich mit mehreren Abwehrschichten umgibt.

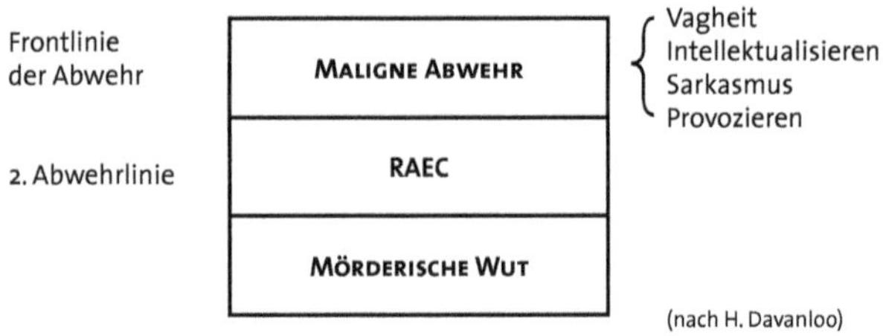

Abb. 14: Die Schichten der Widerstände

5.4.2.6 Die Über-Ich-Pathologie

Neben Freuds zentralen Entdeckungen der kindlichen Sexualität, der Traumsymbolik, des Unbewussten und der Übertragung ist jene des Über-Ich eine der bedeutendsten. Freud führte den Ausdruck Über-Ich in seinem letzten großen theoretischen Werk *Das Ich und das Es* (1923) in die psychoanalytische Theorie ein. Anfänglich stand das unbewusst Verdrängte im Vordergrund seines Interesses, was zur Entwicklung der Psychoanalyse geführt hatte. In seinem *ersten Strukturmodell* hatte er *das Bewusste*, *das Vorbewusste* und *das Unbewusste* beschrieben. Von Anfang an hatte sich zwar in diesem Strukturmodell das *Ich* vom *Unbewussten* abgehoben, aber es hatte den Anschein, dass auch Teile des Ich als unbewusst zu beschreiben sind. Mitscherlich, Richards und Strachey, die Herausgeber der Freud-Studienausgabe, schreiben, dass es offenbar geworden sei, »dass weder bezüglich des ›Unbewussten‹ noch bezüglich des ›Ich‹ das Merkmal der Bewusstheit helfen konnte, ein Strukturmodell der Psyche zu entwerfen« (Freud 1969–1975, Bd III, S. 277). Deshalb habe sich Freud dem abwehrenden und verdrängenden Bereich der Psyche zugewandt, was ihn zur Entwicklung des *zweiten Strukturmodells* geführt habe. Mit den neu vorgelegten Einheiten von *Es*, *Ich* und *Über-Ich* als neues Modell für die Struktur und das Funktionieren der Psyche hat Freud außerordentlich klärend gewirkt und den Weg zu weiteren klinischen Fortschritten eröffnet (a a O). *Bewusst* oder *unbewusst* war von nun an für Freud nur noch eine Eigenschaft, die einem seelischen Zustand zukam oder nicht, aber kein System mehr, denn er hat erkannt, dass zwar alles Verdrängte unbewusst, aber nicht alles Unbewusste verdrängt ist und dass das Ich auch unbewusste Anteile hat.

Der Begriff des *Über-Ich* umfasste in der noch wenig differenzierten Festlegung in *Das Ich und das Es* (1923a) sowohl die Verbots- als auch die Idealfunktion. Im heutigen Gebrauch hingegen bezeichnet das Über-Ich hauptsächlich eine selbstkritische, gebietende und verbietende Instanz, während die Idealfunktion als Ich-Ideal bezeichnet wird.

Innerhalb der Persönlichkeit hat sich ein Teil des Ich gegen einen anderen Teil des Ich als autonome Instanz innerhalb des psychischen Apparates aufgerichtet und sich somit über diesen Ich-Teil gestellt, um ihn zu unterdrücken. Daher ist das Über-Ich eine Struktur *innerhalb* des Ich, eine Differenzierung des Ich, die sich erheblich später als das Ich entwickelt. Für das Verständnis der Entstehung des Über-Ich kann man der traditionellen psychoanalytischen Theorie folgen, der zufolge das Über-Ich durch den erfolgreichen Abschluss des ödipalen Konfliktes, der Internalisierung der elterlichen Gebote und Verbote zu einer autonomen innerpsychischen Verhaltensregulation und die Ablösung der Kastrationsangst durch die Über-Ich-Angst entsteht. Man kann aber auch der Ansicht sein, dass sich das Über-Ich schon in der frühesten Säuglingszeit zu regen beginnt als unbewusste Reaktion auf früheste kritische und auflehnende Regungen gegen frustrierende/traumatisierende Eltern und somit weniger die reale Strenge der Eltern widerspiegelt als vielmehr die unbewusste auflehnende Reaktion gegen diese Eltern.

Das Über-Ich als kritische Instanz, die sich vom Ich abgetrennt hat, beherrscht das Ich dermaßen, dass das Ich mehr unter der Vorherrschaft des Über-Ich steht als unter jener des Es. Das Ich kann zwar seine Abhängigkeit vom Über-Ich variierend beeinflussen, aber es hat »nicht die Macht, die Inhalte des Über-Ich, wenn dieses erst einmal endgültig strukturiert ist, in einer ähnlichen Weise zu verändern, wie es die Zielsetzungen von Triebregungen zu hemmen oder abzulenken vermag« (Holder 1976, S. 256). Die Zensur, die Selbstvorwürfe und die Zwangshandlungen, die vom Über-Ich ausgehen, spielen sich vorwiegend außerhalb des Bewusstseins ab. Die Spannungen und Konflikte zwischen Ich und Über-Ich erzeugen, wie Freud sie nennt, *unbewusste Schuldgefühle*, die klinisch zu beobachten sind. »Man kann sagen, der an Zwang und Verboten Leidende benimmt sich so, als stehe er unter der Herrschaft eines *Schuldbewusstseins*, von dem er allerdings nichts weiß, eines unbewussten Schuldbewusstseins also, ... Dies Schuldbewusstsein hat seine Quelle in gewissen frühzeitigen Seelenvorgängen, findet aber eine beständige Auffrischung in der bei jedem rezenten Anlass erneuerten *Versuchung* und lässt anderseits eine immer lauernde *Erwartungsangst*, Unheilserwartung, entstehen, die durch den Begriff der *Bestrafung* an die innere Wahrnehmung der Versuchung geknüpft ist.« (Freud 1907, S. 135)

Bezüglich der *Schuld* besteht ein Mangel an theoretischer und klinischer Differenzierung. Drei Aspekte sind zu unterscheiden:

1. die durch Handlungen oder Unterlassungen eingehandelte reale Schuld
2. die neurotischen Schuldgefühle
3. die für seelisch begangenes Unrecht (verweigerte Liebe und mörderische Wut) innerlich erlebte Schuld

Die von der psychoanalytischen Theorie dem Über-Ich zugeordneten Schuldgefühle entstehen, wie Eicke schreibt, aus einem Konglomerat von »Wünschen, Idealbildungen, anerzogenen Verhaltensnormen und Werturteilen, Identifikationen oder Nachahmungen, aus Vorstellungen und Affekten. Es straft, es lobt, es macht Gewissensregungen und begründet Selbstbeobachtungen, es reguliert das Selbstbewusstsein wie auch viele Handlungen. Es schafft die Gewohnheiten von Haltungen und Verhaltensweisen eines Charakters, ... von diesen unbewussten Anteilen des Über-Ich werden unsere Sitten und Gebräuche gesteuert, die Tabus einer Gesellschaft wie ihre Erziehungsmethoden« (1976a, S. 493). Freud hatte mit Nachdruck betont, dass das Über-Ich nicht nur die Verinnerlichung (Identifikation) der elterlichen Forderungen und Verbote (Vater-Imago) ist, sondern dass es auch in enger Verbindung mit dem Es steht und ein Erbe des Ödipuskomplexes sei. Er sieht im *Gewissen*, in der Selbstbeobachtung und in der Idealbildung Funktionen des Über-Ich.

Freuds Konzepte des Über-Ich und des Gewissens hat viele Pädagogen, Psychologen, Anthropologen, Philosophen und Theologen zu kritischen Studien (s. Dienelt 1970) angeregt, die das Freudsche Über-Ich längst nicht mehr als *das* Gewissen verstehen. Zulliger (1966), um nur einen zu nennen, korrigierte Freuds Ansicht, indem er den historischen, sozialpsychologischen Erwerb des Gewissens zwar nicht bestreitet, aber auch von einer *Anlage*, von einem *Organ* spricht, das vorhanden sein müsse, damit eine Gewissenserziehung überhaupt möglich sei.

Davanloos (1987d, 1988a) anthropologisches und psychopathologisches Konzept gründet auf diesem im Menschen angelegten Organ, das sich schon in den ersten Lebensmonaten zu regen beginnt und nicht erst durch eine Entwicklungsstufe (Untergang des Ödipuskomplexes) oder aus Abwehr verpönter Triebe entsteht. Dieses im Organismus gründende Organ (Strebung, Anlage), das wir ein gesundes Gewissen nennen, will das Gute und meidet das Böse, um das biologische Überleben (Homöostase) zu sichern. Auf dem Boden dieses Gewissens kann sich das strafende Über-Ich entwickeln und dessen Pathologie, d.h. die *Über-Ich-Pathologie*, wenn das strafende Über-Ich sich zu einer Charakterform verfestigt. Dieser Prozess kann schon innerhalb der ersten sechs Lebensmonate in Gang kommen, wenn der hoffnungsvolle Protest des schreienden Säuglings (5.5.3) nicht die Behebung der Frustration erwirkt und sein ihm innewohnendes, aggressives Potential geweckt wird und zunehmend bis zu unbewussten *reaktiven sadistischen Regungen* sich zu entwickeln beginnt. Hier ist die Quelle der *unbewussten Schuld*, die wie der reaktive Sadismus der Verdrängung anheim fällt.

Die Schuld (1.10; 5.5; 6.4.5.2; 9.7.2) ist die gesunde seelische Reaktion auf das bewusste oder unbewusste *Zufügen von Zerstörung* (reaktive Wut) und das *Verweigern der Liebe* genetisch wichtigen Personen gegenüber. In diesem Sinne ist die Schuldfähigkeit und die Schulderfahrung ein Existential und weder ein Teil der Über-Ich-Pathologie noch eine Abwehr.

Ist jedoch das Erleben der mörderischen Wut und der Schuld nicht möglich – beim Kind bedingt durch dessen Entwicklungsstand und seelische Kapazität (4.2.6; 4.2.7) und beim Erwachsenen durch die Verdrängung –, schaltet sich das Über-Ich ein. Wir kennen diesen Mechanismus aus dem Kinderalltag, wenn ein Kind durch sein Verhalten eine Strafe provoziert, um die Schuldgefühle über sein ›Vergehen‹ loszuwerden. Die vier klinischen Eigenschaften der Über-Ich-Pathologie sind nach Davanloo (1987b, 1988a):

- zugrunde liegende gewalttätige Impulse
- ein selbstzerstörerisches und selbstbestrafendes Verhalten

- Schuld und Trauer
- Verarmung der Persönlichkeit und der Lebensgestaltung

Die unbewusste, strafende und quälende Seite des Über-Ich (perpetrator) verlangt mit dramatischer und sadistischer Konsequenz die Bestrafung des Ich, die sich in folgenden *Über-Ich-Widerständen* äußern kann:

- Selbstvorwürfe
- Selbstbehinderung, Selbstsabotage
- Selbstbestrafung, Selbstunfälle
- Vereitelte Lebensläufe (Pechvögel), Einengung des Lebens, sabotierte Berufskarrieren
- Unterwürfigkeit und Schwierigkeit, sich auf eine gute Art für sich selbst einzusetzen
- Unfähigkeit zu einer Partnerschaft, zerbrochene Beziehungen
- Suizidale Impulse

Die *Selbstbestrafung* ist eine maligne Form des Abwehrverhaltens, die paradigmatisch zeigt, dass die Abwehren ein neurotischer Versuch der Angst- und Schuldbewältigung und der Aufrechterhaltung der Homöostase sind. Die Über-Ich-Pathologie entsteht also aus dem Widerstand gegen das Erleben der mörderischen Wut und der Schuld, sodass der Patient weder Schuld noch Schmerzen und Trauer über seine Schuld wirklich erleben kann und sich stattdessen selbstbehindernd, selbstsabotierend, selbstdestruktiv und selbstbestrafend mit *neurotischen Schuldgefühlen* quält, die erlebt werden als:

- Quälende, zwanghafte Gedanken
- Gewissensbisse, schlechtes Gewissen
- sich schlecht fühlen
- andere oder sich anklagen (Selbstvorwürfe)
- Angst vor Nähe
- Unversöhnlichkeit und Streitlust
- Trotz
- Sarkasmus

Neurotische Schuldgefühle und deren selbstdestruktive Auswirkungen sind also etwas wesentlich anderes als das Erleben von Schuld (Schuldbewusstsein). Kernberg sagt in seiner Abhandlung über moralischen und »normalen« Masochismus: »Die Integration normaler Über-Ich-Funktionen hat ihren

Preis, nämlich die Neigung, unbewusste Schuldgefühle zu entwickeln, sobald verdrängte infantile Triebabkömmlinge mobilisiert werden. Daher führt die bei fast allen Menschen zu findende Tendenz zu Handlungen, mit denen sie sich selbst ein wenig schaden und zum Beispiel darauf reagieren, dass sie einen Erfolg errungen haben ... Ebenso weit verbreitet sind zwanghafte Verhaltensweisen, die einem zur unbewussten magischen Vergewisserung gegen die Gefahr dienen, dass Verbote aus der Kindheit und ihre klinischen Korrelate mobilisiert werden könnten; Beispiele sind im Charakter verankerte Hemmungen oder selbst auferlegte Beschränkungen, mit denen man sich davon abhält, das Leben in vollen Zügen zu genießen.« (1998, S. 52)

Werden die Abwehrmechanismen, die einmal dem schwachen Ich des Kindes zum Überleben verholfen haben, nach diesen frühen Jahren nicht aufgegeben, fixieren sie sich im Ich, d.h. die Verschaltungen etablieren sich im Gehirn und werden zu regelmäßigen, eingesessenen Reaktionsformen der Persönlichkeit und bestimmen dadurch deren Charakter. Wenn sich das erstarkte Ich des Erwachsenen entsprechend der fixierten Reaktionsmuster gegen zwar imaginäre Gefahren verteidigt, die jedoch psychische Realität geblieben sind, dann sprechen wir von einer *Charakter-Pathologie*. Der betreffende Mensch wird unbewusst auf die aktuellen Lebenssituationen obsolet reagieren oder unbewusst Situationen arrangieren (Re-Inszenierung früherer Beziehungskonstellationen), welche die ursprüngliche Gefahr ersetzen können, um so die *Fixierung im Ich* zu rechtfertigen. Der kontrollierende, verbietende Teil des Ich (Über-Ich) spielt als Charakterpathologiebis zur Zwanghaftigkeit und Selbstsabotage die alten, nicht mehr adäquaten Muster durch, mit denen damals das Kind auf traumatische Umstände reagiert hat, um Unlust zu vermeiden. So beinhaltet eine Charakterpathologie wie eine conditio sine qua non auch Über-Ich-Widerstände. Aus eigener Kraft kann der Patient diese Selbstdestruktivität nicht stoppen. Die Einstellungs- und Verhaltensweisen sind von den ursprünglichen Objekten abgelöst und gleichsam autonom geworden in Form von *Charakter-Widerständen* wie:

- Syntonie
- Depression
- Grundsätzlicher Trotz oder untertänige Grundhaltung
- Submanische Euphorie
- Chronische Hyperaktivität
- Passivität
- Skeptizismus und Pessimismus
- Zwangsverhalten

- Sadomasochismus
- Panikattacken
- funktionellen Störungen

Wenn diese Charakterpathologie, d.h. die Widerstände, die aus dem Über-Ich kommen, sich auch in der Übertragung zum Therapeuten als *Übertragungswiderstand* manifestieren, dann ›schützen‹ sie das Ich vor dem Risiko und Wagnis, in der Übertragung die Angst auszuhalten, diese Muster zu erkennen und aufzugeben, die verdrängten Gefühle anzuerkennen und Veränderungen und neue Erfahrungen zu machen. Sind die Charakterwiderstände zudem noch ich-synton, ist deren Beeinflussung schwierig. Neben den weniger schwerwiegenden Widerständen wie die taktischen oder die einfachen Formen der Verdrängung haben alle schwerwiegenden und malignen Widerstände ihre Quelle im Über-Ich. Die häufigsten und komplexesten Über-Ich-Widerstände sind der *Widerstand gegen Nähe und emotionale Intimität,* die *Selbst-Zerstörung und die Selbst-Bestrafung.* Das Ich hat dadurch viele seiner Funktionen und seine Autonomie eingebüßt und wird beherrscht von einer fremden, alles durchdringenden und selbstzerstörerischen Kraft. Der Über-Ich-Widerstand ist prozessfeindlich und stellt sich entgegen der bewussten Willensäußerung gegen die Aufgabe, weswegen der Patient in Therapie kommt, d.h. der Über-Ich-Widerstand äußert sich, den Therapieprozess sabotierend, in einer negativen therapeutischen Reaktion.

5.4.3 Die bewusste und die unbewusste therapeutische Allianz

5.4.3.1 Die bewusste therapeutische Allianz

In der Heilkunde gilt allgemein die Überzeugung, dass der Mensch Gesundheit erhaltende Ressourcen hat, die ihn im Bemühen um seine Gesundheit zum *Partner* und nicht nur zum Leistungsempfänger machen. Um gegen die krankmachenden Widerstände ankämpfen zu können, braucht der Patient diese Ressource, die sich als eine determinierte Kraft und als Wille zur Heilung (5.1) bekundet und in der therapeutischen Zusammenarbeit als bewusste und vor allem als unbewusste Allianz auftritt.

Breuer und Freud hatten in ihren *Studien über Hysterie* (1895, S. 285) bei der Frage, welche Mittel man zur Überwindung des fortgesetzten Widerstandes zur Verfügung habe, erstmals die Allianz mit dem Patienten erwähnt, indem man den Patienten zum Mitarbeiter gewinnt. Auch in der ISTDP gehört es zu den Grundkonzepten, den Patienten als partnerschaftlichen Mitarbeiter zu verstehen.

Davanloo betont in seinen Schriften und Lehrveranstaltungen die Bedeutung der *bewussten* und vor allem der *unbewussten* therapeutischen Allianz (1980, 1990, 1995a, b, c). Oft wird die von ihm als wesentliches Element verstandene *bewusste* therapeutische Allianz zu wenig gewichtet. Sie ist ein grundlegendes Prinzip jeder psychotherapeutischen Methode und ein wichtiges, kognitives Element der *unbewussten* therapeutischen Allianz.

Patienten mit wiederholten klinischen Depressionen, fragile Patienten, Patienten mit sehr niedriger Angsttoleranz, hochresistente Patienten mit schwerer Charakterpathologie benötigen, worauf Lebeaux (2000) hinweist, zur Sicherung einer partnerschaftlichen Zusammenarbeit zuerst die Etablierung einer guten *bewussten* therapeutischen Allianz. Im Gegensatz zu hoch ansprechbaren Patienten mit geringen Widerständen besitzen schwer gestörte, ich-syntone und kaum introspektive Patienten weniger Kraft und Hoffnung auf Erfolg, weniger Vertrauen in ihre Fähigkeiten für Veränderungen, tragen schmerzvolles und aufwühlendes Material in ihrem Unbewussten, neigen zu Resignation und Misserfolg und sind manchmal durch frühere Therapien entmutigt. Diese Patienten benötigen starke Appelle an die bewusste therapeutische Allianz, um ihnen wieder neue Hoffnung, einen Energieanstieg und Entschlossenheit auszulösen, damit sie den Willen entwickeln zu einer partnerschaftlichen Zusammenarbeit mit dem Therapeuten. Vielleicht erleben diese Patienten zum ersten Mal in ihrem Leben eine ausdauernd und sorgend interessierte Person, die sie befreien will und an ihre seelischen Fähigkeiten glaubt.

Elemente der bewussten therapeutischen Allianz

1. Therapeut und Patient sind sich einig über die Ziele der Therapie, über die zu bearbeitenden Problembereiche und worin ein erfolgreiches Ergebnis besteht.
2. Der Patient kann den Therapeuten als jemanden erfahren, der im besten Interesse des Patienten handelt.
3. Der Patient hat eine klare Vorstellung über die therapeutische Aufgabe und vor allem deren intrapsychischen Fokus.
4. Der Patient muss klar erfassen, dass die ›Straßenkarte‹ (road map) zur Freiheit durch das Erfahren der inneren, unbewussten Gedanken und Gefühle führt.
5. Therapeut und Patient müssen vertrauen, dass die Aufgabe lösbar ist und glauben, dass der Patient die Kapazität zum Erfolg hat.
6. Der Patient muss spüren, dass die Beziehung mit dem Therapeuten unverfälscht und aufrichtig ist, dass der Therapeut am Patienten interes-

siert und dessen Freiheit das oberste Ziel ist und dass der Therapeut entschlossen ist, sich auch mit den schwierigsten Themen auseinander zu setzen.
7. Therapeut und Patient stimmen darin überein, dass ihre Beziehung eine Partnerschaft ist, in welche sie ihre besten Kräfte hinein geben, um wie eine Zweierseilschaft die ›Spitze des Berges‹ zu erreichen.

Interventionstechnik für den Aufbau der bewussten therapeutischen Allianz

1. Die strukturierte phänomenologische Befragung (Phase 1 der ZDS, 6.4.1), die wie auf einer Landkarte die strategischen Punkte mit einem Fähnchen versieht. Dieses Vorgehen kann noch in rein kognitiver Art die Probleme, Aufgaben und Ziele einer allfälligen Therapie herausarbeiten. Der Therapeut löst noch keinen dynamischen Prozess und keine Angst aus.
2. Die Befragung vermittelt dem Patienten das Interesse des Therapeuten.
3. Die Präzision nur schon einer rein kognitiven Befragung trägt in sich das Element von Druck, weil bald einmal mit komplexen Gefühlen (Angst, Schmerz) beladene Bereiche angetippt werden.
4. Man kann den Patienten fragen, ob er hier Probleme sehe und wenn ja, ob er sie mit dem Therapeuten zusammen untersuchen wolle. Für schwer gestörte Patienten sind dies elementare und bewusste Fragen, auf die er bewusst Antwort geben kann. Sein Verstand wird zu entscheiden haben, ob er eine bewusste Zusammenarbeit will. (Siehe dazu das Vorgehen mit unfreiwilligen, unwilligen Patienten unter 6.4.1.2).
5. Die Präzision der Befragung lässt den Patienten auch dazu Stellung nehmen, ob er seiner Ansicht nach nicht unter seinem Potential lebe, ob sein Leben nicht eingeschränkt und eine Mühsal sei.
6. Jetzt kann der Therapeut kräftigere Formulierungen einsetzen und in einer unsentimentalen Empathie für das Leiden des Patienten auf den Kontrast zwischen seinem Leben und seiner möglichen Freiheit hinweisen. Damit bietet er der bewussten therapeutischen Allianz, der Motivation und der Energie des Patienten eine Unterstützung. Der Patient kann spüren, dass hier jemand ist, der sich für ihn ernsthaft einsetzt. Die Frage des Therapeuten, ob der Patient sich mit ganzer Kraft für eine partnerschaftliche Arbeit einsetzen wolle, um seine Probleme zu lösen, deaktiviert einerseits die omnipotenten Erwartungen abhängiger und passiver Patienten und signalisiert andererseits dem hoffnungslosen und resignierten Patienten, dass der Therapeut an seine Ressourcen glaubt.

Die *bewusste* therapeutische Allianz ist jedoch für sich allein keine hinreichende Arbeitsbasis, denn selbst wenn sie hoch ist, kann die *unbewusste* therapeutische Allianz (UTA) sehr gering sein. Dies ist der typische Fall mit Patienten auf der rechten Seite des Spektrums. Bei einer hohen UTA ist das *Unbewusste* des Patienten bereit zu tun, was für das Erschließen der tieferen Schichten nötig ist, d.h. das Unbewusste ins Offene zu bringen. Ohne diese Voraussetzung wäre der Patient in einer ähnlichen Situation wie ein Kind, das für sein Zahnweh vom Zahnarzt Hilfe will, aber nicht bereit ist, seinen Mund zu öffnen (Kalpin 1993a, S. 24).

5.4.3.2 Die unbewusste therapeutische Allianz

Die unbewusste therapeutische Allianz (unconscious therapeutic alliance, UTA)[12] ist ohne die bewusste therapeutische Allianz nicht möglich. Somit enthält die UTA neben den hauptsächlich *unbewussten* Anteilen auch bewusste, wie in der *bewussten* therapeutischen Allianz auch unbewusste Anteile mitschwingen. Diese Anteile sind innig mit einander verflochten, sodass man sie nicht immer klar auseinander halten kann.

Die UTA war in den Sechzigerjahren des letzten Jahrhunderts auf der Basis von Alexanders Forschungen eine von Davanloos ersten und fundamentalsten Entdeckungen. Er hatte festgestellt, dass nur das unmittelbar in der Übertragung Erlebte für den Patienten und den therapeutischen Prozess hilfreich ist. Das setzt ein Bündnis zwischen Therapeut und Patient voraus, das viel tiefer geht als alle andern Bündnisse, weshalb das Konzept der UTA auch eine Abgrenzung ist gegenüber anderen Therapieformen.

Rosenberg (1989, S. 262f) stellt fest, dass Autoren wie Sterba[13], Zetzel[14] und Greenson[15], die wesentlich zur Diskussion über die therapeutische Allianz beigetragen haben, von einer bewussten Allianz sprechen. Obwohl Zetzel zwischen einer widerstandsfreien ›Übertragung als therapeutische Allianz‹ und einer widerstandsbeladenen ›Übertragung als Übertragungs-Neurose‹ spricht, hat sie die Reichweite der therapeutischen Allianz nicht bis ins Unbewusste ausgedehnt. Greenson, der seine psychoanalytischen Ansichten über das ›Arbeitsbündnis‹ differenziert und ausgiebig dargelegt hat[16], bezeichnet es als vollen und gleichberechtigten Partner der Übertragungsreaktionen zwischen Patient und Therapeut. Er erreicht damit aber nicht die

12 Davanloo H (1980, 1987a, 1990, 1995e 2000); Kalpin A (1993a) S. 24

13 Sterba RF (1934) The fate of the ego in analytic therapy. Int J Psychoanal 15:117–126. (Zit. bei Rosenberg PE op cit)

14 Zetzel ER (1956) Current concepts of transference. Int J Psychoanal 37:369–376. (Zit. bei Rosenberg PE a a O)

15 Greenson RR (1965) The working alliance and the transference neurosis. Psychoanal Q 34:155–182. (Zit. bei Rosenberg PE a a O)

16 Greenson RR (1973) S. 58–61, 130f, 201–237, 291–294, 397–404

unbewusste Dimension der UTA, wenn er z.B. sagt: »Den zuverlässigen Kern des Arbeitsbündnisses bilden die Motivationen des Patienten, seine Krankheit zu überwinden, sein Gefühl der Hilflosigkeit, seine bewusste und rationale Bereitwilligkeit mitzuarbeiten und seine Fähigkeit, den Anweisungen und Einsichten des Analytikers zu folgen. Das wirkliche Bündnis besteht im Grunde zwischen dem vernünftigen Ich des Patienten und dem analysierenden Ich des Analytikers« (1973, S. 204). Friedman[17] ist einer der wenigen Autoren, wie Rosenberg schreibt, der bezüglich des Konzeptes der therapeutischen Allianz auf ein Paradox der psychoanalytischen Technik hinweist, das dieselbe Technik lösen sollte. Der Widerstand des Patienten verhindert nämlich eine wahre Allianz im Sinne eines von Therapeut und Patient gemeinsam angestrebten Zieles, denn der Therapeut will die Arbeit des Patienten, während der Patient trotz seiner bewussten Absicht zur Zusammenarbeit die Behandlung verhindern will. Somit ist der Begriff der therapeutischen Allianz nur sinnvoll, wenn auch die *unbewussten* Ziele von Therapeut und Patient zusammengehen.

Die UTA deckt sich auch nicht mit dem Begriff *Motivation*. Weil bei allen Patienten mit leichten oder schweren Widerständen die Macht der Neurose die Motivation wie alle wichtigen psychischen Funktionen lähmt, hatte Davanloo die sog. Motivation als Auswahlkriterium aufgegeben (Davanloo 2003). Der Diskurs über unmotivierte Patienten und über das Motivieren der Patienten geht insofern am Kern des Problems vorbei, als die Widerstände, wie Davanloo (1980, S. 100) sagt, kein Anzeichen einer geringen Motivation sind und es eine Vereinfachung und ein Fehler ist, die Widerstände einer fehlenden Motivation gleichzusetzen. Therapeuten, welche die Widerstände nicht anzupacken verstehen, werden schnell die sog. unmotivierten Patienten als passiv-aggressiv oder passiv-abhängig etikettieren. Der ›motivierte‹ Patienten ist jener, der in Zusammenarbeit mit dem Therapeuten Kraft seiner UTA die Abwehren und Widerstände besiegt und damit bekundet, dass er an gewissen Problemen leidet, nach Hilfe verlangt und in einer gemeinsamen Anstrengung mit dem Therapeuten zusammen die Probleme überwinden will. Natürlich gibt es unwillige und unfreiwillige Patienten, die das nicht wollen. Für sie wird sich der Therapeut so lange engagieren, bis es klar ist, dass eine Psychotherapie unmöglich ist (6.4.1.2).

17 Friedman L (1969) The therapeutic alliance.Int J Psychoanal 50:139–153 (Zit. bei Rosenberg PE, 1989, S. 263)

Zusammenfassung: das Wesen der UTA

1. Die UTA ist jene Kraft im therapeutischen Prozess, die verantwortlich ist für den Fluss des Prozesses in der Hand des Patienten. Sie sorgt dafür, dass der *Patient* die Therapie zu einem erfolgreichen Ende bringen will.
2. Die UTA sorgt dafür, dass der therapeutische Prozess nicht nur durch die Auftriebskraft der Es-Inhalte bestimmt wird, sondern durch die Auflehnung des Patienten gegen sein Abwehrsystem. Dieser Prozess sollte sich in den ersten vier Sitzungen optimal entwickeln, ansonsten könnte er holprig werden und sich wie ein Flugzeug in einem böigen Auf und Ab bewegen.
3. Die UTA ist eine kollaborative Belebungskraft, die weder durch Appelle noch durch das Erklären von Zusammenhängen noch durch kognitive Einsichten geweckt wird, auch wenn dies der Krise eine momentane Entlastung verschaffen kann. Wenn der Patient fähig ist zu unterscheiden zwischen seinem Wunsch nach Hilfe und einer konstruktiven Zusammenarbeit mit dem Therapeuten einerseits und den Kräften des Widerstandes und der Charakterabwehr andererseits und wenn es sein Wille ist, die Behinderungen in seinem Leben in der Zusammenarbeit mit dem Therapeuten aufzugeben, kann der Therapeut mit Druck und Herausforderung gegen die Übertragungswiderstände vorgehen. Eine der grundlegenden Aufgaben des Therapeuten ist die optimale Mobilisierung der UTA gegen die Kräfte der schwerwiegenden Widerstände (Davanloo 2000, S. 174).
4. Die UTA bezieht ihre Dynamik aus der Spannung einer intrapsychischen Krise. Der Patient muss wie aufgespaltet werden zwischen einerseits dem Festhalten an der Neurose und andererseits dem gesunden Willen nach Heilung und dem gesunden Verlangen nach Leben (1.11), d.h. zwischen dem *destruktiven Teil der Widerstände* (Perpetrator) einerseits und *dem gesunden Teil* andererseits, der mit dem Therapeuten zusammenarbeiten will. Wie Sifneos (1980, S. 93) schreibt, belegen Therapeuten aus aller Welt das Vorhandensein einer inneren Kraft, welche Patienten dazu antreibt, Hilfe für eine Veränderung zu suchen und dass diese Motivation der wichtigste Faktor für einen Therapieerfolg ist.
5. Damit die UTA zustande kommt, muss der Therapeut die Sprache des Unbewussten erlernen und verstehen und dem Unbewussten des Patienten antworten, d.h. richtig intervenieren. Dafür muss er in jedem Zeitpunkt des therapeutischen Prozesses die Position des Unbewussten kennen, was zu den schwierigsten Anforderungen an den Therapeuten gehört. Er darf nicht dem Patienten z.B. eine Abwehr vorwerfen, wo dieser nicht in der Abwehr ist, oder Druck machen, wo der Patient vor Panik nicht weiß, was oben und unten ist.

5.4.3.3 Der Druck auf die unbewusste therapeutische Allianz

Für den Aufbau der UTA und den Erfolg der Therapie ist die *definitive Stellungnahme* des Patienten ausschlaggebend, d. h. der Therapeut richtet sich an den *Willen* des Patienten und fordert damit die UTA heraus. Der Wille ist in vielen therapeutischen Schulen[18] ein vernachlässigtes Thema, obwohl ohne den Willen die menschliche Selbststeuerung und eine erfolgreiche Therapie nicht zu erreichen sind. Die psychoanalytische Literatur – von Rank und Adler abgesehen – bietet zu diesem Thema keine große Ausbeute. Die Gründe mögen sein, dass Freud seine Arbeit hauptsächlich der Macht des Unbewussten gewidmet hat, in seiner deterministischen Sicht der freie Wille keinen Ort hatte und dass die psychoanalytische Behandlungstechnik (Grundregel) die Selbstkritik auszuschalten verlangt.

So wie die Menschen von Kindheit an bis zum Lebensende täglich vor Wahlmöglichkeiten und Entscheidungsnotwendigkeiten stehen und Konflikte aushandeln und lösen müssen, so müssen auch die Patienten in einer Therapie zwischen verschiedenen Bedürfnissen entscheiden. Es ist jedoch zu bedenken, dass ein Patient mit hohen Widerständen und ohne UTA noch nicht mit wirklicher Überzeugung sagen kann, dass er die Ursachen seines eingeschränkten Lebens verabschieden *will*. Da der Patient nichts anderes als seine Probleme kennt, macht die Frage nach einer Stellungnahme zuerst Angst. Es ist, wie wenn jemand bis anhin mit einem Atmungsgerät gelebt hat und nicht weiß, wie es ist, frei zu atmen; nimmt man ihm das Gerät, bekommt er Atemprobleme und Angst. So ist es eine konzertierte Aktion, die Widerstände herauszufordern und die UTA und den Willen zu aktivieren. Hand in Hand damit kann eine Deaktivierung des Trotzes (7.4) und der projektiven Übertragung (5.4.4.4) nötig sein. Damit sich die therapeutische Arbeit entfalten kann, wird der Patient herausgefordert, alle seelischen Kräfte zu mobilisieren und einzusetzen, d.h. sich dem lebhaften emotionalen Erleben der aktuellen Übertragungsbeziehung auszusetzen. Damit ein solider Boden für die kommenden heftigen Auseinandersetzungen geschaffen ist, braucht es zwischen Therapeut und Patient eine konzeptuelle Übereinstimmung über die Natur der Schwierigkeiten (Widerstände, Selbstdestruktion) und über die willentliche Entscheidung des Patienten, seine Schwierigkeiten loswerden zu wollen. In der Probetherapie kann nach der Phase der Befragung (6.4.1) die Intervention des Therapeuten z. B. folgende Form haben:

18 Ich folge hier vor allem den Ausführungen von Petzold HG, Sieper J (2004) Bd 1, S. 7–106

Vignette (Korff 1998, S. 190f)

TH Schauen sie, bis jetzt haben sie mir über die Probleme A, B und C berichtet. Sie weisen darauf hin, dass sie unter ihren Möglichkeiten leben. Ihr Leben ist in vielfacher Hinsicht eingeschränkt. Und zudem sind sie noch jung. Sind diese Störungen – A, B und C – ein Hindernis für einen jungen Mann wie sie? Es liegt an ihnen zu entscheiden, ob es so ist oder nicht. Gleichzeitig haben sie seit einigen Jahren damit gelebt. Ich stelle fest – aber pflichten sie mir nicht einfach bei, sondern untersuchen sie es selbst –, dass sie es hinausschieben, wann sie etwas unternehmen wollen. Das lässt mich vermuten – und wiederum, stimmen sie mir nicht einfach bei –, dass sie eine Tendenz haben zu zögern und aufzuschieben: nicht dieses Jahr, nächstes Jahr. So versäumen sie, etwas für sich zu tun. Nun, sie sind ja intelligent und wissen, dass sich diese Probleme nicht einfach in Nichts auflösen, sondern ihre Aufmerksamkeit, ihre Zeit und ihre Energie beanspruchen. Daraus lässt sich schließen, dass sie ein Bedürfnis haben zu leiden. Somit ist ein Drang in ihnen, die Dinge liegen zu lassen und nichts zu tun. Wir könnten dafür Gründe finden, aber das ändert nichts an ihrem Problem, das zu einem Teil eine selbstzerstörerische Kraft ist. Nun, pflichten sie bei oder nicht, dass diese Kräfte in ihnen lähmend und verkrüppelnd sind?

PT Ich glaube schon.

TH Nun, sie sagen ›glauben‹, aber die Frage ist, *sind* diese Dinge zerstörerisch oder nicht? Es liegt an ihnen, dies zu beurteilen. Ich kann nicht sagen, was sie denken sollen. Aber wir können darüber nicht unklar bleiben. Entweder *ist* es zerstörerisch oder *nicht*. – Ein anderes Problem zwischen ihnen und mir ist, dass sie sehr distanziert sind. Verbal sind sie involviert, nicht aber emotional. Sie errichten eine Mauer zwischen sich und mir. Sie wollen mir keinen Zugang geben zu ihren persönlichsten Gedanken und intimen Gefühlen. Wir wissen nicht, was der Grund für diese Mauer ist, was im Moment auch noch nicht wichtig ist, wir werden das später verstehen. Aber es ist für uns wichtig festzustellen, dass sie hier eine Barriere machen. Wiederum ist es entscheidend, dass sie für sich selbst beurteilen und nicht einfach übernehmen, was ich sage. Aber sie machen mir den Eindruck, eine Mauer zu errichten, indem sie mir nicht in die Augen schauen, sondern an den Boden. Dies ist bedeutungsvoll, da sie und ich die Aufgabe haben, die Ursache all ihrer Probleme herauszufinden, den Motor der destruktiven Kräfte in ihrem Leben.

Der Therapeut richtet an den Patienten die Frage, ob er diese affirmativen Aussagen verstehe und ihnen zustimmen kann. Die einzige Bedingung des Therapeuten ist, dass der Patient diese Zusammenfassung als Ganzes akzeptiert oder in Frage stellt, damit eine solide Grundlage für die weitere Arbeit geschaffen werden kann. Alles andere ist zwecklos.

Wesentlich an der UTA ist, dass Therapeut und Patient in einer gemeinsamen Anstrengung an den Widerständen arbeiten, nachdem diese in der *Übertragung* kristallisiert worden sind. Drei auf einander wirkende Kräfte (triple forces) sind anvisiert: (1) die Widerstände, (2) der Anstieg der komplexen Übertragungsgefühle (complex transference feelings, CTF) und (3) die unbewusste therapeutische Allianz. Solange die UTA nicht etabliert ist, steht sie in einem Konkurrenzkampf zu den Widerständen und so lange kann das Unbewusste durch eine Arbeit an Personen der Gegenwart (C) oder der Vergangenheit (P) nicht mobilisiert werden.

Beim Ansteigen der komplexen Gefühle in der Übertragung (I/F ➤ T = CTF) werden auch die Widerstände (R) ansteigen, was für den Therapeuten ein Indiz ist, dass er auf dem richtigen Weg ist. Je mehr sich dann die UTA im Patienten etabliert, desto mehr werden seine Widerstände, wie im folgenden Diagramm dargestellt, zum Erliegen kommen. Jetzt ist der Prozess in den Händen des Patienten.

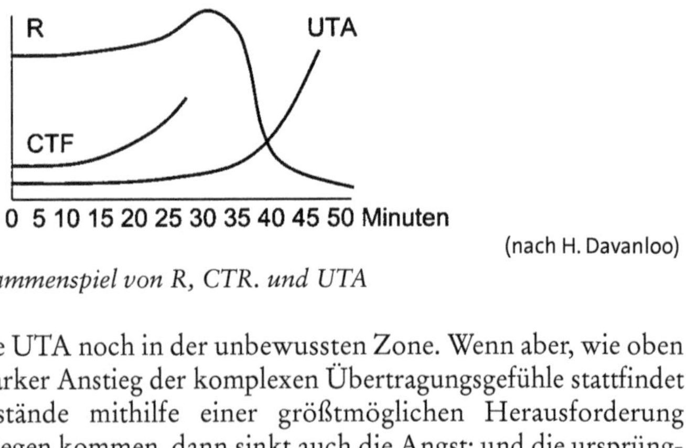

Abb. 15: Das Zusammenspiel von R, CTR. und UTA

Anfänglich ist die UTA noch in der unbewussten Zone. Wenn aber, wie oben dargestellt, ein starker Anstieg der komplexen Übertragungsgefühle stattfindet und die Widerstände mithilfe einer größtmöglichen Herausforderung (6.4.4.2) zum Erliegen kommen, dann sinkt auch die Angst; und die ursprünglich im Unbewussten angesiedelte UTA steigt hoch in die erschlossene Zone (unlocked zone), wie das folgende Diagramm veranschaulicht:

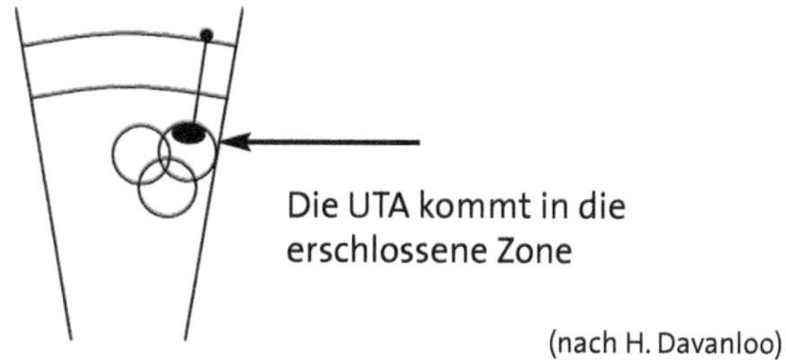

Abb. 16: Das Aufsteigen der UTA aus dem Unbewussten

Ein weiteres Diagramm veranschaulicht nochmals den sich widerstreitenden Prozess zwischen UTA und den Widerständen. Anfänglich ist die UTA klein und der Widerstand groß. Durch den Aufbau der UTA kehrt sich das Verhältnis ins Gegenteil, bis die Widerstände zum Erliegen kommen und der *Patient* der Anwalt seines Prozesses ist. Weitere Aspekte der UTA werden wir unter 6.4.4.2 und 9.7.2.3 behandeln.

Damit die UTA schlussendlich die Dominanz über die Widerstände erlangen kann, darf der Therapeut die *Spannung nicht absinken* lassen, sondern muss so lange die Widerstände herausfordern, bis der Patient sie überwindet. Wenn die UTA die Höhe der Widerstände erreicht, kann es sein, dass der Patient nochmals taktische Abwehren einsetzt, um den Widerstand aufrecht zu erhalten und die schmerzlichen Gefühle nicht zu zeigen. Der Patient wird dann z.B. sagen: »Ich verstehe sie nicht« oder »Ich vertraue ihnen nicht«. Jetzt wäre es prozessfeindlich, wenn der Therapeut Erklärungen gäbe oder über Vertrauen redete. Im folgenden Diagramm wird der Wechsel der Kräfte des Widerstandes und der UTA dargestellt.

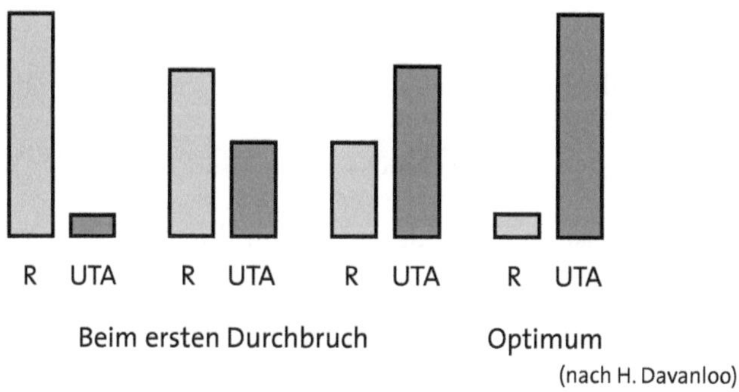

Abb. 17: Der Wechsel in den Kräften des Widerstandes und der UTA

Im Wesentlichen geht es darum, den Patienten in der Übertragung mit seinen Widerständen vertraut zu machen, die Widerstände in der Übertragung zu kristallisieren und in die Enge zu treiben und im Unbewussten des Patienten den Willen und die Kraft zur Heilung zu stärken, sodass er sich selbst gegen seine Selbstdestruktion stellt.

Druck und Herausforderung haben diese *triple forces* (Widerstand, Übertragung und unbewusste therapeutische Allianz) mobilisiert; die Durchführung der Methode und der Erfolg hängen vom Geschick des Therapeuten ab, all diese Kräfte so zu ›orchestrieren‹, dass sie einen Durchbruch auslösen.

Der Therapeut muss der UTA zu Hilfe kommen, indem er durch die Mobilisierung der komplexen Übertragungsgefühle und deren Kristallisation in der Übertragung Druck macht (6.4.4.2; 9.7.2.3). Zwischen dem Therapeuten und den Widerständen des Patienten einerseits und zwischen den gesunden und den kranken Anteilen des Patienten andererseits muss eine Spannung entstehen. Der Therapeut verbündet sich mit den gesunden Anteilen im Patienten, die eine Heilung und Befreiung von den krankmachenden Mustern wollen. Dem Patienten ist klar, dass der Therapeut nicht sein Gegner ist, sondern dass er sich entschieden gegen die Abwehren stellt. Der Therapeut darf dem Patienten mit aller Schärfe sagen, dass er in keiner Weise Komplize noch Zeuge der selbstdestruktiven Muster sein will. Der Therapeut wird ihn ermutigen, ohne ihn infantilisierend zu stützen, sich selbst mit seiner ganzen Kraft gegen die selbstsabotierenden Verhaltensweisen zu stellen. Der Patient wird spüren, dass der Therapeut auf der Seite des Lebens steht und starke Interventionen anwendet, die er als Hilfe erlebt und die der UTA Auftrieb geben.

Beispiele

»Wollen sie ihr Leiden auch noch die nächsten zwanzig Jahre ertragen?«

»Warum wollen sie der Sklave ihrer destruktiven Muster bleiben!«

»Wie lange lassen sie sich das noch von ihrer Selbstsabotage gefallen!«

»Ich bin nicht bereit zum Komplizen dieser destruktiven Muster zu werden. Wenn sie dafür Komplizen suchen, bin ich die falsche Adresse!«

»Warum soll ich Zeuge sein und es gut heißen, wie sie sich weiterhin schaden!«

Neben dieser Form von Druck und Herausforderung wird der Therapeut Druck machen, indem er an die *gesunde Seite* im Patienten, die auch die UTA beinhaltet, appelliert. Der Therapeut wird den Patienten auf seine Chance und auf Alternativen hinweisen.

Beispiele

»Wenn sie die Verweigerung aufgeben würden, dann könnten wir uns zusammentun und etwas Wichtiges für ihre Zukunft erreichen.«

»Und wenn sie sich selbst eine Chance geben!«

»Wenn sie stärker sind als ihre Angst und sich die Lähmung nicht mehr gefallen lassen, wie spüren sie dann ihre Wut gegen mich?«

»Sie haben mit dieser Arbeit schon viel Erfolg gehabt. Warum wollen sie es jetzt scheitern lassen!«

»Halten sie den Schmerz nicht zurück. Es ist ein riesiges Privileg, den Schmerz spüren zu dürfen.«

Auf eine besondere Art, an die gesunden Anteile des Patienten zu appellieren, machte Reller (2002) aufmerksam. Sie fragt bei der Inquiry nicht nur nach den Problemen, sondern auch nach den starken Seiten und lässt den Patienten jene Zeit in der Kindheit visualisieren, wo sich der Patient noch als gesundes Kind (als die originäre Person) sieht. Im Kampf gegen die Widerstände kann der Therapeut an den Willen des Patienten appellieren, ob er sich mit diesem originären Lebensdrang des damals gesunden Kindes verbünden wolle.

Das Verständnis für die UTA können wir vertiefen, wenn wir auch den Gründen, weshalb eine Therapie nicht gut läuft, d.h. den Problemfällen, nachgehen. Dies wird in Kapitel 9.7 über metapsychologische Missverständnisse und technische Fehler behandelt.

5.4.3.4 Indizien einer funktionierenden unbewussten therapeutischen Allianz
Bausteine und Merkmale einer funktionierenden UTA

1. Ein wichtiger Baustein ist, dass der Patient *Eigenverantwortlichkeit und Autonomie* sich zu Eigen macht. Der Therapeut legt die Entscheidungs- und Handlungsverantwortung in die Hände des Patienten, indem er

z. B. sagt: »Es ist *ihr* Leben, es ist *ihre* Misere, es könnte aber auch *ihr* Glück sein«. Die Autonomie des Patienten kann er z. B. mit folgenden Formulierungen ermutigen: »*Sie* sind maßgeblich, *sie* entscheiden« oder »*Sie* kennen sich besser als *ich*.«
2. Weil die *Omnipotenzwünsche* des Patienten an den Therapeuten der UTA zuwider laufen, wird der Therapeut dem erwartungsvollen Patienten, der sich verhält, wie wenn der Therapeut den Prozess an die Hand nähme, z. B. sagen: »Ich weiß es auch nicht, was heute geht« und dem Patienten damit vermitteln, dass er die Arbeit nicht für ihn machen wird.
3. *Fehlleistungen und negierende Aussagen* sind Schlüssel zum Unbewussten und Zeichen für die UTA. Der Patient sagt z. B.: »Ich werde mich schon gegen meinen Bruder wehren, aber sicher nichts Verletzendes sagen.«
4. Normalerweise sind am Anfang die relevanten Themen noch nicht offen, wofür der Patient auf die Mitarbeit des Therapeuten angewiesen ist. Wenn die UTA in Operation ist, wird der Patient auf Fragen des Therapeuten *präzisierende und vertiefende Angaben* über seine Gefühle machen und keine beschwichtigenden, nichts sagenden oder bekenntnishaften.
5. Wenn die UTA voll mobilisiert ist, *eröffnet der Patient* spontan und von sich aus die Sitzung und der Therapeut kann dem Unbewussten des Patientenfolgen. Der Patient erzählt *spezifische Ereignisse und bedeutungsvolle Inhalte*, ohne die Dimensionen des darin enthaltenen unbewussten Materials zu verstehen.
6. Manchmal reagiert die UTA nicht, weil sie wie in einer Wartestellung ist, um eine noch viel tiefere Mitteilung zu machen, als was gerade besprochen wird.
7. Die UTA sorgt dafür, dass der Patient nicht in der Ambivalenz bleibt, sondern den Fokus darauf richtet, worum es in der Therapie im Wesentlichen geht, nämlich die Probleme, die der Patient hat und nicht die Dinge, die er in seinem Leben gut meistert.
8. Bei Patienten links der Mitte (5.6.1) bleibt die einmal etablierte UTA relativ konstant, während sie bei Patienten rechts der Mitte gelegentlich einen neuen Anstoß braucht.
9. Der Patient hat den Drang, den therapeutischen Prozess weiterzuführen durch emotional angeschlossene Affekte und Inhalte. Daher wird die solide UTA in einer ambivalenten Situation (z. B. ob die Transformation zur Mutter oder zum Bruder geht) den schwierigeren, weil wesentlicheren Weg wählen.

10. Der Patient bringt *negative Gefühle* unumwunden ein.
11. Während des Prozesses wird sich ein *Anstieg der Widerstände* ereignen, was nicht paradox ist, sondern hilfreich. Da der Therapeut das pathologische System nicht stützt, gerät der Patient in eine Krise. Das unbewusste pathologische System signalisiert seine Notlage und kommt ins Schwanken. Die UTA konkurriert mit den Widerständen und wird sie schlussendlich im Durchbruch überwinden.
12. Die Angst, die an dieser Stelle des Prozesses aufkommen kann, ist eine *Übertragungsangst*, weil die komplexen Gefühle in der Beziehung zum Therapeuten (Übertragungsgefühle) erlebt werden. Die meisten Übertragungsgefühle der obersten Schicht des Unbewussten sind reaktiv sadistischer Art.
13. Der Patient wendet die inneren Erfahrungen an, die er im Prozess bis anhin erworben hat. So ist die UTA eine treibende Kraft, die im anamnestischen Material *Zusammenhänge* schafft.
14. Ein Zeichen, dass die UTA eine optimale Position eingenommen hat, können wir darin sehen, dass die mörderische *Wut und die Schuld gemeinsam* durchbrechen.
15. Das *dreaming while awake* (Wachtraum: 8.3) hat wie der Schlaftraum nichts mit psychotischen Zuständen zu tun, sondern ist ein Zeichen eines optimal wachen und lebendigen Prozesses.

Merkmale einer nicht funktionierenden UTA

1. Der Patient kommt mit seiner *Wut an kein Ende.*
2. Der Patient willigt *ohne Krisenzeichen* in die Äußerungen des Therapeuten ein und bekundet damit seine bewusste rationale Mitarbeit oder seine intellektuelle Gefälligkeit.
3. Der Patient liefert ausweitend und diversifizierend Inhalte nach, lächelt, rationalisiert und mobilisiert Abwehren.
4. Der Patient gibt intime Bekenntnisse frei oder schweift in Dinge aus (die Form der Klitoris der Freundin), die in keinem emotionalen Zusammenhang mit dem Prozess stehen, statt sich emotional einzulassen.
5. Der Patient lässt sich buchhalterisch aus über »mehr oder weniger« oder »stärker oder schwächer« oder er gibt Hinweise auf das, was anders oder besser ist, bevor er die Arbeit angepackt hat, um so einen Anstieg der Angst zu vermeiden.
6. Der Patient hat Ausreden, ist rechthaberisch und trotzig.
7. Der Patient wendet eine Angst vermeidende Strategie an und redet so, dass der Therapeut nicht zu Worte kommt.

8. Ambivalenz
9. Der Patient versucht, mit dem Therapeuten zu sozialisieren, indem er z.B. sagt: »Sie wissen ja, wie das bei mir ist« oder »Wir zwei wissen ja, dass…«
10. Der Patient redet, ohne dass es Konsequenzen hat, indem er z.B. sagt: »Das ist doch menschlich«.
11. Sind die Widerstände nicht ganz überwunden, wird der Patient beim Portraitieren der genetischen Person (6.4.5.2) z.B. vorwurfsvolle Augen der Mutter sehen und sagen, dass er sich schützen müsse, was für ihn eine Legitimation seiner Abwehr ist.

Die Konsolidierung der UTA

Die UTA konsolidiert sich einerseits durch jeden Durchbruch und jedes Erschließen des Unbewussten mit der Grunderfahrung der persönlichen Schuld, ohne die der Mensch nicht frei und zu tiefen positiven Gefühlen fähig ist (6.4.5.2), und andererseits durch die Erfahrungen von positiven Veränderungen im Leben.

5.4.4 Die Widerstandsarbeit

5.4.4.1 Der grundsätzliche Umgang mit den Widerständen

1. Die im interpersonellen Übertragungsgeschehen aktuell erlebten Gefühle/Impulse und Verhaltensweisen werden im Moment ihres Auftauchens systematische benannt und herausgefordert, sodass der Therapeut einen Vorsprung auf die Widerstände hat und kein Widerstand unentdeckt und dem Unbewussten kein Fluchtweg bleibt.
2. Im Gegensatz zur psychoanalytischen Technik führt der Therapeut mit dem Patienten in einer partnerschaftlichen, aktiven Zusammenarbeit einen unerbittlichen Kampf gegen die Widerstände.

In seiner Grundhaltung hat der Therapeut größte Sympathie und Respekt für die *Person* des Patienten, vermittelt aber seinen *Widerständen* weder Sympathie noch Respekt, sondern eine Atmosphäre unhöflicher Respektlosigkeit (Davanloo 2001b, S. 30). Er handhabt die Abwehrmechanismen und Widerstände in der Übertragung so, dass sie als Auslösemechanismus zum Erschließen des Unbewussten wirken.

---

3. Normalerweise reagiert der Patient auf die Interventionen und das Ansprechen von emotional besetzten Themen mit immer heftigerem Bemühen, in zwischenmenschlichen Beziehungen sich vor einer detaillierten Aufdeckung seiner Probleme zu schützen. Es wäre aber gegen den Sinn der Therapie, wenn sich der Therapeut zurückziehen würde, bis sich zwischen Patient und Therapeut ein »besseres« Verhältnis entwickelt hat oder der Patient weniger ängstlich geworden ist. Wenn die Interventionen des Therapeuten den Patienten immer stärker beunruhigen, muss es nicht ein Zeichen sein, dass der Therapeut ihn überfordert. Würde der Therapeut nicht unmittelbar und systematisch die Widerstände in Frage stellen, verlöre er die Charaktereigenschaften des Patienten aus den Augen, wodurch die Therapie unnötig in die Länge gezogen oder scheitern würde.
4. Indem Therapeut und Patient die Widerstände als Hindernis begreifen und sie in gemeinsamer Anstrengung aus dem Wege räumen, wird eine Veränderungen innerhalb der therapeutischen Beziehung und damit in der Persönlichkeitsstruktur des Patienten bewirkt.

5.4.4.2 Die Widerstände sind willkommen

Die Widerstände haben in der Therapie eine doppelte Rolle: einerseits sind sie ein Hindernis für die Behandlung und müssen zum Erliegen kommen, »andererseits sind sie, wie Waelder sagt, eine wichtige Quelle der Information über die Reaktionen des Patienten bei inneren Gefahren und sind daher wesentlich für ein volles Verständnis des Konfliktes« (1969, S. 187). In der 19. Vorlesung mit dem Thema *Widerstand und Verdrängung* sagt Freud, dass man die Widerstände nicht einseitig verurteilen dürfe. »Sie enthalten so viel von dem wichtigsten Material aus der Vergangenheit des Kranken und bringen es in so überzeugender Art wieder, dass sie zu den besten Stützen der Analyse werden, wenn eine geschickte Technik es versteht, ihnen die richtige Wendung zu geben«. (1917, S. 300f)

Für die ISTDP sind daher die Widerstände weder eine lästige Störung noch Anzeichen geringer Motivation, sondern willkommen. Sie werden aktiv, flüssig und präzise herausgefordert, nicht ächzend, klagend und lustlos. Entgegen der psychoanalytischen Auffassung, die davor warnt, wie König (1993, S. 7) referiert, die Widerstände zu früh oder direkt anzusprechen, da es den therapeutischen Prozess verlangsamen würde, zielt die ISTDP darauf ab, sie schnell zum Erliegen zu bringen. Dabei muss es dem Patienten klar sein, dass seine *Widerstände* unter Beschuss kommen und *nicht seine Person* und dass er einen *intrapsychischen Split* (eine bewusste Trennung) machen kann zwischen seinen gesunden Kräften, die eine Veränderung wollen, mit denen sich der Therapeut verbindet, und den neurotischen Kräften der Abwehr, die der Patient mit dem Therapeuten zusammen partnerschaftlich bekämpft, ein Umstand, der z.B. für Borderline-Patienten nicht ohne restrukturierende Vorarbeit möglich ist.

5.4.4.3 Kein Dialog mit den Widerständen

Wir sprechen jetzt vom therapeutische Umgang mit den Widerständen in den Phasen 2, 3, 4 und 5 der ZDS (Druck, Klären/Herausfordern, Widerstand in der Übertragung, Zugang zum Unbewussten) und nicht von den Phasen 6 und 7 (Analyse der Übertragung, Exploration des Unbewussten). Bei der Widerstandsarbeit sind die Widerstände nicht Gegenstand der Deutung und Interpretation, sondern sie werden herausgefordert. Im Gegensatz zur traditionellen Psychoanalyse werden die Widerstände weder geschichtlich zurückverfolgt, noch unterhält sich der Therapeut mit dem Patienten in einer meist zeitaufwändigen und kognitiv interpretierenden Art über inhaltliche Argumente, Berechtigung, mögliche Gründe und Ursachen für das Entstehen der Abwehrmuster. Er reflektiert auch nicht über die positive Funktion der Widerstände, was den Patienten veranlassen könnte, immer neue Abwehren zu kreieren oder sich emotional noch mehr zu distanzieren, sondern er fordert von allem Anfang an die Widerstände heraus. Königs (1995) Auffassung, dass ohne Widerstände die starken unbewussten Impulse das bewusste Ich überschwemmen und damit das Individuum überfordern könnten, erachten wir, zumindest für obsessive Patienten, nicht als hinreichenden Grund, eine Verlangsamung des therapeutischen Prozesses in Kauf zu nehmen, um ihn erträglicher zu machen. Auf die Chirurgie übersetzt, müsste eine Amputation erträglicher sein, wenn man sie scheibenweise vornimmt.

5.4.4.4 Keine Übertragungsneurose

Für die klassische Psychoanalyse und auch für einige Kurzpsychotherapie-Methoden (Strupp und Binder; Luborsky) nimmt die Deutung eine zentrale Rolle ein. Die ISTDP hingegen richtet sich bis nach dem Durchbruch des Unbewussten, d.h. in der *vorinterpretativen Phase* (Phasen 1–4 der ZDS) direkt und aktiv mit Druck und Herausforderung an die Gefühle, Impulse und Widerstände. Freud hatte dies anfänglich auf seine Art auch gemacht (2.2.2). Nach 1905 nahm er aber zunehmend eine geduldig abwartende und schweigende Haltung ein, damit die konflikthaften Gefühle und Impulse sich zu einer Übertragungsneurose entwickelten. Er nahm die Position ein, die Widerstände nur noch zu deuten und langsam zu überwinden: »In der Abwehr dieses Widerstandes müssen wir uns auf das Bewusstmachen desselben und auf den Versuch zum langsamen Abbau des feindseligen Über-Ichs beschränken« (1940, S. 106). Weil der Patient das Verdrängte nicht erinnern konnte (3.2), sah Freud die Lösung in der Re-Inszenierung des Verdrängten durch die Bildung einer Übertragungsneurose, um sie dann durch Deutung dem Bewusstsein zuzuführen.

Die ISTDP schlägt einen anderen Weg ein, indem sie die zur Re-Inszenierung neigenden Gefühle, Impulse und Widerstände sofort aufgreift als aktuelles Geschehen in der Beziehung zum Therapeuten, sie in Frage stellt, auf ein rasches Erliegen der Projektionen und Widerstände (Deaktivierung) zielt und den Patienten erleben lässt, wie die Widerstände den therapeutischen Erfolg sabotieren und im Leben draußen krankmachend sind und einen tiefen Gefühlsanschluss verhindern. Die Arbeit mit den Übertragungsgefühlen, seit Freud als die größte Quelle der Widerstände angesehen, gehört für die ISTDP zu den wirksamsten therapeutischen Mitteln. Daher stehen nicht die verdrängten Erinnerungen im Fokus, sondern die im Hier und Jetzt ausgelösten gemischten und komplexen Übertragungs*gefühle* (CTF), um den Durchbruch des Unbewussten auszulösen. Das dauernde Unter-Druck-Nehmen der Gefühle, Impulse und Widerstände verhindert die Bildung einer Übertragungs*neurose* (siehe auch 2.3.2), die immer auch iatrogene Elemente enthält und den Patienten vom Therapeuten abhängig macht.

Die Neurose und das Übertragungsmaterial, die der Patient in die therapeutische Beziehung bringt, genügen; entgegen Freuds Auffassung braucht es keine Neuauflage[19] der alten Konflikte und die Entwicklung einer zweiten, künstlichen Neurose, die anschließend zu analysieren ist[20]. Diese sowohl theoretisch wie technisch grundlegend von der klassischen Psychoanalyse abweichende Position unterläuft entschieden die unbewusste Tendenz des Patienten, eine Übertragungsneurose zu entwickeln und den Therapeuten als omnipotente Figur zu sehen, an ihn omnipotente Wünsche zu richten und die Projektionen, die z.B. den Eltern gelten, in der Übertragung anwachsen zu lassen.

Die omnipotenten Wünsche eines Patienten können sich äußern in einer Tendenz, eine abhängige Beziehung (dependence neurosis) zu entwickeln, in

19 Freud S (1917) S. 472 (28. Vorlesung zur Einführung in die Psychoanalyse)
20 Freud S op cit S. 462 (27. Vorlesung zur Einführung in die Psychoanalyse)

welcher er den Therapeuten als jemanden wahrnimmt, der alle Antworten auf seine Schwierigkeiten bereithält oder in einem masochistischen Bedürfnis, sich einer als versagend wahrgenommenen Figur zu unterwerfen. Werden diese Übertragungsmuster nicht deaktiviert, verstärken sie die Widerstände insgesamt. Patienten, die das Bedürfnis haben, ihren negativen Gefühlen, die einem oder mehreren vorhergehenden Therapeuten gelten, Ausdruck zu geben, sollen diese Möglichkeit haben. Nur muss der Therapeut durch deaktivierende Interventionen dafür sorgen, dass nicht *er* jetzt diese Bürde aufgeladen bekommt. Die Tendenz zu projektiven Übertragungswünschen muss wie bei der Deaktivierung des Trotzes (7.4) mit indirekten Interventionen angegangen werden, indem der Therapeut immer wieder den Schwierigkeiten des Patienten in einer besonderen Art von Neutralität begegnet. Ohne vernachlässigend oder indifferent zu sein, steht der Therapeut außerhalb der Projektionen des Patienten. Die konsequente Deaktivierung der projektiven Übertragung kann folgende Strategien einsetzten:

- Die Betonung des eigenen Willens des Patienten. (TH: »Ich kann nur ein Licht darauf werfen. Aber ich kann nicht machen, dass sie diese Probleme sehen wollen.«)
- Was hat der Patient damals mit seinen kritischen, negativen Gefühlen gegen den damaligen Therapeuten gemacht?
- Indirekte Mobilisierung der Energie und Entschlossenheit des Patienten. (TH: »Wenn sie sich nicht mit diesen Problemen beschäftigen wollen, was kann ich dann machen?«)
- Partnerschaftliche Zusammenarbeit, wofür Therapeut und Patient Verantwortung tragen.
- Die letzte Verantwortung für die Therapie liegt beim Patienten. (TH: »Wenn wir miteinander den Gipfel des Berges erklimmen wollen, dann kann ich nicht für sie den Weg gehen.«)

5.4.4.5 In Richtung Kernneurose

Die Therapie zielt auf die Beseitigung der Symptome und eine strukturelle Veränderung der Charakterstörung (Davanloo 1990, 1996c). Bei jedem Übergang von einer Erinnerungsschicht zur nächsten in Richtung Kernneurose werden die Widerstände stärker. Wenn der Prozess voll gelingt, wird sich die Zusammensetzung der Widerstände verändern; sie werden primitiver und lösen die obsessiven ab, sodass sich regressive oder fragile Abwehren melden können.

5.5 Die psychopathologischen dynamischen Kräfte

Die pathologische Charakterentwicklung lässt sich mit folgendem Diagramm erläutern:

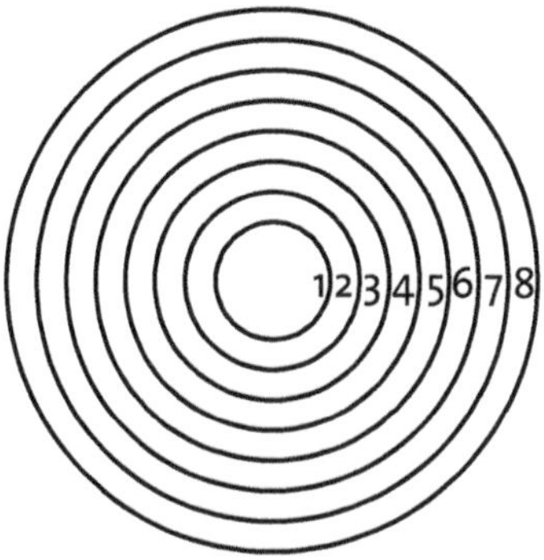

1. Bindung
2. Trauma und Schmerz
3. Reaktive mörderische Wut
4. Sexualisierung
5. Schuld
6. Schmerz und Trauer
7. Charakterwiderstand
8. Widerstand gegen Nähe und emotionale Intimität

(nach H. Davanloo)

Abb. 18: Die liebevolle Bindung und die psychopathologischen Kräfte

5.5.1 Beziehung und Bindung (bond, attachment)

Es ist ein Verdienst von Freud (1905a, 1923a) und der Psychoanalyse, die Bedeutung der frühkindlichen Erlebnisse und deren stark prägenden Einfluss auf den gesamten Verlauf und die Struktur individueller Entwicklung erforscht zu haben. Seither sind diese Erkenntnisse von der Evolutionsbiologie, der Entwicklungspsychologie, der Neurowissenschaft und der Bindungsforschung bestätigt, korrigiert und erweitert worden. Wir haben das Thema *Bindung* schon in verschiedener Hinsicht behandelt:

- wir haben über das dialogische Prinzip gesprochen (1.5),
- im geschichtlichen Abriss über die Entwicklung der Kurzpsychotherapie mehrfach hingewiesen, welche Bedeutung der Übertragung und dem Erleben von Gefühlen in der Beziehung zukommt (2.2),
- erwähnt, dass die ISTDP in Theorie und Technik maßgeblich auf der Bindungstheorie aufbaut (2.3) und
- das Personen- und Konflikt-Dreieck erläutert (3.5; 3.6).

Jetzt untersuchen wir den *entwicklungspsychologischen Aspekt des Bindungsbedürfnisses* und das Problem der *scheiternsfixierten Fehlanpassungen*, d.h.

die Unfähigkeit, befriedigende und dem Bedürfnis nach Nähe entsprechende zwischenmenschliche Beziehungen eingehen zu können.

Bond und *attachment* bezeichnen die liebevolle Kern-Bindung, die frühesten gefühlsmäßigen Bande der Nähe, die der Säugling und das Kleinkind durch ihre interaktiven und kommunikativen Fähigkeiten und aus einer angeborenen und überlebenswichtigen Neigung und Sehnsucht nach positiven Beziehungen zu ihren frühesten, bedeutsamen und vertrauten Bezugspersonen (significant others) knüpfen. Hüther (2004, S. 88–97) verweist auf das Prinzip: »Was nicht durch eine anziehende Kraft zusammengeführt wird, findet nicht zueinander; und was nicht durch hinreichend starke Kräfte zusammengehalten wird, fällt wieder auseinander« (S. 88). Die kleinsten Strukturen der *unbelebten Welt* (Atome, Moleküle) wie auch die riesigen des Sonnensystems, Steine, Schneeflocken, Wolken, aber auch die vielfältigen Formen des *Lebendigen* wie subzelluläre Strukturen, die durch ihr Zusammenwirken eine Zelle bilden, Termitenstaaten, eine Affenhorde, ein Menschenpaar, eine Familie, Vereine, Dorfgemeinschaften und ein Staatsgebilde würden auseinander fallen, würden sie nicht durch eine anziehende Kraft zusammengehalten. Kohut (1979, S. 110) belegt in seiner Studie über die Entwicklung und Heilung des Selbst, dass das Vertrauen des Babys sich nicht entwickelt, sondern angeboren ist.

Der englische Kinderpsychiater und Psychoanalytiker John Bowlby hatte in den 50er Jahren des letzten Jahrhunderts in Zusammenarbeit mit der kanadischen Psychologin Mary Salter Ainsworth und dem psychiatrischen Sozialarbeiter James Robertson, dem wir berühmt gewordene Filme verdanken, die Bindungstheorie begründet und sie in einer umfassenden Trilogie (1975, 1976, 1983) dargestellt. Bowlby, der seine Forschungen etwa zur gleichen Zeit wie Davanloo betrieben hatte, machte auf die *soziale Dimension der Ontogenese* aufmerksam, die wegen der ausgedehnten Zeit der Hilflosigkeit des Kindes für dessen Überleben grundlegend ist (1.3). Eine sichere, empathische, emotional verfügbare und fördernde frühkindliche Primärbeziehung und Organisation sicherer Emotions- und Verhaltensmuster ist eine wesentliche Voraussetzung und zählt zu den fundamentalen Faktoren der physischen und psychischen Entwicklung und Stabilität des Menschen.

Indem die Bindungstheorie die *Bindung zu einer geliebten Person*, welche die Gefühle, Triebe und Instinkte befriedigt, in den Vordergrund stellt, revidiert sie die Triebtheorie. Das ungebrochene Bestehen einer nahen und affektvollen Beziehung zu einer antwortenden und nicht nur körperlich anwesenden Person ist für das Kind eine Quelle der Zufriedenheit, Angstlosigkeit, Sicherheit und des Selbstvertrauens. Aus diesen Erfahrungen entwickelt es seinen Sinn für sich selbst, für die andern und seine Art, auf die Welt zuzugehen.

Bowlbys *attachment theory* versteht das durch Prägung strukturierte Bindungsverhaltenals ein System, welches emotionale, kognitive und soziale Komponenten der Persönlichkeit sowie des individuellen Verhaltens auf der Basis interner Wirkfaktoren (internal working models) organisiert und die Voraussetzung einer kohärenten Ich-Identität und eines stabilen *core self* ist. Das Bindungssystem ist als ein dynamischer intra- und interpsychischer Prozess zwischen Kind und Primärperson zu verstehen und nicht einer irreversiblen Fixierung (Lorenz'sche Ethologie) gleichzusetzen.

Bowlby ist in psychoanalytischen Kreisen mehr auf Kritik als auf Zustimmung gestoßen, was u.a. damit zu tun hat, dass er die libidinösen/sexuellen Triebbedürfnisse zugunsten der *Bindungsbedürfnisse* relativiert hat, die Bedeutung des Ödipuskomplexes ins Abseits geschoben hat, die psychoanalytische Metapsychologie für seine Untersuchungen als ungeeigneten Theorierahmen ansah, nicht psychoanalytische Disziplinen (Kontrolltheorie, kognitive Psychologie) einbezog und auf die interpersonelle Interaktion einen stärkeren Akzent setzte als auf die intrapsychische Dynamik.

Dornes unterstreicht, dass die großen Pioniere der Kinderpsychoanalyse wie John Bowlby, Anna Freud, Melanie Klein, Ernst und Marianne Kris, Erik Erikson und Donald Winnicott durch ihre detaillierten Beobachtungen von Kindern in natürlichen Umgebungen von größter Bedeutung für unser Verständnis normaler psychischer Entwicklungsstufen und für die Entstehung der Entwicklungspsychopathologie sind. Einerseits hat die Psychoanalyse nicht nur eine reiche entwicklungspsychologische Tradition der direkten Beobachtung von Säuglingen und Kleinkindern (Dornes 1993, S. 20f), sondern erfreut sich heute größter Lebendigkeit, was ein Blick auf die moderne Literatur mit dem Thema Bindungstheorie und Psychoanalyse zeigt (Dornes 2000, S. 83). Andererseits setzen die Bindungstheorie, die moderne Psychoanalyse, die psychoanalytisch inspirierte Bindungsforschung und die Säuglings- und Kleinkindforschung insgesamt in Bezug zur Metapsychologie der klassischen Psychoanalyse z.T. andere Schwerpunkte, die Dornes (op cit S. 83–98) detailliert herausgearbeitet hat und die wir hier thesenartig und im Umfang unseres Interesses wiedergeben:

- Der frühen Entwicklung wird größere Bedeutung als dem Ödipuskomplex zugemessen.
- Gegenüber den groben Traumatisierungen (Entwöhnung, Kastrationsangst, Objektverlust) werden mehr die Mikrotraumatisierungen fokussiert, d. h.

subtile und undramatische, aber dauerhafte Zurückweisung und relative Unverfügbarkeit.

- Entgegen der Lust/Unlust durch Befriedigung/Nichtbefriedigung der Triebimpulse (Nahrungsaufnahme, Ausscheidung, Exploration des eigenen Genitales) wird mehr die Spiegelung, die Kommunikation, der Affektaustausch und der Körperkontakt betont. Es geht dabei mehr um narzisstische und Sicherheitsbedürfnisse als um lustvolle Abfuhr von Körpererregungen.
- In der Auffassung, was die Dynamik der Veränderung in den Objektbeziehung ausmacht, gibt es eine Akzentverschiebung von den durch die körperlichen Reifungsprozesse angestoßenen Veränderungen (oral, anal, phallischgenital) zu den Veränderungen, die in der Außenwelt und im Wechsel der Lebensumstände (Tod, Scheidung, Interaktionsstil, schwere Erkrankungen, Wohnortwechsel, Misshandlung) liegen.
- Trotz der Betonung der Umwelt und der ›objektiv‹ beobachtbaren Ereignisse anerkennt die Bindungstheorie auch innere Faktoren, wie das Bindungsbedürfnis und, analog zum psychoanalytischen Triebkonzept, das Temperament, eine innere Disposition, die Säuglinge und sehr kleine Kinder auf ein und dasselbe Ereignis unterschiedlich reagieren lässt.
- Eine gewisse Relativierung der Bedeutung der Sexualität und die Hervorhebung der Wichtigkeit nichtsexueller Bedürfnisse für den Entwicklungsverlauf.

Die Erforschung der *pränatalen Psyche* belegt, dass das Kind schon während der Schwangerschaft (und schon lange bevor das Gehirn über die Sinnesorgane sich von der intrauterinen und äußeren Welt ein Bild machen kann) sich einen beträchtlichen Schatz an inneren Bildern aneignet, die, wie Hüther (2004, S. 22–31) sagt, »als charakteristische Verschaltungsmuster bereits lange vor der Geburt in all jenen Bereichen des Gehirns herausgeformt und stabilisiert wurden, die für die Wahrnehmung von Veränderungen innerhalb des eignen Körpers sowie für die Regulation von Organfunktionen und Stoffwechselprozessen zuständig sind« (S. 28). Dergestalt ist das Kind schon bei Geburt nicht nur physisch und neurobiologisch sondern auch psychisch individuell ausgestattet. Entsprechend seiner individuellen Ausstattung reagiert das Kind auf die Einflüsse seiner Umwelt auf seine ihm eigene Weise und verarbeitet sie innerlich ebenso auf seine eigene Art, was u.a. für die Traumatologie bedeutungsvoll ist (5.5.2).

Das postnatale Überleben und die *biopsychosoziale gesunde Entwicklung* und das psychobiologische Wohlbefinden des Kindes verlangen, wie Koukkou und Lehmann (1998) sagen, einen bestimmten Grad an kooperativer Interaktion (Kommunikation) des Kindes mit den wichtigen Interaktionspartnern. Die ständige, dynamische und parallele Interaktion mit seinen externen und internen Realitäten ist eine informatorische Leistung der selbstorganisierenden und synthetisierenden mnemonischen Funktionen des menschlichen Gehirns (Assoziationskortex). Die psychosoziale Entwicklung und das Verhalten des Kindes werden geformt 1. von den Lernerfahrungen des Neokortex (erfahrungsabhängige Neuroplastizität), 2. von der Interaktionsqualität zwischen Bezugspersonen und Kind und 3. von jenen Funktionen des Gehirns, welche aus persönlichen Erfahrungen persönliche Bedeutungen extrahieren (individuelle Art auf Stimuli zu reagieren). Somit vereinigt die persönliche Biographie Reifungsprozesse, individuelle Erfahrungen und Anregungen aus der sozialen Umgebung (Koukkou & Lehmann 2004). Auch Hüther (2001b) engagiert sich, die primären Bezugspersonen für die Grundlagen der emotionalen Sicherheit und für die liebevolle Bindung zum Kinde zu sensibilisieren, da die besondere Formbarkeit des kindlichen Gehirns darauf unabdingbar angewiesen ist. Das Kind bringt bei der Geburt kein angeborenes (inhärentes) Wissen über komplexe Verhaltensmuster mit, sondern kreiert sich sein deklaratives und prozedurales Wissen. Dadurch wird geformt, was der Mensch jeweils denkt, an Emotionen wahrnimmt, sich vorstellt, träumt, wie er argumentiert, entscheidet, plant, handelt, aber auch jeweils vergisst, verdrängt, vermeidet, idealisiert und nicht wahrnehmen kann oder will.

Die moderne empirische Säuglingsforschung stellt als eines der wichtigsten Ergebnisse fest, dass der Säugling nicht nur seinen körperlichen Bedürfnissen passiv ausgeliefert ist und sich selbst und die Welt nur unscharf wahrnimmt, sondern dass er ein *aktiver Mitgestalter der Beziehung* zur primären Bezugsperson ist. Er sucht aktiv die Aufmerksamkeit und animiert zum Kontaktspiel, was in ihm ein Gefühl entstehen lässt von Wirkmächtigkeit und Einfluss erzielen zu können (Effektanzgefühl), das nicht zu verwechseln ist mit dem Omnipotenzgefühl. Reagieren die Bezugspersonen feinfühlig, d.h. prompt und angemessen, wird das Kind, wie die eingehenden Studien von Dornes darlegen, im ersten Lebensjahr *sicher gebunden*[21] sein, sodass es zwar nicht vor Neurosen sicher geschützt ist, wohl aber vor schwereren Persönlichkeitsstörungen (Dornes 2000, S. 83). Werden die Bindungsbedürfnisse jedoch zurückgewiesen, entsteht ein eher *unsicher-vermeidender Bindungsstil.* Sind die Antworten der Mutter auf die kindlichen Signale inkonsistent und wenig vorhersagbar, entwickelt das Kind eine *unsicher-ambivalente*

21 Zur Messung der Bindungsqualität: Dornes M (1997) S. 221–242

Bindung.

Die Entstehung *sicheren Bindungsverhaltens* beruht nach Gadners Zusammenfassung der Untersuchungen über das Bindungsverhalten auf folgenden vier Faktoren (1999 S. 142):

1. die biologischen Grundmuster und das individuelle Temperament,
2. die Qualität der Mutter-Kind-Beziehung (Winnicotts good enough care),
3. die psychologischen Ressourcen und die Persönlichkeitsstrukturen der Eltern,
4. die kontextuelle Unterstützung einerseits und die sozialen Stressfaktoren andererseits.

Ein *unsicheres, desorganisiertes und traumatisierendes Bindungsverhalten* und eine langandauernde Trennung von der Mutter dagegen erweisen sich als erstrangige Risikofaktoren für die psychische und somatische Gesundheit, da die Notwendigkeit der Bindung instinktiv und elementar ist und für das Überleben und die Entwicklung eben so bedeutungsvoll ist wie das Verlangen nach Nahrung oder sexueller Befriedigung[22]. Anhand der von Lester Luborsky entwickelten Methode des Zentralen Beziehungskonflikt-Themas konnten Albani et al. (2002) den Zusammenhang nachweisen zwischen der Valenz von Beziehungserfahrungen und der *Schwere der psychischen Beeinträchtigung*. Sie stellen fest, dass psychische Störungen verschiedenster Symptomatik vor allem Beziehungsstörungen sind, d.h. im interpersonellen Kontext entstanden sind und auch dort in Erscheinung treten. Das Ziel psychotherapeutischer Arbeit müsse vor allem im Erwerb von Bewältigungsstrategien maladaptiver Beziehungsmuster liegen.

Das Kind wird nicht in eine heile Welt hineingeboren, und die Existenz des Menschen ist nicht gesichert. Selbst wenn die Genetischen Personen für die psycho-physische Entwicklung des Kindes optimale Bedingungen bieten, sind körperliche oder seelische Beeinträchtigungen nicht auszuschließen. In der unendlichen Bedingtheit und Konfliktträchtigkeit menschlicher Beziehungsgeflechte gründen auch die psychischen Defizite, das Unvermögen und die Verletzungen, die durch ihre habituelle Einwirkung auf die Seele des

22 Dornes M (1997, 2000) gibt eine ausgezeichnete Übersicht und Aufarbeitung der Literatur sowohl zum Thema Bindungstheorie und Kindesmisshandlung und als auch zum Thema Bindungstheorie und Psychoanalyse. Zum letzteren Thema verweisen wir auch auf Fonagy P (2003).

Kindes und dessen unbewussten Abwehrstrategien traumatisierend wirken können.

Hüther (1997, 1999, 2004) kommt durch seine hirnbiologischen Forschungen zur Feststellung, dass wenn es im Wesen des Menschen seit seiner Entstehung nicht die lebenssichernde Strebung der *Liebe* gegeben hätte, wäre der Mensch verschwunden wie so viele Arten. Mit seiner Erbstruktur allein hätte der Mensch nicht überlebt (Kap. 4). Bezogenheit beinhaltet selbstverständlich Vertrauen auf und Glauben an die *Verlässlichkeit der Bezugspersonen.* Das Neugeborene macht seinerseits von Natur aus ein Angebot an Vertrauen, Offenheit und Liebe. Durch Traumatisierung wird dieser Glaube an die Verlässlichkeit gestört.

Auch das *psychotherapeutische Setting* macht nur Sinn, wenn Patient und Therapeut auf die grundlegende Verlässlichkeit ihrer Beziehung bauen können, d.h. dass das Erleben und Erfahren im Hier und Jetzt des therapeutischen Prozesses ein realer Beziehungsprozess ist und kein virtuelles Spiel, bei dem sich beide Seiten geeinigt haben, so zu tun, als ob es real wäre.

Erst in der Begegnung wird der Mensch er selbst. In der Begegnung wird er auf die Probe gestellt, und in der Begegnung entscheidet sich, was an ihm echt ist. Seelische Probleme sind vor allem Beziehungsprobleme.

Bollnow formuliert es so: »In dieser Erschütterung muss der Mensch sich bewähren. Er kann bestehen oder nicht bestehen. So ist die Begegnung die Probe auf seine eigene Echtheit. Ja schärfer: Nicht eine schon in ihm vorhandene Substanz wird in der Begegnung bestätigt, sondern erst in der Begegnung wird der Mensch überhaupt er selber. Dieser letzte Kern des Menschen, den wir als Selbst oder auch als Existenz bezeichnen, ergibt sich grundsätzlich nie in der Einsamkeit eines Ich, sondern immer nur in der Begegnung« (1959, S. 100). So wie das Kind einen untrüglichen Sinn für die Echtheit der Interaktionen hat, so ist für eine Therapie die Ernsthaftigkeit der einzig sichere, ethisch zulässige Boden, auch wenn der Patient in der Übertragung diesen realen Prozess entsprechend seiner im Laufe der Jahre entwickelten Verhaltensmuster inszeniert (siehe Re-Inszenierung). Das zwischenmenschliche Verhalten des Patienten, die Inszenierung, die der Patient als unbewusste Reaktion auf Traumatisierungen entwickelt hatte, ist zwar die Ursache für seine aktuellen Schwierigkeiten, bildet aber auch, wie Strupp und Binder (1991, S. 16) sagen, eine einzigartige Gelegenheit für bedeutsame Korrekturen. Daher ist es für eine erfolgreiche Therapie geradezu erwünscht, dass sich möglichst rasch und ausgeprägt die störenden Beziehungs- und Übertragungsstrukturen, die Freud als Klischees (1912a, S. 364) bezeichnet hat, in der Beziehung zum Therapeuten zeigen, da seelische Probleme in der Therapie und im Leben draußen sich als Beziehungsprobleme zeigen. Deshalb dient die Psychodynamische Kurztherapie dazu, wie die beiden Autoren an der gleichen Stelle sagen, »zwischenmenschliches Lernen in einem speziellen menschlichen Rahmen zu ermöglichen, nämlich im Rahmen einer auf gemeinsamer Arbeit gründenden Therapiebeziehung«.

5.5.2 Trauma und Schmerz

In diesem Abschnitt werden theoretische Aspekte der *frühkindlichen Traumatisierung* untersucht, während im Rahmen der Kasuistik auf die Posttraumatische Belastungsstörung (7.8) eingegangen wird.

Die Emotionen spielen bei der Organisation der Hirnaktivität eine Schlüsselrolle. Je umfangreicher das Spektrum erlebter Emotionen und je intensiver das emotionale Arousal ist, desto größer ist die Bandbreite des in den Hirnsystemen stattfindenden koordinierten Lernens, weshalb z.B. Kindesmissbrauch (LeDoux 2003, S. 420–422) derart verheerende Folgen hat. Eine affektvolle, antwortende, bezogene und akzeptierende Beziehung löst im Kinde ein Gefühl von Selbstvertrauen und eine offene und bezogene Haltung aus, während Trennung und geringschätzige oder brutale Behandlung im Kinde das Gefühl bewirkt, es sei widerlich oder es wird ängstlich oder anklammernd. Aus den Untersuchungen an tausenden von Säuglingen und Kleinkindern, die von ihren Müttern getrennt worden sind, konnte Bowlby einen fatalen Prozess von charakteristischen und voraussagbaren Verhaltensmustern feststellen, nämlich zuerst Wut und Auflehnung, gefolgt von Verzweiflung und Depression und schließlich Loslösung, was James Robertson[23] mit seinen herzzerreißenden Filmen dokumentiert und mit Bowlby zusammen vor der Britischen Psychoanalytischen Gesellschaft gezeigt hatte.

Nach Bowlby wirken die Bindungsstörungen, die Trennung von oder der Verlust einer primären Bezugsperson traumatisierend, d.h. verursachen pathologische Entwicklungsverläufe. Wie Gadner (1999, S. 143–146) referiert, führen neuere Forschungen psychiatrische Störungen (diverse psychosomatische Erkrankungen, dissoziative Störungen, Persönlichkeitsstörungen mit Borderline-Symptomatik) auf frühkindliche Desorganisation des Bindungsverhaltens zurück.

23 Robertson J (1973) Für weiterführende Angaben siehe Robertson J, Robertson J (1975)

Ergänzend zu den Ausführungen im Kapitel über die Angst (4.1 und 4.2) machen wir einige Präzisionen zur seelischen Traumatisierung des Kindes. Wie das Ich nach Freuds (1938, S. 130) Ansicht sich seiner Existenz auf zwei Fronten zu wehren hat – gegen eine mit Vernichtung drohende Außenwelt und gegen eine allzu anspruchsvolle Innenwelt –, so entsteht die Traumatisierung einerseits durch das, was dem Kind durch die äußere Realität angetan oder vorenthalten wird oder was es erlebt. Andererseits ist die Art und das Ausmaß der Traumatisierung abhängig vom psychobiologischen Gesamtzustand seines Organismus und daher von der individuellen Art des Kindes, in der Vorstellung und im (unbewussten) Erleben auf die Stimuli zu reagieren. Auch Kernberg (1978, S. 46f) differenziert zwischen den sehr frühen (oralen) Traumata, die exzessive Enttäuschungsaggressionen auslösen und phasenadäquat nicht zu bewältigen sind und der spezifischen Art und Weise, in der das Kind dieser Aggression zu begegnen versucht. Es ist wichtig, die Traumatologie dahin zu klären, dass Traumen nicht objektive Abbildungen von Erfahrungen sind, die nur auf der Realität beruhen. Wie Fischer (1986, S. 158) sagt, ist ein Trauma kein äußeres Faktum wie eine soziale, physikalische oder chemische ›Gegebenheit an sich‹, sondern »die Qualität einer Beziehung zwischen einem ›Subjekt‹ und dem ›Objekt‹. Ein Ereignis wird ›traumatisch‹ nur in der und durch die Beziehung auf ein empfindendes und handelndes Subjekt«. Die Reaktion auf ein traumatisches Geschehen wird, wie Beutel (2002, S. 3) sagt, von den neurobiologischen Gegebenheiten und Prozessen und den unbewussten Reaktionsmustern auf äußere Stimuli bestimmt. Dies erkannte schon Freud, als die Ätiologie der Verführungstheorie »an ihrer eigenen Unwahrscheinlichkeit und an dem Widerspruche gegen sicher festzustellende Verhältnisse zusammenbrach« (1914a, S. 55–56). Obwohl er, wie Zepf et al. (vgl. Zepf 1986) schreiben, den Traumabegriff niemals mit einem isolierten äußeren Ereignis gleichgesetzt hatte, stellte er in erschütternder Weise fest, dass die vielen Verführungsgeschichten der Patienten nicht, wie er anfänglich glaubte, real stattgefunden haben mussten. Wir unterscheiden deshalb im Folgenden zwischen äußeren und inneren Stimuli: Der Schweregrad der Traumatisierung (Intensität, Dauer und Widernatürlichkeit der Stimuli) wie auch das Ausmaß der pathologischen Abwehrmuster (unbewusste Reaktionsbildung) ist auf einem Kontinuum zu sehen.

1. *Traumatisierende Stimuli von außen*
   Wir zählen zu diesen von außen kommenden traumatisierenden Stimuli alle Formen von Vernachlässigung, Mangel, Angriff, Verletzung und Miss-

handlung bezüglich der körperlichen, seelischen und geistigen Integrität, bei denen folgende Formen[24] unterschieden werden können:

a. Körperliche und seelische Vernachlässigung (neglect)
   Grundlegende körperliche und seelische Bedürfnisse wie physischer Schutz, Nahrung, Sauberkeit, medizinische Versorgung, affektive Kommunikation, geistige Anregung und soziale Beziehungen sind mangelhaft, bedingt durch familiären Stress, Konflikte und seelische Störungen der Eltern oder Trennung, was als *Non shared family environment* beschrieben wird.
b. Emotionale Misshandlung (emotional abuse)
   Die emotionale Misshandlung ist weit gravierender als die emotionale Vernachlässigung. Sie äußert sich in ständigem Kritisieren, Drohen, Verächtlichmachen, Einsperren oder in einer signifikant ungleichen Behandlung der Kinder der gleichen Familie (das eine wird bevorzugt, das andere abgelehnt).
   - Körperliche Misshandlung (physical abuse)
     Physische Misshandlungen sind häufige, nachhaltige körperliche Bestrafungen und Gewalttätigkeiten.
   - Sexueller Missbrauch (sexual abuse)
     Inzest, Prostitution, Herstellung pornographischer Filme.
   - Schicksalsschläge
c. Frühes Verlassenwerden, z. B. durch den plötzlichen Tod eines Elternteils oder eines Geschwisters, schwere körperliche Krankheit, operative Eingriffe oder ein chronisches Leiden wie z. B. die Depression eines Elternteils.

2. *Traumatisierende Stimuli von innen*
   Jeder Säugling, jedes Kind und auch der Embryo hat über die synaptischen Verschaltungen seine (unbewusste) individuelle Art, auf Umweltreize zu reagieren und diese Realität zu verarbeiten. Ein und dasselbe Ereignis wird unterschiedlich wahrgenommen und beeinflusst entsprechend unterschiedlich die weitere Gehirnentwicklung und die zwischenmenschlichen Interaktionen.

   Die individuelle Pathogenese des reaktiven Prozesses (Gestalt der Neurose) ist einerseits bedingt durch die genetische Ausstattung und subjektive Reaktions- und Abwehrbildung des Kindes und andererseits durch die Art der inneren und äußeren Stimuli. Beutel schreibt: »Inter-

24 Einige Gedanken von Dornes M (1997) S. 214–215 sind mit verwendet

aktionen zwischen ... genetischen Anlagen und Umweltbedingungen werden noch komplexer, wenn man bedenkt, dass Umwelteinflüsse die Expression von Genen beeinflussen. Neuronale Vernetzungen und Antworteigenschaften von Nervenzellen folgen genetischen Vorgaben ...; Details der Vernetzung der Nervenzellen, die letztlich unsere Individualität ausmachen, erfolgen aber erfahrungsabhängig.« (2000, S. 3)

Auch Dornes (2000, S. 88) ist der Auffassung, dass Neurosen und auch schwerere seelische Erkrankungen nicht durch Phantasien entstehen, sondern in ihrer sehr persönlichen Ausprägungsform durch Besonderheiten des Phantasielebens *beeinflusst*, nicht aber durch sie *hervorgerufen* werden. Die Lösung liegt nicht in der Gegenüberstellung zwischen Realtrauma und Phantasie, sondern in einem sich gegenseitig beeinflussenden Zusammenspiel der innern und äußeren Wirkkräfte, d.h. der subjektiven Reaktionsweise (Repräsentation) und des Umwelteinflusses, wofür die Bildung des selbstbestrafenden Über-Ich ein Beispiel ist. Es findet eine ständige wechselseitige Interaktion und Verquickung statt zwischen den psychischen Schemata des Individuums (innerpsychische Vorgänge), die durch seine anhaltenden (unbewussten) Phantasien diktiert sind, und der täglichen bewussten Erfahrungen mit den sozialen Gegebenheiten und Ereignissen.

Freud (1926) sah die Hauptursache für die Entwicklung von Abwehrmechanismen im Verlangen, der Kastrationsangst (eine Hauptkomponente des Ödipuskomplexes) zu entkommen. Die Ergebnisse der Bindungsforschung und die klinischen Erfahrungen der ISTDP legen jedoch nahe, dass die erste und schwerste Angst nicht die Kastrationsangst ist, sondern dass die Traumatisierung der frühen Bindung (Bond) und die damit involvierten Gefühle von Sadismus, Schuld und Schmerz viel folgenschwerer sind als das Schicksal des Ödipuskonfliktes. Die Schädigung der liebenden Bindung zu den Pflegepersonen kann viele Formen haben, beinhaltet aber lange Phasen von Abwesenheit oder Trennung, chronisch nachlässiges, gleichgültiges oder grausames Verhalten der Eltern und/ oder unvermeidbare Verlustgefühle, die z.B. ein älteres Kind bei der Geburt eines jüngeren Geschwisters erleidet. Das Kind reagiert auf den Bruch oder die Verlassenheit mit sadistischer Wut, die es bewusst oder unbewusst als *mörderisch* erlebt, was aus den Therapien in vielfältigen Formen belegt ist: das Kind attackiert oder zerstört meist emotional und gelegentlich sogar physisch die auch geliebte Person, indem es z.B. wünscht, der Vater möge bei einem Autounfall umkommen, Waisenkinder beneidet oder ein Geschwister verletzt.

Wenn das Kind in den ersten Tagen oder Wochen seines Lebens Liebe erlebt hat und eine Bindung herstellen konnte, werden durch die Traumatisierung und den Zusammenbruch dieser Bindung in der Therapie die mörderische Wut und die Schulderfahrung verstärkt.

5.5.3 Reaktive mörderische Wut und Verdrängung

Die Geschichte der psychoanalytischen Theoriebildungen um einen postulierten Aggressionstrieb ist lang, kontrovers und erschöpfend dargestellt worden (Dornes 1997, S. 244–249). Die direktbeobachtende Säuglingsforschung und Entwicklungspsychologie kann psychoanalytische Rekonstruktionen klären und korrigieren und für sich in Anspruch nehmen, dass Freud neben den Erinnerungen und Konstruktionen[25] mehrfach »der direkten Beobachtung der Kinder« (1905a, S. 32, 101f; 1908b, S. 171) eine wesentliche Bedeutung zuerkannt hatte.

Nach Dornes[26] führen die Daten der Forschung über die Aggression im Säuglings- und Kleinkinderalter zu einem Bruch mit der psychoanalytischen Triebtheorie, nach welcher die Aggression aus einer somatisch verankerten Reizquelle komme und nach Abfuhr und Entladung dränge. Es wäre jedoch falsch, der psychoanalytischen Forschung einen unkritischen Aggressions*trieb*- und Todes*trieb*-Begriff zu unterstellen. Die Hypothese Freuds, die einen angeborenen Destruktionstrieb (Aggressionstrieb) aus dem selbstzerstörerischen Todestrieb, d.h. aus dem aller lebenden Materie innewohnenden Trieb zur Rückkehr in den anorganischen Zustand, ableitete, wird von vielen psychoanalytischen Forschern zurückhaltend eingeschätzt oder in Frage gestellt, weil, wie Brenner (1971) einräumt, die von Freud für einen Trieb geforderten psycho*physischen* Quellen für die Aggression bislang nicht nachgewiesen werden konnten. Trotzdem ist er der Ansicht, dass der Begriff des Aggressionstriebes durch psychologisches Beweismaterial ausreichend gestützt sei. Der Theoretiker Waelder ist der Ansicht, »dass der Zerstörungstrieb ein abgesprengtes Bruchstück des seelischen Apparates ist, d.h. ein Teil der Ausstattung des Organismus für den Daseinskampf, ein Bestandteil, der für gewöhnlich in die Hierarchie des Ich eingeordnet ist, der aber eine unabhängige Existenz annehmen und destruktiv werden kann, wenn er sich außerhalb dieser Integration manifestiert. Dies kann in der frühen Kindheit

25 Zur Kritik an der rein rekonstruktiv verfahrenden psychoanalytischen Entwicklungspsychologie siehe Dornes M (1993) S. 20–33, (1997) S. 18–24

26 Die folgenden Ausführungen stützen sich teilweise auf Dornes M (1997) S. 244–289

geschehen, bevor das integrierende Ich voll entwickelt ist, und jederzeit unter regressiven Bedingungen« (1969, S. 120f).

Die direktbeobachtende Forschung an Säuglingen und Kleinkindern befreit jedoch Manifestationen wie Explorieren, Neugier, Greifen, Schreien, Beißen, Kratzen, Ziehen, Drücken und Schubsen von der Verknüpfung mit einem Aggressionstrieb und versteht sie in den ersten Lebensmonaten als selbstbehauptende Aktivitäten einer spontan entstehenden, selbstaktivierten Assertion, die positive Affekte auslöst. Das Kind hat ein angeborenes Potenzial und eine genuine Neigung, sich mit seinen externen Realitäten dynamisch zu beteiligen und sie zu explorieren. »Kinder werden als Forscher geboren.« (Koukkou & Lehmann 2004, S. 60) Die unlustvollen Affekte des Neugeborenen (Ekel, Unbehagen, Schmerz) werden nach Dornes am häufigsten durch Hunger, Unterbrechung des Saugens, ungeschickte Handhabung des Kindes beim Füttern und Wickeln, Temperaturschwankungen sowie Verdauungsprobleme ausgelöst und äußern sich am stärksten im Schreien. Wie Koukkou und Lehmann (2004, S. 59) sagen, befähigen die phylogenetisch determinierten Funktionen des kindlichen Nervensystems »die sensorischen Systeme (Augen, Ohren, Haut, innere Organe etc.), die Signale der natürlichen Interaktionspartner mit Priorität aufzunehmen und ihre sensorischen Qualitäten und Wirkungen einzuschätzen. Dazu verfügt der Säugling über ein angeborenes Wissen, was für ihn funktional (gut, angenehm etc.) oder dysfunktional ist. Bis heute gibt es aber keine Belege dafür, dass das Schreien des Neugeborenen primitive Wut und Gefühle der Feindseligkeit ausdrückt, sondern vielmehr Gefühle der Verzweiflung und Ohnmacht und einen genetisch angelegten assertiven Glauben, dass die Not behoben werden wird. Wird die Not behoben, kehrt die Zufriedenheit zurück. Erst gegen Ende des zweiten Monats taucht im Gesicht des Säuglings erstmals der Affekt des Ärgers auf, womit zum Ausdruck kommt, dass der Säugling ein Bedürfnis nach *Wirkmächtigkeit* hat, um den Zustand des Wohlbefindens wiederherzustellen. Dieser Ärger ist eine Reaktion auf die Frustration, hat eine adaptive und selbstbehauptende Funktion und keinen feindselig-aggressiven Charakter.

Ab Ende des ersten Lebensjahres werden zwar im Zuge der körperlich-seelischen Reifung, des wachsenden Autonomiebedürfnisses und des sich erweiternden Explorationsradius der Ärger und die Aggression objektgerichteter, absichtsvoll und lustvoll (Vor- und Frühformen aggressiver Handlungen mit ›sadistischer‹ Qualität); sie entstehen aber in der Regel immer noch aus Selbstbehauptung ohne Verletzungs*absichten* und aus Neugier und als Reaktion auf Frustrationen und Einschränkungen.

Erst mit eineinhalb Jahren (16 Monate) gibt es genügend Indizien für das Entstehen von lustvollen und absichtsvollen Feindseligkeiten, die sich aus dem situativen Kontext zu emanzipieren beginnen und sich allmählich zu einer stabilen internalisierten psychischen Struktur/Disposition entwickeln. Dornes (1997) vermutet, »dass die in diesem Alter ebenfalls beginnende Fähigkeit, Affekte mit Vorstellungen zu verknüpfen, bei dieser Stabilisierung eine wichtige Rolle spielt. Der Ärger, der durch Versagungen ausgelöst wird, verschwindet nicht mehr mit den Anlässen, sondern dauert an, u. a. deshalb, weil die Auslöser jetzt im Geiste immer wieder aufs neue evoziert werden können und so den Ärger über die konkrete Situation hinaus am Leben halten« (S. 266). Nach Auffassung der für diese Forschungen maßgeblichen Autoren wie Parens, McDevitt, Lichtenberg, Kernberg und Lewis beginnt in diesem Alter der Hass als exemplarische Form chronischer Feindseligkeit, »der im Unterschied zum frühen Ärger oder zur episodischen lust- oder unlustvollen Feindseligkeit eine intrapsychisch stabile Konfiguration ist. Er ist ein Affekt, der durch Phantasien ausgelöst und ohne bestimmte äußere Anlässe mobilisiert und aufrechterhalten werden kann« (S. 266f). Schon für das Alter von zwei bis fünf Jahren sind eine stabile Neigung und eine sich im Laufe der weiteren Entwicklung sich verfestigende feindselige Aggression als charakterologische Eigenart dokumentiert.

Die moderne Säuglingsforschung erbringt den Nachweis, dass die Hauptursache für Ärger, Aggression, Feindseligkeit und Destruktivität nicht in einem angeborenen Trieb besteht, sondern entscheidend von den *Objektbeziehungserfahrungen* abhängt und dass die Aggressionsfähigkeit vorerst eine lebenserhaltende gesunde Kraft ist. Alle irgendwie gearteten Stimuli lösen in der Seele des Kindes als *Du-bezogenes Wesen* Reaktionen aus. Der *Zusammenhang von Bindungsqualität und Aggressionsentwicklung* ist belegt.

Parin hält in seinen ethno-psychoanalytischen Untersuchungen zur Aggressionstheorie fest, dass im Unterschied zur Libido, der von Anfang an das Ziel der Lustgewinnung und ein Objekt (im primären Narzissmus das primitive Selbst) zukomme, die Aggression auf eine wenn noch so bescheidene Ichorganisation angewiesen ist, um ein Ziel und ein Objekt zu finden. »Darum kann Aggression nie richtig als psychische Energie an sich beschrieben werden,... ohne dass man die besondere Struktur des Ichs berücksichtigt, die allein der Aggression Ziel, Richtung und Objekt zu leihen vermag.« (1973, S. 239). Wir machen eine direkte Verbindung zwischen den psychoanalytischen Begriffen Libido und objektgerichteter Lustgewinn mit dem oben erläuterten primären Bindungsbedürfnis (Objektbeziehungserfahrung). Zwar ist ein gewisses Maß an Frustration im Leben unvermeidlich und sind wir alle fähig zu Aggressionen und Hass, aber die Hauptursache für Feindseligkeit und Destruktivität ist der mehr oder weniger lieblose Umgang der Eltern mit dem Kinde und harte, strafende Erziehungspraktiken. Dornes sagt: »Selbst wenn man eine psychobiologische Grundlage in dem Sinne akzeptiert, dass es eine angeborene *Bereitschaft* gibt, auf exzessive Unlust mit Ärger und (früher oder später) mit Feindseligkeit zu reagieren, so hängt doch die Häufigkeit dieser Aktivierung und deren spätere Chronifizierung entscheidend von den vergangenen und gegenwärtigen Lebensumständen ab« (S. 271). Alle Indizien sprechen nämlich dafür, dass das Neugeborene auf eine positive Bindungsqualität angelegt ist. Mit Land (1993) können wir sagen, dass die Fähigkeit und das Verlangen, warme emotionale Bindungen mit den Eltern oder anderen nahen Bezugspersonen einzugehen, angeboren sind. Wie im vorhergehenden Kapitel unter Hinweis auf die Forschungen von Bowlby schon erwähnt, reagiert das Kind auf liebende Besorgung und Bezogenheit auch mit Liebe und Freude, auf traumatisierende Einflüsse jedoch mit Angst, Schmerz und Wut.

Kohut (1979) stellt klar, dass die Wut und Destruktivität des Kindes nicht als Ausdruck eines primären Instinkts aufgefasst werden sollten, sondern als Regressionsprodukte (S. 106). Zwar besitze der Mensch »einen biologisch vorgeformten Apparat, der ihn in die Lage versetzt, destruktive Handlungen zu begehen … und er benutzt ihn auch, d.h., er verwirklicht seine aggressiven Möglichkeiten« (S. 109). Aber das aggressive Verhalten des wütenden Babys ist nicht destruktiv, sondern zuerst Ausdruck der Festigkeit und Sicherheit, mit der es seine Forderung an das Selbstobjekt (genetische Person) für eine durchschnittlich empathische Umgebung stellt. Die vom Baby gezeigte Wut ist nicht primär, sondern eine selbstbehauptende Reaktion, wenn die phasengerechten Bedürfnisse chronisch und traumatisch frustriert werden; »dann entsteht chronische narzisstische Wut mit all ihren verderblichen Folgen (Zerstörungslust)« (S. 112). Anfänglich beinhalten der Protest und die Wut eigentlich eine hoffnungsvolle Mitteilung, dass die Angst vor der traumatisierenden Störung nicht gewollt wird und dass der Adressat der Wut die Störung beheben wird. Erst wenn der Protest und die Wut keine Verbesserung bewirkt, schlägt sie in Verzweiflung und in mörderische Wut um und dient nicht mehr einer adaptiven Funktion. Bowlby sagt: »It seems not unlikely that a number of individuals who become literally *murderous towards a parent* are to be understood as having become so in *reaction* to threats of desertion that have been repeated relentlessly over many years« (Bowlby 1983, S. 250). (Hervorhebung vom Autor.) Searles hat in der Behandlung von schizophrenen Patienten die Erfahrung gemacht, wie Rohde-Dachser[27] berichtet, dass es nicht so sehr Angst, Hass und Ablehnung sind, welche zutiefst die Beziehung zur Mutter prägen, sondern das am tiefsten verleugnete und verdrängte und mit Angst belegte und nach außen entstellte Gefühl sei die Liebe. Auch die ISTDP versteht das Ausmaß der reaktiven Wut nicht losgelöst von der darunter bestehenden Liebe.

Es ist eine Frage der Gewichtung zwischen dem, was das Kind von Natur aus mitbringt und dem, was eine entwicklungsfördernde Beziehung zu leisten vermag, ob man das Unbewusste verstehen will wie eine Grube, in der abstoßende und grausame Dinge wie Vatermord und Inzest passieren oder als einen Hort von Kreativität, gesunden Wachstumsimpulsen, wahrem Selbst, Ambitionen und Idealen. Im oben erwähnten Artikel kommt Parin zum Schluss, »dass das Schicksal aggressiver Triebregungen durch die kulturspezifische Ausformung des Ichs bestimmt wird« (S. 237). »Es ist eine Eigenart unseres abendländischen Ichs, dass vor allem die Verdrängung und die Internalisierung der Aggression nötig sind, um die sozialen Funktionen aggressiver Strebungen zu gewährleisten. Dies sind nicht das einzige und nicht einmal ein notwendiges normales Schicksal der Aggression. Ihre sozialen Auswirkungen können nicht ohne genaue Kenntnis der betreffenden Sozietät verfolgt werden. Sie sind in den verschiedenen ›cultures‹ sehr verschieden (S. 247).

Da der Mensch keine genetisch angeborenen sadistisch-mörderischen Impulse hat, ist die primitive mörderische Wut eine *reaktive* Wut auf die *Traumatisierung des angeborenen Bedürfnisses nach liebevoller Beziehung.*

Die klinischen Erfahrungen der ISTDP decken sich mit jenen der Säuglings- und Bindungsforschung. Der Ursprung der reaktiven Wut, die in letzter Konsequenz eine mörderische Wut ist, liegt im Trauma, und die Intensität der mörderischen Wut hängt von der Intensität und der Wiederholung des Traumas ab. Wir reden von der primitiven *quälenden* (torturous) mörderischen Wut bei einer sehr frühen und schwerwiegenden Traumatisierung, wenn das Kind z.B. im Alter von 6 Monaten oder einem Jahr die Eltern verloren hat und niemand da war, die Intensität des Traumas zu neutralisieren, oder wenn

27 Searles HF (1958) Positive feelings in the relationship between the schizophrenic and his mother. Int J Psycho-Anal 39:569. Zit von Rohde-Dachser C (2004) S. 122ff

zum Trauma sogar noch eine zusätzliche Traumatisierung durch eine feindliche Umgebung sich anfügte und das Kind mit Somatisierungen und funktionellen Störungen reagierte. Die schweren Widerstände gehen auf diese massiven frühen Traumatisierungen zurück. Es ist sehr schmerzhaft, das Trauma und die reaktiven Gefühle in der Therapie wieder zu erleben.

Solange die Ich-Entwicklung noch nicht ausgereift ist und das Kind in großer psycho-physischer Abhängigkeit zu den genetischen Personen steht, verdrängt es die reaktiven Wutgefühle ins Unbewusste (4.2.7). Da die traumatisierenden genetischen Personen auch oder vor allem auch geliebte Personen sind, gerät die Psyche in ein Dilemma zwischen positiven und negativen Gefühlen. Noch unfähig, das Dilemma weder zu verstehen noch autonom lösen zu können, fällt der reaktive Prozess unter dem Diktat des sich bildenden Über-Ich der Verdrängung, genauer den *verdrängenden Abwehrmechanismen* anheim. Das Abwehrverhalten kann durch Somatisierungen, Regression, Depression oder Aggression augenfällig und damit ein Appell sein. Der Verdrängungsprozess ist ubiquitär und nicht an besonders grausame Traumatisierungen gebunden, sodass auch das in einer prinzipiell wohlwollenden Atmosphäre aufwachsende Kind mit unbewusster Wut auf traumatisierende Erfahrungen reagiert.

Im Gegensatz zur psychoanalytischen Theorie sieht die ISTDP den *Ursprung der Abwehr* nicht im fehlerhaften Verarbeiten angeborener sexueller und anderer Triebe, sondern in der Kontrolle der unbewussten *reaktiven* Gefühle von Wut, Schuld, Schmerz und Trauer. Ebenso resultiert der *Ursprung der Über-Ich-Pathologie* nicht aus der Abwehr verpönter angeborener sexueller Triebe, sondern aus der Schuld über die reaktive Wut.

Die Abwehr hat einen quantitativen und einen qualitativen Aspekt, sodass die Relation von Gesundheit und Krankheit ein kontinuierlicher Prozess ist. Nach Menninger können Stress und Traumatisierung das Ich dermaßen belasten, dass die Abwehren den bisherigen Gleichgewichtszustand nicht mehr herzustellen vermögen (4.2.7) und das Ich zu einer qualitativ veränderten Abwehr Zuflucht nimmt (Menninger 1968, S. 146–150). Das Ich übernimmt viele Anstrengungen, die Gleichgewichtsstörungen zu kontrollieren und riskiert damit beträchtliche Einbußen, was zu einer wachsenden Fehlorganisation führt, um eine weitere Fehlorganisation zu verhindern. »Aufsteigende Triebregungen, Reaktionen, die gefährliche Impulse heraufzubringen drohen, und vermehrte Ich-Spannung erfordern eine interne Reorganisation, damit dem Notstand entgegengetreten werden kann. In diesem Sinn besteht die drohende Gefahr einer mehr oder weniger beträchtlichen Fehlorganisation, gegen die spezielle Kontrollen und Notmaßnahmen eingesetzt werden.

Verdrängung und Einkapselung des Konfliktes werden zu einer Überlebensstrategie. Der Konflikt wird weg ins Unbewusste verschlossen und das Über-Ich übernimmt eine Wächterfunktion. Es bildet sich eine neue Art inneren Gleichgewichts, und es wird eine neue Art äußeren Gleichgewichts erreicht. Stets findet eine gewisse Regression statt, ein Kontrollverlust – eine Kontrollsteigerung, ein gewisses Maß tatsächlicher Fehlorganisation – eine Reorganisation« (S. 155). So verstanden sind die Abwehrmechanismen sowohl trieb- als auch ich-psychologisch definiert. Dieser Prozess der Kontrollstörung beeinträchtigt das ganze Potential eines Menschen.

Die Übereinstimmung der Forschungsergebnisse von Bowlby und der anderen referierten Autoren mit jenen von Davanloo ist offensichtlich. Sie stimmen darin überein, dass der Beziehungsabbruch (detachment) als Abwehr gegen unerträgliche Angst, Schmerz und Wut zu verstehen ist und dass je früher und je schwerwiegender die Traumatisierung ist, desto primitiver die mörderische Wut und desto primitiver das Abwehrsystem sind. Ob ein Kind maligne Charakterzüge entwickelt, kann davon abhängen, ob es nicht nur in einem brutalen und rigiden Milieu aufgewachsen ist, sondern ob es auch geschlagen worden ist. Geht die Traumatisierung ins erste oder zweite Lebensjahr zurück, ist die primitive mörderische und quälende Wut sehr hoch.

Unterschiedlich sind Davanloos und Bowlbys Ansichten über die Beweggründe der Loslösung (Della Selva 1993, S. 194). Während Bowlby die Loslösung als Hilfsmittel versteht, Schmerz zu vermeiden und das Selbst zu schützen, sieht Davanloo darin auch ein Mittel der Selbstbestrafung für den reaktiven Sadismus gegen die traumatisierende Bezugsperson. Meiner Meinung nach liegt hier keine grundlegende Divergenz vor, da meine therapeutischen Daten belegen, dass Bowlbys Feststellung meist der erste Schritt ist. Geht der Patient jedoch nicht über diese Position hinaus, dann werden die Trauer und die Loslösung chronisch und blockieren das seelische System, was dann wirklich nichts anderes als eine Selbstsabotage und hiermit eine pathologische Selbstbestrafung ist. Dann sind die mörderische Wut, die Schuld und die Über-Ich-Pathologiedie Quellen des Zwanges, das Leiden und das Missbrauchtwerden zu verewigen (perpetrator) und sich selbst und die Therapie zu sabotieren. Aus diesem Grunde wird der Therapeut die gemischten Gefühle und die Widerstände fokussieren, damit der Widerstand gegen emotionale Nähe zum Erliegen kommt und die bis anhin vermiedenen Gefühle von Wut, Verzweiflung, Schmerz und Trauer ins Offene kommen können (derepression). Davanloo ortet den Ursprung des Widerstandes gegen das Wiedererleben dieser peinvollen Gefühle im Über-Ich, weshalb die Interventionen des Therapeuten bezwecken, das Ich zu stärken, damit sich das Ich gegen die Abwehren stellt und gegen die unterdrückende Kraft des Über-Ich kämpft. Menschen, die ihren reaktiven Sadismus nicht gelöst haben, können in ihrem Erleben nicht bis zum Bond vorstoßen und lieben.

Wenn der Therapeut den Widerstand gegen Nähe herausfordert, wird dies beim Patienten Angst auslösen, weil der Therapeut damit das ganze Abwehrsystem bis hinein in die traumatisierte Zone (Bindung, bond) mobilisiert. Dadurch werden auch der reaktive Sadismus, die Schuld und das Über-Ich angesprochen, wie es das Diagramm der psychopathologischen Kräfte (Abb. 18) nahe legt. Gelingt dieser Prozess nicht, kann es sein, dass gewisse Ängste und Widerstände des Therapeuten (5.7) reaktiviert werden, wenn er eine größtmögliche Herausforderung (HOC) anwenden will oder sollte.

5.5.4 Fusion des Sadismus mit Sexualität

Bei früher Traumatisierung fusionieren zärtliche und brutale Gefühle. Eine genetische Person, durch Brutalität ihrer Eltern traumatisiert, kann auf ihr eigenes Kind eine psychotische Übertragung machen. In der weiteren psychosexuellen Entwicklung des traumatisierten Kindes fällt dessen Sexualität in diesen affektiv-zärtlichen, jedoch auch mit Brutalität fusionierten Gefühlsbereich, wodurch eine erotisiert-aggressive Bindung entsteht. Zärtlichkeit, Wut und sexualisierte Gefühle sind vermischt und stehen im Zentrum der Pathologie. »Macht bringt mit sich Lust, und umgekehrt dienen die Gefühle sexueller Erregtheit als Abwehr gegen die Hilflosigkeit in Form eines Machtrausches.« (Wurmser 1998, S. 319)

Beispiel

> Ein Patient war täglich im Bett und auf dem Stubenboden den ›Spielereien‹ seiner allein erziehenden Mutter ausgesetzt, die im Hause der mit ihr zerstrittenen Eltern lebte. Die Spielereien waren ein Gemisch von zärtlich-aggressivem Balgen und ›zufälligem‹ und gegenseitigem visuellem, taktilem und olfaktorischem Wahrnehmen der Genitalien.

Ein Kind, dessen Sexualität sich in einem frühen Entwicklungsstadium mit Sadismus fusioniert hat, wird als erwachsene Person bei sexuellen Kontakten nicht unterscheiden können, ob sie normale sexuelle Lust verspürt oder den Drang zu quälen oder zu vergewaltigen. Erst wenn die mörderischen Gefühle und die Schuld durchgearbeitet sind, kann der Patient in seinem Erleben unterscheiden zwischen Wut und Sadismus einerseits und sexueller Lust und Zärtlichkeit andererseits. Vielleicht helfen uns zum Verständnis dieses schwierigen

Themas die Untersuchungen von Wilhelm Reich (1933, S. 195–199) über die Angst, die den Hysteriker im Verlaufe des Sexualaktes ergreift. André Green (1976, S. 628) fasst Reichs Ansichten folgendermaßen zusammen: »Eine oberflächliche Erotisierung … ist stets nur eine Taktik, mit welcher der Gefahr entgegengewirkt wird. Man könnte sagen: lieber zu einem Zeitpunkt verführen, den man selber wählt, als im Überraschungsangriff verführt zu werden, ohne dass man noch Zeit hätte, seine Abwehrstrategien zu entfalten. Bei der erotischen Begegnung versucht der Hysteriker seinem Partner zuvorzukommen, denn er selbst will im Tanz führen. Er muss den Vorgang unter Kontrolle haben. Statt einer Lustbefriedigung erfolgt eine Bemächtigung. Die resultierende libidinöse Stauung erzwingt die ständige Wiederholung. Der charakterliche Panzer dient der Abwehr. Paradox daran ist, dass diese Abwehr selbst sexueller Natur ist. Summa summarum ist die Sexualisierung die beste Waffe gegen die Sexualität«.

5.5.5 Schuld

Verschiedene Aspekte der Schuld (guilt) werden im Zusammenhang mit den anthropologischen Grundannahmen (1.10), dem hoffnungsvollen Protest des Säuglings (5.5.3), dem Gewissen und Über-Ich (5.4.2.6) und dem Schuld-Erleben (6.4.5.2) ausführlich behandelt. Mit Blick auf den psychodynamischen Hintergrund der Schuld fassen wir jetzt kurz zusammen: Die unbewusste *mörderische Wut* gegen die auch geliebten genetischen Personen im Verbund mit den Verlustgefühlen, die mit den aggressiven und eliminatorischen Attacken verbunden sind, lösen reaktiv unbewusste Gefühle von Schuld, unbewusste Gefühle von Schmerz über die Schuld und Trauer über den Verlust aus. Generell versucht das Ich zu funktionieren, ohne von Gefühlen und Impulsen oder von verschiedenen Abwehren überwältigt zu werden, weshalb das kindliche Ich all die komplexen Gefühle von Wut, Schmerz und Schuld ins Unbewusste verdrängt und sich damit Attacken des Über-Ich, Symptomstörungen und eine Charakterpathologie einhandelt.

5.5.6 Schmerz und Trauer

Das Kind erlebt zuerst Schmerzen über die erlittene Frustration (Traumatisierung) und erst dann unbewusste Schuld über seine aggressive Reaktion. In der unbewussten Entstehung und im bewussten Erleben in der Therapie sind Schmerz und Schuld sehr nahe beieinander. Es ist leichter, mit der Wut in Kontakt zu kommen als mit dem Schmerz.

Das Phänomen der Trauer (grief) wird einerseits im Zusammenhang mit dem Erleben der Schuld (6.4.5.2) und andererseits bei der Differenzierung zwischen normaler und pathologischer Trauer (7.6) behandelt.

5.5.7 Symptom- und Charakterstörungen

Die Ich-Abwehren nehmen entweder die Form von Symptomen an oder graben sich tiefer in die Person ein in Form von Charakterzügen oder Charakterpathologien (7.2.1). Meistens leiden die Menschen an ihren eher bewusstseinsnahen und funktionsunfähig machenden Symptomen. In der Therapie ist es deshalb angezeigt, diese Patienten möglichst rasch von ihren Symptomleiden zu befreien, womit gewisse Patienten sich aus verschiedenen Gründen begnügen. Die meist ich-syntonen Charakterstörungen hingegen, welche 1) defensiv-passive, Distanz schaffende, 2) depressive, 3) projektive und 4) aggressive Formen haben können, benötigen üblicherweise eine Arbeit in den tieferen Schichten des Unbewussten.

Symptom- und Charakterstörungen können quantitativ und qualitativ unterschiedlich verteilt sein. Es gibt Patienten, die wenige oder milde Symptomstörungen aufweisen, jedoch schwere Charakterabwehren (z. B. riesigen Sarkasmus), wodurch das Unbewusste enorm verpanzert ist. Andere Patienten haben viele psychosomatische Symptome, jedoch nur eine beschränkte Charakterpathologie, wie die folgende Abbildung zeigt.

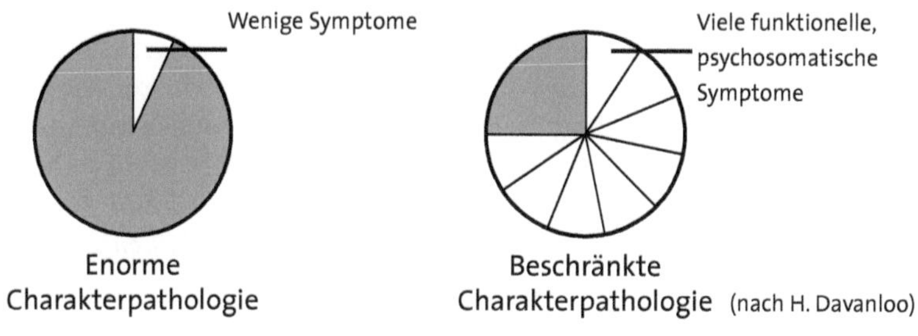

Abb. 19: Die Anteile an Symtom- und Charakterstörungen

Ergänzend zu diesem Schema ist beizufügen, dass nach den Erfahrungen der ISTDP sich bei einer Charakterabwehr sowohl ich-syntone als auch ich-dystone Abwehren finden lassen und dass je stärker die Charakterstörung ist, desto mehr Anteile an Über-Ich-Widerständen beteiligt sind, wie wir unter 5.4.2.6 besprochen haben. Bei gewissen Patienten halten sich die Symptom- und Charakterstörungen die Waage und bei wieder anderen Patienten überwiegen die sehr vielen und sehr schweren Symptomstörungen. Symptom- und Charakterpathologie müssen jedoch auch dynamisch verstanden werden, da durch ein externes Ereignis oder Aufwecken internalisierter Anteile dergestalt mörderische Wut aufsteigen kann, dass die Abwehr überfordert ist und der Patient in einen Zustand mit vielen Symptomen (z.B. Panik) kippt. Wir kennen auch das Phänomen, dass Menschen im Laufe des Lebens ihre schweren Charakterstörungen zugunsten von Symptomstörungen aufgeben.

Der vorläufige Abschluss der Verarbeitung der Traumatisierung resultiert in einer Verfestigung und Erstarrung der Abwehrstrategien, die einen äußeren Schutzschild um den traumatisierten Kern legen und sich vor allem in der Form des *Widerstandes gegen Nähe und emotionale Intimität* (RAEC) äußert, womit sich das Wesen der Bindung (bond, attachment) ins Gegenteil pervertiert.

Der Psychoanalytiker Wilhelm Reich hat in der oben erwähnten Studie (1933) den Charakter in erster Linie als einen narzisstischen Schutzmechanismus (Schutzschild, Charakterpanzer) verstanden. Im Vorwort zur ersten Auflage seines Werkes stellte er fest, dass eine genetisch-dynamische Theorie des Charakters, eine Unterscheidung der inhaltlichen und formalen Seite der Widerstände und eine genetische Differenzierung von Charaktertypen von Bedeutung werden würde. Den Charakter schildert er so: »Der Charakter besteht in einer *chronischen* Veränderung des Ich, die man als *Verhärtung* beschreiben möchte. Sie ist die eigentliche Grundlage für das Chronischwerden der für die Persönlichkeit charakteristischen Reaktionsweise. Ihr Sinn ist der des Schutzes des Ichs vor äußeren und inneren Gefahren. Als chronisch gewordene Schutzformation verdient sie die Bezeichnung ›Panzerung‹. Sie bedeutet klarerweise eine Einschränkung der psychischen Beweglichkeit der Gesamtperson. ... *Der Grad der charakterlichen Beweglichkeit, die Fähigkeit, sich einer Situation entsprechend der Außenwelt zu öffnen oder sich gegen sie abzuschließen, macht den Unterschied zwischen realitätstüchtiger und neurotischer Charakterstruktur aus«* (S. 153f).Wir untersuchen den pathogenen Prozess umschriebener Charakterformen gemäß der Erlebnis- und Abwehrleistungen des Ich und nicht der Orgon- und Triebtheorie.

5.5.8 Abwehr von Nähe und emotionaler Intimität

Die schwerwiegende Charakterpathologie des Widerstandes gegen Nähe und emotionale Intimität wurde schon bei den obsessiven Abwehren (5.4.2.3) und wird nochmals im Zusammenhang mit der größtmöglichen

Herausforderung (6.4.4.2) behandelt. Wir haben psychopathologische Aspekte der Wut, der Schuld und der Trauer einzeln geklärt und werden dies noch eingehend in der Erläuterung der Phase 5 (6.4.5) der Zentralen Dynamischen Sequenz tun. In der Seele jedoch sind all diese Impulse und Gefühle miteinander eng verbunden.

5.6 Zwei Spektren psychischer Störungen

Forschung und Entwicklung der ISTDP (Davanloo 2000, S. 1–35) begannen in den frühen Sechzigerjahren des letzten Jahrhunderts anhand von Patienten mit einem einzigen psychotherapeutischen Fokus. In den späten Sechziger- und in den Siebzigerjahren wurden Forschung und Anwendung auf schwere phobische und obsessive Störungen und auf lebenslange, schwere Charakterneurosen ausgedehnt. Diese systematische Arbeit führte zur Entdeckung der Technik des Aufschließens des Unbewussten. In den frühen Achtzigerjahren richtete sich die systematische Forschung auf Patienten, die an Depression, funktionellen Störungen, Somatisierungen und an Panik litten, was die klinische Erfahrung erhärtete, dass die ISTDP für die Behandlung des ganzen Spektrums psychoneurotischer Störungen wirksam ist. Die weitere Forschung zeigte, dass die ISTDP mit gewissen Modifikationen (Graded Format: 4.3.2.3 und 7.2.4.3) auch für Patienten mit einer schwerwiegenden fragilen Charakterstruktur erfolgreich angewandt werden kann. Weitergehende Forschungen (Abbass 2001, 2002b) beschäftigen sich mit bipolaren und schizophrenen Störungen. Die folgenden zwei Spektren bezeichnen die Patienten, die mit ISTDP erfolgreich behandelt werden können.

5.6.1 Spektrum der psychoneurotischen Störungen

Etwas vereinfacht lassen sich die Stufen des Spektrums so darstellen: Umschriebenes Problem ➛ Psychoneurose ➛ Charakterstörung ➛ Diffuse Symptome ➛ schwere Charakterstörung. Die folgende Übersicht fasst die Komponenten (Grad der Resistenz resp. der Motivation, Fluidität resp. Verhärtung des Unbcwussten) der einzelnen Störungsgrade zusammen, wie Davanloo (1986b, c, 1995a, 2001b) sie konzipiert hatte.

Hoch ansprechbar
Umschriebenes Problem
Einfacher psychotherap. Fokus
Sehr milder Grad an Widerstand
Keine unbew. mörderische Wut

Milder bis hoher Widerstand
Charakterneurose
Diffuse Symptom- u. Charakterstörung
Fusion von Sexualität und Wut
Masochistische Charakterzüge
Komplizierte Kern-Pathologie

Hochsyntoner Charakterwiderstand
Diffuse Symptomstörungen
Hochkomplizierte Kern-Pathologie
Strafende Über-Ich-Pathologie
Hochgradig masochist. Charakterzüge

Milder Grad an Widerstand
Diffuse Symptomstörungen
Gewisser Grad an Charakterstörung
Multifokale kernneurotische Struktur

Hoher Widerstand
Diffuse Symptom- u. Charakterstörung
Lebenslange Charakterneurose
Hochkomplizierte Kernpathologie

(nach H. Davanloo)

Abb. 20: Das Spektrum der psychoneurotischen Störungen

Empirische Befunde zeigen jedoch, wie wir schon unter 5.5.7 erwähnt haben, dass Symptom- und Charakterstörungen nicht unabänderliche Entitäten sind, sondern dass sie je nach Abwehrkapazität eine gewisse Flexibilität zeigen. In der Therapie weisen Symptomstörungen nicht immer niedrige und Charakterstörungen immer hohe Widerstände auf. Es gibt Patienten mit hohen Charakterstörungen, die eine große therapeutische Mitarbeit aufweisen, während Patienten mit Symptomstörungen sehr widerständig sein können. Diese Thematik muss noch mehr erforscht werden.

5.6.1.1 Ganz links

Ganz links im Spektrum steht der hochansprechbare Patient mit einem umschriebenen Problem und einem einzigen psychotherapeutischen Fokus. Die Symptome dieser seltenen Patienten sind milder Art; sie leiden an einer milden obsessiven oder sonstigen Neurose, ausgelöst durch einen aktuellen Konflikt, an einer milden phobischen Störung und meistens eher an einem neurotischen Symptom als an einer Charakterneurose. Sie sind nicht externalisierend, anklagend oder projizierend, haben keine Angst, keine oder nur milde und unbedeutende Widerstände (besonders gegen Nähe), kein strafendes Über-Ich und fällen klare Entscheidungen (keine Ambivalenz). Die feindlichen Gefühle gegen eine genetische Person sind nicht primitiv mörderisch, was die Ansicht stützt, dass Neugeborene keinen primären Sadismus besitzen und unschuldig sind. Sie haben ein echtes Schuldbewusstsein. Das Unbewusste ist fluid und es gibt keine Durchbrüche. Sie sind auf eine Art ihr eigener Therapeut; der Therapeut muss nur ihrem Prozess fragend und klärend folgen. Ihre Behandlung benötigt 4 bis 5 Sitzungen.

5.6.1.2 Links der Mitte

Die links der Mitte angesiedelten Patienten zeigen nur moderate Widerstände und diffuse Symptomstörungen. Sie besitzen einen gewissen Grad an Charakterstörung, unbewusste mörderische Wut, schuld- und trauerbeladene Gefühle zu den frühen Personen. Es zeigt sich eine multifokale Kernneurose. Die Charakterstörung ist aber ich-dyston.

5.6.1.3 Mittelfeld

Die Patienten im Mittelfeld des Spektrums leiden an diffusen Symptom- und Charakterstörungen. Sie zeigen milde bis hohe Widerstände, unbewusste mörderische Wut, schuld- und trauerbeladene Gefühle zu den frühen Personen, eine Fusion von Sexualität und mörderischer Wut, masochistische Charakterzüge und haben eine komplizierte Kernpathologie. Je weiter rechts im Spektrum die Patienten sind, desto mehr muss der Therapeut die Abwehren bearbeiten und nicht gleich die Gefühle und Impulse angehen. Das Herausfordern der Abwehr löst einen Anstieg der Spannung (Angst), der komplexen Übertragungsgefühle und der Widerstände aus. Dieser Anstieg ist aber nur sichtbar, wenn er in der Übertragung geschieht. Wenn der Patient alle Widerstände mobilisiert, um die Übertragung nicht entstehen zu lassen, dann ist das ein gutes Zeichen für die unbewusste Angst und dass ein Durchbruch bevorsteht.

5.6.1.4 Rechts der Mitte

Diese Patienten zeigen seit langem bestehende psychoneurotische Störungen, hohe Widerstände, eine lebenslange Charakterneurose, diffuse Symptom- und Charakterstörungen. Die Kernpathologie ist hoch kompliziert. Sie haben unbewusste primitive mörderische wut-, schuld- und trauerbeladene Gefühle zu beiden Eltern und zu anderen frühen Bezugspersonen. Sofern ungelöste ödipale und sexualisierte Gefühle vorhanden sind, sind sie tief mit der primitiven mörderischen Wut fusioniert. Je weiter rechts der Patient im Spektrum ist, desto mehr nimmt unter dem Einfluss der bestrafenden Über-Ich-Pathologie die Selbstdestruktion zu, die Charakterpathologie wird zunehmend ich-synton, d.h. der Patient identifiziert sich mit seiner Abwehrstruktur, und entsprechend verarmen die Beziehungen. Die RAEC ist meistens ein Indikator für primitive, aber nicht quälende mörderische Wut.

5.6.1.5 Ganz rechts

Die Patienten ganz rechts im Spektrum zeigen die komplexeste Charakterpathologie, die meist ich-synton ist. Sie haben hoch ich-syntone Charakterwiderstände, diffuse Symptom- und Charakterstörungen, hochgradig masochistische Charakterzüge, eine hoch komplizierte Kernpathologie, eine hochgradig primitive unbewusste quälende mörderische Wut und starke Schuld- und Trauergefühle zu vielen frühen Personen. Wenn ungelöste ödipale und sexualisierte Gefühle vorhanden, dann sind sie tiefgehend fusioniert mit primitiver mörderischer Wut. Die unbewusste Angst ist hoch. Die Forschungsergebnisse zeigen, dass das Profil der Patienten auf der rechten Seite des Spektrums ohne Ausnahme folgende Eigenschaften hat:

1. Verlassenheitstrauma und/oder eine Serie traumatischer Erfahrungen in der frühesten Kindheit.
2. Hoch schmerzliche Gefühle bezüglich des Traumas und der Verlassenheit.
3. Unbewusste mörderische Wut oder primitive mörderische Wut oder sogar primitive quälende mörderische Wut bezüglich der Eltern, Geschwister oder anderer Personen aus der frühesten Kindheit.
4. Intensive unbewusste schuld- und trauerbeladene Gefühle.
5. Hoher bis extrem hoher Grad an Widerstand.
6. Widerstand gegen Nähe und emotionale Intimität.
7. Masochistische Charakterkomponente.

5.6.2 Spektrum der Patienten mit fragiler Charakterstruktur (Davanloo 1995, 1996e, 1997b)

Allen Patienten mit fragiler Charakterstruktur ist gemeinsam, dass die Angst das viel größere Problem ist als die Widerstände. Sie besitzen noch nicht die Kapazität, den Druck ihres Unbewussten, Angst und Schmerz schon während des ersten Interviews zu erleben und/oder auszuhalten und haben zeitlebens Zugang zu primitiven Abwehrmechanismen. Sie haben Probleme mit der Ich-Abgrenzung, nehmen daher Wünsche anderer für die eigenen und bekunden Mühe, sich für die eigenen Bedürfnisse einzusetzen. Die fragilen Störungen weisen auch ein kontinuierliches Spektrum auf wie die Charakterpathologie der Neurotiker.

Ganz *links* im Spektrum sind die Patienten mit einer leichten, milden Fragilität. Sie benützen regressive Abwehren. Die Angst geht teilweise in die quergestreifte Muskulatur und zum größeren Teil in die Kognition.

Ganz rechts im Spektrum sind die sehr früh und sehr schwer traumatisierten Patienten mit einer schweren fragilen Charakterstruktur, die unfähig sind, Angst zu tolerieren und die keinen Zugang zur quergestreiften Muskulatur haben. Sie besitzen ein schwer zugängliches, primitives Abwehrsystem, welches unter 7.2.4.2 beschrieben wird.

5.7 Mögliche Widerstände der Therapeuten

Zum Schluss des Kapitels über die Widerstände der Patienten werfen wir einen Blick auf mögliche Widerstände von Therapeuten. (Weitere Probleme der Therapeuten werden ausgiebig im Kapitel 9.7.2 über metapsychologische Missverständnisse und technische Fehler besprochen.) Einer der folgenschwersten Widerstände von Therapeuten ist ihr *Widerstand, den Widerständen des Patienten auf eine konstruktive Art zu widerstehen* (Jordi 2002). Eine maßgebliche Ursache des therapeutischen Misserfolges ist die defiziente Widerstandsarbeit, die folgende Komponenten aufweisen kann:

1. Der Therapeut sieht das *unbewusste Angebot* des Patienten nicht. Der Patient sagt z.B., es gehe ihm gut, und der Therapeut übersieht die verkrampften Hände des Patienten.
2. Der Therapeut, der ungenügend Erfahrung mit den eigenen Triebimpulsen, Gefühlen und Phantasien hat oder *vor seinem eigenen Unbewussten Angst* hat, wird das Unbewusste des Patienten kaum erfassen, da er es nur so tief verstehen kann, wie er selber Zugang zu seinem eigenen hat. Seine Ängste können verursacht sein durch unaufgearbeitete Konflikte, oder die Spannung zwischen Patient und Therapeut ist so hoch, dass der Therapeut nicht mehr angstfrei denken kann oder der Therapeut ist sich nicht sicher, ob er auf die Person statt auf die Abwehr Druck ausübt und den Patienten verletzt.
3. Der Therapeut kann die komplexen Übertragungsgefühle *nicht aushalten* und wird in seinem Selbstbild (Selbstwertgefühl) verunsichert und in seinen Interventionen unfrei.
4. Der Therapeut, statt die Widerstände in einer gewissen Neutralität und Gelassenheit in Frage zu stellen, übernimmt ungeduldig oder aggressiv eine reziproke Rolle und lässt sich als *Gegner* in den Kampf einbinden, den der Patient anzettelt.
5. Die Druckausübung auf die Widerstände zeitigt nicht die erwartete Reaktion, worauf der Therapeut mit einer Reihe von *rationalisierenden*

Gegenwiderständen reagiert, die nach Strupp und Binder (1991, S. 246) etwa folgende Formen annehmen können: (1) der Patient brauche noch mehr Zeit, um zum Therapeuten Vertrauen entwickeln zu können, ehe schmerzhafte Themen angegangen werden können; (2) wenn der Patient seine Widerstände nicht aufgibt, auf einen günstigeren Moment warten; (3) denken, dass die Intervention falsch gewesen ist. Mit Rationalisieren, Deuten und Interpretieren kann der Therapeut in die Falle seiner eigenen taktischen Widerstände geraten.

6. Als einen Widerstand erachte ich auch jenen Vorschlag von König (1995, S. 40), der Therapeut könne sich in der *Gegenübertragung viel Ärger ersparen*, wenn er den Widerständen wie den Bremsen eines Autos auch eine nützliche Funktion beimesse.
7. Eine *zuhörende und abwartende* Haltung kann den Therapeuten verleiten, die Widerstände durchgehen zu lassen, statt sogleich bestimmt und angstfrei, jedoch nicht aggressiv, zu intervenieren und den Widerständen ›auf die Füße zu treten‹. Wenn Patient und Therapeut nicht darauf hinarbeiten, dass sich die Widerstände ergeben, wären sie schnell von einem Schwarm von Widerständen umgeben, was dem Patienten nicht hilft. König (1995, S. 36–37) setzt das passive Abwarten des Therapeuten in einen Zusammenhang mit Charakterproblemen besonders von *depressiven* Therapeuten, die den Ärger des Patienten fürchten, wenn dieser mit seinem Widerstand konfrontiert wird, von *phobischen* Therapeuten, die nach Harmonie streben, statt Konflikte auszutragen und von *zwanghaften* Therapeuten, die ihre sadistischen Impulse abwehren, was dazu führen kann, dass sie jedes aktive Handeln als möglicherweise sadistisch unterlassen.
8. Der Therapeut geht den taktischen Abwehren des Patienten auf den Leim, wenn er z.B. Antworten gibt, statt dem Patienten den Ball zuzuspielen. Auf die Frage des Patienten »Muss ich anfangen?« könnte der Therapeut Erklärungen liefern und damit die Dynamik lähmen. Sagt er jedoch z.B. »Wie meinen sie das?« oder »Sie kommen, weil *sie* etwas wollen« legt er die Aktivität und *Verantwortung in die Hände des* Patienten und weckt erste Übertragungsreaktionen.
9. Sobald der Therapeut beschreibt, was er meint (dozieren) oder *Erklärungen* gibt, weshalb er so oder anders ist (sich entschuldigen), unterstützt er die Widerstände des Patienten.
10. Probleme mit dem eigenen Unbewussten sind wohl auch dann im Spiel, wenn Therapeuten auf die Präsentation einer Therapiemethode mit *heftiger emotionaler Ablehnung* reagieren. Offenbar hat schon Freud diese

Erfahrung gemacht, als er schreibt, »dass es das unvermeidliche Schicksal der Psychoanalyse ist, die Menschen zum Widerspruch zu reizen und zu erbittern« (1914, S. 45). Selbstverständlich steht es jedem Menschen frei, welches System ihn anspricht und welches nicht. Wir erleben jedoch, dass Psychologen und Ärzte an Orientierungsveranstaltungen auf die audiovisuelle Präsentation einer ISTDP-Sitzung nicht indifferent bleiben, sondern mit anerkennender Betroffenheit und Akzeptanz oder aber, wenn das Unbewusste vermutlich durch Angst alarmiert ist, mit empörter Abwehr reagieren.

Beispiele

Einer meiner Patienten reagierte mit Erbrechen, Durchfall und Symptomen, die für Fragilität typisch sind (Verwirrung, Arbeitsunfähigkeit), als er an einem ISTDP-Einführungskurs für Psychologen und Ärzte in einer audiovisuellen Vignette den Durchbruch der mörderischen Wut und die Schuldgefühle sah, die der vorgestellte Patient seinem Vater gegenüber erlebte. In der Therapie stellte sich heraus, dass er als Medizinstudent seinen Vater bewusst mit einem überdosierten Medikament umgebracht hatte, da der Familie die Depression und Hinfälligkeit des Vaters seit längerem zur Last gefallen war. Offenbar wurde er an diesem Einführungskurs durch diese unerwartete Vignette von seinen verdrängten Gefühlen überrumpelt, worauf er mit enormen Angstsymptomen reagierte.

Ein Kollege brach nach einigen Sitzungen die Therapie mit der Erklärung ab, dass ihn zwar mein Engagement und meine Methode beeindrucken, er aber zuviel seiner etablierten Arbeitsweise (z.B. seinen freundlich-gewährenden Umgang mit Widerständen) aufgeben müsste, wenn er sich weiter auf diese Therapie einließe.

6 Die Zentrale Dynamische Sequenz der ISTDP

6.1 Ein innovativer therapeutischer Ansatz

Die vorangegangenen Kapitel über die Psychoanalyse, die Übertragung, die Angst, die Widerstände und die unbewusste therapeutische Allianz haben in den theoretischen und technischen Ansatz der ISTDP eingeführt. Das Trauma soll reaktiviert und vor allem die Widerstände herausgefordert werden, um die unbewusste Schuld für die sadistisch-eliminatorischen Gefühle und die unbewusste Verweigerung der Liebe in der Übertragung bewusst und erlebbar zu machen. Die Analyse des Prozesses wird dynamisch genannt, weil sie sich auf das in der Übertragung erlebte unbewusste Material und dessen Abwehr stützt und auch durch kognitive Arbeit intrapsychisch integriert wird. Der Ansatz der ISTDP und ihre hauptsächlichen Unterschiede zur Psychoanalyse (Davis 1989c, S. 325–326) lassen sich wie folgt zusammenfassen:

1. Als wichtige Bezugsperson vermeidet der Therapeut durch den spezifischen Umgang mit den Widerständen, auf die Rolle des bedeutsamen Anderen (significant other) fixiert zu werden, um die Entwicklung einer Übertragungs-*Neurose* als Abbild der ursprünglichen Neurose und als Mittel der therapeutischen Behandlung zu vermeiden.
2. Da der Patient letztlich sich selber besser kennt als der Therapeut, lässt sich der Therapeut vom Unbewussten des Patienten leiten. Im Unterschied zur Psychoanalyse, die das Unbewusste sich langsam entwickeln lässt und wartet, bis sich etwas zeigt, nimmt die ISTDP *alle Signale aktiv* auf und geht ihnen unnachgiebig nach. Da sich das Unbewusste nicht manipulieren lässt, fragt der Therapeut den Patienten lediglich, ob er ihm zeigen solle, was ihm auffalle.
3. Die ISTDP hat einen zwischenmenschlichen Ansatz. Die Übertragungs-*Beziehung* wird wie auch in der Psychoanalyse genutzt, jedoch vorrangig und aktiv (nicht abwartend) als ein hauptsächliches Mittel für das direkte Erschließen des Unbewussten.
4. Als Folge der aktiven Zusammenarbeit resultiert der Aufbau einer *unbewussten therapeutischen Allianz*, deren Anforderungen das psychoanalytische Arbeitsbündnis übersteigen und die sich empirisch als wichtiger Faktor für die therapeutische Effektivität erwiesen hat.

5. Rasches Auflösen der Widerstände und vor allem des Über-Ich-Widerstandes.
6. Was Freud mit dem Begriff ›Konfrontation‹ bezeichnet hat, wird mit den technischen Schritten *Klären, Druck und Herausforderung* differenziert.
7. Wenn das Arbeitsbündnis gefestigt ist, benützt der Therapeut nach Bedarf *scharfe Formulierungen*. Das hat verschiedene Gründe. Zum einen sind es die engagierten Patienten selbst, die mit schonungslos kräftigen Ausdrücken ihre Sachverhalte verdeutlichen. Zum anderen braucht es gelegentlich eine harte Sprache, um das an sich brutale Über-Ich zu bewegen und um die Kraft des Patienten gegen die für ihn gewohnte Selbstsabotage zu aktivieren. Der Patient erlebt dabei den Therapeuten als Mitkämpfer gegen die krank machenden Kräfte und fühlt sich nicht persönlich angegriffen, sondern in der schwierigen Arbeit unterstützt und ernst genommen, vorausgesetzt dass der Therapeut tatsächlich den Signalen des Unbewussten präzis folgt. Gelingt ihm das nicht, wie in den Supervisionen gesehen werden kann, erlebt sich der Patient tatsächlich persönlich angegriffen, und an Stelle der UTA entsteht eine Missallianz.

Anekdote

Der Autor hat Kenntnis von vielen Kollegen, sich selbst eingeschlossen, welche diesen Lernprozess über den Umweg einer leeren Praxis machen mussten, bevor sie die wirkungsvollen Instrumente gut zu handhaben wussten.

8. Therapeuten, welche mit der ISTDP noch nicht vertraut sind, können diese aktive und direkte Methode im ersten Moment als unempathisch oder verletzend empfinden, vor allem, wenn sie die Anwendung von Druck und Herausforderung noch nicht im gesamten Kontext einer Therapiesitzung sehen oder wenn diese Methode persönliche Probleme aktiviert.
9. Zu Beginn der Behandlung und meistens schon in der ersten Sitzung verschaffen sich Therapeut und Patient wenn immer möglich einen direkten Zugang zum Unbewussten und eine klare Sicht auf die multifokale neurotische Kern-Struktur, die für die Symptome und die Charakterpathologie des Patienten verantwortlich sind.

6.2 Eine spezifische Systematik

In vier Jahrzehnte langer Forschung, sich eng an klinische und empirische Daten haltend und komplexe theoretische Konstruktionen vermeidend, hat Davanloo eine *idealtypische Struktur* einer jeden Therapiesitzung und insbesondere der ersten Sitzung (Probetherapie) entwickelt, die sog. *Zentrale Dynamische Sequenz* (ZDS, central dynamic sequence). Die Systematik dieser ZDS dient als Bezugsrahmen und Leitlinie und beinhaltet alle grundsätzlichen Elemente, die für den therapeutischen Prozess notwendig sein können. Der therapeutische Erfolg der ersten Sitzung und der Therapie insgesamt ist nicht nur von der Technik abhängig, sondern davon, dass der Therapeut in der partnerschaftlichen Interaktion mit dem Patienten alle Elemente der erprobten Interventionstechniken der ZDS auf individuelle Weise (nicht wie ein Rezept) sich angeeignet und zur Verfügung hat, sie entsprechend der spontanen Signale des Unbewussten und der Reaktionen des Patienten spezifisch und sinngemäß anwendet und sich von einer Phase zur nächsten vorarbeitet. Nicht alle Therapiesitzungen müssen streng nach diesem Sequenzmuster verlaufen, denn die Phasen können sich überlappen und eher spiralförmig als geradlinig fortschreiten.

Laireiter und Frischenschlager (1998, S. 182) vertreten, Bezug nehmend auf das Konzept der Qualitätssicherungsmaßnahmen von Richter (1996), die Auffassung, eine »psychotherapeutische Schule« sollte keine monolithische Methode darstellen, die als Standardvorgehen auf alle Probleme angewandt wird. Wir erachten diese Meinung als zutreffend, wenn damit eine engspurige und dürftige Theorie[1] gemeint ist oder wenn eine Theorie den Anspruch erhebt, alle Aspekte des Menschen und der Psychotherapie zu erklären. Eine kohärente und umfassende Theorie und eine daraus abgeleitete Technik sollten aber in der Lage sein, ihre Grenzen zu kennen und offen zu sein für andere theoretische und technische Ansätze. (Vgl. dazu auch die Ausführungen von Lachenmeier im Kapitel 10.) Dagegen kann eine nicht konzeptorientierte, empirisch nicht belegbare, multiple theoretische und praktische Konzepte (Batterien von Angeboten) bedarfsorientiert einsetzende Psychotherapie einer therapeutischen Hilflosigkeit entspringen und zu einem ›therapeutischen‹ Herumwursteln führen. Dieses Problem wird nicht mit der oft geäußerten Meinung behoben[2], Theorie und Methode hätten nur etwa 10–15% Wir-

1 Z. B.: Goldner C (Hrsg) (2003) Der Wille zum Schicksal. Die Heilslehre des Bert Hellinger. Huber & Lang, Bern

2 Psychotherapie und Wissenschaft. Forschungsparadigmen – Wirksamkeit – Praxisrelevanz. 1. gemeinsamer Kongress der Schweizer Psy-Verbände am 3. Juli 2004 in Bern

kungsanteil in einer erfolgreichen Psychotherapie. Zutreffender halten wir den Ausspruch von Kurt Lewin, dass es nichts Praktischeres gebe als eine gute Theorie.

6.3 Probetherapie und Diagnostik

Die ISTDP bezeichnet die erste Therapiesitzung als *Probetherapie* (trial therapy) (Davanloo 1980d, 1989a, b) oder als *Initiale Diagnostische Evaluation* (initial diagnostic evaluation) (Davanloo 1980a, S. 55; 2001a). Wir verwenden den Terminus *Probetherapie*, weil er sich für die erste Sitzung in der Literatur und in der Praxis eingebürgert hat, obwohl es Gründe gibt, dafür einen anderen Terminus zu verwenden, wie die folgende Anekdote nahe legt.

Anekdote

> Nach einer misslungenen »Probetherapie« hatte sich ein Patient geweigert, die Rechnung zu bezahlen mit der Begründung, dass er im Fitnesszentrum eine Probesitzung auch nicht bezahlen müsse.

Der Terminus Probetherapie bringt zum Ausdruck, dass das Erstgespräch neben der Diagnosestellung auch eine therapeutische Wirkung haben kann. Das Wort *Probe* drückt eine Unsicherheit aus, worum es geht und ob ein Prozess möglich ist oder nicht. Vom Moment an, wo der Therapeut auf einen Patienten trifft, ist er mit den Problemen des Patienten zuerst diagnostisch und dann meistens auch therapeutisch beschäftigt. Somit beinhaltet der Terminus Probetherapie sowohl den diagnostischen wie den therapeutischen Aspekt.

Der Terminus *Diagnose* beinhaltet im medizinischen Bereich Ätiologie, Pathogenese und Symptomatologie. Die drei Schritte zur Diagnose sind die Anamnese, der Status (testen von Funktionen und Reaktionen) und die Zusatzuntersuchungen (Labor, Röntgenuntersuchung, etc.). Außer in lebensrettenden Akutsituationen ist eine Behandlung ohne Diagnose aus rechtlichen Gründen nicht erlaubt. Insofern hätte auch eine Probetherapie ohne vorgängige Diagnose ein rechtliches Problem. Die ISTDP strebt bei der Diagnoseerhebung im Erstgespräch diese drei Schritte (Anamnese, Status, Zusatzuntersuchungen) folgendermaßen an:

1. Die Befragung (6.4.1) zu den *anamnestischen Daten* wird nur so weit durchgeführt, wie sie für den Prozess der Probetherapie relevant ist. Im Kapitel über die dynamische Exploration des Unbewussten (6.4.7) wird erläutert, wie die ausführliche Anamnese erstellt wird. Sie unterscheidet

sich vom traditionellen psychiatrischen Erstgespräch, wo in einer rezeptiven Haltung die historischen und deskriptiv-phänomenologischen Fakten und Beschwerden des Patienten zusammengetragen und dann die komplexen Informationen reduziert werden zu einer die Symptome beschreibenden klinischen Kategorie nach einem der sich ergänzenden Diagnose-Systeme (DSM/ICD).

2. Der *psychische Status* wird aufgenommen, indem z.B. das Problem des Patienten, der Grad der Syntonie, die Angsttoleranz, die Art der Widerstände, die Ich-Funktionen, der bewusste Wille und die Über-Ich-Pathologie untersucht werden.
3. Die *zusätzlichen Untersuchungen* richten sich, unter Anwendung von Druck und Herausforderung, auf den Aufbau der unbewussten therapeutischen Allianz und einen ersten Gang durch die ZDS, damit der Therapeut eine Diagnose stellen kann.

Ist die Diagnose gestellt, entscheidet der Patient, ob er eine Therapie machen oder sich Zeit einräumen will, bis er sich zu einer Therapie entschließt. Sofern der Therapeut nicht nur ein Gutachten erstellen will/muss, darf der Patient annehmen, dass er auf eine bestimmte Diagnose mit einer entsprechenden therapeutischen Behandlung rechnen kann.

Beim Erstellen einer Diagnose lassen sich die Interventionen nicht immer eindeutig von therapeutischen Wirkungen trennen, da allein schon die diagnostische Haltung des Therapeuten eine therapeutische Wirkung haben kann. Davanloo (1980f, S. 283) bezeichnet als *Evaluation* das diagnostische Bemühen, das Problem des Patienten zu verstehen, und als *Therapie* die Interventionen, die der Evaluation folgen; er macht aber in der praktischen Arbeit zwischen diesen beiden Phasen nicht immer eine scharfe Trennung. Es kann geschehen, dass der therapeutische Prozess während der Evaluation einsetzt. Der Therapeut wird aber mit den ersten gezielten therapeutischen Interventionen warten, bis er deutlich mit den Problemen des Patienten vertraut ist (Diagnose) und der Patient seinen Willen zu einer Therapie bekundet hat.

Der mit dem Unbewussten arbeitende Psychotherapeut hat mit der gängigen Diagnoseerhebung ein Problem. Seit der Veröffentlichung des ICD-10 und des DSM-IV steht die psychodynamisch orientierte Psychotherapie, worauf u.a. Schulte-Markwort (1999, S. 129) hinweist, im Spannungsfeld zwischen *Deskription* und *Psychodynamik* (2.3.1). Schon mit der Veröffentlichung des DSM-III sei besonders in den USA eine intensive Diskussion z.B. um den damaligen Wegfall des Begriffes Neurose und die Eliminierung psychodynamischer ätiologischer Modelle entstanden, weil die psychodynamisch orientierte Psychotherapie darin das interaktionelle und das intrapsychische psychodynamische Bedingungsgefüge vermisste.

Aus dieser Unzufriedenheit über die ätiologiefreien und symptomzentrierten Störungsbilder, über den Verzicht auf das Neurosenkonzept und auf intrapsychische Modelle als Erklärungs- und Ordnungsprinzip und über die geringe therapeutische Handlungsanleitung der syndromalen, deskriptiven und biologischen Klassifikationskonzepte des DSM-III und ICD-10 hat seit 1992 eine Gruppe überwiegend wissenschaftlich arbeitender psychoanalytischer Psychotherapeuten aus Deutschland, Österreich und der Schweiz eine valide und reliable operationalisierte, psychoanalytisch basierte *Konfliktdiagnostik* – die Operationalisierte Psychodynamische Diagnostik (OPD) – entwickelt (Heuft et al. 1999, S. 111). Das Instrument macht, den Ausführungen von Schauenburg (1999, S. 101f) folgend, nicht nur Anleihen bei der psychoanalytischen Tradition, sondern auch bei kognitionspsychologischen, ethologischen und interpersonellen Theorieansätzen. Die einzelnen Bestandteile (Achsen) des Aufbaus der OPD sind, verkürzt dargestellt, in vier psychodynamischen Achsen und einer deskriptiven enthalten (Arbeitskreis OPD 2004):

Achse I: Krankheitserleben und Behandlungsvoraussetzungen

1. Schweregrad der somatischen Symptome
2. Schweregrad der psychischen Symptome
3. Leidensdruck
4. Beeinträchtigung des Selbsterlebens
5. Ausmaß der körperlichen Behinderung
6. Sekundärer Krankheitsgewinn
7. Einsicht in psychodynamische/-somatische Zusammenhänge
8. Einsicht in somatopsychische Zusammenhänge
9. Einschätzung des Patienten bzgl. geeigneter Behandlung: Psychotherapie
10. Einschätzung des Patienten bzgl. geeigneter Behandlung: körperliche Behandlung
11. Motivation zur Psychotherapie
12. Motivation zur körperlichen Behandlung
13. Compliance
14. Somatische Symptomdarbietung
15. Psychische Symptomdarbietung
16. Psychosoziale Integration
17. Persönliche Ressourcen für die Krankheitsbewältigung

18. Soziale Unterstützung
19. Angemessenheit der subjektiven Beeinträchtigung zum Ausmaß der Ekrankung

Achse II: Beziehung

1. Perspektive A: Das Erleben des Patienten (wie der Patient sich selbst und andere erlebt).
2. Perspektive B: Das Erleben anderer/des Untersuchers (wie der Untersucher oder andere den Patienten erleben und wie der Untersucher oder andere sich gegenüber dem Patienten erleben).

Achse III: Konflikt (Zeitlich überdauernde Konflikte)

1.1 Abhängigkeit versus Autonomie
1.2 Unterwerfung versus Kontrolle
1.3 Versorgung versus Autarkie
1.4 Selbstwertkonflikte (narzisstische Konflikte, Selbst- versus Objektwert)
1.5 Schuldkonflikte (egoistische versus soziale Tendenzen)
1.6 Ödipal-sexuelle Konflikte
1.7 Identitätskonflikte (Identität versus Dissonanz)
2. Eingeschränkte Konflikt- und Gefühlswahrnehmung
3. Konflikthafte äußere Lebensbelastung

Achse IV: Struktur

1.1 Selbstwahrnehmung (Selbstreflektion, Selbstbild, Identität, Affektdifferenzierung)
1.2 Selbststeuerung (Affekttoleranz, Selbstwert, Impulssteuerung, Antizipation)
1.3 Abwehr (Intrapsychisch versus interpersonell, Wirksamkeit der Abwehr, Erfolg, Stabilität, Flexibilität, Muster von Abwehrmechanismen)
1.4 Objektwahrnehmung (Subjekt-Objekt-Differenzierung, Empathie, ganzheitliche Objektwahrnehmung, objektbezogene Affekte)
1.5 Kommunikation (Kontakt, Verstehen fremder Affekte, Mitteilung eigener Affekte, Reziprozität)
1.6 Bindung (Internalisierung, Loslösung, Variabilität der Bindungen)

Achse V: Psychische und psychosomatische Störungen

1. Psychische Störungen nach ICD-10 und DSM-IV
2. Persönlichkeitsstörungen nach ICD-10 und DSM-IV
3. Körperliche Erkrankungen nach ICD-10 und DSM-IV

Für die eingehende Beschäftigung mit den fünf Achsen, dem Verhältnis der Achsen untereinander, den Praktikabilitätsstudien, den laufenden Forschungsvorhaben der OPD und Ausbildung und Training in der OPD-Diagnostik orientiert die zitierte Literatur. Für den Praktiker ist zu bedenken, wie Zeller-Steinbrich et al. (1999, S. 123) sagen, dass die OPD mit ihrem hohen Anspruch, »wesentliche psychodynamische Konzepte in vier psychodynamischen und einer deskriptiven Achse zu erfassen – von einer Komplexität (sei), die die regelmäßige Anwendung außerhalb eines institutionellen Rahmens für niedergelassene Psychotherapeuten nicht leicht möglich macht. Die Entwicklung anwenderfreundlicher Hilfsmittel, wie z.B. für die Strukturdiagnostik bereits geschehen, dürfte daher in der Praxis eine große Erleichterung bringen und langfristig zu einer breiteren Akzeptanz führen«. Die Operationalisierte Psychodynamische Diagnostik beruht auf dem Bedarf nach einer Systematisierung der dynamischen Diagnosestellung und belegt auch deren Machbarkeit. Es wäre eine nützliche Forschungsarbeit, die Korrelation der Diagnosestellung zwischen der OPD und ISTDP aufzuzeigen.

Die *diagnostischen Parameter der ISTDP* intendieren im Erstgespräch (Probetherapie) eine direkte Sicht, eine Art »Übersichtskarte« auf die grundsätzliche Struktur der multifokalen Kern-Neurose. Dabei ist zu bedenken, dass in der Probetherapie oft nicht alle Bereiche erfasst werden können, da z.B. eine vorhandene Fusion von aggressiven und sexuellen Impulsen oder unter obsessiven Abwehren auftauchende fragile Abwehren sich erst im Verlaufe der Therapie zeigen. Ohne das Dogma vom ersten Satz, in dem der Patient »alles« sage, anzunehmen, fällt der *Eröffnungsphase* des Erstinterviews eine große Bedeutung zu, weil in der ersten Begegnung zwischen Patient und Therapeut sich die Besonderheiten der Person und ihrer Krankheitsgeschichte verdichtet darstellen. Diagnostik ist aber, worauf Heuft et al. hinweisen, »ohne grundlegende theoretische Konzepte nicht denkbar, da die Theorie bestimmt, was wir beobachten (Albert Einstein)«. Aus der Sicht der ISTDP können wir der Forderung von Heuft et al. zustimmen, dass »die Konflikt-Diagnostik auf der Nachweisbarkeit dysfunktional-repetitiver Muster nach Möglichkeit in drei oder mehr verschiedenen Lebensbereichen zu basieren« hat; und es müsse »aus dem Interview auch für Dritte nachvollziehbar werden können, an welchen Stellen im Interview der Patient entweder direkt in der Untersuchung oder in anderen Lebensbereichen welchen Konflikt in welchem Modus dargestellt hat« (Heuft et al. 1999, S. 112). Beim Diagnostizieren ist des Weiteren zu bedenken, dass

- psychische Störungen weitgehend kulturunabhängig sind,
- sich die Diagnose nicht nur nach dem subjektiven Urteil der Patienten richten darf,
- der Einbezug psychoendokrinologischer Befunde nötig sein kann,
- eine ungenaue Diagnose zu psychotherapeutischen Fehlentscheiden führt,
- die Ungenauigkeit der Diagnosen immer mehr zunimmt, je mehr sie sich auf dem Spektrum von Störungen wie Alkoholismus, Essstörungen, PTBS zu somatoformen Störungen und zu Persönlichkeitsstörungen hin bewegen.

In der ersten ISTDP-Sitzung wird meistens ein durch die audiovisuelle Aufzeichnung für Dritte nachprüfbares, umfassendes psychodynamisches Verständnis der Probleme des Patienten etabliert. Ein von Luborsky (1995, S. 51) vorgeschlagenes »Vorbereitungsgespräch«, das dem Patienten Vorstellungen über den Therapeuten und die Art der Therapie vermittelt, ist nicht vorgesehen. Die Probetherapie, welche je nach Schweregrad der Störung des Patienten zwischen neunzig Minuten und zwei bis drei Stunden beansprucht, dient nicht nur der Diagnostik, sondern will einen für die Therapie maßgeblichen dynamischen Prozess in Gang setzen, sofern der Therapeut den Patienten nicht auf eine Warteliste setzen muss und sofern Patient und Therapeut sich sicher sind, dass sie sich auf einen therapeutischen Prozess einlassen wollen. Der Prozess der Probetherapie folgt im Prinzip den Phasen der ZDS, die unter 6.4 detailliert dargestellt werden. Die diagnostischen und therapeutischen Funktionen der Probetherapie (Gaillard 1989; Said 1988a) sind:

1. *Die Probetherapie ist ein psychodiagnostisches Werkzeug*
   Die Diagnose gibt nicht nur eine Beschreibung der Symptome nach ICD/DSM, sondern ein multifokales, strukturelles Verständnis des Patienten, das vor allem eine psychiatrisch-klinische, eine psychodynamische und eine entwicklungsgeschichtlich-genetische Diagnose umfasst.

   Ein wesentliches Element für die Diagnoseerhebung ist das freundliche und konsequente Fragen nach den aktuellen Gefühlen des Patienten, denen der Patient für gewöhnlich auszuweichen sucht. Er kann

- sich aller möglichen Ausflüchte und obsessiven Abwehren bedienen,
- bewussten oder trotzigen Widerstand leisten,

- passiv und losgelöst werden,
- regressiv antworten mit Schreien oder Weinen,
- fragil reagieren und das eigene unbewusste Material nicht aushalten oder
- affektives unbewusstes Material mitteilen.

In diesen Reaktionsweisen ist unschwer das gesamte Abwehrarsenal zu erkennen, das wir unter 5.4.2 dargestellt haben. Wenn der Therapeut den Fokus – die Frage nach den Gefühlen – beibehält und damit die neurotische Abwehr herausfordert, zeigt der Patient meistens Ärger. Der Therapeut kann dem Patienten aufzeigen, mit welchen Mustern er sich gegen die Gefühle wehrt und dass diese Muster dieselben sind, die der Patient zeit seines Lebens gegen Menschen der Gegenwart und der Vergangenheit eingesetzt hat.

Die erhaltenen Einsichten befähigen den Therapeuten, einerseits dem Patienten dessen Abwehrmuster, ohne sie zu interpretieren, erfahrbar zu machen und andererseits den Patienten zu diagnostischen Zwecken auf einem der verschiedenen Spektren (4.3, 5.6.1, 5.6.2) zu positionieren, ohne ihm die Diagnose mitzuteilen.

a. Die klinisch-psychiatrische Diagnose stellt fest,

- ob der Patient ich-synton oder ich-dyston ist,
- ob es sich um eine strukturelle Neurose handelt, die durch den Grad der Abwehrstruktur und das Spektrum der psychoneurotischen Störungen definiert wird,
- ob es sich um eine Entwicklungspathologie handelt (Borderline-Störung) mit Denkstörungen und Unterbrüchen der kognitiven Ich-Funktionen,
- ob es eine affektive, psychotische oder psychosomatische Störung ist,
- was Symptomstörungen und was Charakterstörungen sind,
- welche psychiatrische Geschichte der Patient hat und
- wo der Patient im Spektrum der psychoneurotischen Störungen steht.

b. Die psychodynamische Diagnose stellt fest,

- wie groß die Angsttoleranz ist und welchen physischen Kanal die Angst einschlägt,

- welche Übertragungs- und Gegenübertragungsmuster der Therapeut feststellt; für die Lenkung der Probetherapie spielt es eine wesentliche Rolle, ob der Patient geringe oder starke Widerstände zeigt oder ob er gar mit einem ›vorfabrizierten‹ Übertragungswiderstand, d. h. mit einer vorbestehenden destruktiven (trotzigen, passiv-aggressiven) Charakterpathologie (ready-made transference resistance) die Probetherapiesitzung beginnt, womit er schon von Anfang an in einem offensichtlichen Übertragungswiderstand ist, den man nicht weiter kristallisieren muss.
- in welchen Bereichen die Störungen liegen (Angst, Phobie, Depression, obsessive Symptome, Charakterstörungen etc.),
- wie weit die Realitätswahrnehmung das Gleichgewicht unterstützt,
- wie weit die äußere Realität das dynamische Gleichgewicht zerrüttet, welche Konflikte der Patient in seinen Gegenwartsbeziehungen hat und wie sie mit seinem intrapsychischen Konflikten korrelieren,
- welche bewussten und unbewussten Konflikte für die psychischen Probleme eine wesentliche Rolle spielen, d. h. wie weit eine Krise besteht,
- wie weit die Krise die Abwehrstruktur in Bewegung bringt und welcher Art die Abwehrstruktur ist,
- wie es um die adaptive Ich-Kapazität steht, ob es sich um eine Ich-Regression oder um eine fragile Ich-Struktur handelt,
- welche Charakterstruktur der Patient aufweist,
- welches die Kern-Pathologie ist,
- ob der Patient eine Ich-Restrukturierung nötig hat,
- welche Gegenübertragungsgefühle der Therapeut spürt, besonders sarkastischen oder aufreizenden Patienten gegenüber, die auf Beziehungszerstörung spezialisiert sind.

c. *Die psychosoziale Diagnose schätzt die Stellung des Patienten in der Familienkonstellation und im beruflichen Umfeld ein.*

d. *Die medizinische Diagnose und die psychiatrische Geschichte*

e. *Die entwicklungsgeschichtlich-genetische Diagnose*
verknüpft die bis anhin gewonnenen Daten mit der Familiendynamik, mit der Rolle der wichtigen Personen der Vergangenheit und den traumatischen Erlebnissen im frühen Lebensalter. Die Kern-Neurose muss so herausgearbeitet werden, dass Patient und Therapeut sie klar sehen können.

f. *Schlussendlich können die psychotherapeutischen Möglichkeiten abgeschätzt und ein Therapieplan erstellt werden.*

Hat der Therapeut in all den erwähnten Bereichen die nötigen diagnostischen Daten erhoben, wird er den Patienten einem der verschiedenen diagnostischen Spektren (4.3.1, 4.3.2, 5.4.2, 5.6.1, 5.6.2) zuteilen können, was für die weitere therapeutische Strategie ausschlaggebend ist.

2. *Die Probetherapie als psychodiagnostisches Werkzeug ist eine einfühlsame Methode für die Selektion der Patienten.*

3. *Die Probetherapie hat eine psychotherapeutische Funktion, die innerhalb des Erstinterviews durch die folgenden Schritte maßgebliche Veränderungen bewirken kann:*

- Die *Angsttoleranz* des Patienten einschätzen und stärken.
- Linderung der *Symptome*.
- Wenn es nötig ist, gewisse *Restrukturierungen* durchführen.
- Den Patienten mit dessen *Abwehren* vertraut machen.
- Klären, ob der Patient sich einlassen oder ausweichen, blockieren und sabotieren will, d. h. die *Ambivalenz* bereinigen, damit sie nicht wie ein Nebel mitgeschleppt werden muss. Der Therapeut wird dem ambivalenten Patienten gegenüber eine Haltung des empathischen Dramatisierens und des ›siding with the resistance‹ einnehmen und betonen, dass er sich Zeit nehmen möge, um sich diesen Schritt gut zu überlegen. Der Therapeut wird sich nicht als Retter anbieten und nicht die omnipotenten Wünsche des Patienten schüren.
- Das *Konflikt-Dreieck* erlebbar machen.
- Dem Patienten den *Kern der neurotischen Störung* aufdecken.
- *Klare Begriffe* schaffen: z. B. der Unterschied zwischen Fühlen und Agieren.
- Eine tragfähige *unbewusste therapeutische Allianz* aufbauen.
- Wenn möglich, einen *ersten Durchbruch* ins Unbewusste schaffen und anschließend den *Prozess analysieren*. Wichtiger als ein Durchbruch der mörderischen Gefühle ist das Restrukturieren der Angst und der Abwehr.
- Der Patient muss emotional erfahren und kognitiv verstehen, *worauf er sich einlässt*, und abschätzen können, ob er von dieser Arbeit profitieren wird, wenn er sich zu einer Zusammenarbeit mit dem Therapeuten entscheidet.
- Zweck der Probetherapie ist, dass *auch der Therapeut entscheiden kann*, ob er sich auf diesen Patienten und die zu erwartende Arbeit einlassen will. Eine Psychotherapie setzt ein beidseitig freies Engagement voraus.

Es wäre unethisch, wenn der Therapeut halbherzig und gequält eine Therapie durchziehen würde aus falsch verstandener Pflicht, aus finanziellen Gründen oder weil er sich nicht abzugrenzen vermag.

4. *Die Probetherapie ist der Prototyp einer Therapiesitzung und dient vorzüglich dem Lehren und Lernen (Supervision).*

5. *Die Probetherapie dient der klinischen Forschung.*
   Die Forschung stützt sich auf das audiovisuelle Material und baut eine systematische Dokumentation auf.

6.4 Die Zentrale Dynamische Sequenz (ZDS)[3]

6.4.1 Phase 1: Die Befragung

6.4.1.1 Das Schema

1. Die Phase 1 soll einen beschreibenden, dynamisch-phänomenologischen Zugang zur Psychopathologie des Patienten vermitteln (inquiry).
2. Es werden die Schwierigkeiten des Patienten erkundet.
3. Der Therapeut muss sich ein Bild machen können über die Fähigkeit des Patienten zu antworten.

6.4.1.2 Kommentar und Beispiele

1. Die Eröffnung der Therapie unterlässt Vorgehensweisen, bei denen z.B. die ersten Stunden dazu verwendet werden, dass sich Patient und Therapeut ›kennen lernen‹ oder der Patient ›Vertrauen zum Therapeuten‹ aufbauen kann. Vielmehr eröffnet der Therapeut das Interview mit der Frage nach den derzeitigen Beschwerden des Patienten. TH: »Können sie mir sagen, was das Problem ist, wofür sie Hilfe suchen?« Der Therapeut kann aber auch, wenn der Patient offensichtlich mobilisiert ist und der körperliche Weg der Angst es erlaubt, gleich mit der Frage nach den Gefühlen in der Übertragung beginnen (›Direttissima‹).

2. Patienten auf der *linken Seite des Spektrums* reagieren meistens mit der Beschreibung irgendeiner aktuellen Schwierigkeit. Solange der Patient

3 Davanloo H (1986b, 1988b, c, 1989a, b, 1990, 1994c, d, 1995b, c, 1999a, b, c, 2000, 2001b, 2003)

frei und spontan antwortet, wird der Therapeut mit der weiteren Erkundung der Anamnese fortfahren. Die meisten (hochresistenten) Patienten auf der rechten Seite des Spektrums hingegen zeigen Widerstand von Anfang an und sind nicht in der Lage, ihre Schwierigkeiten zu beschreiben. Bei ihnen ist deshalb eine Anamnese erst nach dem Durchbruch und dem Aufschließen des Unbewussten möglich.

3. In diesen ersten Minuten muss der Therapeut sofort intervenieren, wenn der Patient
   a. externalisiert und von den Problemen einer andern Person redet. Der Therapeut wird z.B. sagen: »Sie erzählen mir von Problemen ihrer Schwester. Welches aber sind *ihre* Probleme, für die sie meine Hilfe suchen?«
   b. von einem Thema zum andern springt. TH: »Bevor wir zu diesen andern Problemen gehen, lassen sie uns zuerst festhalten, ob wir das erste Problem, das sie erwähnt haben, verstanden haben.«
   c. mit einem Problem aus seiner Kindheit beginnt. TH: »Ich bin sicher, dass der Tod ihres Großvaters ein wichtiges Ereignis in ihrem Leben war, und wir werden früher oder später dazu kommen. Aber beginnen wir damit, weshalb sie *jetzt* zu mir gekommen sind«.
   d. den Therapeuten mit einem Redeschwall überhäuft. TH: »Es scheint mir, sie möchten alles auf einmal sagen. Können wir uns Zeit nehmen und die Dinge Schritt für Schritt untersuchen?«

4. Die Befragung dauert ungefähr 5–20 Minuten. Wenn der Patient auf die Befragung mit genügend Daten und spezifischen Antworten reagiert, kann der Therapeut in die Natur der Abwehren und Widerstände, sogar bis auf die genetische Zone, hineinsehen. So wird er sich therapeutisch relevantes Material beschaffen, ohne gleich die Charakterabwehren anzupeilen. Aus den gewonnenen Informationen (Problemkatalog) wird er sich eine *Landkarte* (flagging, roadmap) der seelischen Konditionen des Patienten erstellen. Ohne dieses *Referenzsystem* aus Informationen über die wichtigsten emotionalen und konkreten Lebensbedingung aus dem Alltag (C) und ohne die Möglichkeit, immer wieder zu diesen Fakten einen Bezug herstellen zu können, hätte der Therapeut dem Patienten nichts entgegenzusetzten und die Therapie wäre eine Art von l'art pour l'art.

5. Der Therapeut klärt ab, ob der Patient aus eigenem Willen und freiwillig kommt. Sorgfältiges Befragen kann aufdecken, dass der Patient aus anderen

Gründen zum Interview gekommen ist, nämlich weil

a. er vom Hausarzt, Herzspezialisten oder von der Schule geschickt worden ist,
b. es ihm der Partner, die Partnerin oder ein Sohn/eine Tochter angeraten hat,
c. das Gericht ein Therapie verordnet hat,
d. er dem Partner oder dem Arbeitgeber einen Gefallen tun will oder
e. aus versicherungstechnischen Anforderungen.

In solchen Fällen besteht nicht einmal eine *bewusste* therapeutische Allianz. Zudem kann es der Fall sein, dass der Patient innerlich im Widerstreit ist mit der ratenden oder überweisenden Person und daher in bewusstem oder unbewusstem Trotz ist.

6. Die *unfreiwilligen, unwilligen Patienten* sind voll von Widerständen und haben es bewusst oder unbewusst darauf angelegt, die Therapie zu sabotieren und zu vereiteln. Die Widerstände sind schon in der Übertragung und müssen nicht zuerst in die Übertragung ›gekippt‹ werden. Es wird von der Intuition und der Einschätzung des Therapeuten abhängen, wie er vorgehen wird:
   a. Bei den einen Patienten wird der Therapeut zuerst Daten sammeln über allfällige vorhergegangene Behandlungen (siehe weiter unten). Bei ›Therapietouristen‹ wird er mit einer Reihe von starken Herausforderungen (6.4.4.2) beginnen, nicht um ins Unbewusste einzubrechen, sondern um eine Wendung von der Externalisation zur Internalisation zu erreichen.
   b. Bei anderen Patienten, die vordergründig willig bis willfährig sind, wird er mit besonderer Intensität den Fokus auf die Deaktivierung des Trotzes und der Übertragung richten. Er wird gründlich sowohl nach den bewussten Gründen fragen, weshalb der Patient gegen die Überweisung ist, als auch was ihn bewogen hat, entgegen seines eigenen Willens hierher zu kommen.

Das Erstinterview mit diesen Patienten kann nicht mit der Standardmethode der ZDS durchgeführt werden. Es empfiehlt sich vielmehr, während einer einstündigen Sondersitzung die eben beschriebene Sachlage zu klären. Besondere Aufmerksamkeit gilt dem Stand der bewussten therapeutischen Allianz und den Anzeichen des darunterliegenden unbewussten Trotzes. Das Ziel dieses Interviews liegt im sorgfältigen Herausarbeiten der Motive des Patienten im Gegensatz zu jenen der überweisenden Instanz. Der Therapeut fragt den Patienten, ob er gemäß seiner eigenen Wahrnehmung Probleme habe oder nicht. Sollte der Patient sagen, er habe keine Probleme, macht es keinen Sinn, eine therapeutische Arbeit zu beginnen; es könnte in diesem Fall von therapeutischem Wert sein, wenn der Therapeut sein weiteres Engagement verweigert. Damit respektiert er die Autonomie und Selbstverantwortung des Patienten, da der Therapeut ohne ausdrückliche Erlaubnis des Patienten kein Recht hat zu intervenieren. Er wird jedoch die Sitzung nicht gleich abbrechen und den Patienten verabschieden, sondern dem Patienten eine Chance geben und ihn fragen, da er jetzt schon hier sei, ob er mit dem Therapeuten zusammen die aktuelle Situation, nämlich ohne seinen Willen hier zu sein, unter die Lupe nehmen wolle. Vielleicht gelingt es dem Therapeuten, dass der Patient diese Situation überprüft und entgegen seines ursprünglichen Beweggrundes für ein Interview, sich seines realen Problems bewusst wird und dafür Hilfe sucht. Ist dies nicht möglich, dann entstehen weder eine bewusste noch eine unbewusste therapeutische Allianz und eine Psychotherapie ist unmöglich.

Ist der Patient jedoch mit dem Vorschlag des Therapeuten einverstanden, wird der Therapeut etwa Folgendes sagen: »Sie sagen mir, dass sie keine Probleme haben und nicht aus eigenem Antrieb zu mir gekommen sind. Und doch sitzen sie jetzt da. Wie kann so was passieren? Ist das eine einmalige Sache, oder kennen sie das aus ihrem Leben, dass sie eine Tendenz haben, willfährig zu sein und in Wünsche anderer einzuwilligen?« Wenn der Patient seine Willfährigkeit bestätigt, muss der Therapeut klären, ob dies für den Patienten ein Problem ist oder nicht. Wenn dies für den Patienten ein Problem und eine Behinderung im Leben ist, kann er den Patienten fragen, ob er weitere Probleme in den unmittelbaren Lebensumständen habe und ob er irgendwelche persönlichen Motive habe, diese Schwierigkeiten zu untersuchen und sie therapeutisch zu bearbeiten, d.h. ob er etwas dagegen tun wolle. Es könnte ja sein, dass dem Patienten seine Gewohnheiten lieber sind als eine Therapie und er seine Gewohnheiten nicht aufgeben will. In diesem Falle wäre es ein Fehler und würde gegen die Autonomie des Patienten verstoßen, ihm das Liebgewonnene wegnehmen zu wollen. Der Therapeut kann sagen, dass die Diagnose gestellt sei und dass es jetzt am Patienten liege, was er tun wolle.

Speziell erwähnen wir jene Patienten, die unter dem Einfluss eines Ehepartners in die Therapie kommen, da für den Therapeuten der äußere Druck nicht so offensichtlich ist wie z.B. bei einer Überweisung durch einen Arzt, die Schule oder das Gericht. Obwohl der Therapeut keine vorausgehende Warnung über die Willfährigkeit des Patienten hat, bringen diese Patienten eine Mischung von bewusstem Widerstand, von unbewusstem Trotz und von Ambivalenz mit. Meistens bleiben anfänglich diese Dinge unentdeckt. Gelegentlich redet ein Patient freimütig über seine Ambivalenz und seinen bewussten Widerstand, aber meistens verstecken die Patienten den Einfluss des Ehepartners, spielen ihn hinunter oder bleiben darüber vage. Manchmal wird der Einfluss des Partners erst aufgedeckt, wenn der Therapeut nach den Gründen fragt, weshalb sich der Patient ausgerechnet zu diesem Zeitpunkt gemeldet hat. Als Faustregel gilt, je mehr der Patient über die Rolle des Partners verschwiegen und geheimnistuerisch ist, desto dichter sind der unbewusste Trotz und die ich-syntonen Charakterabwehren im Spiel. Diese Patienten haben ein unbewusstes Motiv, die Anliegen des Partners zu unterminieren, und eine bewusste oder unbewusste Absicht, die Therapie zu vereiteln. Oft können die Aussagen des Patienten über dessen Partner ebenso als unbewusste Übertragungsmitteilung verstanden werden.

Vignette[4]

TH Fassen wir zusammen. Sie haben schwerwiegende Probleme in ihren Beziehungen. Aber beurteilen sie selbst, ob es so ist oder nicht. Dann haben sie auch Panikattacken, die ihr Leben sehr einschränken. Auch diesbezüglich sollten sie mir nicht einfach zustimmen. Ich habe aber auch den Eindruck, dass sie entschlossen sind, gegen diese Probleme anzukämpfen; vielleicht aber auch nicht, das liegt an ihnen. Wenn sie aber gegen diese Probleme ankämpfen wollen, dann ist ihre und meine Aufgabe, zusammenzuarbeiten, um an den Kern dieser Schwierigkeiten zu gelangen.

Der kritische Punkt mit diesen Patienten ist, ob sie die Externalisation zugunsten der Eigenverantwortung aufgeben wollen. Der Therapeut offeriert dem Patienten einerseits die Möglichkeit, diese Dinge weiter zu bearbeiten, andererseits macht er ihm deutlich, dass er in keiner Weise interessiert ist, den Patienten für etwas anderes zu sehen und stellt unmissverständlich klar, dass eine Behandlung, die nur auf den Motiven der überweisenden Instanz beruht, zum Misserfolg verurteilt ist. Erst mit dem willentlichen Entschluss des Patienten zu einer therapeutischen Zusammenarbeit ist die Grundlage für eine Probetherapiesitzung gegeben. Und selbst dann wird der Therapeut in der Anfangsphase an der Deaktivierung des Trotzes und der Übertragung und an der Wiederbelebung des Willens arbeiten müssen. Wie immer liegt

4 Davanloo H, zitiert in: Korff P v (1998) S. 188 (Übersetzung vom Autor)

auch bei diesen Patienten der Weg zum Unbewussten in der Übertragung und nicht in der Befragung der Vergangenheit. Alle Elemente der gestörten Beziehungen im Leben des Patienten sind in der sich entwickelnden Beziehung zum Therapeuten zu finden. Die Interventionen wollen den Patienten zu einer inneren synthetischen Arbeitsleistung befähigen, die sein Selbstbild als einer ganzheitlichen Person nährt. Dabei richtet der Therapeut seine ›Suchscheinwerfer‹ in dreifacher Hinsicht auf den Zustand des Unbewussten, nämlich auf (1) alles Positive im Patienten, (2) alles Negative und (3) die innere Leistungsfähigkeit des Patienten für seine zukünftige Freiheit.

7. Mit *willigen Patienten*, die z. T. schon eine oder mehrere Therapien hinter sich haben, muss Folgendes zuerst geklärt werden:

- Im Konflikt-Dreieck die Beziehung zum vorhergehenden Therapeuten untersuchen, damit der Patient dem neuen Therapeuten nicht die Gefühle anhängt, die dem alten Therapeuten gelten.
- Wenn die vorhergehende(n) Therapie(n) erfolgreich gewesen wären, wäre der Patient jetzt nicht hier. Was also ist in der/den vorhergegangenen Therapie(n) geschehen und warum war(en) sie nicht erfolgreich?
- Welche Abwehrmechanismen des Patienten haben bei einer vorausgegangenen gescheiterten Therapie mitgewirkt? War es Willfährigkeit oder die Unfähigkeit, sich für sich selbst auf eine gute Art einzusetzen oder hat eine selbstdestruktive Tendenz aus dem nicht erfolgreichen Geschehen »Gewinn« gezogen?

Vignette

TH Sie gehen zu Ärzten, haben nichts davon und jetzt haben sie keine Reaktionen darüber. (Der Therapeut macht zwar Druck auf die Gefühle, spricht in diesem Stadium des Prozesses aber nur von ›Reaktionen‹).

PT Ich habe aufgegeben.

TH Sie haben aufgegeben und gleichzeitig sind sie hier bei mir. Kommen sie hier her mit Hoffnung oder kommen sie ohne Hoffnung? (catch for the two).

PT (Der Patient muss zumindest ambivalent sein, denn sonst wäre er nicht da).

TH (macht Druck auf die gesunde Seite im Patienten, die ihn herkommen ließ). Wollen sie mit diesem Interview den Kern ihrer Probleme verstehen? Haben sie den Willen, mit mir zusammenzuarbeiten?

8. Da die (erneute) Therapie erfolgreich sein soll, muss mit dem Patienten zusammen geklärt und festgehalten werden, worin die *therapeutische Aufgabe* besteht. Eine der wichtigsten Aufgaben einer jeden Form von dynamischer Psychotherapie besteht darin, den Patienten zu befähigen, seine *wahren Gefühle* so rasch wie möglich und bis zum höchsten ertragbaren Grad zu erleben, was nur möglich ist, wenn die Widerstände überwunden werden können (Davanloo 1986b, S. 107f).

9. Bei der Befragung wird der Therapeut gelegentlich auf eine Mitteilung des Patienten die scheinbar harmlose Frage nach einem *spezifischen Beispiel* stellen. Das Nachfragen über konkrete Details macht eine Verbindung zum realen Leben und bringt die Psychodynamik in Gang, weil es Druck auf die Gefühle und die Abwehren ausübt, worauf einige Patienten sofort alarmiert reagieren und Widerstände produzieren. Die Patienten spüren auch, dass der Therapeut sie herausfordert, sich *eindeutig und spezifisch* über schwierige Themen mitzuteilen. Dies kann eine Hilfe sein für Menschen (z. B. Adoleszenten), die noch wenig Innenerfahrung mit Beziehungen und mit der Welt haben.

Beispiele

Auf die Unbestimmtheit (vagueness) eines Patienten wird der Therapeut z. B. so intervenieren: »Es ist wichtig, dass sie präzise sind, damit ich die Natur ihrer Schwierigkeiten verstehen kann.«

Einen Patienten, der über Depression und Behinderung bei der Arbeit klagt, wird der Therapeut fragen: »Was meinen sie mit ›Depression‹? Können wir ein Beispiel aus der letzten Zeit untersuchen, wo sie sich depressiv gefühlt haben? Was genau haben sie damals innerlich empfunden, als sie depressiv waren?« Ist der Patient fähig, darüber detaillierte Informationen zu geben, wird sich der Therapeut Grundzüge und eine kurze Geschichte des Problems verschaffen, bevor er weitere Störungen untersucht.

10. Eine weitere Frage ist jene nach der *Dauer des Symptoms*, was den Patienten auf die Chronizität seines Symptoms aufmerksam macht.

Beim obengenannten depressiven Patienten wird der Therapeut fragen, seit wann er depressiv sei, ob er andere depressive Phasen in seinem Leben gehabt habe und welches die schlimmste Erfahrung gewesen sei. Die Frage nach der Dauer des Problems zielt hinter die rein psychiatrische Befragung in die Erkundung der Psychodynamik.

11. Des Weiteren wird der Therapeut fragen, ob der Ausbruch des Problems mit einem besonderen Ereignis zu tun hat oder mit einer besonderen Periode im Leben des Patienten. Wenn dies möglich ist, muss der Therapeut daran denken, den *Auslösemechanismus* (trigger mechanism) zu suchen, der dem Patienten bewusst oder unbewusst ist. Die Auslösemechanismen sind meist von großer dynamischer Bedeutung, denn sie reaktivieren die schuldbeladenen Gefühle, die zu Personen der Vergangenheit gehören. Der Therapeut benützt dieses Wissen als Richtschnur für die weitere Erkundung, wird aber diese Kenntnis dem Patienten nicht in diesem Stadium der Therapie mitteilen.

12. Wenn die Beschwerden oder Klagen erforscht sind, die der Patient als erstes gebracht hat, wird der Therapeut nach weiteren Schwierigkeiten fragen. Er wird weiterhin die Abwehrmechanismen des Patienten registrieren und für den späteren Gebrauch quasi zu seinen Akten legen. Aus den Antworten des Patienten wird er sich ein Bild über die *Natur der darunterliegenden Schwierigkeiten* und die *adaptive Kapazität des Ich* machen.

Beispiele

Ist der Patient vor kurzem als Reaktion auf den Tod eines Freundes depressiv geworden und berichtet gleichzeitig über Depressionen im Zusammenhang mit früheren Verlusten, wird es sich vermutlich um eine pathologische Trauer (7.6) handeln.

Erlebt der Patient hingegen die Depression als Traurigkeit, Lethargie und Pessimismus über die Zukunft, entwickelt aber keine vegetativen Symptome oder Arbeitsunfähigkeit, hat er wahrscheinlich eine recht gute Anpassungsfähigkeit (Ich-Kapazität), die vorübergehend erschöpft ist, aber rasch mobilisiert werden kann, um mit einem akuten Trauerprozess aktiv fertig zu werden.

Kann der Patient jedoch nicht schlafen und hat er im letzten Monat mehrere Kilos an Körpergewicht verloren und sich bei der Arbeit krank gemeldet, ist das Ich so erschöpft, dass der Patient zu wenig Energie hat für eine aufdeckende Psychotherapie. Er wird eine medikamentöse Unterstützung und/oder eine umstrukturierende Arbeit der depressiven Abwehrmechanismen (7.2.3) benötigen, damit das Ich das Aufdecken der verdrängten Gefühle ertragen kann.

Menschen, die eine Krise durchmachen, haben reduzierte Widerstände, die jedoch wieder zurückkommen, wenn die Krise vorbei ist.

13. Der Therapeut wird in dieser Phase der Befragung *nicht auf Inhaltliches* eingehen, sondern nur die Mitteilungen sorgfältig und akzeptierend zur Kenntnis nehmen. Solange die Widerstände noch wirksam sind, wäre es unproduktiv, sich auf den Inhalt einzulassen, weil dies zu einer reinen Intellektualisierung führen würde. Sollte der Patient den Therapeuten mit reichlichen inhaltlichen Angaben beliefern, ist dies als Widerstand gegen die Mobilisierung Angst erregender Gefühle oder gegen die Übertragung zu verstehen.

14. Wenn der Patient wegen zu *hoher Angst* oder zu massiven *Charakter- oder Übertragungswiderständen* auf die Fragen des Therapeuten überhaupt keine Antwort geben kann, wird der Therapeut die Befragung aussetzen und zu Angst reduzierenden Techniken wechseln (zu Gegenwartsbeziehungen wechseln oder sich die körperlichen Auswirkungen der Angst beschreiben lassen) oder auf die Widerstände Druck ausüben und erst wieder zur Befragung zurückkehren, wenn der Patient produktiver antworten kann (Davanloo 1995a).

6.4.2 Phase 2: Druck

6.4.2.1 Das Schema

1. Druck (pressure) mobilisiert das Abwehrverhalten des Patienten.
2. Der Therapeut identifiziert rasch die Charakterabwehren.
3. Durch Klären und Herausfordern der Abwehren wird es zu einem Anstieg der Übertragung und zum Anwachsen der Widerstände kommen, die schrittweise Übertragungsqualität gewinnen.
4. Die psychodiagnostische Funktion ist in der Phase 2 besonders wichtig
   a. bei Patienten, die in der Phase 1 nicht auf die Befragung geantwortet haben und bei denen der Therapeut im initialen Kontakt auf einen Charakterwiderstand gestoßen ist,

b. bei Patienten, die mit einem Übertragungswiderstand zum Interview kommen.

6.4.2.2 Kommentar und Beispiele

Nachdem die Befragung in der Phase 1 eine Sicht auf die ›Problemlandschaft‹ des Patienten ergeben hat, werden in einem nächsten Schritt die Widerstände angepeilt. Um das Ziel der Therapie zu erreichen und den Patienten zu befähigen, seine Gefühle bis zum höchsten ertragbaren Grad zu erleben, müssen alle Widerstände beseitigt werden. Die logischen Schritte dazu werden in den Phasen 2, 3 und 4 die Folgenden sein:
Phase 2: Die Abwehren und Widerstände werden identifiziert und geklärt.
Phase 3: Das Ich des Patienten wird sich gegen die Widerstände richten.
Phase 4: Druck und Herausforderung werden die Widerstände zum Erliegen bringen.

Zur Psychodiagnostik

Der Psychotherapeut muss sich jetzt über einige diagnostische Parameter (6.3) Rechenschaft geben können, um sicher zu sein, dass die Therapie auf einem zuverlässigen Weg voranschreitet.

1. Zuerst muss der Therapeut sehen, wo im *Konflikt-Dreieck* (3.6) der Patient steht.
2. Dann wird er testen, ob das Konflikt-Dreieck fließt, d.h. ob der Patient die drei Positionen des Konflikt-Dreieckes als *zirkulären Prozess* erlebt, weil dies für das In-Gang-Kommen der Therapie und für die therapeutische Strategie entscheidend ist.
3. Gleichzeitig wird er feststellen, ob der Patient *ich-dyston* oder *ich-synton* (5.4.1.3) ist und entsprechend seine nächsten Schritte danach richten.
4. Wie wir im Kapitel 4 über die Angst gezeigt haben, ist die Angst ein elementarer Wegweiser zum Unbewussten. Der Therapeut untersucht deshalb, welchen Weg die Angst nimmt (4.3.2), woraus er diagnostizieren kann, ob er es mit einem obsessiven oder fragilen Patienten zu tun hat und welchen technischen Weg er diesbezüglich einschlagen wird.
5. Welchen Weg der Therapeut einschlagen wird, hängt von der Diagnose über die Komplexität und den Schweregrad der Störung ab. Deshalb wird er sich über die drei diagnostischen Spektren Klarheit verschaffen:
   a. wo im Spektrum der Angsttoleranz (4.3.2) der Patient sich zurzeit befindet,

b. wo im Spektrum der dominierenden Abwehrstrukturen (5.4.2) der Patient steht,
c. wo im Spektrum der psychoneurotischen Störungen (5.6.1) der Patient steht.

Entsprechend des Schweregrades dieser drei Spektren (Über-Ich-Widerstände, reaktiver Sadismus, Charakterabwehr, Fragilität) werden auch die intellektuellen Fähigkeiten eingeschränkt sein.

Druck

Druck (pressure) ist jene Intervention, welche die Gefühle und Widerstände aus dem Versteck herausholt, vom Patienten eine Stellungnahme fordert und die Verantwortung für den nächsten therapeutischen Schritt und damit die Aktivität zur Überwindung der Abwehren dem *Patienten* überlässt. Der Druck zielt auf einen Anstieg (rise) der komplexen Übertragungsgefühle (CTF), mobilisiert, intensiviert, kristallisiert die Widerstände in der Übertragung und mobilisiert die unbewusste therapeutische Allianz (UTA).

1. Druck und Herausforderung sind jene Elemente, welche der Technik der klassischen Psychoanalyse am meisten fremd sind. Nicht bei Patienten, aber bei gewissen Therapeuten (5.7) stoßen sie gelegentlich auf wenig Akzeptanz, erregen Widerspruch und können als Affront dem Patienten gegenüber missverstanden werden. Dies findet seinen schriftlichen Niederschlag z.B. bei Lachauer (1998), der nicht sehen konnte, dass sich in der ISTDP der Therapeut vom Primat des Unbewussten des Patienten leiten lässt, und stattdessen von einer politisch-ideologisch vermittelten, aggressiven Unterwerfungstherapie spricht. Dabei sieht er sich auch von Klüwer unterstütz, der von einem »manipulativen Missbrauch psychoanalytischer Erkenntnis im Dienste einer so genannten Heilung« spricht.

2. Es ist wichtig zu wissen, dass Freud von Charcot den physischen Druck auf die Stirn übernommen hatte. Später hat Freud den physischen Druck sublimiert, wie Jordi (2003) sagt, zu dessen psychischer, verbaler Form, indem er z.B. sagte: »Sie können nicht sagen, dass das Klavier von nebenan sie ablenke« oder »Sie können nicht sagen, dass das Gedächtnis sie jetzt verlässt«. Seine frühen Erfolge verdankte Freud dem Druck.

Erst später ging er über zur indirekten Methode mit Deuten und Interpretieren (2.2.1), womit die Erforschung der Widerstände in einer Differenziertheit und Tiefe möglich wurde, wie die ISTDP es weder anstrebt noch schafft. Der Forschungsvorteil der klassischen Psychoanalyse ist jedoch ein Nachteil in der Therapiepraxis.

3. Für die ISTDP besitzt Druck die folgenden Eigenschaften und Funktionen:

- Ohne Druck kann man mit der ISTDP nicht arbeiten. Insofern ist er ein unentbehrliches Mittel und in jedem Stadium des Prozesses essentiell.
- Druck ist die *zentrale Interventionstechnik* gegen die verdrängten Gefühle, die jedoch nicht direkt angegangen werden können, sondern durch Druck auf die komplexen Übertragungsgefühle.
- Druck hat mit der *Präzision* des Therapeuten zu tun und nicht so sehr mit seiner Aktivität.
- Druck schließt immer auch ein Element von *Herausforderung* mit ein, so wie umgekehrt die Herausforderung ohne Druck unmöglich ist.
- Nur durch Druckanwendung baut sich die *Abwehr* auf und macht sie sichtbar, wenn sie sich nicht von selbst zeigt.
- Nur durch Druck können sich die Abwehren als *Widerstand in der Übertragung* kristallisieren.
- Das hauptsächliche Ziel von Druck ist die rasche Entwicklung der beiden Faktoren (twin factors) *Widerstand und Übertragung.*
- Nur durch Druckanwendung kann man den Widerständen den Weg abschneiden und die Kernanteile des Unbewussten in der *Übertragung erschließen.*
- Der Therapeut wird nicht zu früh Druck machen, d.h. er wird nicht Druck machen in einem Bereich, wo der Patient noch nicht versteht oder noch nicht verstehen kann, worum es geht. Dies würde Verwirrung und eine iatrogene Missallianz schaffen.

4. Um Missverständnissen vorzubeugen, halten wir zur *Phänomenologie des Druckes* fest:

- Im Mittelpunkt steht der *Mensch* und nicht die Technik. Der Therapeut wird immer sensibel bleiben und nie die Technik stereotyp zwischen sich und den Patienten stellen.
- In der präzisen Anwendung der Technik hat der Therapeut *Sympathie für* und *Respekt vor dem Menschen*, stellt aber die *Widerstände respektlos und vollkommen in Frage* (5.4.1.1). Die treibende Kraft für die Entwicklung der ISTDP war und ist das Anliegen, dem Menschen zu helfen.
- Druck hat nichts gemein mit dem herkömmlichen Begriff von Konfrontation, sondern mit *Aufrichtigkeit statt Nettigkeit*.
- Es wäre eine *Verkennung der therapeutischen Aufgabe*, die Ausübung von Druck als Aggression zu verstehen. Niemand würde einen Leben rettenden chirurgischen Eingriff als Aggression bezeichnen. Wo entschiedenes Eingreifen nötig ist, wäre freundliches Mut zusprechen und sagen, dass alles schon wieder gut kommen werde, Zynismus.
- So wie der Therapeut nichts unternimmt mit der Absicht, beim Patienten willkürlich etwas auszulösen, so hat das Ausüben von Druck nicht zum Ziel, Ärger zu provozieren. Der Therapeut legt mit dem Einverständnis des Patienten lediglich *den Finger auf die Stelle*, die im Fokus ist, also auf die Gefühle, die Angst oder die Abwehr. Weil damit die pathogene Zone in den Fokus rückt, mobilisieren sich im Patienten die gemischten Übertragungsgefühle.
- Druck ist *Nachdrücklichkeit* i. S. dass der Therapeut den Patienten nicht entweichen lässt und er auf seiner Frage beharrt und nicht weitergeht, bis sie beantwortet ist. Druck hat daher nichts mit Erklären zu tun. Insofern kann Druck für einige Minuten ein relativ monotoner und stereotyper Prozess sein, und der Patient kann das Gefühl bekommen, der Therapeut bohre oder treibe ihn in die Enge. Es ist wichtig zu bedenken, dass Nachdrücklichkeit und Fingerspitzengefühl sich gegenseitig nicht ausschließen. Daher wird der Therapeut gut daran tun, mit seinen ganz persönlichen Anteilen angeschlossen zu sein und eine Sprache zu führen, die echt, einfach und anschaulich ist und zu einem großen Teil aus dem Vokabular des Patienten stammt. Er wird aber auch gelegentlich empathische Überzeichnungen anwenden, wenn sie im Dienste des Patienten stehen und nicht der negativen Gegenübertragung oder des eigenen Narzissmus.
- Druck ist auch *Ausdrücklichkeit* i. S. dass der Therapeut in der Übertragung echte und authentische Gefühle fordert und keine ungefähren Antworten durchlässt. Gleichzeitig unterstützt er damit die der Psyche innewohnende

Auftriebtendenz, das Verdrängte nach oben zu bringen (die Wiederkehr des Verdrängten).
- Der Druck muss an die Widerstandsarchitektur und an die UTA *angepasst* sein.

Beispiele

Als Druck wirken schon die mildesten Mittel, wie z.B. die positiven Errungenschaften des Patienten zu betonen, wenn er auf halbem Wege stehen bleiben möchte.

Lediglich feststellen, was der Therapeut sieht: »Ich sehe, sie schweigen« oder eine Frage stellen: »Wie meinen sie das?«

Eine Prozess-Sequenz zusammenfassen.

Das Betonen des Therapie-Endes: »Wir werden eines Tages diese Arbeit beenden und Abschied nehmen.«

Eine Referenz zum Therapieprozess machen: »Wir haben jetzt schon sechs Sitzungen und sie reagieren wie am Anfang.«

Der Therapeut wird zu unterscheiden wissen zwischen den subtilen Formen von Druck und den Momenten unerbittlicher Herausforderung einerseits und einer zeitlich oder inhaltlich falsch platzierten Schroffheit andererseits, die den Prozess und die UTA schädigen.

Bei einer schweren Pathologie darf der Therapeut mit der Druckanwendung nicht abwarten, sondern er muss den Prozess entschieden an die Hand nehmen. Es gibt Patienten, die in sich eine Einsamkeit entstehen lassen, darin resignativ versinken und dadurch keinen Anschluss mehr an ihre eigene Kraft schaffen, wenn sie nicht gepackt werden.

5. Folgende *Interventionstechniken* (Davanloo H (2000, S. 185 u. Handnotizen) üben direkt oder indirekt Druck aus:

- Den Fokus auf das aktuelle oder damalige *Erleben der Gefühle* lenken.
- Den Fokus auf das *Erleben des Impulses* lenken.

- Eine *taktische Abwehr* beim Namen nennen: »Das ist vage«; »Sie antworten nicht auf meine Frage«; (Zu einem obsessiven Patienten) »Statt zu sagen, was sie fühlen, werden sie konfus.«
- Den Patienten auf den *Gebrauch bestimmter Wörter* aufmerksam machen.
- Der Therapeut *wiederholt eine Frage,* um das Diversifizieren des Patienten zu blockieren.
- Das Interview auf *bedeutungsvollere Themen* lenken und darüber nach mehr Informationen fragen.
- Der Therapeut stellt *sondierende Fragen,* die bis in die schwierigsten Gefühle hineingehen.
- Der Therapeut fragt nach weiteren Beispielen und Schwierigkeiten, d. h. alle schwierigen Löcher werden wie mit *Flaggen* (*Flagging*) versehen. Viele Patienten haben keine Ahnung von ihren Schwierigkeiten und kommen durch das Flagging unter Druck.
- Der Therapeut bittet den Patienten, *spezifische Antworten* zu geben oder er stellt selbst präzisierende Fragen oder er verlangt (besonders am Anfang) ein präzisierendes Beispiel.
- Der Therapeut macht eine *klärende Bemerkung,* die den Patienten aufschreckt: »Mir schulden sie nichts, aber sie betrügen damit sich selber.«
- Der Therapeut macht einen *konfrontierenden Kommentar*: »Stimmen sie mir nicht einfach zu; wir sind hier, um dies zu untersuchen.«
- Den Patienten *mit Wahrheiten konfrontieren,* die er nicht sehen will: »Zwei zerbrochene Ehen, und die Kinder haben nichts von ihnen, und immer noch weichen sie der Beziehung zu mir aus.«
- Der Therapeut richtet die Aufmerksamkeit des Patienten auf dessen *nonverbale Signale* und den somatischen Weg der Energien: »Sie erzählen mir etwas Schreckliches und lachen dazu.«
- Der Therapeut spricht etwas explizit aus, worüber der Patient nur andeutungsweise und vermeidend redet: »Sie sagen, einen Fußtritt in den Bauch, unten. Sie vermeiden zu sagen, dass sie ihm die Hoden zerquetschen.«
- Die den Patienten *störenden Gefühle* unterstreichen.
- Den Fokus auf die *Phantasien* des Patienten richten, z. B. auf mörderische oder sexuelle Phantasien.
- Den Patienten auf ein *angstbeladenes Thema* lenken.
- Empathisches Dramatisieren: »Wie lange wollen sie noch diese Misere ertragen?«; »So vergeuden sie ihre Zeit und ihr Geld.«; »Ihr Leben ist eingeschränkt und verkrüppelt und sie haben schon so viel im Leben verpasst.

Wollen sie das so bis ans Grab weiter machen?«
- Paradoxe Interventionen (siding with resistance): »Vielleicht wollen sie doch lieber ihre Magenschmerzen behalten.«
- Der Therapeut *rekapituliert alle taktischen Abwehren* und geht wieder zurück zur Frage nach den Gefühlen und Impulsen in der Übertragung.
- *Ein gelegentliches* Abwarten (Schweigen) des Therapeuten, damit die Intervention eindringen kann. Pausen dienen der Wahrnehmung, ob das Unbewusste reagiert oder nicht.
- Der Therapeut spricht den *Willen an: »Wollen sie jetzt gegen die passive und blockierte Art hier mit mir etwas tun?«; »Sind sie da, weil* sie es wollen, oder will es ihr Hausarzt?«; »Dann schauen wir, wie sie sich entscheiden.«
- Der Therapeut lässt den *omnipotenten Wünschendes Patienten keinen Raum und deaktiviert sie: »Alles, was wir hier erreichen, ist ihnen; wenn wir aber nichts erreichen, dann ist auch der Verlust ihnen.«; »Bin* ich schuld, dass *sie* jetzt schweigen?«
- Der Therapeut stellt die *Ambivalenz* in Frage und ermutigt die *UTA:* »Wollen sie der Bedrohte und Bedrückte sein? Ist das ihre Wahl?«
- Der Therapeut lässt den Patienten *nicht in eine regressive Abwehr* versinken: »Wollen sie Mitleid?«
- *Der Therapeut stellt das* Nicht-Antworten (Schweigen) in Frage und fordert damit den Widerstand gegen Nähe und emotionale Intimität heraus: »Was machen sie jetzt mit ihrem Bedürfnis, mich auf Distanz zu halten?«; »Jetzt wissen wir immer noch nicht, was sie mit dieser Wand zwischen uns machen wollen.«; »Sind sie hierher gekommen, um den Teppich anzuschauen?«

Vignette: Beispiel für Druck auf spezifische Antworten und die Phantasien

TH Haben sie in frühen Jahren masturbiert?
PT Ja.
TH Auf welche Art haben sie masturbiert?
PT Ja, mh ...
TH Wie weit zurück liegt es?
PT Als Kind, mit zehn, zwölf Jahren.
TH Können sie beschreiben, wie sie masturbiert haben?
PT Mit der rechten Hand.
TH Haben sie dabei Phantasien gehabt?

PT Oh. Heftchen gekauft oder Bilder angeschaut.
TH Können sie ein Bild beschreiben, das sie zum Masturbieren benützten?
PT Einfach eine nackte Frau, das ist alles.
TH Können sie die nackte Frau beschreiben, die sie fürs Masturbieren brauchten?
TH Hatte sie große oder kleine Brüste? ... Was hat sie an der Frau am meisten angezogen? Wenn sie das untersuchen.
PT Brüste. Eine Frau mit großen Brüsten.
TH Was sonst noch zieht sie an?
PT Schönes Gesicht, schöne Hüften ...
TH Schöne Hüften? ...
PT Ja. Gute Proportionen, nicht zu breit, nicht zu schmal, einfach schöne runde Hüften, sie verstehen, ein schöner Körper.
TH Also, große Brüste und gut gerundete Hüften?
PT Ja. Ein anziehender Körper.
TH Und wer ist diese Frau?
PT Sicher nicht meine Mutter.
TH Habe ich das gesagt? Dass ihre Mutter ... Woher kommt die Vorstellung der Mutter? ... Ich fragte, wer ist diese Frau, und sie sagten, sicher nicht ihre Mutter.
PT Ja, weil, wie viel ... wie viel ...
TH Haben sie bemerkt: ich fragte, wer diese Frau sei und sie sagten, sicher nicht ihre Mutter.
PT Aber ich wollte ihnen antworten, warum ich das gesagt habe. Weil ... wie viele nackte Frauen habe ich als Kind gesehen. Die einzige, die ich gesehen habe, war meine Mutter.
TH So ist die erste nackte Frau, die sie gesehen haben, ihre Mutter?
PT Ja.
TH Und die zweite nackte Frau, die sie gesehen haben, ist jene Frau im Heft.
PT Ja.

Vignette: Beispiel für eine paradoxe Intervention

TH Sage *ich*, sie sollen diese Mauer zerstören?
PT Nein, sie sagen nur, was ich auch denke. Aber ich habe gemeint, ich könnte mir mehr Zeit nehmen und dass alles sanfter geht. Aber ich habe schon so lange gewartet.

TH Wie lange wollen sie noch zuwarten?
PT Ich will nicht länger warten. Und jetzt sind sie da, und sagen: jetzt, nicht morgen, nicht in einem halben Jahr, sondern jetzt!
TH Schauen wir das an. Sie haben auch das Recht zu warten.
PT. Ja, aber ich warte ja schon so lange.
TH Warum sollten sie etwas für ihre Probleme tun, die sie schon seit so vielen Jahren mit sich tragen?
PT Weil ich alles rund um mich kaputt mache.

6. Je nach dem, wo zu Sitzungsbeginn der Patient im Konflikt-Dreieck emotional steht, wird der Therapeut an der entsprechenden Position (Impulse/Gefühle, Angst, Abwehr) mit Druck die dynamische Arbeit beginnen.
   a. *Druck auf die Impulse und Gefühle (I/F)*
   Der Therapeut lässt sich jederzeit vom Unbewussten des Patienten leiten, was jedoch nicht geschähe, wenn er sich von den herumvagabundierenden Assoziationen des Patienten lenken ließe. Daher richtet er den Fokus darauf, was der Patient *jetzt* in der *Beziehung* zum *Therapeuten* (oder zu einer Person im C oder P*) körperlich fühlt und erlebt*, um die gemischten Gefühle in der Übertragung zu mobilisieren.

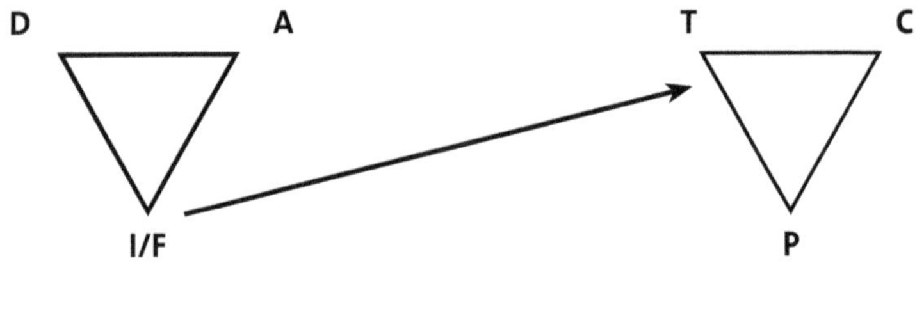

Abb. 21: Der Druck auf die Impulse und Gefühle in der Übertragung

Vignette: Druck auf die Übertragungsgefühle (Augsburger 1998a, S. 237)
PT Ich bin nicht gerne gekommen.

TH Das ist eine Redewendung. Können wir sehen, was sie fühlen, wie sie sich fühlen, mich wieder zu sehen?
PT Ich möchte nicht über mich reden, mich zeigen.
TH Hm. Aber meine Frage ist, wie sie sich damit fühlen, hier mit mir zusammen sich nicht zeigen zu wollen.
PT Ängstlich und ich bin verwirrt.
TH Jetzt gehen sie zur Verwirrung. Das sagt uns aber nicht – und wir wissen, dass sie ängstlich sind – das sagt uns nicht, wie sie sich damit fühlen, sich hier mir gegenüber zu öffnen, ... neben der Angst.

Wenn ein *Anstieg der Übertragungsgefühle* sichtbar ist, wird der Therapeut die Abwehren wegwischen und z.B. sagen: »Gehen wir jetzt nicht zu dem, was ihr Bruder meint«. Der Therapeut wird aber erst Druck auf die Wut machen, wenn der Impuls auf Brusthöhe ist, d.h. nicht mehr im Bauch, und der Patient zu kochen beginnt. Wenn kein Anstieg sichtbar ist, muss der Therapeut für sich die Situation analysieren und Überlegungen anstellen, die bei den Problemen mit der Metapsychologie (9.7.2) behandelt werden.

Die Vertrautheit mit der Phänomenologie des neurobiologischen Weges der Gefühle ermöglicht, diese Vorgänge beim Patienten registrieren zu können. Zwar beginnt der Gefühlsprozess in den synaptischen Verschaltungen, das physische Erleben der Gefühle und Impulse (Wut, Angst, Sexualität) liegt jedoch im abdominalen Bereich des Beckens (Solarplexus). Von da steigen sie *entweder* aufwärts in den Thorax und von dort einerseits in den Kopfbereich und andererseits auf der Höhe des siebten Halswirbels in den Schultergürtel, in die Arme, in die Pronatoren und Supinatoren und in die Daumenballenmuskulatur *oder* abwärts in die Beine.

Wir haben schon die Methode des ›catch for the two‹ erwähnt, womit wir die Flexibilität des Therapeuten meinen, der nach Bedarf die beiden Wege einschlagen kann, nämlich abwechselnd Druck auf die Gefühle zu machen, wenn der Patient bei den Gefühlen ist, und Druck auf die Abwehr, wenn der Patient in der Abwehr ist. Wenn bei der Frage nach Impulsen und Gefühlen in der Übertragung (I/F > T) vom Patienten anfänglich nichts kommt, wird der Therapeut spüren müssen, ob es trotzdem sinnvoll ist, diese Station nicht zu schnell zu verlassen, denn der ›heiße Stuhl‹ für den Patienten sind die Übertragungsgefühle.

Der Therapeut repräsentiert die genetischen Personen, auf welche der Patient mit Angst und Widerständen reagiert. Die Tiefe des Prozesses und das Ausmaß der Heilung hängen davon ab, wie sehr der Patient seine Gefühle in der Übertragung erlebt. Dabei lösen die positiven Gefühle in der Übertragung oft mehr Angst und Widerstände aus als die mörderischen, da die (traumatisierten) positiven Gefühle ursprünglicher an den Kern (Bond) gebunden sind als die negativen.

Der Therapeut kann den Prozess konsequent auf der Übertragungsebene erst führen und der Therapie eine Chance auf Erfolg geben, wenn der Patient folgende Voraussetzungen erfüllt:

- Der Patient hat die Ich-Syntonie überwunden.
- Der ich-dystone Patient weiß, dass seine Probleme psychischer Art sind.
- Er muss die drei Ecken des Konflikt-Dreieckes und deren Interdependenz in seinem Erleben unterscheiden können.
- Er muss mit seinen Charakterabwehren vertraut sein und sehen, dass sie eine wesentliche Ursache seiner Probleme sind.

Um dies zu erreichen, wird der Therapeut einige technische Elemente berücksichtigen:

- Es ist ein Anfängerfehler, Druck auf die Gefühle zu machen (nach Gefühlen fischen), wenn der Patient in der Abwehr zementiert ist.
- Es kann auch sein, dass Patienten die Frage nach den Gefühlen überhaupt nicht verstehen, da viele ein so verrostetes psychisches System haben, dass der Druck zuerst das Unbewusste aufweichen muss.
- Es gibt Patienten, welche die Vorarbeit der Phasen 1, 2 und 3 brauchen, damit der Prozess in der Übertragung geführt werden kann.
- Der Therapeut wird noch keinen Druck auf die Gefühle und Impulse machen, wenn der Patient z. B. mit taktischen Abwehren operiert (den Impuls in die Vergangenheit versetzt; die Wut mit dem Wort Ärger bagatellisiert; eine negierende Bemerkung macht: »Ich will sie nicht verletzen«). In diesem Fall wird er dem Patienten eher die Frage stellen, ob er nur 5% statt 100% verstehen wolle.

Kommt der Patient hingegen schon mit Übertragungsgefühlen in die erste Sitzung, kann der Prozess nach den notwendigen diagnostischen Absicherungen rasch in der Übertragung geführt werden. Die folgenden Vignetten zeigen einen Prozess, der sich in den Gegenwartsbeziehungen abspielt und einen, der sich aktuell in der Übertragung ereignet.

Vignette: Druck und Herausforderung des Erlebens der Wut im C (Kahn 1990, S. 235)

TH Gut ... wenn sie dieses Gefühl, das sie eben jetzt fühlen, gegen ihr Kind gerichtet hätten, ... nicht dass sie es in Wirklichkeit tun müssen ... aber in Gedanken und in der Vorstellung, wie wenn sie es täten ... was würde ihm passieren?

PT Gerade in dieser Sekunde ... gerade in dieser Sekunde, wenn ich es ganz zulasse, spüre ich es hier (Patient lehnt sich nach vorne und formt die Hände zu einem Würgegriff) ... ich wollte ihn erwürgen ... (und mit lauter Stimme) ... halt das Maul!

TH Lassen sie uns genau sehen ... wie erwürgen sie ihn ... wie tun sie es?

PT Seinen Hals umklammern! Und jedes bisschen Leben aus ihm herauspressen, da ich ihm am Abend zuvor gesagt hatte, dies nicht zu machen.

TH Lassen sie uns sehen, wie sie dies machen ... sie haben ihre Hände um seinen Nacken gelegt?

PT Ja, ich gehe in die Küche und lege meine Hände um seinen Nacken und sage: (Patient schreit) »Beat, ich habe es dir gesagt!«

TH Aber sie schreien jetzt ... sie machen Spannungsabfuhr statt zu spüren. Also sie legen ihre Hände um seinen Nacken und dann ...? Schauen wir, was sie ihm machen?

PT (Patient unterbricht) Entschuldigung ... es ging mir etwas durch den Sinn. Ich habe darüber nachgedacht, was sie gesagt haben und gemerkt, dass es wahr ist. Ich muss wieder hier her kommen ...

TH Jetzt distanzieren sie sich.

PT Ich spürte einen plötzlichen Druck und konnte nicht ...

Vignette: Druck und Herausforderung des Erlebens der Wut im T

TH Sie lachen, sie sind unruhig, sie schauen im Raum umher und machen einen tiefen Atemzug. Was fühlen sie im Moment zu mir?

PT Es wird mir übel, wie wenn ich brechen müsste.
TH Aber wenn sie jetzt zur Übelkeit gehen, können wir nicht sehen, was sie jetzt zu mir fühlen, und das ist meine Frage.
PT Ich habe einen Druck ...
TH Da, wo ihre Hand hingeht? Seit wann?
PT Als sie sagten, ich sitze da wie eine Statue, leblos.
TH Lassen sie uns sehen, was ihr Gefühl ist, jetzt zu mir. Oder wollen sie den Druck im Bauch behalten? Sie sind dies ja gewohnt.
PT (Mit lauter Stimme) Nein! Sie sagen das immer.
TH Sie sind wütend auf mich. Was passiert mir, wenn ihre Wut mich anfällt?
PT (Macht eine Faust) Päng (explosiv).
TH Das ist Lärm; aber wie fühlen sie die Wut zu mir?
PT Ein Schlag mitten ins Gesicht, damit sie endlich schweigen.
TH Und dann?
PT Dann liegen sie da ...

b. Druck auf die Angst (A)
Eine grundlegende Feststellung ist, dass ein Anstieg der Übertragungsgefühle immer auch einen Wandel in der Struktur der unbewussten Angst bewirkt. Bevor der Therapeut jedoch auf die Angst selbst Druck macht, muss er den somatischen Weg der Angst und die Angsttoleranz diagnostiziert haben. Der Patient muss verstehen, dass die Angst ein Signal für darunterliegende Gefühle ist. Der Therapeut wird also auf die Angst erst Druck machen, wenn der Patient genügend strukturiert ist, die Abwehren in der Übertragung kristallisiert sind und die Angst eine Abwehrfunktion annimmt, um mit den Gefühlen nicht direkt konfrontiert zu werden. In diesem Falle wird die Angst in Dienst genommen, um z. B. die ansteigenden komplexen Übertragungsgefühle zu unterdrücken oder die zusammenbrechende Abwehr zu stützen. Wenn die Angst, wie z. B. auch bei der Angstneurose, der Abwehr dient, dann ist sie als Abwehr zu behandeln.

Wenn Patienten mit Angst in der Übertragung zur Sitzung kommen, dann ist Widerstand mit im Spiel und wir befinden uns somit schon in der Phase 3. Dies ist auch ein Indiz für die Dystonie und eine gute Angsttoleranz des Patienten, außer es handelt sich um einen Patienten mit einer verminderten Angsttoleranz oder fragilen Ich-Struktur.

c. *Druck auf die Abwehr (D)*
Der Therapeut folgt dem Unbewussten des Patienten, womit jedoch nicht gemeint ist, dass der *Patient* bestimmt, worüber *er* das Bedürfnis hat zu reden und reden will und was *ihm* wichtig erscheint, denn dieses Vorgehen könnte zum Übersehen und Vermeiden der am meisten umgangenen und verdrängten schuld- und schmerzbeladenen Kernstörungen verleiten, was letztlich nicht im Interesse des Patienten sein kann. Die meisten Patienten, die offen antworten, entwickeln eine Abwehr gegen die Druck-Interventionen des Therapeuten, weil sie bewusst oder unbewusst spüren, dass schmerzvolle oder verdrängte Bereiche berührt werden. Die Nachdrücklichkeit des Druckes ruft automatisch nach den Widerständen des Patienten, da es um eine qualitative und quantitative Veränderung des Patienten geht, die alle Arten von Vermeidung und Verdrängung mobilisiert. Somit ist Druck wesentlich mit der Widerstandsarbeit verbunden.

Die erste therapeutische Aufgabe in der Phase 2 ist das Feststellen und Klären der Abwehren. Der Therapeut wird also rasch feststellen müssen, welcher Art die Abwehren sind. Das kann schnell erfasst sein oder auch mehr Zeit beanspruchen. Möglicherweise muss er für eine beträchtliche Zeit mit Druck fortfahren und seine Fragen oftmals wiederholen, bis sich der Widerstand unmissverständlich kristallisiert hat. Wichtig ist, dass keine Abwehren übersehen werden. Der Anfänger in dieser Methode wird besonders darauf achten, dass wenn die Antwort des Patienten eine Mischung von Mitteilung und Widerstand enthält, er zuerst den Widerstand herausfordern muss, mag die Mitteilung noch so interessant sein. Ebenso wird er darauf achten, dass er sich nicht an einem sekundären Widerstand oder an einer taktischen Abwehr (z.B. eine Irritation oder eine sarkastische Bemerkung) festbeißt, sondern, dass er das Zentrum (in diesem Fall den Beziehungsaspekt) trifft.

Wenn der Patient sehen kann, dass *er etwas tut*, um seine Gefühle zu vermeiden, lässt es vermuten, dass wir es mit einem ich-dystonen Patienten zu tun haben. Wenn hingegen der Patient nicht unterscheiden kann zwischen seinen Gefühlen (I/F) und seiner Abwehr (D), dann ist er mit seiner Abwehr identifiziert und somit ich-synton. Der ich-syntone Patient wird sagen, dass er so sei und dass er schon immer so gewesen sei. Damit jedoch eine Psychotherapie überhaupt möglich wird und aus dem ich-syntonen ein ich-dystoner Patient werden kann, braucht es Arbeit am Konflikt-Dreieck.

6.4.3 Phase 3: Klären und Herausfordern

6.4.3.1 Das Schema

Die ZDS beschreibt einen zirkulären Prozess, sodass z.B. die Übertragung oder der Widerstand in jeder Phase ein Thema sein kann und phasenspezifisch angegangen wird. Hinzu kommt, dass nicht in jeder Sitzung jede Phase und immer in der gleichen Reihenfolge durchlaufen wird und die Phasen sich überlappen können. Die theoretische und didaktische Klarheit dieser Darstellung verlangt aber, dass für jede Phase alle Elemente, die in Operation kommen können, aufgelistet werden, was zu Wiederholungen führen kann. Das Schema für die dritte Phase lautet:

1. Rasches Erkennen und Klären der Abwehr.
2. Die Abwehren werden herausgefordert, womit eine respektlose Haltung des Therapeuten gegenüber den Abwehren (nicht gegenüber der Person des Patienten!) gemeint ist. Das Herausfordern bezweckt und bewirkt ein zweifaches:
   - es führt zu einem Anstieg der Übertragungsgefühle
   - es intensiviert die Widerstände
3. Die Abwehrformen werden weiterhin geklärt und wiederholt aufgelistet und in Frage gestellt.
4. Herausfordern der unbewussten therapeutischen Allianz.
5. Systematischer Versuch, den Patienten mit seinen Abwehrmechanismen vertraut zu machen, sodass er sehen kann, wie diese sein Leben beeinträchtigen.
6. Den Patienten gegen seine Abwehr wenden und die Abwehren ich-dyston machen. Der Patient muss deutlich sehen, dass sein *Widerstand*, der sein Funktionieren gelähmt hat, herausgefordert wird.
7. Herausfordern des Widerstandes gegen die Erfahrung der Impulse und Gefühle innerhalb (T) und außerhalb (C) der Übertragung.
8. Eine partielle größtmögliche Herausforderung (Frontalangriff, HOC) auf den Übertragungswiderstand mit besonderem Bezug auf den Widerstand gegen emotionale Nähe in der Übertragung (RAEC).
9. Ebenso ein partieller Frontalangriff auf den Widerstand, der durch das Über-Ich aufrechterhalten wird, um den Prozess des Vertrautwerdens mit der Charakterabwehr zu beschleunigen.
10. Kristallisieren der Charakterabwehr in der Übertragung. Anstieg der Übertragung und Mobilisieren der therapeutischen Allianz.

6.4.3.2 Kommentar und Beispiele

Klären

Klären (clarification) bezeichnet das *Vertrautmachen* des Patienten mit seinen Abwehren, wenn sie sich im Verlauf des Gesprächs herauskristallisieren, und gleichzeitig damit auch das *Blockieren* dieser Abwehren. Darum setzt das Klären die Phase des Druckes und ein erstes Mobilisieren des Unbewussten des Patienten voraus.

Psychoanalytische Theoretiker wie Fenichel (1974–1977), Greenson (1973) und Kernberg (1988) betonen, dass dem Konfrontieren das Klären (Klarifizieren) vorausgehen muss, damit der Patient klare Begriffe und Vorstellungen hat und weiß, worum es geht.

Vignette 1: Klären, dass der Patient eine Abwehr benützt.

TH Es ist nicht klar, wie sie sich gefühlt haben. Sehen sie, dass wir Schwierigkeiten haben zu verstehen, wie sie sich gefühlt haben?

Vignette 2: Klären und Herausfordern

TH Nun können wir ein paar Dinge klären. Ich frage mich, ob es ihnen bewusst ist, dass sie ihre Probleme und Schwierigkeiten verallgemeinern? – Sie verallgemeinern und bleiben vage. Sehen sie, sie sagen zum Beispiel, sie hätten sexuelle Probleme oder sie hätten Schuldgefühle, nicht wahr? Das alles sind Etiketten, die vage sind. So verstehen wir nicht, was sie wirklich meinen. Merken sie das nicht? (Worte und Sätze wie »Etiketten«, »vage« und »Merken sie das nicht?« dienen zur Klarstellung, zweifeln aber gleichzeitig die Abwehr an und können Übertragungsgefühle auslösen.)

Vignette 3: Herausfordern

TH Gut, aber sehen sie, dies alles ist sehr vage. Meine Frage war: »Was sind ihre Schwierigkeiten?« Bis jetzt aber grübeln sie in einer unbestimmten Art herum.

Vignette 4: Herausfordern der Abwehr

TH Merken sie, dass sie gerne alles in der Schwebe lassen wollen? Sie sagen zum Beispiel: »Sie wissen ja«, »mag sein«, »vielleicht«. Ist das bei ihnen immer so?

PT Ich erinnere mich nicht genau.

TH Wie gut ist ihr Gedächtnis normalerweise? (Diese absichtlich ironische Frage »Ist das bei ihnen immer so« fordert die Abwehr heraus und zieht sie in Zweifel. Und die Frage »Wie gut ist ihr Gedächtnis« fordert die Abwehr heraus und macht klar, dass der Patient nur dann Gedächtnisprobleme hat, wenn es sich um Persönliches handelt.)

Vignette 5: Klären und Herausfordern der Abwehr (Kahn 1990, S. 234f)

TH Brüllen und Schreien ist nicht das Erleben der Wut. Dies ist ein regressiver Mechanismus ...

PT Es erleichtert mich ...

TH Es erleichtert ihre Anspannung, ihre Angst, ihre Furcht, aber es hält sie vom Erleben der eigentlichen Wut ab. Brüllen und Schreien sind regressive Verhaltensweisen, um sie vom Erleben ihrer Wut abzuhalten.

PT Ja, die Wut war ... ich wollte ... es ist schwierig, hier zu sitzen und sprechen und mh ... mit einer leisen Stimme ...

TH Ich sage nicht, sie sollen leise sprechen, aber Schreien und Brüllen ist regressiv.

PT Ja, das stimmt.

Sind die Begriffe und Sachverhalte einmal geklärt, wäre ein wiederholtes Klären ein Diversifizieren des Therapeuten (5.7). Er könnte dann der Versuchung erliegen, statt Druck auszuüben, den Patienten mit Erklärungen einzudecken, womit er die Angst- und Wutgefühle des Patienten dämpfen und den Prozess verlangsamen oder zum Versanden bringen würde. Dies veranschaulicht das folgende Diagramm.

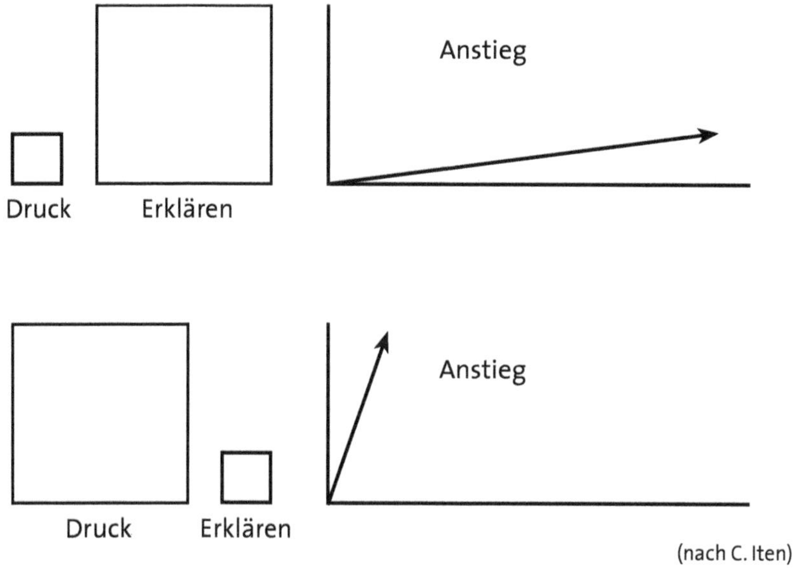

Abb. 22: Das Verhältnis von Druck, Erklären und Anstieg

Herausfordern

Die Herausforderung (challenge to defenses) ist jene Intervention, die Druck macht und gleichzeitig das Abwehrverhalten (nicht die Person des Patienten) in Frage stellt oder in Zweifel zieht und als dysfunktionales System entwertet. Die beiden Interventionsformen des Klärens und Herausforderns überschneiden sich, da die eine Form auch Elemente der anderen enthält.

1. Die Herausforderungen liegen auf einem Spektrum von einerseits relativer Milde bis zu äußerster Kraft, die weder mit Lärm noch mit Schroffheit zu verwechseln ist. Druck und Herausforderung arbeiten Schulter an Schulter und der Übergang von der Anwendung des Druckes zur Anwendung der Herausforderung sollte ein weicher und kein abrupter sein. Der Therapeut wird nicht jede Abwehr anpicken, bevor er zwischen den *maßgeblichen* und den *peripheren Abwehren* unterscheiden und somit strategisch vorgehen kann, denn sonst könnte er den Patienten verwirren und die Therapie auf einen schlechten Weg bringen.

2. Ein *zu frühes Herausfordern* wäre ein technischer Fehler, denn es könnte den Patienten entmutigen und den Prozess gefährden. Deshalb ist das systematische Herausfordern erst indiziert, wenn:
   a. die Widerstände in der Übertragung gut kristallisiert sind, d.h. gebündelt auf den Therapeuten gerichtet sind,
   b. der Therapeut sich eine Strategie (roadmap) festgelegt hat.

Der Therapeut beginnt also nicht mit der Herausforderung ohne die *Vorarbeit des Kristallisierens der Widerstände in der Übertragung auf den Therapeuten*, womit gemeint ist, dass alle Abwehrmuster des Patienten in seinem Verhalten und Erleben in der Beziehung zum Therapeuten (T) untersucht werden. Wenn die taktischen Abwehren in der Übertragung kristallisiert sind, verlieren sie ihre Macht. Und sobald die obsessiven, regressiven und maligne regressiven Abwehren in der Übertragung im Verbund mit einer wachsenden UTA kristallisiert sind, können sie herausgefordert und einzeln betont werden, was zu einem weiteren Anstieg der Abwehren und der komplexen Gefühle in der Übertragung führen wird. Es wäre also sinnlos, Druck und Herausforderung auf Abwehren anzuwenden, die noch nicht als Widerstände auf den Therapeuten kristallisiert sind. Deshalb kann eine tief sitzende Charakterstörung selbst durch wiederholtes Herausfordern nicht mobilisiert werden, wenn sie nicht vorgängig mit Druck in der Übertragung mobilisiert worden ist. Das konstante Abschneiden der aufkommenden Abwehren deaktiviert auch den unbewussten Versuch des Patienten, eine neurotische Übertragung auf den Therapeuten zu entwickeln (2.3.2; 5.4.4.4).

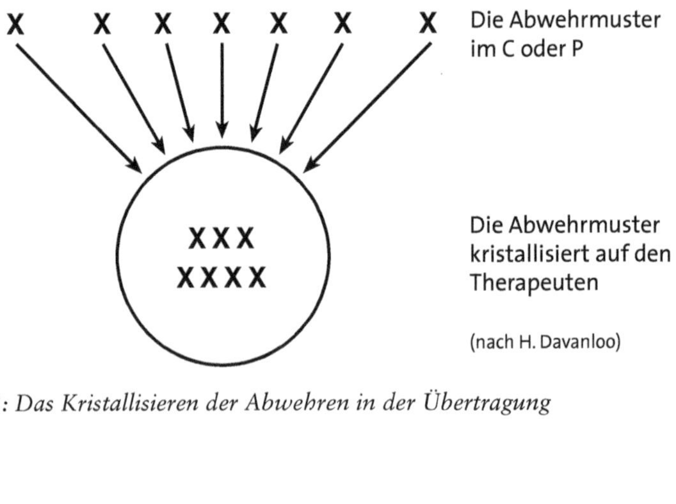

Abb. 23: Das Kristallisieren der Abwehren in der Übertragung

Beispiele

Der Therapeut kann die Dysfunktionalität des emotionalen Verhaltens mit folgenden oder sinnverwandten Interventionen herausfordern:

»Können sie nur die Wand anschauen?« (= Herausforderung)

»Sie sitzen halb leblos da.«

»Das ist eine verkrüppelte Position.«

»Das ist eine hilflose Position.«

»Sie können mir nicht in die Augen schauen.« (= Klären und Herausforderung)

»Sie sagen das mit der Stimme eines Sterbenden und mit diesem ausdruckslosen Gesicht.«

»Ist ihr Lächeln auch eine Form ihres Systems?«

»Sie sind mumifiziert. Wie ein toter Mann ohne Emotion. (= Herausforderung). Denken sie, dass die Mumie sie weiterbringt (= Druck)?«

»Schon wieder sind sie am Wiederkäuen.«

»Dann sind sie ausweichend wie ihr Vater.« (= Druck, Klären, Herausforderung)

»Sind sie für eine Tarzangebärde hierher gekommen?« (Zu einem Patienten, der schreit und flucht.)

»Sind sie zu mir gekommen, um Zeit zu vergeuden? Vielleicht wollen sie ihre Zeit totschlagen (= Herausforderung eines Kernproblems des Über-Ich). Wenn nicht, dann schauen wir jetzt, wie sie das anpacken.« (= Druck)

»Wollen sie weiterhin diese Verkrüppelung?« (= Druck)

»Wollen sie die Verkrüppelung weiter *zelebrieren*?« (= Herausforderung)

Vignette: Herausforderung, die auf eindeutige Entscheidungen zielt.

TH War es befriedigend?

PT Für mich war es aufregend, und ich nehme an, dass es mehr oder weniger befriedigend war.

TH Sie sagen »Ich nehme an«.

PT Na ja, sonst hätte ich nicht gewollt, dass ...

TH War es befriedigend oder nicht?

3. Das Klären und Herausfordern will den Patienten mit seinen Problemen und Widerständen *vertraut* machen. Dieser Prozess muss in der Übertragung geschehen, denn sonst könnte der Patient seine Probleme und Widerstände negieren oder sie überhaupt nicht sehen. Er muss auch den Sinn der Herausforderung erkennen können, um *sich selber gegen die eigene Abwehr* zu stellen. So entwickelt sich eine mögliche *interpersonale* Konfliktsituation zwischen Patient und Therapeut zu einem *internalisierten, intrapsychischen* Konflikt zwischen dem Arbeitsbündnis und den Widerständen des Patienten.

   Indem der Therapeut diese innere Spannung erhöht, entsteht im Patienten eine *intrapsychische Krise* (6.4.4.2), die ein wesentlicher Schritt im Prozess des Erschließens des Unbewussten ist. Wäre jedoch der Patient zuvor nicht mit seiner Abwehr vertraut geworden, dann fühlte er sich selbst angegriffen und in Frage gestellt. In diesem Falle würde der Konflikt externalisiert bleiben und der Patient würde sich gegen den Therapeuten richten und nicht gegen seine eigene Abwehr. Dadurch gerieten die Beziehung zum Therapeuten und der therapeutische Prozess in eine Sackgasse. Wenn jedoch eine systematische Klärung oder Klarstellung der Herausforderung vorausgegangen ist, ist es dem Patienten klar, dass die Herausforderung gegen die *Widerstände* gerichtet ist, die ihn in seinem Funktionieren lähmen (Davanloo 1995a, S. 151f). Bezüglich der Technik wird der Therapeut darauf achten, dass er Druck und Herausforderung immer alternierend anwendet und nicht nur eine Kette von Herausforderungen macht (Davanloo 2001a). Vor allem Anfänger müssen darauf achten, dass sie nicht wegen ihren Schwierigkeiten oder eigenen Widerständen, Druck zu machen, nur noch herausfordern, was ein Missbrauch wäre oder zu einer Missallianz führen würde.

4. Die Abwehr hat sich in früher Kindheit entwickelt, um die unerträglichen gemischten Gefühle gegen die genetischen Personen einzufrieren (narkotisieren). Wenn der Therapeut diese Abwehren herausfordert, die das Leben des Patienten einschränken und seine Gefühle unterdrücken, dann mobilisiert er den *gesunden Teil* im Patienten, der nach Befreiung verlangt und der mit dem Therapeuten eine Allianz aufbauen will gegen die destruktiven Kräfte. Somit richtet sich nicht jede Herausforderung gegen die Abwehr, sondern auch auf das *Arbeitsbündnis* (UTA: 5.4.3) mit dem Ziel, dieses gegen die Widerstände zu mobilisieren, was speziell wichtig ist für ich-syntone Patienten, die mit ihrer Abwehr identifiziert sind (ibid.).

Vignette: Herausforderung des Arbeitsbündnisses

PT Ja, ich weiß, aber ich bin halt einfach vage.

TH Dann ist die erste Frage für uns, was sollen wir tun angesichts dieser Unbestimmtheit? Denn solange sie sich unbestimmt ausdrücken, werden wir nie ein klares Bild davon bekommen, was das Problem ist ... Unser erstes Problem hier ist ihre Schwierigkeit, sich festzulegen. Wenn sie aber so unbestimmt bleiben, dann verstehen wir nicht einmal, was ihre Schwierigkeit ist.

(Die Frage des Therapeuten: »Was sollen wir dann machen?« fordert die Arbeitsbeziehung heraus. Insgesamt zielt der ganze Prozess darauf, die Abwehr ich-dyston werden zu lassen.)

5. Bis zum Zeitpunkt des endgültigen Durchbruches gibt es im Patienten immer *zwei entgegengesetzte Kräfte (Ambivalenz)*, die weitgehend unbewusst sein können. Der Teil im Patienten, der sich nach Erleichterung sehnt, wird sich mit dem Arbeitsbündnis identifizieren, jener Teil aber, der Schmerz vermeiden will, wird sich mit dem Widerstand identifizieren. Darum richten sich die Interventionen des Therapeuten einerseits an jenen Teil des Patienten, der mit dem Arbeitsbündnis identifiziert ist, und andererseits an jenen Teil, der im Widerstand ist. Der Therapeut wird daher in der Phase 3 zuerst das *Arbeitsbündnis* ansprechen, den *Willen* mobilisieren und die *unbewusste therapeutische Allianz* (5.4.3) aufbauen, um Unterstützung zu finden, die Art der Widerstände zu klären und jeden auftauchenden Widerstand in Frage zu stellen (Davanloo 1995a, S. 150).

6. Der Druck auf die Gefühle und Widerstände allein bringt den Patienten noch nicht wirklich in Kontakt mit seinen (mörderischen) Gefühlen. Zuerst muss die Anwendung von Druck einen *Anstieg der Gefühle/Impulse und der Widerstände in der Übertragung* auslösen. Ein beginnender (aggressiver) Gefühlsanstieg gegen den Therapeuten kann sich z.B. darin manifestieren, dass der Patient sagt: »Ich will ja, aber ich kann nicht«. Wenn durch Druck ein Anstieg vorausgegangen ist, kann die *wiederholte Herausforderung* der Gefühle und Widerstände in der Übertragung im Patienten Wut gegen den Therapeuten auslösen, da er den Widerständen die Fluchtlöcher verschließt und damit den Weg sehr eng macht. Bei fortgeschrittener Therapie, wenn der Patient mit der Therapie schon einige Erfahrungen hat und die UTA gut funktioniert, kann die Herausforderung, anders als in der Probetherapie, kurz und direkt sein. Der Therapeut wird z.B. dem ruminierenden und diversifizierenden Patienten sagen: »Wie lange wollen sie noch schwätzen?!«

7. Im weiteren Verlauf wird der Therapeut darauf hinweisen, dass die Abwehr als *Selbst-Sabotage, Selbst-Zerstörung und Selbst-Bestrafung* wirkt und sie mit scharfen Ausdrücken wie »verkrüppelnde Kraft« oder »Geschwür« im Leben des Patienten bezeichnen. Manche dieser Interventionen können identisch sein mit jenen, die bei einem Frontalangriff auf die Widerstände in der Phase 4 (6.4.4.2) angewandt werden, die Betonung und die Ziele sind jedoch andere. Während in der Phase 3 sich die Herausforderung auf die *zwei entgegengesetzten Kräfte und die Syntonie der Abwehr* richtet, macht sie in der Phase 4 einen energischen Angriff gegen den *Über-Ich-Widerstand.* Der Patient muss tief im Herzen begreifen, dass die Herausforderung gegen die Abwehr und Selbstzerstörung gerichtet ist. Das Betonen dieses selbstdestruktiven Verlangens ist ein wichtiger Teil der Therapie, besonders bei Patienten, die an einer schweren Charakterneurose leiden und auf der rechten Seite des Spektrums angesiedelt sind (5.6.1).

8. Das rasche Kristallisieren der Abwehren in der Übertragung und der Anstieg der komplexen Übertragungsgefühle sind aus folgenden Gründen wichtig:

- Die Übertragung kurbelt den Prozess an und gibt ihm Auftrieb.
- Die Übertragung bewahrt den Patienten vor einer Regression in massive Widerstände.

- Die Übertragung gibt dem Patienten Sicherheit.
- Eine strukturelle Veränderung ist nur in der Übertragung möglich.
- Je kränker ein Patient ist, desto wichtiger ist der Übertragungsprozess.

Der Wichtigkeit halber wiederhole ich: der Therapeut wird nicht zur Herausforderung schreiten, bevor er nicht mit Druck einen Anstieg in der Übertragung hervorgerufen hat, der sich zuerst in der kräftigeren oder erhöhten Stimme (Stimmbänder) zeigt, in der Veränderung der Art zu sitzen und im Tonisieren erschlaffter Muskeln (Hände).

6.4.4 Phase 4: Widerstand in der Übertragung

6.4.4.1 Das Schema

1. Das Klären und Herausfordern richtet sich mit Nachdruck auf den *Übertragungswiderstand* (transference resistance).
2. Größtmögliche Herausforderung mit dem Übertragungswiderstand mit besonderem Hinweis auf solche *Widerstände*, die im *Über-Ich* wurzeln.
3. Intensivieren des Anstiegs der Übertragungsgefühle.
4. Dem Patienten Aug in Aug die *selbstzerstörende Kraft des Widerstandes* vorführen.
5. Die *unbewusste therapeutische Allianz* gegen den Widerstand mobilisieren.
6. Maximierung der *inneren Spannung* zwischen der unbewussten therapeutischen Allianz und dem Widerstand.
7. Das psychische System des Patienten auflockern und den *Widerstand zum Erliegen* bringen.
8. Ein *partielles Erschließen* des Unbewussten ermöglichen.

6.4.4.2 Kommentar und Beispiele

Die größtmögliche Herausforderung

Die größtmögliche Herausforderung – Head-on collision (HOC), Frontalzusammenstoß, Frontalangriff – korrekt und geschickt gehandhabt, ist das kraftvollste Werkzeug des Therapeuten, damit der Patient seine Widerstände überwinden und zu seinen unbewussten Gefühlen und Gedanken Zugang bekommen kann. Druck, Klärung und Herausforderung werden in der Übertragung auf die höchste ertragbare Stufe gebracht. Dies kann eine einfache und kurze Form (partial form) oder eine zusammengesetzte und komplexe Kette (interlocking chain) von Interventionen sein; es kann sich auf einen einzigen spezifischen Widerstand richten oder auf ein komplexes Abwehrsystem von Widerständen.

Die Mittel für die Arbeit mit den Widerständen sind Druck, Klären, Herausfordern und die größtmögliche Herausforderung, welche der Therapeut einsetzt, *bevor* er ins Unbewusste vordringt. Druck, Klären und Herausfordern haben wir eben besprochen. Die größtmögliche Herausforderung oder der sog. Frontalzusammenstoß ist eine innovative Interventionstechnik, zu deren Entwicklung sich Davanloo gedrängt sah, weil er in seiner Arbeit als Psychoanalytiker die Prozesse als stagnierend und zu wenig auf Veränderung orientiert erlebte. Durch seine Forschungen stellte er fest, dass Patienten mit fragilen Symptomen, Panik und Somatisierung immer regressiver wurden, so lange er die Symptome besser verstehen wollte. Patienten, bei denen er jedoch einen Anstieg der komplexen Übertragungsgefühle erreichte, wurden einerseits nicht regressiv, und andererseits hatte er einen raschen Zugang zur Abwehr und zum Unbewussten.

Die hauptsächlichen Ziele der größtmöglichen Herausforderung[5]
Die größtmögliche Herausforderung ist ein Direktangriff auf die Schlüssel- oder Pfeiler-Abwehren (pillar-defenses), nämlich

1. auf die *Übertragungswiderstände* (RAEC), um die komplexen Übertragungsgefühle zu mobilisieren und den Patienten wirklich mit der therapeutischen Aufgabe zu involvieren,

5 Davanloo H (2000) S. 235–253 (Übersetzt und bearbeitet vom Autor); Kalpin A (1994)

2. auf die *Charakter-Abwehren*, die vom Über-Ich (Über-Ich-Widerstand) aufrecht erhalten werden und in der Übertragung kristallisiert sind und
3. auf die *Lähmung des Willens.*

Je nach Phase des therapeutischen Prozesses hat die HOC eine unterschiedliche Funktion. Die HOC in der Phase 3 dient dazu, den Patienten mit der Abwehr vertraut zu machen, wenn schon ein gewisser Anstieg in der Übertragung besteht. In der Phase 4 jedoch dient sie besonders dazu, ich-syntone Patienten ich-dyston werden zu lassen – nicht um einen Durchbruch ins Unbewusste (Phase 5) zu erreichen – und als letztes Mittel, wenn die Widerstände des Patienten immer größer werden und den Prozess oder den Therapeuten lahm zu legen drohen. Die HOC schneidet dann eine maligne Entwicklung der Widerstände (z.B. Trotz, Ambivalenz, RAEC) ab, die sich gegen den Prozess stellen. Die Zeit für eine HOC ist aber erst gekommen, wenn der Patient versteht und spürt, dass ihn bestimmte Verhaltensmuster krank machen und dass auch seine Beziehung zum Therapeuten defizient oder verkrüppelt ist. Bezüglich der scharfen Wortwahl verweise ich auf die Erläuterungen unter 6.1. Die konkreten und detaillierten Ziele der HOC sind:

1. Eine *totale Blockade* errichten gegen alle Kräfte, die im Widerstand vereinigt sind. Der Therapeut muss immer über den Widerständen stehen. Sollte sich dies umkehren, dann ist die Anwendung einer HOC indiziert. Alle Abwehrmechanismen, welche die Widerstandskräfte in der Übertragung nähren, müssen derart blockiert werden, dass alle Widerstände in eine verzweifelte Lage geraten, um sie zu erschöpfen.

2. Einen direkten Angriff starten gegen die Kräfte, welche die *Selbst-Sabotage* und *Selbst-Zerstörung* unterhalten, da der Patient vertraut werden muss mit der Destruktivität seiner Widerstände.

3. Den Anstieg der *Übertragungsgefühle* intensivieren. Indem sich die innere Spannung zwischen den beiden Polen Arbeitsbündnis und Widerstand im Patienten fortschreitend erhöht, kommt es unausweichlich auch zu einer Spannung zwischen Patient und Therapeut in Form konflikthafter Übertragungsgefühle.

4. Die *UTA gegen die Widerstände* mobilisieren (5.4.3); die Ballance zwischen Widerstand und UTA auf die Seite der UTA kippen. Die HOC ist

wesentlich an die UTA gerichtet und stellt sich gegen die Selbst-Zerstörung, die der bewussten und unbewussten Weigerung des Patienten innewohnt, seinen Widerstand zu verabschieden.

5. Einen hohen Spannungszustand, eine *intrapsychische Krise* (6.4.3.2) schaffen zwischen Widerstand und UTA in der Übertragung. Das respektlose Herausfordern der Widerstände schafft im Patienten einen außergewöhnlich komplexen Zustand, in welchem er sich noch mehr an die Widerstände anklammern möchte und gleichzeitig sich der Wille regt, sich gegen sie zu wenden und sie aufzugeben. Dadurch wird der Patient auf den Therapeuten wütend, aber ist ihm auch sehr dankbar für dessen unentwegte Entschlossenheit, ihm zu helfen.

6. Der Teil des Patienten, der mit dem Widerstand identifiziert ist, reagiert mit Ärger auf die Herausforderung, der Teil jedoch, der mit dem Arbeitsbündnis identifiziert ist, reagiert mit Zuneigung und Anerkennung auf die Bemühungen des Therapeuten. Bei der Mehrzahl der Patienten führen sowohl die negativen als auch die positiven Übertragungsgefühle zu weiterem Widerstand; die negativen, weil sich der Patient in Konflikt befindet mit seinem Ärger, der unbewusst verknüpft ist mit unbewussten, unterdrückten sadistischen Impulsen in Verbindung mit der Vergangenheit, und die positiven, weil Gefühle wie Wärme und Nähe in der Vergangenheit oft zu einer Enttäuschung geführt haben. Das Ergebnis ist eine Intensivierung des Widerstandes, der mittlerweile zu einem Übertragungsphänomen geworden ist. Der Therapeut muss diese eher nonverbal als verbal auftretenden Anzeichen sorgfältig beobachten:
   a. Zeichen, dass der Patient sich *gegen Ärger* wehrt, können sich äußern im Festhalten der Armlehnen, in einer zunehmenden Anspannung und Passivität oder einem unwillkürliches Grinsen oder Seufzen.
   b. Zeichen, dass der Patient sich *gegen Gefühle von Zuneigung und emotionaler Nähe* wehrt, können sich äußern in einer Atmosphäre der Distanzierung und im Vermeiden des Blickkontaktes.

Sobald der Therapeut spürt, dass die Spannung zwischen Widerstand und UTA in der Übertragung ausreichend angestiegen ist, kann er mit einer direkten Frage in das Geschehen eingreifen und den Patienten auf die nonverbalen Zeichen aufmerksam machen. Diese Spannung ruft nach einer weiteren HOC mit dem Ziel, die UTA endgültig gegen die Widerstände zu mobilisieren.

Das folgende Diagramm veranschaulicht den Prozess zwischen den Widerständen (resistance, R) und der unbewussten therapeutischen Allianz (UTA). Die anfänglich hohen Widerstände stehen einer noch schwachen UTA gegenüber. Durch einen raschen Anstieg in der Übertragung gewinnt die UTA an Kraft gegenüber den Widerständen. Die intrapsychische Krise entsteht, wenn die UTA auf die Höhe der Widerstände angestiegen ist. Wenn dann die UTA noch ein bisschen über die Widerstände hinauswächst, dann erleben wir den ersten Durchbruch.

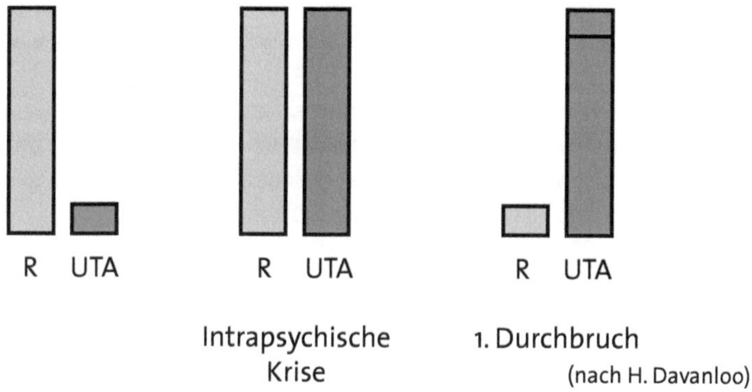

Abb. 24: Der Sieg der UTA über die Widerstände

Wenn das Arbeitsbündnis funktioniert und der Patient sich selbst gegen seine Abwehr stellt, braucht der Therapeut nicht mehr so vorsichtig zu sein und kann seine Herausforderungen beschleunigen und forcieren, um die negativen oder positiven Gefühle herauszufordern.

Vignette 1

TH Was empfinden sie, wenn ich sie immer wieder darauf aufmerksam mache, dass sie die Dinge einfach in der Schwebe lassen?

PT Ich empfinde schon eine leichte Verärgerung, aber dann verstehe ich, dass …

TH Aber wenn sie eine Verärgerung mir gegenüber empfinden, dann lächeln sie gleichzeitig. Haben sie das bemerkt?

Vignette 2

TH Und sie seufzen öfters, nicht wahr? Und lächeln wieder. Lassen sie uns jetzt auf ihre Verärgerung schauen. Auf welche Weise erleben sie, dass sie verärgert sind?

PT Meinetwegen, ich kotze mich selber an, wenn sie mich auf mein Verhalten aufmerksam machen.

TH Jetzt weichen sie aus, es geht um die Verärgerung. Sie sagen, sie fühlen sich verärgert über mich. Woran spüren sie ihre Verärgerung, körperlich?

7. Der Patient wird mit seiner Selbst-Zerstörung konfrontiert durch Ausdrücke wie »zum Scheitern verurteilt« oder »Elend«, um ihn aus der Syntonie seines Widerstandes herauszuschütteln und gleichzeitig die *UTA zur höchsten Anstrengung* herauszufordern.

   Die HOC muss auch das Arbeitsbündnis stärken gegen den Über-Ich-Widerstand, der sich im Bedürfnis des Patienten zeigt, den therapeutischen Prozess zu sabotieren, um sein gewohntes Leiden fortzusetzen. Es kann daher eine Wurzel der *Trauer* sein, wenn der Patient seinen Drang nach Selbstzerstörung erkennt. Ebenso kann das unentwegte Herausfordern der Widerstände im Patienten eine Hochschätzung für den Therapeuten bewirken, wenn der Patient seine Probleme so deutlich erkannt sieht und das Interesse des Therapeuten an seinem Wohlbefinden spürt.

8. In vielen Fällen löst die HOC *bedeutungsvolle Mitteilungen* des Unbewussten aus.

9. Das psychische System des Patienten soll durch die HOC derart aufgelockert werden, dass das *Unbewusste mobilisiert und zugänglich* wird.

10. Die komplexeste Form der HOC (interlocking chain, 6.4.4.2) bezweckt das Lockern oder Mobilisieren der Psyche des Patienten, um einen partiellen oder großen *Durchbruch des Unbewussten* zu ermöglichen. Es mag in einigen Fällen nötig sein, mit diesem Frontalzusammenstoß längere Zeit fortzufahren und weitere Arbeit gegen die Abwehrmechanismen einzusetzen, bevor sich der erste Durchbruch ereignet.

Interventionsformen der größtmöglichen Herausforderung[6]
Damit die größtmögliche Herausforderung (HOC) ihr Ziel erreicht, wurden einerseits vorgängig alle Widerstände in der Übertragung kristallisiert und teilweise bearbeitet und andererseits kommen jetzt spezifische technischen Interventionen zur Anwendung, von denen je nach Patient einige häufig angewandt werden, während andere nicht nötig sind. Es ist Sache des Therapeuten, von Fall zu Fall zu entscheiden, welche Form der HOC er als angemessen betrachtet und anwendet. Obwohl die Formulierungen dieser Interventionstechnik das Ergebnis jahrelanger und sorgfältiger audiovisueller Forschung sind und immer wieder verfeinert wurden, muss jeder Therapeut aus der Kenntnis der technischen und metapsychologischen Wurzeln seine eigene Sprache finden.

Die Elemente einer HOC können und müssen gelegentlich *repetitiv rekapituliert* werden. Je nachdem braucht es 10–15 Minuten, um das genetische Zentrum zu mobilisieren. Zustimmung des Patienten allein genügt nicht. Bei mehreren HOC-Interventionen spielt auch die Deaktivierung eine wichtige Rolle, indem sie Druck macht auf die Passivität, die omnipotenten Erwartungen und auf den Willen (ob der Patient jetzt etwas für sich unternehmen will). Schwerpunktmäßig vermittelt die HOC die Botschaft: »So geht es nicht«. Konkret und detailliert sind folgende Interventionsformen entwickelt worden:

1. Das Problem und seine Auswirkung auf das Leben des Patienten hervorheben und nachdrücklich betonen. Der Therapeut muss das Problem, das den Patienten leiden macht, hervorheben und ihn zu Beginn oft mit kraftvollen Ausdrücken daran erinnern. Dies ist besonders bei Patienten nötig, die dazu neigen, ihre Probleme und ihr Leiden zu verharmlosen. Da wird der Therapeut die Ausdrücke »größer«, »Elend«, »Leiden« und gegebenenfalls »Qual« anwenden und versuchen, die Wirkung einer solchen Intervention aufs höchste zu steigern.

Beispiel

»Sie kennen sich besser als ich, aber sie haben eine Tendenz, ihre Schwierigkeiten und ihr Leiden zu verharmlosen. Sie lieben ihre Widerstände. Sie haben mit dieser Krücke gelebt; warum sollten sie es ändern?!«

2. Die Verantwortung beim Patienten lassen und dessen Omnipotenzwünsche auflösen. Eine Hauptaufgabe des Therapeuten ist, die UTA gegen

6 Davanloo H (2000) S. 46–53, 236–243 (Übersetzt und bearbeitet vom Autor)

die Widerstände zu mobilisieren, wofür das Auflösen der Omnipotenzwünsche des Patienten ein wichtiges Element ist. Viele Patienten haben ein Verlangen, die Rolle einer früheren bedeutenden Person (significant other) und Omnipotenzwünsche auf den Therapeuten zu übertragen, indem sie ihn auf einen Sockel stellen, quasi als Retter, und dann abwarten, was der Therapeut zu unternehmen gedenkt. »Viel zu oft fühlen sich Therapeuten«, wie Strupp und Binder sagen, »– sowohl durch sich selbst als auch durch ihre Patienten – aufgerufen, ein Problem zu lösen und klug, stark und allwissend zu sein. Und je hilfloser und verletzlicher sich der Patient fühlt, desto größer ist das Bedürfnis, die Fähigkeiten und Kräfte der Therapeutin zu idealisieren und zu überschätzen.« (1991, S. 69f) Um nicht stillschweigend in diese Falle einer neurotischen Übertragung (Übertragungs-Neurose) zu geraten, dass *er* den Patienten verändere, statt dass *der Patient sich selbst* verändert, muss der Therapeut die neurotische Übertragung deaktivieren und den Patienten in die Realität der therapeutischen Aufgabe zurückholen, indem er wieder und wieder die Verantwortung des Patienten betont oder ihn mit einer Frage vor eine Entscheidung stellt.

Beispiele

»Ich weiß es nicht, es ist an ihnen zu entscheiden.«

»Das Problem, das Leiden, der Erfolg oder der Misserfolg ... das ist ihre Sache.«

»Wenn unsere Arbeit misslingt, es ist *ihr* Elend und *ihr* Leiden, aber wenn diese Arbeit ein Erfolg wird, dann wird es *ihr* Glück und *ihre* Freiheit sein.«

»Ist es ein Elend oder ist es keines?«

3. Nachdrücklich den Willen des Patienten ansprechen: es ist der Patient, der Hilfe sucht. Sowohl während der Probesitzung als auch im Therapieverlauf zielt der Therapeut auf die Mobilisierung des Willens und prüft, ob der Patient aus eigenem Anlass gekommen ist. Die Frage nach dem Willen ist immer ein Bestandteil einer HOC. (Siehe auch die Ausführungen zu den unwilligen Patienten unter 6.4.1.2.)

Beispiele

»Sind sie aus eigenem Willen hierher gekommen?«

»Ich nehme an, sie haben sich aus eigenem Willen entschieden, dafür etwas zu tun. Habe ich Recht, wenn ich sage, dass es ihre eigene Entscheidung ist? Oder ist es so, dass sie zu mir gekommen sind, weil ihr Berater sie an mich verwiesen hat?«

»Haben sie ihre Meinung geändert, dass sie etwas für sich tun wollen?«

4. Nachdrücklich die therapeutische Aufgabe und das Ziel des Patienten betonen. Dieses Element der HOC, das in der ersten Phase (Befragung) etabliert wurde, ist eng verknüpft mit jenem, das den Patienten auf seine eigene Verantwortung verweist (siehe oben) und das eines der am häufigsten benützten Elemente ist.

Beispiele

»*Sie* haben gesagt, dass sie diese Mauer zwischen sich und mir verabschieden wollen.«

»Sie haben gesagt, dass sie eine freie Person werden wollen. Gilt das nicht mehr?«

5. Nachdrücklich die partnerschaftliche Zusammenarbeit zwischen dem Patienten und dem Therapeuten betonen. Die meisten frontalen Herausforderungen betonen das Element der partnerschaftlichen Zusammenarbeit und die maßgebliche Rolle des Patienten. Wenn der Therapeut eine Abwehr direkt herausfordert, übernimmt er die Rolle eines *Gegners* gegen jenen Teil im Patienten, der mit dem Widerstand identifiziert ist. Wenn er hingegen die UTA im Patienten anspricht, betont er seine Rolle als *Verbündeter*, womit er die *positive therapeutische Beziehung* als empirisch am besten gesicherten psychotherapeutischen Wirkfaktor einsetzt (Albani et al. (2003, S. 388).

Beispiel

»Eine der wichtigsten Aufgaben, die *sie und ich* haben, ist, dass sie und ich, mit unser beider Hilfe, untersuchen und verstehen werden, wo der Kern ihres Problems liegt.« (Bei diesem Element der HOC benützt der Therapeut häufig die Wörter »wir« oder »sie und ich«.)

»Unsere Aufgabe ist, dass wir in einer gemeinsamen Anstrengung, sie mit ihrem vollen Einsatz und ich mit meinem, den Gipfel des Berges erklimmen.«

6. Auf die Natur des Widerstandes aufmerksam machen und nachdrücklich betonen. Der Therapeut arbeitet die Natur der Abwehr, die der Patient benützt, heraus und macht sie ihm deutlich.

Beispiele

»Schauen sie, sie fahren fort mit wiederkäuen und wollen jetzt zögern und eine eigensinnige und trotzige Haltung einnehmen.«

»Wenn sie vermeiden, diese Dinge anzuschauen, was können wir dann tun?«

»Wenn sie eine trotzige, passive und losgelöste Position beibehalten wollen, ist es ihr Recht; nur bleiben wir dann hier stecken und erreichen das Ziel nicht, wofür sie hierher gekommen sind.«

»Wenn sie hilflos und unfähig bleiben zu sehen, wie sie sich gefühlt haben, kann ich sie nicht verstehen und kann ihnen nicht hilfreich sein.«

»Solange sie weiterfahren mit rationalisieren, intellektualisieren, wiederkäuen und vage zu sein, bleibt unsere Arbeit im Nebel.«

7. Die Konsequenzen des Widerstandes herausstreichen. Diese extrem wichtige und in einigen Fällen mehrmals wiederholte Komponente, die mit der vorhergehenden verschränkt ist, zielt auf die Auflösung der destruktiven Organisation des Widerstandes.

Beispiel

»Solange sie das Bedürfnis haben sich zu kontrollieren, werden wir nicht zum Kern ihres Problems vorstoßen können. Was ich ihnen sagen will ist: sie entschließen sich hierher zu kommen, um ihr Problem zu verstehen, aber indem sie sich zensurieren, vereiteln sie ihren Entschluss. Nun ist meine Frage: wenn sie das Bedürfnis haben, ihre Absicht zu vereiteln, warum sollen wir uns dann hier treffen und dieses Interview haben?«

8. Die selbstzerstörerische Wirkung des Widerstandes betonen und herausfordern. Der Therapeut betont ausdrücklich die Selbstzerstörung und fordert sie z.B. mit einer rhetorischen Frage heraus.

Beispiele

»Und darin ist eine Selbst-Zerstörung, oder ist es nicht so? Nun frage ich sie: warum sollten sie aus eigenem Willen hierher kommen, um den Grund ihres Problems zu untersuchen und gleichzeitig will ein anderer Teil von ihnen das Ziel vereiteln, das sie sich selbst gesetzt haben, und ihre eigene Misere verewigen?«

»Haben wir hier nicht einen Anteil von Selbst-Vereitelung und Selbst-Sabotage? Warum setzen sie sich aus eigenem Antrieb das Ziel, hierher zu kommen, damit wir zusammen an den Kern ihres Problems kommen, und doch wollen sie gleichzeitig daraus einen Misserfolg machen, was offensichtlich ihr eigenes Leiden verewigt.«

9. Die Selbstzerstörung im Übertragungswiderstand und die Konsequenzen des Übertragungswiderstandes herausfordern und nachdrücklich betonen. Wenn sich der Widerstand nicht nur in der Übertragung kristallisiert hat, sondern als Übertragungsphänomen sich zu verfestigen droht, fordert der Therapeut den Patienten heraus, indem er die nutzlose Rolle aufzeigt, in die ihn der Patient manövriert.

Beispiel

»Schauen wir ihre Beziehung zu mir an. Sollten sie weiterhin einfach schweigen wollen, dann werde ich für sie nutzlos sein. Aber warum sollten sie mich für sich nutzlos machen?«

Eine solche Mitteilung enthält tiefe Botschaften, weil das Wort »nutzlos« dem Patienten zu verstehen gibt, dass er die aktive Rolle des Therapeuten auf zerstörerische Weise kraftlos und unwirksam machen will und dass Patient und Therapeut in einer passiven Rolle nicht mehr erreichbar sind, was selbstzerstörerisch ist. Viele Patienten leiden am sich wiederholenden Muster, eine Beziehung einzugehen und sie im Nachhinein aufgrund des verdrängten Sadismus und der Schuld wieder zu zerstören. Die Ursache liegt in der Dynamik der psychopathologischen Kräfte: der Perpetrator im Unbewussten ist konstant versucht, andere Personen zu frustrieren und zu irritieren, sie kraftlos zu machen oder leiden zu lassen, wie der Patient selbst gelitten hatte.

In der Anfangsphase der Probetherapie weiß der Therapeut wenig oder nichts über die psychopathologischen Hintergründe eines Patienten. Das ist nicht weiter hinderlich, da er aufgrund seiner Kenntnisse der

Metapsychologie und der Struktur der Neurose eine Interventionstechnik anwenden kann, die zwei Ziele verfolgt:

a. an das Unbewusste des Patienten richtet er die Botschaft, dass er in der Übertragung den zerstörerischen Anteil gespürt hat und
b. zur UTA spricht er direkt über die Selbstzerstörung, die einer solchen Beziehung innewohnt.

Mit diesen Worten hat der Therapeut den Widerstand abgesteckt, der aus allen Substrukturen des psychischen Apparates kommt: die destruktive mörderische Wut, die intensive Schuld, die Selbst-Bestrafung und die unbewusste Abwehrorganisation u. a. m. Während der Therapeut das Wort »nutzlos« wiederholt betont, vermittelt er diese hochsignifikanten Botschaften. Das Betonen und Wiederholen ist sehr wichtig, weil die HOC das Zentrum (bond) und die (schmerzlichen) Gefühle mobilisieren will. In der folgenden Vignette gebraucht der Therapeut das Wort »nutzlos« dreimal und fokussiert gleichzeitig den Widerstand gegen emotionale Nähe.

Vignette

TH Wenn sie mir nicht Zugang geben wollen zu ihren intimen Gedanken und Gefühlen, werde ich für sie nutzlos sein. So ist es. Aber warum will eine junge, intelligente Frau in ihrem Alter so was wollen?

PT Was tun?

TH Mich für sie nutzlos machen.

PT Nein, ich will nicht, dass sie für mich nutzlos sind.

TH Aber dies wird geschehen, wenn sie diese Mauer zwischen sich und mir aufrechterhalten. Wenn sie mich nicht in ihre intimen Gedanken und Gefühle zulassen, dann werde ich nutzlos sein.

10. Die Parallele zwischen den Mustern der Selbst-Vereitelung in der Übertragung und in andern Beziehungen aufdecken und nachdrücklich betonen. Üblicherweise bekommt der Therapeut in der Probetherapiesitzung einige Informationen über andere Beziehungen im Leben des Patienten. Darum kann er Parallelen ziehen zwischen der Übertragung und den Beziehungen außerhalb der Übertragung.

Beispiele

Eine Patientin entwickelte in der Übertragung einen großen Widerstand, über ihre sexuellen Phantasien während der Masturbation zu berichten. Im Leben draußen lockte sie immer wieder Männer zu sexuellen Kontakten an, verweigerte aber eine genitale Beziehung, sodass die Männer sie mit Wut verließen. Eine der Interventionen des Therapeuten lautet: »Wie fühlen sie sich gerade jetzt, wo ich sie mit ihrem Bedürfnis konfrontiere, mich für sie nutzlos zu machen? Ich werde offensichtlich für sie nutzlos sein, wenn wir ihrer Zensur folgen. Lassen sie uns das anschauen: alle Männer sind für sie nutzlos gewesen – alle Männerbeziehungen waren ein Misserfolg.«

»Wir werden ihr Problem nicht verstehen können und wir werden nicht an den Kern ihres Problems kommen, und dann wird das Endergebnis sein, dass ich für sie nutzlos bin, und zwar in der gleichen Weise wie während vielen Jahren ihrer Behandlung andere Psychiater nutzlos gewesen sind. Aber meine Frage ist, warum wollen sie das tun?« (An dieser Stelle wird der Therapeut zur HOC mit dem Widerstand gegen emotionale Nähe in der Übertragung gehen, was weiter unten behandelt wird.)

11. Den unbewussten Perpetrator (Wiederholungszwang), d.h. die selbstsabotierenden und selbstzerstörerischen Aspekte der masochistischen Anteile im Charakterwiderstand des Patienten nachdrücklich hervorheben und das Verlangen nach Selbstvereitelung und Selbstsabotage herausfordern. Diese Phase der HOC ist außerordentlich wichtig und enthält mehrere Elemente:
    a. Der Wunsch, Schmerz zu vermeiden.
    b. Das hervorstechende Verlangen nach Bestrafung.
    c. Die heftige Schuld als treibende Kraft für das Bestehen des Widerstandes.
    d. Der Perpetrator mit seinen Wurzeln in den psychopathologischen Kräften.

Beispiel

Ein Patient spaziert provokativ mit seiner Freundin durch sein Dorf, in welchem er ein öffentliches Amt bekleidet. Bewusst nimmt er die ärgerlichen Reaktionen der Dorfbevölkerung in Kauf und riskiert einen Ehekrach. Obwohl er sein Verhalten bewusst missbilligt und er seine Beziehung zu seinen Kindern nicht durch eine Ehescheidung aufs Spiel setzten will, reizt ihn ein Drang zu dieser Selbstsabotage.

12. Die neurotischen Übertragungswünsche des Patienten deaktivieren und zurückweisen. Der Therapeut wird aufmerksam darüber wachen, dass ihn der Patient weder bewusst noch unbewusst im Lichte seiner Wahrnehmung über Personen aus der Vergangenheit sieht. Die Deaktivierung bringt den Patienten in die Realität der Gegenwart.

Beispiel

PT Sie nehmen mich nicht ernst und gehen nicht auf mich ein.

TH Das haben sie schon oft von ihrer Mutter gesagt. Ich bin nicht ihre Mutter.

13. Den Trotz deaktivieren. Grundsätzlich ist sich der Therapeut bewusst, dass er den Trotz indirekt über den Willen, das Antidot des Trotzes, angehen muss. Er wird sich hüten, den Trotz direkt anzupeilen, weil es im schlimmsten Falle zu einem die Therapie ruinierenden Machtkampf führen könnte.

    Das Gegenstück des Trotzes ist die Unterwürfigkeit. Trotz und Unterwürfigkeit sind wie die zwei Seiten der gleichen Medaille, weshalb der zustimmende Patient nicht unbedingt kollaborativ (UTA) ist, sondern die unterwürfige Spielart des Trotzes in Operation bringt. Die Technik der Deaktivierung und die Behandlung des unbewussten Trotzes werden im Kapitel 7.4 ausführlich behandelt.

14. Herausfordern der Abhängigkeitswünsche des Patienten und dessen Verlangen, den Therapeuten als Krücke zu gebrauchen. Dieses Element der HOC ist vor allem wichtig für
    a. in ihrer frühen Kindheit schwer traumatisierte Patienten (7.8),
    b. Patienten mit fragiler Charakterstruktur (7.2.4),
    c. wegen Krankheit in der frühen Kindheit hospitalisierte Patienten,
    d. Patienten, die als Frühgeburt im Brutkasten waren,
    e. Patienten aus schwer pathogenen Familien, die als Kind ein affektives Bindungsdefizit erlitten hatten (kontrollierende, fordernde Mutter; abwesender, unfähiger Vater).

Der Therapeut wird jedes sich subtil äußernde Anzeichen omnipotenter oder symbiotischer Übertragungs- und Abhängigkeitswünsche (Übertragungs-Neurose) deaktivieren.

Beispiel

PT Gut, dass ich da bin (gefolgt von Schweigen).

TH Und jetzt wollen sie mich als Krücke benützen?

15. Druck und Herausforderung des Widerstandes gegen emotionale Nähe (Konzelmann 1995). Der Widerstand gegen emotionale Nähe (resistance against emotional closeness, RAEC) ist für alle traumatisierten Menschen, besonders jene auf der rechten Seite des Spektrums, ein zentrales Problem. Da die RAEC nur innerhalb der Übertragung behandelt werden kann, sollte sie herausgefordert werden, sobald eine bestimmte Abwehr in der Übertragung kristallisiert ist. Dies kann überhaupt an jeder Stelle im Aufbau einer HOC und ebenso auch an anderen Orten im Verlauf des Interviews geschehen. Der Therapeut wird darauf achten, dass vorgängig alle taktischen Abwehren beseitigt sind, bevor er die Charakterwiderstände herausfordert, da Nähe im Umfeld taktischer Abwehren unmöglich ist.

    Druck und Herausforderung auf den Widerstand gegen Nähe verstärkt die Angst und intensiviert die Widerstände gegen Nähe, welche das Zentrum der Kernneurose (Bindung, Trauma der Bindung, Schmerz über das Trauma) verteidigen.

Vignette 1

TH Sie werden angespannt und unruhig.
PT Ja, immer kommen sie mit der gleichen Frage, was ich zu ihnen fühle.
TH Sind sie ängstlich und ärgerlich, dass ich sie nach ihren Gefühlen jetzt, zu mir, frage?
PT Ich weiß wirklich nicht, was sagen. – Mir ist diese Woche bei meiner Freundin aufgefallen, dass ...
TH Sie wollen jetzt zur Beziehung mit ihrer Freundin gehen, aber meine Frage ist, was sie jetzt hier zu mir fühlen.
PT Nichts Besonderes.
TH Das sagt uns nicht, was sie fühlen.
PT Eigentlich gut.
TH Das ist vage.
PT Ja, ich weiß, aber ich bin vage.

TH Sie machen eine Mauer zwischen sich und mir. Soll ich nicht sehen, was ihre innersten Gefühle und Gedanken jetzt zu mir sind? Was wollen sie jetzt mit dieser Verschwommenheit machen?
PT (Patient schaut auf seine Hände)
TH Sie vermeiden meine Augen und sie schweigen.
PT (Neigt den Oberkörper nach vorne und presst die Hände zusammen.)
TH Sie halten mich auf Distanz und wollen nichts mit mir zu tun habe.
PT Ich bin es nicht gewohnt, was sie von mir wollen.
TH Was?
PT Sagen, wie es mir ist. Über meine Gefühle reden.

Die folgenden Vignetten zeigen je eine *zusammengesetzte HOC (composite form)*, die folgende Elemente in sich vereinigen:
a. die *Natur* des Widerstandes
b. die *Konsequenzen* des Widerstandes
c. die Herausforderung der *Selbst-Zerstörung* durch den Widerstand
d. die *Parallele* zwischen der Selbstvereitelung in der Übertragung und in andern Gegenwartsbeziehungen

VIGNETTE 2

TH Schauen sie, wenn sie so fortfahren mit Verschwommenheit, wenn sie weiterhin ausweichen und verallgemeinern und wenn sie weitermachen mit vagem Wiederkäuen und die Dinge im Nebel zu lassen, dann werden wir nicht den Kern ihres Problems verstehen können. Dann werde ich ihnen letztlich ebenso nutzlos sein, wie die 10 Jahre ihrer letzten Therapie, oder nicht? Nun, warum wollen sie das tun?

Vignette 3

TH Offenbar haben sie irgendein Problem, über das wir jetzt noch gar nichts wissen, oder? ... Aber wenn sie sich weiter so verhalten, vage, ungenau und sich verstecken, dann müssen wir voneinander Abschied nehmen ..., ohne dass wir zum Kern des Problems gelangt sind. ... Dann würde ich völlig nutzlos für sie sein. Sie haben sich aber das Ziel gesetzt, hierher zu kommen, um ihr Problem zu verstehen. ... Sollte ich aber für sie nutzlos werden und sollten wir nicht zum Kern ihres Problems kommen, dann würden sie hier rausgehen und ihr Problem, was immer es auch sein mag, weiter mit sich herumschleppen. ... Wer sabotiert dann hier? Was offenbar hier plötzlich klar wird, ist die Tatsache, dass sie ein sich selbst zerstörendes Verhaltensmuster haben. – Warum will ein intelligenter Mensch wie sie sich so etwas antun?

Vignette 4

TH Also, sie möchten, dass ich hinter einer Mauer bleibe. Und solange sie mich hinter einer Mauer halten ...

PT können sie mir nicht helfen.

TH Dann wäre ich für sie nutzlos. ... Nun, wieso macht ein intelligenter Mensch wie sie sich die ganz Mühe, hierher zu kommen und bemüht sich gleichzeitig, seinen Vorsatz zu vereiteln?

PT Es gibt keinen rationalen ...

TH Warum möchten sie dies alles sabotieren, und warum möchten sie mich für sich nutzlos machen?

PT Ich will es nicht sabotieren.

TH Aber es ist offenbar so.

Besonders bei Patienten mit malignen Widerständen darf der Therapeut nicht zulassen, dass der Patient zwar ein wenig von sich zeigt, um aber schlussendlich doch den Sieg des Widerstandes davonzutragen. Der Therapeut wird sich auf keinen Fall auf einen Machtkampf einlassen, sondern abrupt das Thema wechseln und nach den Übertragungsgefühlen des Patienten fragen. Haben Patient und Therapeut jedoch den Sieg über den Widerstand geschafft und ist die Mitarbeit des Patienten offensichtlich, wird der Therapeut dem Patienten erlauben, das Gesicht zu wahren. (Davanloo 2000, S. 249–251)

16. Druck auf die UTA
Dieses Thema ist in 5.4.3.3 behandelt.

Der logische Aufbau der größtmöglichen Herausforderung (Davanloo 1995b, S. 166–170; 2000, S. 243–245)
Die Anwendung der eben aufgezeigten Interventionstechniken für eine HOC folgt einer inhärenten Logik, die es dem Therapeuten ermöglicht, seine individuelle Intuition mit einer wissenschaftlich validierten Struktur (systematisches Set) abzusichern. Beim logischen Prozess der zusammengesetzten Form der HOC (interlocking chain) wird jedes Element dieser Kette mit Druck vermittelt, ansonsten es in der Übertragung nur einen flachen Anstieg gibt. Folgende Elemente werden dem Patienten vermittelt:

1. Sie haben ein ernsthaftes *Problem*, das ihnen Schmerzen und Leiden bereitet.
2. Es ist *ihr* Problem.
3. Sie sind aus *eigenem Willen* hierher gekommen.
4. Sie *suchen Hilfe* für ihr Problem und ihr Leiden.
5. *Unser Ziel* ist, ihr Problem zu verstehen.
6. *Unsere Aufgabe* ist, ihnen zu helfen, dieses Ziel zu erreichen.
7. Sie setzen jetzt diesen *Widerstand* ein.
8. Wenn sie fortfahren, diesen Widerstand anzuwenden, dann wird der Prozess ein *Misserfolg* sein, und sie werden ihr eigenes Ziel vereiteln.
9. Dies ist *selbstzerstörerisch* und es kann nichts anderes bringen, als dass sie ihr eigenes Leiden und ihre Misere verewigen.
10. *Warum* wollen sie das machen?
11. Zudem richten sie die *Zerstörung auch gegen meinen Einsatz*, womit sie mich nutzlos machen, was ebenso selbstzerstörerisch ist.
12. Dieses Verhaltensmuster wenden sie auch *in andern Beziehungen* an.
13. Ich übernehme *nicht die Rolle einer Zielscheibe* für ihre Zerstörung, die sie auf mich zu werfen versuchen. Ich habe nicht die Absicht zuzulassen, dass sie ihr Problem zu meinem Problem machen.

In der folgenden Vignette werden die einzelnen Schritte einer zusammengesetzten HOC analysiert und eine Referenz gezogen zu den technischen Elementen einer HOC, wie sie im vorhergehenden Kapiteldargelegt sind.

Vignette

TH Schauen wir es an: offensichtlich haben sie ein großes Problem und dieses Problem ist für sie eine Quelle von Elend, Leiden und Qual *(Das Problem und seine Auswirkung auf das Leben des Patienten).* Natürlich ist es an ihnen zu entscheiden *(Die Verantwortung beim Patienten belassen)*, ob es eine große Quelle für ihr Leiden ist oder nicht *(Deaktivieren der Übertragungsneurose.)*

PT Ja

TH Und ich nehme an, dass sie aus eigenem Willen hierher kommen *(Betonen des eigenen Willens; der Patienten hat die Initiative)* und dass sie ein Ziel haben müssen, denn sonst kämen sie nicht hierher *(Die therapeutische Aufgabe)*.

PT Ja, richtig.

TH Die wesentliche Aufgabe, die sie und ich vor uns haben, ist: mit unser beider Einsatz ihr Problem zu verstehen und zu sehen, wo der Kern ihres Problems liegt *(Partnerschaft zwischen Patient und Therapeut)*.

PT Ja, richtig.

TH Die Tatsache ist, dass es *ihr* Problem ist und *ihr* Leiden; es könnte aber auch ihr *Glück* sein. Es ist *ihr* Erfolg oder *ihr* Misserfolg *(Die Verantwortung ist beim Patienten)*. Aber wenn sie diese trotzige und eigensinnige Haltung beibehalten *(Die Natur des Widerstandes)*, was wird dann hier mit mir zusammen geschehen? *(Deaktivieren der Übertragungsneurose)*.

PT Nichts.

TH Auf diese Weise kommt unsere Sitzung bald zu Ende und wir verabschieden uns und sie werden ihren Weg gehen und werden das miserable Leben, das sie haben, weiterführen *(Konsequenz des Widerstandes)*, und ich werde meinen Weg gehen und mir sagen, dass ich mein Bestes getan habe, aber dabei gescheitert bin *(Deaktivieren der Übertragungsneurose)*. Sie sehen, so lange sie eine trotzige und widerspenstige Haltung einnehmen *(Die Natur des Widerstandes)*, werden wir das Ziel nicht erreichen. Es wird uns nicht möglich sein, den Kern ihrer Schwierigkeiten zu verstehen. Und der ganze Prozess ist zum Misserfolg verdammt *(Konsequenz des Widerstandes)*.

PT Ja

TH Sie sehen ihre Selbst-Sabotage? Ist es so oder nicht? *(Die Selbstzerstörung herausfordern)*. Jetzt stelle ich mir die Frage, warum sollen sie aus eigenem Willen hierher kommen mit dem Ziel, ihr Problem zu verstehen und an den Kern ihres Problems zu kommen, aber gleichzeitig will ein anderer Teil von ihnen das Ziel vereiteln, das sie sich selbst gesetzt haben, und ihr Elend und ihr Leiden verewigen? *(Herausfordern der Selbstzerstörung im Übertragungswiderstand)*.

PT Ich weiß.
TH So werde ich für sie nichts anderes als nutzlos sein.
PT Ja
TH (Es geschieht der erste Durchbruch. Der Patient ist traurig mit Tränen in den Augen.) Warum wollen sie mich nutzlos machen für sie? *(Selbstzerstörung in der Übertragung).*
PT Ich will das nicht.
TH Und ich nehme an, durch ihr ganzes Leben sind offensichtlich viele Menschen für sie nutzlos gewesen *(Die Parallele des selbstsabotierenden Musters in der Übertragung zum Therapeuten und in anderen Beziehungen).* Sie tragen ein großes Verlangen nach Selbstvereitelung in sich. ... Und das ist eben gerade jetzt mit mir zusammen am Werk.
PT Ja, ich habe ...
TH Es ist wichtig, dass wir diese selbstvereitelnden Muster untersuchen *(therapeutische Aufgabe).* Wenn dieser Prozess hier mit mir zusammen so weiterginge, verpassen wir zwangsläufig, die Schwierigkeiten zu verstehen und an den Kern ihres Problems zu gelangen *(Konsequenz des Widerstandes).* Dann müssen sie ihre Probleme für den Rest ihres Lebens mit sich tragen. Das würde zu einem Fiasko führen *(Herausfordern des selbstsabotierenden und selbstdestruktiven Aspektes des Widerstandes; benennen der masochistischen Komponente des Widerstandes).*
PT Ja, das stimmt.
TH So ist die Frage für uns beide, was wir dagegen tun werden? *(Druck auf die UTA.* Der weitere Schritt, wenn die UTA zu funktionieren beginnt, ist die Herausforderung des Widerstandes gegen Nähe und emotionale Intimität.*)*

Wenn die UTA groß genug ist, kann der Therapeut repetitiv jedes Glied der Kette der HOC Teil für Teil wiederholen, nicht herausfordernd, sondern analysierend. Eine frühe HOC ist sehr wichtig für depressive Patienten und Patienten mit funktionellen Störungen, die ein Puzzle regressiver Abwehren zeigen können, und für ich-syntone Patienten, die ein zementiertes psychisches System haben.

6.4.5 Phase 5: Der direkte Zugang zum Unbewussten[7]

6.4.5.1 Das Schema

1. Der Auslösemechanismus für das Erschließen des Unbewussten ist ein hoher Anstieg und direktes Erleben der komplexen Übertragungsgefühle (direct access to the unconscious).
2. Vertiefen des Arbeitsbündnisses, d.h. der unbewussten therapeutischen Allianz (UTA).
3. Vertiefen des inneren Konfliktes und der Spannung zwischen dem Arbeitsbündnis und dem Widerstand.
4. Das Arbeitsbündnis richtet sich gegen den Widerstand.
5. Das erste Erschließen des Unbewussten.

Wir unterscheiden vier Techniken des Erschließens des Unbewussten (UBW), wobei zur Standard-Technik das partielle und das umfassende Erschließen des UBW gehören.

a. Das *partielle Erschließen des UBW* (partial unlocking of the unconscious) (Davanloo 1995b, 2001b)
b. Das *umfassende Erschließen des UBW* (major unlocking of the unconscious)
c. Das *erweiterte umfassende Erschließen des UBW* (extended major unlocking of the unconscious)
d. Das *erweiterte, mehrfache umfassende Erschließen des UBW* (extended, multiple major unlocking of the unconscious)

Das *partielle und das umfassende* Erschließen des UBW werden in der üblichen Form der ISTDP angewandt. Die *beiden erweiterten Formen* des Erschließens des UBW hingegen werden mehrheitlich mit sehr mobilisierten Patienten angewandt, welche die Therapie abschließen können, aber aus persönlichem oder beruflichem Interesse vertiefen wollen. Für sie kann das erweiterte umfassende Erschließen als Standard-Methode angesehen werden.

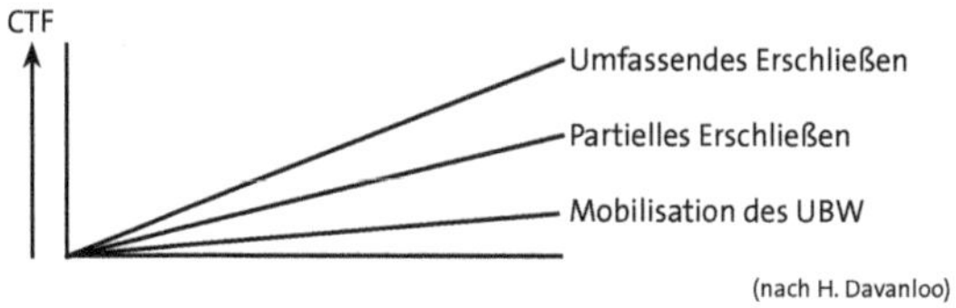

Abb. 25: Die zwei Standard-Formen des Erschließens des Unbewussten

7 Es kommt vor, dass Davanloo nur von der *Dynamischen Sequenz* spricht und den Begriff der *Zentralen* Dynamischen Sequenzder Phase 5 der Dynamischen Sequenz vorbehält (Davanloo H 1995b, S. 158–161 und als Nachdruck in Davanloo H 2000, S. 38–41)

a. *Das partielle Erschließen des Unbewussten (Davanloo 1995b S. 37–61)*
   1. Kristallisieren des Widerstandes und Anstieg der Übertragungsgefühle.
   2. Intrapsychische Krise: Erzeugen eines Spannungszustandes zwischen dem Widerstand und der therapeutischen Allianz in der Übertragung.
   3. Die UTA mobilisieren und ihr Auftrieb geben.
   4. Die innere Spannung zwischen UTA und Widerstand erhöhen.
   5. Der Durchbruch der komplexen Übertragungsgefühle ist der Auslösemechanismus für den partiellen Durchbruch des UBW.
   6. Direkte Sicht auf die psychopathologischen Kräfte, die für die Symptome und die Charakterstörungen des Patienten verantwortlich sind.

Wie tief das Unbewusste erschlossen wird, hängt davon ab, wie direkt und wie tief der Patient die komplexen Übertragungsgefühle erleben kann. Beim partiellen (teilweisen) Erschließen des UBW ist die Dominanz der unbewussten therapeutischen Allianz über die Widerstandskräfte geringer als beim umfassenden Erschließen, weshalb die Widerstände zurückkehren können, wenn die schmerzvollen Bereiche berührt werden. Das Handhaben des partiellen Erschließens ist schwieriger als jenes des umfassenden Erschließens (Davanloo 2003).

Beim partiellen Erschließen muss der Therapeut die ZDS so überwachen, dass er an einem *Ereignis außerhalb der Übertragung* arbeitet oder der Durchbruch in der Übertragung *nur teilweise* stattfindet, ohne dass die unbewussten schuld- und trauerbeladenen Gefühle durchkommen, welche ein höheres Niveau des Anstieges der komplexen Übertragungsgefühle erfordern. Der Schwerpunkt liegt beim Erleben des Schmerzes über das bis anhin im Leben Verpasste, was dem Willen Auftrieb geben kann, die therapeutische Arbeit anzupacken.

Der Therapeut wird ein partielles Erschließen des UBW anwenden

1. wenn der Patient nach der Probesitzung eine längere Zeit bis zum Therapiebeginn warten muss,
2. bei Patienten mit psychosomatischen und funktionellen Störungen,
3. bei Depressiven und Fragilen, die zuerst eine Umstrukturierung benötigen,
4. wenn die Zeit in einer Sitzung für ein umfassendes Erschließen nicht reicht.

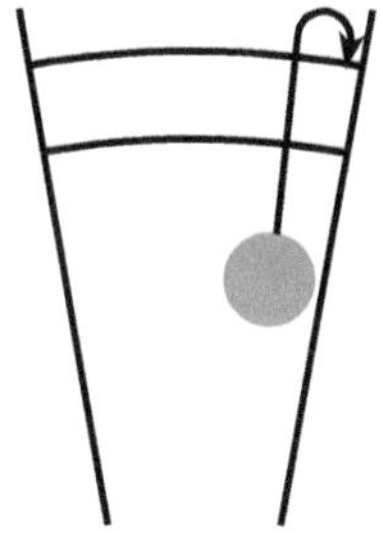

(nach H. Davanloo)

Abb. 26: Die partielle Dominanz der UTA über die Widerstände

b. Das umfassende Erschließen des Unbewussten (Davanloo 2000, S. 63–110)

1. Eine Kette von *HOC-Sequenzen* gegen die Charakterabwehr, die in der Übertragung kristallisiert ist.
2. Aufbauen einer direkten und systematischen *Herausforderung* aller Kräfte, welche die Selbstzerstörung und den Hauptwiderstand der Verdrängung bewirken.
3. Den *Anstieg der Übertragungsgefühle* intensivieren.
4. Eine hohe *Mobilisierung der UTA.*
5. *Direktes Erleben* der Übertragungsgefühle und des Auslösemechanismus.
6. *Umfassendes Erschließen* des Unbewussten anhand des Durchbruchs der primitiven reaktiven mörderischen Wut in der Übertragung.
7. Auftauchen der *Traurigkeit.*
8. Durchbruch der *unbewussten Schuldgefühle.*
9. Das Unbewusste *transformiert* den ermordeten Körper des Therapeuten zu einer genetischen Person.
10. Direkte Sicht auf die *psychopathologischen dynamischen Kräfte*, die verantwortlich sind für die Symptom- und Charakterstörungen des Patienten.

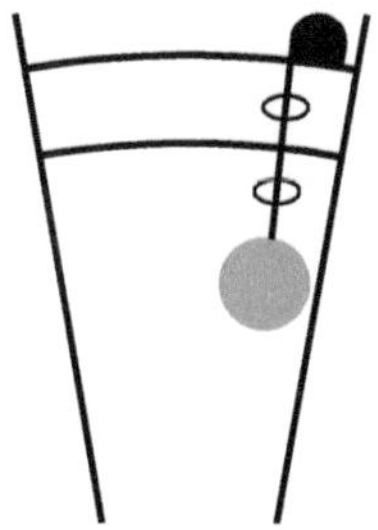

(nach H. Davanloo)

Abb. 27: Die umfassende Dominanz der UTA über die Widerstände

Ein umfassendes Erschließen des Unbewussten braucht insgesamt 10–20 Durchbrüche, in welchen der reaktive Sadismus in der *Übertragung* erlebt wird, um die mörderische Wut, die Widerstände gegen diese Wut und die Charakterabwehren gründlich zu bearbeiten. Der Durchbruch des Impulses in der Übertragung ist so tief, dass er in der Tiefe des Unbewussten die schmerz-, trauer- und schuldbeladenen Gefühle auslöst und sie an die Oberfläche des bewussten Erlebens bringt. Die *Instant repression* funktioniert nicht mehr und die Widerstände kehren im laufenden Interview nicht zurück.

c. *Das erweiterte umfassende Erschließen des Unbewussten (Davanloo 1995c, 2001b)*
   1. Eine Kette von *HOC-Sequenzen* gegen den Übertragungswiderstand mit dem Ziel, eine direkte Herausforderung aller Kräfte aufzubauen, welche die Selbstzerstörung nähren.
   2. *Systematisches zum Erliegen bringen* des umfassenden Widerstandes der Verdrängung und aller taktischen Abwehren, die mit diesem Widerstand verwoben sind.
   3. Ein *sehr hoher Anstieg der Übertragungsgefühle.*
   4. *Optimale Mobilisierung* der UTA.
   5. *Direktes Erleben* der Übertragungsgefühle und des Auslösemechanismus.
   6. *Erweitertes umfassendes Erschließen* des UBW anhand des Durchbruchs und Erlebens der primitiven mörderischen Wut in der Übertragung mit allen psychophysischen Komponenten (somatic pathway).
   7. Rasches Auftauchen der *Traurigkeit* beim aufmerksamen Anblick des ermordeten und geschundenen Körpers des Therapeuten.
   8. Das Unbewusste *transformiert* den ermordeten Körper des Therapeuten in den ermordeten Körper einer genetischen, biologischen Person (6.4.5.2). Eine wichtige Feststellung ist, dass in der Vorstellung (mental imagery) des ermordeten Körpers des Therapeuten genau der ermordete Körper der Mutter, des Vaters oder eines Geschwisters erscheint, in Form der Haarfarbe, der Augen und überhaupt hinsichtlich aller Eigenschaften. Der Patient sieht in einer bildhaften Vergegenwärtigung (visual imagery) intensiv z.B. den toten Körper der Mutter mit deren blonden Haaren und blauen Augen, während der tote Körper des Therapeuten nicht mehr vorhanden ist.

9. Wenn das UBW diese Transformation macht, findet unmittelbar ein umfassender Durchbruch von *intensiven schuldbeladenen Gefühlen* statt.
10. Das Durchkommen der Schuld mit allen psychophysischen Komponenten wird im ersten erweiterten umfassenden Erschließen *durchschnittlich 8–12 Minuten* dauern.
11. Es folgt das Durchkommen der *trauer- und schmerzbeladenen Gefühle.*
12. Direkte Sicht auf die *psychopathologischen dynamischen Kräfte.*

Die vierte Form, das erweiterte, vielfältige umfassende Erschließen des Unbewussten ist möglich, wenn der Patient während eines Tages (Blockbehandlung) über viele Stunden eine Serie von Durchbrüchen erleben kann.

6.4.5.2 Kommentar und Beispiele

Der Durchbruch und das Erschließen des Unbewussten

1. Der Therapeut braucht ein grundlegendes Verständnis der beiden im Patienten innerlich sich widerstreitenden Kräfte der *unbewussten therapeutischen Allianz* (UTA) vs. *Widerstand*, die zu einer Polarisierung zwischen Patient und Therapeut führen können, um daraus seine Interventionen zu formulieren. Die Interventionen wollen eine *intrapsychische Krise* (intrapsychic crisis) hervorrufen, die vor allem in der Übertragung zu einem *hohen Anstieg und direkten Erleben von extrem komplexen und gegensätzlichen Gefühlen* (rise der CTF im T) führt. Meist besteht die wichtigste Manifestation dieser intrapsychischen Krise darin, dass der Patient sich mit Gefühlen konfrontiert sieht, die ihm bis anhin vollkommen verborgen waren, nämlich mit seiner Wut, aber auch mit Gefühlen von Schuld, Trauer, Schmerz über alle verpassten Gelegenheiten und zerstörten Beziehungen, die auf das Konto seiner selbstzerstörerischen Abwehrmechanismen gehen, und mit der Liebe. Natürlich möchte der Patient seine Trauer vor dem Therapeuten verbergen, genauso wie seinen Zorn und seine Zuneigung.

Das Erleben der komplexen Übertragungsgefühle ist der *Auslösemechanismus*, der zum Erschließen des gesamten Unbewussten führen wird, was weiteren Widerstand mobilisiert. Der Therapeut muss weiterhin die Widerstände herausfordern und alle komplexen Gefühle offen legen.

2. Die aktive Tätigkeit des Therapeuten richtet sich auf das *Erschließen des Unbewussten.* Wenn die *Dominanz der UTA* die *Angst* (A) und die

Widerstände (R) zum Erliegen bringt, brechen bis anhin *verdrängte komplexe Übertragungsgefühle* (CTF) oft lebhaft und dramatisch an die Oberfläche durch (*Durchbruch, breakthrough*)[8] und kehren ins Bewusstsein zurück (*Wiederkehr des Verdrängten, De-repression*).

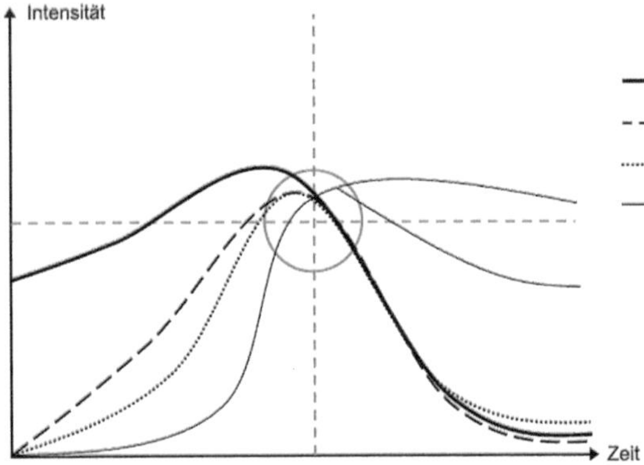

(nach C. Iten)

Abb. 28: Das Zusammenwirken von R, A, CTF und UTA

Die UTA ist in diesem Prozess die treibende Kraft und bringt die Widerstände zum Erliegen. Der erste Durchbruch ins UBW ist die erste Dominanz der UTA über die Widerstände. Während bei einem *partiellen Erschließen* des UBW wir eine *partielle Dominanz der UTA* über die Widerstände sehen, ist bei einem *umfassenden Erschließen* des UBW eine *umfassende Dominanz der UTA* über die Widerstände festzustellen (Davanloo 2001b, S. 26; Lorenzani-Francis 1995a). Bei der letzteren Form sind die komplexen Übertragungsgefühle (Wut, Schuld, Trauer, Sexualisierung, Angst, Liebe) durchgearbeitet.

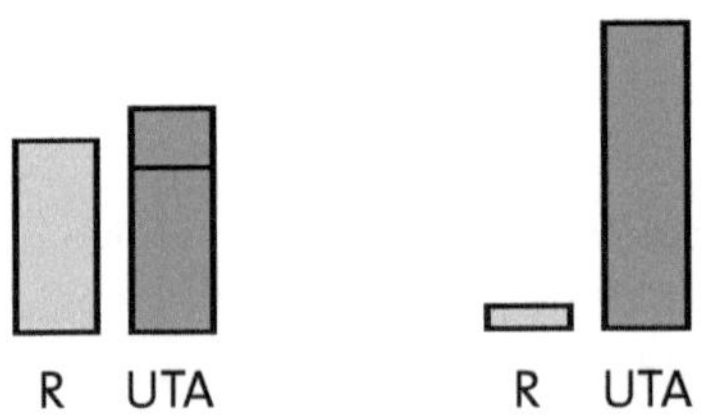

(nach H. Davanloo)

Abb. 29: Partielle vs. umfassende Dominanz der UTA über die Widerstände

8 Verglichen mit einer ISTDP bleiben Durchbrüche in kathartischen Therapien insulär und nicht in den ganzen Komplex der Persönlichkeit und in die bewusste Verantwortung eingebunden.

3. Der *Impuls startet am Tiefpunkt des Solarplexus*. Die Patienten erleben es wie einen Feuerball oder einen Vulkan. Wie beim physiologischen Erleben der Angst, kann der Therapeut dem Patienten nötigenfalls eine kurze Erklärung geben: »Bei der Angst haben wir gesehen, wie sie das in ihrem Körper, in ihren Muskeln erleben. Jetzt frage ich sie, wie sie die Wut *physisch* erleben«. Ganz generell ist die Wut jene Energie, die aus dem Bauch hinaufdrückt und befreit, während die Angst hinunterdrückt und verspannt. Wenn die mörderische Wut in die vorbewusste Zone kommt, stellen wir beim Patienten oft fest, dass er als Ausdruck seiner angstvollen Anspannung einige Seufzer macht. Sobald der Impuls jedoch weiter ins Bewusste vordringt, sieht man z.B. in den Händen keine Spannung mehr, sondern der Patient lässt sich in seinem ganzen Körper von der Dynamik des Impulses packen. Der *Durchbruch der mörderischen Wut* dauert ungefähr 3–6 Minuten. Beansprucht der Durchbruch der mörderischen Gefühle mehr Zeit, heißt dies nicht, dass das Erleben der Gefühle tiefer ist.

Für den erfolgreichen Therapieprozess muss der Patient in der Anfangsphase mehrere Durchbrüche von Wut, Schuld und Trauer in der Übertragung erleben. Diese Durchbrüche haben je nach Temperament des Patienten ihre eigene Charakteristik; sie können heftig oder eher verhalten sein. Wenn die UTA in gefestigter Position ist und der Prozess gut voranschreitet, müssen die Durchbrüche nicht unbedingt immer in der Übertragung erfolgen, denn letztlich ist nicht entscheidend, ob wir den Weg zum T oder C gehen, sondern entscheidend sind die Mitteilung des Unbewussten, denen der Therapeut zu folgen hat. Ist zu Beginn der Therapie die unbewusste mörderische Wut so riesig, dass sie in der Übertragung zuviel Angst auslösen würde, ist es hilfreich, wenn der Patient die ersten zwei bis drei Durchbrüche zu Personen der Gegenwart erleben kann. Wenn jedoch der Prozess in die tieferen Schichten des primitiven Sadismus vorstößt und riesige Angst auslöst, muss der Therapeut zur Sicherheit des Patienten den Prozess unbedingt in der Übertragung führen und ihm behilflich sein wie bei der Geburt eines sehr großen Kindes durch einen schmalen Geburtsgang.

Vignette: Durchbruch der Wut in der Übertragung

TH Was ist ihr Gefühl jetzt zu mir?

PT Ich spüre auch ihnen gegenüber diese Angst, diesen ... Druck, diese Unsicherheit, das spüre ich auch ihnen gegenüber.

TH Was fühlen sie neben der Angst auch noch zu mir?
PT Dass ich hässig werde.
TH Wie spüren sie das, ... körperlich? Was machen da ihre Arme und Hände (PT richtet seine Fäuste gegen TH).
PT Da ist etwas, das hinaus will.
TH Woher kommt das? Wo ist der Herd?
PT Der kommt aus diesem Druck (PT zeigt auf seinen Bauch).
TH Wie nehmen sie das in ihrem Körper wahr?
PT Indem ich nach außen reagiere (PT macht einen Faustschlag in Richtung TH).
TH Wohin?
PT Am liebsten ins Gesicht, aber ... etwas in mir sagt, nein, ich schlage nicht ins Gesicht.
TH Wohin ins Gesicht?
PT Mitten hinein ... dass sie aufhören zu reden.
TH Mit welcher Hand schlagen ...
PT mit der rechten.
TH Wie ist der Schlag, körperlich?
PT Gerade ... gezielt, da ... mitten auf die Nase.
TH Mit was für einer ...
PT mit einer unheimlichen Energie, ... mit Kraft.
TH mit Kraft.
PT Ich schlage gerade mittendurch, ... alles ist kaputt, mit einem Schlag.
TH Und dann?
PT Dann ist nichts mehr da, alles ist kaputt.
TH Ist die ganze Wut draußen?
PT Nein.
TH Dann lassen sie uns sehen, wenn sie zum Ganzen gehen ... wie ist der Rest? Wenn sie nichts zurückhalten?
PT Dann schmeiße ich einen großen Stein auf ihren Kopf, dass die Augen herausspritzen.

Hinter dem Durchbruch der Wut kündigt sich das *Erleben der Schuld* an, deren neurobiologischer Weg in der Brust beginnt, zur Kehle aufsteigt und sich in wellenförmigem Schluchzen und Tränen äußert.

Vignette: Durchbruch schmerzlicher Gefühle

TH Wie fühlen sie sich im Moment?

PT (der sich von seinem Weinkrampf erholt) Was sie mir sagten, hat mich wütend gemacht.

TH Wie war es, als sie auf mich wütend waren?

PT (Plötzlich beginnt der Patient Trauer zu zeigen). Es brachte mich völlig durcheinander, als sie sagten, dass es nichts bringt, wenn ich so dasitze und sie mit mir reden, ohne dass dabei etwas herauskommt.

TH Das ist eines der großen Probleme, mit dem wir uns beschäftigen müssen. Sie errichten eine Mauer zwischen uns, sie verstecken sich hinter einer Mauer. Und solange diese Mauer besteht, können wir offenbar nicht zum Kern ihres Problems vorstoßen. – Was machen sie jetzt mit dieser Mauer? Ich nehme an, dass sie dieses Problem auch in ihren anderen Beziehungen haben. Hat es in ihrem Leben jemals einen Menschen gegeben, bei dem sie das Gefühl hatten, dass sie ihn haben wollen?

PT Ein Mensch, bei dem es überhaupt keine Barriere gab? Nein.

TH Also ist das ein lebenslanges Problem?

PT (schaut weg)

TH Merken sie, dass sie mir ausweichen, sobald sie weinen? Sie vermeiden den direkten Blickkontakt und schauen mich nicht an. Warum? Weil sie über Nähe reden, nicht wahr?

PT (Beginnt hemmungslos zu weinen.)

Die folgende Abbildung stellt den oben theoretisch und exemplarisch beschriebenen Prozess dar: der Anstieg der komplexen Übertragungsgefühle erzeugt eine intrapsychische Krise zwischen den sich widerstreitenden Kräften der UTA und des Perpetrators. Sobald jedoch die UTA die Kräfte des Widerstandes übersteigt, öffnet sich das Unbewusste und lässt meistens zuerst die unbewusste Wut hinausschießen. Das eröffnete Unbewusste bewegt aber auch noch andere Zonen, worauf der Patient mit Widerstand reagiert, der die UTA und die Übertragungsgefühle senkt. In diesem Fall wird der Therapeut sofort einen Frontalangriff auf die Widerstände starten, damit diese nicht den ganzen Prozess lähmen.

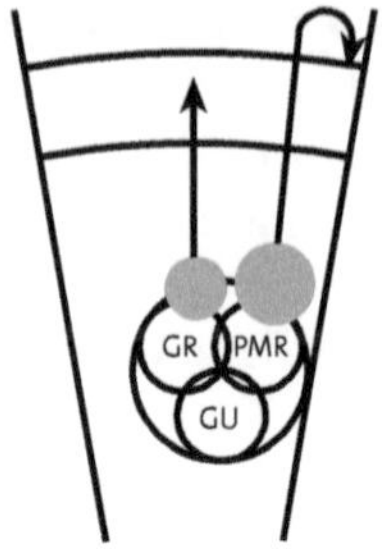

Abb. 30: Die unbewusste Wut steigt ins das Bewusstsein

4. Je größer die Wut ist, die man mobilisieren kann, desto näher ist man an der primitiven mörderischen Wut und desto tiefer ist das Erleben der Schuld und der positiven Gefühle zu den genetischen Personen. Der Durchbruch lässt dann die Charakterabwehren fluid werden. Sollte jedoch nach dem Durchbruch der mörderischen Gefühle keine Schuld folgen, ist das Zentrum der Widerstände nicht aufgelöst worden.

Die *Tiefe des Durchbruchs* ins Unbewusste und dessen Erschließen sind direkt proportional zum Ausmaß und zur Höhe des Anstiegs der komplexen Übertragungsgefühle. Davanloo: »One of the most important early findings is that the degree of unlocking of the unconscious is precisely in proportion to the degree that the patient is experiencing the transference feelings.« (2001b, S. 26)

Gelegentlich kann der Therapeut als vorbereiten des Testenden Patienten fragen, wie er *in Gedanken* den Therapeuten z. B. erwürge, um festzustellen, ob der Patient bereit ist, das Unbewusste aufzuknacken. Wenn hingegen ein schlaffer Patient sagt, er habe den Gedanken oder die Phantasie von Erwürgen, wird der Therapeut die Schlaffheit (Widerstand) des Patienten herausfordern, denn das *somatische* Erleben ist grundverschieden von Gedanken und Phantasien, welche in diesem Falle eher eine Art sind, mit der Angst umzugehen.

Beispiel

»Wenn sie Gedanken haben, mich zu erwürgen, dann muss ein Impuls da sein. Das können sie nicht mit so lahmen Händen machen«.

Wir wiederholen: um einen Durchbruch zu ermöglichen, müssen vorerst *alle Abwehren in der Übertragung kristallisiert* sein und der Anstieg so lange durchgehalten werden, bis *alle Abwehren erschöpft sind.* Sollte nach einer Welle von Anstieg der Patient wieder erschlaffen, muss der Therapeut dies wie eine Abwehr behandeln, um der ermattenden UTA zu Hilfe zu eilen.

5. Eine besondere Art der Abwehr ist die *Retaliations-Angst*, d.h. die projektive Angst des Patienten vor Vergeltung durch den Therapeuten. Der Patient hat die projektive Phantasie, der Therapeut werde wütend und ihn strafen oder die Therapie abbrechen, wenn er ihm seine Wut zeigt. Sofern es sich um einen obsessiven Neurotiker handelt, wird der Therapeut fragen, welche Evidenz ihn zu dieser Annahme führe. Bei einem fragilen Patienten wird er mehr die Projektion ausloten (7.2.4).

Vignette mit einem obsessiven Patienten

TH Haben sie aus der bisherigen Arbeit mit mir zusammen Belege dafür, dass ich wütende werde, sie bestrafe oder die Therapie abbreche?

PT Nein, eigentlich nicht.

TH Woher kommen diese Gedanken, wenn ich dazu keinen Anlass gebe? Wo ist der Ursprung ihrer Erwartung, dass ich unehrlich, unzuverlässig oder rächend bin?

Der Anstieg in der Übertragung bringt auch einen *Anstieg der UTA.* Beim ersten Durchbruch ist die UTA ein bisschen höher als die Widerstände (5.4.3.2). Es kann sein, dass dann nur Trauer und noch keine Schuld kommen oder dass noch keine genetische Person erscheint.

6. Das Hervorbrechen des reaktiven Sadismus (5.5.3) ist die *Öffnung des Unbewussten.* Er startet im Solarplexus und schießt wie ein Vulkan heraus, steigt stufenweise zum Magen, in die Brust, in den Kopf und in die Hände, die den Mord ausführen, womit sich das Unbewusste öffnet. Wenn der Patient dieser Art die mörderische Wut erlebt, sehen wir keine Explosivität (Schreien), keine Angst und keine Widerstände mehr. Für den *Durchgang der mörderischen Wut ins Bewusstsein* sind folgende Aspekte wichtig:

- Der Durchbruch der Gefühle ist gefasst und ruhig.
- Aktivismus, laute Stimme und Explosivität wären eine regressive Affektabfuhr, die weder mit Wahrnehmung der Gefühle zu tun hätte, noch würde sie zum Erleben der Schuld führen.
- Der Therapeut prüft, ob die Wut sich mit somatischer Energie muskulär äußert.
- Wenn der Patient mit vermindertem Muskeltonus und flacher Stimme von seiner Wut spricht, ist die Abwehr noch nicht überwunden, selbst wenn er sich mit aggressiven Inhalten auseinander setzt.
- Bevor der Patient demonstriert, was er mit dem Opfer macht, leitet der Therapeut den Patienten an, zuerst das Ausmaß seiner Gewalttätigkeit innerlich und körperlich zu spüren, ohne die Stimme zu erheben und möglichst ohne Bewegungen.
- Entscheidend ist, dass der Patient visualisiert und körperlich erlebt, was er macht, und nicht nur Phantasien entwickelt.
- Die fragilen Patienten besitzen ein ganzes Museum von Folterinstrumenten, während die obsessiven mit zwei bis drei auskommen.
- Wenn die genetische Person zwar tot ist, der Patient aber keine Wunden sieht, dann bedeutet dies, dass der Anstieg der komplexen Gefühle in der Übertragung nicht hoch genug war. Es kann sein, dass ein technischer Fehler des Therapeuten vorliegt, es kann aber auch auf einen Widerstand des Patienten hindeuten, der die schmerzvolle Schulderfahrung vermindern will.
- Es ist darauf zu achten, ob der Patient im Erleben der mörderischen Wut die qualvollsten Stellen attackiert oder auslässt. Wenn der Patient der genetischen Person z. B. den Magen zerquetscht, ist zu klären, ob er z. B. die Genitalien auslässt, oder wenn er den Kopf attackiert, was mit dem Nacken und der Kehle geschieht. Lässt der Patient die qualvollsten Stellen aus, kommt die ›Bestie‹ nicht ganz ins Offene, was ein Widerstand gegen das Erleben des Impulses (resistance against the experience of impulse, RAEI) ist.

7. Die unbewusste mörderische Wut des psychisch kranken Menschen äußert sich *im Vergleich zu Tieren* viel primitiver und sadistischer. Während gesunde Raubtiere in freier Wildbahn ihrer Beute zuerst an den Hals und die Kehle gehen, die Nerven unterbrechen und das Opfer in wenigen Sekunden töten, äußert sich die pathologische Wut des Menschen in einem größeren Quälpotential; er bereitet seinem Opfer einen langsamen Tod, indem er ihm zuerst die Stimmbänder zerreißt, die Zunge oder die Luftröhre verletzt und ihm damit verunmöglicht zu

schreien, was die Tortur verstärkt. Dann reißt er seinem noch lebenden Opfer die Brust auf, beißt ihm am ganzen Körper Fleischstücke heraus oder beißt in die Brüste oder in die Geschlechtsteile.

8. Häufig äußern *Ausbildungskandidaten*, die mit der Methode und den Repräsentationen des Unbewussten noch keine Erfahrung haben, die Befürchtung, das Mobilisieren der unbewussten mörderischen Wut*gefühle* könnte zu Mord*taten* führen. Einerseits lehrt aber die Erfahrung, dass dies nicht der Fall ist, und andererseits ist es metapsychologisch unmöglich, dass wer die unbewusste mörderische Wut *durchlebt*, morden muss, weil das Erleben der mörderischen Wut schuld- und trauerbeladene Gefühle auslöst (Davanloo 2003). Damit entwickelt sich der Prozess von den aggressiven Gefühlen weg zu den versöhnlichen. Tatsächliche Mörder weisen eine spezielle Psychopathologie auf, deren Heilung nur über den Weg der ZDS eine Chance hat.

   Nach dem Durchbruch steigen Schuld und Trauer aus der unbewussten in die vorbewusste Position. Der Therapeut wird mit herausfordernden Interventionen dem Patienten behilflich sein, das ganze ›Raubtier‹ ins Offene zu bringen, damit dem Erleben der Schuld und der Trauer nichts mehr im Wege steht, ins Bewusste durchzustoßen, was die folgende Abbildung schematisiert.

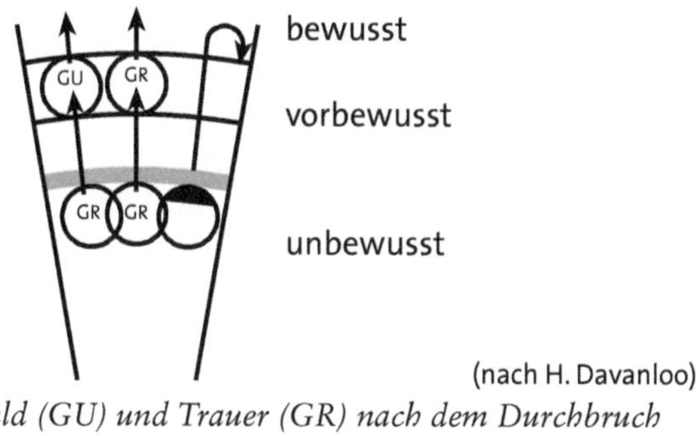

Abb. 31: Die Position von Schuld (GU) und Trauer (GR) nach dem Durchbruch

9. Erreicht der Therapeut *keinen Durchbruch* der mörderischen Gefühle, wird er untersuchen, welche Fehler ihm unterlaufen sind. Entweder war die Vorbereitungsarbeit im zirkulären Prozess nicht genügend oder er hat keinen genügend hohen Anstieg der komplexen Übertragungsgefühle ausgelöst. Das ist ein Grund, weshalb das Klären und Herausfordern der Widerstände in einem spiralförmigen Prozess wiederholt werden muss.

Wenn sogar nach mehr als 10 Sitzungen kein Durchbruch der mörderischen Impulse stattgefunden hat, muss der Therapeut den Therapieverlauf kritisch untersuchen, da sonst die Widerstände das Heft übernehmen. Bricht aber die mörderische Wut durch, dann wartet unmittelbar dahinter das Durchkommen der Schuld. Nach vier bis fünf Durchbrüchen melden sich die mörderische Wut und die Trauer oft gleichzeitig. Menschen mit *sehr hohen Widerständen* brauchen 15–20 und manchmal 30 Durchbrüche.

Ein spezielles Zeichen, dass die mörderische Organisation noch nicht geheilt ist, geben männliche Patienten, die nur Geschlechtsverkehr haben können, indem sie als Kopf der Sexualpartnerin jenen der Mutter sehen oder indem sie sich aus zwei bis drei Frauen (z. B. Mutter und Schwester) eine *phantasierte* Frau zusammensetzen. Diese Patienten ertragen noch keine zärtliche Nähe zu einer *wirklichen* Frau, weil die Beziehung zu den substituierten genetische Personen konfliktreich und unbewusst aggressiv sind. Eine entsprechende Störung sehen wir bei Patientinnen, die für das Erleben eines Orgasmus die Phantasie substituieren, von mehreren Männern vergewaltigt zu werden, womit sie eine unbewusste Wut gegen ihren Vater ins Spiel bringen.

10. Auch wenn bereits Durchbrüche der mörderischen Wut und das Erschließen des Unbewussten stattgefunden haben, ist dies nur die erste Stufe, da sich *unter der Oberfläche noch Widerstände* verbergen, die aus zwei Arten bestehen:
    a. *Ungelöster Übertragungswiderstand,* der aus vergangenen Beziehungen herrührt, die noch nicht bearbeitet worden sind.
    b. Ein von der Übertragung unabhängiger Widerstand, der aus der *Abneigung vor schmerzlichen Gefühlen* entsteht.

11. Erlebt der Patient *nach dem Durchbruch keine Schuld*, muss der Therapeut wieder analysieren, welchen Fehler er gemacht hat; es könnten folgende Gründe vorliegen:
    a. die mörderische Wut wurde nicht somatisch erlebt,
    b. der Therapeut hat zu sehr die Wut fokussiert und beim Patienten mehr mörderische Wut herausholen wollen, als dieser im Moment spürt,
    c. es wurde zu wenig Arbeit geleistet für eine strukturelle Veränderung, d. h. für das Funktionieren des Konflikt-Dreieckes,
    d. der Anstieg in der Übertragung war zu gering,
    e. das Unbewusste des Therapeuten steht behindernd im Wege.

12. Nach einem Durchbruch muss der Therapeut den *gesamten Prozess analysieren* und dem Patienten ein gutes *Panorama* davon geben, was dessen Unbewusstes freigegeben hat. Nach dem Durchbruch und nach der Schulderfahrung kommt die UTA zur vollen Wirkung.

Die Transformation (Transfer)

1. Wenn der Patient bewusst und körperlich die primitive mörderische Wut gegen den Therapeuten erlebt, ist für einen kurzen Moment wirklich der Therapeut gemeint, obwohl er eine Übertragungsfigur ist. In dieser Phase ist es wichtig, klarzustellen, dass es der Körper des Therapeuten ist, dem der Patient z. B. an den Hals geht oder den er verstümmelt. Der Therapeut wird diesen Prozess so lange in der Übertragung halten, bis die Schuld ins Bewusstsein kommt. Wenn in einer optimalen Position die mörderische Wut und die Schuld miteinander durchkommen und der Therapeut plötzlich draußen ist und einer genetischen Person Platz macht, dann sieht der Patient in einer *gesunden* Projektion nicht mehr die Augen des Therapeuten, sondern an dessen Stelle jene einer genetischen Person. Dieser stille Vorgang wird als Transformation oder Transfer bezeichnet. Plötzlich ändern sich gewisse Details, wenn der Patient den Wechsel vom Therapeuten zum eigentlichen Opfer vollzieht. Es kann vorkommen, dass der Therapeut für eine Gruppe von Menschen (Familienmitglieder) steht. Gelegentlich kündigt sich dieser Wechsel vom Therapeuten zu einer genetischen Person darin an, dass der Patient von der Höflichkeitsform zur Du-Form wechselt.

Vignette

TH Ist die ganze Wut draußen?

PT Ja, ich merke, wie der Druck weg ist. Es tut gut, so lange drauf zu hauen, bis es weg ist. Bis er mich in Ruhe lässt.

TH Wer ist es?

PT Es ist mein Alter. (Seufzer) Ich spüre das überall.

TH Wie sieht er aus?

PT Das verrückte ist, dass er ganz jung ist, so wie er früher ausgesehen hat.

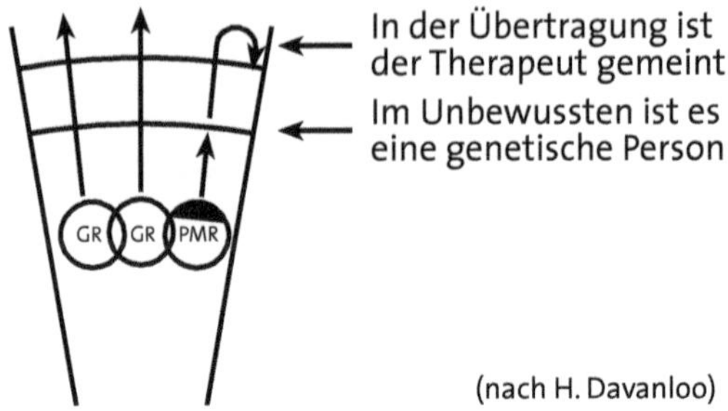

Abb. 32: Der Transfer vom Therapeuten zu einer genetischen Person

Beispiel

Ein Patient spürt seine mörderische Wut gegen den Therapeuten, indem er ihm den Kopf so an die Wand schlägt, dass er einen Schädelbruch erleidet. Dann transformiert sich das Bild des Therapeuten zu jenem des Onkels des Patienten, der damals teilweise die Stelle seines Vaters eingenommen hatte und für den er sehr ambivalente positive und negative Gefühle empfindet. Er erinnert sich, dass dieser Onkel so unglücklich auf den Hinterkopf gefallen ist, dass er sofort tot war. Und dann erinnert er sich, dass er als 8-jähriges Kind sich gewünscht hatte, der Onkel möge so auf den Kopf fallen, dass er tot sei.

Erst wenn der größte Teil der Schuld durchgekommen ist, kann der Therapeut nach dem Aussehen oder Portrait der genetischen Person fragen. Der Patient sieht in einer *bildhaften Vergegenwärtigung* (visual imagery) genau, in welchem Alter (z.B. den jungen Vater), an welchem Ort (Garage, Bad, Wohnraum, Bett) und in welchen Kleidern die genetische Person war, als der Patient sie damals innerlich beseitigt hatte. Dies ist der entscheidende Schritt in die pathogenetische Organisation. Fragen über die verwundete Person (z.B. wie sie daliegt) dient der Intensivierung der Schuld.

In diesem Prozess ist wichtig, dass der Patient in Kontakt geht mit den *Augen* seines Opfers. Wenn er ihm den Kopf abgehauen hatte und kein Kopf mehr da ist, dann ist dies als Widerstand zu verstehen, denn ohne Kontakt mit den Augen können die verdrängten Schuldgefühle nicht frei werden, da wir im Augenkontakt die tiefste emotionale Nähe erleben. Der Therapeut wird daher den Patienten fragen, was er sehe, wenn er den Kopf zum Leichnam lege.

2. Obsessive Patienten sehen von sich aus oder nach der Rückfrage des Therapeuten, wem diese Augen gehören, plötzlich eine genetische Person. Bei fragilen Patienten ist es komplizierter, wenn noch Projektionen in Operation sind. Wenn sie nicht aufgehellt werden, könnte der Patient Angst haben, der *Therapeut* würde ihn ermorden, wenn er ihn (den Patienten) bis zum Maximum des Erlebens der primitiven mörderischen Gefühle führt.

3. Wir können nicht sagen, welche genetische Person zuerst durchbrechen sollte. Meistens ist es so, dass jene zuerst erscheint, gegen die der Patient die geringeren mörderischen Gefühle hegt, weil das Erleben der Wut gegen eine vorgelagerte Person weniger Angst auslöst und daher leichter zu ertragen ist. Insofern kann dies auch als Widerstand verstanden werden gegen die noch größere primitive mörderische Wut, die einer noch stärker mit Wut belegten genetischen Person gilt.

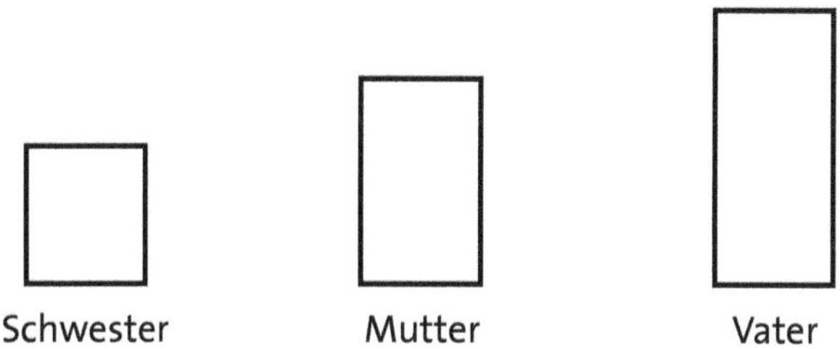

Abb. 33: Die Wut wird an vorgelagerten, mit geringerer Wut beladenen Personen erlebt.

Kommt der Patient hingegen in den direkten Kontakt mit der ermordeten genetischen Person, sinkt die unbewusste Angst und er wird von *Wellen von Schmerz und Schuld* geschüttelt. Aus dem Unbewussten ist eine obere Schicht negativer Gefühle ins Bewusstsein durchgebrochen und eröffnet den bis anhin unbewussten Gefühlen von Trauer (grief), Schmerz (pain) und Schuld (guilt) den Weg ins Bewusstsein. Der Patient ist so sehr mit sich selbst beschäftigt, dass er nicht mehr im Augenkontakt mit dem Therapeuten ist, was nicht als Widerstand gewertet werden darf.

Wenn nur Teile der Schuld und der Trauer erlöst sind, muss der Therapeut den Patienten mit Fragen in die innere Szene hineinschicken und ihn mit Fragen in Kontakt halten mit dem toten Körper der genetischen Person.

Beispiele

»Was sehen sie gerade jetzt?«

»Können sie beschreiben, wie er da liegt und wie sein Körper aussieht?«

»Wenn sie sich konzentrieren, wie sehen seine Haare aus?«

»Wie alt ist sie?«

Wenn der Patient in der Übertragung genau sehen kann, woher seine Widerstände (z.B. der Widerstand gegen Nähe) kommen, wird er eine Verbindung schaffen vom in der Übertragung Erlebten zu seinem Verhalten im Leben draußen (z.B. zu seinem Partner). Die folgende Abbildung schematisiert diesen Prozess.

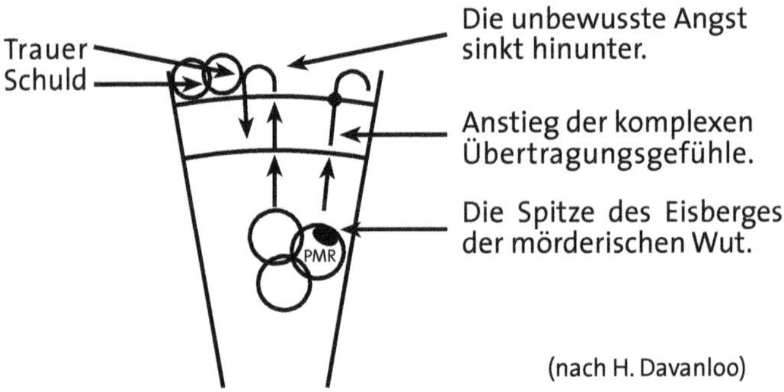

Abb. 34: Der Durchbruch der schuld- und trauerbeladenen Gefühle

Schuld, Trauer und Schmerz

1. *Das Schuldbewusstsein*
Schuldbewusstsein (guilt) entspringt der Wahrnehmung der Verantwortung und zeichnet jenen Menschen aus, der die Tatsache seines Schuldigwerdens aufgrund seines In-der-Welt-Seins (conditio humana) internalisiert hat. Es geht dabei um die Anerkennung sowohl der *innerpsychischen Schuld* (z.B. als Kind sich gewünscht haben, dass ein Elternteil tödlich verunglücke) als auch der in *historischen Verhaltensmustern (z.B. das provokative Verhalten als Kind) vollzogenen realen Schuld.*

Der Patient muss lernen, dass er im Drama der gestörten Beziehungen *involviert* war und muss sich vor Augen führen, dass er in seinen Gefühlen bewusst und/oder unbewusst *gemordet* hat.

Ob die Eltern noch leben oder schon gestorben sind, spielt für diesen Prozess keine Rolle, da es um die inneren Gefühle des Patienten geht. Zuerst wollen Patienten sich diesen Tatsachen nicht stellen und möchten gelegentlich darüber rationalisieren, dass die Eltern mit dem Elend begonnen haben und quasi zuerst ›geschossen‹ haben und deshalb sie die Täter sind und dass das Kind nur das Opfer sei. Man kann diesem Argument oberflächlich besehen eine gewisse Logik nicht absprechen. Sobald man aber in die Abgründe des Unbewussten vordringt, liegen die Verhältnisse anders. Das eine sind die Fehler der genetischen Personen, also dass z.B. der Vater dem Sohn (dem Patienten) gegenüber versagt hat. Das andere ist, wie der Patient (in diesem Falle der Sohn) in seiner unbewussten Wut den Vater für seine Fehler noch und noch innerlich eliminiert hat. Für die Schulderfahrung und für den heilenden therapeutischen Prozess allein relevant ist, welche Rolle der Patient in dieser gestörten Beziehung eingenommen hat und in welchem Ausmaß er dem Vater gegenüber versagt hat. Das eigentlich therapeutische Agens ist dann nicht das Erleben der Wut, sondern, dass der Patient sich seiner unbewussten Schuld für die bewussten und unbewussten Mordgefühle bewusst wird. Zudem hat der Patient vielleicht nicht nur gewünscht, dass der Vater nicht mehr zurückkehre, sondern auch noch eine verkrüppelte Beziehung zur Mutter und Schwester aufgebaut, indem er an der Mutter klebte und von der Schwester sexuell hingerissen war.

Noch mehr: Schuld ist das Innewerden des Schuldens. Der kleinste Funke je erlebter oder ersehnter positiver Gefühle verlangt nach einer liebevollen Zuwendung. Schuld ist letztlich das Verweigern und Schuldigbleiben des Verstehenwollens der elterlichen Bedingtheiten, der Zuwendung, der Versöhnung, der Anerkennung und der liebevollen Gefühle. Kohut (1979, S. 114f) sagt es so: »Wenn Wut und Schuldgefühle … in der Übertragung durchgearbeitet werden vor dem Hintergrund der Matrix der pathogenen narzisstischen Frustrationen, denen diejenigen in ihrer Kindheit ausgesetzt waren, die narzisstische Persönlichkeitsstörungen entwickelt haben (mit sekundärer Wut und Schuldgefühlen), dann werden Wut und Schuldgefühle allmählich weichen, der Patient wird die Versäumnisse der Eltern mit erwachsener Toleranz in einem milderen Licht sehen…«.

2. *Die zwei Aspekte des Schuldbewusstseins*
   a. *Die innerpsychisch subjektiv erlebte Schuld*
   Der therapeutische Prozess ist, worauf wir eben hingewiesen haben, vorerst und weitgehend ein innerpsychisches subjektives Bewusstmachen und Erleben der subjektiv verarbeiteten und verdrängten sadistischen Gefühle und Impulse. Das Schuldbewusstsein betrifft somit die subjektive Schuld. (Außenstehende oder die betroffenen genetischen Personen könnten ohne therapeutische Erfahrung dies kaum verstehen).

Beispiele für die subjektive Schulderfahrung

Eine Patientin reißt dem Vater den Penis aus und stopft ihm damit den Mund, damit er daran ersticke.

Ein Patient knallt die Mutter mit zwei Faustschlägen an die Schläfen so fest an den Radiator, dass sie einen Schädelbruch erleidet und ihr Gehirn heraus quillt. Dabei erinnert er sich, dass er sich früher eine andere Mutter gewünscht hat, womit er schon damals innerlich die Mutter liquidiert hatte.

Ein Patient beißt der Mutter so fest in den Hals, dass er die Halswirbel brechen hört.

Ein Patient reißt der Mutter die Brüste vom Leib und springt ihr auf den Hals, bis ihr die Augen herausquellen.

Ein Patient, der seinen Bruder erwürgt, erinnert sich, dass er früher dies oft in der Phantasie getan hatte, wenn der Bruder schnarchte.

Eine Patientin wirft ihren Vater so die Treppe hinunter, dass er das Genick bricht. Dabei erinnert sie sich, dass sie früher oftmals wünschte, er möge bei einem Autounfall ums Leben kommen.

Vignette: Das Durchkommen der schuld- und trauerbeladenen Gefühle

TH Wie sagen sie dem Vater adieu?

PT (Ruhiger Blick zum sterbenden Vater, Seufzer, heftiger werdendes Weinen) Ich würde ihm schon gerne sagen, dass ich ihn lieb habe.

TH Sie haben auch andere Gefühle neben den mörderischen.

PT (weinend) Ich nehme ihn in die Arme. Ich gehe auf die Knie zu ihm hinunter. – Diese Scheiße; er hatte nie eine Chance, das zu beheben. Er war ja ein Verding-Kind[9].

TH Wie würden sie ihn halten?

PT (heftig atmend) Ich würde seinen Kopf halten und ihm über den Kopf streichen.

TH Wie sind seine Augen?

PT Ich sehe seinen Schmerz in seinen Augen. (heftig weinend) Es macht weh. Er hatte nie eine Chance gehabt, wirklich nicht. Ich hätte alles erfüllen sollen, wovon er geträumt hat in seinem Leben. Ich habe alles abbekommen.

TH Wie schaut er sie an?

PT Ich sehe das erste Mal Liebe in seinen Augen. (weinend) Es tut mir so weh, dass ich so über ihn gefahren bin. Ich kann es nicht mehr rückgängig machen.

Vignette: Schuldgefühle und Widerstand gegen Nähe

TH Wenn sie ihre Gedanken und Gefühle untersuchen, was tun sie?

PT Die Mutter ist total verbrannt. (Der Patient hatte sie lebend ins Feuer gestoßen)

TH Was tun sie mit dem toten Körper? Lassen sie ihn dort?

PT Jemand anders bringt ihn weg.

TH Sie vermeiden, ihn zu berühren.

PT Es ist so schrecklich. Beerdigen.

TH Wie würden sie ihn begraben?

9 Bis in die Mitte des letzten Jahrhunderts in bestimmten ländlichen Gegenden der Schweiz herrschender Missbrauch, Waisenkinder und Kinder zerrütteter oder verarmter Eltern durch Verfügung der Vormundschaftsbehörden als billige, ausgegrenzte und oft brutal ausgenützte und misshandelte Arbeitskraft auf Bauernhöfe zu verteilen.

b. Die historisch eingehandelte objektive Schuld
Der intrapsychische Schuld-, Trauer- und Schmerzprozess allein könnte wie eine künstliche Welt sein, wenn Patienten sich ihrer *realen grausamen Handlungen* von damals nicht bewusst würden und darüber keine Reue empfänden. Deshalb muss der Patient auch eine erlebbare Verbindung machen zu seinen *wirklichen* Verhaltensmustern von damals, mit denen er die *realen* genetischen Personen in *Wirklichkeit* provoziert oder verletzt hat, und jetzt darüber Reue empfinden. Entgegen Strupp und Binder (1991, S. 218) vertreten wir die Auffassung, dass es durchaus nötig ist, die historischen Wahrheiten aufzudecken und dass es nicht genügt, neue und konstruktivere Bedeutungen zu entwickeln.

Beispiele

Eine Patientin ist nicht ans Sterbebett des Vaters gegangen und hat stattdessen unter der Türe halblaut gesagt: »Jetzt geh endlich«.

Ein Patient ist wiederholt von Zuhause davongelaufen, um den Vater zu ängstigen und dessen Zuwendung auf die Probe zu stellen.

Eine Patientin hat sich gewünscht und nichts dagegen unternommen, dass sich die betrunkene Mutter über die Terrasse in die Tiefe stürze.

Ein Patient hat die Einladung seines Vaters, mit ihm und den andern Kindern zu spielen, oft trotzig abgelehnt.

Eine Patientin hat sich vor ihren Kolleginnen ihres etwas älteren Vaters geschämt und ihn als ihren Onkel verleugnet.

Als Kind hatte ein Patient das diktatorische Verhalten des Großvaters gegen die Mutter toleriert.

Aus Trotz hatte ein Patient regelmäßig und bewusst die Werkzeuge des Vaters immer an den falschen Ort verlegt.

3. *Die Verantwortung*
Die Menschen tragen Verantwortung für ihre Handlungen. Deswegen legt die ISTDP Wert auf folgende Begriffe, welche die Eigenverantwortlichkeit unterstreichen:
– *Deaktivierung*

Es gibt keine Delegation der Eigenverantwortung, weshalb neurotische Übertragungen und grandiose Erwartungen des Patienten aufgelöst werden.

- *Autonomie*
  Der Mensch ist frei, selbst verantwortete Entscheidungen zu treffen. Deshalb wird der Therapeut dem Patienten nichts Gutes oder Richtiges suggerieren.
- *Wille*
  Da der Patient die Verantwortung für sein Leben, sein Unbewusstes und für den eigenen Anteil am Therapieprozess trägt, muss er für Entscheidungen seinen Willen bewusst aktivieren.
- *Externalisation*
  Verantwortliches Menschsein beinhaltet, dass der Mensch seine Verantwortung für sein Leben, sein Schicksal, seine Fehlhaltungen, seine Abwehrmuster, sein Verdrängtes und Unbewusstes, seine Emotionen, Phantasien, Gedanken, Handlungen und seine Schuld übernimmt. Nur so kommt der Mensch an die Wurzeln seines Seins. Dem würde zuwiderlaufen, wenn er die eigene Täterschaft und die eigene Verantwortung den Eltern, den Lehrern, der Kirche, der Gesellschaft, dem ES, dem Therapeuten oder wem immer zuschieben würde.

4. *Die Schulderfahrung in der Übertragung*
   Der therapeutische Prozess ereignet sich nur in der Klammer der Übertragung und Schuld wird erst durch den Durchbruch der komplexen Gefühle in der Übertragung erlebbar, wobei die Tiefe der Schulderfahrung direkt proportional ist zur Wuterfahrung. Es muss daher als Widerstand verstanden werden, wenn der Patient »einsichtig« wird und sich dadurch aus der Klammer der Übertragung entwindet und in der Klammer des Über-Ich bleibt, das sich von neurotischen Schuld-*Gefühlen* ernährt.

   Die Schuld-Erfahrung ist der Motor der Therapie. Je mehr Schuld herauf kommt, desto mehr gehen die Widerstände zurück. Wenn die Schulderfahrung voll durchgekommen und dominant ist, nehmen mörderische Wut und Widerstände ab. Erinnert sich der Patient bei der Schulderfahrung, dass z.B. der Bruder gemein war, dann ist diese Erinnerung in diesem Moment kein Indiz für weitere mörderische Wut, sondern, dass der Patient zu seinem Bruder keine liebevolle Beziehung hatte.

Dem Therapeuten gegenüber, der ihn herausgefordert hatte, erlebt der Patient keine Schuld, da er von sich aus spürt, dass der Therapeut nur als Brücke zu seinem Unbewussten gedient hatte.

5. *Schmerz und Trauer*
Nach dem Durchbruch des Unbewussten und dem Hervorbrechen des Schuldbewusstseins sehen wir auf dem oberen Teil der Brust, im Kehlkopf und im Atmungsweg des Patienten Wellen von Erschütterung, Schmerz und Trauer (somatic pathway). Es ist die Aufgabe des Therapeuten, dem Patienten das Erleben der Schuld – für den Menschen das schmerzlichste Gefühl, schmerzlicher als die Trauer – auf dem höchstmöglichen Level zu ermöglichen. Die Tränen, das Würgen und Schluchzen des Patienten drücken den Schmerz aus über sein verübtes Unrecht, die Unverhältnismäßigkeit seiner Wut und die verpassten und verweigerten Beziehungschancen. Ein Indiz für das Erleben einer *quälenden* primitiven mörderischen Wut ist die Mitteilung des Patienten, dass es war, wie sich selbst töten. Wut und Schmerz sind im Unbewussten sehr nahe zusammen.

Spätestens jetzt macht der Patient die unmissverständliche Erfahrung, dass Trauer nichts mit Selbstmitleid oder Weinerlichkeit zu tun hat und dass Mitleidsbekundungen des Therapeuten untauglich gewesen wären. Was nach ›Trauer‹ aussieht, werden Patient und Therapeut spätestens jetzt klar unterscheiden als

- *Weinerlichkeit* (taktische Abwehr)
- *regressive Abwehr,* welche wie die Weinerlichkeit nicht schmerzvoll ist,
- *pathologische Trauer* (7.6)
- *wirkliche (normale) Trauer* (Davanloo 2003), die in der Kehle schmerzt.

Das neurobiologische Erleben der Schuld geschieht in wellenförmig sich wiederholenden, meist heftigen und schmerzvollen Amplituden von Kontraktionen der Brust- und Halsmuskulatur. Die Ausdrucksweisen können zwischen eher verhaltenen Nordeuropäern und mehr expressiven Südländern variieren, was jedoch für den innerlichen Prozess nicht von Belang ist. Das Erleben der Trauer hingegen ist weich, seelisch, ruhig und körperlich nicht so heftig wie bei der Schuld, da die Brustmuskulatur nicht involviert ist.

Das eigentlich therapeutisch Wirksame ist nicht das Erleben der verdrängten Wut, sondern das Erleben der eigenen Schuld. Die Tiefe der Schulderfahrung ist – wie oben erwähnt – direkt proportional zur Höhe des Anstiegs der komplexen Übertragungsgefühle und der Intensität des Durchbruchs der mörderischen Gefühle in der Übertragung.

Die Schulderfahrung verändert sich physiologisch und psychologisch vollkommen, je mehr der Prozess in die tieferen Schichten des Unbewussten vordringt. Der qualvolle Prozess der Schulderfahrung zeigt sich z.B. durch eine schwere Atmung, die jetzt nichts mehr mit Verspannung zu tun hat. Wenn der Patient in den ersten zehn Sitzungen wiederholt Schuld erlebt hat, dann ist das Zentrum der Widerstände geschwächt, die Widerstände geben auf, die Therapie ist auf einem sicheren Weg und der Patient fühlt sich leicht und licht.

6. *Der Widerstand gegen das Erleben der Schuld*
Konnte der Therapeut diesen Prozess nicht auslösen und stellt sich der therapeutische Erfolg nicht ein, ist die abwesende Schuld (Schuldvermeidung) jetzt der stärkste Widerstand. Dies kann verschiedene Ursachen haben:

- Die vorausgegangene Arbeit in der Übertragung war ungenügend.
- Der zirkuläre Prozess im Konflikt-Dreieck ist nicht aktiviert und bewusst geworden.
- Der Patient widersetzt sich bewusst oder unbewusst dem Erleben der schmerzvollen Gefühle von Schuld, Trauer und Liebe.
- Ein vorschnelles Sich-versöhnen-wollen kann ein Versuch sein, dem Erleben der Schuld zu entkommen.
- Der Patient ekelt sich vor dem Anblick dessen, was er angerichtet hat. Würde er wirklich hinschauen, fühlte er Schmerz und Trauer.
- Distanziertheit nach dem Durchbruch deutet auf das Vorhandensein weiterer mörderischer Wut hin.
- Der Patient weint nicht, was auf einen Widerstand hinweist, der die kortikalen und subkortikalen Zonen ausschaltet.

In all diesen Fällen ist es, wie wenn der Patient von der Leiche wegläuft. Das strafende Über-Ich, welches das destruktive System erhalten und keine

Schuld fühlen will, mischt sich wieder ein. Wenn nur Teile der Schuld und Trauer erlöst sind, wie das folgende Diagramm veranschaulicht, der Durchbruch jedoch einigermaßen tief war, muss der Therapeut den Patienten in Kontakt halten mit dem toten Körper der genetischen Person und mit kleinen Fragen das Unbewusste ansprechen und unterstützen, die Schuld kommen zu lassen.

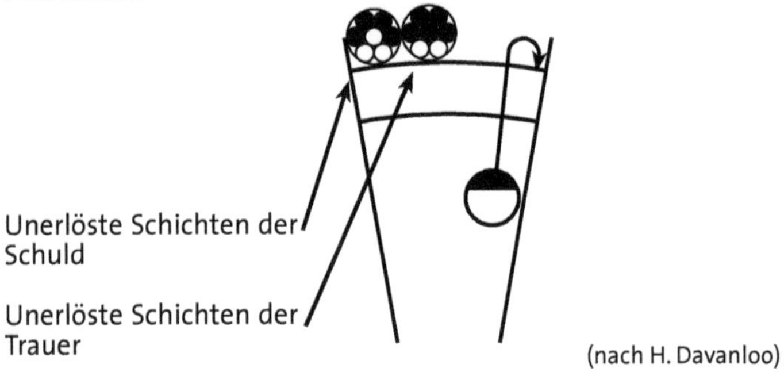

Abb. 35: Die noch nicht erlösten Schichten der Schuld und Trauer

Folgende Interventionen können hilfreich sein:

Beispiele

»Es ist sehr wichtig, sich zu konzentrieren, um zu sehen, wer das ist.«

»Sie laufen weg wie ein Krimineller.«

»Sie werden langsam.«

»Stoppen sie nicht. Werden sie nicht langsam.«

»Werden sie nicht gelähmt mit ihren Gefühlen.«

»Was sehen sie gerade jetzt?«

»Alles, was immer ihnen in den Sinn kommt.«

»Können sie beschreiben, wie seine Haare aussehen?«

»Möchten sie ihn noch berühren?«

»Wie würden sie ihn berühren?«

»Sie haben nicht Abschied genommen.«

»Da ist eine große Welle von schmerzvollen Gefühlen in ihnen; bekämpfen sie es nicht, lassen sie es gehen; sie haben die volle Kapazität, es auszuhalten.«
Diese Interventionen sind keine Suggestion, sondern eine Hilfestellung, bevor die Widerstände das Terrain wieder in Beschlag nehmen. Da nur das *aktuelle Erleben der Schuld* eine therapeutische Wirkung hat, sind Sätze wie »Ich bin schuldig« ohne therapeutische Wirkung. Es ist jedoch nicht nötig, dass der Patient das Wort Schuld wie ein Label benützen muss, denn nach dem Hervorbrechen echter Schuld und Trauer meldet sich auch rasch die Liebe zur gemordeten genetischen Person. Es gibt aber keinen andern Weg zur Freiheit,Versöhnung und Liebe, als durch diese schmerzvollen Stationen der *Zentralen Dynamischen Sequenz* zu gehen.

7. *Das Erschließen der tieferen Schichten des Unbewussten*
Nach den ersten Durchbrüchen können wir dem Patienten sagen, dass wir jetzt die Spitze des Eisberges gesehen haben. Normalerweise spürt der Patient selber, dass die Arbeit noch nicht erledigt ist und dass noch mehr und noch grausamere und schmerzvollere Gefühle kommen werden. In den tieferen Zonen des Unbewussten werden die Widerstände und die Wut primitiver. Die genetische Person, die in den ersten Sitzungen lediglich erschlagen wurde, sieht der Patient bei fortschreitender Arbeit im Blute liegen, sieht z.B. die Farbe der Kleider, riecht die Brüste der Mutter oder hört wie die Knochen krachen.

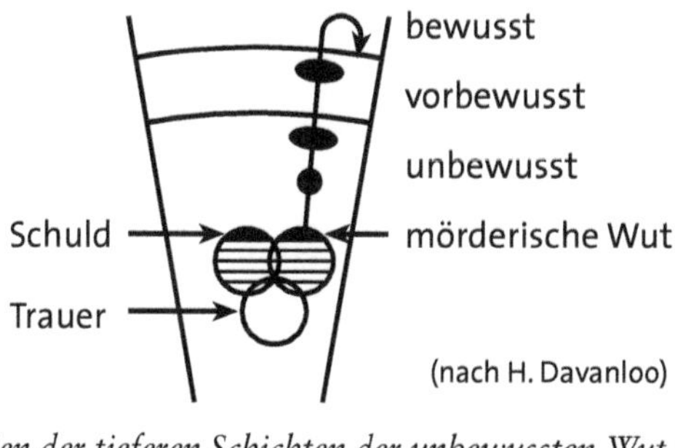

Abb. 36: Das Erschließen der tieferen Schichten der unbewussten Wut und der Schuld

Die mörderische Wut und die Schuld haben mehrere zusammenhängende Schichten. Wenn die oberste Schicht aufsteigt, werden die zweite, dritte und die weiteren darunter liegenden Schichten Angst auslösend mobilisiert. Während des Durchbruchs der Schuld können keine mörderischen Gefühle mehr kommen. Wenn jedoch die Schuld erlebt ist, kann es durchaus sein, dass der Patient eine weitere Tranche mörderischer Wut erlebt und es aussieht, wie wenn eine neue Sitzung beginnt.

8. *Die Schuld- und Trauerphasen*
Je länger die Phase von Schuld und Trauer hinhält, desto rascher schreitet der therapeutische Prozess voran. Im Erleben der Trauer kann ein Teil des Traumas liegen (z.B. die Brutalität der Mutter) und ein Teil des Verlangens nach der guten Mutter (d.h. Liebe, Zuneigung). Wenn nach dem Durchgang der mörderischen Wut, der Schuld und Trauer der Patient z.B. sagt, er habe sich als Kind allein gefühlt, können wir das als eine Mitteilung der UTA verstehen.

Wenn die Patienten ungefähr ein halbes Dutzend tiefer Anstiege der komplexen Übertragungsgefühle mit umfassendem Erschließen des Unbewussten und ausgiebige Schuld- und Trauerphasen erlebt haben, dann sinken die Widerstände auf ein Minimum. Der Patient ist so aufgelockert, dass viele verdrängte Erinnerungen hochkommen. Diese Patienten haben keine Nachtträume mehr, da sie alles im Wachzustand sehen (dreaming while awake), d.h. die Patienten sehen die Leichen, während sie ihre täglichen Verrichtungen machen. Patienten hingegen, bei denen die Widerstände, wie im folgenden Diagramm dargestellt, nicht auf ein Minimum absinken, haben Nachtträume. Das ist der Grund, weshalb in der psychoanalytischen Traumtheorie zwischen manifestem und latentem Traum unterschieden wird und weshalb der latente Trauminhalt Anlass zu allen möglichen Assoziationen und Deutungen gibt.

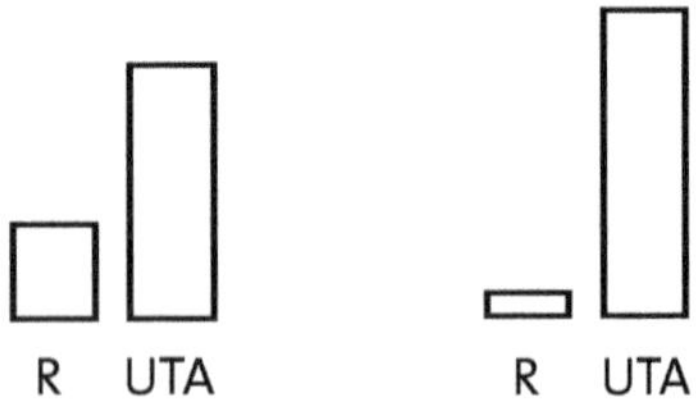

(nach H. Davanloo)

Abb. 37: Der endgültige Sieg der UTA über die Widerstände

Vergebung und Versöhnung
Halten wir vorgängig fest, worum es hier nicht geht. Patienten können zu Beginn der Therapie in externalisierender Art die Eltern für ihre faktischen und effektiv pathologischen Vergehen anklagen und dann dafür Vergebung fordern. Wir haben Therapeuten erlebt, welche dieses Vorgehen gutheißen und Patienten anspornen, den Eltern fordernd, anklagend und abweisend zu begegnen. Diese Strategie verhärtet Hass und Unversöhnlichkeit beiderseits und alimentiert die selbstzerstörerischen und selbstbestrafenden Quellen im Leben eines Menschen.

Das aktuelle Erleben der mörderischen Wut, der Sexualisierung, der Schuld, des Schmerzes und der Trauer ist die Voraussetzung für Vergeben-können und Versöhnung. Der vorausgegangene Prozess der Anerkennung der eigenen Täterschaft und der eigenen *psychischen* und *realen* Schuld hat dazu beigetragen, dass der Patient auch sein neurotisch verzerrtes und entwertendes Bild der genetischen Personen korrigiert und deren Fehler und Vergehen wirklichkeitsgerechter und in deren lebensgeschichtlich bedingtem Kontext zu sehen vermag. Wenn der Patient spürt, dass er zu seinen Eltern auch positive Gefühle hat, zeigt dies, dass die mörderischen Gefühle und die Schuld zu einem guten Teil durchgearbeitet sind. Jetzt ist der Kanal frei für Versöhnung und Liebe, was mit Versöhnlichkeit nichts zu tun hat.

In dieser Phase kann es nötig sein, dem Patienten im Ringen um Zulassung von Nähe und positiven Gefühlen mit Druck und Herausforderung behilflich zu sein, wie die folgende Vignette zeigt.

Vignette

TH Sogar im Tod wollen sie nicht näher gehen. Sie halten starrköpfig ihre Gefühle zurück wie damals, als die Mutter sie mit dem Besen geschlagen hat.

PT (seufzt)

TH So machen sie es jetzt auch mit mir. Sie halten zurück, wie bei der Mutter, um ihr nicht die Genugtuung zu geben.

PT (ist bewegt)

TH Wenn sie jetzt auch bei mir zurückhalten, können wir es nicht untersuchen, und dann ist ihre Beziehung zu mir ebenso verkrüppelt wie jene zur Mutter.

Im Unbewussten gibt es kein merkantiles Aufrechnen des elterlichen Missbrauchs. Wenn die mörderische Wut und die Schuld durchgearbeitet sind, räumt das Unbewusste des Patienten auf beiden Seiten mit der Schuld auf, sodass ein gegenseitiges Vergeben resultiert. Oft machen Patienten an dieser Stelle Äußerungen wie »Was ich meiner Mutter hier angetan habe (mörderische Wut), ist schlimmer als ihre Fehler damals«. Kommt die Therapie an den Kern, erlebt der Patient die Sehnsucht nach vereinigten Eltern und nach der Dreieinheit von Mutter, Vater und Kind. Diese *Vereinigung* (unification) (Davanloo 2003) wird möglich, wenn der Patient abgegrenzt, unsentimental und autonom sich mit den genetischen Personen aussöhnt und sie in sein Leben integriert. Ein weiteres wichtiges Resultat dieses Prozesses ist, dass im Leben draußen eine berechtigte, aktuelle Wut aus einem realen Anlass nicht mehr mit der pathogenen Zone verknüpft wird, sondern sich in einem verhältnismäßigen, selbstbehauptenden Verhalten äußert.

Gelegentlich erlebt der Patient geradezu physische Brustschmerzen, wie wenn sich eiserne Spangen lösen würden, wenn er in der Beziehung zum Therapeuten, zu den Personen der Vergangenheit oder zum gegenwärtigen Partner Zuneigung und Liebe zu spüren beginnt und fließen lässt. Unweigerlich denkt man an den treuen Heinrich aus Grimms Märchen *Der Froschkönig oder der eiserne Heinrich*.

> »Der treue Heinrich hatte sich so betrübt, als sein Herr war in einen Frosch verwandelt worden, dass er *drei eiserne Bande hatte um sein Herz* legen lassen, damit es ihm nicht vor Weh und Traurigkeit zerspränge. Der Wagen aber sollte den jungen König in sein Reich abholen; der treue Heinrich hob beide hinein, stellte sich wieder hinten auf und war *voller Freude über die Erlösung*. Und als sie ein Stück Wegs gefahren waren, hörte der Königssohn, dass es hinter ihm krachte, als wäre etwas zerbrochen. Da drehte er sich um und rief:
> Heinrich, der Wagen bricht.
> Nein, Herr, der Wagen nicht,
> *es ist ein Band von meinem Herzen,*
> *das da lag in großen Schmerzen,*
> als Ihr in dem Brunnen saßt,
> als Ihr eine Fretsche (Frosch) wast (wart).
> Noch einmal und noch einmal krachte es auf dem Weg, und der Königssohn meinte immer, der Wagen bräche, und es waren doch nur *die Bande, die vom Herzen des treuen Heinrich absprangen*, weil sein Herr *erlöst und glücklich* war.«

Die positiven Gefühle des Patienten für den Therapeuten kommen mit den positiven Gefühlen für eine genetische Person oder für den Partner zusammen, was Angst und Widerstand auslösen kann. Bei einem *obsessiven* Patienten kann der Therapeut die Angst und den Widerstand herausfordern, mehr positive Gefühle zuzulassen. Bei *fragilen* Patienten hingegen muss er bedenken, dass immer wieder Projektionen hineinspielen können. Wenn z.B. eine Patientin ihren Vater wie den Therapeuten zärtlich an den Schultern hält, kann sie wieder eine projektive Angst vor einem sexuellen Übergriff des Vaters spüren. Dann bringt sich der Therapeut korrigierend ein, indem er die Patientin daran erinnert, dass sie Liebe und Trauer für den ermordeten Vater gespürt hatte.

Vignette

TH Wie ist es mit dem Vater, wenn sie für einen Moment Sex beiseite lassen?

PT Dann kommen die guten Gefühle für ihn.

Der Patient müsste keine Schuld und keine Trauer erleben, wenn er nicht auch positive Gefühle zu den gemordeten Personen fühlte. Schuld ohne Liebe wäre selbstmörderisch (Dostojewski). Vergebung besteht darin, wie Davanloo (1999d) sagt, dass der Patient der endlosen mörderischen Wut und der Schuld ein Ende setzt, weil er das Gefühl hat, es genügt jetzt. Dadurch wird der Patient nicht mehr für seine mörderischen Gefühle und Schuld von den genetischen Personen (aus dem Grab) verfolgt. Er wird die Eltern in einem anderen Lichte sehen, Verständnis für deren Bedingtheiten aufbringen und seine Beziehung zu ihnen, ob sie noch leben oder schon gestorben sind, positiv verändern und frei werden. Die pathogenetische Zone ist geheilt und der Patient kann auch die Verschiebungen auf andere Personen aufgeben. Leben die Eltern noch, dann haben sie und der Patient die wundervolle Chance neuer Beziehungserfahrungen. Und er wird dereinst, wenn die Eltern sterben, an deren Sarg stehen und mit ihnen in Frieden sein. Der Wunsch nach Versöhnung kann ein Anlass sein für eine Therapie, vor allem wenn der betreffende Mensch eine Verbindung macht zwischen seinem eingeschränkten und behinderten Leben und seinen Aggressionen und neurotischen Schuldgefühlen.

Das folgende gekürzte Sitzungsprotokoll eines 24-jährigen Mannes zeigt den inneren Kampf um Schuld und Liebe. Seit der Trennung der Eltern, als der Patient 8-jährig war, hatte er den inneren Kontakt zur Familie abgebrochen, mit suizidalen und selbstverletzenden Zwängen gelebt, die Beziehungen zu Freundinnen und Freunden mit sadistischer Lust zerstört und zum Therapeuten anfänglich eine sarkastisch-verächtliche Haltung eingenommen.

Vignette (gekürztes Sitzungsprotokoll)

PT Ich hatte diese Nacht einen Traum. Mutter, ich und Vater. Ein Tannenbaum ist voller Eis, Eiszapfen. Mutter und ich brechen das Eis weg. Vater sagt, dass er mir dabei nicht helfen wolle. Ich bin auf ihn wütend.

TH Wie spüren sie jetzt die Wut auf den Vater im Traum?

PT Ich packe ihn an den Ohren. Du Drecksau sollst mir helfen. Ich haue ihm die Faust voll ins Gesicht und in die Augen. Dann schneide ich ihm die Kehle durch. Blut quillt heraus. Schlage mit einem Fusstritt den Kopf weg. *(Körperliches Erleben der Gefühle)* – Es wird mir schlecht. *(Widerstand)*

TH Sie wissen, ein Zeichen für weitere heftige Gefühle.

PT (weint laut) Ich habe keine Beziehung zu dir. Ich kenne dich nicht. *(Trennungsschmerz)* – Vater schaut verständnislos und fragt: Und jetzt, was machen wir?« *(Das Unbewusste will die Verantwortung nicht an Vater delegieren)* (Weinend) Ich vermisse dich. Dass du weggegangen bist. Damals ist für mich alles zusammengebrochen.

PT Papi, ich habe viel falsch gemacht *(Eigene Täterschaft)* (weint). – Es hat mir so weh gemacht, dass du gegangen bist. Ich war so wütend; aber ich weiß, dass ich zu dir zurückfinden will. *(Gesundes Bindungsverlangen)*

TH Wenn sie jetzt diesen Schritt ...

PT Dass ich endlich alles hinter mir lassen will, das weh gemacht hat (weint). – Ich hebe Papi hoch und stelle ihn vor mich hin. Was du gemacht hast, ist so schlimm. *(Vater hat Schuld)* – Du hast so unter mir gelitten. Ich will nicht, dass du noch mehr leiden musst. Ich weiß nicht, wie ich das gut machen kann. *(Patient hat Schuld)*

TH Was?

PT Dass ich dich in den Schwitzkasten (Polizeigriff) genommen habe oder noch Schlimmeres.

TH Was ist das Schlimmste?

PT Dass ich ihn getötet habe. *(Mörderische Wut)*

PT Ein Schwert geht mir da (Herz) mitten durch. Ich habe das mir hineingerammt, als du von mir weg gingst, weil es für mich so schlimm war. *(Selbstbestrafung für die mörderischen Gefühle)*. Als du weg gingst, war es wie ein Tod für mich (weint). Und aus Wut habe ich dich umgebracht und gleichzeitig ist es schlimm. Endlich sagen ...

TH Sagen sie es ihm, es ist eine Chance.

PT In letzter Zeit spüre ich ziemlich deutlich, was wichtig ist in meinem Leben (weint). Ich habe so fest gehofft und hoffe jetzt auch noch, dass ich es zu dir hindurch schaffe. *(›Hoffnung‹ als Widerstand, jetzt etwas zu tun)*

TH Hoffnung ist für die Zukunft. Machen sie es jetzt.

PT Papi, eine schlimme Zeit ist jetzt dann zu Ende.

TH Ist genug gemordet?

PT Ich muss nicht weiterhin dir weh machen, weil ich spüre, wie es mir weh macht, wenn ich dir weh mache. Und dass ich glücklich bin, dass trotz allem, was passiert ist, ich wieder spüre, dass ich dich gerne habe (weint).

TH Haben sie ihm alles zurück bezahlt? *(Kommt das Morden zu einem Ende?)*

PT Es braucht jetzt nicht noch mehr Schlimmes. – Es ist mir übel. *(Erneuter Widerstand)*

TH Dann sind noch mehr starke Gefühle in ihnen.

PT Ich spüre an meinem Körper alle Schnitte, die ich ihm gemacht habe. *(Projektive Identifikation)* Wenn ich in der Schule am Schnitzen bin, will ich mir den Penis abschneiden *(Selbstbestrafung durch Selbstdestruktion).* Ich bin wirklich gequält.

TH Gegen sich richten, was sie Papi gemacht haben.

PT Weil ich nicht weiß, wohin damit.

TH Im Traum machen sie Vater den Vorwurf, dass er nicht das Eis abmacht. Und jetzt liegt er ermordet hier am Boden mit durchschnittener Kehle.

PT Wenn ich Vater zeige, was ich noch in mir habe ...

TH Es ist eine Chance, das jetzt ohne Verzögerung anzupacken.

PT Er liegt da wie ein kleines Kind. Meine Freude ist, dass ich zu ihm gehe und ihn in meine Arme nehme (weint fest) – Papi, es macht mich so traurig, was du unter deiner Mami gelitten hast. *(Die Brutalität der Mutter als Vorwand für die eigene.)* Ich möchte dir so gerne helfen und dich zu mir nehmen, als Buscheli (Baby). Es strahlt mich an. Aber es weiß auch viel. *(Der erwachsene Papi).* Es scheint im Moment, dass es nicht so viel braucht. *(Die Liebe zum Vater kann nur durch die Schulderfahrung erlöst werden und nicht durch Mitleid dafür, was dem Vater von seine Mutter zugefügt worden ist, oder indem der Patient den Vater zum hilflosen Baby macht.)* Dass es glücklich ist, dass es meine Wärme spürt.

PT Ich nehme Papi an der Hand und nicht mehr auf den Arm. Jetzt ist einmal fertig mit dem Leiden und mit der Scheiße. Jetzt leben wir. *(Der gesunde Lebenswille)*

TH Soll das zu einem Ende kommen? – Was heißt das ... sie halten ihm die Hand?

PT Das ist ein Versprechen, dass wir zusammen gehören. Ich hoffe, dass nicht mehr so etwas Schlimmes kommt.

TH Wieder mit Hoffnung die Dinge im Nebel lassen, statt sich zu entscheiden?

PT Ich nehme Papi zu mir und umarme ihn, halte meinen Kopf an seinen Kopf. Ich bin froh, dass diese Schmerzen vorbei gehen. Dass ich dich Papi sehr lieb habe. Wenn ich dich umarme, spüre ich den Schmerz vom Schwert in meinem Rücken. Es ist das Schwert, das ich oft in dich gesteckt habe. *(Projektive Identifikation)*

PT (Heftig weinend) Ich umarme Papi fest. Ich spüre seine Brust und seinen Rücken. Er schaut mich an mit freundlichen Augen. Ich halte seine Hände. Papi, ich habe dich so lieb (heftiges Weinen). Er wartet. Er hat Zeit und Geduld und schaut mich an und weiß, dass ich es selbst machen muss. *(Patient nimmt den Prozess voll in seine eigene Verantwortung)* Aber er wartet mit Vorfreude darauf. Ich halte seine starken Arme, die voll Leben sind. *(Patient macht den Vater nicht mehr zum Baby)* Damit ich mich nicht mehr schlecht fühlen muss...

TH Heißt das, nicht mehr schuldig?

PT (nickt) Oder auch, dass ich mich nicht mehr strafen muss *(Neurotische Selbstbestrafung, bis die Schuld durchgearbeitet ist)* (weint und es schüttelt ihn).

TH Damit auch ihre Schuld zu einem Ende kommt?

PT Ich fühle mich so schlecht, sodass ich dir nicht in die Augen schauen kann. *(Widerstand gegen das Erleben der Schuld)*

TH Und er schaut immer noch freundlich und nicht böse? – Ich fühle mich schlecht ... heißt das, sie fühlen sich schuldig?

PT (nickt)

TH Dann sagen sie es ihm.

PT Ich habe aus meinem Leben bis jetzt nichts Gutes gemacht ...

TH Sabotiert? Bestraft?

PT und dass ich mich dabei sehr schlecht fühle. Schlecht, nicht nur für das, was ich meinem Papi angetan habe, sondern auch noch anderen. *(Anerkennung der eigenen Täterschaft und der Schuld zu einer genetischen Person und zu anderen bedeutungsvollen Menschen)*

TH Bleiben sie jetzt beim Papi. Was mit den anderen ist, schauen wir nachher.

PT Wieder bin ich bei ihm und halte seine Hände.

TH Wie schaut er?

PT Er hat Freude und schaut mich an und fragt. »Was willst du mir sagen?« (Heulend) Ich habe dich sehr lieb. Er kommt zu mir und nimmt mich in die Arme. Er sagt das freundlich, dass ich nicht mehr weiter leiden muss. *(Das Über-Ich verliert an Destruktivität.)*

TH Und was sagen sie ihm, wenn sie sich so schlecht fühlen?

PT Ich habe all die Jahre ... ich habe dein Leben kaputt gemacht (weint). Es macht mir so weh. Papi, ich habe dich getötet (schluchzt). Das ist schrecklich. Es tut mir immer da weh (zeigt auf sei Herz), wo ich dich erdolcht habe. Es ist so schlecht.

TH Weil sie ihm das Gesicht eingeschlagen und die Kehle durchschnitten haben?

PT Es tut mir so weh. Es tut mir so leid. – Er schaut freundlich.

TH Nicht nachtragend? *(Die Über-Ich-Pathologie löst sich)*

PT Nein, gar nicht. – Ich war immer so gemein, hochnäsig, kalt zu ihm *(Die historisch objektiv eingehandelte Schuld)* (weint heftig). Und war noch stolz darauf. Papi, ich habe dich so lieb (heftiges Schluchzen). Es tut mir so weh, was ich dir gemacht habe. Das muss jetzt ein Ende haben. – Papi wartet schon lange. Ich habe immer gemeint, *er* müsse kommen. *Ich* muss zu ihm gehen.

Um Missverständnissen über Vergebung und Versöhnung vorzubeugen, ist ein differenzierender Hinweis nötig zu den therapeutischen Möglichkeiten von durch Gewalt, Ausnützung, Krieg und Folter schwer missbrauchten und schwer traumatisierten Menschen. Täter, die keine genetische Funktion hatten und zu denen in der frühen Lebensgeschichte keine Bindung (bond, attachment) aufgebaut worden ist, haben keine Vorleistungen erbracht, die versöhnliche Gefühle rechtfertigen würden. Es wird schon eine große seelische Leistung sein, wenn sich das Opfer mit seinem Leben und seinem Schicksal in dem Sinne versöhnen kann, dass es im Erlittenen einen *sinnvollen Auftrag für die weitere Lebensgestaltung* finden kann. Der durch unsägliche Verletzung der Integrität und Würde und durch Schmerzverursachung an einer Person Schuldiggewordene ist meistens psychopathologisch dermaßen belastet, dass er sein Unrecht und Verbrechen nicht einsehen will und/oder kann. Damit ein traumatisierter Mensch überhaupt einen Gedanken an Verzeihung haben könnte, setzt eine Vorleistung des Täters an Einsicht in sein Verbrechen und Hoffnung auf Verzeihung voraus. Nur Naivität wird in diesen Fällen biblische Friedfertigkeit »Wenn dich einer auf die rechte Wange schlägt, dann halt ihm auch die andere hin.« (Matthäus 5,38–42) ins Spiel bringen.

Wir verstehen es ebenso als eine psychische Entwicklungsleistung, wenn sich ein Mensch z. B. aus einer viele Jahre dauernden, destruktiven Partnerbeziehung löst und, seinen Schuldanteil an der Misere anerkennend, eine innere Überzeugung entwickelt, dass fortan ihn nichts mehr mit diesem Menschen verbindet und er nichts mehr mit ihm zu tun haben will. Man kann den Gedanken oder die Möglichkeit der Versöhnung strapazieren mit dem Anspruch, Gewalt müsse immer in der Versöhnung ihren Abschluss finden.

Frieden, Freiheit und Liebe

Der letzte Akt der Schuldarbeit und der Versöhnung mit den genetischen Personen geschieht dadurch, dass der Patient *sich selber* seine Grausamkeit verzeihen kann, d. h. dass er den Über-Ich-Hass gegensich selbst auflösen und sich selbst Liebe geben kann und mit sich selbst in Friedenist. Das Erlebnis der Freiheit baut somit auf der Erfahrung auf, dass der Patient sein Widerstandssystem aufgelöst und seine sadistische Wut und Schuld erlebt hat.

Ein Signal, dass die mörderische Organisation und die Schuld im Unbewussten gereinigt und ›ausgebaggert‹ sind und der Patient Freiheit erlangt hat, können wir darin sehen, dass er dem Therapeuten hart widerstehen kann, ohne ihn ermorden zu müssen. Die *Therapie* ist der erste Ort, wo der Patient gegen eine Person aufstehen und selbstbehauptend sein kann.

6.4.6 Phase 6: Systematische Analyse der Übertragung

6.4.6.1 Das Schema

Die systematische Analyse der Übertragung (systematic analysis of transference) führt zur *Auflösung des Rest-Widerstandes* mit teilweiser oder überwiegender Aufhebung der Verdrängung von Konflikten aus der Gegenwart, der jüngeren oder frühen Vergangenheit. Diese Phase ist besonders wichtig für Patienten, die an Panik, funktionellen, psychosomatischen und depressiven Störungen leiden.

Die Funktionen der Übertragungs-Analyse (Davanloo 1988c, 1996c; Davis 1989c, S. 329)

1. Reduzieren oder Auflösen der restlichen Übertragungswiderstände.
2. Durch die Auflösung der restlichen Widerstände wird die UTA gesteigert und auf einem hohen Niveau gehalten, was das Unbewusste mobilisiert und den Prozess flüssig hält.

3. Die Symptome werden weiterhin in Frage gestellt und eine Regression und das Ausagieren verhindert.
4. Aus der systematischen Übertragungs-Analyse erfährt der Patient die beste Belehrung, die drei Ecken des Konflikt-Dreiecks zu unterscheiden und den zirkulären Prozess zu verstehen.
5. Der Patient kann die Erfahrungen aus der Übertragung verknüpfen mit ähnlichen Problemen mit wichtigen Gegenwartsbeziehungen und/oder mit wichtigen Menschen der Vergangenheit, was Interpretationen ermöglicht über Verhaltensweisen und Erlebnisse des Patienten in seiner Beziehung zum Therapeuten und zu Gegenwartspersonen (T-C), zum Therapeuten und Personen der Vergangenheit (T-P) und zwischen allen Personen des Personen-Dreieckes (T-C-P).
6. Die Analyse bietet die beste Rückmeldung über die Charakter-Pathologie und gibt einen weiteren Antrieb für einen multidimensionalen strukturellen Wandel.
7. Der Patient lernt neue Möglichkeiten, mit seinen Gefühlen umzugehen.

6.4.6.2 Kommentar und Beispiele

Bei der Analyse unterscheiden wir drei Formen, d. h. die Analyse des Prozesses, die Analyse des Inhaltes und die Analyse der Anamnese (6.4.7.2). Diese Formen können sich überschneiden. Allgemein halten wir fest, dass die Analyse gleich nach dem mitgeteilten Erlebnis/Ereignis einsetzen muss. Der Therapeut wird aber auf das Timing achten, denn solange der Patient z. B. mit seiner Schuld und Trauer beschäftigt ist, käme eine zu früh einsetzende Analyse einem Zerreißen (disruption) gleich. So wie die UTA anzeigt, wann der Durchbruch der mörderischen Wut abgeschlossen ist, so zeigt sie einerseits auch an, wann z. B. die Phase der Schuld und Trauer vorbei ist, und macht andererseits bedeutungsvolle Mitteilungen über die genetischen Personen.

Im Gegensatz zur klassischen Psychoanalyse, deren intellektuelle Rekonstruktionen und Interpretationen wenig mitgeprägt sind vom emotional erlebten Ausmaß des Traumas, ist in der ISTDP die *Analyse des Prozesses* der kognitiv verständliche Rahmen der angstbeladenen, aufwühlenden, erschütternden und schmerzlichen Gefühle. Der Therapeut zeigt den Prozess der Transaktionen zwischen Patient und Therapeut auf oder sie beide tragen die Elemente gemeinsam zusammen: Angst ➛ komplexe Übertragungsgefühle ➛ Angst ➛ Anstieg der Gefühle und Impulse und Widerstände ➛ Durchbruch der mörderischen Wut ➛ Schmerz ➛ Schuld und Trauer ➛ Versöhnung ➛ emotionale Nähe zu den genetischen Personen. Der Therapeut macht auch Quervergleiche zwischen gleichen Stationen in verschiedenen

Sitzungen und stellt Verbindungen her zu Ereignissen im Leben draußen. Das senkt die Angst und gibt dem Patienten Sicherheit und der UTA weiteren Auftrieb.

Die *Analyse des Inhaltes ist die kognitive Durchleuchtung* des emotionalen Übertragungs-Prozesses und des dadurch ins Bewusstsein aufgetauchten unbewussten Materials. Für den Patienten ist diese Phase von großer Bedeutung, einerseits weil das Erlebte oft erst durch die Analyse beginnt Sinn zu machen und andererseits, weil sie für das *Konsolidieren* des Prozesses zentral ist. Die Analyse ist keine Deutung, sondern das logische Zusammensetzen und kognitive Durchleuchten dessen, was der Patient erlebt hat. Wenn der Therapeut sagt »Sie haben ihren Bruder ermordet«, ist dies keine Interpretation, sondern offensichtlich erlebt. Oft unterstreicht der Therapeut lediglich, was der Patient erlebt hat, ohne etwas beizufügen.

Die *Prozess- und Inhaltsanalyse* ermöglichen, dass

- der Patient verstehen kann, wie sich die Symptome und die Charakterabwehr aufgebaut hatten,
- er das in der Übertragung zum Therapeuten Erlebte (T) und die Personen der Vergangenheit (P) in einen Zusammenhang bringen kann (= T-P-Link),
- dem oft destruktiven Gegenwartsgeschehen (C) die Eigenschaft eines unerklärlichen Fatums genommen werden kann, da es als folgerichtige Konsequenz aus der T-P-Achse erscheint. Damit kann der Therapeut einen Zusammenhang zwischen dem Übertragungsgeschehen und den Vergangenheits- und Gegenwartsbeziehungen herstellen (T-C-P-Link). Dies ist auch ein Grund, weshalb eine Psychotherapie nicht zu einer Partnertrennung führen muss, was häufig irrigerweise angenommen wird, sondern einen konstruktiven Beziehungsprozess auslösen kann.

Alle Ebenen der Analyse bieten dem Patienten ein zusätzliches Training, seine Gefühle klar zu unterscheiden. Ein weiteres wichtiges Ergebnis der Analyse ist die *intrapsychische Integration.* Der Patient kann die erlebten und verstandenen Prozess-Elemente zunehmend innerlich zu einer strukturellen Einheit zusammenfügen und den Boden schaffen, auf dem er sich eine *strukturelle Veränderung* erarbeiten kann.

6.4.7 Phase 7: Dynamische Exploration des Unbewussten

6.4.7.1 Das Schema

1. Die UTA führt jetzt den Prozess der dynamischen Exploration des Unbewussten (dynamic exploration) an.

2. Spontan bringt die UTA traumatische Ereignisse und Vorfälle aus der Gegenwart und Vergangenheit ein.
3. Das kann zu wiederholten Durchbrüchen von wut-, schuld- und trauerbeladenen Gefühlen führen, was zu einem *umfassenden* Erschließen des Unbewussten führt.
4. Jetzt, wo das Unbewusste sichtbar vor dem Patienten offen liegt, wird die Anamnese durch Nachfragen und Vervollständigen des dynamisch-deskriptiven Erfassens der Psychopathologie sowie der medizinischen und sozialen Vorgeschichte und der Entwicklungsgeschichte vervollständigt. Diese dynamische Anamnese trägt zum therapeutischen Erfolg wesentlich mehr bei als eine an das Bewusste gerichtete Datenerhebung, die ohnehin nicht hinter die Mauer der Widerstände reicht.
5. Ein voller Einblick eröffnet sich jetzt in die multifokale Struktur der Kernneurose und deren Beziehung zu den Symptomen und Charakterstörungen.
6. Zum Schluss wird durch eine Rekapitulation der Prozess konsolidiert.
7. Im Erstinterview wird jetzt der psychotherapeutische Plan etabliert.

6.4.7.2 Kommentar und Beispiele

Das Arbeitsbündnis behält für einige Zeit die Oberhand. Dies hat wichtige Folgen, denn jetzt können einerseits die *Bereiche außerhalb der Übertragung* viel sinnvoller erforscht werden und andererseits werden die *Interpretationen (oder Deutungen)* (Malan 1986), bis jetzt kein Bestandteil der Sitzung, wichtiger. Die Interpretation bringt alles, was der Patient bis anhin im Interview und in sämtlichen Sitzungen erlebt hat, in einen sinnvollen dynamischen Zusammenhang (intrapsychische Integration). Die Interpretation ist kein intellektuelles Konstrukt (Spekulation), das im Kopf des Therapeuten seinen Ursprung hat und auf den Patienten projiziert wird, sondern die *Be-Deutung* dessen, was der Patient im Prozess *selbst erlebt* und erfahren hat. Nicht der Therapeut gibt dem Patienten die richtigen Einsichten. Ohne das vorausgegangene Erschließen des Unbewussten und des gemeinsamen Erkundungsprozesses der Transaktionen zwischen Patient und Therapeut wären Interpretationen wirkungslos und eher ein Abwehrverhalten des Therapeuten.

Nach der systematischen Analyse des Prozesses und des Inhaltes kann der Therapeut die *Analyse der Anamnese* (Vorgeschichte und die Entwicklungsgeschichte) vervollständigen, was ein wesentlicher Schritt jedes Erstinterviews ist. Dazu ist der oben erwähnte T-P-Link und der T-C-P-Link wichtig, zumal in vielen Fällen der Patient jetzt nochmals spontan relevante lebensgeschichtliche Informationen einbringt, die der Therapeut in seine Deutungen mit einbeziehen und dadurch die Zusammenhänge zwischen dem Konflikt- und dem Personen-Dreieck vervollständigen kann, meistens ohne weitere ausführliche Befragung zur Lebensgeschichte.

Die systematische Erforschung der Vergangenheit, in welcher die Neurose des Patienten ihren Ursprung hat, muss so dynamisch wie möglich durchgeführt werden. Dies ist nur möglich, wenn auch der restliche Übertragungswiderstand analysiert und aufgelöst ist. Oft stellt der Therapeut Fragen nach reinen Tatsachen: »Wo kommen sie her?«, »Wie alt sind ihre Eltern?« Dabei erfährt er etwas über die familiäre Situation und die Erziehung des Patienten.

Sind genügend Informationen gesammelt, kann der Therapeut seine Befragung viel dynamischer gestalten und die Konflikte und die Kernpathologie des Patienten erforschen. Der Therapeut kann das sich ergebende Material dazu benützen, Deutungen mittels der beiden Dreiecke zu geben. Er betont die verschiedenen Arten, wie der Patient Abwehrmechanismen gegen seine zugrunde liegenden Gefühle und Impulse eingesetzt hat. Vor allem zieht er Parallelen zwischen dem Einsatz dieser Abwehrmechanismen in der Übertragung und in anderen Beziehungen, womit die Analyse der Anamnese zum Abschluss kommt.

Das *Analysieren, Rekapitulieren* und *Konsolidieren* gehen Hand in Hand. Der Therapeut wird den Patienten fragen, wie er seine Beziehung zum Therapeuten erlebt hat. Dem Patienten ist es klar, dass seine aggressiven Gefühle für eine Zeitlang wirklich dem Therapeuten gegolten haben und dass der Therapeut als Katalysator und als Brücke zum Unbewussten gedient hat. Die Beziehung zum Therapeuten ist jetzt aber unbelastet und frei. Der Patient fühlt sich ruhig und klar, auch wenn er bewegt, aufgewühlt, traurig oder glücklich ist. Der Patient kann sich Gedanken machen, wie er das im Interview Erlebte in seinem Leben anwendet, womit eine multidimensionale kognitive und erzieherische Integration geschieht.

7 Kasuistik zur ISTDP

7.1 Indikation, Kontraindikation, Selektion

Die *Indikation* für die Behandelbarkeit einer Krankheit hängt generell davon ab, mit welcher Therapiemethode man arbeitet. Für die Anfänge der psychodynamischen Kurztherapien lassen sich wie auf einem Spektrum die Arten von Patienten darstellen, die jede Methode für geeignet hielt. Am einen Ende sind Sifneos und Mann, die sich auf Patienten beschränkten, die relativ wenig verhaltensauffällig, psychologisch interessiert und stark motiviert waren. Davanloo, der sich mit immer schwereren Widerständen auseinander gesetzt hat, belegt das andere Ende der Skala. Malan nimmt eine Mittelstellung ein. Mit Nahmias (1990) werfen wir einen Blick auf die theoretischen Kriterien zur Indikation und Kontraindikation der kurztherapeutischen Methoden von James Mann, Peter Sifneos und David Malan.

James Mann (1973) hat seine *Time Limited Psychotherapy* auf zwölf, einmal wöchentlich stattfindende, Interviews beschränkt und zu Beginn der Behandlung das Datum der letzten Sitzung fixiert. Für ihn steht die Erfahrung und Bedeutung der Zeit im Mittelpunkt der Aufmerksamkeit. Man kann sich keine drastischere Art vorstellen, die Länge einer Therapie zu reduzieren, welche Störung ein Patient auch haben mag. Den existenziellen Wert des Faktors Zeit begründet Mann damit, dass die emotionalen Konflikte des Patienten ihre affektiven Wurzeln letztlich im inneren Kampf zwischen dem unbewussten Wunsch nach unendlicher Zuwendung und Liebe einerseits und dem Wissen um die Endlichkeit der Zeit andererseits haben und dass die Wünsche des einzelnen nur in Grenzen befriedigt werden können. Sein therapeutisches Vorgehen legt Wert auf folgende Elemente:

1. Maximaler Einsatz für den psychotherapeutischen Prozess.
2. Hervorhebung eines zentralen Themas (Fokus) wie Bindung, Trennung oder Verlust.
3. Ertragen einer raschen Beendigung der therapeutischen Beziehung.
4. Reifungskrisen mit psychischen oder somatischen Schwierigkeiten.
5. Hohe Motivation für Einsicht und Veränderung.
6. Behandlung von Charakterproblemen nur innerhalb des Fokus.
7. Der Grad der Erfüllung der Separations- und Individuationsphase ist bedeutungsvoll.

8. Gewichtung der weiteren Wachstumschancen der bewussten und unbewussten Ich-Funktionen.

Mit diesen die Selektion beeinflussenden therapeutischen Zielen schließt Manns Methode ein breites diagnostisches Spektrum aus: Schizoidie, gewisse obsessive und hysterische Charakterstörungen, narzisstische Störungen, depressive Charakterstörungen, Borderlinestörungen, die meisten psychosomatischen Störungen, neurotische Patienten, deren Widerstände die therapeutische Allianz überwiegen und gering motivierte Patienten. (Osimo 1991, S. 39)

Peter Sifneos (1979) wollte mit seiner *Short-Term Anxiety Provoking Psychotherapy* tiefgehende und dauerhafte Veränderungen bewirken, setzte dafür aber eine bemerkenswerte Ich-Stärke hoch motivierter und ansprechbarer Patienten mit einem umschriebenen Problem und einem einzigen psychotherapeutischen Fokus unkomplizierter ödipaler Natur voraus. Solche ›attraktiven‹ Patienten bringen jedoch nur wenige oder geringe Probleme für die Therapiebeziehung mit sich und es ist unklar, ob die Therapieergebnisse auf Sifneos' beeindruckende klinische Fähigkeiten und Interventionstechniken zurückzuführen sind oder auf die vorhandenen Ich-Ressourcen der Patienten. Zusammengefasst sind seine Selektionskriterien:

1. Die Fähigkeit, flexibel zu interagieren und die Gefühle angemessen auszudrücken.
2. Ein umschriebenes Hauptproblem (Fokus).
3. Eine bedeutungsvolle und korrespondierende Beziehung in der frühen Kindheit.
4. Überdurchschnittliche psychologische Fähigkeiten.
5. Ausgezeichnete Motivation für eine Veränderung.
   Im Erstinterview muss der Patient, der die eben genannten Kriterien erfüllt, eine weitere Anzahl von Kriterien erfüllen, nämlich:
6. Die Fähigkeit zu erkennen, dass die Symptome psychischen Ursprungs sind.
7. Einsichtsfähigkeit und sich aufrichtig Rechenschaft geben über die Schwierigkeiten.
8. Bereitwilligkeit für eine aktive Mitarbeit.
9. Neugierde, sich selber zu verstehen.
10. Wille zur Veränderung.
11. Realistische Einschätzung des Erfolges und Bereitschaft, ein spürbares Opfer zu bringen.

David Malan (1976) war Mitglied der Forschungsgruppe um Michael und Enid Balint an der Tavistock Klinik in London, welche in den Anfängen ihrer Forschung um 1955 wesentliche Anstöße der Chicago-Schule von Alexander (Malan 1986b, S. 60) aufgenommen hat. Balints schöpferische Ideen wurden nach seinem Tod von Malan weiterentwickelt, der mit Hingabe die eigenen klinischen Beobachtungen durch systematische Erforschung des Prozesses und der Ergebnisse untermauerte. Er berichtete über die ersten Erfahrungen mit Patienten, die mit der *Brief Psychotherapy* (The Tavistock System) behandelt worden sind, d. h. mit der Fokaltherapie (Balint et al. 1972), die ein aktiver Schritt war aus den über hunderte von Stunden sich ausbreitenden Psychoanalysen. Die Selektion der Patienten setzte aber eine sehr komplizierte Prozedur (Osimo 1991, S. 39–43) voraus, die bis zu drei Interviews beanspruchen konnte. Wer das erschöpfende Selektionssystem und die Sorgfaltsanweisungen für den Therapeuten der *Brief Psychotherapy* und Malans spätere kritische Einschätzung des Tavistock-Systems genauer kennen lernen will, konsultiert am besten Malans (1963, 1979) eigene Schriften. Zusammengefasst muss der Patient folgende Bedingungen erfüllen, damit er zur Therapie zugelassen wird:

1. Die Fähigkeit zu sehen, dass es sich um ein psychisches Problem handelt.
2. Die Motivation zur Einsicht und Veränderung.
3. Die Fähigkeit, einen einzigen psychotherapeutischen Basiskonflikt zu fokussieren, der die Symptome und Störungen des Patienten trifft und sich mit den frühkindlichen Konflikten deckt.
4. Die Fähigkeit, zum Therapeuten einen emotionalen Kontakt herzustellen und auf seine Interpretationen positiv zu reagieren.
5. Keine Deprivationen.
6. Gesunde Gegenwartsbeziehungen.
7. Erfahrungen mit gegengeschlechtlicher Beziehung und homosexuelles Verlangen loswerden wollen.

Zudem werden sehr kritisch untersucht:

8. Die Geschichte auch der geringeren Pathologien und Krisen.
9. Die innere, dynamische Kraft des Patienten.
10. Die Fähigkeit, auf Interpretationen bedeutungsvolle Antworten geben zu können und weiteres dynamisches Material hervorzubringen.

Die Dauer der Fokaltherapie hängt vom gewählten Fokus und von der Erfahrung des Therapeuten ab und dürfte bei 15–40 Sitzungen liegen. Gelegentlich wird dem Patienten eine genaue Stundenzahl genannt, oder es wird das Datum der letzten Sitzung im vornherein festgelegt, oder es wird dem Patienten gesagt, dass er für eine kurze Periode oder nur für ein paar Monate hierher kommen wird. Die Stundenzahl und das Datum der Beendigung der Therapie wird aber nicht rigide gehandhabt und ihnen wird kein eigentlicher therapeutischer Sinn beigemessen. Hingegen wird großes Gewicht darauf gelegt, welche Gefühle das Thema Beendigung auslöst, weil damit Verlust, Trennung, unbefriedigende Beziehungen und ungelöste Trauer angesprochen sind. Die therapeutische Arbeit gruppiert sich um die beiden therapeutischen Dreiecke (3.5; 3.6) und ist eine sehr aktive Technik, worunter Malan vor allem zwei Dinge versteht: einerseits die aktive Beziehung des Therapeuten zum Patienten, in welcher er keine Gelegenheit auslässt, diese Beziehung zu vertiefen, und andererseits die Aktivität des Therapeuten, die Aufmerksamkeit des Patienten konstant auf das für den Fokus relevante Material zu lenken und es so oft und so konsequent wie möglich zu klären und zu interpretieren.

Anfänglich bestand in der Tavistock-Gruppe die Meinung, Kurzzeittherapien könnten nur zu einer Symptomminderung verhelfen und seien nur ein zweitklassiger Ersatz für Langzeittherapien. Als sich dann aber Patienten mit größeren Störungen meldeten als die Tavistock-Selektionskriterien vorsahen, erzielten sie mit der zeitlich begrenzten Therapie in zahlreichen Fällen recht beeindruckende Resultate. Insgesamt war die Methode der Fokaltherapie mit einem fokalen, interpretierbaren Konfliktthema aber immer noch jene des Deutens und Interpretierens eines ausgiebigen anamnestischen und aktuellen Erlebnis- und Übertragungsmaterials, was die therapeutische Schwäche dieser Methode ausmacht. Malan begann seine Meinungen über die Psychoanalyse und die bis anhin üblichen Psychotherapie-Methoden zu ändern, als er Davanloo und die Methode der ISTDP kennen lernte, deren Wichtigkeit er sofort verstand. Dies veranlasste ihn zu einer intensiven Zusammenarbeit mit Davanloo und neben diversen andern Publikationen zu zwei Artikeln mit dem Titel »Beyond interpretation« (Malan 1986b, c), worin er die Überzeugung äußert, dass die rein interpretative Langzeit- und Kurzzeittherapie an die Grenzen ihrer Möglichkeiten gestoßen sind und dass es kraftvollere Interventionsformen als die Interpretation braucht (vgl. 2.2.4).

Die *Kontraindikationen* von Mann, Sifneos und Malan lassen sich so zusammenfassen:

1. Ernsthafte Suizidversuche
2. Langzeit-Hospitalisation
3. Destruktion oder Selbst-Destruktion
4. Chronischer Alkoholismus und Drogenabhängigkeit
5. Chronische Zwangssymptome
6. Handlungsbehindernde, chronische phobische und obsessive Symptome
7. Akute Psychose
8. Klinische Depression
9. Schwere Widerstandsphänomene

Die *Selektionskriterien* von Mann, Sifneos und Malan belegen, dass man die Widerstände, eine Hauptschwierigkeit jeder Therapie, so umgangen hatte (bypassed), dass man durch restriktive Selektionskriterien nur einen kleinen Prozentsatz jener Population, die psychotherapeutische Hilfe gebraucht hätte, als Patienten akzeptiert hat. Sogar drei Viertel der ausgewählten Patienten für die *Brief Psychotherapy* wurden für einen wirklichen Erfolg als zu widerständig befunden. Wir können daraus schließen, dass mit dem Tavistock-System jene Patienten therapiert wurden, die auf dem Spektrum der psychoneurotischen Störungen (5.6.1) links oder ganz links angesiedelt sind. Malan (1986b, S. 62) selbst kommt bei den Follow-up-Studien über die Wirksamkeit des Tavistock-Systems zu dem Schluss, dass nur ein kleiner Prozentsatz der an die Tavistock Klinik überwiesenen Patienten für eine Kurzpsychotherapie ausgewählt worden sind. Er schreibt: »(1) that no more than a few percent of patients referred to us are selected, and (2) that of these about a quarter give the major therapeutic results desired. These two points taken together – the small proportion selected and the relatively small proportion of these who recover – mean that we are facing something like the ›second order of small quantities‹, which in mathematics is often considered as equivalent to zero«. Ein Großteil unserer heutigen Patienten jedoch sind Menschen mit schwerwiegenden und/oder diffusen Symptomstörungen, Charakterpathologien, hohen Widerständen und geringer Motivation, die nicht mit relativ geringen Interventionen gute Therapieergebnisse zeitigen oder die mit einer Symptombesserung zufrieden wären.

Davanloo hat im Bereich der psychoanalytischen Kurzpsychotherapien eine theoretische und technische Evolution für die Behandlung eines weiten Feldes psychoneurotischer Störungen und damit eine Erweiterung der Hilfeleistung gebracht. In der Anfangszeit seiner Forschertätigkeit hatte er sich wie andere Forscher auf hochansprechbare Patienten konzentriert und eine Reihe von

Selektionskriterien angewandt, die von der Einschätzung der wichtigsten Ich-Funktionen abhingen. Seine Entdeckung der Technik des Erschließens des Unbewussten hatte dann aber das Spektrum der behandelbaren Patienten rasch erweitert. Im Gegensatz zu allen bislang bekannten Kurztherapien, die bezüglich der behandelbaren Krankheitsbilder und bezüglich der Auswahl und der Eigenschaften der Patienten restriktive bis zuweilen extrem restriktive Kriterien angewandt hatten, konnte er durch die Erprobung seiner Methode an einer sehr großen Zahl von Fällen (Gaillard 1991, S. 95), die das ganze Spektrum der neurotischen Störungen repräsentieren, den Kreis der behandelbaren Patienten optimal erweitern und einen multifokalen, multidimensionalen Zugang zum Unbewussten und zur Kernneurose ermöglichen. Dazu beigetragen hatte die Entwicklung der *Probetherapie* (6.3), eine für die Selektion hoch empfindsame Technik. (Die von der ISTDP als behandelbar beurteilten Patienten hätten niemals die Selektion von Mann, Sifneos, Malan oder Lester Luborsky (1995) passiert.)

Für seine Interventionen und die Anwendung der Technik wird der Therapeut eine Vielzahl von Variablen berücksichtigen müssen, die sich grundsätzlich danach richten,

1. wo im Spektrum der psychoneurotischen Störungen (5.6.1) der Patient liegt und
2. welche Elemente der ZDS (6.4) quantitativ und qualitativ einzusetzen sind.

Die Kontraindikationen für eine ISTDP sind folgende Störungen:

- Extrem labile Persönlichkeitsstruktur
- Endogene Depression
- Schwere Borderline-Persönlichkeitsstörung
- Affektive Psychosen (Psychotischer Zusammenbruch, Manisch-depressive Störung, Zyklothymie)
- Psychotischer Zusammenbruch und schizophrene Psychosen.
- Fortgeschrittener Alkoholismus oder Drogenabhängigkeit
- Schwere psychopathische Tendenzen oder Soziopathie. (Meistens handelt es sich um Menschen, für welche die Abwehr der Strafe für bestimmte Verbrechen im Vordergrund steht. Das Problem ist, ob sich ihr Wille für eine Therapie mobilisieren lässt.)

- Unfähigkeit, ohne konstante Unterstützung und nur in Abhängigkeit von Institutionen zu existieren.
- Bestimmte lebensbedrohliche psychosomatische Zustände (z.B. Colitis ulcerosa).
- Hirnorganische Störung

Diese Kontraindikationen können sichtbar werden anhand der Lebensgeschichte und durch bestimmte Zeichen, die während des Gesprächs auftreten, wie z.B. die Störung der kognitiven Funktion des Ich, chaotische Denkprozesse und eine geringe Kapazität des Ich, Angstzustände auszuhalten. Die Wahrnehmung solcher Gefahrenzeichen während der ersten Minuten des Erstinterviews ist von großer Wichtigkeit und fordert vom Therapeuten sowohl klinisches Wissen als auch die Fähigkeit, die Technik entsprechend modifizieren zu können (Davanloo 1995a, S. 144f). Alle Patienten, die nicht durch die Kontraindikation ausgeschlossen werden, gelten für die ISTDP prinzipiell als behandelbar. Bei den behandelbaren Patienten ist die Berücksichtigung folgender Faktoren wichtig:

- Der Patient zeigt bei der Probetherapie positive Reaktionen und Veränderungen im Sinne, dass er sich erleichtert fühlt, dass ein Übergang von der Befragung zu einem dynamischen Zugang möglich wurde und dass sich der Patient auf eine therapeutische Allianz einlässt.
- Bei den behandelbaren Patienten mit z.B. einer depressiven Charakterstörung (Said 1988c) wird der Therapeut zuerst abklären, ob eine ernsthafte Suizidgefahr besteht, ob die Konfrontation mit dem Unbewussten den Patienten noch depressiver macht oder ob er sich erleichtert fühlt, ob sich die Depression ein Stück weit aufhellt, ein dynamischer Zugang und eine therapeutische Allianz möglich sind.

Sollte der prinzipiell als behandelbar bewertete Patient keine der genannten Reaktionen zeigen, wird der Therapeut diesen Patienten nicht einfach als unbehandelbar entlassen, sondern so lange alle seine technischen Mittel einsetzten, bis es klar ist, dass der Patient weder einen bewussten noch einen unbewussten Willen zu einer therapeutischen Veränderung hat (6.4.1.2).

7.2 Die Charakterstrukturen

7.2.1 Charakterpathologie und technische Ansätze

Bevor wir die Untersuchungen über die Symptom- und Charakterstörungen (5.5.7) weiterführen, definieren wir unser Verständnis vom *normalen Charakter*. Wie Hüther (2004) aufzeigt, formt sich der Mensch (und damit unserer Meinung nach auch der Charakter) schon während den frühen Phasen der embryonalen Entwicklung durch *metabolische, nutritive, hormonelle und sensorische Einflüsse* innere Vorlagen oder Bilder, welche die Gehirnentwicklung und die Genexpression in eine je einmalige Richtung lenken. Nach der Geburt bilden der dyadische Prozess (1.5) und die liebevolle Bindung (5.5.1) als *allerfrühste Interaktionen*, wie auch Dornes (1997, S. 310) nahe legt, Repräsentanzen, d.h. unbewusst (nicht im Sinne der Verdrängung oder der Ich-Syntonie) angeeignete Erlebnisstrukturen über sich und die Andern (Subjekte und Objekte), über das Erfahren des eigenen und des anderen Körpers, über Gefühle, Bewegungen und Interaktionen. Dieses basale und frühe interaktionelle Aneignen von Handlungswissen und affektmotorischen Umgangsgewohnheiten findet einen äußerlich sichtbaren Niederschlag in dem, was im Allgemeinen als Charakter verstanden wird. Der prozedural gebildete Charakter, wie Dornes ihn versteht, drückt die habituelle Art des sich Bewegens, Denkens und Fühlens aus, ist unbewusst erworben und hat sich verfestigt, ohne je bewusst gewesen zu sein. Kernberg (1978, S. 144) unterstreicht die Funktion der Charakterstruktur als Kompromissbildung zwischen dem Ich und den Anforderungen des Über-Ich und der Außenwelt. Damit hebt er sich von der Auffassung ab, die einseitig die Es-Ansprüche hervorhebt – eine Auffassung, wie sie z.B. Wilhelm Reich vertrat, der die Entstehung des Charakters und vor allem der Charakterpathologie in der Verarbeitung von phasenspezifischen Triebkonflikten sah.

Ohne das Thema weiter auszuführen, soll angemerkt werden, dass Charakterstrukturen in einer normalen Bandbreite auch ihre Differenzierungen aufweisen, dass der Übergang von der Normalität zur Pathologie auch hier komplex und fließend ist und dass der Normalitätsbegriff, wie König (2004, S. 25) sagt, einer notwendigen Vielfalt Rechnung tragen sollte. König macht eine Unterscheidung zwischen *Charakterneurose*, worunter man in der Psychoanalyse eine unerwünscht starke Ausbildung von Charakterzügen versteht, die im Normalbereich weniger ausgeprägt vorkommen, und der *Persönlichkeitsstörung*, welche ich-strukturelle Störungen beinhaltet, die häufig von regressiven Abwehrmechanismen bestimmt werden (S. 13f).

Es ist von Belang, nach welchen psychodynamischen Konzepten eine Differenzierung sowohl für den normalen als auch den *pathologischen Charakter* vorgenommen wird, ob man z. B. den *triebtheoretischen* (libidoökonomischen) Entwicklungslinien folgt wie u. a. Wilhelm Reich (1933), der von genitalen, neurotischen, hysterischen, zwanghaften, phallisch-narzisstischen und masochistischen Charakterformen spricht, oder ob man – wie die ISTDP – die *Ich-Leistungskapazität* und die *Abwehr- und Widerstandsformen* als Referenzsystem für die Charakterformen nimmt.

Ich gehe von der Hypothese aus, dass eine vergleichende Studie zwischen den von der Psychoanalyse konzipierten Charakterstrukturen und jenen der ISTDP viele Parallelen aufzeigen würde. Den hauptsächlichen Unterschied bei der Behandlung der Charakterpathologie liegt im technischen Ansatz.

Bemerkenswert ist Königs (1995, S. 67–69; 2004, S. 85–155) Hinweis auf charakterspezifische Widerstände von schizoiden, narzisstischen, depressiven, zwanghaften, hysterischen, phobischen und Borderline-Patienten. Demnach kann z. B. ein Schizoider sich gegen das Mitteilen seiner inneren Gedanken wehren aus der Illusion, der Therapeut verstehe ihn auch averbal oder der Therapeut könnte in ihn eindringen, wenn er sich öffnen würde. Narzisstische Patienten wehren sich dagegen, den Therapeuten als wichtige eigenständige Person zu akzeptieren, weil dies der Phantasie entgegenwirken würde, der Therapeut sei nur eine Extension des Patienten. Wenn der Therapeut eine eigenständige Person ist, verliert der Patient die Kontrolle über ihn. Depressive Patienten können sich gegen den Fortschritt in der Therapie wehren, weil eine erfolgreiche Therapie auch das Ende der Depression impliziert, was den Abhängigkeitswünschen des Patienten zuwiderläuft. Mit Blick auf das Borderline-Syndrom mahnt Rohde-Dachser (2004, S. 58ff) jedoch vor einer globalen Zuordnung eines Krankheitsbildes zu spezifischen Charakterzügen. Vielmehr ist anzunehmen, dass Elemente eines Krankheitsbildes die Charakterbildung entscheidend mitprägt. Welche Form die Charakterbildung im individuellen Falle letztlich annimmt, wird von multiplen Determinanten beeinflusst, die eng mit der Persönlichkeitsentwicklung zusammenhängen. Wir vermuten eine Interdependenz zwischen den früh unbewusst angeeigneten Erlebnisstrukturen und der unbewussten Wahl der Abwehrstrategien.

Sofern eine Restrukturierung des Patienten (siehe weiter unten und 7.2.3; 7.2.4) nicht nötig ist, kann die *Standardtechnik* (Davanloo 1980, 1984, 1989c, 1990, 2000), die im Kapitel 6 ausführlich dargestellt ist, bei allen Patienten im ganzen Spektrum mit obsessiven, depressiven und regressiven Neurosen, Angstsyndromen, funktionellen Störungen und Charakterneurosen mit diffusen Symptomstörungen, wie hoch die Widerstände auch sind, angewandt werden. Der Therapeut kann unablässig und beharrlich Druck und Herausforderung auf die darunter liegenden Gefühle und Impulse ausüben. Er kann ausdauernd die Herausforderung der Widerstände steigern und mit dem Druck nicht nachlassen, bis das Unbewusste durchbricht.

Die *Technik des Restrukturierens* ermöglicht, Patienten mit einer regredierten und geschwächten Ich-Organisation (z.B. Depression, Somatisieren, Fragilität) behandeln zu können. Bei diesen Patienten würde die Anwendung der Standardmethode ohne vorausgegangene Restrukturierung negative Reaktionen auslösen; und das ohnehin schon regredierte oder geschwächte Ich würde kollabieren, die selbstaggressiven Impulse würden zunehmen und das Interview würde mit einer Missallianz oder einem Therapieabbruch enden. Die Restrukturierung befähigt das Ich, die Physiologie der Gefühle und aggressiven Impulse und der damit zusammenhängenden Physiologie der Angst erkennen, erleben und ertragen zu können. Das beinhaltet die Kapazität, dass das Ich fähig ist, den Druck erhöhter Gefühle, Impulse und sadistischer Impulse, die der Patient nicht gegen sich selbst richtet, auszuhalten und genügend Energie für die therapeutische Arbeit aufzubringen. Darum müssen das Ich und seine adaptiven Kräfte einen Erfahrungszugang haben zu den meist quergestreiften Muskeln.

Zum Konzept des Restrukturierens präsentiert die Neurowissenschaft wichtige Erkenntnisse. In seinen Forschungen zur Angst stellt Hüther (1997) im Zusammenhang mit der Informationsverarbeitung im ZNS und der synaptischen Bahnungsprozesse im Verlauf kontrollierbarer Stressreaktionen fest, dass *wiederholt* auftretende, *kontrollierbare psychosoziale Belastungen* zu einem zentralnervösen *Anpassungsprozess*, einer sukzessiven Stabilisierung und verbesserten *Effizienz* der in die Antwort involvierten neuronalen Netzwerke und Verbindungen führen können. (Die vom Autor vorgenommenen Hervorhebungen verweisen auf den Zusammenhang mit der ISTDP.) Hüther schreibt: »Sie fördern die Bahnung und *strukturelle Verankerung* der in die Generierung ganz bestimmter, spezialisierter Fähigkeiten oder Reaktionsweisen involvierten neuronalen Verschaltungen. … Sehr komplexe, verschiedenartige und *vielseitige kontrollierbare Belastungen sind offenbar notwendig*, um die individuelle genetische *Potenz zur Strukturierung* eines entsprechend komplexen Gehirns nutzen zu können.« (S. 65) »Wir lernen etwas Neues richtig schnell und so, dass es auch sitzt, offenbar nur dann, wenn dieses sonderbare noradrenerge System in unserem Gehirn eingeschaltet wird, das uns *gehörig wachrüttelt* und dazu beiträgt, die erfolgreich zur Lösung des Problems, zur *Bewältigung der Angst* eingesetzten Verschaltungen zu bahnen. Das, was uns nicht unmittelbar berührt, was nicht die geringste Spur einer kontrollierbaren Stressreaktion auslöst, bekommen wir, wenn überhaupt, nur mit größter Mühe in unseren Kopf. (S. 66) »Mit jeder *erfolgreich bewältigten Belastung, jeder bestandenen Herausforderung* wird unter dem Einfluss der bei der kontrollierbaren Stressreaktion stattfindenden Aktivierung des noradrenergen Systems das jeweils empfundene Gefühl in Form von bestimmten, dieser Empfindung zugrunde liegenden neuronalen Verschaltungen in unserem Gehirn verankert. Diese Bahnungsprozesse sind um so intensiver, je früher sie erfolgen und je häufiger die entsprechenden Verschaltungen bei Herausforderungen und Belastungen aktiviert werden.« (S. 69)

Die Verhältnisse liegen jedoch anders, wenn die *Angst unkontrollierbar* wird. »Generell zeigen Tierversuche einen hochinteressanten und sehr konsistenten Effekt: Hohe Spiegel von Glukokortikoiden, wie sie physiologischerweise bei unkontrollierbarem Stress erreicht werden, faszilitieren die Extinktion von erlernten Verhaltensreaktionen und führen zur Elimination vor allem solcher Verhaltensweisen, die für eine erfolgreiche Beendigung des Stress-Reaktions-Prozesses ungeeignet sind.« (S. 75) »Ebenso wie es durch übermäßige Bahnungsprozesse im Verlauf wiederholter kontrollierbarer Belastungen zur neurotischen Fixierung des Denkens, Fühlens und Handelns eines Menschen kommen kann, kann die Destabilisierung neuronaler Verschaltungen bei lang anhaltenden unkontrollierbaren Belastungen tiefer reichen und mehr auflösen, als eigentlich erforderlich wäre. Die mit Verzweiflung und Ratlosigkeit einhergehende unkontrollierbare Stressreaktion ist die Voraussetzung dafür, dass wir einen neuen, geeigneteren Weg zur Bewältigung der Angst finden. Dauert sie zu lange an, so werden die immer wieder anflutenden Stresshormonwellen zu einer *wachsenden Gefahr für unsere geistige, emotionale und körperliche Integrität.*« (S. 76f)

Für die Psychotherapie relevant ist der Nachweis der Neurobiologie, dass psychosoziale Belastungen nicht einfach nur schädlich sind, sondern dass *jede erfolgreiche Bewältigung der Angst* einen zentralnervösen Anpassungsprozess stipuliert. Die Angst kann einen Entwicklungsprozess auslösen und die Potenz des Gehirns steigern. In diesem Sinne setzt die ISTDP durch Druck und Herausforderung die *Angst* und die *intrapsychische Krise* als therapeutisches Agens für das Restrukturieren ein und steigert damit die Angsttoleranz und die Angstbewältigung (Stärkung der Ich-Funktionen) im Dienste des Erlebens der Gefühle/Impulse und der Abwehr.

> **Eine intrapsychische, strukturelle Charakterveränderung wird erst stattfinden, wenn der Patient neuen und ungewöhnlichen Erfahrungen ausgesetzt wird, was ausgerechnet mit der systematischen Anwendung von Druck und Herausforderung geschieht. (Trunnell 1987, S. 14)**

Patienten mit klinischer Depression, Ich-Fragilität, Somatisierungen oder regressiver Abwehr benötigen ein graduelles Vorbereiten und Befähigen, d.h. eine *Restrukturierung*, damit ein therapeutischer Prozess und eine strukturelle Veränderung überhaupt möglich werden und in Gang kommen. Als Kernstück der Restrukturierung, die verschiedene spezifische Elemente benützt und mehrere Sitzungen in Anspruch nehmen kann, erlebt der Patient – zuerst in den Gegenwartsbeziehungen und später in der Übertragung – den *zirkulären Prozess des Konflikt-Dreiecks*. So kann er verstehen, was in ihm geschieht, und die Funktion des psychischen Systems nachvollziehen. Anfänglich wird noch keine Abwehr herausgefordert; der Therapeut muss nur klären (clarification), damit der Patient die Komponenten des Konflikt-Dreiecks wahrzunehmen beginnt. Der hinreichende Druck entsteht durch das Festhalten an einem Fokus und durch das unentwegte Klären. Der Therapeut fragt nach der somatischen Wahrnehmung der Gefühle (Wut, Angst, Schmerz, Liebe) und wie der Patient somatisches Geschehen (Zittern, Nervosität, Atem) erlebt. Erst wenn der Patient Gefühle/Impulse von Angst und die Angst von der Wut unterscheiden kann, beginnt der Therapeut mit leichtem Druck und leichter Herausforderung und richtet sich für die Steigerung von Druck und Herausforderung nach der Angsttoleranz des Patienten, bis ein partieller Durchbruch möglich ist. Jetzt kann der Patient erleben, wie sein psychisches System funktioniert und welche Gefühle er verdrängt und internalisiert hatte. Der Therapeut hilft dem Patienten, Einblick zu bekommen, was er im Prozess erlebt hat und welches die Parallelen sind in seinem gegenwärtigen (C) und zurückliegenden (P) Leben. Erst jetzt hat der Therapeut die Gewähr, dass der Patient dyston ist. Ohne diese grundlegenden Erfahrungen hinge der therapeutische Prozess in der Luft. Im Folgenden beschreiben wir einige *Prinzipien des Restrukturierens* (Davanloo 1989c, S. 94f; Fosha 1988):

1. *Die Spezifikation*
   Die Spezifikation, ein allgemeiner Grundsatz der ISTDP, gilt vor allem auch für das Restrukturieren. Der Therapeut wird strikt weder bei sich

selbst noch beim Patienten Vagheit (Unbestimmtheit) und Ungenauigkeit zulassen. Alle Reaktionen des Patienten innerhalb einer charakteristischen Episode müssen hinsichtlich Personen, Zeit, Ort und Handlungen präzise untersucht werden.

2. *Die Exploration*
   Der Therapeut geht zwischen einer oder mehreren spezifischen Episoden aus dem aktuellen Leben des Patienten (C) und spezifischen Interaktionen in der Übertragung (T) hin und her. Der Grad der Angst und die therapeutische Dynamik bestimmen den Gang von einem Beispiel zum andern. Da die Arbeit in der Übertragung mehr Angst auslöst als jene im aktuellen Leben, ist es gut, einige Faustregeln zu beachten:

- **Zu einer anderen Episode wechseln, wenn der Prozess stagniert.**
- **Ist der Prozess zu flach oder zeigt der Patient keine oder zu geringe Angst, wendet der Therapeut den Prozess vom C ins T.**
- **Erlebt der Patient zuviel Angst, wechselt der Therapeut vom T ins C.**

3. *Der graduelle Einsatz von Druck und Herausforderung*
   Die Intensität von Druck und Herausforderung richtet sich nach der *Angsttoleranz* des Patienten. Die beharrliche Ausübung von Druck und Herausforderung ohne Berücksichtigung der Angsttoleranz könnte so sehr zu einem Anstieg der Angst und der Widerstände und zu einer Verschlimmerung der Symptome führen, dass ein Durchbruch unmöglich würde. Deshalb nimmt der Therapeut den Druck sofort zurück, wenn er feststellt, dass die Angst eine ertragbare Grenze übersteigt. Nach einem Intervall verstärkt er wieder den Druck bis zum nächst höheren ertragbaren Grad. Wie in einer Spirale wird so die *adaptive Kapazität des Ich* gesteigert und ein Durchbruch im C oder T möglich.

4. *Der Unterschied zwischen Fühlen und Handeln*
   Wir erweitern hier die Ausführungen, die wir mit den taktischen Abwehren (5.4.2.2) begonnen haben. Es muss dem Patienten klar sein, dass die Tiefe und Echtheit des *Erlebens* der Gefühle weder mit Theatralik noch mit Spannungsabfuhr (acting out, explosive discharge) in Form von Schreien, Toben und Dreinschlagen etwas zu tun hat und selbst- und fremdgefährdend sein kann. Diskussionen darüber, dass man im Leben

draußen ja nicht so handeln könne, wie man in der Therapie fühle, sind als Abwehren zu verstehen, denn einerseits geht es in der Therapie darum, die Gefühle zu untersuchen und andererseits wird im Leben draußen autonom und verantwortungsvoll handeln, wer mit seinen Gefühlen klarkommt.

Freud hatte den Terminus *Agieren* 1905 erstmals in der Beschreibung des Behandlungsverlaufes der Patientin Dora benützt, wo er das Erinnern dem Agieren gegenüberstellte. Vom Handeln sprach er schon in *Zur Psychopathologie des Alltagslebens* (1901), womit er Fehlleistungen meinte, die unbewusste Wünsche und Vorstellungen ausdrücken. In Freuds Verständnis ist jedes durch Übertragung bedingte Erleben und Handeln ein Agieren, so lange der Patient sich nicht bewusst ist, dass sein Verhalten einem infantilen Objekt gilt und er wiederholt statt zu erinnern. Das Ziel der Behandlung ist, wie Freud in *Erinnern, Wiederholen und Durcharbeiten* (1914b) betont, dass das als Agieren verstandene Handeln in Erinnern überführt wird. Diese Arbeit geschieht am effektivsten im Hier und Jetzt, worauf u.a. auch König (1995, S. 93–95) hinweist.

Obwohl es der Neurose letztlich egal ist, ob der Patient seine mörderische Wut ›nur‹ fühlt, ohne es gemacht zu haben, muss der Patient den Unterschied zwischen Fühlen und Handeln klar erleben. Es muss ihm klar sein, dass er durch eine *innere* Erfahrung seine negativen oder positiven Gefühle *erleben* statt *ausleben* kann. Man kann *fühlen*, was man am liebst *tun* möchte oder spüren, wie wenn man es *täte*, ohne es zu tun. Im Kern gilt diese Aussage auch für schwierige Patienten mit chronischer Selbstbeschädigung, die wenig zu einer psychotherapeutischen Behandlung motiviert sind. Der Selbstschädigungshandlung geht ein massives Spannungsgefühl voraus, das ein hohes Ausmaß an Wut, Angst, Ausweglosigkeit, Verzweiflung und häufig ein Gefühl der Leere beinhaltet. Der als unerträglich erlebte Spannungszustand erfährt Mangels psychischer Möglichkeiten durch eine selbstschädigende Handlung eine Entlastung (Spannungsabfuhr) (Leithner et al. 1998). Die Aggression gegen sich selbst wie auch gegen andere Menschen hat ihre Quelle in einer unbewussten Wut.

5. Bezugspunkte schaffen

Der Therapeut muss Bezugspunkte schaffen, indem er das seelische Geschehen in Verbindung bringt mit Erfahrungen innerhalb des Personen-Dreiecks. Er sammelt Material für die seelische Landkarte (flagging), damit er während des Therapieprozesses immer wieder Referenzen machen kann zum Leben des Patienten und zu Erfahrungen aus früheren Sitzung, die er innerlich präsent hat.

6. *Die projektive Technik*
Wenn das Erlebenkönnen des Patienten noch verrostet oder mit zu viel Angst gebremst ist, bietet der Therapeut dem rudimentären seelischen Funktionieren eine Entwicklungshilfe, indem er nicht Druck auf das Erleben macht, sondern den Patienten nach seinen Gedanken, Phantasien oder Bildern fragt. Diese Tätigkeiten entspringen auch dem Innern, sind aber bewusstseinsnaher und angstfreier und ein Trittbrett zu den damit verbundenen Gefühlen, sofern die UTA etabliert ist. So bekam z. B. ein total intellektualisierender Patient Zugang zu seinen Emotionen, indem er einerseits über seine sexuellen Praktiken in der Beziehung zu zwei Freundinnen und andererseits zu seinen möglichen Reaktionen, Phantasien und Gefühlen befragt worden ist. Diese projektive Technik lässt sich in allen drei Ecken des Personen-Dreiecks anwenden.

Beispiele

»Wenn die Freundin sie zurückweisen würde, wie hätten sie sich gefühlt? Was würden sie dann machen?«

»Wenn sie die Kontrolle verloren hätten und das Monster herausgekommen wäre? Wie wäre das gewesen?«

Vignette

TH Welches Bild haben sie von sich, wenn sie den vollen Schmerz durchkommen ließen?

PT Dann würde ich laut schluchzen und würde am ganzen Leib zittern.

Vignette

TH Der Karate-Mann hat ihnen Eindruck gemacht. Wenn sie sich vorstellen, sie hätten seine Beine, seinen Bauch, seinen Brustkorb, seinen Kopf, seinen Blick ... Und wenn sie sich vorstellen, sie wären wie dieser Karate-Mann ... Was würden sie dann zu mir sagen.

PT (mit starker Stimme) Hören sie auf zu reden!

VIGNETTE

Eine Patientin, die dem Vater gegenüber große Rachegefühle empfindet und ihm nur nahe sein könne, wenn er tot sei, hat die Erinnerung, dass der Vater ihr als kleines Kind nahe war. Mit ihrem Mann zusammen kann sie nur einen Orgasmus erleben, wenn sie sich dabei vorstellt, ein einjähriges Baby zu sein und von einem Mann genital berührt zu werden.

PT Wenn der Vater meine Hände gehalten hätte, wäre es sexuell geworden. Das spüre ich jetzt. (Sexuelle Gefühle, vermischt mit primitiver Wut, als Komponente für den Widerstand.)

TH Wenn sie ihren Vater als Liebhaber portraitieren würden, in Phantasie, mit einer Frau zusammen ...

PT Einhaken, küssen, den Rücken und die Brüste streicheln ... Nicht gewalttätig, aber leidenschaftlich.

TH Und wie wird der Orgasmus dieser Frau sein?

PT Heftig.

TH Was fühlen sie, wenn sie ihren Vater als Liebhaber beschreiben?

PT Sexuell erregt.

TH Wo?

PT Im Nacken; Brüste und Geschlecht, wenn er die Hände in die Höschen steckt.

TH Wer ist diese Frau?

PT Eine Kollegin oder ...

TH Warum wollen sie zu einer anderen Frau gehen?

7. Für sehr schwer gestörte Patienten, für welche die Standardtechnik vor allem zu Beginn kontraindiziert ist und die Technik des Restrukturierens noch differenziert werden muss, wird die Technik des *Graded Format*[1] angewandt,welche im Zusammenhang mit der fragilen Charakterstruktur *unter 7.2.4.3 eingehend dargestellt wird.*

7.2.2 Die obsessive Charakterstörung

7.2.2.1 Die obsessive Charakterstruktur

Die Zivilisierung und die Erziehung des Menschen beruht auf der Aneignung bewusster Ordnungen und gesellschaftlich abgestimmter Tätigkeiten. Die

1 Davanloo H (1987b, 1987c, 1989c, 1989d); Whittemore JW (1996)

Erziehung des Kindes, die Ausübung eines Berufes oder der Verkehr, um nur einige Beispiele zu nennen, wären undenkbar und wir würden im Chaos versinken oder bestenfalls uns wie die Tiere organisieren, wenn wir nur von den Genen geleitet wären. Gegenseitig vereinbarte Ordnungen sind somit für den Menschen unabdingbar, doch stellt sich die Frage nach Qualität und Quantität dieser Regeln, die wie auf einem Spektrum zwischen Zwang am einen Ende und Chaos am anderen pervertieren können. Irgendwo in der Mitte ist ein Ordnungs- oder Regelverhalten, das dem gesundem Menschenverstand (common sense) entspringt und gedeihlichen Beziehungen und kulturellen Leistungen unter Menschen dient. Pathologisch wird die übermäßige oder die fehlende ›Ordnung‹, wenn sie gegen sich selbst und gegen andere zerstörerisch wirkt.

Obsessives Verhalten benützt alltägliche kontrollierende Verhaltensmechanismen, die wir nicht als pathologisch bezeichnen, wenn sie in gelinder Form auftreten; in quantitativ und qualitativ gesteigerter Form werden sie jedoch dysfunktional. Die folgende anekdotische Mitteilung von Davanloo stimmt für den Normalfall, wenn aber die Abwehr überfordert ist, dann läuft nichts mehr.

Anekdote

> »Untersuchungen zeigen, dass viele Piloten an obsessiven Charakterstörungen leiden. Das beruhigt mich immer, wenn ich in ein Flugzeug steige. Da weiß ich, die kontrollieren alles, und wenn eine heikle Situation kommt, können sie ihre Gefühle verdrängen und rational handeln.«

Obsessive Abwehrmechanismen (5.4.2.3) sind weitgehend intrapsychische, hoch organisierte, mit der Struktur der Person verquickte Ich-Funktionen, die eine Affinität zum Verhalten anankastischer Neurotiker haben und Gegenbesetzungen mit großen Anteilen von Ich-Syntonie sind gegen

- das Aufkommen und Wahrnehmen von Angst auslösenden, unbewussten Gedanken und Gefühlen
- schmerzhafte Erfahrungen
- regressive Tendenzen

Während das Abwehrsystem der depressiven Patienten die sofortige Verdrängung aktiviert und den unbewussten Impuls nach innen wendet, benützen obsessive Patienten strukturierte und rationale Abwehrformen. Die Zwangspersönlichkeit hat nicht nur ein einzelnes fixes Symptom wie z.B. die Angst-

Abwehr, sondern eine generalisierte Charakterform mit verschiedenen Stärkegraden von Über-Ich-Pathologie. Üblicherweise erlebt ein Patient die Angst-Abwehr nicht als normal, die ich-syntone Zwangspersönlichkeit hingegen kann sie als richtig erleben. Der Patient mit obsessiven Abwehren isoliert durch Abstrahieren oder Verallgemeinern (Affektisolierung) emotional Belangvolles vor der bewussten Wahrnehmung, macht rationale Unterscheidungen bis zur Emotionslosigkeit, diversifiziert bis zur Konfusion oder macht sich durch vage Aussagen unfassbar und entzieht sich der Verantwortung durch Externalisieren oder Ungeschehenmachen. Er kann sich dem Aufwand für wiederholt einzelne Teilverdrängung mit einer generalisierten Charakterabwehr (Reaktionsbildung) entziehen, die wir bei den obsessiven Abwehrmechanismen beschrieben haben.Wie bei den Fragilen werden auch bei den Obsessiven die Abwehren desto primitiver, je mehr man in die Tiefe des Unbewussten vordringt; so kann sich eine Somatisierung zu einem Bronchiospasmus verschärfen oder in tiefen Schichten des Unbewussten sind fragile Abwehrmechanismen anzutreffen.

7.2.2.2 Die Behandlung obsessiver Patienten

Diese gut strukturierten Patienten mit einer stabilen Ich-Kapazität besitzen eine hohe Angsttoleranz bis »Angstlosigkeit«, zumindest in Bezug auf die oberen bis mittleren Schichten des Unbewussten. Sie eignen sich für die präzise Anwendung der bis jetzt dargelegten Standardmethode mit einem raschen Anstieg in der Übertragung. Anfänger in der ISTDP sollten am ehesten mit diesen Patienten beginnen, da Behandlungsfehler weit weniger Schaden anrichten als z.B. bei fragilen Patienten. Je obsessiver der Patient ist und je mehr Trotz in seiner Abwehr vorkommt, desto nötiger ist ein präzises Vorgehen, da sich ansonsten schnell eine Missallianz einstellt, der Patient den Therapeuten blöd findet oder wegbleibt und die Praxis sich entleeren kann.

7.2.3 Die depressive Charakterstörung[2]

7.2.3.1 Die Nosologie der Depression

Freud (1916, S. 429) hatte das *klinischen Bild der* Charakter-Depression wie folgt beschrieben: »Die Melancholie ist seelisch ausgezeichnet durch eine tief schmerzliche Verstimmung, eine Aufhebung des Interesses für die Außenwelt, durch den Verlust der Liebesfähigkeit, durch die Hemmung jeder Leistung und die Herabsetzung des Selbstgefühls, die sich in Selbstvorwürfen und Selbstbe-

2 Davanloo H (1987b, 1987c, 1995a); Said T (1986); Trunnell T (1987); Abbass AA. (2002c)

schimpfungen äußert und bis zur wahnhaften Erwartung von Strafe steigert«. Depressionen, früher als Gemütskrankheiten bezeichnet, sind, wie Hell (2003, S. 215f) sagt, Störungen der Affektivität, was jedoch nicht mit krankhaften oder abartigen Affekten und Gefühlen oder mit einem bestimmten Gefühl gleichzusetzen ist. Viel eher ist es ein schwer auflösbares Konglomerat verschiedenartiger Gefühle (Angst, Selbstekel, Wut, Traurigkeit, Schuld, Scham), das einen Menschen in Unruhe versetzt, ihm seine klare Position nimmt, das Empfinden von Gefühlen blockiert und zu einer tiefgehenden Veränderung des Erlebens führt. Deshalb ist es wichtig, dass die Therapie dem depressiven Menschen hilft, die abgeschwächt oder versteckt vorhandenen Gefühle zurück zu gewinnen. Als Depressionserfahrung werden heute folgende Elemente genannt:

- Der Patient leidet an einer chronisch traurigen und verzweifelten Stimmung.
- Er quält sich hauptsächlich mit schwermütigen Gedanken.
- Er hat ein deutlich vermindertes Interesse an allen oder fast allen Aktivitäten (Lustlosigkeit) und zeigt einen gewissen Grad an psychomotorischer Unruhe (Agitation) oder Verlangsamung. Seine Handlungs- und Befriedigungsmöglichkeiten sind in einer starren Rollenstruktur eingeengt. (Reich 2003)
- Er erfährt sich als interesse-, konzentrations-, schlaf-, appetit-, kraft- und gefühllos, weshalb Hell (2003, S. 216) vom Erleben der *Losigkeit* spricht.
- Der Patient hat eine fragile Selbstwert-Regulation und Gefühle von Wertlosigkeit. Aufgrund hoher persönlicher Normen und Leistungsansprüche macht er sich übermäßige und unangemessene Selbstvorwürfe und Schuldgefühle und lehnt sich selbst ab (Selbstekel).
- Die zwischenmenschlichen Beziehungen sind gestört. Entweder sind diese Menschen distanziert, abgekoppelt und haben schwerwiegende Konflikte mit Nähe, oder sie haben eine starke interpersonelle Abhängigkeit und sind besonders empfindlich gegenüber Zurückweisungen und Kritik. In Beziehungen haben sie eine gering ausgebildete Toleranz für offene Mehrdeutigkeiten (Ambiguität). (Reich 2003)
- Die heterosexuellen Beziehungen sind gestört und fehlen bisweilen ganz.
- Der Lebensinhalt ist leer und der Patient empfindet Leeregefühle. Die Patienten fühlen sich wie in einer Wüste unter Menschen, in dunkler Nacht trotz hellem Tageslicht, eingefroren und seelisch gelähmt.
- Wichtige Ich-Funktionen wie das Denken, die Konzentration und das Entscheiden zeigen eine gewisse Verarmung und Erschöpfung. Der Patient ist müde und energielos. Sein Sprechen ist verlangsamt und die Stimme flach; der Blick ist erschöpft.

- Sie haben Episoden akuter klinischer, neurotischer Depression, begleitet von einer großen Erschöpfung der Ich-Funktionen, sodass eine Hospitalisierung nötig sein kann.
- Depressive leiden an chronischer Angst, haben wiederkehrende Gedanken an den Tod und können sich mit Suizidgedanken beschäftigen und sogar einen Suizid genau planen.
- Diese Patienten haben aber keine manische oder hypomanische Attacken, Wahngedanken und die für eine majore affektive Störung charakteristischen Halluzinationen.
- Diese Symptome verursachen in klinisch bedeutsamer Weise Leiden und Beeinträchtigungen in sozialen, beruflichen oder anderen wichtigen Funktionsbereichen. Dieses klinische Bild ist ein lebenslanges Verhaltensmuster.

Gemäß ICD-10 und DSM-IV ist die Depression die häufigste psychische Erkrankung. Der ICD-10 unterscheiden zwischen depressiven Episoden, rezidivierenden depressiven Störungen und anhaltenden affektiven Störungen (Zyklothymia und Dysthymia) und das das DSM-IV zwischen der majoren Depression mit Melancholie (mit einer einzelnen Episode oder rezidivierend) und der dysthymen Störung. Die Diskussion um die Nosologie der Depression ist kontrovers und weltweit nicht abgeschlossen. Der Umstand, dass der Terminus »Depression« scheinbar einleuchtend ist und sich durch eigene und beobachtete Erfahrungen wie von selber erklärt, macht ihn auch unfassbar und schafft eine Begriffsverwirrung. Die von verschiedenen Forschungsmethoden (Jacobson 1977, S. 215–235) angewandten Begriffe sind nicht eindeutig und nur hilfreich, wenn man sich zuvor verständigt, ob sich die Diagnose nach dem Schweregrad der *Symptome* oder nach der *Ätiologie* der organischen, Verhaltens- und Gefühlsaspekte richtet. Mit Blick auf die Symptombeschreibung schreibt Sammet (2000, S. 176), dass eine qualitätssichernde Therapie-Evaluation die Effektivität der Behandlung unabhängig von der Therapieschule überprüfen sollte und daher die qualitätssichernde Diagnostik deskriptiv (ICD-10) und möglichst frei von Voranahmen zur Ätiologie und Psychopathogenese der depressiven Störung sein sollte (S. 176). Neben verschiedenen psychometrischen Selbst- und Fremdbeurteilungsinstrumenten zur Erfassung depressiver Symptome sei die Hamilton Depression Scale HAMD[3] die am häufigsten eingesetzte. Die depressiven

3 Hamilton M (1960) A Rating Scale für Depression. J Neurology Neurosurgery and Psychiatry 23, 56

Symptome, wie z.B. Hautzinger und Bronsich (2000, S. 3) sie nach 1.Verhalten, Motorik, Erscheinungsbild, 2. emotionalen, 3. physiologisch-vegetativen, 4. imaginativ-kognitiven und 5. motivationalen Faktoren untersuchen, sind u.a.

- kraftlose, gebeugte Körperhaltung, Verlangsamung, Unruhe, Weinerlichkeit, Maskenhaftigkeit, angespannte Mimik, monotone und langsame Sprache, Aktivitätsverminderung, Probleme bei der Alltagsbewältigung,
- Hilflosigkeit, Trauer, Verlassenheit, Unzufriedenheit, Schuld, Gefühl der Gefühllosigkeit,
- Spannung, Reizbarkeit, Ermüdung, Schlafstörung, Wetterfühligkeit, Appetit- und Gewichtsverlust, Libidoverlust, Magen-Darmbeschwerden, Kalziummangel, Serotonin-/Adrenalinmangel bzw. Überschuss,
- negative Einstellung , permanente Selbstkritik, Selbstunsicherheit, Konzentrationsprobleme, Erwartung von Strafen, Wahnvorstellungen, rigides Anspruchsniveau, Suizidideen,
- Misserfolgsorientierung, Vermeidungshaltung, Vermeiden von Verantwortung, Erleben von Nicht-Kontrolle, Interessenverlust, Antriebslosigkeit, Entschlussunfähigkeit, Abhängigkeit von anderen.

Diese Symptome lassen sich zwar bei depressiven Menschen feststellen. Die meisten dieser an sich unspezifischen Symptome können jedoch auch bei vielen anderen klinischen Bildern vorhanden sein, sodass sie letztlich nichts über die tiefer liegende Dynamik der Depression aussagen. Das Problematische solcher Symptomlisten diagnostischer Faktoren ist, wie Lachenmeier (2001) sagt, »dass sie eine Scheingenauigkeit vorgeben, aber den klinischen Gesamtkontext unberücksichtigt lassen«, denn die gleichen Symptome können Ausdruck verschiedener klinischer Bilder sein wie

- pathologische Trauer
- psychomotorische Retardierung
- muskuläre Verspannung durch Unterdrückung aggressiver Impulse
- durch sofortige Verdrängung (instant repression) scheinbar gefühllose, schlaffe und resignierte Menschen
- erschöpfte Menschen.

All diese Patienten können aus den Scores mit der Diagnose »Depression« belegt werden, benötigen aber je ein völlig unterschiedliches therapeutisches Vorgehen. Deshalb bevorzugt die ISTDP als psychodynamische Therapieform die *ätiologische* Betrachtungsweise. Diesem Anliegen geht Jacobson

(1977, S. 215–235) nach, indem sie in ihrem Standardwerk sowohl für die psychoanalytische wie für die neurophysiologische Depressionsforschung zwischen dem *neurotischen*, dem *Borderline*- und dem *psychotischen* Niveau der Depression unterscheidet. In allen depressiven Zuständen scheint der *Grundkonflikt* von gleicher Art zu sein: »Frustration bewirkt Wut und feindselige Versuche, die erwünschte Befriedigung zu erlangen; ist das Ich, aus äußeren oder inneren Gründen, unfähig, dieses Ziel zu erreichen, wendet sich die Aggression gegen die Selbstimago. Der sich anschließende Verlust des Selbstwertgefühls bringt einen narzisstischen Konflikt zum Ausdruck, das heißt einen Konflikt zwischen der wunschbestimmten Selbstimago und der Imago des scheitenden, entwerteten Selbst« (S. 234).

Nach Gaillard (1991 S. 96) wird das klinische Bild der Depression mehrheitlich unter zwei Kategorien behandelt, ohne den Menschen, der als Lebewesen eine Einheit bildet, in Psyche und Soma aufzuteilen:

1. der *neurotische Mechanismus*, der bei der dysthymen Störung, bei der neurotischen Depression und bei der reaktiven Depression vorherrschend zu sein scheint,
2. die mehr *biologische Komponente*, die bei der majoren Depression, bei der Melancholie und bei depressiven Episoden mit somatischen, psychotischen Symptomen vorherrschend zu sein scheint. Diese letzte Kategorie kann unterteilt werden in:
   a. unipolar verlaufende Depression (depressive Episode, Dysthymia)
   b. bipolare Störungen mit manischen oder hypomanischen Episoden alternierend mit depressiven Episoden. Gleich ist aber anzumerken, dass hypomanische Zustände auch bei rein neurotischen Depressionen und neurotische Eigentümlichkeiten auch bei eindeutig manisch-depressiven Störungen gefunden werden können.

Die beiden Hauptkategorien der Depression unterscheiden sich in einigen Merkmalen wie die klinische Symptomatologie, die Reaktion auf medikamentöse Behandlung und Vorhandensein beigeordneter biologischer Eigenschaften. So reagieren Patienten mit einer majoren Depression (ehemals endogene Depression) mit Ausnahmen normalerweise besser auf eine medikamentöse Behandlung als jene mit neurotischer Depression.

Gaillard macht im gleichen Artikel (S. 95f) auf den begrenzten Nutzen der psychiatrischen Klassifikation aufmerksam, indem er auf Davanloos *Zuteilungsmuster der psychodynamischen Kräfte* (distributional pattern of psychodynamic forces) hinweist, wonach eine bestimmte neurotische

Organisation die psychodynamischen Kräfte solchermaßen auf verschiedene Symptome und Charakterstörungen zuteilt, dass es für den betreffenden Menschen überhaupt möglich ist, zu funktionieren oder dass seine Kräfte optimiert werden. Auf diese Weise kann z.B. eine schwere ich-syntone Charakterstörung einer Depression zuvorkommen. Da diese Zuteilungsmuster nicht starr und ein für alle Male festgelegt sind, sondern durch äußere Einflüsse im Laufe des Lebens sich ändern können, wird der begrenzte Nutzen psychiatrischer Klassifikationen verständlich. Es ist durchaus möglich, dass durch eine Therapie, die das Unbewusste nicht erschließt, sich zwar die Symptome verändern, die Kern-Neurose und die Charakterstruktur jedoch nicht, da die Symptome lediglich umgruppiert werden wie beim Mischen der Spielkarten. Die Charakterstörung bleibt dabei unverändert und ein Rückfall in die alten Symptome kann durch ein äußeres Ereignis ausgelöst werden.

Aus diesen Gründen ist eine *psychodynamische* Diagnose unabdingbar, was im Kapitel über die Probetherapie und Diagnostik (6.3) ausgeführt wurde. Nach Jacobson (1977) hängt das Verständnis der affektiven Zustände in großem Ausmaß davon ab, »in welchem Rahmen, in welchem symptomatischen und psychodynamischen Gesamtbild sie normalerweise auftreten. Wenn wir lediglich von einem phänomenologischen Gesichtspunkt ausgehen, fehlt uns häufig die Möglichkeit, zwischen normalen Stimmungsabweichungen und jenen, die aus pathologischen Wünschen oder aus einem neurotischen Konflikt entstehen, zu unterscheiden. In diesem Fall ist nicht die Stimmung selber von pathologischer Art, sondern ihre Motive« (S. 116).

Konzepte wie jene von Jacobson, Davanloo und Gaillard ermöglichen, jene Depressionsformen hervorzuheben, welche in der ambulanten Psychotherapie behandelbar und daher hauptsächlich Gegenstand dieses Buches sind. Bei stationären Behandlungen können meistens nur Elemente der ISTDP angewandt werden, da aus klinischen, personellen, zeitlichen, finanziellen oder ideologischen Gründen eine integrale ISTDP oft nicht möglich ist.

7.2.3.2 Die Behandlung depressiver Patienten

Die folgende Darstellung der psychotherapeutischen Behandlung depressiver Menschen schließt manische Episoden, bipolare affektive Störungen und depressive Störungen, die auf eine direkte körperliche Wirkung einer Substanz zurückgehen, aus.

Gleich zu Beginn des Erstinterviews wird der Therapeut feststellen, um welche Form von Depression es sich handelt, weil davon Entscheidungen bezüglich des einzuschlagenden Weges abhängen, d.h. ob die Restrukturierung des Patienten auf einem direkten Weg (Standardtechnik) oder auf einem graduellen Weg (Graded Format) indiziert ist. Dafür untersucht er (1) die Intensität (Schweregrad) der Depression, (2) den Grad der Ich-Erschöpfung und (3) psychodynamische Informationen, die für die Probetherapie und die folgende Psychotherapie nötig sind.

Für eine *rein neurotische Depression* spricht, wenn der Patient auf die Fragen des Therapeuten antwortet, seine Schwierigkeiten sorgfältig herausarbeitet und sich verbal spontan ausdrückt. Eine *majore klinische Depression* liegt vor, wenn das Ich des Patienten eine schwere Erschöpfung aufweist, d.h. wenn er nicht die Kapazität hat, auf die Probetherapie zu antworten, oder wenn er suizidal ist. In diesem Zustand des depressiven Unvermögens darf kein Erschließen des Unbewussten versucht werden, vielmehr sollten diese Patienten nach einer ausführlichen Befragung vor oder während der psychodynamischen Behandlung für einige Wochen medikamentös behandelt werden, bis ihre klinischen Symptome sich verbessert haben.

Wichtig für die Behandlung der Depression ist das Auseinanderhalten der *Auslösefaktoren* und der vielschichtigen individuellen *Prädisposition* für ein depressives Geschehen. Auslösefaktoren sind vor allem soziale Belastungssituationen (Beruf), emotionale Konflikte (anhaltende Partnerprobleme) und Verluste durch Trennung oder Tod von nahen Menschen. Reich (2003) betont, dass die Nichtberücksichtigung der Paarbeziehung in der Depressionsbehandlung im Hinblick auf die Pathogenese und die Aufrechterhaltung der Störung ein schwerwiegender Kunstfehler sei. Im Folgenden untersuchen wir hauptsächlich die psychodynamische Prädisposition, die für die Wirkung des auslösenden Ereignisses, das für Außenstehende trivial erscheinen mag, eine wichtige Rolle spielt.

Für das psychotherapeutische Vorgehen ist es nützlich zu unterscheiden zwischen der Depression, deren Beginn bis *in die frühesten Lebensjahre* zurückgeht (Dysthymia, depressive Persönlichkeitsstörung, depressive Neurose, neurotische Depression) und der Depression, deren Beginn *nach der Adoleszenz* anzusetzen ist (depressive Charakter-Neurose, majore Depression, schwere depressive Episode ohne psychotische Symptome, Melancholie). Die Charakter-Depression, die zu den anhaltenden affektiven Störungen zählt, ist eine klinische Einheit, gekennzeichnet durch das Vorhandensein einer ich-syntonen Charakter-Pathologie, einer Anzahl maladaptiver ich-syntoner Charakterabwehren, einer chronischen Depression und Episoden einer majoren klinischen Depression, die tief verwurzelt ist in weiteren ich-syntonen Charakterabwehren, was im Erstinterview eine bedeutungsvolle Aufnahme historischer Daten unmöglich machen kann.

Die Regression, charakteristisch für das Ich der depressiven Person, äußert sich in einer *tief sitzenden Unfähigkeit, die drei Bereiche des Konflikt-Dreiecks,* insbesondere die Impulse der Wut und die Gefühle der Angst zu erleben und/oder zu unterscheiden. Die unter depressiven, funktionellen und psychosomatischen Störungen leidenden Patienten halten fälschlicherweise auch die Manifestation verschiedener Abwehrmechanismen für den Impuls selbst.

Die für die Depression verantwortlichen unbewussten Abwehrmechanismen, vor allem die Verdrängung, unterdrücken augenblicklich die unbewusste Wut (instant repression) und internalisieren sie durch Ungeschehenmachen. Die Verdrängung und die Nach-innen-Wendung (Internalisation) der unbewussten Wut befriedigt das strafende Über-Ich, womit eine inhärente Chronizität des depressiven Vorgangs gegeben ist. Deshalb erleben diese Patienten ihre unterdrückten sadistischen Impulse nicht; was sie erleben ist Depression mit einem weiten Feld anderer ich-syntoner Charakter-Abwehren wie Passivität, Hilflosigkeit und einer Tendenz, eine paralysierte Opferhaltung einzunehmen, die ihnen einen geschlagenen, erschöpften und armseligen Ausdruck verleihen. Die psychische Struktur schwer depressiver und ich-syntoner Patienten kann wie folgt schematisch dargestellt werden:

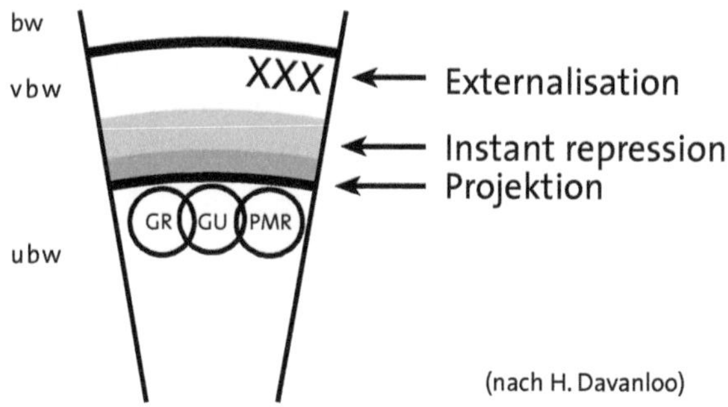

Abb. 38: Beispiel einer schwer depressiven und ich-syntonen Abwehrstruktur

Die *Externalisation* ist meistens eine (mächtige) taktische Abwehr, kann aber auch eine schwerwiegende oder ein Teil einer schwerwiegenden Abwehr sein, wenn sie mit dem Zentrum der Pathologie verbunden ist (vgl. Diagramm 12 unter 5.4.2.2). Es ist die Strategie des Unbewussten, zuerst alle taktischen Abwehren einzusetzen, weshalb sie sofort blockiert werden müssen, was für den Patienten eine Herausforderung ist.

Vignette

PT Ich vertraue Männern nicht. (Taktische, externalisierende Abwehr mit einem Deckwort gegen Nähe)

TH Gehen wir nicht da hinein. *Sie* haben Probleme und sind entsetzt über Nähe und Intimität. (HOC, um ein Signal aus dem Unbewussten zu bekommen). Sie haben Probleme mit Nähe mit *mir,* sobald sie sich hier setzen. Sie lassen Männer nicht nahe an sich und distanzieren sich. Dieses Problem haben sie jetzt mit mir.

Wie die Externalisation darf der Therapeut auch die *sofortige Verdrängung* (5.4.2.4) nicht durchlassen, sondern muss daran arbeiten, dass die Impulse und Gefühle nicht den Weg in die Abwehr, sondern den Weg zur Angst in der Übertragung nehmen. Der Therapeut muss die *Absenz der Übertragung und der Angst* sofort aufgreifen, allenfalls mit einer HOC.

Der aus der sehr frühen Entwicklungszeit stammende *projektive Mechanismus* ist eine schwerwiegende Abwehrform, die auch als taktische Abwehr eingesetzt werden kann. Der Therapeut wird rasch und systematisch am Konflikt-Dreieck arbeiten, sowohl bezüglich der Gegenwartsbeziehungen als auch der Übertragung. Wenn wir sagen ›rasch‹, dann ist damit weder Ungeduld noch Hektik gemeint, sondern viel mehr eine wache Zielgerichtetheit, verbunden mit Intuition und Feinfühligkeit. Um die für die Depression verantwortlichen Abwehrmechanismen zu restrukturieren, vermitteln wir dem Patienten in den ersten Sitzungen durch sorgfältige und systematische Arbeit so schnell wie möglich die Fähigkeit:

1. den Unterschied zwischen Wut und Angst zu erleben,
2. den tief unbewussten Zusammenhang zwischen dem Aufkommen eines Wut-Impulses und dem (sekundenschnellen) Erscheinen der Depression oder Somatisierung (Repression) zu erkennen.

Vignette:

Der Unterschied zwischen Wut und Angst (Gottwik et al. 1998b, S. 111)

TH Sie sehen, wenn sie Angst haben, schwitzen sie, es schüttelt sie, sie haben Herzklopfen.

PT Ich hatte Herzklopfen.

TH Aber sie sagen, sie seien auf Herrn X wütend. Was haben sie dabei körperlich erlebt?
PT Herzklopfen.
TH Aber das ist Angst, das ist nicht Wut. Wenn ich sie frage, wie sie ihre Wut körperlich erlebt haben, dann beschreiben sie ihre Angst.
PT Ja, aber für mich ...
TH Aber es ist wichtig, dass wir das miteinander untersuchen. Sie sagen, dass sie schnelles Herzklopfen hatten.
PT Ja.
TH Meine Frage ist, wie sie ihre Wut zu Herrn X erlebt haben, körperlich?

Vignette: Der Zusammenhang von Wut und Depression

TH Was ist ihre Vermutung, wie ich reagieren würde, wenn mich ihr Ärger, weil ich das gesagt habe, treffen würde?
PT Sie würden sich abwenden. Nichts mit mir zu tun haben wollen. Mich ablehnen und sagen: gehen sie.
TH Und dann?
PT Ich weiß nicht, was machen. Ich würde außer mich geraten.
TH Wie?
PT Ich hatte einmal einen Stuhl gegen die Türe geschlagen, dass beide kaputt waren.
TH Das kommt ihnen in den Sinn, jetzt, wo ich sie frage, wie ihr Ärger gegen mich ist. Sie haben gesagt, dass gestern Max (ihr Mann) ...
PT ja, er ist im Laden einfach davongegangen und hat mir daheim Vorwürfe gemacht, weil ich Ursula (Tochter aus erster Ehe) ein Geschenk gekauft hatte.
TH Und was haben sie dann zu ihm gefühlt?
PT Ich bin in mein Zimmer gegangen und habe geheult und resigniert.
TH Die Frau, die einen Stuhl gegen die Türe ...?
PT Wenn ich es heraus lasse, dann ist es zuviel.
TH Vorhin, wenn ihr Ärger mich getroffen hätte, was wäre mir passiert?
PT (Patientin bekommt Tränen, bewegt ihre Beine und macht einen Seufzer.) Ich habe einen Kropf im Hals.
TH Wieder gehen sie zu den Tränen und halten ihr Gefühl zurück. Aber wie wäre ihr Ärger gegen mich gewesen, wenn sie keine Angst und keine Rücksicht gehabt hätten?

PT Ich fühle mich verwirrt und dumpf. Die Zähne machen mir weh. Sie gehen immer weiter weg. Ich sehe sie nicht mehr klar. Das alles macht mich müde.

TH Tränen, schlucken, nicht mehr klar sehen und Müdigkeit. Resignation? Wie wäre es gestern mit ihrem Mann gewesen, wenn sie nicht resigniert hätten?

PT Wenn ich es heraus lasse, ist es zuviel, ... dann ... ich bringe ihn um.

TH Und vorhin gegen mich? Wenn sie nicht ihre bekannten Abwehren einsetzen?

PT Ich bin depressiv, weil die Wut nicht heraus kommt.

TH Dann ist die Depression die Kehrseite der Wut.

PT Wenn ich wütend war, hatte mich die Mutter immer in ein dunkles Zimmer gesperrt, bis ich mich entschuldigte.

Es kann notwendig sein, im Erstinterview nur die Dynamik der Gegenwartsbeziehungen zu erfragen und den Prozess noch außerhalb der Übertragung zu führen.

> Patienten mit depressiven und psychosomatischen Störungen internalisieren aufgrund ihrer unbewussten Abwehrmechanismen augenblicklich die Wut mit dem Ergebnis, dass sie die unterdrückten sadistischen Impulse nicht erleben, sondern stattdessen ein Hochschießen von Symptomen, was von einem Anwachsen der Angst begleitet sein kann.

Dieser oft ich-syntone Umstand muss dem Patienten anhand der Untersuchung verschiedener Erlebnisse mit gegenwärtigen (C) und vergangenen (P) Beziehungen erlebbar und bewusst werden, bevor der Therapeut graduellen Druck und leichte Herausforderungen auf die Gefühle/Impulse und auf die sadistische Organisation in der Übertragung machen kann. Bei vielen Patienten sind die Impulse mörderisch, und wenn diese Impulse internalisiert sind, entsteht dadurch eine Depression mit Suizidgefahr.

Die unveränderte Anwendung der Standardtechnik ist für diese Patienten kontraindiziert und das Aufschließen des Unbewussten muss eher zwischen als während den Perioden klinischer Depression durchgeführt werden. Ein schnelles Fokussieren auf die mörderische Wut oder die emotionale Nähe wäre falsch. Wenn Patienten mit einer klinischen und chronisch charakterfixierten Depression und mit funktionellen Störungen wie Migräne, Reizdarmsyndrom usw. zu stark herausgefordert würden, würde deren Angstpegel dermaßen ansteigen, dass das Ergebnis eine verstärkte Abwehr und eine ernste Verschlimmerung der depressiven und/oder funktionalen Symptome wäre. Wie die meisten Patienten benützen auch die depressiven Patienten eine große Vielfalt an Abwehren, die herausgefordert und restrukturiert werden müssen. Der Therapeut wird aber die Technik modifizieren, um zuerst genügend Struktur in die Abwehr zu bringen. Diese Patienten stellen hohe Anforderungen an das Wissen und die Erfahrung des Therapeuten und sollten nicht von Anfängern behandelt werden, da Behandlungsfehler die Gefahr eines Suizides auslösen können.

7.2.3.3 Die Schritte des Restrukturierens depressiver Patienten

Die Technik des Restrukturierens (Umstrukturieren) des depressiven Abwehrmechanismus wendet, wie Davanloo (1989c, 1995f, S. 74–76) sagt, zwar alle Elemente der Standardtechnik an (vgl. dazu die Ausführungen zum Restrukturieren unter 7.2.1), modifiziert sie aber zu einer sorgfältig abgestuften, Druck und Herausforderung abgewogen anwendenden, sich spiralförmig vorarbeitenden Form, die folgende Schritte beinhaltet:

1. Der Therapeut wird frühzeitig die *spezifische Vorgeschichte entlang der Fakten* sorgfältig explorieren. Er wird freundlich erkunden (Inquiry), wie der Patient seine körperlichen und seelischen Symptome und seine Schwierigkeiten erlebt, und dadurch eine psychiatrische Evaluation durchführen, um die Qualität der Depression und die Suizidgefahr abzuklären. Zwischen depressiven und psychosomatischen Patienten besteht der strukturelle Unterschied, dass man Depressive zu den Ereignissen und Umständen der Vorgeschichte befragen kann, wozu Organiker sich nicht erinnern können.

2. Der Zugang zu den Problemen des Patienten wird normalerweise ermöglicht durch einen Vorfall oder eine Situation in den Gegenwartsbeziehungen (Auslösefaktor), die von einer Depressionsattacke begleitet sind. Der Therapeut verschafft sich einen Überblick über die *seelische Verfassung* des Patienten, indem er ihn befragt über Suizidalität, Schlaf, Appetit, sexuelle Lust, Konzentration, Aktivitätsgrad, Arbeit und Beziehungen zu Partner, Eltern, Kindern und Geschwistern und die Beziehungen zu Vorgesetzten, Arbeitskollegen und früheren Therapeuten. Der Therapeut will dabei nicht einfach die Symptome abchecken, sondern verfolgt ein dynamisches Anliegen (aktuelle Kapazität der Ich-Funktionen, Qualität der

menschlichen Beziehungen, die Charaktermuster und deren zu erwartenden Übertragungseigenschaften). Deshalb wird er jetzt auch einen gewissen Druck ausüben, um die Psychodynamik des Auslösefaktors zu ermitteln. (Patienten, die unter einer hohen Dosis von Antidepressiva und Sedativa stehen, sind therapeutisch jedoch nicht zugänglich. Sobald bei ihnen aber einige Durchbrüche möglich sind, werden diese Patienten in 2–3 Wochen die Medikation aufgeben, womit ein Teil ihres Konfliktes gelöst ist.)

3. Der Therapeut wird sein weiteres Vorgehen danach richten, wie die *Diagnose* dieser Untersuchung ausfällt:

- Weist der Patient Ich-Störungen auf (geringe Realitätsprüfung, kognitive Beeinträchtigung, fehlende Impulskontrolle), wie dies bei Borderline- oder psychotischen Störungen der Fall ist, wird er nicht die Standardtechnik anwenden, sondern das *Graded Format* oder eine andere, nicht dynamisch aufdeckende Technik.
- Besteht ein signifikanter Grad an Ich-Erschöpfung ohne strukturelle Ich-Störungen, wird der Therapeut sein Vorgehen in der Probetherapiesitzung deutlich verändern. Vorerst wird er eher unterstützend und kognitiv vorgehen, bis sich die Erschöpfungsdepression so weit aufgehellt und das Ich so viel Spannkraft hat, dass der Prozess auf einem dynamischeren Weg fortschreiten und die Restrukturierung des Ich in Angriff genommen werden kann.
- Ist der Therapeut konfrontiert mit einem depressiven Patienten mit einer majoren Syntonie und regressiver Psychopathologie, aber ohne Ich-Erschöpfung und ohne schwere Ich-Defekte, dann wird er gleich zur Restrukturierung schreiten. (Fosha 1988)

4. Bei der modifizierten Technik wird der Therapeut unentwegt sorgfältig *begrenzten Druck* und einen *milden Grad von Klärung und Herausforderung* anwenden auf:

- das Erleben der Fakten,
- sich einstellende Widerstände und
- zunehmend auf die Gefühle und die darunterliegende Dynamik.

Hier kann er auch schon den Versuch machen, gewisse Einsichten und Erfahrungen des Patienten festzuhalten. Sobald sich der Therapeut klar ist über das Potential des Patienten, kann er auch mit Druck und Herausforderung auf die Abwehren beginnen. Wenn dies verfrüht wäre, fährt er fort mit der dynamischen Befragung, die alle oben angeführten wesentlichen Bereiche abdeckt.

5. Halten wir fest, was bislang zum *technischen* Vorgehen gesagt wurde:

- Kein vertikaler Anstieg, weil die Repression sehr stark und die Depression selbst eine Abwehr ist.
- Während einer klinischen Depression keine negativen Gefühle ansprechen und auf die sofortige Verdrängung weder Druck noch Herausforderung ausüben.
- Die Übertragung wird noch nicht erwähnt.
- Der Therapeut wird den depressiven Patienten nicht in Regression versinken lassen. Hier drängt sich ein Wort auf zur regressiven Weinerlichkeit, die der Patient oft wie einen automatischen Mechanismus benützt, wenn ihn die Wut erschreckt. Der Therapeut wird zu unterscheiden wissen zwischen der relativ flachen Weinerlichkeit und dem wirklichem Schmerz, bei dem Gesichts- und Körperausdruck überwältigt sind. Während die Weinerlichkeit herausgefordert werden muss, wird der Therapeut den Schmerz empathisch und ruhig teilen. (Zois 1986)

6. Der Therapeut wendet sanften Druck an in Richtung der zugrunde liegenden Gefühle, gefolgt von einer sanften Herausforderung der Abwehr. Er achtet mit größter Aufmerksamkeit auf die Anzeichen von aufkommender Angst und nimmt den Druck sofort zurück, wenn die *Angsttoleranz* des Patienten überschritten wird und er die Angst nicht mehr aushalten kann. Der Therapeut wird sorgfältig darauf achten, nie mehr Angst zu erwecken, als das Ich des Patienten aushalten kann. Wenn nötig kann er den Druck in folgender Weise vermindern:

- Zur Befragung zurückkehren.
- Den Druck auf einen andern Bereich verschieben, z.B. von der Übertragung zu einer Gegenwartsbeziehung.
- Den Patienten bitten zu beschreiben, wie er jetzt seine Angst körperlich erlebt.

7. Der Therapeut wird bald feststellen, dass die Patienten meistens nicht zwischen den Ecken des Konfliktdreieckes unterscheiden können. Statt Gefühle und Impulse beschreibt der Patient Angst und Abwehrmechanismen (Rationalisierungen, Selbstentwertung, Verletztheit) und merkt oft nicht, dass er Wut zu Angst umpolt. Der aggressive Impuls wird sofort mit dem Abwehrmechanismus der *sofortigen Verdrängung* (instant repression) internalisiert (5.4.2.4 Abschnitt 12), sodass er überhaupt nicht das Bewusstsein erreicht und stattdessen sich eine Zunahme der Depression einstellt mit den entsprechenden Symptomen wie psychomotorische und kognitive Retardation, Antriebs- und Lustlosigkeit, Müdigkeit, Arbeitsunfähigkeit, Ess- und Schlafstörungen und Suizidalität. Patienten, welche mit sofortiger Verdrängung reagieren, haben einen schwierigen Zugang zu ihren Widerständen (u.a. Trotz), eine Störung, die in die frühe Kindheit zurückgeht und eine maligne Charakter-Abwehr verursachen kann.

8. Wenn sich der *Angstpegel* nach einem Intervall auf ein ertragbares Maß gesenkt hat, kehrt der Therapeut wieder zu einer etwas stärkeren Ausübung von Druck und Herausforderung zurück. Er kann auch versuchen, aufgrund dessen, was der Patient bis jetzt durch die dynamische Befragung und die inneren Erfahrungen und Erlebnisse an Einsicht gewonnen hat, eine Interpretation zu machen. Er wird genau beobachten, wie der Patient auf Druck, Herausforderung und Interpretation reagiert. Auf diese Art kann der Therapeut spiralförmig vorgehen, indem er die adaptive Kapazität des Ich befähigt, ein höheres Maß an Angst und schmerzlichen Gefühlen zu ertragen und schrittweise das Abwehrsystem aufzuweichen.

9. Der Therapeut wird durch abgestuften Druck und schrittweise Herausforderung den *Impuls näher an die Oberfläche* steigen lassen und ansatzweise ins Bewusstsein bringen, sodass es vielleicht im Erleben einer Gegenwartsbeziehung (C) oder in der Übertragung (T) zu einem partiellen Durchbruch kommt und der depressive Abwehrmechanismus rückgängig gemacht werden kann. Der aggressive Impuls ist dann nicht länger augenblicklich verdrängt, sondern durchstößt die Verdrängungsbarriere. Wenn jedoch die Gefühle und Impulse in der Übertragung zwar mobilisiert sind, der Patient aber keine Signale von Angst zeigt, dann können wir daraus schließen, dass die *sofortige Verdrängung* immer noch in Operation ist und die mörderische Wut unterdrückt.

10. Es ist wichtig zu unterscheiden, dass ein *Durchbruch des aggressiven Impulses* durch die unterdrückende Barriere nicht gleichbedeutend ist mit einem *Durchbruch ins Unbewusste*. Der aggressive Impuls stürzt bis ins Unbewusste, wenn das Ich nicht nur den aggressiven Impuls erlebt, sondern auch die komplexen Übertragungsgefühle und damit verbundene schmerzvolle Gefühle wie Schuld und Trauer. Die Restrukturierung kann aber auch nur einen Durchbruch des aggressiven Impulses auslösen, ohne dass sich das Unbewusste aufschließt. In diesem Fall kann auf das genügend restrukturierte Ich so lange unentwegt und stark mit Druck und Herausforderung eingewirkt werden, bis die Übertragungsgefühle so hoch ansteigen, dass der Durchbruch ins Unbewusste geschieht und der Therapeut mit der Standardtechnik weiterfahren kann.

11. Langsam zeichnet sich die Kern-Neurose ab. Der Therapeut nimmt jedoch vorerst die *verdrängte sadistische Organisation der Kern-Neurose* nicht in den Fokus, was besonders bei klinisch depressiven Patienten in der Probetherapie zu berücksichtigen ist.

12. Erst wenn der Patient sich mehr *in den Prozess involviert*, sich die Depression leicht aufhellt und die Weinerlichkeit ausbleibt, wird der Patient befähigt sein, wesentliche Mitteilungen zu machen, zu denen er im depressiven Zustand noch nicht fähig war.

13. Der bis anhin beschriebene Prozess kann zu einem *Durchbruch* und zum *Erschließen des Unbewussten* führen. Ist der Patient jedoch noch nicht so weit, wird der Therapeut mit Druck und Herausforderung fortfahren, da das Ich des Patienten immer mehr in der Lage ist, die Wucht des Unbewussten auszuhalten. Der Druck wird sich aber zuerst auf Personen der Gegenwart und der jüngeren Vergangenheit richten.

14. Wenn Druck und Herausforderung einen schnellen *Anstieg der komplexen Übertragungsgefühle* (meist ist es zuerst Ärger) hervorrufen, wird der Therapeut den Prozess in der Übertragung weiterführen. Druck und Herausforderung fokussieren nun den Ärger in der Übertragung. So kommt das Ich des Patienten in die Lage, sowohl die Wut in der Übertragung zu erleben, als auch den Mechanismus zu verstehen, durch welchen er früher die aggressiven Gefühle vermieden hat. Erst jetzt hat der Therapeut die Gewissheit, mit einer unabweisbaren Herausforderung einen Durchbruch in das Unbewusste erzielen zu können. Wieder achtet

der Therapeut darauf, den Druck zu vermindern, wenn zuviel Angst hervorgerufen wird; und wieder wird er seinen Druck Schritt für Schritt verstärken, wobei es nötig sein kann, dass er auch auf andere Übertragungsgefühle wie z.B. Widerstand, freundliche Gefühle und emotionale Nähe Druck macht, wenn der Patient sich diese Gefühle nicht erlaubt.

15. Sobald ein partieller Durchbruch stattgefunden hat, wird das Ich zwischen Gefühl und Impuls (I/F), Angst (A) und Abwehr (D) – die Ecken des Konflikt-Dreieckes – klar unterscheiden können. Es ist wichtig, nach jedem Durchbruch wiederholt das Konflikt-Dreieck zu analysieren und die Erfahrungen und das Verständnis für den *zirkulären Prozess im Konflikt-Dreieck* zu festigen, um so das Abwehrsystem umzustrukturieren. Wenn die Analyse des Konflikt-Dreieckes, vornehmlich in der Übertragung, nicht durchgeführt würde, kämen die Abwehren unweigerlich wieder zurück und der Patient würde im folgenden Interview wieder die gleichen Symptome zeigen.

16. Wenn der Patient den *Impuls direkt in der Übertragung erfahren* kann, statt augenblicklich zu internalisieren, hat der Umstrukturierungsprozess begonnen, muss aber noch über eine lange Phase konsolidiert werden. Alle Übertragungsgefühle müssen systematisch und wiederholt analysiert werden. Wie die klinische Erfahrung zeigt, hat diese Art der Wiederholung einen beträchtlichen Lerneffekt und verhindert eine Rückkehr der Abwehren. Wiederholt zeigt der Therapeut auch die Parallelen auf zwischen der Übertragung und den Gegenwartsbeziehungen.

17. Rücksicht nehmend auf die Kapazität des Patienten kann es gut sein, dass der Therapeut schwierige und *konfliktbeladene Themen* (z.B. negative Gefühle für ein Elternteil, Geschwisterrivalität, unbewusste sadistische Impulse, unbewusste Schuld- und Trauergefühle, Charakterprobleme, die Über-Ich-Pathologie, den Wiederholungszwang) nicht in der ersten Sitzung angeht.

18. Nach dem Erstinterview ist es normalerweise möglich, aufgrund seines Willens mit dem Patienten einen *Therapieplan* zu erstellen, um die Probleme durchzuarbeiten und das Leiden nicht zu verewigen.

19. Wenn die Abwehren auf die dargestellte Weise restrukturiert werden, kann der Therapeut konsequent Druck und Herausforderung steigern. Nach 2–3 Durchbrüchen in den folgenden Sitzungen wird der Patient nicht mehr in Depression fallen und das *vollständige Erschließen des Unbewussten* wirdmöglich sein.

7.2.4 Die fragile Charakterstörung

7.2.4.1 Die Fragilität

Der Terminus Fragilität rückt das *Abwehrsystem* (Pathologie der Abwehrleistungen) und die *Ich-Kapazität* (Ich-Pathologie) jener spezifisch verletzbaren Menschen, die weder eine klar strukturierte Neurose noch eine voll ausgebildete Psychose aufweisen, in den Vordergrund des therapeutischen Interesses, da weder tiefgründiges theoretisches Wissen um die psychischen Strukturen noch wohlwollende Empathie etwas ausrichten, wenn die Widerstände nicht überwunden und das Ich nicht gestärkt werden. Trotz der unterschiedlichen technischen Behandlungskonzepte für als fragil bezeichnete Patienten betonen wir die theoretischen Gemeinsamkeiten mit psychoanalytischen Studien.

Die Diagnose Fragilität resp. Borderline-Syndrom oder Borderline-Persönlichkeitsstruktur sollte sich auf eine Verlaufsbeobachtung und nicht auf eine einzige Exploration stützen, zumal diese Patienten auf den ersten Blick alle nur erdenklichen, typisch neurotischen, einer ständigen Fluktuation unterliegenden Symptome aufweisen können. Kernberg (1978, S. 26–34) setzt für den Nachweis der Borderline-Persönlichkeitsstruktur einerseits die Gegenübertragungsreaktionen und andererseits zwei bis drei der im Folgenden dargelegten pathognomonischen Einzelsymptome voraus. Zur Gegenübertragungsreaktion sagt er: »Je frühzeitiger und heftiger die emotionale Reaktion des Therapeuten auf den Patienten ausfällt, je mehr sie die Wahrung seiner Neutralität bedroht und je fluktuierender, sprunghafter, chaotischer sie wird, desto eher wird der Therapeut annehmen können, dass er es mit einem schwer regredierten Patienten zu tun hat« (S. 74). Borderline-Patienten können nach Rohde-Dachser (2004, S. 43) kurzfristig zu psychotischen Dekompensationen neigen, unterscheiden sich jedoch von schizophrenen oder manisch-depressiven Verläufen, da diese Dekompensationen durch äußere Stressbedingungen ausgelöst, reversibel, flüchtig, ich-dyston und nicht systematisch sind.

Als erstes richtungweisendes diagnostisches Element untersucht die ISTDP den *psychosomatischen Angstkanal* (4.3.2.3), da für alle Fragilen die Angst das viel größere Problem ist als die Abwehr. Die endgültige Diagnose hängt für Kernberg und für die ISTDP jedoch nicht von der deskriptiven Symptomatik allein ab, sondern von der charakteristischen Ich-Störung, die im Folgenden deskriptiv, strukturell und genetisch-dynamisch analysiert wird.

7.2.4.2 Die fragile Charakter-Abwehr

Die folgenden Ausführungen stützen sich vorwiegend auf Studien von Davanloo (1996e, 1997b), Kernberg, Rohde-Dachser (2004, S. 31–136) und Reller (2005). Fragile Patienten können das gesamte Spektrum der Abwehren (5.4.2) einsetzen, jedoch vorzüglich die regressiven (5.4.2.4).

1. Deskriptive Analyse der fragilen Abwehrsymptomatik

a. Chronische, diffuse, frei flottierende massive *Angst*, welche die Bindungskapazität anderer Symptome und Charakterzüge übersteigt, wird gewohnheitsmäßig eingesetzt, um bewusstseinsnahe inkompatible Affekte zuzudecken.
b. Multiple *Phobien* bei schwerwiegenden sozialen Beschränkungen und körperlichen Erfahrungen (Erröten, öffentliches Auftreten, gesehen werden). Angst vor Beschämung, Zwanghaftigkeit (Angst vor Schmutz oder Ansteckung) und paranoide Züge.
c. *Zwangssymptome*, die sekundär ich-synton geworden sind und die Qualität überwertiger Ideen und Verhaltensweisen angenommen haben, und Zwangsgedanken paranoiden oder hypochondrischen Inhalts. Der Zwang zum Intellektualisieren hält die Emotionen fern. Entscheidend ist, dass die Patienten ihre Realitätsprüfung nach wenigen Stunden oder Tagen zurückgewinnen.
d. Multiple, ausdifferenzierte, bizarre, chronische, viele Jahre dauernde schwere monosymptomatische oder körperhalluzinatorische *Konversionssymptome*.
e. *Dissoziative Reaktionen* zeigen sich in hysterischen Dämmerzuständen, Fuguen und Amnesien, die mit Bewusstseinsstörungen (vorübergehender regressiver Ich-Zustand) einhergehen, in chronischer Depersonalisation, häufigen schweren Depersonalisationserlebnissen und im seltenen Phänomen der multiplen Persönlichkeit.
f. In umschreibbaren Konflikten tritt als Abwehr regelhaft eine vorübergehende und reversible *formale* und *inhaltliche Denk- und Lernstörung* (Spaltung von Denkprozessen) auf.
g. Eine Art von *Depression* vor allem im Zusammenhang mit ohnmächtiger Wut (bis zu suizidalen Handlungen) oder Gefühlen von Selbstmitleid und Hilflosigkeit, ohne Hilfe zu suchen.

h. *Polymorph-perverse sexuelle Verhaltensweisen und Phantasien.*
i. *Chronische Impulsdurchbrüche und Suchten (vgl. 7.12.2).*

Diese deskriptiven psychopathologischen Elemente gestatten eine vorläufige Verdachtsdiagnose auf Fragilität. In der klinischen Praxis der ISTDP können sich diese Symptome folgendermaßen zeigen:

- In der Anamnese berichtet der Patient über Schwierigkeiten in Situationen, die das Konflikt-Dreieck betreffen, z. B. Konflikte mit dem Chef: »Es wird mir übel« oder »Ich habe Bauchweh«; oder er reagiert im Interview plötzlich mit Bauchkrämpfen.
- Der Patient kommt zitternd aus dem Büro des Chefs und kann sich nicht daran erinnern, was dieser gesagt hatte. Dies ist ein Beispiel für einen *kognitiven Unterbruch*, jedoch nicht für eine *phobische Angst*. Solche kognitive Störungen oder Wahrnehmungsstörungen treten auch während den Sitzungen auf.
- Wenn jemand alleine ist, Angst bekommt und dabei vergisst, was er/sie macht. Diese Person will z. B. Kaffee machen, lässt Wasser heraus und macht eine Überschwemmung *(Amnesie)*. Wenn fragile Menschen jedoch mit andern Menschen zusammen sind, fühlen sie sich geschützter.
- Wenn ein Patient in der Therapiesitzung z. B. über seinen sadistischen Vater spricht und dabei plötzlich ohnmächtig wird, sich krank fühlt oder aufspringt. Diese Reaktion weist auf einen *Mangel an ich-adaptiver Kapazität* hin und auf eine Tendenz zur *emotionalen Entladung* (Ausrasten, Spannungs- und Angstabfuhr).
- Im Interview kann der Patient rasch von hochgradiger Angst überflutet werden, was zu einem größeren *Unterbruch der kognitiven und perzeptorischen Funktionen* (cognitive and perceptional disruption) führen kann, begleitet von *Sehstörungen, Abtriften* (drifting), *Schläfrigkeit* (drowsiness), *Hypotonie, Schlaffheit, Schwindel, Benommenheit* (dizziness) und *halluzinatorischen Erlebnissen* (dissoziative Reaktionen wie hysterische Dämmerzustände). Oder der Patient hat einen ›leeren‹ Kopf, einen ›leeren‹ Blick oder ein ›leeres‹ Lächeln (Fugue, Amnesie).
- Es kann auch sein, dass der Patient seine kognitiven Ausfälle gewohnheitsmäßig verbirgt oder seine fragilen Symptome bewusst *verleugnet*, da er dafür häufig beschämt wird. Dieses Verhalten macht eine Diagnose schwierig.
- Sie neigen dazu, sich selbst als klein, ohnmächtig und unwissend und die anderen als mächtig zu erleben.

- Der Patient kann nicht sofort einen Bezug herstellen zu Ereignissen seiner Kindheit.
- Im Gegensatz zu neurotischen Patienten, die hypertonisch sind (z. B. ausschlagen), sind fragile Patienten *hypotonisch*, wirken leblos und ihre Stimme ist tonlos.
- Die *Sensation* kann gestört sein (Parästhesien), indem die Patienten z. B. in den Beinen nichts fühlen oder dass sie den oberen Teil des Körpers vom unteren Teil als getrennt erleben. Bei physiologischen Phänomenen wie Herzklopfen, Tremor der Hände, Trockenheit im Munde oder Lähmung erleben sie neben der Angst keine psychischen Begleiterscheinungen.
- Keinen Zugang zu schmerzlichen Gefühlen zu haben, ist eine Abwehr gegen das Durchkommen tieferer Gefühle.
- Fragile Patienten neigen dazu, ihre Angst zu unterdrücken *(Repression)*, sodass ihnen die Angst weder bewusst noch spürbar ist.
- In der Phantasie wird der Patient beraubt/ermordet und er raubt/ermordet *(projektive und doppelprojektive Tendenz)*.
- Die Fragilen haben eine Tendenz zu *Trotz* und regressivem *Widerstand*.
- Sie können aufpicken, was im Therapeuten vorgeht, z. B. dass er unbewusst der Beste sein will oder sich nicht wohl fühlt und unter Stress steht. Dies steigert die Angst des Patienten oder er benützt es gegen den Therapeuten. Reagiert der Therapeut darauf z. B. mit Wut, dann setzt er die Therapie aufs Spiel.
- Ein sehr wichtiges Instrument zum Erkennen von Fragilität sind die *spezifischen Gegenübertragungsgefühle* (sich einsam und allein gelassen fühlen, Konzentrationsstörungen oder beschützende Gefühle bekommen, müde, wütend, gelangweilt oder desinteressiert werden), worauf er intuitiv reagieren kann.
- Die letzte Sicherheit, ob ein Patient fragil ist oder nicht, zeigt sich erst durch die Arbeit in der Übertragung.

Das Allerwichtigste bei Fragilen ist, dass man die Fragilität erkennt. Aus diesen Symptomen sollte der Therapeut erkennen oder zumindest Verdacht schöpfen, dass er es mit einem fragilen Patienten zu tun hat oder haben könnte, ansonsten wird der Patient, der sich inadäquat behandelt fühlt, die Arbeit abbrechen oder es tritt eine schädliche Verschlimmerung der Symptome ein. Durch den Mangel an Abwehrmöglichkeiten ist der Patient schutzlos und durch falsche Interventionen des Therapeuten überfordert. Diese Reaktion sehen wir besonders bei Patienten, deren Angsttoleranz nicht richtig eingeschätzt und behandelt wird, sodass ihr Trotz und ihre Widerstände auch *iatrogenen* Ursprunges[4] sind. Die Widerstände fallen jedoch in sich zusammen und die UTA verstärkt sich enorm, wenn der Therapeut die Angsttoleranz richtig diagnostiziert und so wenig wie möglich überschreitet. Ein wichtiges Hilfsmittel können dafür auch die Gegenübertragungsgefühle sein.

2. *Strukturelle Analyse der fragilen Ich-Abwehr*
   Erst die strukturellen Zusammenhänge (Strukturanalyse) der spezifischen Pathologie des psychischen Apparates erhellen den Kern der Fragilität. Die strukturelle Analyse betrifft nach Kernberg einerseits die drei großen psychischen Strukturen Ich, Es und Über-Ich und andererseits das Ich als eine psychische Instanz. Das Borderline-Syndrom lässt sich, wie Rohde-Dachser, vor allem Kernberg folgend, sagt, »ätiologisch auf eine spezifische Ich-Störung zurückführen, die den gesamten psychischen Apparat in pathogener Weise beeinflusst« (2004, S. 63f). Die Ich-Störung der Borderline-Struktur ist eine spezifische Abwehrstrategie (5.4.2.4), die in der Unfähigkeit zur Entwicklung und zum Einsatz obsessiver Abwehrmechanismen besteht. An ihrer Stelle entwickeln sich archaische Spaltungsmechanismen (Trennung von guten und bösen Selbst- und Objektrepräsentanzen), welche das Ich zur Trennung nicht-integrierbarer Ich-Zustände aktiv einsetzt. Die Spaltung realer Objekte und der Selbstrepräsentanz bedingt eine weit reichende Realitätsverleugnung, die den Boden der Projektion und der projektiven Identifizierung abgibt. Die Bildung einer dauernden und stabilen Ich-Identität wird verhindert und die unversöhnt fortbestehenden »bösen« Elternimagines bilden den Kern eines rigiden, sadistischen Über-Ich.

   Rohde-Dachser bezweifelt jedoch, dass es zulässig ist, diesen Patienten einen »Ich-Defekt« zuzuschreiben. Vielmehr neigt sie der Auffassung von Wolberg (1973) zu, die in den Abwehroperationen der Borderline-Struktur eine hoch differenzierte Abwehrleistung eines gar nicht so funktionsschwachen, sondern eines relativ entwickelten und starken Ich sieht. Der Eindruck des Defektes werde vor allem dadurch hervorgerufen, dass die Abwehr vielfach die Wahrnehmungsfunktionen und die Denkfunktionen

4 In einer persönlichen Mitteilung sagt M. Reller, dass Therapeuten, die mit der sehr potenten Methode der ISTDP arbeiten, auf diese Feststellung achten müssen, um Patienten nicht Schaden zuzufügen und nicht durch unkorrekte Anwendung die Methode in Verruf zu bringen.

partiell ausschaltet. Rohde-Dachser sagt, man sollte Kernbergs unspezifischen Anzeichen von Ich-Schwäche, die nachfolgend genannt werden, nicht als eigenständige Kriterien verstehen. Die Schwächen des Ich, welche bei neurotischen Patienten so nicht zu finden sind, können sich vor allem in einer *mangelnden Angsttoleranz* und in einer *Bereitschaft zu Panikreaktionen* äußern.Die Angst kann den Patienten weitgehend überfluten, weil die bestehende Abwehr nicht mehr ausreicht, die Angst zu binden. »Eine solche generalisierte Angstreaktion kann aber auch, wie Rohde-Dachser sagt, für Abwehrzwecke eingesetzt werden, um andere inkompatible Affekte oder Vorstellungen zuzudecken« (S. 65). Nach Kernberg lässt sich die mangelnde Angsttoleranz »daran ermessen, inwieweit jede Steigerung von Angst über das gewohnte Maß hinaus zu weiterer Symptombildung, alloplastischen Verhaltensweisen oder tieferer Ich-Regression führt« (S. 42). In der klinischen Praxis gilt desto mehr als Hinweis auf Fragilität, je länger der Patient schon vor der Sitzung Angst hatte. (Siehe auch die Ausführungen über die Angst, die Angsttoleranz und die physisch-neurologischen Kanäle der Angstabfuhr im Kapitel 4 und die regressiven Abwehren unter 5.4.2.4).

Der zentrale fragile Abwehrmechanismus ist die *Spaltung* (siehe auch 5.4.2.4), die weniger Ausdruck einer mangelnden Integrationsfähigkeit des Ich ist, als viel mehr eine aktive Abwehr von Angst und Schuldgefühlen, die das Ich zu überwältigen drohen (Rohde-Dachser C 2004, S. 69). Das Verstehen dieser Abwehr verlangt einen Blick auf die psychische Entwicklung des Kindes. Nach Freud (1915b, S. 249f) kann die in der Hierarchie der Abwehrmechanismen höher entwickelte Verdrängung erst entstehen, wenn »sich eine scharfe Sonderung von bewusster und unbewusster Seelentätigkeit hergestellt hat«, um Triebregungen vom Bewusstsein fernzuhalten. Infolgedessen kann ein entwicklungsbedingt in seiner strukturellen Differenzierung erst schwach strukturiertes Ich die Verdrängung zur Abwehr von Triebgefahren noch nicht erfolgreich einsetzten, d.h., wie Rohde-Dachser sagt, »die klare Trennung von Primär- und Sekundärprozess, die eine entscheidende Voraussetzung für die Möglichkeit zur Verdrängung darstellt, ist hier noch nicht zustande gekommen, und psychischer Innen- und Außenraum stellen noch keine deutlich unterschiedenen Gegensätze dar. Bei ungestört verlaufender Ich-Reifung wird diese Entwicklungsstufe aber allmählich überschritten, und die für sie charakteristischen primitiven Abwehrstrategien werden durch höhere Ich-Leistungen abgelöst. Im Gegensatz hierzu kommt es bei Borderline-Patienten zu einer »*Fixierung* auf die Abwehrformationen dieser frühen Entwicklungsstufe« (S. 67). Daher klammert sich der Patient an seine archaischen Abwehrreaktionen (Regression zu primärprozesshaften Denkformen), was einerseits immer zu einer *partiellen Ausschaltung der Wahrnehmungs- und kognitiven Funktionen* und einer damit verbundenen *verminderten Realitätsprüfung* führt und andererseits zu einer *ständigen Bereitschaft zu Panikreaktionen vor der Bedrohung der Schutzmechanismen.* In der klinischen Diagnostik sind dies die wichtigsten strukturellen Kriterien für Fragilität.

Aus einem Selbsterhaltungsinstinkt richten sich die fragilen und auch die massiven taktischen Abwehren, welche die Form von Charakterwiderständen annehmen können, nicht nur gegen die Triebgefahr, sondern sie wollen die drohende Fragmentierung und Ich-Auflösung (Bedrohung der Ich-Grenzen, Psychose) verhindern, was wie ein teilweiser Tod der Persönlichkeit erlebt wird (Reller 2005). Jeder Fragile weiß, dass er sich vor zu großem Druck schützen muss, weshalb wir nicht von Abwehrmechanismen, sondern von Schutzmechanismen sprechen, die wegen ihrer konstruktiven Funktion auch schon *Erhaltungsmechanismen* (M. Mahler) oder *Notfallreaktionen* (G. Hüther: 5.4.2.4) genannt wurden. Es wäre daher verheerend, diese Notwehren in Frage zu stellen oder zu zerschlagen. Bei Überlastung der höher entwickelten Abwehren neigen diese Patienten zu einer »Ich-Regression im Dienste der Abwehr«, wie Gitelson (in: Rohde-Dachser 2004, S. 68) sie nennt, womit sie sich deutlich von den reiferen Abwehroperationen relativ stabiler Kompromissbildungen der obsessiven, hoch resistenten Patienten unterscheiden.

Das folgende Diagramm zeigt den Unterschied der Abwehrstruktur bei fragilen und bei obsessiven Patienten. Beide benützen in unterschiedlicher Intensität die gleichen Abwehren, aber die Hauptbarriere vor dem Sadismus sind projektive vs. isolierende Mechanismen.

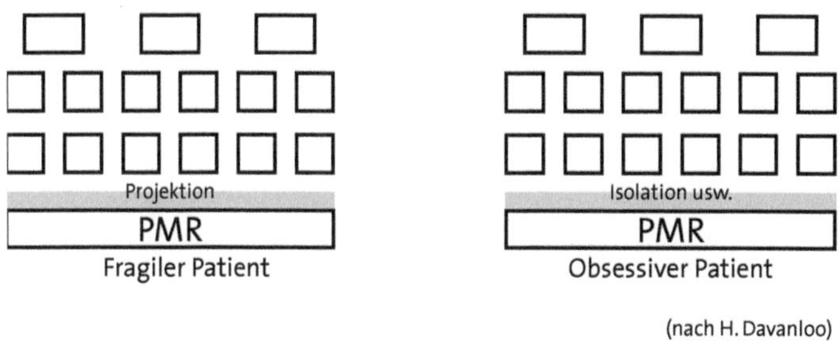

Abb. 39: Die Hauptbarriere bei fragilen und bei obsessiven Patienten

Die Erfahrung, dass fragile Patienten auch sehr schnell mit wichtigen Gefühlen und Impulsen in Kontakt treten können, veranlasst Reller, in ihren Lehrveranstaltungen ein anderes Modell der Abwehrstruktur vorzuschlagen, wonach die Abwehr nicht horizontal geschichtet ist sondern vertikal, wie das folgende Diagramm zeigt. Die einzelnen Gefühlsbereiche sind wie unverbunden nebeneinander und wenig fluid interagierend in Abteilen konstelliert. Klingt jedoch ein Gefühl an, kann es schnell recht tiefe Schichten mobilisieren.

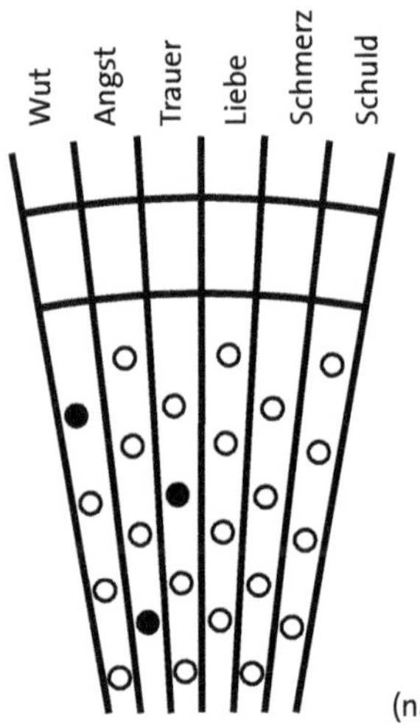

(nach M. Reller)

Abb. 40: Die vertikale Schichtung der Abwehren

Weitere Strukturprobleme fragiler Patienten liegen, wie Rohde-Dachser (2004, S. 93–114) ausführt, in den Selbst- und Objektrepräsentanzen, in der affektiven Ausstattung des Ich und im Über-Ich und Ich-Ideal.

Die Pathologie der *Selbst- und Objektrepräsentanzen* gründet in zutiefst unrealistischen Vorstellungen von frühen »ganz guten« und »ganz bösen« Objektbeziehungen, die mit voneinander getrennt gehaltenen kontradiktorischen Ich-Zuständen (Größenselbst vs. abgewertetes Selbstbild) korrelieren. Wegen der Durchlässigkeit der Grenzen zwischen sich und den anderen erleben diese Menschen die Wünsche anderer als die eigenen oder fürchten, in engen Beziehungen beherrscht, kontrolliert und überwältigt zu werden. Zur Sicherung der Selbstgrenzen bleibt ihnen oft nur der abrupte Rückzug, oder sie benützen einen anderen Menschen als »Gegenkraft«, gegen den sie sich stemmen können, oder verschmelzen sich mit einem idealisierten Menschen, um die innere Leere aufzufüllen. Da sie mit der Identifizierung gleichzeitig die Gefahr des völligen Identitätsverlustes verbinden, neigen sie zur Entwicklung einer oberflächlichen Identifizierung (nach außen hin angepasste falsche Fassade) und eines wahren Selbst, das sich verbergen kann. Von der Realität abgeschnitten, entwickelt sich das wahre Selbst zu einer Größenphantasie und das falsche Selbst gewinnt immer mehr Raum, was zu einer »Als-ob-Persönlichkeit« führt.

Bezüglich der *affektiven Ausstattung des Ich* neigt Rohde-Dachser zu der Annahme, dass die permanente Regression auf die paranoid-schizoide Abwehr weniger einem grundlegenden affektiven Defekt entspricht als vielmehr einer kontraphobischen Abwehr gegenüber als traumatisch wahrgenommenen emotionalen Erlebensweisen, d.h. in erster Linie der Depression. Auch der Angst kann die Funktion zukommen, als Gefühlssurrogat und Deck-Affekt alle anderen Gefühle, vor allem die vorherrschenden Ärger- und Wutgefühle, zu ersticken.

Zur *Pathologie von Über-Ich und Ich-Ideal* fragiler Patienten ist ergänzend zu den Ausführungen unter 5.4.2.6 speziell festzuhalten, dass sich durch die Beeinträchtigung in der Entwicklung verschiedener Ich-Funktionen (Realitätsprüfung, angemessene Selbstbeobachtung, partielle Identifizierung mit den Eltern, Fähigkeit zur Sublimierung) ein besonders brutales und sadistisches Über-Ich etablieren kann, welches nicht voll in die Persönlichkeit integriert wird und in Form von bösen äußeren Objekten wieder projiziert wird. »Die Projektion hat in diesem Falle, laut Rohde-Dachser, für den Patienten vitale Bedeutung und liefert einen Schutz vor der Auflösung des Ich unter unerträglichen innerpsychischen Spannungen« (S. 109). Mit der Über-Ich-Instanz vereint ist das Ich-Ideal, welches mit seinen durch Macht, Größe und Perfektion überidealisierten und unaufhörlich gesuchten Objektbildern ein Gegenstück zu den sadistischen Impulsen des Über-Ich bildet.

3. *Genetisch-dynamische Analyse der Fragilität*

Über die pathogenen Bedingungen der Fragilität bestehen viele Annahmen und Hypothesen, jedoch keine eindeutigen Antworten. Die Mehrheit der Meinungen und vielfach nachgewiesene Zusammenhänge jedoch sehen in der Genese schwere traumatische Kindheitserfahrungen wie eine frühe und tief greifende Störung der Mutter-Kind-Beziehung, physischen Missbrauch, drastische Gewalt, sexuellen Missbrauch (zweibis dreimal häufiger bei Mädchen als bei Jungen), mangelnde Befriedigungserlebnisse und Identitätsgefühle und Gefühle von Todesgefahr durch frühe Trennungserfahrungen (Rohde-Dachser 2004, S. 127). Traumatische Störungen in den ersten sechs Lebensmonaten disponieren eher zu einer Psychose. Traumatisierungen nach diesem Zeitpunkt führen eher zur Fragilität. Die mangelnde stützende Umgebung (Urvertrauen) verhindert zwar die ungestörte Entwicklung der symbiotischen sowie der Loslösungs- und Individuationsphase und die Differenzierung von Selbst und Objekten, das Ich hat aber die Fähigkeit erlangt, eine erste Trennung von Selbst- und Objektrepräsentanzen und Spaltungsmechanismen aktiv zu Abwehrzwecken einzusetzen. Kernberg (1978) räumt ein, dass ein Übermaß an Befriedigung von Triebbedürfnissen die Selbst-Objekt-Differenzierung verzögern könne, aber aufgrund klinischer Erfahrung müssen wir »vor allem die übermäßige Frustration früher (besonders oraler) Triebbedürfnisse wohl als Hauptursache für eine mangelhafte Selbst-Objekt-Differenzierung ansehen, denn die *übermäßige Frustration verstärkt die (an sich normale) Tendenz zur regressiven Wiederverschmelzung von Selbst- und Objektimagines*« (S. 46f). Kernberg differenziert aber zwischen den sehr frühen (oralen) Traumata, die exzessive Enttäuschungsaggressionen auslösen und phasenadäquat nicht zu bewältigen sind, und der spezifischen Art und Weise, in der das Kind dieser Aggression zu begegnen versucht.

Bezüglich der Genese von Angsttoleranz und Aggression kommt die ISTDP zu etwas anderen metapsychologischen Schlüssen als Kernberg, der die mangelhafte Angsttoleranz konstitutionell und das Maß der Aggression durch eine übermäßige Stärke der Aggressions*triebe* bedingt versteht. Wir haben im Zusammenhang mit dem reaktiven Sadismus (5.5.3) zum Postulat eines Aggressions*triebes* Bedenken geäußert. Ebenso bringen wir die verminderte Angsttoleranz mehr mit den Drohungen des Unbewussten und des Über-Ich in Verbindung als mit der Konstitution, obwohl in der Genese der Fragilität genetische Faktoren und leichte Störungen der Entwicklung synaptischer Verschaltungen nicht auszuschließen sind.

7.2.4.3 Die Behandlung fragiler Patienten

Die Erfahrung zeigt: direktive, rein stützende oder pädagogische Maßnahmen (äußere Verhaltensanpassung), das unmodifizierte psychoanalytische Standardverfahren (freie Assoziation), korrektive emotionale Befriedigungserlebnisse, ein mangelhaft strukturiertes Setting und ausgeprägte Passivität des Therapeuten haben sich als nicht hilfreich oder gar schädlich erwiesen.

Weiter oben (4.2 und 7.2.1) ist aufgezeigt, dass der kontrollierbare Stress nicht nur schädlich ist, sondern dass jede erfolgreiche Bewältigung von Stress und Angst einen zentralnervösen Anpassungs- und Entwicklungsprozess auslöst. Auf dieser psychophysiologischen Basis sind fragile Patienten mit der modifizierten Standardmethode, d. h. der Technik des *Graded Format*[5], welche auch einige Elemente des weiter oben beschriebenen Restrukturierens (7.2.1; 7.2.3.3) enthält, behandelbar geworden. Wie weit Patienten mit noch tiefergehenden Problemen wie Wahn und Psychose mit der ISTDP behandelt werden können, ist noch Gegenstand der Forschung.

Die Technik des Graded Format beruht auf folgenden Richtlinien:

1. Die gesunden Ich-Anteile des Patienten stärken und alles vermeiden, was die gesunden Anteile seiner Abwehr schwächt.
2. Die Ich-Schwäche restrukturieren, die Funktionsfähigkeit des Ich verbessern und alles vermeiden, was die Ich-Grenzen durchlässiger macht.
3. Keine pathologische Regression, keine Übertragungspsychose und keine Übertragungsneurose begünstigen.
4. Die Kapazität des Ich befähigen, die unbewussten archaischen Konflikte und Erlebnisse zu ertragen und aufzuschließen.
5. Einen multidimensionalen (Mutter, Vater, Geschwister, Großeltern usw.), kognitiven, intrapsychischen strukturellen Wandel anstreben.

Die Technik des Graded Format ist für Patienten indiziert

1. mit einer Charakter-Depression mit Episoden von majorer klinischer Depression,
2. die mit hochgradigen Widerständen an funktionellen Störungen wie einfaches Migränekopfweh mit Depression oder Reizdarmsyndrom usw. leiden,
3. die hochgradige ich-syntone Charakterstörungen aufweisen,
4. die an Panikstörungen mit oder ohne Ohnmachtsanfällen leiden,
5. die schwere psychosomatische Störungen haben,
6. die nur eine geringe Angsttoleranz besitzen,
7. die leichte bis schwere Formen einer fragilen Ich-Struktur zeigen.

Analyse der Phasen und Elemente des Graded Format speziell für fragile Patienten:

---

5 Davanloo H (1987b, 1987c, 1989a und als Nachdruck 1990 S. 284, 1989c, 1989d, 2000); Bleuler R (2001); Whittemore JW (1996)

1. Strukturell hat der fragile Patient, unfähig zur Verdrängung, *noch keine (obsessiven) Abwehren* entwickelt, welche die Angst auffangen und auf die man Druck ausüben könnte. Dieser Kanal ist unterbrochen, die Angst drückt sich in regressiven Abwehren aus und bleibt damit zu hoch, wie das folgende Diagramm veranschaulicht.

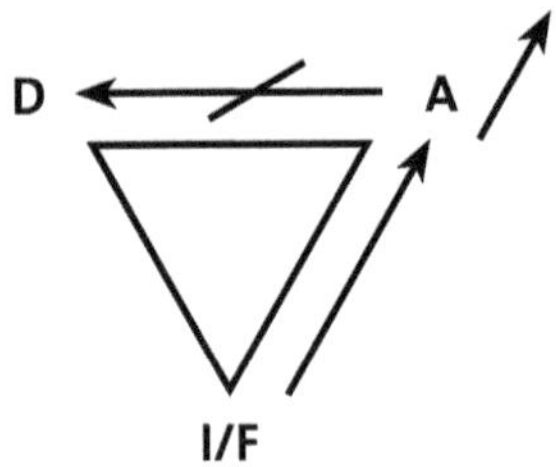

(nach H. Davanloo und M. Reller)

Abb. 41: Der unterbrochene Angst-Abwehr-Kanal

2. Der fragile Patient kann die regressiven Abwehren weder mit dem Willen auf die Seite schieben, noch sind kognitive Übungen hinreichend. Sie lassen sich nur schrittweise (graded) und mit emotionalen ›Übungen‹ (Reller 2005) korrigieren. Dafür werden *alle Elemente der ZDS* angewandt, jedoch quantitativ und sequenziell modifiziert. Die UTA und die unbewusste Angst werden schrittweise mobilisiert und entsprechend werden schrittweise auf die Gefühle/Impulse Druck ausgeübt und die Widerstandskräfte schrittweise zum Erliegen gebracht.

3. Im Gegensatz zur Behandlung der psychoneurotischen Störungen, wo von allem Anfang an der Fokus eher auf den Prozess (der Selbstsabotage) gerichtet ist als auf die Struktur des psychischen Systems, wird der Therapeut bei Patienten mit fragiler Charakterstruktur mindestens in der Anfangsphase den *Fokus auf das Restrukturieren der strukturellen Pathologie* richten und erst im weiteren Verlauf auf den Übertragungsprozess, damit der Patient nicht noch mehr von Angst überflutet wird. Im Gegensatz zu den obsessiven Patienten leiden die fragilen Patienten nicht primär unter Charakterwiderständen und unbewussten Schuldgefühlen, sondern unter den Symptomen ihrer Angst. In erster Linie be-

steht daher die therapeutische Aufgabe darin, mit viel Geduld die Angst zu restrukturieren, bis der Patient zu einem verbesserten Realitätsbezug und zum angstfreien Erleben der Gefühle fähig wird, und erst in zweiter Linie die Gefühle von Wut und Schuld zu erreichen, sofern dies dann noch nötig ist.

4. Die fragilen Patienten haben noch keinen Zugang zum somatischen Erleben mörderischer Wut und daher auch *noch keine oder nur ungenügende Verbindung zur quergestreiften Muskulatur.* Manchmal wissen sie auch nicht, dass Angst im Spiel ist, wenn sie eine Wahrnehmungsstörung haben. In den ersten Sitzungen muss daher zuerst und vor allem die Angst vermindert und die Ich-Abwehr dahin restrukturiert werden, dass die *Angsttoleranz* so weit gestärkt wird, dass der Patient die Fähigkeit erlangt, *Angst ohne Spaltung* (disruption) zu ertragen und eine gute UTA aufzubauen. Angst senkende Interventionen können sein, dass der Therapeut exploriert, wie der Patient die Angst körperlich erlebt, dass er den Fokus wechselt (von C zu T, von T zu C, von C1 zu C2), dass er diversifizieren lässt (z.B. über Hobbies berichten lässt) oder dass er die quergestreifte Muskulatur innervieren lässt (Hände gegeneinander drücken, Fäuste machen, die Beine spüren).

   Da bei fragilen Patienten das nervöse System noch nicht reagiert und der somatische Weg noch wie tot ist, besteht die erste wichtige Aufgabe der Behandlung darin, dass die Angst nicht mehr eine Störung der Perzeption und Kognition (4.3.2.3) auslöst, sondern sich einen Kanal zur glatten und vor allem zur quergestreiften Muskulatur (4.3.2.1) zu bahnen beginnt. Wenn nämlich der Entladungsweg (discharge pattern) der Angst, der Impulse und der Gefühle strukturell geändert werden kann, d.h. wenn sie durch die quergestreifte Muskulatur gehen, kann die Fragilität abnehmen und es findet eine erste strukturelle Veränderung statt. Die Innervation der quergestreiften Muskulatur allein jedoch schützt nicht vor Fragilität.

5. Fragile Patienten, die überzeugt sind, dass sich ihre schlechten Erfahrungen der Vergangenheit auch in der Beziehung zum Therapeuten wiederholen werden, begegnen ihm von Anfang an mit Misstrauen und gleichzeitig mit magischen Heilserwartungen. Der Therapeut wird aber nicht mit dem Ausloten der archaischen inneren Realität (primärprozesshaftes Material) beginnen. Er wird den Patienten mit seinen ohnehin prekären Ich-Strukturen auch nicht von der Realität sich abkehren und in Regression verfallen lassen, sondern er wird ihn zuerst konkret fragen, wie er

eben jetzt die Angst (auch die Angst vor dem Therapeuten), *die Panik oder das Gefühl zu fallen erlebt.* Ein besonderes Augenmerk gilt immer den pathologischen Abwehrmechanismen und ihren destruktiven Auswirkungen. Das Schwindelgefühl ist nur eine Abwehrform für eine wenig strukturierte Angst. Der Therapeut wird im Umgang mit der Angst und mit dem Nachfragen über das Erleben der Gefühle und Impulse in der aktuellen Beziehung zum Therapeuten oder in einer Gegenwartsbeziehung mehr Zeit aufwenden als bei einem obsessiven Patienten. Auch wenn wir vorerst nicht primär die Gefühle erreichen wollen, müssen wir trotzdem nach den Gefühlen fragen, um ein *emotionales Feld in der Übertragung* herzustellen, in welchem die Restrukturierung stattfindet. Während man bei einem obsessiven Patienten die ersten 20 Sitzungen während 7–8 Stunden an einem einzigen Tag als Blockbehandlung (8.1.2) durchführen kann, ist dies mit fragilen Patienten absolut unmöglich.

6. Anders als obsessive Patienten, deren Angst sich rasch vermindern kann, brauchen die fragilen Patienten *mehr Zeit und restrukturierende Arbeit an der Angst,* wie die folgende Abbildung über den Angstverlauf bei fragilen und obsessiven Patienten zeigt.

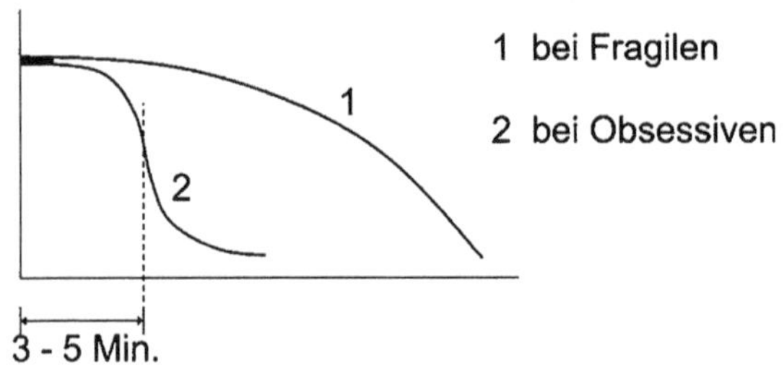

Abb. 42: Der Angstverlauf bei fragilen und bei obsessiven Patienten

7. Patienten jedoch, die viele Störungen aufweisen, wird der Therapeut zuerst nur befragen (inquiry) und erst dann testen (probing questions). Die Befragung dient in diesem Falle noch nicht der Psychodiagnostik, sondern soll eine gewisse Beziehung zum Patienten etablieren.

8. Reller verweist mit einem Bild auf den *partnerschaftlichen Weg der Angstbewältigung.* Wenn einer in der Nacht alleine durch einen dunklen, unheimlichen Wald gehen muss, dann macht es Angst. Aber wenn zwei mit-

einander durch den unheimlichen Wald gehen, dann ist die Angst weg. Nicht durch die Macht eines einzelnen wird sie besiegt, sondern durch das partnerschaftliche Miteinander. Es geschieht dann das Umgekehrte wie im Trauma, wo der Mensch alleine seinen Angst auslösenden Gefühlen ausgesetzt war. Ein Klima von Vertrauen und Nähe zum Therapeuten und Respekt für die Angst sind wichtige Voraussetzungen für das Restrukturieren.

9. Weil bei fragilen Patienten der *zirkuläre Prozess des Konflikt-Dreiecks* noch nicht funktioniert und das Abwehrsystem, in welchem sie gefangen sind, zuerst geöffnet werden muss, wird der Therapeut dosiert und vorsichtig vor allem mit der Frage nach den Gefühlen des Patienten Druck ausüben, um das System überhaupt in Bewegung zu bringen und dem Patienten die Angst bewusst und erlebbar zu machen. Bei schwer gestörten Menschen kann Druck schon darin bestehen, dass der Therapeut nur Fragen stellt (Struktur-Interview) mit dem Ziel, sich ein klares Bild über den strukturellen Standort zu beschaffen. Die Schwierigkeit, das Unbewusste zu erreichen, dauert lange, weil das Unbewusste diesen Patienten so große Angst bereitet.

10. Da diese Patienten zu *Realangst, Projektionen und projektiven Identifikationen* neigen (den Therapeuten umbringen oder von ihm umgebracht werden), unter denen sie im Alltag leiden und die sie nicht willentlich beiseite schieben können, muss man sie klären und dem Patienten Zeit lassen, sie zu korrigieren. So lange der Patient in der Beziehung zum Therapeuten projektive Angst erlebt, wird Nähe zum Therapeuten, die für das Restrukturieren nötig ist, nicht entstehen. Der Patient muss darüber reden können, was er befürchtet, was der Therapeut denken oder tun könnte (projektive Technik), damit er zunehmend mit weniger Angst in die Sitzungen kommen kann. Der Therapeut wird darauf bedacht sein, dass der Patient seine projektiven Ängste abbauen und sich mit dem Therapeuten und mit dem, was in den Sitzungen geschieht, sicher fühlen kann. Dazu kann auch die Analyse beitragen, wie sich der Patient nach der letzten Sitzung und währen des Intervalls gefühlt hat. Dieses Vorgehen soll auf jeden Fall der Entstehung einer Übertragungspsychose oder einer Übertragungsneurose zuvorkommen.

Vignette

TH Was ist ihre innere Befürchtung, was ich tun oder denken könnte?

PT Ich weiß, dass sie mir nichts Böses tun wollen.

TH Ja, im Kopf wissen wir das beide. Aber ihr Bauch, ihr Innerstes, was befürchtet es?

11. Der Patient hat Angst vor seinen Gefühlen, sowohl vor den Liebesgefühlen wie auch vor den immensen zerstörerischen Hassgefühlen. Er hat schwere Befürchtungen, diese intensiven Gefühle auf den Therapeuten zu richten, einerseits aus Angst, dass seine Wut den Therapeuten zerstören würde und andererseits, dass die Nähe zum Therapeuten wie dessen Eindringen wäre und er (der Patient) seine eigene Identität verlieren würde. Die restrukturierende Arbeit an der Angst richtet sich vorrangig auf die Ich-Angst (Angst vor Fragmentierung) und erst später auf die Trieb-Angst (z. B. sexuelle Phantasien). Wegen der *Angst vor Liebe und Wut* und wegen der *geringen Angsttoleranz* und der *geringen Impulskontrolle* löst Druck schnell große Angst aus. Wenn der Patient aus Angst wie aus Notwehr eine massive Abwehr einsetzt, um nicht in den Abgrund eines kognitiven Abrisses zu fallen, oder wenn er aus Angst zu einem halluzinatorischen Erlebnis (Spaltung) geht, wird der Therapeut auf keinen Fall mit Druck oder Herausforderung fortfahren, sondern mit der Befragung über das *körperliche* Erleben der Angst die Notwehr ernst nehmen und von der Halluzination ablenken. Würde der Therapeut diese Vorsicht nicht walten lassen, könnte der Patient auf den Therapeuten zu Recht mir Wut reagieren oder noch halluzinativer werden.

12. Während dieses Restrukturierungsprozesses tut der Therapeut gut daran, sich immer seiner *Gegenübertragungsgefühle* bewusst zu sein, um sie einerseits therapeutisch umzumünzen und andererseits, um nicht in die Falle zu gehen. Von vielen Autoren werden die Gegenübertragungsreaktionen, wie Rohde-Dachser (2004, S. 147–152) schreibt, mit großer Einheitlichkeit beschrieben als

    a. aggressive Gegenübertragungsreaktionen,
    b. Degradierung des Patienten als Versuch, ihn »abzuschieben«,
    c. masochistische Unterwerfung unter den Patienten,
    d. Angst vor dem eigenen Identitätsverlust,
    e. Reaktivierung früher, konfliktbeladener Beziehungen.
    f. Auf eine spezielle Gegenübertragung macht Masterson (1980, S. 110f)

aufmerksam. Therapeuten mit einer unbehandelten Borderline-Persönlichkeit können die Behandlung solcher Patienten attraktiv finden, da sie ihr emotionales Engagement innerhalb sicherer Grenzen leben können, ohne die Risiken wie in engen emotionalen Beziehungen sonst im Leben. Ohne Kenntnis der eigenen unbewussten Mechanismen jedoch machen sie die Therapie zunichte.

13. Der Therapeut bringt *Struktur in das Abwehrsystem* des Patienten, indem er durch das Fokussieren auf die Gefühle und Widerstände in kleinen, sanften Druckschritten, die der Fragilität angepasst sind, und in Zyklen die Angst mobilisiert und kurz vor dem Einsetzen des fragilen Abwehrmechanismus (Vitalitätsrückgang, Wegdriften, Konzentrationsverlust, projektive Identifizierung, primitive Idealisierung, Verleugnung, Spaltung etc.) den Druck wieder abschwächt, sodass die Grenze der Angsttoleranz nie überschritten wird. Dabei ist es wichtig, den Patienten mit seinen Abwehrmechanismen und Widerständen vertraut zu machen und ihm aufzuzeigen, wie sehr sie die Funktionsfähigkeit des Ich reduzieren, die Realitätsbezüge stören und den Aufbau der UTA behindern.

14. Patienten mit schwerer Fragilität (Panik, funktionelle Störungen) besitzen in den ersten Sitzungen noch nicht die Kapazität, den Einfluss ihres Unbewussten, die Wut auf den Therapeuten und den Schmerz über das Trauma zu spüren und ihre Angst auszuhalten. Deshalb ist im Erstinterview oder in den ersten Sitzungen ein *Durchbruch ins Unbewusste kontraindiziert.* Vielmehr ist das Ziel der Arbeit das Restrukturieren und weniger Fragilität im Alltag.

15. Fragile Patienten brauchen vor dem Durchbruch 10–15 Sitzungen Restrukturierungsarbeit. Der Therapeut muss daher zuerst eine *hinreichende unbewusste Strukturveränderung* erreichen, damit der Patient den Einfluss und die innere Erfahrung der unbewussten Gefühle und Impulse aushalten kann und die Durchbrüche ohne Angst möglich werden. Der Patient wird zuerst viele *kleine Impulserfahrungen* und *intellektuelle, kognitive Bilder* (nicht wilde Phantasien) seiner (mörderischen) Wut erleben müssen. Der Prozess würde auseinander brechen, würde der Therapeut ohne diese vorgängige Strukturveränderung Druck auf die Impulse in der Übertragung machen.

16. Ähnlich wie mit der Angst verhält es sich auch mit den *Widerständen*. Während bei obsessiven Patienten die Widerstände in 10 Minuten zusammenfallen können, beanspruchen fragile Patienten dafür einen stufenweisen Prozess in längerer Zeit. Bei ihnen kann man nicht ohne weiteres an den Widerständen arbeiten, da sie keine oder zu wenig Abwehren haben. Deshalb kann es sinnvoller sein, zuerst den Fokus auf die Ressourcen, die Angst und die Liebe zu richten. Der Druck auf die Ressourcen kann ein Weg sein, die reaktiven mörderischen Gefühle zu mobilisieren, die Widerstände zu reduzieren und die UTA zu stärken.

17. Der Therapeut wird *keine monopolare Arbeit* machen, d.h. er wird keine langen Frontalangriffe (HOC) und keinen unablässigen Druck auf die Widerstände machen, weil bei fragilen Patienten die Gefühle dicht unter der Angst liegen.

18. Wenn der Patient beginnt, sich durch den Therapeuten in die Ecke gedrängt zu fühlen, erreicht der Prozess *Übertragungsqualität*. Im Gegensatz zu obsessiven Patienten verläuft die erste Phase jedoch nicht so direkt in der Übertragung mit Druck und Herausforderung auf die Abwehren und auf die Impulse/Gefühle, weil die Arbeit in der Übertragung und in den tieferen Zonen des Unbewussten den oben erwähnten strukturellen Wandel der Ich-Funktionen voraussetzt. Die ersten erfolgreichen Anzeichen (Übertragungsgefühle, Angsttoleranz) sind auch ein allererstes Aufleuchten der UTA.

19. Ein Durchbruch der mörderischen Gefühle ist nur möglich und verantwortbar, wenn das Konflikt-Dreieck bearbeitet, der Patient mit der Unterscheidung von Fühlen vs. Handeln (7.2.1) vertraut ist und er den Impulsdurchbruch angstfrei erleben kann. Das Erleben von Gefühlen/Impulsen unter großer Angst hat keine restrukturierende Wirkung, sondern verstärkt die Angst und die neurotischen Schuldgefühle.

20. Beim allerersten Durchbruch öffnet sich der repressive Mechanismus nur für einen Bruchteil einer Sekunde und verschließt sich sofort wieder. Dieser Durchbruch ist extrem wichtig. Weil der Patient jedoch in den ersten Durchbrüchen nur einen geringen Anteil der mörderischen Wut erleben kann und um den Prozess nicht zu zerstören, dürfen diese Durchbrüche nicht ausgedehnt werden. Zuerst muss der Patient noch weitere solche ganz kurzen Durchbrüche erleben können. *Kleine, unspektakuläre Durch-*

brüche bringen bessere Resultate als große, die unter zu großem Druck des Therapeuten entstanden sind oder somatisch unzureichend erlebt wurden.

21. Am Anfang kann der Durchbruch *auch kognitive Elemente* enthalten, was Patienten mit erniedrigter Angsttoleranz restrukturiert, bei obsessiven Patienten jedoch ineffizient wäre.

22. Die Gefühle werden anfänglich zwar in der Übertragung herausgefordert, der Durchbruch selber wird aber *noch nicht auf den Therapeuten gerichtet,* so lange die Projektionen und die strukturelle Unfähigkeit, mit dem Unbewussten, mit der Schuld und Trauer in Kontakt zu kommen, dies noch unmöglich machen.

23. Bei den ersten partiellen Durchbrüchen sollte noch *kein Transfer* zu einer genetischen Person und *keine Schulderfahrung* angestrebt werden, da diese Gefühle mit größerer Angst besetzt sind als das Erleben des Impulses.

24. Erst in einem weiteren Schritt wird der Patient seine Gefühle und Impulse unter Druck auf die *aktuelle physische Erfahrung* (somatic pathway) intrapsychisch erleben können. Der Therapeut kann das Bewusstsein des Patienten z.B. mit folgenden Interventionen stärken: »Sie sagen, sie beißen und haben kein Gefühl im Kiefer?!« oder »Sie schlagen mit den Fäusten. Aber schauen sie, wie schlaff ihre Hände sind.« Oder er bietet dem Patienten eine emotionale Übung an, mit der er Kraft in der Stimme oder Muskulatur spüren kann.

25. Es muss unbedingt vermieden werden, dass es zu einem Durchbruch unter viel Angst kommt, doch hält der Therapeut die Angst mobilisiert, indem er z.B. dem Patienten, der seiner Frau die Schlagadern am Hals durchschnitten hat, sagt, dass da nur ein bisschen Wut gekommen sei. Es entspricht einem Bedürfnis der Patienten, dass sie mit weniger Angst oder angstfrei ihre Wut spüren können, da sie manchmal das Gefühl haben, vor Wut zu platzen. Daher wird der Therapeut die *Schwelle immer höher setzen*, damit der Patient immer schlimmere Gefühle zulassen kann, was ihn auch erleichtert. Wichtig ist, dass die Patienten merken können, dass der Therapeut vor ihren Impulsen keine Angst hat. Je tiefer man nämlich in das Unbewusste der fragilen Patienten vordringt, desto primitivere mörderische Impulse und Abwehren trifft man an. Die Mutter erschießen ist ›zivilisiert‹; sie auffressen ist phylo- und ontogenetisch primitiv, was die folgende Vignette veranschaulicht.

Vignette

TH Sie werden ruhig.
PT Ja. Es ist so schrecklich.
TH Aber es ist in ihnen.
PT (schweigt und ist unruhig)
TH Wenn sie jetzt nicht zur Angst gehen ...
PT dann stecke ich ihm (Vater) ein glühendes Eisen in den Hintern.
TH Aber, so wie sie es beschreiben ... Sie sind losgelöst und werden schläfrig. So machen sie eine Trennung und sind nicht der Handelnde (Dissoziation). Dem Vater hauen sie den Penis ab und stecken ihm ein glühendes Eisen ins Rektum; und gegen mich machen sie nur eine Faust. Und sie lachen noch. Sie vermeiden den Ärger gegen mich.
PT Ich habe mehr Gewalt gegen den Vater.
TH Dann lassen sie uns sehen, wie sie ihre Brutalität gegen den Vater physisch erleben. Hören sie Geräusche? Wie schaut der Vater und wie sind seine Genitalien?
PT Es zischt und schmeckt nach verbranntem Fleisch und Vater schreit. Seine Augen sind verdreht.
TH Und die Schläfrigkeit?
PT Die ist weg.

26. Hinweise für den Stand der Angsttoleranz:
    - Wenn der Patient Luft holen muss und die interkostale Expansion nicht automatisch funktioniert, ist die quergestreifte Muskulatur noch nicht aktiviert.
    - Die steigende Kapazität, Angst zu tolerieren, können wir daran erkennen, dass der Patient die Impulskontrolle umgeht, indem er visuelle Bilder entwickelt (phantasy formation), was viel gesünder ist als mit einer Spaltung zu reagieren.
    - Der Patient wird fähig, zunehmend etwas mehr Angst auszuhalten und seine Angst vermindert sich.
    - Er durchschaut seine Angst abwehrenden Mechanismen.
    - Er fühlt sich kraftvoller oder richtet sich körperlich auf.
    - Er bekundet seinen Willen zur Zusammenarbeit.
    - Er lässt Übertragungsgefühle zu.

27. Aus dem bisherigen Prozess konnte der Patient, meistens zum ersten Mal in seinem Leben, *wesentliche Unterschiede* lernen und spüren, nämlich zwischen:
    - Phantasie und Erleben
    - Erleben/Fühlen und Handeln
    - Impuls und Angst
    - Wut und Angst

28. Die stärksten, ambivalenten Gefühle werden durch die Arbeit an den positiven Gefühlen zum Therapeuten mobilisiert. Diese sehr traumatisierten Menschen geraten wieder in Angst, wenn sie durch den erfolgreichen Fortgang der Therapie *emotionale Nähe und zärtliche Gefühle zum Therapeuten* spüren und der Therapeut an ihrer Liebesfähigkeit und an der Liebesfähigkeit der genetischen Personen nicht zweifelt. Einerseits fühlt sich der Patient durch die Ermordung der Eltern als Verbrecher und sein Über-Ich verbietet ihm Gefühle und Impulse, da die biologischen Personen, die mit negativen Gefühlen sehr beladen sind, den Patienten so lange verfolgen, bis das Unbewusste hinreichend durchgearbeitet ist. Andererseits spürt der Patient Wünsche nach Nähe.

29. *Bis der Patient seine Gefühle aushalten* kann, ist es sicherer, vorerst an der Abwehr zu arbeiten, und zwar durch alle Schichten hindurch (Stimme, Haltung, Mimik, Muskeln, Inhalt) und das so lange, bis der Patient z.B. seine Liebe nicht mehr als Bedrohung seiner Identität empfindet und die Signale aus dem Unbewussten aushalten kann.

    Wenn der Therapeut unentwegt die Abwehren unter Druck nimmt, ohne das Unbewusste und die Angst des Patienten mobilisieren zu können, wird er prüfen, ob der Patient regrediert, resigniert oder eine trotzige Haltung einnimmt. Dann wird er sein Vorgehen ändern und z.B. untersuchen, was der Patient z. Z. in der Übertragung (T) oder in den Gegenwartsbeziehungen (C) oder in einer Mischung von beiden (T ➛ C ➛ T ➛ C ➛ T) an Angst und Gefühlen überhaupt zeigen kann.

Beispiel für C

THSie sagen, sie hätten ihrer Frau gegenüber Angst gehabt, aber so wie sie es erzählen, sehe ich keine Angst.

Beispiel für T

PT Ich bin ängstlich, mich hier gehen zu lassen.

Beispiel für T – C – T

THSie haben Ärger mit dem Chef, aber sie haben auch Angst hier mit mir und vermeiden meine Augen.

30. Als Ergebnis der strukturellen Veränderung wird sich die Angst nicht mehr in die kognitiv-perzeptorischen Funktionen entladen, sondern in die *quergestreifte Muskulatur*. Zudem wird eine ausgedehnte *Arbeit in der Übertragung* möglich, was für fragile Patienten wichtig ist. Schlussendlich kann die *Standardtechnik* mit vorerst partiellem und später mit umfassendem Erschließen des Unbewussten angewandt werden.

31. Zum Schluss des Prozesses ist eine ausführliche *Analyse des Übertragungsgeschehens* nötig, damit der Patient versteht, welche Gefühle er während des Interviews in den drei Positionen des Konflikt-Dreiecks (Gefühle/Impulse, Angst, Abwehr) erlebt hat und gleichzeitig sehen kann, wie diese Gefühle in Relation zum Personen-Dreieck (Gegenwartspersonen, Therapeut, genetische Personen) stehen. Dies ist sehr wichtig, damit der Patient ohne negative Gefühle zum Therapeuten die Sitzung beenden kann und eine genügende kognitive und psychische Strukturierung und Integration erreicht. Das wird der Fall sein, wenn der Patient versteht, wie er z.B. durch seine Schwindel- oder Ohnmachtsanfälle dem Erleben seiner Wutgefühle oder seiner Reaktionen auf die Wut oder Angst in der Beziehung zum Therapeuten oder zu einer Gegenwartsperson ausgewichen ist.

    Es ist wichtig, fragilen Patienten anhand der Sitzungen zu erklären, wie sie ihr System (Schlachthaus, Kannibalismus, Vergewaltigung, Beißen, Morden) auf andere Personen außerhalb projizieren, z.B. mit einer Doppelprojektion, wo sie gleichzeitig das Opfer und der Täter sind.

    Wichtig ist, dass der Therapeut dem Patienten behilflich ist, vor Beendigung der Sitzung das Unbewusste wieder zu schließen, wenn dies nicht spontan geschieht.

7.3 Panikstörungen und Agoraphobie

7.3.1 Allgemeine Feststellungen

Umfangreiche Feldstudien (Wakolbinger 1996, S. 42) haben ergeben, dass Angsterkrankungen in den Industrienationen zu den häufigsten psychischen Erkrankungen gehören. Gleichzeitig wird von den verschiedenen therapeutischen Schulen zur Behandlung von Angsterkrankungen zunehmend mehr publiziert. Kahn (1990) stellt in einer umfassenden Studie fest, dass ungefähr drei Viertel der Panik-Patienten – mit oder ohne Agoraphobie – in der allgemeinen Medizin und in den psychotherapeutischen Praxen zu den am meisten falsch diagnostizierten und wirkungslos behandelten Kranken gehören. Oft werden diese Störungen als normale Angst in einer Stresssituation oder als eine Vielzahl von einzelnen Organstörungen falsch diagnostiziert. Vergleichende epidemiologische Untersuchungen legen nahe, dass 3–7% der Bevölkerung an Panikstörungen leiden und etwa der doppelte bis dreifache Prozentsatz an Panikattacken, die nicht alle diagnostischen Kriterien erfüllen. 90% der Paniker glauben, sie hätten eine somatische Störung und konsultieren einen Allgemeinpraktiker oder Internisten (Neurologe, Kardiologe, Magen-Darm-Spezialist), die oft ohne Gewahrwerden des möglicherweise psychogenen Ursprungs der Störung die Diagnose und Behandlung der Symptome im Rahmen ihres Fachgebietes vornehmen.

7.3.2 Phänomenologie

Panik-Attacken haben nichts zu tun mit der normalen Furcht, die Menschen als somatische, kognitive, affektive und Verhaltensantwort auf Lebensbedrohungen erleben. Panik ist auch keine lineare Steigerung der Angst auf ein Maximum. Sie ist die Antwort auf eine unreale, vorgestellte oder unbewusste Gefahr, die in Wirklichkeit keine Lebensbedrohung ist, aber vom betreffenden Menschen als solche wahrgenommen und erlebt wird, obwohl er innerlich keinen erkennbaren Grund sehen kann. Oft behindert diese krankheitsspezifische Inkongruenzdynamik, die eine Komorbidität mit andern psychiatrischen und medizinischen Störungen hat, in signifikanter Weise das persönliche, soziale und familiäre Leben der Betroffenen.

Die Patienten mit einer klassischen Panikstörung, meistens im Alter zwischen 15 und 30, beschreiben den Angstanfall als heftiges und überwältigendes Unbehagen, als plötzlichen und unerwarteten Schrecken, der wie aus heiterem Himmel kommt, begleitet von einem Gefühl drohenden Verhängnisses, von Angst, sterben zu müssen oder die Kontrolle über das Denken und Handeln zu verlieren (verrückt werden) und mit einem intensiven Verlangen zu fliehen oder Sicherheit zu finden. Meistens, zu 81% (Kahn op cit S. 218), ereignet sich der erste Panikanfall in der Öffentlichkeit und nur ein vergleichbar geringer Prozentsatz zu Hause, an der Arbeit oder in der Schule. Gleichzeitig erleben die Patienten verschiedene Symptome zentralnervöser Gefühlserschütterungen wie Zittern, Verspannung oder Druck auf der Brust, Herzpochen, Herzrasen, Kurzatmigkeit, Ohnmacht, Schwindel, Beben, Schwäche, Gefühllosigkeit und Lähmungen in den Extremitäten und im Gesicht, Hitzewellen oder Frösteln, Übelkeit, Durchfall, Schwitzen usw. Der Anfall ist plötzlich, die höchste Intensität ist in Sekunden oder Minuten erreicht. Typischerweise klingen die Symptome in den folgenden 10–30 Minuten wieder ab, lassen aber den Patienten schwach, arg mitgenommen und eingeschüchtert. Unglücklicherweise sind viele klinische Erscheinungsformen sehr schwierig zu erkennen. So kann ein Patient zahlreiche milde oder schleichende Symptome haben, die kausal mit einer einzigen Stresssituation verknüpft zu sein scheinen und daher fälschlicherweise als Angstreaktion auf dieses einzelne Ereignis verstanden werden.

Am schwierigsten zu diagnostizieren sind Panikattacken mit begrenzten Symptomen oder Erscheinungsbilder mit einem einzigen Symptom, vor allem, wenn somatische Symptome oder Beschwerden vorliegen und Angst und Schrecken fehlen. Ungefähr 20% dieser beschränkten Attacken ereignen sich ohne jegliche bewusste Angstwahrnehmung. Dem ersten Panikanfall kann ein physiologisches Ereignis (Suchtstoffmissbrauch) oder ein signifikantes Lebensereignis (Verlust, Trennung oder ein anderes Unglück) vorausgehen. Meistens hat der Ausbruch der ersten Attacke jedoch keine klaren Antezedenzien. Diese Patienten suchen sofort medizinische Hilfe beim Hausarzt oder bei einem Spezialarzt. Die medizinische Untersuchung und die Labordiagnostik zeigen keine Abweichungen, was den Patienten nicht beruhigt, sondern zur Überzeugung veranlasst, an einer schlimmen und ungewöhnlichen Krankheit (Gehirntumor, Krebs usw.) zu leiden, die der ärztlichen Erkenntnis entgangen ist.

Wird die Panikstörung nicht psychotherapeutisch behandelt, werden die sich wiederholenden Panikattacken verschlimmern und zu einer Hypochondrie und chronischen Erwartungsangst führen. Die Patienten beginnen Situationen zu fürchten und zu vermeiden, wo weder eine schnelle Notfallhilfe (und Panikattacken *sind* für diese Patienten ein Notfall) noch eine leichte Fluchtmöglichkeit oder ein würdiger Abgang möglich sind, um bei der Flucht vor den unkontrollierbaren Symptomen keine peinliche Aufmerksamkeit auf sich zu ziehen. Auf diese Weise entwickelt sich eine Agoraphobie, die nach Kahn (op cit S. 217) zu 90–95% aus einer unbehandelten, fortdauernden Panikstörung entsteht. Diese Patienten vermeiden, alleine zu fahren oder alleine Einkaufszentren, Flugzeuge, Theater, Stadien usw. zu betreten. Ein kleiner Prozentsatz ist vollständig ans Haus gebunden. Eine letzte allgemeine Verschlimmerung der Panikstörung und Agoraphobie ist die Entwicklung einer pathologischen Abhängigkeit, d.h. der Patient, der sich gefürchteten Situationen nur in Begleitung eines vertrauten Freundes oder einer verwandten Person stellen kann, fühlt sich in einer Schreckenssituation unfähig, sich von der Vertrauensperson zu entfernen. Im Extremfall verbietet der Phobiker seinen Vertrauenspersonen, ihren üblichen Lebensbetätigungen nachzugehen.

Trotz Remissionen zeigen sich im Krankheitsverlauf über die Jahrzehnte Rückfälle und Verschlimmerungen der Panikattacken bezüglich der Häufigkeit, der Intensität und der Dauer.

Auch während des vorübergehenden Nachlassens der Attacken bleiben die Hypochondrie und die phobische Vermeidungsstrategie bestehen. Erhält der Patient keine korrekte Diagnose und entsprechende Behandlung, wird er die Hoffnung und seine Bemühungen um ärztliche Hilfe aufgeben und einen depressiven Endzustand erreichen, der sich in Alkoholismus, Drogenmissbrauch, Ehekonflikten, Arbeitsunfähigkeit und sozialen Einschränkungen äußern kann.

7.3.3 Differentialdiagnose

Eine wirksame Behandlung setzt eine korrekte Diagnose voraus. Dafür muss man zuerst die wenigen Störungen ausschließen, die ein ähnliches Erscheinungsbild haben wie die Panikstörung, mit oder ohne Agoraphobie. Der Therapeut sollte sich durch eine psychiatrische und medizinische Untersuchung absichern, dabei aber nicht aus dem Auge verlieren, dass die *Panikstörung eine reine Abwehrstörung* ist.

Die *medizinische* Differentialdiagnose kann folgende Symptome beinhalten: Angina pectoris, Migräne bei Basis-Arterien-Syndrom, Reizdarm-Syndrom, Coffeinvergiftung, Karzinoidsyndrom, Hyperthyreodismus, Hypoglykämie, Hypoxämie, Ménière Krankheit, Mitralklappenprolapssyndrom, orthostatische Hypotonie, Apnoe, paroxysmale Tachykardie oder andere Rhythmusstörungen (Extrasystolen), Epilepsia partialis, Schlaflähmung u. a. m.

Die *psychiatrische* Differentialdiagnose umfasst Angst in spezifischen Stresssituationen, generalisierte Angststörung, soziale Phobien und ängstliche Depression. Die primären Störungen sind die Phobien. Die Panikattacken zeigen den Schweregrad der Phobie an, wobei die häufigste in den westlichen Ländern die Agoraphobie ist.

Das DSM-IV (APA 1998, S. 181–188) codiert die Panikattacke innerhalb der spezifischen Diagnose der Panikstörung, sofern mindestens vier der nachfolgend genannten Symptome abrupt auftreten und innerhalb von zehn Minuten einen Höhepunkt erreichen:

1. Palpitationen, Herzklopfen oder beschleunigter Herzschlag
2. Schwitzen
3. Zittern oder Beben
4. Gefühl der Kurzatmigkeit oder Atemnot
5. Erstickungsgefühle
6. Schmerzen oder Beklemmungsgefühle in der Brust
7. Übelkeit oder Magen-Darm-Beschwerden
8. Schwindel, Unsicherheit, Benommenheit oder der Ohnmacht nahe
9. Derealisation (Gefühl der Unwirklichkeit) oder Depersonalisation (sich losgelöst fühlen)
10. Angst, die Kontrolle zu verlieren oder verrückt zu werden
11. Angst zu sterben
12. Parästhesien (Taubheit oder Kribbelgefühle)
13. Hitzewallungen oder Kälteschauer

Die Agoraphobie wird auch innerhalb der Panikstörung codiert und wie folgt gekennzeichnet: Angst, an Orten zu sein, von denen eine Flucht schwierig (oder peinlich) sein könnte oder wo im Falle einer unerwarteten oder durch die Situation begünstigten Panikattacke oder panikartiger Symptome Hilfe nicht erreichbar sein könnte. Agoraphobische Ängste beziehen sich typischerweise auf charakteristische Muster von Situationen: z. B. alleine außer Haus oder in einer Menschenmenge zu sein, in einer Schlange oder auf einer Brücke zu stehen, Reisen im Bus, Zug oder Auto.

Der ICD-10 (Dilling et al. 2000, F40, F41) charakterisiert die phobische Störung als eine Störung, bei der Angst ausschließlich oder überwiegend durch eindeutig definierte, im Allgemeinen ungefährliche Situationen oder Objekte – außerhalb der betreffenden Person – hervorgerufen wird. Diese Situationen oder Objekte werden charakteristischerweise gemieden oder voller Angst ertragen. Phobische Angst ist subjektiv, physiologisch und im Verhalten von anderen Angstformen nicht zu unterscheiden und reicht von leichtem Unbehagen bis hin zu panischer Angst.

7.3.4 Psychotherapie

Kahn (1990, S. 219–231) untersucht für die Panikstörung das biologisch-pharmakologische, das Verhaltens-, das kognitive und das psychodynamische Behandlungsmodell. Unser Lehrbuch befasst sich mit dem letzteren Therapiemodell, ohne die Bedeutung der anderen Modelle auszuschließen.

Die psychodynamischen Psychopathologiekonzepte basieren auf Freuds grundlegenden Entdeckungen, wonach die Angst ein Signal eines psychischen Konfliktes ist, der durch das Schrecken erzeugende Bewusstwerden von verbotenen und verdrängten seelischen Inhalten entsteht. Das verdrängte Konfliktmaterial kann aggressive oder libidinöse Triebe und damit verbundene Gefühle und Impulse, Wünsche und Verbote beinhalten und zu Abwehrstrategien Anlass geben. Die verbotenen Impulse werden durch die Über-Ich-Angst (internalisierte Erwartungen, Regeln, Verbote), die Kastrations-Angst (körperliche Bestrafung), die Verlust-Angst (Verlust einer genetischen Person, Verlust der Liebe) und die Es-Angst (Angst vor Selbstauflösung) an ihrer Entladung gehindert. Lebensereignisse, die Trennungs- und Verlustangst oder erhöhte Verletzlichkeit einschließen, sind in der Anamnese von Panikpatienten auffallend häufig. Sehr instruktiv kann es sein, wenn der Patient das allererste Auftreten der Panikattacke und die sie begleitenden Umstände und Gefühle erinnert, die er dann nicht mehr aus dem Bewusstsein verdrängen konnte, da die Abwehr versagte. So hat ein Patient in der Probetherapiesitzung sich daran erinnert, dass die erste Panikattacke ihn überfiel, als er mit seiner Frau und seinen zwei Kindern eine sonntägliche Autofahrt zu einem Vergnügungspark machte. Die Kinder, die sich sehr darauf freuten, waren mittlerweile in jenem Alter, in dem der Patient damals mit seinen Eltern und Lehrern so schlimme Auseinandersetzungen führte, dass er für Jahre in ein Heim abgeschoben worden ist, wo er viele Schlägereien veranstaltete.

Freud (1910b, S. 108; 1919, S. 191) hatte feststellen müssen, dass die unmodifizierte Psychoanalyse in der Behandlung von Phobien (Angsthysterie) wirkungslos war. Von Klinikern und Forschern wird allgemein berichtet, dass sowohl die psychoanalytischen Langzeittherapien als auch die psychodynamischen Kurzzeittherapien wenig Erfolg hatten, die Panikattacken zu stoppen und die Patienten wieder gesund zu machen. Wenn von Erfolgen mit Panikpatienten berichtet wird, ist zu klären, ob eine Strukturveränderung erreicht worden ist oder eine verhaltenstherapeutische Desensibilisierung einer vorgeschobenen Panik (z.B. Angst vor Insekten) oder ob die Panik durch Medikation zurückgedämmt wurde. Es gibt, wie Kahn (1990, S. 240f) darlegt, kein einfaches Modell, das bei allen Patienten die Panikstörung ätiologisch hinreichend erklären und therapeutisch wirkungsvoll behandeln könnte, da die Panikstörung keine einfache Ätiologie hat. Bei den einen Patienten werden alle psychopathologischen Kräfte in die phobische Störung kanalisiert, bei den andern Patienten sind die phobischen Symptome gemischt mit funktionellen Störungen. Am ehesten trifft ein *biopsychosoziales* Modell zu, das die von Panikstörungen betroffenen Menschen auf einem

Spektrum ansiedelt, das durch biologisch-genetische Phänomene, Konditionierung und unbewussten Konflikten bestimmt ist. Darum wird eine umfassende Psychodiagnostik dynamische, genetische, entwicklungsbedingende, biologische, soziale und lerntheoretische Faktoren berücksichtigen, um feststellen zu können, welche Therapie für den betreffenden Patienten die beste ist. Die klinische Forschung der ISTDP konnte feststellen, dass am einen Ende des Spektrums der Panikpatienten jene sind, die gut auf das rasche Erschließen des Unbewussten reagieren. Bei ihnen liegt der Schwerpunkt der Behandlung auf den verdrängten, unbewussten sadistischen Impulsen und den verdrängten, unbewussten schuld- und schmerzbeladenen Gefühlen. Am andern Ende des Spektrums sind jene Patienten, die nicht auf eine psychodynamische Behandlung antworten. Für sie bietet sich eine kognitive oder eine medikamentös-verhaltenstherapeutische Therapie an. So unterscheidet auch Said (1988a, S. 35f) zwischen einer sog. ›primitiven‹ Gruppe von Patienten mit Panikstörungen, die für die ISTDP nicht geeignet und am besten mit Antidepressiva und Verhaltenstherapie zu behandeln sind, und der strukturierten Gruppe, für welche die ISTDP die geeignete Therapie ist.

Davanloo (1987c, 1989c, d) hat, wie schon weiter oben ausgeführt, für die Behandlung von Patienten mit Panikstörungen, funktionellen und psychosomatischen Störungen, klinischer oder chronischer Depression und ichsyntoner Charakterpathologie die Technik des *Graded Format* (7.2.4.3) entwickelt, die auf diese spezifischen Psychopathologien angewandt werden kann. Er und andere Autoren[6] haben in audiovisuellen Demonstrationen und wissenschaftlichen Publikationen belegt, wie Theorie und Technik der ISTDP speziell auch für Panikpatienten, die auf die Psychodynamik ansprechen, wirkungsvoll ist. Im Vergleich zu den Depressiven haben Phobiker und Paniker einen einfachen und wenig repressiven Mechanismus. Sie benötigen die Fokussierung auf die Umwandlung der ich-syntonen Widerstände zu ich-dystonen, auf das Unterscheiden der Ecken des Konflikt-Dreieckes, auf die Erhöhung der Angsttoleranz, auf die verdrängten sadistischen Impulse, auf das Strafbedürfnis und die Selbst-Sabotage (Über-Ich-Pathologie) und das Aushalten der schmerzvollen Gefühle. Wie das folgende Diagramm schematisch darstellt, verschwinden bei diesen Patienten die Symptome, wenn ein oberster Teil der mörderischen Wut und der dazugehörenden Schuld ins Erleben gekommen ist.

6 Gottwik G et al (1998a, 1998b, 1998c); Kahn DG (1990); Muirhead W (1996a, 1996b, 1996c); Said T (1998b, 1998c, 1998d); Whittemore JW (1999)

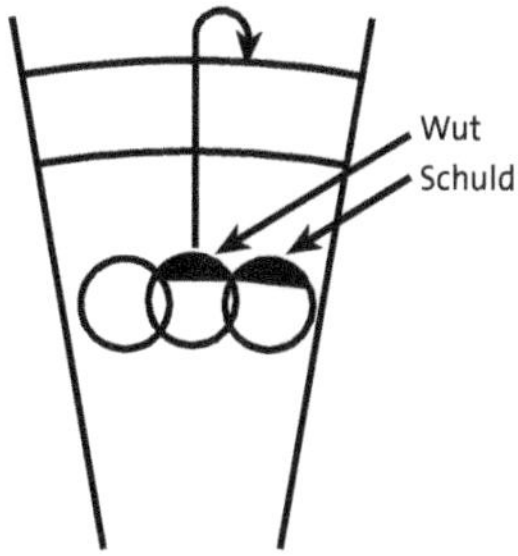

Abb. 43: Das Erleben der obersten Schicht von Wut und Schuld

Wenn diese Patienten die oben dargestellten Schritte der Restrukturierung geschafft haben, können sie mit der Standardtechnik behandelt werden.

7.4 Der unbewusste Trotz

Der Trotz fand bis jetzt Erwähnung bei der Behandlung der taktischen (5.4.2.2) und regressiven (5.4.2.4) Widerstände und der technischen Interventionen für eine HOC (6.4.4.2). Hier nun fokussieren wir die anspruchsvolle *Behandlungstechnik* des unbewussten Trotzes (Korff 1998). Für den Umgang mit dem unüberwindbaren Hindernis des *bewussten* Trotzes verweisen wir auf die Interventionsschritte bei unfreiwilligen und unwilligen Patienten (6.4.1.2, Abschnitt 6).

Der Therapeut wird schnell aus den verschiedenen Verhaltensweisen den unbewussten Trotz erkennen. In der unbewussten Absicht, den Therapeuten zu besiegen oder zu provozieren, kann sich der unbewusste Trotz auf einem Spektrum äußern, an dessen einem Ende die Patienten mit Ambivalenz und emotionaler Losgelöstheit und Zurückhaltung (Distanziertheit, Verlangsamung) stehen und an dessen anderem Ende die gefälligen Patienten, die mit willfähriger Einsichtigkeit und scheinbarer Emotionalität ihren Mangel an Gefühlstiefe und ihr geheimes Lachen (Zynismus, Sarkasmus) verbergen. In welcher Form auch immer der unbewusste Trotz sich manifestiert, er blockiert den Zugang zum Unbewussten. Vorerst aber warnen wir vor den folgenden Interventionen:

- Eine der gefährlichsten Interventionen wäre, dem Patienten zu sagen, er provoziere.
- Direkter Druck und direkte Herausforderung auf den unbewussten Trotz

würden ihr Ziel verfehlen, beim Patienten Verleugnung auslösen und den Therapeuten in die problematische Position versetzen, darauf zu beharren, dass der Patient im Unrecht sei.

- In den Anfangsphasen der Probetherapie hält der Therapeut die Herausforderung auf einem niedrigen Level oder unterlässt sie bei einem sehr trotzigen und den Therapeuten maßregelnden Patienten vorerst ganz, weil sie die therapeutische Beziehung überfordern, den unbewussten Trotz verstärken und die Therapie in eine Ausweglosigkeit stürzen könnte.
- Zynisch-sarkastische Patienten können auch die Fähigkeit haben, problematische Stellen im Unbewussten des Therapeuten (z. B. dass er ohne Fehler und der Beste sein will) aufzupicken und dies gegen den Therapeuten einzusetzen. Reagiert der Therapeut mit Wut, dann hat er seine Position verspielt und fällt ins Schlachtgetümmel oder in den Sumpf.

Der Therapeut sollte von Anfang folgende Grundsätze (Davanloo 1989a, b) befolgen:

- Den unbewussten Trotz, die Sturheit und Provokation *indirekt* angehen.
- Den Trotz rasch *deaktivieren* (auflösen), bevor er sich zu einem Übertragungswiderstand entwickeln kann.
- Wiederholt den *freien Willen* und die *Autonomie* des Patienten betonen.

Um die pathogenetische Zone *indirekt* zu erreichen, wird der Therapeuten nicht in Streit gehen, sondern eine ›weiche Landung‹ planen. Die wesentlichen Schritte dazu sind:

- Mit dem Patienten zusammen klären und festhalten, dass er Probleme hat.
- Wenn der Patient keine Probleme hätte, wäre er nicht hier.
- Sich immer wieder der Freiwilligkeit und Autonomie des Patienten versichern.
- Mit dem Patienten zusammen prüfen, ob sein Wille aktiviert ist.
- Betonen der gemeinsamen therapeutischen Aufgabe.
- Druck auf die Widerstände.

Der Therapeut hebt also hervor, dass der Patient jederzeit das Recht hat zu bestimmen, ob er mit dem Therapeuten zusammenarbeiten will und ob die Therapie ein Erfolg oder ein Misserfolg sein soll. Die Interventionen bestärken den Willen, die Freiwilligkeit und die Autonomie des Patienten und seine Position als letztgültigen Schiedsrichter über die Ziele und Aufgaben der Behandlung und was für die Arbeit bedeutungsvoll ist und was nicht, womit der Prozess in den Händen des Patienten liegt. Manchmal ist es am besten, wenn der Therapeut die zynischen oder provokativen Abwehren schlicht ignoriert und damit den stärksten Abwehren die Luft aus den Segeln nimmt (Davanloo 2001a). Folgende Interventionen können hilfreich sein.

Beispiele

»Kommen sie aus eigenem Willen?«

»Was meinen sie spezifisch mit …?«

»Pflichten sie mir nicht einfach bei, bevor sie es nicht selbst untersucht haben, ob es für *sie* stimmt.«

»Ich schlage vor, dass sie es untersuchen.«

»Sind sie da, um zu untersuchen oder nicht?«

»*Sie* entscheiden, ob dies für sie ein Problem ist oder nicht.«

»Könnte es sein, dass sie ein Problem mit emotionaler Nähe zu ihrer Frau haben?«

»Ich weiß es nicht, aber wir sind hier, dies zu untersuchen. Außer, sie möchten dies nicht untersuchen.«

»Wollen sie mit mir ein Stück Arbeit machen oder nicht?«

»Worin besteht die Aufgabe für diese Arbeit?«

»Wenn sie so weitermachen wollen, dann können sie es tun. Es ist *ihr* Leben.«

»Das verkrüppelte Leben war 24 Jahre ein Teil von ihnen. Warum sollten sie es jetzt ändern?« (siding with resistance).

»Das Elend ist *ihr* Elend und auch das Glück könnte *ihr* Glück sein.«

»Es ist *ihr* Leben, *ihre* Entscheidung, *ihre* Selbstzerstörung, wo *ihr* Glück sein könnte. Es ist in *ihren* Händen.«

»Wenn sie nichts verändern wollen, ist es ihr Recht. Aber warum sind sie dann hier?«

»Sie entscheiden, ob sie etwas dagegen tun wollen oder nicht.«

»Wollen sie das behalten?«

»Es sei denn, sie sind hierher gekommen, um den Prozess zu sabotieren (siding with resistance).«

»Wollen sie ihre ganze Kraft für diese Arbeit investieren oder nicht?«

Diese Interventionen unterstreichen die Autonomie des Patienten und sind ihm hilfreich, sich seinem Trotz ohne Machtkampf mit dem Therapeuten zu stellen. Diese Art von Deaktivierung des Trotzes vermittelt dem Patienten in respektvoller Art, dass sich der Therapeut in keiner Weise in einen rechthaberischen Kampf einlässt, und sei es z.B. nur um semantische Diskussionen, was ein Gefühl ist und was nicht. Indem der Therapeut den Patienten einlädt, nicht einfach zuzustimmen, sondern zu sagen, wenn er anderer Meinung ist, nimmt er nicht nur dem unbewussten Trotz den Wind aus den Segeln, sondern verhilft der inneren, gesunden Seite des Patienten, an Einfluss zu gewinnen gegen die zerstörerischen Kräfte, womit das Bild über die Schwierigkeiten des Patienten immer deutlicher wird. Es kann auch nützlich sein, mit dem Patienten zusammen kognitiv zu verstehen, dass der Trotz in der Kindheit eine Form war, der unbewussten mörderischen Wut ein hilfloses Ventil zu geben, aber dass diese Form der Abwehr im aktuellen Leben ein selbstdestruktives Verhalten ist.

Vignette (Korff 1998, S. 188)

TH Fassen wir zusammen. Sie haben schwerwiegende Probleme in ihrer Partnerschaft. Aber sie müssen für sich entscheiden, ob dies so ist oder nicht. Dann haben sie auch Panikattacken, die ihr Leben verkrüppeln. Und wiederum sollten sie nicht einfach mir zustimmen. Aber ich denke auch, dass sie den Willen haben, gegen diese Probleme anzukämpfen, oder nicht? Sagen sie, wie sie es sehen. Sollten sie den Willen haben, dann ist es ihre und meine Aufgabe, in einer gemeinsamen Anstrengung, den Motor dieser Schwierigkeiten aufzudecken.

Vor allem Patienten mit frühen Schädigungen und geringer Angsttoleranz auf der rechten Seite des Spektrums der psychoneurotischen Störungen (5.6.1) haben eine Vielzahl an taktischen und Charakterabwehren, die mit unbewusstem Trotz und projektiven Übertragungen zusammengeschweißt sind. Sind die Widerstände auch noch ich-synton, dann reagieren diese Patienten mit Konfusion, wenn der Therapeut Druck und Herausforderung nicht auf dem oben beschriebenen *indirekten* Weg anwenden würde.

Eine besonders komplizierte Form des unbewussten Trotzes zeigen Patienten mit einer *sadomasochistischen Abwehr*. Sie konstellieren ihre Beziehung zum Therapeuten, wie wenn dieser eine (elterliche) Figur der Vergangenheit wäre, welche der Patient verantwortlich macht für sein in der Kindheit erlittenes Trauma und sein daraus folgendes lebenslanges Leiden. In diesem Falle zielt das Unbewusste auf die Fortdauer der Verkrüppelung und des Leidens, um die Therapie zu vereiteln und den Therapeuten zu peinigen mit einer projizierten Vorstellung seiner Hilflosigkeit. Damit bringt der Patient den Therapeuten in die Position einer versagenden Pflegeperson, die jetzt ›zahlen‹ muss für die in der Kindheit erlittenen Schäden. So kann der Patient z.B. mit Kichern bekunden, dass die destruktiven Widerstände Oberhand gewonnen haben, und dass er voraussetzt, der Therapeut werde diese Situation tolerieren, d.h. eine masochistische Rolle übernehmen.

Die Trotzhaltung des Patienten kann sich auch unter einem äußeren Anstrich von *Willfährigkeit* und intellektualisierenden Mitteilungen verbergen. Davanloo bezeichnet diese Haltung als ›Kamikaze-Einstellung‹, mit welcher der Patient in den Untergang stürzt und entschlossen ist, den Therapeuten in die Zerstörung mitzureißen.

Beispiel

PT Ich bin pseudokonstruktiv mit ihnen. Aber eigentlich will ich, dass sie mit ihrem Engagement bei mir nichts erreichen und beide erfolglos sind. So räche ich mich.

Unter der Herrschaft der unbewussten Schuld und dem Wiederholungszwang schwanken diese Patienten zwischen selbst das Opfer zu sein und den Therapeuten zum Opfer zu machen. Würde der Therapeut den diesem Geschehen zugrunde liegenden unbewussten Trotz weder erkennen noch angehen, würden Druck und Herausforderung auf die regressiven Abwehren (Weinerlichkeit, Kichern) vielleicht zu einer vorübergehenden Bekräftigung der bewussten Allianz führen und die Widerstände (Intellektualisieren, Ruminieren, Willfährigkeit) würden zeitweilig ansteigen, der Patient aber würde ablehnend bleiben, sarkastisch werden und den Prozess zum Stillstand bringen.

Ein unter Therapeuten häufig begangener Fehler ist, diese Art von distanziertem, uninvolviertem und unbewusst trotzigem Verhalten als Widerstand gegen emotionale Nähe (RAEC) zu verstehen. Wenn er dann diese Abwehr wie einen Widerstand gegen emotionale Nähe herausfordern oder sogar einen Frontalangriff (HOC) machen würde, löste er beim Patienten Irritation aus und brächte die Therapie in ein fruchtloses Gerangel und zu einem endgültigen Ende. Unter diesen Umständen ist der Patient noch kein ›bona fide Partner‹ (Korff 1998, S. 203) und hat keinen Zugang zu Impulsen und Gefühlen in der Übertragung. Er mag zwar unterwürfig einige feindselige Bemerkungen gegen den Therapeuten machen, aber er wird bald den Versuch aufgeben, die Gefühle körperlich zu erleben und in einen Zustand von Angst, Konfusion, Hoffnungslosigkeit und Niederlage geraten.

Der unbewusste Trotz will nicht zulassen, dass sich die komplexen Übertragungsgefühle aufbauen, was dem Aufgeben der masochistischen Position gleichkäme, welche der unbewusste Widerstand so gründlich aufgebaut hatte.

Diese selbstzerstörerische, masochistische Position hat der Patient unbewusst errichtet, um mit der unbewussten Wut und Schuld gegen den Therapeuten und noch viel mehr gegen die frühen Pflegepersonen fertig zu werden. Diese auswegslose Situation ist für den Patienten und den Therapeuten sehr qualvoll. Will der Therapeut den Gefahren vor einer unendlichen Therapie, einer Übertragungsneurose oder eines Therapieabbruchs zuvorkommen, muss er eine sorgfältige und durchgreifende Taktik gegen den unbewussten Trotz und die damit verbundenen Übertragungsprojektionen anwenden, indem er die Probleme des Patienten in einem größeren Überblick zusammenfasst, angemessenen Druck und klärende Bemerkungen einstreut, wiederholt (auch in den folgenden Sitzungen) die unbewusste destruktive Organisation klärt und herausfordert, den unbewussten Trotz und die Übertragungsprojektionen deaktiviert und starken Druck auf den Willen des Patienten ausübt. Dies wird dem Unbewussten des Patienten signalisieren, dass es den Therapeuten nicht als Projektionsfläche benützen kann. Aus dieser Position kann der Therapeut auch die gesunden Kräfte im Patienten wecken, den Willen des Patienten mobilisieren, den Trotz und die Selbst-Sabotage aufzugeben und die unbewusste therapeutische Allianz aufzurufen, sich in der Übertragung wieder mit dem Therapeuten zu engagieren.

Vignette (Korff op cit S. 193f)

TH Fassen wir zusammen. Da sind die Probleme A, B und C. Angesichts dieser Kräfte sind sie eine gelähmte, steife und bewegungslose Person geworden. Das ist der Krebs ihres Lebens. Und hier sehen wir den Krebs auch in ihrer Beziehung zu mir. Wir sehen, wie verkrüppelt sie in der Beziehung zu mir sind. So ist ihr Charakter entstanden, der ihr ganzes Leben verkrüppelt, aber ihnen wie ein goldenes System erscheint. Sie sollten mir nicht einfach zustimmen, sondern es ihrerseits untersuchen. Wenn sie wollen, können sie auf diesem Weg weiter gehen. Es ist ihre Entscheidung. Wenn sie wollen, können sie damit sogar bis zu ihrem Grab gehen, da ich nichts tun kann, außer sie wollen das ändern. Wenn sie das nicht ändern wollen, bin ich für sie nutzlos. Ich kann es ertragen zu scheitern. Die Frage ist aber, ob *sie* sich ein Misslingen leisten können oder nicht. Wollen sie etwas für sich tun? Wollen sie diese Vergangenheit verabschieden?

Eine Intervention dieser Art könnte hilfreich sein, die Therapie auf einen neuen Weg zu bringen. Der Therapeut muss dafür wiederholte Runden von Druck, Herausforderung, Deaktivierung und Mobilisierung des Willens anwenden, da der Wiederholungszwang und lang anhaltende Abwehrsysteme zur Natur der Charakter-Neurose gehören und die Widerstände zurückkehren lassen. Deshalb wird der Therapeut der oben angeführten Intervention eine weitere folgen lassen, welche die Übertragungsangst fokussiert. Diese Intervention beginnt mit der Mobilisierung des Willens und geht dann über zum Druck auf die abgewehrten Übertragungsgefühle, zur Deaktivierung des Trotzes und der projektiven Übertragung.

Vignette (Korff op cit S. 194)

TH Entweder sie wollen diese Arbeit machen oder sie wollen nicht. Ihre frühere Therapie war ein Misserfolg. Ich nehme an, dass sie jetzt hier sind, um etwas für sich zu erreichen. Sehe ich das richtig? Haben sie bemerkt, dass sie eben einen Seufzer gemacht haben? Wie fühlen sie sich zu mir? Was sonst noch fühlen sie zu mir? Sie sind es, die entscheiden, ob sie ihre Probleme behalten wollen oder nicht. So lassen sie uns sehen, wenn sie wirklich wollen. Gehen wir zurück zur Frage, was sie gerade jetzt zu mir fühlen, außer sie bevorzugen dieses leere und verkrüppelte Leben. Wenn es das ist, das sie wollen, was kann ich dann tun? Also lassen sie uns sehen, wie sie sich zu mir fühlen.

Meistens sind die Antworten des Patienten mehrschichtig. Unter dem Einfluss des Widerstandes wendet er weitere taktische Abwehrmanöver an, zeigt unter dem Einfluss der UTA jedoch auch Übertragungsgefühle. Meistens steigert die Deaktivierung des Trotzes und der Übertragung die Kräfte der UTA über jene des Widerstandes, aber der Therapeut muss die Abwehren bis zu deren Erliegen herausfordern.

Vignette

TH Und jetzt wollen sie wiederkäuen, ob dies Wut ist oder nicht und haben dabei wiederum ein sarkastisches Lächeln. Ich weiß nicht, ob sie dies bemerken oder nicht. Aber es scheint, dass sie ein bestimmtes Gefühl für das Interview haben. Wie alt sind sie? Sie wissen wirklich nicht, ob dies das Problem ist oder etwas anderes? Oder wollen sie die Zeit totschlagen? Sie sollten dies für sich überprüfen, ob sie da sind, um die Zeit totzuschlagen. Sie kennen sich besser als ich. Aber dann wäre das Endergebnis zerstörerisch und ein Misserfolg. Warum sollten sie sich dies antun?

Diese Intervention beginnt mit der Herausforderung der Abwehr und des darunter liegenden Sarkasmus und Starrsinns und endet mit der Deaktivierung des Trotzes und der Herausforderung des Willens und übergibt damit die Verantwortung für den Erfolg dem Patienten. Der Patient muss sich entweder den abgewehrten Gefühlen stellen oder das Streben nach Freiheit aufgeben. Der Patient kann durch all diese Interventionen die feste Überzeugung des Therapeuten wahrnehmen, dass der Patient die Fähigkeit zum Erfolg besitzt.

Ist der Trotz einmal durchgearbeitet und hat der Patient eine UTA entwickelt, dann kann der Therapeut die Standardtechnik anwenden und den gelegentlich wieder auftauchenden Trotz als Widerstand behandeln.

7.5 Die passiv-aggressive Persönlichkeitsstörung

Das Erscheinungsbild der passiv-aggressiven Patienten war lange Zeit als eigenständiger nosologischer Begriff umstritten, obwohl diese Patienten eine signifikante Zielgruppe für die Psychotherapie sind. Handelt es sich um eine berechtigte diagnostische Kategorie, oder haben wir es hier nur mit einem Abwehrmechanismus oder mit einer Charaktereigenschaft zu tun? Obwohl die psychiatrischen Klassifikationen nur das Erscheinungsbild von Krankheiten beschreiben und nicht ein für die Therapie grundlegendes dynamisches Verständnis für kranke Menschen eröffnen, erwähnen wir trotz dieser Einschränkung die psychiatrischen Leitlinien zu diesem Krankheitsbild. Während der ICD-9 den Begriff der passiv-aggressiven Persönlichkeitsstörung noch nicht aufgeführt hatte, ist er in der 10. Revision des ICD als Persönlichkeitsstörung, für die keine der spezifischen Kategorien zutrifft, unter F60.8 eingeführt. Das DSM-IV nennt diese Störungen nur noch im Anhang B unter den Kriterienlisten und Achsen, die für weitere Forschung vorgesehen sind. Im DSM-III-R wurde hingegen die passiv-aggressive Persönlichkeitsstörung noch unter 301.84 mit folgenden Kriterien aufgeführt:

1. Diese Patienten verschleppen und verschieben soziale und berufliche Aufgaben (passiver Widerstand), die getan werden müssten, um Termine nicht zu verpassen,
2. sind trotzig, störrisch, gereizt oder streitbar gegenüber den Wünschen und Erwartungen anderer,
3. erfüllen bewusst langsam oder schlecht Arbeiten, die sie nicht tun wollen,
4. protestieren grundlos, dass unsinnige Forderungen an sie gestellt würden,
5. klagen darüber, von andern missverstanden oder nicht geschätzt oder zum Opfer gemacht zu werden,
6. vermeiden Verpflichtungen, indem sie behaupten, sie hätten es ›vergessen‹,
7. glauben, sie würden ihre Arbeit viel besser erledigen als die andern denken,
8. ärgern sich über nützliche Vorschläge anderer, wie sie produktiver vorgehen könnten,
9. vereiteln Bemühungen anderer, indem sie ihren Anteil versäumen,
10. verbreiten eine durchdringende Mischung von Ärger, Zynismus und Pessimismus gegen viele und unterschiedliche Ereignisse, die gut gehen,

11. klagen darüber, im Leben vom Unglück verfolgt und verhext zu sein; zeigen persönliche Unzufriedenheit, die mehr mit Weinerlichkeit und Quengeln zu tun hat als mit dem Gefühl von Einsamkeit und Verzweiflung,
12. schwanken zwischen feindseliger Behauptungen der persönlichen Selbstständigkeit und Unabhängigkeit und reuevollem und abhängigem Verhalten.

Die passiv-aggressive Persönlichkeit (vgl. Magnavita 1993a, b, 1994a) teilt viele der Merkmale der abhängigen, vermeidenden und masochistischen Persönlichkeitsstörung. In der Anamnese zeigen sich Selbst-Vereitelung und Selbst-Sabotage in zwischenmenschlichen Beziehungen, eine Unfähigkeit, emotionale Konflikte zu lösen, ein Mangel an Selbstbehauptung, ein Muster, sich brauchen und missbrauchen zu lassen, Zeiten von Rückzug und Isolation und oft Probleme mit der Berufslaufbahn.

Diese Patienten können für den Therapeuten sehr herausfordernd und belastend sein, sie neigen zu Machtkämpfen und lösen oft feindselige Gegenübertragungsgefühle aus. Obwohl sie scheinbar willig eine Behandlung beginnen, leisten sie den Bemühungen des Therapeuten Widerstand und sabotieren sie, besonders wenn er einen speziell hohen Einsatz leistet oder eine omnipotente Haltung einnimmt. Um eine zutreffende Diagnose stellen zu können, ist es ratsam, die Übertragungsbeziehung zu untersuchen und Druck auf die Gefühle von Nähe und emotionaler Intimität auszuüben, was die Angst anwachsen lässt und die Angstabwehr durch passiven Widerstand sichtbar macht. Diese Patienten sind bei den misslungenen Therapien und bei den vorzeitigen Therapieabbrüchen stark vertreten.

Es kann sein, dass der passiv-aggressive Charakter anfänglich nicht feststellbar ist; diese Patienten können sich anfänglich unentschlossen und unterwürfig zeigen, können aber auch sehr schnell in Opposition gehen. Sie beginnen oft die Therapie in einem Zustand von Depression und Angst. Jene, die auf eine rasche Behandlung drängen, enden meistens mit Beziehungsabbruch. Die passiv-aggressive Persönlichkeitsstörung lokalisieren wir ganz rechts im Spektrum der psychoneurotischen Störungen (5.6.1), wobei wir ein Spektrum verschiedener Schweregrade feststellen. Am einen Ende sind die Patienten, die leicht als passiv-aggressiv zu diagnostizieren sind, und am andern Ende sind die vorwiegend passiven Patienten, die obsessive, hysterische, depressive, ängstliche, abhängige und vermeidende Züge aufweisen.

Die Standardtechnik der ZDS (6.4) ist besonders wirkungsvoll für das Aufbrechen des charakterlichen Abwehrsystems, das die passiv-aggressiven Patienten benützen, um die ungelösten sadistischen Impulse und die schuld-

und trauerbeladenen Gefühle nicht nur einer, sondern mehreren genetischen Personen gegenüber zurückzuhalten.

7.6 Normale und pathologische Trauer

Die Trauer, welche die Patienten nach dem Durchbruch des Unbewussten und nach dem Erleben der mörderischen Wut und der Schuld spüren (6.4.5.2), sind echte und normale Gefühle. So lange jedoch der Kern der mörderischen Wut und die Schuld nicht aufgedeckt sind, kann kein Mensch eine normale Trauerarbeit machen und so lange kann das Ich nicht frei sein.

In diesem Kapitel sprechen wir jedoch von jener Trauer, die Menschen durch den Verlust beim Tode oder beim Verlust der Liebe eines Menschen erleben. Die Vielfalt dieser Trauerreaktionen verlangt nach einer Definition der normalen und der pathologischen Trauer. Davis (1988a, b) ist diesem in der psychiatrischen Diskussion eher vermiedenen und spärlich behandelten Thema der normalen, heftigen Trauer (acute grief) versus pathologischer Trauer (pathological mourning) in einer Studie nachgegangen, um die Therapeuten für dieses Phänomen zu sensibilisieren. Dafür hat er die klinischen Beobachtungen und Konzepte vor allem von Freud, Lindemann und Davanloo (1980e) zugezogen, denen wir teilweise folgen.

7.6.1 Der Beitrag von Freud

Freud war der erste, der in seinem klassischen Artikel *Trauer und Melancholie* (1916) die Ähnlichkeiten und Unterschiede zwischen der Trauer und der krankhaften tief schmerzlichen Verstimmung (Melancholie) beschrieb. Die Trauer definiert er als »die Reaktion auf den Verlust einer geliebten Person oder einer an ihre Stelle gerückten Abstraktion« und hält fest, »dass es uns niemals einfällt, die Trauer als einen krankhaften Zustand zu betrachten und dem Arzt zur Behandlung zu übergeben, obwohl sie schwere Abweichungen vom normalen Lebensverhalten mit sich bringt. Wir vertrauen darauf, dass sie nach einem gewissen Zeitraum überwunden sein wird, und halten eine Störung derselben für unzweckmäßig, selbst für schädlich« (S. 428f).

Was die Melancholie betrifft, nennt er vier wesentliche Faktoren (S. 429), die für sie typisch sind:

1. eine tief schmerzhafte Verstimmung,
2. eine Aufhebung des Interesses für die Außenwelt,
3. den Verlust der Liebesfähigkeit,

4. die Hemmung jeder Leistung und die Herabsetzung des Selbstgefühls, die sich in Selbstvorwürfen und Selbstbeschimpfungen äußert und sich bis zur wahnhaften Erwartung von Strafe steigert.

Freud mahnt, dass es therapeutisch unfruchtbar wäre, dem Kranken, der solche Anklagen gegen sein Ich vorbringt, zu widersprechen, denn er müsse »irgendwie recht haben und etwas schildern, was sich so verhält, wie es ihm erscheint«. Aber was der Patient schildert sind die Symptome; eigentlich geht es um die Ambivalenz dem verlorenen Liebesobjekt gegenüber. »Der Verlust des Liebesobjekts ist ein ausgezeichneter Anlass, um die Ambivalenz der Liebesbeziehungen zur Geltung und zum Vorschein zu bringen«, denn die Melancholie begründet sich nicht allein auf den Verlust des geliebten Menschen, sondern umfasst »alle die Situationen von Kränkung, Zurücksetzung und Enttäuschung, durch welche ein Gegensatz von Lieben und Hassen in die Beziehung eingetragen oder eine vorhandene Ambivalenz verstärkt werden kann« (S. 437). Damit die pathologische Trauer sich lösen und in eine erfolgreiche Trauer wandeln kann, müssen alle Erinnerungen und Hoffnungen, welche die Libido ans Objekt gefesselt hielten, ins Bewusstsein gebracht werden, wo die Ambivalenzkämpfe die Fixierung der Libido an das Objekt lockern, indem entweder die Wut sich austobt und das Objekt gleichsam erschlagen oder indem das Objekt als wertlos aufgegeben wird (S. 445). Offenbar machte schon Freud dieselben metapsychologischen Überlegungen wie Davanloo. Nach Freud brachten zu diesem Thema erst wieder die Forschungen von Lindemann neue Erkenntnisse.

7.6.2 Der Beitrag von Lindemann

Eric Lindemann, der aus Heidelberg stammte, hatte am Massachusetts General Hospital den seelischen Prozess hunderter von Familien und von 200 Überlebenden des Großbrandes im Coconut Grove Nachtclub verfolgt, wo 1942 ungefähr 500 Menschen gestorben sind. Lindemanns (1944) Forschungen waren, wie Davanloo (1980e, S. 246) sagt, der erste Anstoß zur Entwicklung seines Konzeptes der *emotionalen Krise*, das von Caplan, Sifneos und andern weiter entwickelt worden ist. Präziser als Freud beschreibt Lindemann die psychologische und körperliche Symptomatologie der normalen Trauer, deren typische oder atypische Syndrome gleich nach der Krise erscheinen, bei einigen Menschen übertrieben, bei anderen aufgeschoben oder scheinbar abwesend. Lindemann stellte verschiedene Reaktionsformen auf Verlust durch einen Todesfall oder schwere Verletzungen durch eine geliebte Person fest, nämlich die normale Trauerreaktion, die pathologische Trauerreaktion und die regressive Reaktion (Depression, Suizid).

1. *Die normale Trauerreaktion kennzeichnet Lindemann mit fünf Eigenschaften.*
   a. *Körperschmerz*
   Der körperliche Schmerz ereignet sich in Wellen, die 20 Minuten bis zu einer Stunde dauern. Als Körpersymptome erscheinen Verspannung in der Kehle, Würgen mit Kurzatmigkeit, ein Verlangen nach tiefem Seufzen, ein Leeregefühl im Magen, Muskelschwäche und eine Tendenz, das Erleben des extrem unangenehmen Körperschmerzes zu vermeiden.
   b. *Beschäftigung mit dem Bild des Verstorbenen*
   Der Trauernde tendiert, sein Bild vom Verstorbenen unrealistisch zu verändern und sich von den andern Menschen emotional zurückzuziehen.
   c. *Schuld*
   Trauernde suchen nach ihrem Versagen, um dem Verstorbenen recht zu tun.
   d. *Feindselige Reaktionen*
   Trauernde reagieren oft in ihren Beziehungen mit einem unangenehmen Verlust an Wärme und einer Tendenz zu raschen Ärgerreaktionen. Sie befürchten ›durchzudrehen‹ (going crazy) wegen ihres unangemessenen Verhaltens gegenüber wohlwollenden Menschen.
   e. *Verlust der gewohnten Verhaltensmuster*
   Trauernde verändern ihre Aktivitätsmuster, sie werden desorganisiert, unruhig und können sich nicht still halten.

2. *Die pathologische Trauerreaktion*
   Empirische Befunde belegen, dass die pathologische Trauer eine Symptomatik mit Krankheitswert ist und als eigenständiges Krankheitsbild anzusehen ist (Kersting et al. 2001, S. 301–308). Der ICD-10 unterscheidet zwischen der normalen Trauerreaktion und der abnormen Trauerreaktion als neurotische Anpassungsstörung (F43). Lindemann charakterisiert sie durch folgende Eigenschaften:
   a. Aufschieben der normalen Trauerreaktion, da die Gelegenheit zur Trauer fehlt oder jemand anderes Unterstützung braucht.
   b. Überaktivität ohne Verlustgefühl.
   c. Symptome des Verstorbenen aus der Zeit seines Sterbens annehmen.
   d. Entwickeln psychosomatischer Störungen (colitis ulcerosa, Arthritis rheumatica, Asthma bronchiale).

e. Veränderung der sozialen Beziehungen durch Gereiztheit und Isolation.
f. Ungestüme Feindseligkeit gegen eine bestimmte Person, z.B. gegen den Dienst habenden Arzt, der den Verstorbenen versorgt hat.
g. Ein ausdrucksloser, steifer, der Schizoidie ähnlicher Affekt als Abwehr der unangemessenen Feindseligkeit.
h. Ein Mangel an Fähigkeit, seine Tätigkeiten zu organisieren.
i. Dumme Handlungen, wie z.B. Habseligkeiten des Verstorbenen weggeben, Verhaltensweisen annehmen, die zur öffentlichen Demütigung führen oder Freundschaften abbrechen. Dieses selbst bestrafende Verhalten scheint ohne Schuldwahrnehmung zu geschehen.
j. Agitierte Depression, Melancholie, wie sie Freud beschrieben hat.
k. Hochgradige Suizidalität.

Lindemann betont, dass der Therapeut den Patienten befähigt zu realisieren, dass er den Trauerschmerz annehmen muss. Wenn der Patient das Erleben seiner Trauer zulässt, begleitet ihn der Therapeut, seine Beziehung zum Verstorbenen nochmals genau zu untersuchen. Dieser Prozess befreit sowohl die libidinösen wie auch die aggressiven Anteile der Beziehung und befreit das Ich, weiterhin an den Verstorbenen gefesselt zu bleiben. Der Patient muss sich der unangepassten, Trauer abwehrenden Widerstände bewusst werden. Die Trauerarbeit befähigt das Ich, schmerzvolle Gefühle wie Angst, Schuld und Wut zu ertragen, Trauer und Schmerz auszudrücken und schließlich die Beziehung zum Verstorbenen neu einzuschätzen.

7.6.3 Der Beitrag von Davanloo

Davanloo (1980e, S. 253) bezeichnet die Arbeiten von Lindemann als Stimulus für seine eigenen Forschungen zu diesem Thema an der McGill Universität in Montreal. Er behandelt die Trauerreaktion im Kontext der Evaluation und Intervention der Krise, ausgelöst durch die Verlustgefühle bei einem Todesfall. Einerseits bestätigt er die frühen Daten von Lindemann, und andererseits verfolgte er seine eigene weiterführende Forschung.

1. *Charakteristika der normalen Trauerreaktion*
   a. *Das Vorhandensein der Schuld (guilt)*
   Die Intensität der Schuldgefühle ist proportional zu den aggressiven Gefühlen, die der Trauernde zum Verstorbenen hat, was eine starke Ambivalenz begründet. Hatte der Trauernde auch unbewusste Todeswünsche gegen den Verstorbenen, dann muss er dessen Tod wie

die Erfüllung seiner Wünsche erleben, was den Schuldgefühlen und dem strafenden Über-Ich einen starken Auftrieb gibt. Da alle Beziehungen auch einen negativen Anteil haben, sind Schuldgefühle bei Trauernden eine universelle Erfahrung.

b. Die wütende, feindselige Reaktion (anger)
Der Trauernde kann dem Verstorbenen gegenüber wegen seiner emotionalen Verlassenheit Wut empfinden und sie bei der geringsten Provokation auf eine andere Person (Arzt) oder auf die ganze Welt verschieben, womit ein Teufelskreis beginnen kann, da die Wut zusätzliche Schuldgefühle auslöst.

c. Die Befreiung (emancipation)
Der Trauernde kann sich durch den Tod einer Bezugsperson befreit fühlen. So können z.B. Adoleszenten, die zu ihrem Vater eine gestörte Beziehung hatten, ihr Freiheitsgefühl ausagieren, was eine regressive Abwehr gegen das Erleben schmerzlicher Gefühle sein kann.

d. Die Erleichterung (relief)
Oft fühlen sich die Betreuer von einer großen Last befreit, wenn ein körperlich oder seelisch schwer kranker oder leidender Mensch stirbt, und sie denken können, dass der Verstorbene jetzt von Schmerz und weiterem Leiden befreit ist.

e. Die Angst (anxiety)
Davanloo erwähnt die Schrift *Hemmung, Symptome und Angst*, (1926) in der Freud u.a. das Zusammenspiel von Angst, Schmerz und Trauer untersucht, und sagt, dass infolge eines Verlustes die Angst auftreten kann, jetzt hilflos und den Anforderungen des Lebens nicht gewachsen oder den libidinösen inzestuösen Wünschen des andern Elternteils ausgeliefert zu sein.

f. Die Reaktivierung ungelöster Konflikte (reactivation of unresolved conflicts)
Ein aktueller Todesfall kann frühere, ungelöste Konflikte mit Trennungen oder Verstorbenen reaktivieren.

g. Die Hilflosigkeit (helplessness)
Ein Gefühl der Hilflosigkeit kann entstehen, wenn das Ich eine zu geringe Kapazität hat, den Verlustschmerz zu erleben oder so davon überwältigt ist, jetzt ohne die Unterstützung des Verstorbenen das Leben meistern zu müssen.

h. Die Verleugnung (denial)
Häufig ist die Verleugnung des Todes eine erste Reaktion und wird

nach kurzer Zeit durch den Trauerprozess abgelöst. Eine anhaltende Verleugnung überschreitet die Grenze hin zur pathologischen Trauer.

i. Das Ausbleiben von Gefühlen (absence of emotion)
Das Ausbleiben von Gefühlen kann eine erste Reaktion sein, die schmerzliche Arbeit des Trauerns aufzuschieben, was in der normalen Trauerarbeit nur eine kurze Periode ist.

Davanloo erwähnt wie Lindemann weitere Symptome des klinischen Bildes des normalen Trauerprozesses, nämlich körperliche Beschwerden, die durch Besucher verstärkt werden, die den Verstorbenen erwähnen oder Sympathie bekunden. Trauerwillige können die Betriebsamkeit (z.B. durch Besucher) als Abwehr benützen, später jedoch deswegen auf sich selbst ärgerlich werden.

2. *Charakteristika der pathologischen Trauerreaktion*

a. Die Verlängerung des Trauerprozesses
Die Verlängerung ist eine Haupteigenschaft der pathologischen Trauer, nämlich das Vermeiden der schwierigen Aufgabe, den Schmerz zu erleben. Der Trauernde hält an der Idee fest, der Verstorbene sei noch am Leben, das Objekt wird internalisiert und der Verlust und die Realität verleugnet.

b. Das Aufschieben und die Ablehnung der Trauer
Aufschub und Ablehnung der Trauer kann viele Jahre dauern. Oder der von einem aktuellen Todesfall Betroffene verschiebt seine Trauer auf eine vor vielen Jahren verstorbene Person.

c. Die abnorm starke und verzerrte Trauerreaktion
Die normalen Trauerreaktionen wie Schuld, Wut und Angst können in verschiedenen Kombinationen mit einer sehr hohen Intensität vorhanden sein, aber der Trauerprozess ist durch einen chronischen Konflikt mit dem Verstorbenen gestört, was sich an den von Lindemann weiter oben beschriebenen Verzerrungen zeigt: Strafbedürfnis, Körpersymptome, Schlaflosigkeit, Gefühlsverleugnung, Beziehungsveränderungen, Feindseligkeit und Gereiztheit.

Die pathologische Trauer erstickt, wie das folgende Diagramm darstellt, wie eine schwere Decke die psychischen Funktionen und im Besonderen das Erleben der Wut, der Schuld und der echten Trauer.

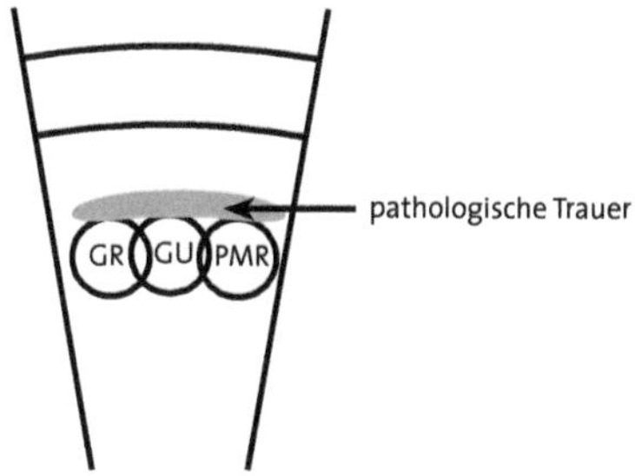

Abb. 44: Die erdrückende Funktion der pathologischen Trauer

3. *Faktoren, die zur Entwicklung einer pathologischen Trauerreaktion beitragen*
   a. *Feindselige Beziehung*
   Wir sehen eine hochambivalente und feindselige Beziehung zum Verstorbenen, eine Überidealisierung des Toten, ein Verdecken der unerfreulichen Eigenschaften der Beziehung und eine vollständige Verleugnung, dass zwischen dem Patienten und dem Verstorbenen eine feindselige Beziehung bestanden hatte.

   Die pathologische Trauer ist Ausdruck von in Depression abgewandelter unbewusster mörderischer Wut und einer Über-Ich-Pathologie. Untersuchungen belegen, dass die pathologische Trauer eine Konversion zu Herzproblemen bewirken kann. Menschen, die im EKG Werte für einen Herzinfarkt zeigten, normalisierten diese Werte nach einigen umfassenden Durchbrüchen ins Unbewusste.
   b. *Plötzlicher Tod*
   Der unerwartete und plötzliche Tod, vor allem, wenn vor dem Tod Feindseligkeiten ausgetauscht worden sind.
   c. *Todesart*
   Die Art des Todes und ob der Patient in irgendeiner Art für den Tod verantwortlich war.
   d. *Unfalltod*
   Wenn der Tote durch einen tragischen Unfall umgekommen ist und der Trauernde es miterlebt hat und davongekommen ist.
   e. *Ich-Kapazität*
   Der Patient besitzt jetzt oder überhaupt nicht die Kapazität zu einer Anpassungsleistung, die ihn befähigen würde, Angst, Depression und schmerzvolle Gefühle zu erleben und zu ertragen.
   f. *Aktuelle Verfasstheit*
   Das Ich kann erschöpft sein durch die qualvollen Umstände vor dem

Verlust, z.B. durch aktuelle Konflikte und schmerzliche Situationen. Oder der Trauernde hatte einerseits den Verstorbenen, der an einer langen chronischen Krankheit gelitten hatte, gepflegt und die Familie unterstützt und andererseits wünschte er dem Verstorbenen aktiv den Tod.

4. *Diagnosestellung zwischen normaler und pathologischer Trauer*
Beim Erstgespräch kann sich die pathologische Trauer in schwieriger und versteckter Form (z.B. in diffusen Somatisierungen) zeigen. Für die Diagnose braucht es klare Unterscheidungskriterien, die zu einem großen Teil durch den Grad und die Intensität der Merkmale der normalen Trauer bestimmt werden. Wenn die Symptome der normalen Trauer exzessiv stark sind oder der Trauerprozess übermäßig verlängert ist, z.B. durch eine nachhaltige Verleugnung oder anhaltende Abwesenheit von Gefühlen, handelt es sich um eine pathologische Trauer. Manchmal ist diese Unterscheidung sehr schwierig, da ähnlich wie bei den Widerständen ein Spektrum der Trauerreaktionen vorliegt, an dessen einem Ende die Patienten mit einem klaren Bild der normalen Trauer sind und an dessen anderem Ende jene mit einem klaren Bild der pathologischen Trauer; und in der Mitte ist ein weiter Bereich von gemischten Bildern.

5. *Behandlung der pathologischen Trauer*
Wie schon Freud (1916) festgestellt hat, ist der Trauerprozess eine schrittweise Ablösung aller Bindungen zur verlorenen Person. Die geliebte Person lebt nicht mehr und der Trauernde ist sich des Verlustes sehr bewusst. Der libidinöse Rückzug von der verlorenen Person ist ein sehr schmerzlicher Gefühlszustand. Der Schmerz kann so stark sein, dass der Trauernde sich von der Realität abwenden möchte und sich weigert zu glauben, dass der Verstorbene nicht mehr da ist. Wenn er durch diese Gefühle gegangen ist, wird das Ich frei. Dieser schmerzliche Prozess ist eine langsame und wiederholte Arbeit. Oft steht am Anfang der Trauernde unter Schock, ist erstarrt oder fühlt sich betäubt, womit er die sehr schmerzlichen Gefühle abwehrt. Nach diesen anfänglichen Reaktionen fühlt der Trauernde die ganze Wucht des Verlustes und durchgeht nochmals schrittweise sein Leben mit dem Verstorbenen. Dies sind emotionale und kognitive Prozesse, die alle vergangenen Erlebnisse und alle Ereignisse durchgehen, bis der Trauernde schlussendlich fähig ist, alle Bindungen zum Verstorbenen aufzulösen. Wie erfolg-

reich dieser Prozess zustande kommt, hängt von der Trauerarbeit ab, die nach Lindemann drei Schritte beinhaltet:

a. Die Bindungen zum Verstorbenen lösen.
b. Sich in der Lebensweise ohne den Verstorbenen neu orientieren.
c. Eine neue Beziehung aufbauen.

Der Therapeut wird selbstverständlich bei der Arbeit mit normaler und pathologischer Trauer sich zuerst mit dem unmittelbaren Problem des Patienten befassen und die ISTDP modifiziert anwenden. Trotzdem wird er gleich zu Beginn auch rasch die Charakterstruktur des Patienten und die Kapazität der adaptiven Ich-Leistung einschätzen, da es Patienten gibt, deren Charakter und zwischenmenschliche Beziehungen so sehr gestört sind, dass sie in einer gefährlichen Situation rasch dekompensieren. Der Therapeut wird abklären, ob der Patient Charakter- oder neurotische Störungen aufweist und wie er mit Beruf, Familie und Partnerbeziehung zurechtkommt. Er muss feststellen, ob der Patient von gestörten Verhaltensweisen überschwemmt wird und welcher Art sie sind: exzessive Phantasien, Somatisieren, regressive Verhaltensweisen, magisches Denken, hypochondrisches Beschäftigtsein, Rückzug aus der Realität, ausagierendes Verhalten etc. oder ob er für eine aufgaben- und zielorientierte Zusammenarbeit fähig ist, indem er sich über seine Gefühle und das Problem bewusst ist und sich ausdrücken kann. Dies ist nötig, damit der Therapeut abschätzen kann, ob der Patient eine stützende Hilfe braucht oder ob eine therapeutisch-dynamische Intervention angezeigt ist, um maladaptive Verhaltensweisen zu korrigieren und den Patienten davor zu bewahren, eine neurotische Störung zu entwickeln. Der Therapeut wird den Aufbau einer therapeutischen Allianz anstreben und systematisch explorieren und klären, wie es zu dieser Krise gekommen ist. Durch die therapeutische Arbeit wird eine pathologische in eine *akute* Trauer übergeführt, um einen normalen Trauerprozess zu unterstützen, der jedoch durch neurotische Störungen behindert werden kann. Oft wird er dahin arbeiten, dass der Patient die Gefühlsvermeidung und den Widerstand gegen Nähe aufgibt und die ganze Wucht der Realität und der Gefühle zulässt. Dafür wird er aktiv und unentwegt die Erinnerungen und die genauen Umstände des Verlustes fokussieren, bis der Patient die Abwehren aufgeben und sich dem schmerzlichen Trauerprozess hingeben kann. Der Therapeut wird die Pathologie der Trauer nicht ansprechen, bis die genetischen Personen erscheinen.

7.7 Suizidalität

7.7.1 Epidemiologie, Geschichtliches, Definition

Suizid ist, wie Bronisch (2002a, S. 1–3) anhand diverser statistischer Unterlagen aufzeigt, die zehnthäufigste Todesursache der Welt. Eine WHO-Statistik berechnete für 1990 weltweit 856.000 Tote durch Autounfälle und 818.000 Tote durch Suizid. Laut einer WHO-Statistik aus den Jahren 1994–1996, die weltweit über 80 Länder mit offiziellen Suizidstatistiken erfasst, liegen die westeuropäischen Staaten im obersten Drittel der Suizidraten. Suizid gehört in Deutschland zu den zehn häufigsten Todesursachen. Im Jahre 2000 haben sich in der Schweiz fast 1.400 Menschen suizidiert (Schweizerisches Bundesamt für Statistik, BFS). Mit etwa 17 Suiziden pro 100.000 Einwohner hat die Schweiz eine der höchsten Suizidraten weltweit. Laut einer EU-Kommission setzen jedes Jahr mehr Menschen (58.000) ihrem Leben selbst ein Ende als durch Verkehrsunfälle (50.700) sterben. Die meisten Suizide hängen mit psychischen Erkrankungen (Depression) zusammen (Basler Zeitung 13.01.05, S. 40).

Die wissenschaftliche Erforschung der Suizidalität als komplexes sozialpsychologisches Phänomen begann, wie K. Marmor (1980) sagt, mit Emile Durkheims Buch *La Suicide* (1897). Durkheim war einer der ersten, der statistische Methoden für soziale Untersuchungen angewandt hatte, ungefähr zur selben Zeit, als Freud seine Forschungen über die unbewussten Faktoren menschlichen Verhaltens begann. So entwickelten sich gleichzeitig das psychodynamische und das soziologische Verständnis des Suizids.

Suizidalität ist, wie Wolfersdorf et al. (2002, S. 17) sagen, keine Krankheit »im Sinne einer medizinisch definierbaren Entität oder eines benennbaren Syndroms mit regelhafter Psychodynamik und Symptomatik«, sondern wird definiert »als Summe aller Denk- und Verhaltensweisen von Menschen, die in Gedanken, durch aktives Handeln oder passives Unterlassen oder durch Handelnlassen von anderen Menschen den eigenen Tod anstreben bzw. als mögliches Ergebnis einer Handlung in Kauf nehmen«.

7.7.2 Diagnostik

Das Erkennen und Abschätzen akuter oder chronischer Suizidalität setzen einerseits eine eingehende Exploration und Diagnose (6.3) voraus und andererseits ein Verstehen der Psychodynamik des suizidalen Patienten. Unglücklicherweise sprechen Patienten nicht immer über ihre Suizidgedanken, sondern suchen z.B. ihren Hausarzt auf wegen unerklärlichen Körpersymptomen. Damit verbergen sie ihre darunter liegende depressive Krankheitsneigung oder sie verleugnen sogar jegliches emotionale Leid. Es kann auch sein, dass der Patient einen entscheidenden Grund verschweigt oder dass ihm dieser Grund gar nicht oder nicht mehr oder nicht in seiner vollen Bedeutung bewusst ist, sodass er ihn nicht oder nur nebenbei benennt.

Beispiel

Ein Patient hat regelmäßig seinen Arzt konsultiert, über seine Schwierigkeiten mit der Ehe und seiner Arbeit gesprochen, die Blutwerte untersuchen, den Blutdruck messen und sich ein Antidepressivum verschreiben lassen. Er hat ihm aber aus Scham verschwiegen, dass er in dieser Zeit zwei ernsthafte Suizidversuche unternommen hat.

Suizidales Erleben und Verhalten äußert sich nach Bronisch (2002b, S. 9) in

1. *Suizidideen* (Nachdenken über den Tod, Todeswünsche, sich den Suizid vorstellen)
2. *Suizidversuchen*, die sich nach den Suizidmotiven manifestieren als
   a. Parasuizidale Pause (mal Ruhe haben und abschalten wollen)
   b. Parasuizidale Geste (ohne Anwendung einer sicheren Suizidmethode und leicht auffindbar, als Appell auf die eigene Not aufmerksam machend)
   c. Parasuizidale Handlung (autoaggressiver missglückter Suizid)
3. *Suizid* mit einer sicheren (harten) Methode wie Erhängen, Erschießen, vor einen Zug springen, sich ertränken, sich von einem hohen Gebäude stürzen, sich die Pulsadern aufschneiden oder sich eine todbringende Substanz spritzen resp. infundieren.

Indikatoren für Suizidalität sind nach Bronisch (S. 12f)

1. Personale Faktoren
   - Der Patient distanziert sich auch nach einem ausführlichen Gespräch nicht von Suizidideen oder Suizidversuchen,
   - erlebt drängende Suizidgedanken,
   - wirkt ausgesprochen hoffnungslos,
   - hat keine Zukunftsperspektive,
   - ist sozial isoliert,
   - hat den Konflikt, der zu Suizidideen oder Suizidversuchen führte, nicht gelöst,
   - reagiert ausgesprochen gereizt/aggressiv oder ist agitiert; ein tragfähiger Gesprächsrapport kommt nicht zustande,

- hat schwere depressive Verstimmungen, evtl. mit depressiven Wahnideen.

2. Anamnestische Aspekte:
   - Der Patient hat eine Suchterkrankung,
   - befindet sich in einer akuten psychotischen Episode,
   - hat einen oder mehrere Suizidversuche in der Vorgeschichte,
   - hat ein Suizidarrangement getroffen, das eine Auffindung schwierig oder unmöglich macht,
   - unternahm einen Suizidversuch mit harter Methode oder hat Suizidgedanken mit harter Methode,
   - hat eine positive Familienanamnese mit Suiziden und/oder Suizidversuchen,
   - zeigt mangelnde Impulskontrolle.

Unterschiedliche Gruppen suizidaler Menschen reagieren auf unterschiedliche Stressfaktoren in spezifischer Weise

- Junge Alleinstehende können suizidal reagieren auf sexuelle oder Drogenprobleme, Identitätsprobleme, elterlichen Druck, soziale Isolation, Abhängigkeitskonflikte, vorübergehende Anpassungsprobleme oder Konflikte mit der Rechtsordnung.
- Junge Verheiratete können auf Eheprobleme, Rollenanpassung und Scheidungsdrohung mit suizidalem Stress reagieren.
- Ältere Patienten können zu einem Suizid tendieren unter den Auswirkungen körperlicher Krankheiten, Pensionierung, verändertem Lebensstil, sozialer Isolierung, Trennung, Identitätsverlust und Witwenstand.

Die Suizidalität[7] ist, wie wir gesagt haben, keine eigenständige Diagnose, sondern wird unter der Depression behandelt. Menschen können einen Selbstmord versuchen, wenn sie sich hoffnungslos und hilflos fühlen aus dem Unvermögen, inneren oder äußeren Anforderungen zu entsprechen. Im Selbstmord sehen sie dann den einzigen Weg, einer ausweglosen Situation zu entkommen und sich von unerträglichen inneren Spannungen zu entlasten. Menschen mit einer schwachen Ich-Struktur, deren psychische Abwehr gegen suizidales Verhalten zusammengebrochen ist und die schon einen Versuch gemacht haben, neigen bei großen emotionalen Spannungen zu weiteren Selbstmordversuchen.

---

7 Im Folgenden stützen wir uns auf Bronisch T (2002a, 2002b) und Marmor K (1980).

Der Therapeut muss sich bewusst sein, dass manchmal die Gründe für ein suizidales Verhalten als Rationalisierung für eine tiefer liegende Psychopathologie dienen. Es kann sein, dass der Selbstmordversuch der Umgebung als eine plötzliche und impulsive Handlung erscheint, während er der Höhepunkt eines wochen- oder monatelangen Rückzuges und total absorbierenden Grübelns ist.

In der Frühzeit der Selbstmordprävention hatte man den Selbstmord vor allem als eine Reaktion auf eine *akute Krisensituation* verstanden und vor allem das Selbstmordrisiko zu evaluieren und entsprechend zu intervenieren versucht. Kurzzeitliche Kriseninterventionen haben sich aber für schätzungsweise ein Drittel bis zur Hälfte der als *chronisch selbstmordgefährdeten* Menschen als unzureichend erwiesen, da sie mehr auf innere Charakterstörungen als auf äußere objektive Lebensschwierigkeiten reagieren.

7.7.3 Psychodynamik

Freud war der erste, der im Suizid das Element der nach innen gewandten unbewussten Feindseligkeit erkannte, womit das introjizierte Objekt ermordet wird. Die unter der akuten Krise liegenden Störungen (Grundkrankheit) beinhalten unzulängliche *zwischenmenschliche Beziehungen* (Isolation, Ablehnung, Misstrauen, Argwohn,) und *intrapsychische Konflikte*. Die Komorbidität suizidaler Patienten zeigt vor allem einen hohen Anteil von Depression. Weitere psychiatrische Diagnosen lauten auf Angststörungen, Sucht, Selbstentwertung, Leeregefühle, lang anhaltende Fehlanpassungen, tief sitzende Wut, Verlustgefühle, körperliche Beschwerden oder Erkrankungen, verkümmerte Resourcen, geringe Impulskontrolle, beeinträchtigtes Selbstbild und unangepasste Problemlösungsstrategien. Diese Menschen können zwar für ihre Umgebung scheinbar auf einem guten Niveau funktionieren, reagieren aber auf ihre inneren Konflikte wiederholt mit selbstdestruktivem Verhalten. Ihre verzerrte Wahrnehmung lässt sie oft aggressiv auf eingebildetes Unrecht reagieren; die ablehnende Reaktion der Mitmenschen dient ihnen dann als Bestätigung ihres Misstrauens.

Das selbstdestruktive Verhalten der chronisch suizidalen Menschen kann, wie K. Marmor (1980, S. 307), einen Ausdruck von Karl Menninger zitierend, sich in einem *Suizid ›auf Raten‹*[8] äußern in süchtigem Missbrauch von Alkohol oder Betäubungs- und Rauschmitteln (Narkotika), operativen Ein-

8 Menninger spricht von »partial suicide«. Menninger KA (1938) *Man against himself.* Harcourt, Brace, New York.

griffen, Spielsucht, sexuellen Abweichungen, Promiskuität oder in verschiedenen Formen kontraphobischen Verhaltens, bei dem Gesundheit und Sicherheit durch bewusstes Risikoverhalten (Unfallgefahr) aufs Spiel gesetzt werden, um damit die inneren Probleme zu übertönen.

Eine oft übersehene oder falsch behandelte Gruppe chronisch selbstmordgefährdeter Menschen sind die talentierten, erfolgreichen, gescheiten, strahlenden, ›besonderen‹ und berühmten Menschen wie Politiker, Ärzte, Lehrer, Wissenschaftler, Künstler, Schriftsteller, Techniker, welche die Last ihres äußeren Images weder tragen noch loslassen können. Oft empfinden diese Menschen es als Prestigeverlust, Hilfe zu suchen, und deren Freunde, Familienangehörige und Kollegen tendieren dazu, die Warnsignale der Erschöpfung zu verharmlosen oder zu ignorieren. Diese Menschen leiden an den gleichen inneren Ängsten, Verlassenheitsgefühlen und Selbstzweifeln wie die an Begabungen, Geld oder Bildung weniger begünstigten. Ihre suizidale Neigung kann übersehen werden, wenn der Arzt oder Therapeut es versäumt, hinter die strahlende Fassade in das innere Chaos zu blicken.

Häufigste Eigenschaften chronisch suizidaler Menschen nach Marmor (op cit, S. 309):

1. Der wichtigste Hinweis für einen tödlich ausgehenden Suizidimpuls ist eine gestörte affektive Beziehung und emotionale Isolation, Einsamkeit und Entfremdung.
2. Beeinträchtigte Identitätsgefühle, die zwischen intensivem Selbstwertverlust und grandioser Selbstüberhöhung schwanken.
3. Depressive Störungen
4. Vorherrschende Gefühle von Wut, Opferhaltung und Selbsthass für unerreichte Ziele.
5. Rigidität im Denken und Wahrnehmen, die sich in der Schwierigkeit äußert, für emotionale Probleme neue oder alternative Lösungen zu finden.
6. Rigide Verhaltensweisen, wiederholte Selbstvereitelungen und zwanghafte Selbstkontrolle in zwischenmenschlichen Beziehungen.
7. Impulsivität, die sich in verschiedenen asozialen Verhaltensweisen zeigt, abwegige oder promiskuöse Sexualität, Drogen- oder Alkoholabhängigkeit, irrationale Wutausbrüche, unerklärliche dramatische Körpersymptome.

Motive und Bedeutungsmöglichkeiten der Suizidalität:

- Erlösung von seelischem (Depression, Angst, Sucht, Psychose) und körperlichem Leid (Krebs, Aids, Diabetes, Niereninsuffizienz) oder einer

ausweglosen Konfliktsituation. (Misserfolg und Ausweglosigkeit in Beziehung oder Beruf).
- Wendung der reaktiven Wut und Aggression gegen sich selbst oder als Racheakt im Sinne einer Bestrafung eines nahe stehenden Menschen. In *Trauer und Melancholie* verdichtet Freud diese Aussage mit dem Satz, dass »kein Neurotiker Selbstmordabsichten verspürt, der solche nicht von einem Mordimpuls gegen andere auf sich zurückwendet«. (1916, S. 438f)
- Entlastung von Schuld- und Schamgefühlen.
- Der Wunsch, die menschliche Umgebung zu erpressen.
- Hilfsappell, Appell an menschliche Bindung bzw. Aufkündigung aller menschlichen Bindungen.
- Identifikation mit einer Idolfigur.
- Suche nach Ruhe und Geborgenheit, worauf vor allem Henseler (1974, 1981a) hinweist. Im bewussten Erleben wollen sich die Suizidanten für die hier aufgeführten Gründe (Autoaggression, Selbstbestrafung, Rache, Erpressung usw.) töten, unbewusst aber streben sie mit dem Suizid nicht die Realität des Todes an, sondern haben den Wunsch nach einer sehr frühen Objektbeziehung und Verschmelzung von Selbst und Objekt (Rückkehr in die Kindheit, Wiedervereinigung, Symbiosewünsche, Neubeginn, Wiedergeburt, Ekstase, Hingabe, Resignation, Flucht, tiefer Friede, friedvoller Schlaf, Aufgehen im Universum). Ein kränkender Anlass erweist sich als Auslöser für eine latente narzisstische Grundproblematik (Objektverlust) (Henseler 1981b). Der Suizid ist insofern das Agieren eines Kompensationsmechanismus.

7.7.4 Therapie

Chronisch suizidale Patienten benötigen eine andere therapeutische Behandlung als Menschen, die vorher keine schwerwiegenden psychischen Störungen hatten und situationsbedingt auf ein Trauma oder einen Verlust mit einer akuten suizidalen Krise reagieren.

Es ist nicht zu bezweifeln, dass verschiedene Faktoren zur Suizidalität beitragen und dass verschiedene Hilfen nötig sein können. Gleichwohl sollte bedacht werden, dass das Konzept der narzisstischen Kränkung dafür spricht, dass für die Entstehung einer akuten Suizidalität ein Hauptproblem maßgebend ist, hinter dem die anderen Faktoren zu Nebenproblemen werden. Von *multifaktoriellen* Bedingungen und *mehrdimensionaler* Therapie sollte nur gesprochen werden, wenn sich dahinter nicht konzeptionelle und technische Ratlosigkeit verbirgt.

Für die Behandlung suizidaler Patienten ist es letztlich nicht entscheidend, ob man eher vom *Krisenmodell* oder vom *Krankheitsmodell* der Suizidalität ausgeht, wie sie z.B. Wolfersdorf et al. (2002, S. 20–23) skizzieren, da sich die Elemente überschneiden, eine latente Krankheit durch eine Krise manifest wird und Krisen allein keinen Grund zum Selbstmord abgeben.

Wichtig ist, dass der Therapeut durch die ängstliche Verwirrung, die Panik, die hartnäckigen Suizidgedanken und das eventuelle suizidale Ausagieren des Patienten nicht selber in Panik gerät, wodurch seine therapeutische Haltung und Kraft Schaden nehmen würde. Die erste und wichtigste aktive Intervention will einer drohenden Selbstdestruktion zuvorkommen. Der Therapeut wird jedoch darauf bedacht sein, nicht über die akute suizidale Phase hinaus in erster Linie als Retter zu wirken, sondern er wird, um dem chronisch suizidalen Patienten nützlich zu sein, ihn mit dessen (unbewusster) Psychodynamik, die zur akuten Krise geführt hat, konfrontieren.

Beispiele

Der Therapeut fordert die Angst heraus, indem er den Patienten z.B. fragt, wie es seinen drei Kindern gehen würde, wenn er sich umbringen würde. Bekämpft der Patient seine Traurigkeit, kann der Therapeut Druck machen auf den Widerstand (den Therapeuten die Gefühle sehen zu lassen) und die Schritte der ZDS verfolgen.

Wenn der Therapeut fragt: »Wollen sie, dass ich ihnen helfe, sich umzubringen?« kann er mit dieser Frage ein Mehrfaches auslösen: Wenn der Patient entrüstet nein sagt, hat der Therapeut einen Anstieg der negativen Gefühle ausgelöst. Das ist bei diesen Patienten sehr wichtig, da sie ihren Sadismus entweder suizidal ausleben oder indem sie den Therapeuten und andere Menschen auf Trab halten. Mit dieser Intervention kann der Therapeut auch die regressive, selbstzerstörende Abwehr deaktivieren. Jetzt kann er fragen, wofür der Patient seine Hilfe beanspruchen will. Damit mobilisiert er die gesunde Seite im Patienten, die leben will.

Nach einem (ersten) Suizidversuch ist eine nachfolgende Behandlung nötig, um weiteren suizidalen Phasen vorzubeugen. Ein Suizidversuch kann, wie andere Krisensituationen auch, neben dem Schrecken oder der Scham, die er einjagt, auch eine Gelegenheit sein, den Patienten und seine Umgebung zu warnen und aufzuwecken, dass bis anhin verborgene wichtige und lösbare Probleme eine professionelle Hilfe brauchen. Oft führt eine suizidale Krise zur Erkenntnis, dass der betreffende Mensch seit langem an chronischer Depression gelitten hat, die sich hinter Körpersymptomen und chronischer Müdigkeit, Apathie oder Langeweile verbarg.

Wichtig für den therapeutischen Erfolg ist, dass der Patient die Fähigkeit und Motivation hat, die Existenz von darunter liegenden Problemen zu akzeptieren. Patienten, die mit unbewussten Widerständen (Verleugnung, Rationalisierung) all ihre emotionalen Schwierigkeiten mit äußeren Umständen oder vergangenen, unabänderbaren Ereignissen begründen, sind am schwierigsten zu behandelnden und haben, wenn sich diese Widerstände nicht auflösen lassen sollten, eine zweifelhafte Prognose. Meist sind es Patienten, die oft um Hilfe anrufen, dann aber alle möglichen Gründe haben, weshalb sie den Termin nicht einhalten konnten, oder andere (zwecklose) Therapien in Anspruch nehmen.

In der ambulanten Psychotherapie kann die ISTDP bei suizidalen Patienten, die zu einer dynamischen Arbeit bereit sind, mit den spezifischen Interventionen der ZDS den suizidalen Drang stoppen. Wie bei den depressiven Patienten ist jedoch für das Aufschließen des Unbewussten kein vertikaler Anstieg anzustreben.

7.8 Schwer traumatisierte Patienten

7.8.1 Epidemiologie, Geschichtliches, Definition

Laut den epidemiologischen Studien von Flatten et al. (in Lautenbacher & Gaugel 2004, S. 226) ist die Art eines Traumas maßgebend für die Häufigkeit, eine posttraumatische Belastungsstörung (PTBS) zu entwickeln. Es besteht eine Prävalenz von ca.

- 50% nach Vergewaltigung,
- 25% nach anderen Gewaltverbrechen,
- 20% bei Kriegsopfern,
- 15% bei Verkehrsunfallopfern und
- 15% bei schweren Organerkrankungen (Herzinfarkt, Malignome).

Freud und Breuer (1893a) hatten schon in der *Vorläufigen Mitteilung* die traumatische Hysterie und die traumatische Neurose konzeptualisiert. Die Krankheitsursache hysterischer Symptome, sagt Freud, sind nicht die geringfügigen körperlichen Verletzungen, »sondern der Schreckaffekt, das *psychische Trauma* ... Als solches kann jedes Erlebnis wirken, welches die peinlichen Affekte des Schreckens, der Angst, der Scham, des psychischen

Schmerzes hervorruft« (S. 84). Für das Affektloswerden sei vor allem wichtig, »ob auf das affizierte Ereignis energisch reagiert wurde oder nicht … Wird die Reaktion unterdrückt, so bleibt der Affekt mit der Erinnerung verbunden. Eine Beleidigung, die vergolten ist, wenn auch nur durch Worte, wird anders erinnert, als eine, die hingenommen werden musste … Die Reaktion des Geschädigten auf das Trauma hat eigentlich nur dann eine völlig ›kathartische‹ Wirkung, wenn sie eine adäquate Reaktion ist, wie die Rache. Aber in der Sprache findet der Mensch ein Surrogat für die Tat, mit dessen Hilfe der Affekt nahezu ebenso ›abreagiert‹ werden kann« (S. 87). Durch sein ganzes Werk hindurch hatte sich Freud mit der Affektverarbeitung traumatischer Neurosen beschäftigt.

In der 18. Vorlesung *Die Fixierung an das Trauma, das Unbewusste* (1917, S. 284) definiert Freud die Traumatisierung in einem ökonomischen Sinne als »ein Erlebnis, welches dem Seelenleben innerhalb kurzer Zeit einen so starken Reizzuwachs bringt, dass die Erledigung oder Aufarbeitung desselben in normal gewohnter Weise missglückt, woraus dauernde Störungen im Energiebetrieb resultieren müssen«. Mit anderen Worten: ein Ereignis wirkt traumatisch, wenn die Affekte nicht erlebt werden können und Erinnerungen an kindliche Traumen verdrängt und unterdrückt werden.

In *Jenseits des Lustprinzips* wie auch an anderen Stellen macht sich Freud Gedanken über die ›traumatische Neurose‹, deren Ursache er in äußerer Gewalt und Lebensgefahr ortete. Eisenbahnkatastrophen traten damals ins Bewusstsein, und vor allem die Zerstörungen und bitteren Folgen des ersten Weltkrieges hatte Freud hautnah mitbekommen. Obwohl er bis dahin noch kein volles Verständnis weder für die Kriegsneurosen noch für die traumatischen Neurosen in Friedenszeiten erzielen konnte, habe der schreckliche, eben abgelaufene Krieg »wenigstens der Versuchung ein Ende gesetzt, sie auf organische Schädigung des Nervensystems durch Einwirkung mechanischer Gewalt zurückzuführen« (Freud 1920, S. 9), was seit Oppenheim (1888) die geltende Ansicht war. Der heutige Diskurs um Gewalt und Traumatisierung zeigt die Veränderung bezüglich der Aktualität, der sozialen Dimensionen und des psychischen Verständnisses gegenüber vor hundert Jahren.

Heute versteht man unter Trauma die Verletzung des seelischen Wohlergehens und der körperlichen Unversehrtheit durch Erleiden an der eigenen Person oder durch das unmittelbare Beobachten und Miterleben aversiver Ereignisse wie Unfälle und Naturkatastrophen oder von vorsätzlicher Gewaltausübung durch andere Menschen wie sexueller Missbrauch, Vergewaltigung, alle anderen Arten von Misshandlung wie gewalttätige Angriffe, Beziehungsgewalt (Teegen & Schriefer 2002), Überfall, Raub, Verlusterlebnisse durch Krieg und Verkehrsunfälle, Natur- oder durch Menschen verursachte Katastrophen, die Diagnose einer lebensbedrohlichen Krankheit, Entführung, Geiselnahme, Krieg, Kriegsgefangenschaft, politische Haft, Folterung, Terroranschlag, Gefangenschaft in einem Konzentrationslager und Genozid.

Der ICD-10 und das DSM-IV behandeln diese Thematik unter dem Begriff der PTBS. Der ICD-10 definiert die PTBS als »ein belastendes Ereignis oder eine Situation außergewöhnlicher Bedrohung oder katastrophenartigen Ausmaßes (kurz oder lang anhaltend), die bei fast jedem eine tiefe Verstörung hervorrufen würde« (F43.1). Die chronifizierten Formen von Persönlichkeitsveränderung nach Extrembelastung werden unter F62.0 aufgeführt. Im DSM-IV ist die PTBS unter 308.3 kodiert. Das *syndromale Störungsbild* (Fast & Markowitsch 2004, S. 226) ist geprägt durch

- ein Gefühl von Hilflosigkeit,
- Erschütterung des Selbst- und Weltverständnisses,
- sich aufdrängende, belastende Gedanken und Erinnerungen an das Trauma oder
- Erinnerungslücken (Bilder, Alpträume, ›Flashbacks‹, partielle Amnesie),
- Übererregungssymptome (Schlafstörungen, Schreckhaftigkeit, vermehrte Reizbarkeit, Affektintoleranz, Konzentrationsstörungen),
- Vermeidungsverhalten (Vermeidung trauma-assoziierter Stimuli) und
- emotionale Taubheit (allgemeiner Rückzug, Interessensverlust, innere Teilnahmslosigkeit).

7.8.2 Psychodynamik

Freuds *ökonomisches* Verständnis des Traumas als Anfluten von Reizen, welche die Fähigkeit, die Reize seelisch zu meistern, überfordern, wird im heutigen psychoanalytischen Verständnis dahingehend ergänzt, dass das Trauma eine Folge oder eine Reaktion ist auf bedrohliche Ereignisse, welche die Kapazität des Ich und seine Abwehrmöglichkeiten überfordern und die Integrität der eigenen Person verletzen. Henry Krystal (in Wurmser 1999, S. 163), ein Pionier der Erforschung psychischer Traumatisierung und psychosomatischer und Suchterkrankungen, definiert die psychische Traumatisierung als ein überwältigender, lähmender Seelenzustand, »bei dem es zum Verlust von Ichfunktionen, zu Regression und zu obligatorischer Psychopathologie kommt«. Wurmser bezeichnet im eben zitierten Artikel als Trauma »ein nicht bewältigbarer äußerer Konflikt zwischen Selbst und Umwelt, wobei sich dieser Konflikt zwischen Selbst und Außenwelt zu einem bewussten, aber unlösbaren inneren Konflikt wandelt. Die im Widerstreit stehenden Affekte überwältigen die Fähigkeit des Ich, mit ihnen fertig zu werden und schaffen eben die Spaltung zwischen den Vorstellungsgruppen, die Unbewusstmachung der Zusammenhänge« (S. 163). Er verweist auch auf aktuelle psychiatrische Forschungen, die eine ganz enge Beziehung zwischen Borderline-Pathologie und schwerer Traumatisierung feststellen. Gadner (1999) erwähnt, worauf schon unter 5.5.2 hingewiesen wurde, neuere Forschungen, welche psychiatrische Störungen wie diverse psychosomatische Erkrankungen, dissoziative Störungen, Persönlichkeitsstörungen mit Borderline-Symptomatik auf frühkindliche Desorganisation des Bindungsverhaltens zurückführen. Egle et al. (2002) referieren, dass nach wissenschaftlichen Langzeitstudien der letzten 20 Jahre die Wahrscheinlichkeit, im Erwachsenenalter eine psychische oder psychosomatische Erkrankung zu entwickeln, durch das Einwirken psychosozialer Belastungen in der Kindheit (bis zum 14. Lebensjahr) um das 5–20-fache erhöht wird. Ohne die Langzeitfolgen sexueller Missbrauchserfahrungen von Kindern zu bagatellisieren, seien in Deutschland viel häufiger als sexueller Missbrauch körperliche Misshandlung, anhaltende familiäre, teilweise handgreifliche, Auseinandersetzungen, Miterleben von Gewalt und insbesondere emotionale Vernachlässigung und, worauf Zenz (2005) hinweist, mangelnde Kontinuität der Beziehung für depressive, somatoforme, dissoziative, Konversions- und Persönlichkeitsstörungen im Erwachsenenalter verantwortlich. Zur emotionalen Vernachlässigung gehören auch zivilisationsbedingte Traumatisierungen durch überforderte Kleinfamilien und der, im Vergleich zu Naturvölkern, mangelnde Körperkontakt durch die viele in der Wiege allein verbrachten Zeit des Säuglings.

In einer Übersichtsstudie weist Gast (2003) eine positive Korrelation zwischen Kindheitstraumata und dem Ausmaß an *dissoziativen* Symptomen nach und dass nicht nur sexuelle Gewalt bei der Dissoziation eine entscheidende Rolle spiele, sondern dass auch körperliche und soziale Gewalt und Vernachlässigung die Entwicklung dissoziativer Symptome begünstigen und dass *intrafamiliäre* Traumatisierungen ein höheres Risiko für Dissoziation zeigen als Traumatisierungen durch außenstehende Täter (S. 81f). Neben den traumatischen Einflüssen spielen das frühkindliche Bindungsverhalten, die Phantasiefähigkeit und genetische Faktoren eine Rolle bei der Entwicklung einer schweren dissoziativen Störung.

Nach Dornes (1997, S. 228–233) kann als »einer der empirisch am besten gesicherten Befunde der Entwicklungspsychologie gelten, dass misshandelte Kinder ein gestörteres, insbesondere aggressiveres Verhalten im Umgang mit Gleichaltrigen zeigen als nicht misshandelte« (S. 231). Die misshandelten und/oder vernachlässigten Kinder neigen zu desorganisiertem Bindungsverhalten bzw. zu einer Mischung von Vermeidung und Ambivalenz, sind erheblich aggressiver oder passiver als normale, weisen erhebliche Defizite in praktisch allen Entwicklungsbereichen auf und sind kurz- wie langfristig in der weiteren seelischen Entwicklung beeinträchtigt. Die Auswirkungen sind desto gravierender, »je früher die Misshandlung beginnt, je schwerer sie ist und je länger sie anhält« (S. 231). Zum gleichen Ergebnis kommt Wurmser: »Je schwerer die Traumatisierung, desto globaler die traumatogenen Affekte und desto schroffer die Konflikte, damit auch desto umfassender sowohl Abwehr wie Abgewehrtes, desto archaischer und grausamer das Über-Ich, desto intensiver die masochistischen und narzisstischen Phantasien und Neigungen, und desto stärker schließlich die 3 Grundzüge des neurotischen Prozesses von Zwanghaftigkeit, Absolutheit (oder Globalität) und Polarisierung«. (1999, S. 164)

Untersucht man den psychosozialen Hintergrund von bandenmäßigen Gruppen Jugendlicher oder von Einzeltätern, die Raub und Mord an mehr oder weniger zufälligen Opfern verübten, trifft man bei den Tätern regelmäßig auf folgende Hintergründe:

- Schwere Störung der primären Bindung (Mutter z. B. mit 15 Jahren vergewaltigt und drogenabhängig, Vater brutal oder abwesend)
- Fremdplatzierungen in Familien oder Heimen
- Ausreißen und Kleinkriminalität
- Schulversagen
- Ausbildungsabbrüche
- Arbeitslosigkeit
- Bandenbildung mit Subkultur
- Herumlungernd die Zeit totschlagen
- Perspektivenlosigkeit und Sinnlosigkeit des Lebens
- Gegenseitiges Hochpeitschen krimineller Phantasien und der Lust am Bösen
- Erleben eines psychischen Kicks
- Raub und Mord
- Leere und Gefühl von Banalität
- Trotziger Rückzug oder Suizid

Nach diesen allgemeinen nosologischen Feststellungen zur Traumatologie ist es, worauf Gschwend (1999 S. 57) hinweist, von grundsätzlicher therapeutischer Bedeutung, zwischen einem *Entwicklungstrauma* (chronifizierte biographische Entwicklungsstörung) und einem Schocktrauma als verschiedene Störungen zu unterscheiden. Krystal hatte in verschiedenen entwicklungspsychologischen Arbeiten die unterschiedlichen Konsequenzen eines psychischen Traumas für ein Kind und für einen Erwachsenen untersucht und zwischen einem *infantilen Trauma* und einem *Erwachsenentrauma* unterschieden.

Patienten mit einem *Entwicklungstrauma* (schleichende traumatische Erfahrung) oder Veränderungskrisen machen einen großen Prozentsatz einer ambulanten psychotherapeutischen Praxis aus. Sie sind die in diesem Buche am häufigsten angesprochene Klientel mit Charakterstörung oder -pathologie. Sie hatten in ihrem Kinderleben schwere und wiederholte Traumen (Kindsmissbrauch) wie *physischen Sadismus* und *sexuellen Missbrauch* oder wiederholte *schwerwiegende Verlusterfahrungen* (5.5.2).

Die Auswirkungen der sexuell traumatisierenden Erfahrungen in der Kindheit auf die psychische Entwicklung[9] wurde erstmals von Freud (1896) diskutiert, der nicht nur seine sog. Verführungstheorie in Frage stellen musste, sondern der auch in der 23. Vorlesung (1917) sagte, dass die Verführungsphantasien zu oft keine Phantasien sind, sondern reale Erinnerungen und dass sexueller Missbrauch des Kindes durch nächste männliche Verwandte real und einwandfrei festgestellt werden konnte. Richter-Appelt sagt, dass unter sexuellem Missbrauch ganz unterschiedliche Phänomene verstanden werden, die meist in Kombination mit körperlicher und seelischer Misshandlung und Vernachlässigung auftreten. Sie macht auch auf die Problematik empirischer Untersuchungen aufmerksam:

1. wenn ein komplexes Geschehen auf ein isoliertes Ereignis reduziert wird,
2. dass es Formen sexueller Traumatisierung gibt, die schwierig zu operationalisieren und von Außenstehenden nicht immer leicht ersichtlich sind:
   - die sexuellen Traumatisierungen in Form einer Sexualisierung der Beziehung (ohne direkte sexuelle Handlungen und ohne Berührungen),
   - die Unterdrückung bzw. Bestrafung einer entwicklungsadäquaten sexuellen Handlung eines Kindes (z.B. kindliches Masturbieren) und
   - der extrem liberale Umgang mit Körper und Sexualität, der es nicht möglich macht, ein gesundes Schamgefühl zu entwickeln.

9 Diese Ausführungen stützen sich hauptsächlich auf Richter-Appelt H (2004).

3. dass auf vielfältige Weise sexuell missbrauchten Kindern gedroht wird, damit sie niemandem von den Übergriffen erzählen,
4. dass oft das subjektive Erleben der missbrauchten Person unberücksichtigt bleibt, obwohl das Traumatisierende einer Handlung nicht die Handlung selbst ist, sondern die unterschiedliche Art und Weise, wie verschiedene Menschen ein und dieselbe Handlung erleben.

Sexueller Missbrauch ist keine Diagnose, sondern ein Ereignis, das zur Entstehung und Aufrechterhaltung unterschiedlicher Störungsbilder beitragen kann. Es besteht kein Zweifel, dass Zusammenhänge bestehen zwischen psychopathologischen und psychosomatischen Störungen im Erwachsenenalter und sexuellem Missbrauch in der Kindheit.

Nach Davanloo ist die pathologische Störung desto gravierender, je früher und brutaler die Traumatisierung war, außer es gab noch einen positiven Menschen, der das Trauma neutralisieren und kompensieren konnte und damit eine Borderline-Entwicklung verhindern konnte. Diese Feststellung bestätigt Wurmser im oben genannten Artikel. Korff (1998, S. 197–199) schreibt, dass die schwer traumatisierten Patienten das typische Erscheinungsbild eines ausgebrannten masochistischen Patienten mit massiven Charakterabwehren, Passivität und einer auffallenden Losgelöstheit bieten. Ihr Mangel an Belebtheit spiegelt die Geschichte des frühen Traumas. Zudem neigen sie zu erneuten Traumatisierungen im Erwachsenenalter, was Wurmser als die Wiederholung im Über-Ich nennt. Sie mögen in isolierten Bereichen (z. B. im Beruf) einigermaßen gut funktionieren, aber ihre persönlichen und sozialen Lebensbereiche sind in einem entsetzlichen Zustand, indem sie entweder in einer extremen Selbst-Isolation leben oder empfänglich und anfällig für Misshandlungen (Reviktimisierung) und Selbst-Sabotage sind, was Wurmser als die Destruktivität gegen das Selbst und Andere bezeichnet. Diese Patienten sind sich in keiner Weise bewusst, wie tiefgehend sie sich mit dem eigenen Masochismus verbündet haben und wie sehr ihr Unbewusstes sie zu einem lebenslangen Leiden verdammt hat und wie sehr sie nun auch den Therapeuten zu dieser Art von Leben verdammen wollen.

Patienten mit einem *Schocktrauma* (abruptes, plötzlich auftretendes Trauma) wurden, wie das DSM-IV beschreibt, erfahrend oder beobachtend mit traumatischen Ereignissen konfrontiert, »die den tatsächlichen oder drohenden Tod oder eine ernsthafte Verletzung oder Gefahr der körperlichen Unversehrtheit der eignen Person oder anderer Personen beinhalteten« (Saß et al. 1998). Wenn menschliche Selbstschutzstrategien wie Flucht und Widerstand nutz- und sinnlos sind, erlebt der hilflose Mensch totale Ohnmacht, absoluten Kontrollverlust, Entsetzen und Todesangst (Gschwend 1999, S. 54). Das sind normale Reaktionen, wie jeder Mensch auf ein Schocktrauma reagiert. Von einer PTBS wird nach DMS-IV und ICD-10 erst gesprochen, wenn die lebensbehindernden Symptome länger als einen Monat unvermindert anhalten. Eine sofort einsetzende psychotherapeutische Krisenintervention und Trauma-Akuttherapie (Gschwend 2002) kann der Entwicklung einer eigentlichen PTBS, gekennzeichnet durch psychische Fragmentierung, Desintegration und Dissoziation des Erlebens, Fühlens und Erinnerns, Verfestigung der Opferposition und sekundären gesundheitlichen Folgen wie z.B. Depression, psychosomatische Beschwerden, Drogenmissbrauch und Suizidalität, maßgeblich entgegenwirken (Gschwend 2002, S. 54f). Neueste Forschungen zur Bindungstheorie (Brisch & Hellbrügge 2003), zur Psychotraumatologie (Seidler et al. 2003) und zur Neurobiologie (Hüther 2002) fordern sichere und geborgene Bindungserfahrungen für die psychophysische Entwicklung des Kindes. Sie belegen, dass nach einem traumatischen Erlebnis zumindest *eine* sichere Bindungserfahrung in der Kindheit ein ganz wichtiger Schutz ist gegen das Aufkommen psychopathologischer Symptome.

So wie charakteristischerweise die PTBS nicht unmittelbar auf das Trauma folgen muss, sondern noch nach langer Zeit durch bestimmte Erlebnisse (Stimulierungen) ausgelöst werden kann, so kann ein Schocktrauma nicht immer im ersten Moment der Therapie diagnostiziert werden, da Betroffene oft nicht akut oder überhaupt wegen einer traumatischen Extremerfahrung einen Therapeuten aufsuchen, sondern wegen anderen Schwierigkeiten, bei denen das Trauma als pathogene Ursache überdeckt und verkannt ist.

Die Trauma-Betroffenen sind durch Scham- und Schuldgefühle gekennzeichnet. »Die Scham ist«, wie Gschwend (2002, S. 55f) formuliert, »Folge der durch das traumatische Geschehen ausgelösten Diskrepanz zwischen Selbstbild und Ich-Ideal des traumatisierten Menschen.« Opfer schämen sich darüber, dass sie sich der Macht des Täters unterworfen haben und sich zum Opfer machen ließen. Sie schämen sich auch über ihre Ambivalenz zum Täter, wenn die Beendigung der Tortur in seinen Händen lag und er somit auch der Retter war. Auch einen Teil der Schuld am erlittenen Trauma neigen die Opfer auf sich zu nehmen, indem sie sich Vorwürfe machen i.S. »Wäre ich …« oder »Hätte ich doch nur …« Indem die Opfer einen Teil der Verantwortung auf sich nehmen, versuchen sie, die Ohnmacht abzuwehren, was einer Schutzfunktion gleichkommt.

Ein wesentlicher und oft unbedachter Zusammenhang ist, das ein Trauma im Erwachsenenalter unverarbeitete Traumen aus der Kindheit (latente Neurose) reaktiviert, welche die Verarbeitung des aktuellen Traumas blockieren.

Kurz erwähnt sei die psychobiologische Forschung, die, wie Fischer et al. (2003, S. 200–202) referieren, bei den PTBS-Patienten chronische Dysregulationen für die Kortikoide, Katecholamine und Opiate feststellen konnte. Gegenwärtig existieren aber lediglich Hypothesen, wie sie mit der speziellen Psychopathologie zusammenhängen.

7.8.3 Therapie

In der therapeutischen Arbeit mit PTBS-Patienten sind die theoretischen und technischen Anforderungen an den Therapeuten unterschiedlich je nachdem, ob es sich um einen in der Kindheit schwer und wiederholt traumatisierten und in seiner Entwicklung gestörten erwachsenen Patienten handelt oder um einen schocktraumatisierten Patienten.

In der Traumabehandlung wird eine Vielzahl verschiedener Behandlungsansätze angewandt wie Expositionstherapien, Gestalttherapie, systemische Therapie, kognitive Verhaltenstherapien, Eye-movement-desensitization and reprocessing. Die ISTDP wird bei einem Entwicklungstrauma die Standardmethode oder das Graded Format einsetzen. Für einen *schocktraumatisierten Patienten* hingegen müssen einige zusätzliche spezifische Interventionsphasen und Interventionsprinzipien beachtet werden.

1. Als erstes muss die *Sicherheit im realen Äußeren* (äußere Stabilisierung) des psychosozialen Bereiches (Beziehungspersonen, berufliches Umfeld, Polizeischutz) etabliert werden. Ohne reale Sicherheit wäre jede psychische Mobilisierung ohne Fundament.

2. Der zweite Schritt ist das *Restrukturieren der inneren Sicherheit* (innere Stabilisierung), was auch voraussetzt, dass zwischen Therapeut und Patient ein Konsens besteht über gesunde, lebenserhaltende Real-Angst und neurotische Angst. Bevor dem Patienten die Traumabearbeitung, d.h. die Konfrontation, Exploration und Rekonstruktion des Traumas zugemutet werden und er der Macht der verdrängten (neurotischen) Gefühle standhalten kann, muss seine Ich-Kapazität gestärkt werden, was wir mit der Technik des Graded Format erreichen. Die Restaurierung des Ich als »einer zusammenhängenden Organisation der seelischen Vorgänge in einer Person« (Freud 1923a, S. 243), d.h. die *Restrukturierung der Ich-Funktionen*, geschieht nicht durch Intellektualisieren und Theoretisieren, sondern, wie für depressive Patienten unter 7.2.3.4 und für

fragile Patienten unter 7.2.4.3 detailliert beschrieben, mit der *Befragung über die graduell ertragbaren aktuellen Gefühle in den Gegenwartsbeziehungen und in der Beziehung zum Therapeuten.* Der Standardtechnik folgend wird der Therapeut weder regressionsfördernde Interventionen noch assoziative Verfahren anwenden noch sich auf den Inhalt (das Trauma in Gedanken wiederholen) stürzen. Von zentraler Wichtigkeit ist, die *Angst des Patienten in der Übertragung* zu klären, resp. zu deaktivieren und die Angsttoleranz zu stärken.

3. Wenn der Therapeut in der Anwendung der ISTDP sichere Anzeichen erhält, dass der Patient eine steigende Kapazität erreicht, dem Druck auf die Gefühle und Abwehren in der Übertragung standhalten zu können, und dass sich eine UTA zunehmend etabliert, wird es möglich, die komplexen Gefühle (Wut, Angst, Ekel, Schmerz, Ohnmacht, Scham, Schuld und Trauer) über das *erlebte Trauma zu explorieren.* Dafür gelten folgende Leitlinien:
   a. Da der schwer traumatisierte Patient anfänglich nicht darauf vorbereitet ist, die (verdrängten) Gefühle auf direktem Weg anzugehen, beginnt die Arbeit auf einer eher kognitiven und intellektuellen Ebene, die dem Patienten den Weg bereitet, sich zunehmend emotional zu engagieren. Wenn er das Erlebte noch nicht in Sprache kleiden kann, können nonverbale Verfahren (z.B. Malen) eine überbrückende Funktion einnehmen, dem Schrecken Ausdruck zu geben. Früher oder später jedoch wird der Patient das Geschehene und die Gefühle, welche durch das Verbrechen oder den Unfall ausgelöst worden sind, in Worte kleiden müssen, um ihnen die destruktive Macht des Verdrängten zu nehmen.
   b. Der Therapeut wird mit Verständnis die Angst des Opfers anerkennen, gleichzeitig aber behutsam und beharrlich am Unterschied zwischen jetzt und früher arbeiten, d.h. zwischen der *aktuellen Angst in der Übertragung* und *der Angst in der Trauma-Situation* von damals.
   c. Eine weitere Differenzierung und Aufhebung der Vermischung von jetzt und früher geschieht nach dem Durchbruch ins Unbewusste und dem Transfer der Gefühle vom Therapeuten zu den genetischen Personen. Wenn der Patient erleben kann, welche Gefühle zu Personen der Vergangenheit gehören, kann er besser die Gefühle verarbeiten, die dem aktuellen Ereignis und dem aktuellen Täter gelten.
   d. Wenn der Patient seine neurotischen Gefühle zu den genetischen Personen verstehen kann, ist es auch eine Hilfe, sein aktuelles Verhalten und Erleben besser zu verarbeiten.

e. Es ist wichtig, dass der traumatisierte Patient nicht durch die Therapie nochmals traumatisiert wird, indem man ihn als Opfer mobilisiert, die Opferrolle chronifiziert und dabei die darunter liegende Wut gegen Personen der Gegenwart (C) und der Vergangenheit (P) zudeckt.
f. Menschen, die einen sexuellen Missbrauch erlebt haben, sind dahin zu explorieren, ob es Bilder sind oder sichere Erinnerungen. Der Therapeut wird mit einer forschenden Grundhaltung ruhig an der Realität festhalten.
g. Die Information des Therapeuten über das Geschehene ist notwendig, weil darin die komplexen Gefühle eingeschlossen sind. Deshalb wird er den Patienten möglichst genau das Ereignis schildern lassen, um das Erleben der komplexen Gefühle, die zum Trauma gehören, anzuregen, was Freud und Breuer damals Katharsis nannten. Das Interesse des Therapeuten am Geschehenen, selbst wenn er nach detaillierten Einzelheiten fragt, wird durch die therapeutische Aufgabe und nicht von Regungen nach Sensation geleitet.
h. Der Therapeut wird darüber zu wachen haben, ob der Patient das Berichten über das Unrecht als Diversifikation einsetzt, oder ob er den Gefühlen, die den Personen der Vergangenheit gelten, ausweicht, indem er die Ursache seiner Probleme lediglich am aktuellen Täter festmacht.
i. Der Therapeut lässt sich für seine Interventionen von der Erfahrung leiten, dass er den Patienten nur dann optimal fördert, wenn er ihn nicht überfordert, aber dessen psychische Ressourcen (Kontrolle, Autonomie, Entscheidungsfreiheit, exploratorische Mitarbeit, Wille für sich etwas zu tun, Beziehungsaufnahme) einfühlend und strukturierend aktiviert, herausfordert und verstärkt. Er wird also so intervenieren, dass er das ganze Abwehrsystem öffnet, indem er folgende Reaktionskette auslöst:
   - Ausgedehnter Wiederaufbau des Willens, um u.a. nicht in die Rolle eines weiteren Perpetrators (hilflosen Helfers) zu geraten.
   - Arbeit an der bewussten therapeutischen Allianz.
   - Das Engagement des Patienten für sich selbst wieder aufbauen.
   - Den Patienten anspornen und kräftigen für die bevorstehende Arbeit.
   - Angst in der Übertragung mobilisieren, wofür aber der Wille des Patienten etabliert sein muss, um eine erneute Traumatisierung auszuschließen. Die Signale der anwachsenden Angst sind oft auch ein Zeichen für die Bereitschaft des Patienten, sich auf erhöhte Herausforderung des Willens und des Widerstandes gegen emotionale Nähe einzulassen.

- Die Neutralität des Therapeuten sichern durch eine wachsame Arbeit am Willen und eine wiederholte Deaktivierung der projektiven Übertragung. Neutralität ist keine moralisch abstinente und distanziert spiegelnde Haltung, welche retraumatisierend wirken und der Fragmentierung nichts entgegensetzen würde. Der Patienten soll durchaus spüren, dass der Therapeut auf der Seite des Lebens steht, Gegner der Destruktivität ist, Unrecht als Unrecht benennt und die Tat in keiner Weise bagatellisiert oder gar sanktioniert.

j. Ist diese Reaktionskette in Operation, kann der Therapeut zum Druck auf die verdrängten Gefühle übergehen und dabei sorgfältig auf alle Angstäußerungen (Seufzer, Drücken der Finger und Hände) achten. Hinzu kommt die Feststellung, dass die Patienten mitteilen, sie würden im Intervall zwischen den Sitzungen immer wieder die Stimme des Therapeuten hören, der fragt, »Warum wollen sie sich das antun?« Das zeigt, dass der Therapeut mit dem gesunden Anteil des bewussten Selbst des Patienten arbeitet und es zur Mitarbeit mobilisiert zugunsten der Gesundung.

Vignette

TH Bis anhin arbeiten wir nicht wirklich zusammen, ihr Wille und der meine. Wollen sie so weiter machen? Oder ist es ihre Entscheidung, mit dieser Therapie aufzuhören, da sie ihnen nichts bringt? – Zurzeit ist ihr persönliches Leben verpfuscht. Glücklicherweise ist ihr berufliches Leben jetzt noch davon verschont. Aber wie können wir sicher sein, dass es in der Zukunft nicht auch unter den Einfluss dieser destruktiven Kräfte geraten wird? – Warum wollen sie zulassen, dass ihnen dies zustößt? Was wollen sie unternehmen, mir Zugang zu geben zu ihren innersten Gedanken und intimsten Gefühle? Wieder machen sie einen Seufzer. Sie müssen ein bestimmtes Gefühl haben.

k. Von Wichtigkeit ist die korrekte Handhabung der Übertragungs- und Gegenübertragungsgefühle (Gschwend 2002, S. 56). Der Traumatisierte tendiert zur Reinszenierung der Dynamik von Macht und Ohnmacht, Dominanz und Unterwerfung. Die Fehlverarbeitung kindlicher Traumatisierungen ist die Ursache, dass sich der Patient für aktuelle Traumatisierungen verantwortlich und schuldig fühlt. Besonders Opfer von Langzeittraumatisierung haben gelernt, die subtilsten Gemütsbewegungen anderer Menschen (z.B. Distanzierung, Unloyalität, Deutungen von Schuldzuweisung) zu bemerken und zu interpretieren, wodurch sie den Therapeuten in jähem Wechsel vom Retter zum Verfolger machen und dies in offener Beschuldigung oder passiver Aggression äußern können. Der Therapeut wird daher keine Gelegenheit verpassen, die projektiven Übertragungen und den unbewussten Trotz wiederholt zu deaktivieren, womit er diese Patienten vor ihrer Neigung zu einer masochistischen Übertragungsneurose schützt.

l. Der empathische Therapeut kann auf die Übertragungen des Patienten mit Gefühlen aggressiver Hilflosigkeit reagieren oder als intimer Zeuge eines schrecklichen Geschehens in sich selbst ähnliche intensive Gefühle wie das Opfer (Wut, Ohnmacht, Ekel, Angst und Schuld) erleben. Daraus kann sich eine abwehrende Gegenübertragung entwickeln, die sich äußern kann z.B. in
   - Skepsis über die Glaubwürdigkeit des Opfers
   - Deutungen über unbewusster Anteile des Opfers
   - Abwehr gegen die Intensität seiner oder des Opfers Gefühle
   - Passivität aus Ohnmacht
   - Zweifel am Behandlungserfolg
   - Ohnmachtsgefühlen und diffusen Schuldgefühlen, auf die er mit – den Patienten entmündigenden – omnipotenten Rettungsphantasien reagiert.

Immer muss die motivierende Kraft für die Behandlung beim Patienten sein. Der Therapeut wird wiederholt darauf hinweisen, dass der Patient derjenige ist, der entscheidet, und er niemals einfach zustimme, ohne es selbst für sich entschieden zu haben. Das Ziel dieser Phase der Therapie kann so zusammengefasst werden: »Die Fragmente von Erinnerung, Wissen und Gefühl werden zusammengefügt, das Abgespaltene wieder angeeignet, bis eine zusammenhängende Geschichte entsteht, die der/die Betroffene erzählen kann, ohne seine/ihre Gefühle abspalten zu müssen oder von ihnen überwältigt zu werden. Das Geschehene in Worte und in einen Rahmen fassen zu können, hilft, die Übermacht des unsäglichen Geschehens zu bannen. Das Verlorene an Idealen, an Beziehungen, an Vertrauen in sich und die Welt werden betrauert, und der/die Betroffene kann allmählich bewusst den verletzten Teil als zu sich und seiner/ihrer Lebensgeschichte gehörig annehmen.« (Gschwend 2002, S. 58)

4. In der Phase des *Durcharbeitens* (8.2) werden der Drang zur Selbstdestruktion, der Wille, für sich selbst etwas Gutes zu tun, der Transfer von der therapeutischen Beziehungserfahrung zu den Gegenwartsbeziehungen und die Nutzbarmachung des erreichten Erfolges herausgefordert. Es werden nicht nur die Ängste und Traumata bearbeitet, um das traumatische Geschehen zu überwinden, sondern das Trauma soll auch in die persönliche Lebensgeschichte integriert werden, sodass der Patient seinem Leben eine neue Ausrichtung und sich neue bedeutungsvolle Ziele und Prioritäten geben kann. Damit dies überhaupt möglich wird, braucht es, worauf Hofmann (Hofmann & Hoffmann 2000) hinweist, eine therapeutische Vorarbeit, sodass der Patient ein minimales Gefühl von Aufgehobensein bekommt, ein gewisses Maß an innerer Bewegungsfreiheit erlangt, mit anderen zusammen ist, Aufgaben erledigt (Schreibtisch aufräumen, ein Telefongespräche oder einen Spaziergang machen) und sich entspannt. Er wird seine Ressourcen erhöhen, indem er sich z.B. einer sinnvollen gesellschaftlichen Aktivität zuwendet, die Fähigkeit zur Eigeninitiative mobilisiert, neue Erfahrungen erprobt und wieder Beziehungen anknüpft. Damit kann sich eine Sinnfindung anbahnen[10].

Da die Erfahrung nicht identisch ist mit der *Bedeutung*, die man der Erfahrung gibt, ist das *Finden von Sinnmöglichkeiten*[11] für das psychophysische Überleben und Verarbeiten traumatischer Lebenssituationen sehr wichtig. Dies hatte der Neurologe und Psychologe Viktor Frankl (1905–1997)[12] persönlich durchlebt und in seinen zahlreichen Veröffentlichungen und Lehrveranstaltungen mitgeteilt. Dabei geht es nicht um die Suche nach »dem« Sinn des Lebens, um eine abstrakte allumfassende Formel und eine sensationelle Sinnfindung, sondern um die machbaren kleinen Dinge des Alltages, da die Sinnfindung, wie Hofmann sagt, nur auf indirektem Wege funktioniert.

Warum aber gibt es auch Menschen, welche die Opferrolle verinnerlichen und Gefangene ihrer traumatischen Vergangenheit bleiben, statt

---

10 Extremste Zeugnisse geben die letzten Briefe zum Tode Verurteilter aus der Zeit des Zweiten Weltkrieges. Das Bewusstsein, das Leben solidarisch im Widerstand gegen das Unrecht eingesetzt zu haben, ließ diese Menschen gefasst in den Tod gehen. Malvezzi P, Pirelli G (Hrsg) (1962)

11 Vgl. dazu auch die Ausführungen zu Vergebung und Versöhnung unter 6.4.5.2

12 Frankl VE (1973, 1977, 1981, 1982) Frankl hatte selber entsprechende Erfahrungen gemacht. In den Jahren 1933–1937 hatte er im psychiatrischen Krankenhaus Wien jährlich bis zu 3000 selbstmordgefährdete Frauen betreut. 1942 wurden er, seine 22-jährige Frau und seine beiden Eltern von den Nazis deportiert. Der Vater starb in Theresienstadt und die Mutter und seine Frau in Bergen-Belsen. Er selbst überlebte Auschwitz und Dachau.

das Trauma in ihr Leben zu integrieren und an das »normale« Leben wieder anzuknüpfen? Einen möglichen Einfluss können folgende Faktoren haben:

- Das traumatische Geschehen ist nicht einmalig sondern ein Langzeittrauma.
- Das traumatische Geschehen trifft ein in der Identitätsbildung begriffenes Kind, dessen psychische Strukturen sich erst aufbauen.
- Der Patient machte in der Kindheit nicht einmal *eine* sichere Bindungserfahrung.
- Vorausgegangene traumatische Erfahrungen sind nicht erfolgreich bearbeitet.
- Das soziale Netz trägt nicht oder wird vom Patienten nicht angenommen.
- Der Therapeut konnte die Ressourcen des Patienten nicht mobilisieren.

7.9 Funktionelle und psychosomatische Störungen

7.9.1 Epidemiologie, Geschichtliches, Definition

Medizingeschichtlich sind die Begriffe der funktionellen und psychosomatischen Störungen in Verbindung zu bringen mit Heinroth, einem Arzt der Romantischen Medizin, welcher eine Psychogenese der meisten körperlichen Krankheiten vertrat und den Begriff *psychosomatische Medizin* prägte (1818), ohne jedoch damit einen breiteren und dauernden Einfluss auszuüben. Es waren *Psychoanalytiker* (Freud, Abraham, Federn, Reich, Stegmann, Felix Deutsch, Groddeck, Franz Alexander, Alexander Mitscherlich), *Internisten* wie Viktor v. Weizsäcker, der Freud ermuntert hatte, mit ihm zusammen organische Krankheiten psychoanalytisch zu erforschen, und *Physiologen* (Pawlow, Cannon, Selye), welche die psychosomatische Medizin neu eingeführt haben (Bräutigam & Christian 1973, S. 1–9).

Weiter oben wurden im Zusammenhang mit dem regressiven Widerstand des Somatisierens (5.4.2.4) die körperlichen Störungen und Erkrankungen erwähnt, die von *psychischen Ursachen*[13] und Erlebnisveränderungen nicht zu trennen sind.

13 Die Behandlung neurologischer, neurophysiologischer, neuropsychologischer, psychophysiologischer und endokrinologischer Aspekte der Ätiopathogenese der Somatisierung würde den Rahmen dieses Buches sprengen. Wir verweisen z.B. auf Kapfhammer HP (2001).

Für die Psychodynamik somatoformer Störungen charakteristisch ist die wiederholte Darbietung körperlicher Symptome, für die keine ausreichende organische Ursache nachweisbar ist. Die Somatisierung äußert eine psychosoziale Belastung als körperliche Beschwerde, wofür Patienten hartnäckig medizinische Untersuchungen beanspruchen trotz wiederholter Versicherung des Arztes, dass die Symptome nicht körperlich begründet sind. Die Symptome erhalten die Bedeutung eines Affektäquivalentes.

Die Somatisierung ist kein für eine bestimmte Krankheitsgruppe ausschließlich gültiges Phänomen und auch kein einheitlicher Krankheitsprozess, sondern bezüglich Phänomenologie, Entstehungsbedingungen und Verlauf ein Zusammenspiel unterschiedlicher pathogenetischer Bedingungen (Scheidt 2002). Nach dem ICD-10 werden im Wesentlichen vier Arten somatoformer Störungen unterschieden:

- Die Somatisierungsstörung (F 45.0, F 45.1)
- Die hypochondrische Störung (F 45.2)
- Die funktionelle Störung, die heute auch als somatoforme autonome Funktionsstörung bezeichnet wird (F 45.3).
- Die anhaltende somatoforme Schmerzstörung (F 45.4)
- Das DSM-IV rechnet aufgrund ihrer Leitsymptomatik die dissoziativen Störungen der Bewegung und Sinnesempfindung (F 44.4 – F 44.7) ebenfalls zu den somatoformen Störungen.

7.9.2 Psychodynamik

Für die psychodynamische Diagnose (Strukturdiagnose) und für die psychotherapeutische Behandlung ist es zweckmäßig zu unterscheiden zwischen *funktionellen (d.h. somatoformen autonomen) Störungen* und *psychosomatischen Erkrankungen*, was auf die Feststellung hinweist, dass auf *psychische* und *psychosoziale* Ursachen der eine Mensch z. B. mit einer Herzrhythmusstörung, mit Durchfall, mit Atemschwierigkeiten (Hyperventilation) oder mit panischen Todesängsten reagiert, ohne dass ein medizinischer Befund vorliegt, während ein anderer Mensch *zusätzlich zur Somatisierungsstörung eine Organschädigung* (z.B. Morbus Crohn, Hypertonie, Anorexia nervosa) entwickelt. Das weite Spektrum der funktionellen Symptome und psychosomatischen Erkrankungen, die hauptsächlich oder begleitend Gegenstand einer Psychotherapie sind, seien hier schwerpunktmäßig erwähnt:

- Störungen und Erkrankungen des *kardiovaskulären Systems*: Herzneurose, Herzphobie, Herzrhythmusstörungen, Gefäßhypertonie, Angina pectoris
- Störungen und Erkrankungen des *oberen Verdauungstraktes*: Luftschlucken, Ulcus pepticum, Pylorospasmus, Dyspepsie
- Störungen und Erkrankungen des *unteren Verdauungstraktes*: psychogene Flatulenz, Blähungen, Obstipation, emotionale Diarrhöe, RDS, Colitis ulcerosa, Morbus Crohn
- Störungen und Erkrankungen der *Atmungsorgane:* Asthma bronchiale, Hyperventilation
- *Endokrine* Störungen und Erkrankungen: *Hyperthyreose, Diabetes mellitus*
- Störungen und Erkrankungen des *Essverhaltens*: Anorexia nervosa, Bulimia nervosa, Adipositas
- *Hauterkrankungen:* Neurodermitis
- Störungen und Erkrankungen des *Urogenitalsystems*: psychogener Anstieg der Miktionshäufigkeit, Dysurie, Dyspareunie, Impotenz, Vaginismus, Menstruationsstörungen
- *Rheumatische* Erkrankungen: Fibromyalgie
- *Motorische* Störungen: Spastischer Schiefhals, Schreibkrampf, Tic
- *Kopfschmerzen:* Spannungskopfschmerz, Migräne
- *Nicht-organische Schlafstörungen:* Insomnie (Gaillard et al. 1996), Hypersomnie, Störungen des Schlaf-Wach-Rhythmus, Schlafwandel, Pavor nocturnus, Alpträume (Angstträume)

Der Psychoanalytiker Wilhelm Reich hatte sich in der Pionierzeit der Psychoanalyse in besonderer Weise für die Verbreitung der psychosomatischen Medizin eingesetzt und in seinem Standardwerk *Charakteranalyse* (1933) untersucht, wie der Charakterpanzer der Angstabwehr dient. Die Angst, ein psychosomatisches Phänomen, geht auf verschiedenen Wegen in den Körper (4.3.2) und ist wesentlich an funktionellen und psychosomatischen Prozessen beteiligt. Das Einbinden oder Einfrieren der Angst im Körper ist ein unbewusster und archaisch-sadistischer Abwehrvorgang, der seinen Preis hat, indem abgewehrte, chronische psychische Konflikte eine organische Veränderung begünstigen oder verursachen.

Die Entstehung somatoformer Störungen wird heute als komplexer, multifaktorieller Prozess verstanden, bei dem psychodynamische, lerntheoretische, familiendynamische, systemische, soziologische, psychophysiologische, neurobiologische und genetische Aspekte ineinander greifen. (Scheidt 2002, S. 111) Die Forschungen zur Ätiopathogenese der einzelnen Krankheitsbilder sind immens und können daher nicht Gegenstand dieser Untersuchung sein. Generell können wir jedoch festhalten, dass psychosomatisch schwer gestörte Patienten meistens eine erhöhte physiologische Reaktionsbereitschaft haben, körperlich stark beeinträchtigte, entmutigte Menschen sind mit einer oft langjährigen Krankengeschichte und einer Reihe von abgebrochenen oder gar nicht begonnenen Psychotherapien. Schwarzmann et al. schreiben: »Ihr Krankheitserleben und -verhalten verweist den Organmediziner auf den unbehandelten psychischen Anteil und den Psychotherapeuten auf das hartnäckige somatische Leiden« (2000, S. 143). Diese Patienten zeichnen sich durch ein pseudonormales Verhalten (Überangepasstheit) und Abhängigkeiten (Ursprungsfamilie, Partner, Beruf) aus, womit sie alle unaushaltbaren Affekte abwehren und die Ich-Stabilität aufrechterhalten. Psychosomatische Erkrankungen lassen sich nicht einer bestimmten Persönlichkeitsstruktur zuordnen. Die klinische Erfahrung zeigt, »dass die Erkrankung persönlichkeitsspezifisch, die Organwahl jedoch eher unspezifisch ist und darüber hinaus insbesondere die Schwere der Erkrankung nicht zwingend mit dem Grad der Frühstörung korreliert« (a. a.O.).

Der hilfesuchende funktionell oder psychosomatisch gestörte Patient muss sich mit drei zentralen Konfliktfeldern (a. a.O.) auseinander setzen, nämlich (1) mit der krankmachenden Verstrickung in realen Abhängigkeitsverhältnissen, z.B. Mobbing, (2) mit den frühen traumatisierenden und defizitären Beziehungserfahrungen und (3) mit dem meist völligen Fehlen einer adäquaten Lebens- und Beziehungsgestaltung jenseits eingeschliffener Verhaltensmuster.

Der therapeutische Umgang mit psychosomatischen Patienten soll exemplarisch anhand einer Übersichtsstudie zum *Reizdarmsyndrom* (RDS; psychogenes Colon irritabile, irritable bowel syndrome) von Porsch und Leibbrand (2002) aufgezeigt werden. Die Patienten mit einem RDS machen mit 18% die größte Patientengruppe der Allgemeinpraxen aus, sodass schon von einer Volkskrankheit gesprochen wurde, und verursachen den Sozial- und Krankenversicherungen erhebliche Kosten. Die erwähnte Studie hält folgende Forschungsergebnisse fest:

- Probanden mit einem RDS zeigen überzufällig häufig depressive Episoden, Panikstörungen und Agoraphobien.
- Ein großer Prozentsatz der Patienten erlebte frühkindliche und kindliche Deprivationen.
- Eine Reihe von Studien weist auf eine Komorbidität von PTBS und somatoformen Störungen (u.a. RDS) hin.
- Als besondere und schwere Form der Traumatisierung wird der sexuelle Missbrauch genannt. Repräsentative und epidemiologische Studien zeigen, dass Patienten mit einem RDS in bis zu 40% der Fälle (gegenüber 10% der Normalbevölkerung) in Kindheit und Jugend sexuell missbraucht worden sind.
- Eine retrospektive Studie an fast 400 Frauen zeigt, dass eine verstärkt erlebte elterliche Fokussierung auf die Darmtätigkeit die Wahrscheinlichkeit für eine dort lokalisierte funktionelle Störung erhöht.

Porsch und Leibbrand folgern aus dem reichhaltigen Untersuchungsmaterial eine verhaltensmedizinische, eine psychodynamische und eine biopsychosoziale Modellvorstellung. Alle drei Modelle beinhalten die Feststellung, dass aktuelle psychosoziale Belastungsfaktoren, genetische Dispositionen, die biographische Entwicklung und spezifische Lernerfahrungen am Zustandekommen des RDS beteiligt sind. Die Folgerungen sind:

- Eine rein medikamentöse Heilung des RDS gibt es nicht.
- Interindividuell unterschiedlich wirksame Stressoren im sozialen Bereich lösen psychophysiologisch relevante Affekte (z.B. Angst) aus, deren somatisches Korrelat als körperliche Krankheit interpretiert wird (verhaltensmedizinische Modellvorstellung).
- Die psychodynamische Modellvorstellung, vor allem in der Folge der Objektpsychologie von Balint, Fairbain, Winnicott und Kohut, gibt dem frühen Umweltversagen eine große ätiologische Bedeutung für die Entstehung von psychogenen und somatoformen Erkrankungen. Ursprüngliche Affekte wie Angst und Aggression werden nicht mehr in der Beziehung zum ursprünglichen Objekt wahrgenommen, sondern verleugnet und verdrängt, sodass der affektive Spannungszustand als körperliches Symptom einen vegetativen Ausdruck bekommt, d.h. die *Symptome erhalten dann die Bedeutung eines*

Affektäquivalentes. Die Aussagen von Porsch und Leibbrand bezüglich der psychogenen Anteile der Ätiologie und der Symptome als Affektäquivalent decken sich mit jenen von Schwarzmann und Hochgerner (2000), die das psychosomatische Symptom als Ich-Stabilisierung verstehen.

7.9.3 Therapie

Die Effizienz psychotherapeutischer Verfahren für das RDS ist ausgewiesen. Porsch und Leibbrand kommen jedoch in der erwähnten Studie zu dem Schluss, dass eine eindeutige, wissenschaftlich fundierte Indikation für Psychotherapie oder ein bestimmtes psychotherapeutisches Verfahren sich trotz der vorhandenen Wirksamkeitsnachweise aufgrund der bestehenden methodischen Defizite nicht ableiten lasse. Erfolge verzeichnen:

- Kognitiv-behaviorale bzw. verhaltenstherapeutische Therapieprogramme mit Entspannungsverfahren
- eine Kombination von Verhaltenstherapie und Pharmakotherapie
- Psychodynamische Kurzzeitpsychotherapie
- Interpersonelle Psychotherapie
- Hypnotherapie
- Funktionelle Entspannung

Die Studie von Porsch und Leibbrand untersucht zum Schluss die Wirkmechanismen und Ziele der verhaltenstherapeutischen und psychodynamischen Verfahren. Zu den psychodynamischen Verfahren halten die Autoren fest, dass die *Wirksamkeit der Behandlungen* im Wesentlichen davon abhängt, »inwieweit es gelingt, die hinter den psychischen und körperlichen Symptomen stehenden Konflikte *(die wut-, schuld- und trauerbeladenen Gefühle und Impulse)*[14] *und die sich hieraus ergebenden maladaptiven Interaktionszyklen* (Perpetrator) zu verstehen. Als das vorrangige Ziel der Behandlung wird das Bemühen um eine sog. Repsychisierung *(Syntonie überführen in Dystonie)* oder Desomatisierung von Affektzuständen betrachtet, die mit einer Ver-

14 Die kursiv gesetzten Einschiebungen stammen vom Autor und verweisen auf Parallelitäten mit der ISTDP.

schiebung, von der auf die körperlichen Prozessen eingeengten Wahrnehmung *(das Ich unter dem Joch der Über-Ich-Pathologie)*, hin zur subjektiv emotionalen Welt *(das Erleben echter Gefühle)* der Patienten einhergehen soll. Damit solche Veränderungsprozesse in Gang kommen, wird vorausgesetzt, dass innerhalb der Patient-Therapeut-Interaktion ein semantischer Raum *(Übertragung)* entstanden ist, in dem für die körperlichen Geschehnisse und Begebenheiten eine emotionale Sprache *(Erleben vs. Agieren)* gefunden werden konnte, die als desomatisierte Ausdrucksmöglichkeit für Ängste, Wut, Ärger, Traurigkeit, Enttäuschung usw. betrachtet wird.« Es gehe nicht um eine (intellektuelle) Rekonstruktion der Biographie, sondern das Gespräch mit dem Patienten über seine Beschwerden und seine Lebensumstände müsse im Hier und Jetzt (des Übertragungsgeschehens)stattfinden. Damit die Patienten die Verknüpfung von körperlichen Befindlichkeitsstörungen und interpersonellen Konflikten machen können, wird auf situative Auslöser (Ereignisse im C) und Verstärker ihrer Beschwerden fokussiert. Im Zentrum steht die Verbesserung der Wahrnehmung für eigene Affekte, Wünsche und Impulse, die bislang überwiegend als körperliche Affektäquivalente ihren Niederschlag fanden.

Die *Behandlung psychosomatischer Patienten mit der ISTDP* wird freundlich und langsam sein. Der vertikale Weg mit einem raschen Anstieg der komplexen Übertragungsgefühle ist kontraindiziert, weil das Unbewusste dieser Patienten Bedrohliches beinhaltet. Der Therapeut wird so langsam vorgehen, dass er die Signale des Unbewussten und den Grad der Syntonie der funktionellen und psychosomatischen Störungen aufnehmen kann. Wenn in der Übertragung zuviel Angst ausgelöst wird, sodass der Patient nichts mehr erinnern kann, wird der Therapeut Elemente des Restrukturierens (7.2.3.3) und des Graded Format (7.2.4.3) anwenden. Ist die Angst so groß, dass die Charakterabwehren und der Widerstand gegen Nähe und emotionale Intimität die Angst nicht mehr auffangen kann, übernehmen die somatisierten Symptome die Funktion, die Angst zusätzlich zu binden (zementieren). Der Patient kann dann eine Serie verschiedenster somatischer Symptome entwickeln und z. B. folgendes Bild zeigen:

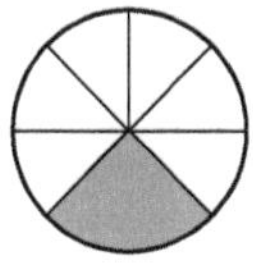

1 Verspannungen im Kopf und Hals
2 Atemstörungen
3 Magen- Darmstörungen
4 Schwindelanfälle
5 Platzangst
6 Kopfweh

(nach H. Davanloo)

Abb. 45: Ein Verteilungsmuster somatischer Störungen

Der Therapeut muss in der Explorationsphase alle Fakten und Aspekte der somatischen Symptome aus der Jetztzeit bis in die Kindheit zu diagnostischen Zwecken erkunden. So kann er auch feststellen, bei welchen Symptomen die Angst in die quergestreifte Muskulatur (Spannungen auf der Stirne, Kopfweh, Nackenschmerzen) und bei welchen sie in die glatte Muskulatur (Schwindel, Magen-Darm-Störungen, verschwommene Sicht) geht. Die psychopathologischen Kräfte können auch die Symptome wechseln: als Kind litt der Patient z.B. an Verstopfung und in der Adoleszenz übernahm eine Agoraphobie die Symptomfunktion. Die Patienten haben ein Bedürfnis, über das große ›Sortiment‹ ihrer Symptome detailliert zu reden und gelegentlich darüber zu lachen. Das ändert sich, sobald der Therapeut alle Fakten gesammelt hat und zum Druck und zur Herausforderung übergeht und das Unbewusste mobilisiert. Der Therapeut sagt z.B.: »Letzte Woche sahen wir den Mörder ihres Vaters, und jetzt wollen sie wieder ins Kopfweh gehen«. Der Therapeut schaut diagnostisch, wie lange der Patient in der Angst bleibt. Wenn der Patient auf den Druck nicht gleich mit einer Somatisierung reagiert, ist es für die Arbeit in der Übertragung ein gutes Indiz.

Vignette

TH Wenn der Chef ruft, dann haben sie verschwommene Sicht und Kopfweh.

PT Ja. Wenn der Chef eine schlechte Nachricht hat, dass die Arbeit nicht gut gemacht ist, dann kommen die Angst, das Kopfweh und die verschwommene Sicht. Auf den Stellvertreter werde ich wütend, aber nicht auf den Chef.

TH Und sie lachen, wenn sie von Wut reden.

Der Therapeut wird so lange repetitiv am Verdrängungsmechanismus arbeiten, bis das Konflikt-Dreieck fließt. Wird der Patient in einem funktionierenden Prozess z.B. weinerlich, muss dies als Abwehr verstanden werden, weil jetzt mehr Gefühle hochkommen. Das ist nichts Negatives, sondern ein ermutigendes Zeichen für einen fortschreitenden Prozess. Sobald der Patient tiefe Seufzer (Gefühle) macht und Spannung in den Händen und Armen zeigt, muss sich der Therapeut nicht mehr von den psychosomatischen Symptomen beeindrucken lassen, zumal diese Patienten nach ein paar Durchbrüchen eine Symptomerleichterung erleben. Es gibt aber auch weniger erfolgreiche Therapieverläufe mit Patienten (Fibromyalgie, Schleudertrauma), denen das Erleben ihrer Wut (torturous, primitiv murderous rage) dermaßen widerstrebt, dass sie in den physischen Qualen eingebunden bleiben und nicht müde werden, Aufmerksamkeit und Zuwendung von ihrer Umgebung einzufordern.

Beispiele weiterer Störungsbilder

Bulimie

Nach G. Reich (2001a) wird die Psychodynamik der Bulimie und Anorexie durch Faktoren bestimmt wie die innerseelischen Spannungen mittels dinglicher Objekte in Griff zu bekommen; die tiefgehende Vorstellung, mit einem Makel oder Defekt behaftet zu sein; die Störung der affektiven Bindung zu den primären Beziehungspersonen (idealisierter oder verachteter Vater und bekämpfte Mutter; distanzierter, unzuverlässiger Vater und hilfsbedürftige Mutter) und die widersprüchlichen Über-Ich-Forderungen. Um sich vor der Wahrnehmung von Konflikten und Affekten zu schützen, bevorzugen Bulimikerinnen als Abwehrmechanismus die Affektumkehr (Angst wird Wut, Scham wird Trotz) und aus der Passivität flüchten sie in Handlungssymptome (Essen, Brechen).

Anorexie

Im Gegensatz zur Bulimie besteht die Anorexie im Unterlassen einer Handlung (Bannung der Angst durch Kampf gegen Nahrung und gegen das Dicksein). In der Regel ist der Kern der Störung eine Kompromissbildung zwischen dem Gefühl, existenziell so sehr auf die Eltern angewiesen zu sein, dass diese bedrohlich werden, und dem Bedürfnis, die Grenze und den Abstand zu ihnen aufrechtzuerhalten, ohne sich von ihnen zu trennen. Für die Psychodynamik sieht Reich folgende Elemente: brüchige Autonomieentwicklung (goldener Käfig, Verschonung vor Trennungserfahrungen oder forcierte Selbstständigkeitsforderungen, Erproben der eigenen Kräfte, Rivalitäten mit Gleichaltrigen), ritualisierte Emotionalität (Zuwendung ist rational und ambivalent, Fehlen ungezwungener Herzlichkeit), ödipale Konstellationen (bekämpfter Vater und umworbene Mutter, enttäuschender Vater und abgelehnte Mutter, heimlich bewunderter Vater und bekämpfte Mutter) und die Über-Ich-Struktur (Perfektion, Selbstkontrolle, wechselseitige Aufopferung und Aggressionsfreiheit). Die Abwehr ist zwanghaft-vermeidend und setzt die Mechanismen der Isolierung, der Reaktionsbildung, der Verleugnung triebhafter Wünsche und der Verschiebung der Konflikte (Eigenständigkeit, Wahrung der Grenzen, Weiblichkeit) auf das Essen und die Abmagerung.

Bei nicht fragilen *Bulimikerinnen* wird der Therapeut, den Standardphasen der ZDS folgend, die Schwerpunkte auf das Erleben im Hier und Jetzt der aktuellen therapeutischen Beziehung und auf den Widerstand vor Intimität setzen. Er wird besonders den Perpetrator, der die Symptome beibehalten will, herausfordern und die therapeutische Aufgabe dahin klären, ob die Patientin ihre intrapsychischen und interpersonellen Konflikte wahrnehmen und bearbeiten will und ob sie die traumatischen Ereignisse und die damit verbundenen heftigen Affekte (Angst vor Intimität und Abhängigkeit) wieder erleben statt die seelischen Spannungen durch Handeln ausagieren will. Dadurch ist die Patientin herausgefordert, wie Günter Reich (2001b) sagt, dem als defekt erlebten Selbstanteil in die Augen zu schauen und die durch das Verbergen geschaffene doppelte Realität aufzugeben.

Bei nicht fragilen *Anorektikerinnen* wird der Therapeut, ebenso den Standardphasen der ZDS folgend, besonders beachten, dass Störungen des Essverhaltens, wie Malan belegt, nicht auf einem ›oralen‹ (prägenitalen) Konflikt beruhen müssen, dass diese Patientinnen den Ernst der Krankheit verleugnen und aus Angst vor dem Aufbrechen familiärer und eigener Konflikte einer Psychotherapie ambivalent bis ablehnend begegnen. Wie bei den Bulimikerinnen wird der Therapeut mit der Patientin klären, ob sie anerkennt, dass sie ein seelisches Problem hat und dass sie mit den Symptomen Gefühle und konflikthafte Verhaltens- und Erlebnisweisen verleugnet, verdrängt und rationalisiert. Die Widerstandsarbeit wird besonders berücksichtigen, dass das Benützt- und Manipuliertwerden und das Benützen und Manipulieren häufig ich-synton sind, dass die eigene Feindseligkeit verleugnet und die aggressiven und libidinösen Impulse auf andere projiziert werden und dass bei innerer Bedrohtheit diese Patientinnen in kontradiktorische Ich-Zustände (Fragmentierung) geraten können.

Wir haben nur auf psychodynamische Aspekte hingewiesen und nicht auf die für die Behandlung ebenso wichtigen Komponenten (Abklärung der Symptomatik, Essgewohnheiten, Komorbidität, körperliche Untersuchung, Informationsvermittlung, Essprotokolle, Einbezug der Familie), die Reich ausführlich und mit Nachdruck behandelt.

Fibromyalgie (FMS)

Eine 37-jährige, von Angst, Trotz, Depression, Schonungsbedürftigkeit, regressivem Weinen, Schlaflosigkeit, Haarausfall und Arbeitsunfähigkeit geplagte Frau, die unter großen Schmerzen mit der Diagnose Weichteilrheumatismus (anhaltende somatoforme Schmerzstörung) leben musste, hatte jahrelang das ganze schul- und alternativmedizinische Angebot mit Analgetika, Antidepressiva, Anxiolytika, physikalischer und biodynamischer Therapie, Yoga, Gi-Gong, Akupunktur, Biofeedback, Verhaltenstherapie, Massage und Autogenem Training konsumiert. Wie Studien über Patienten mit somatoformen Schmerzstörungen belegen, zeigte auch unsere Patientin in der Anamnese eine Häufung psychosozialer Belastungsfaktoren in Kindheit und Jugend, körperliche Misshandlungen (Vater) und emotionale Vernachlässigung (Mutter), jedoch keinen sexuellen Missbrauch. Sie hatte – typisch für diese Patientengruppe – ein ausgeprägtes Inanspruchnahme- und maladaptives Krankheitsverhalten, eine geringe Toleranz für normale körperliche Befindlichkeitsschwankungen und neigte daher zu einer Fehlbewertung körperlicher Empfindungen in Verbindung mit hohen Erwartungen an die möglichen Wirkungen medizinischer Behandlung. Die Patientin erinnerte, dass sie als Kind immer wieder und bewusst sich gewünscht hatte, der Vater möge in einem Autounfall umkommen, wenn er jeweils seine Eltern in Südeuropa besuchte. Während der Therapie wurden ihr ihre Hassgefühle der uneinfühlsamen und selbstbezogenen Mutter gegenüber bewusst. Die lange Zeit abgewehrten, wiederholten Durchbrüche der verdrängten sadistischen Gefühle gegen ihre Eltern und vor allem das Durcharbeiten der Schuld und Trauer ließen die Schmerzsymptome abklingen. Die Patientin gewann mehr Selbstvertrauen in ihre Durchsetzungsfähigkeit, wurde beziehungsfähiger, erhöhte ihre körperliche Leistungsfähigkeit und wurde sich bewusst, wie viel leichter sie sich in die körperlichen Symptome zurückzog als die reaktive mörderische Wut und die Schuld- und Trauergefühle in ihrem Erleben zuzulassen.

Migräne

Ganz allgemein sei davor gewarnt, das komplexe Problem der Migräne nur als ein psychogenetisches Problem verstehen zu wollen, denn offensichtlich können auch physiologische Faktoren mehr oder weniger mitbestimmend sein. Bei vielen Patienten sind Migräne und Depression vermischt. Was den psychophysiologischen und den psychogenetischen Aspekt betrifft, konnten wir bei Migränepatienten immer wieder Muskelspannungsschmerzen im Nackenbereich und verleugnete Wutgefühle als Auslöser feststellen. Menschen mit explosiver Wut haben weder eine Migräne noch sind sie depressiv. Wenn die massive Wut jedoch unterdrückt, verleugnet oder nicht erlebt wird, kann sie zu einer Migräne führen.

7.10 Selbstverletzendes Verhalten

Selbstverstümmelung führt ohne Suizidabsicht unmittelbar oder mittelbar zu einer klinisch relevanten Schädigung des Organismus und steht in einem engen Zusammenhang mit Beziehungsstörungen und Störungen des Körperbildes und wird vorwiegend angewandt von Patienten mit einer Borderline-Persönlichkeitsstörung oder einer posttraumatischen Belastungsstörung. In der Pathogenese zeigen sich hauptsächlich folgende Faktoren:

1. Frühe und schwere Traumatisierung (Realtraumata) durch inkonstante Primärbeziehungen, Deprivationserlebnisse, sexuellen Missbrauch und Vergewaltigung.
2. Störungen der Ich-Struktur (basale Fähigkeiten des kognitiven und emotionalen Erlebens und der Selbststeuerung)
3. Störung der Beziehungsfähigkeit (pathologische Objektbeziehungen)
4. Störungen der Impulskontrolle und der Affektregulation
5. Dissoziative Störungen
6. Panische Angst vor dem Alleinsein

Fliege (2002, S. 194f) und Moldzio et al. (2002, S. 167) nennen, z. T. unter Berufung auf Sachsse (1999), als Motive für selbstverletzendes Verhalten:

1. ein imperativisches Verlangen nach Spannung mindernder Entlastung (»globales Ventil«) für verschiedene diffuse dysphorische Zustände wie Spannung, Einsamkeit, Angst, Aggression, innerer Druck und Anspannung
2. übermächtige Gefühle z. B. von Wut, Hass und Schuld
3. den Kampf gegen Desintegration und Fragmentierung der integrativen Funktionen des Bewusstseins (Antidepressivum, Antidissoziativum, Antipsychotikum)
4. Selbstvergewisserung, narzisstisches Regualtiv oder Rückzugsmöglichkeit vor sozialem Druck
5. Suizidprophylaxe

Die Genugtuung, sich selbst etwas antun zu können, ist gekoppelt einerseits mit *Schuldgefühlen* wegen der eigenen Hilflosigkeit und der Vorstellung, man hätte an der Situation (sexueller Missbrauch) etwas verändern können, wenn man nur gewollt hätte, oder weil der sexuelle Übergriff auch Lustgefühle ausgelöst hat. Damit ist das selbstverletzende Verhalten eine somatoforme Ausgestaltung des umfassenden Abwehrmechanismus der Selbstbestrafung durch Selbstsabotage, Selbstbehinderung und Selbstzerstörung. Andererseits stellen die unangenehmen Empfindungen, die der Schmerz durch körperliche Verletzung bewirkt, das *Gefühl des Wirklichseins* wieder her.

Für die Therapie autodestruktiver Patienten ist die Standardtechnik indiziert, so weit eine verminderte Angsttoleranz oder fragile Abwehrmechanismen nicht das modifizierte Vorgehen verlangen.

7.11. Sexuelle Störungen

7.11.1 Sexuelle Störungen und sexuelle Phantasien

Über Sexualstörungen bestehen ein geringer Kenntnisstand und begrenzte Weiterbildungsmöglichkeiten. Gegenstand dieses Kapitels sind *neurotisch* bedingte sexuelle Störungen und *Paraphilien* (Borderline-Perversionen mit überwiegend Spaltungs- und Aggressionsabwehren), deren Ursachen im Rahmen unbewusster Konflikte einer Gesamtneurose (Persönlichkeitsstruktur) zu verstehen sind. Wir betonen aber ebenfalls die Wichtigkeit der Erforschung und Berücksichtigung der genetischen, neurologischen, reflexbedingten und lerntheoretischen Elemente sexueller Störungen.

Wie bei allen neurotischen Störungen sind auch bei den neurotisch bedingten sexuellen Störungen die Gefühle von Angst, Wut und Schuld, der Widerstand gegen Nähe und der Über-Ich-Widerstand eine dynamische Triebfeder. Die seelische Nähe, die in einer Beziehung entsteht, mobilisiert alle Gefühle des psychopathologischen Spektrums. Daher fokussiert die ISTDP, wie aus den folgenden Vignetten ersichtlich, nicht direkt das sexuelle Problem oder das sexuelle Verhalten, sondern den Gesamtkontext. Zu diesem Zweck kommt dem schonungslosen Erforschen intimer Details der sexuellen *Phantasien* aus zwei Gründen eine zentrale Rolle zu, weil es nur dann möglich ist, die Psychopathologie grundlegend zu verstehen und weil der Patient üben kann, seine schwierigen und schmerzlichen Gefühle zu offenbaren. Der Therapeut wird, wie Davanloo sagt, mit äußerster Achtsamkeit vorgehen, mit seinen eigenen unbewussten Impulsen vertraut sein und durch sein Verhalten klar ausdrücken, »dass seine Unnachgiebigkeit nicht seine eigenen sadistischen Impulse ausdrückt, sondern voll und ganz der Hilfe für den Patienten dient«. Insbesondere ist bei masochistischen Patienten darauf zu achten, dass ihre Wut durchgearbeitet ist und für sie somit keine Notwendigkeit mehr besteht, eine masochistische Übertragung zu unterhalten (Davanloo 1990, S. 261/ 1995f, S. 349).

Die folgende Vignette stammt aus dem Erstinterview mit einer 38-jährigen Frau, die seit ihrem 20. Lebensjahr mit ihrem Manne zusammen lebt und sich in zwanghafter Weise immer wieder in andere Männer verliebte, wodurch sie sich seelische Qualen verursachte und das Scheitern ihrer Ehe in Kauf nahm. Die therapeutische Strategie fokussiert nicht das Sexualverhalten, sondern macht Druck auf die sexuellen Phantasien, um das Unbewusste zu öffnen.

Vignette

TH Sie sagen, sie fühlen einen Reiz, wenn sie sich immer wieder verlieben und dabei merken, dass sie etwas auslösen?

PT Ich bin älter. Falten im Gesicht. Ist es vorbei? Bin ich noch attraktiv?

TH In welchem Sinne attraktiv? Ihre Phantasien dazu?

PT Ob mich noch jemand toll findet.

TH Ihre Phantasien?

PT Sexuelle Phantasien.

TH Welche?

PT Nicht anders, als wenn ich mit meinem Mann zusammen bin. (lacht) Ich weiß nicht, ob ich das jetzt kann. Es geht mir zu nahe. (Die Patientin wird unruhig und reagiert mit einer Reihe taktischer und obsessiver Abwehren wie Ausweichen, Lachen, Nichtwissen, Spannungsabfuhr.)

TH Ihre innersten, persönlichen Gedanken?

PT (wird weinerlich) So was fragt mich mein Mann nicht.

TH Sie kommen zu mir, weil sie etwas wollen. Ich habe keine andere Aufgabe, als ihnen dabei hilfreich zu sein.

PT Es überrascht mich. Ich habe ein Unbehagen. Ich fühle mich von ihnen in die Enge getrieben.

TH Was fühlen sie zu mir, dass sie sich von mir in die Enge getrieben fühlen? Ihre Reaktion zu mir?

PT Das will ich nicht. Ich verweigere mich, wenn jemand Druck ausübt (trotzige Abwehr).

TH Kennen sie diese Reaktion aus ihrem Leben?

PT Ja, sehr gut (UTA).

Nach den ersten 10 Minuten des Erstinterviews richtet sich der Fokus nicht mehr auf das Symptom *Sexualverhalten* sondern auf die komplexen Übertragungsgefühle, in denen sich einige taktische und schwerwiegende Abwehren ankündigen: der Widerstand gegen Nähe, Trotz, Ausagieren und, wie sich gleich zeigen wird, eine pathologische Trauer. Da die Patientin sagt, sie kenne dieses Verhalten aus ihrem täglichen Leben, macht der Therapeut eine kurze diagnostische und strategische Bestandsaufnahme (flagging). Die Patientin hatte eine unversöhnliche Beziehung zu ihrer zu der Zeit von Hitlers Machtübernahme in Deutschland geborenen suchtabhängigen Mutter (Alkohol und exzessiver Kleiderkauf), die vermutlich wegen unüberwindlicher Eheprobleme plötzlich starb, als die Patientin 24-jährig war. Obwohl der Tod der Mutter 14 Jahre zurückliegt, bricht die Patientin in heftiges Weinen aus. Die Gefühle von Trotz und Verweigerung kennt die Patientin vor allem in der Beziehung zu ihrem tyrannischen Vater, dem die Mutter teilnahmslos gegenüberstand. Als Jugendliche hatte sie mit Ausreißen und Bulimie reagiert. Aus diesen ersten Mitteilungen kann der Therapeut vermuten, dass die Patientin verdrängte negative Gefühle und Impulse den genetischen Personen gegenüber in selbstbestrafenden Handlungen ausagiert. Sie sagt, dass die sexuellen Phantasien zwar lustvoll seien, aber gleichzeitig finde sie diese Art von Befriedigung masochistisch und widerlich und sie verurteile sich dafür.

Die folgende Vignette stammt aus der Therapie eines zögerlichen und in sich gekehrten Patienten, der wegen Erektionsproblemen und Distanziertheit zu seiner Frau Hilfe suchte. Nach einer Sitzung mit aufwühlenden Gefühlen von mörderischer Wut, Schuld, Trauer und keimender Liebe zu seiner hypochondrischen, emotional abwesenden und entwertenden Mutter begann er die folgende Sitzung distanziert, unbeteiligt und ohne Gefühle zum Therapeuten.

Vignette (Auf die wesentlichen Schritte gekürzt)

TH Wenn sie so abgestellt zu mir komme, müssen sie ganz bestimmte Gefühle haben, denn sie können ja nicht ›keine Gefühle haben‹.

PT Seit dem letzten Mal habe ich viel Trauer und Sehnsucht.

TH Zu wem?

PT Was in der letzten Sitzung mit Mutter gewesen ist. Sehnsucht nach Geborgenheit und Liebe zur Mutter.

TH Wie machen sie die liebende und geborgene Beziehung zur Mutter, wenn die Mutter voll darauf eingehen würde? (Vermeiden einer regressiven, passiven Haltung)

PT Ich lehne meinen Kopf auf die Schulter der Mutter. Ich spüre die Wärme und den Geruch ihres Körpers und ihrer Haut. Ich lege meine Arme um ihren

Rücken und streichle ihren Rücken. Ich seufze und werde ruhig und weine. Auch die Mutter legt ihre Arme um mich. Dann sind wir ganz lange so. (Patient schweigt.)

TH Sie kontrollieren ihre Gefühle, ziehen sich zurück und schweigen.

PT Ich kann dieser Mutter nicht trauen.

TH Die Frage ist, wie *sie* ihre Liebe spüren zu einer liebenden Mutter, nach der sie sich sehnen, und nicht wie die Defizite der Mutter sind.

PT Ich lege ihr meinen Kopf auf die Schultern und schlinge meine Arme um sie.

TH Dann spüren sie ihren Körper?

PT Ich spüre die Brüste der Mutter. Ich lege meinen Kopf darauf, ... dazwischen. Ich berühre die weißen Brüste mit meinen Händen und mit den Fingerkuppen ihre Brustwarzen. Das ist lustvoll.

TH Wo in ihrem Körper spüren sie die Lust? Spüren sie jetzt eine Erregung in ihrem Geschlecht?

PT Nein. Ich gehe weiter hinunter und lege meinen Kopf auf ihren Bauch, wo es neben dem Bauchnabel ein Muttermal hat. Ich will kräftiger, zupackender, lustvoller und rascher werden. Ich streiche mit beiden Händen über die Hüften und streife den Rock ab.

TH Was sehen sie?

PT Schamhaare.

TH Wie sehen die Schamhaare aus?

PT Buschig und dunkelbraun bis schwarz.

TH Und was sehen sie noch?

PT Schamlippen, feuchte Schamlippen.

TH Und wie sehen die Brüste aus?

PT Junge, aufstehende und etwas kleine Brüste.

TH Dunkelbraune, buschigen Schamhaare, feuchte Schamlippen, aufstehende Brüste und ein Muttermal neben dem Bauchnabel. Wer ist das?

PT Corinne (seine junge Frau) (Patient stockt und schweigt.)

TH Was geht in ihnen vor?

PT Ich bin gereizt, weil sie mich zu etwas lenken, das ich nicht will. Ich will meinen Kopf wieder der Mutter zwischen die Brüste und auf den Bauch legen.

TH Haben sie für einen Bruchteil einer Sekunde ein Bild gehabt, als sie die dunkelbraunen Schamhaare und die satten Brüste gesehen habe?

PT Corinne lag auf dem Rücken und ich über ihr.

TH Haben sie für einen Augenblick gedacht, Corinne zu penetrieren?

PT Ja. Aber das ist oft so enttäuschend und ärgerlich für beide, wenn mein Glied wieder schlaff wird. Aus Angst versuche ich es oft gar nicht mehr.

TH Ja. Aber schauen sie. *Sie* haben vorhin gespürt, dass sie kräftiger, rascher, zupackender und lustvoller werden wollen und *sie* haben an Penetration gedacht. Das kommt alles aus ihnen. Aber sie reagieren hier in der Beziehung zu mir ganz gleich wie vorhin: statt bei ihren Gefühlen von Sehnsucht und Liebe zur Mutter zu bleiben, haben sie die defiziente Mutter hereingebracht und dann haben sie ihre liebenden Gefühle abgebrochen. Und jetzt sehen sie Corinne, ihre Schamhaare, ihre feuchten Schamlippen und ihr Muttermal und denken für einen Moment an Penetration. Und statt bei ihren kräftigen, zupackenden, lustvollen, gesunden Gefühlen zu bleiben, werden sie gereizt auf mich, regredieren und gehen zwischen die Brüste der Mutter wie der kleine Bub. Und das ist seit vielen Sitzungen in dieser Therapie ein Hauptproblem: ihre passive, abwartende, zögernde Seite, die immer zuerst schaut, wie die andern sind und erst dann darauf reagiert, statt es selber in die Hand zu nehmen. Es gibt keinen einsehbaren Grund, *hier mit mir zusammen*, nicht lebendig und bezogen zu mir zu sein (Sitzungsbeginn), mich nicht ihre liebende Sehnsucht (zur Mutter) und ihre zupackende sexuelle Lust (zu Corinne) sehen zu lassen, sondern immer wieder zu den defizienten Dingen zu gehen.

Wir schließen diesen Abschnitt über die sexuellen Phantasien mit einer Fallgeschichte eines 35-jährigen Mannes, der trotz einer stabilen Ich-Struktur ein Borderline-Element (Doppelleben) aufweist.

Fallgeschichte

Der Patient arrangierte in einer projektiven Identifikation mit seinem Vater seit seinem 17. Lebensjahr suchtartig erotisch-sexuelle, anonyme Telefongespräche mit aus dem Telefonbuch aufgegriffenen, ihm unbekannten Frauen. Dabei masturbierte er oder traf diese Frauen einige wenige Male für eine kurze, rein sexuelle Befriedigung, da er bewusst keine Beziehungen eingehen wollte. Das Wort ›Liebe‹ sei für ihn damals, auch in der Beziehung zu seiner Freundin, eine Worthülse gewesen. Der Vater, der heimlich das Vermögen seiner Frau während 30 Jahren mit Dirnen aufbrauchte, verbat seiner Frau und seiner Tochter Schmuck und Kosmetik, vermittelte hingegen seinem adoleszenten Sohn, er solle sich ausleben. Die Tatsache, dass er seinen Vater selber im Rotlichtmilieu angetroffen hatte, blendete der Patient aus. Die Auslöser für die Therapie waren einerseits, dass die mit dem Patienten zusammenlebende Freundin über die horrenden Telefonauslagen Rechenschaft forderte und nach dem Geständnis des Patienten die weitere Beziehung von einer entschiedenen Änderung abhängig machte und andererseits die Suizidversuche der beiden Eltern, nachdem die Mutter des Patienten hinter das Tun des Vaters gekommen war. Verschiedene Faktoren wie die schonungslose Herausforderung der komplexen und echten Übertragungsgefühle in der Therapie, der drohende Bruch der Freundschaft, die Gefühlsleere und Lustlosigkeit nach den Sex-Nächten am Telefon, die berufliche Stagnation, die Misere des depressiven und perspektivenlosen Vaters und der Neubeginn im Leben der Mutter haben dem Patienten sein selbstschädigendes und selbstbestrafendes Verhalten bewusst gemacht. Durch die Herausforderung der obsessiven Vagheit seiner Übertragungsgefühle zum Therapeuten ist ihm bewusst geworden, dass seine sexuelle Lust wesentlich an den Mechanismus des Verschleierns und Verheimlichens (die zweite Bühne) gebunden ist. Als er aus dem wachsenden Verlangen nach Authentizität und Aufrichtigkeit begann, im Detail seine Sex-Geschichten zu erzählen, habe ich ihm dies als Auftischen von Konserven und als Abwehr vor Nähe und emotionaler Intimität zum Therapeuten benannt. Der unentwegte Fokus auf die Wahrheit der Gefühle und Impulse in der Übertragung hat seine mörderischen Gefühle und in deren Gefolge die schuld-, trauer- und schmerzbeladenen Gefühle zum Vater ins Offene gebracht. Er konnte dem Vater trotz des aktuellen miserablen Lebens einerseits schonungslos seine kritischen Gedanken mitteilen und andererseits spüren, wofür er diesen Vater auch liebt und ihm gewisse Hilfen anbieten. Das ›Sexualproblem‹, womit der Patient in die Therapie gekommen ist, hat sich zum Problem der *eingefrorenen Liebesfähigkeit* gewandelt.

7.11.2 Probleme hetero- und homosexueller Patienten

Bevor wir einzelne sexuelle Äußerungsformen hinsichtlich Metapsychologie und Behandlungstechnik der ISTDP untersuchen, erwähnen wir die grundsätzlichen Überlegungen über die Störungen der Sexualpräferenz, die Morgenthaler (1974) anlässlich der Eröffnung des Michael-Balint-Institutes in Hamburg vorgetragen hatte.

Im gesunden narzisstischen Entwicklungsprozess des Kindes geht es im Wesentlichen um die Ausbildung der Selbst- und Objektrepräsentanzen, die Abgrenzung des Selbst, die Verinnerlichung und Integration der idealisierten Elternimago, die Aufrichtung des Ich-Ideals, die Umformung des grandiosen

Selbst in ein lustvoll erlebtes Bild der eignen Person und des eigenen Körpers, woraus sich ein Selbst mit Inhalten und Gefühlen entwickelt und abrundet. Eine fehlgeleitete narzisstische Entwicklung hingegen kann sich in Symptomen, u.a. in einer *Perversion* äußern. Als Perversion werden sexuelle Betätigungen bezeichnet, die gewohnheitsmäßig nicht durch so genannten normalen heterosexuellen Koitus zu Orgasmus und Befriedigung führen. Im Einzelnen sind dies Exhibitionismus, Voyeurismus, Sadismus, Masochismus, Pädophilie, Fetischismus, Transvestismus, Pyromanie, Transsexualismus, Nekrophilie und Sodomie. Nach Morgenthaler (1984, S. 170) sind Perversionen »sexuelle Erlebnisweisen, die besonders befremdend und uneinfühlbar scheinen, nicht nur, weil die sexuelle Entwicklung der Menschen mehrheitlich zu einer heterosexuellen Partnerwahl führt, sondern weil die psychische Entwicklung vom Kleinkind zum Erwachsenen in den kulturellen und sozialen Bereichen bestimmter Gesellschaften den polymorph-perversen Charakter des menschlichen Sexuallebens unterdrückt und Heterosexualität ein ideologisches Monopol der Gesellschaftsmoral darstellt.«

Die Perversion ist wie jedes Symptom eine kreative, kompensatorische Ich-Leistung, die wie eine ›Plombe‹ eine in früher Kindheit erworbene Lücke der Selbstwert-Regulation ausfüllt und die für den betreffenden Menschen zu diesem Zeitpunkt die bestmögliche Lösung für eine optimale Interaktion der psychischen Systeme und des Selbst erfüllt.

Nach Morgenthaler wird Dank dieser Plombe »die Homöostase im narzisstischen Bereich ermöglicht und aufrechterhalten.« (1984, S. 29) Er sagt, »dass noch während der traumatisierenden Periode der narzisstischen Entwicklung stufenlos und appositionell jene prothetische Ergänzung von kreativen Kräften des Kindes *in statu nascendi* erfunden wird, um die entsetzliche Lücke auszufüllen, die die fehlgehende Entwicklung des Selbst aufzureißen droht. Diese prothetische Ergänzung stellt das Resultat einer Umformung aggressiver Energien in eine polymorphe Struktur dar. Je stabiler diese Struktur ist, desto mehr kann narzisstische Wut von ihr absorbiert werden. Das perverse Syndrom ist dann ein fester Bestandteil der Gesamtperson. Die Plombenfunktion der Perversion ist dauerhaft und fest gefügt. Ist diese Struktur labil, drohen bei geringen Belastungen aggressive Durchbrüche, die von schweren Regressionen begleitet sind. In diesen Fällen ist die Plombenfunktion der Perversion ungenügend wirksam«. (1974 S. 1081f)

Morgenthaler ist der Ansicht, dass es wahrscheinlich keine narzisstische Entwicklung gibt, die so ideal verläuft, dass sich nicht eine mehr oder weniger stumm bleibende Plombenbildung einstelle, sodass es ein Spektrum gibt von den stummen Mikroplomben einerseits bis zu den schweren psychopathologischen Defektentwicklungen andererseits, bei welchen die Plombenbildung misslingt und zu einer Fragmentierung führt. Die große Mehrzahl der Perversen finde sich im Mittelbereich dieses Spektrums. »Ihnen ist allen gemeinsam, dass sie neben der auffälligen Abweichung in ihrem Sexualleben eine Persönlichkeitsentwicklung aufweisen, die es ihnen gestattet, libidobesetzte Objektbeziehungen herzustellen und aufrechtzuerhalten, andauernde Interessen auszubilden und zu verfolgen, und dass sie in ihrem Leben keinen Knick der Entwicklungslinien aufweisen, der sich in ihrem Sozialbereich entscheidend ausgewirkt hat.« (Morgenthaler 1984, S. 31)

Nach Morgenthaler (1974) könne sich daher die therapeutische Aufgabe nicht im Aufzeigen der Verhaltensabweichung und Symptombeseitigung erschöpfen, da die Triebbefriedigung der Perversen einem Funktionswandel, d.h. der *Aufrechterhaltung der narzisstischen Homöostase* unterliege. »Was die Perversen mit der Erreichung ihrer sexuellen Ziele erstreben und außerordentlich hartnäckig besetzen, ist keineswegs Triebbefriedigung, sondern die Aufrechterhaltung ihrer desexualisierten Objektbeziehungen, ihrer zielgehemmten, zärtlichen Gefühle, ihrer Idealbildungen und Ambitionen innerhalb des sozialen Rahmens, in dem sie leben und an den sie sich angepasst haben« (S. 1080). Dieser Funktionswandel hat zur Folge, dass die Triebbefriedigung der Perversen sekundär, meistens merkwürdig gering besetzt, unterbewertet und beinahe indifferent ist. Die aus dem weiteren Verlauf der Ich- und Libidoentwicklung isolierten Energien, die diese prothetische Plombe mehr oder weniger stabil oder labil zusammenhalten, sind Sexualität und Aggression (S. 1082).

Davanloo spricht in seinem Konzept der psychoneurotischen Entwicklung von der Stelle, wo Sexualität und Aggression fusionieren, was sich Morgenthaler wie folgt erklärt: »Die in der menschlichen Sexualität bereitliegende polymorph-perverse Anlage wird durch nicht-neutralisierbare Aggression quantitativ überhöht und ungeachtet ihres strukturellen und funktionellen Stellenwerts im Entwicklungsprozess zur Plombe gegossen, die, abdichtend, die Kontur der Lücke im narzisstischen Sektor nachzeichnet. So wird, gleichsam künstlich, die misslingende narzisstische Entwicklung kompensiert« (S. 1082).

Für die Therapie folgert Morgenthaler, dass die *Plombenfunktion der Perversion im narzisstischen Bereich grundsätzlich zu respektieren* sei. Die unbedachte Sprengung der Plombenfunktion der Sexualität oder das Vertreten der gesellschaftlichen ›Normalität‹ kann einen regressiven Prozess auslösen und die Defekte der Ich-Bildung bloßlegen. So ist z.B. ein Patient, der im Laufe der Therapie seine ich-syntonen masochistischen Praktiken aufzulösen begann, vorübergehend depressiv geworden. (Ähnlich können Patienten, die mit Fettleibigkeit alle Symptome aufgefangen hatten, depressiv werden, wenn sie Gewicht verlieren. Anscheinend nimmt das Fett schneller ab als das mentale Körpergefühl, das Körperschema, die Veränderung nachvollziehen kann.) Es ist indiziert, dem Patienten einerseits die Abwehrfunktion des Syndroms erfahrbar zu machen, wenn es ich-dyston geworden ist und er eine stabile bewusste und unbewusste Allianz aufbauen konnte und andererseits ihm diese Zusammenhänge auch kognitiv zu erklären.

Der Kern der Abwehr ist eine ausgeprägte Polarisierung zwischen der illusionären Interpretation der Realität einerseits und der Realitätserfahrung andererseits, die zu einem inneren Widerspruch führt, der durch das perverse Sexualverhalten aufgehoben wird (S. 1095). Der Heilungsprozess besteht nach Morgenthaler nicht darin, dass das perverse Verhalten verschwindet, sondern dass der Patient im therapeutischen Prozess eine Umformung, wir würden sagen eine *intrapsychische Restrukturierung* erlebt, die ihm die Gegensätze zwischen Illusion und Wirklichkeit ins Bewusstsein bringt.

Die psychische Realität dieser Menschen ist, dass sie weniger an ihren sexuellen Störungen als viel mehr an einem *entsetzlichen Leeregefühl und inneren Beziehungslosigkeit* leiden. Die Heilung besteht deshalb in der Befähigung, eine *echte Liebesbeziehung* konfliktfrei und lustvoll entwickeln zu können, und sei es im Gewande der perversen Formen.

Wenn sich die narzisstische Lücke schließt und die Plombenfunktion der Perversion flexibel wird, kann die Perversion in einem lebenslänglichen Prozess an Notwendigkeit verlieren.

Beispiel

Ein Patient hatte Angst, seine Frau könnte sich von ihm trennen, wenn sie gewahr würde, wie er seine masochistischen Sexualbedürfnisse befriedigt (Selbstbefriedigung anhand von pornographischen Bildern aus dem Internet). Er hoffte, dass ich ihn von seinem sexuellen Masochismus befreien könnte. Ich fokussierte jedoch seine Distanziertheit und ›Ge-

> fühllosigkeit‹ in seiner Beziehung zu mir. Daraufhin fasste er den Mut, mit seiner Frau über ihre finanziellen Ansprüche und ihre ungerechtfertigten vorwurfsvollen Gefühlsausbrüche zu sprechen. Nun begann seine Frau, sich über ihre Ängste und inneren Spannungen auszusprechen. Dass die Partnerbeziehung durch ihre Gespräche offener und herzlicher wurde, hat den Patienten erleichtert.

In der Psychotherapie sexueller Störungen geht es darum, wie Strauß (2004b, S. 26) sagt, neben den vielfältigen körperlichen Ursachen primär die den Störungen zugrunde liegenden psychischen, auslösenden und aufrechterhaltenden Bedingungsfaktoren und Konflikte (Lerndefizite, Angst, Sexual- und Triebängste, Depression, Traumatisierungen, Beziehungsängste, Persönlichkeitsstörungen, Lebenskrisen) zu erkennen und zu behandeln.

Immer sollten auch *genetische, körperliche* und *neuronale* Wirkfaktoren und die *Reizverarbeitung* als zusätzlich mögliche Gründe gestörten sexuellen Verhaltens bedacht werden, was wir hier nur kurz erwähnen können. So wie das menschliche Hirn rasch mit Halluzination und Psychose reagiert, wenn es sich bei völliger Reizlosigkeit an keine externen Reize halten kann, so kann es bei der Adaption von Reizen für ein Arousal nach immer stärkeren Reizen verlangen. Es ist denkbar, dass das Hirn z. B. bei sadomasochistischen Praktiken nach einem immer höheren Aufregungsniveau verlangt, wenn es sich an ein niedrigeres Arousal gewöhnt hat. So kann es sein, dass wenn ein Widerstand gegen Nähe als Abwehr besteht und eine heterosexuelle Steigerung nicht mehr möglich ist, perverse Praktiken (Voyeurismus, Pädophilie, Fetischismus, Selbstverletzung, Mord) eine Steigerung bringen können. Kulturen, welche die Reize abschirmen (z. B. die muslimische), brauchen für ein Arousal weit weniger Reize als westliche Gesellschaften, deren Reizniveau am Plafond ist. Des Weiteren ist zu bedenken, dass die Sexualität nicht nur zur Ankurbelung des Reizniveaus benützt werden kann, sondern auch als Abwehr gegen emotionale Intimität.

Morgenthalers Betonung der Liebesfähigkeit als therapeutische Aufgabe ergänzen wir mit der Feststellung, dass Empathie und Liebesfähigkeit die Bedürfnisse nach Reizsteigerung bremst. Die ISTDP steigert zwar durch Druck und Herausforderung die Reize, jedoch auf der Beziehungsebene, um das Unbewusste zu öffnen und emotionale Intimität zu entwickeln.

Bevor wir im Folgenden einige spezielle Probleme sexuellen Verhaltens besprechen, erwähnen wir das von Strauß zitierte Studienprojekt zur Behandlung sexueller Deviationen von Schorsch und Mitarbeitern (in Strauß 2004b, S. 31–33), in welchem sie zu dem Schluss kamen, »dass sich der Ausdrucksgehalt perverser

Symptome auf eine begrenzte Zahl von Bereichen beziehe, nämlich auf
- Demonstration von Männlichkeit
- Ausweichen vor Genitalität
- Ausleben von Wut und Hass
- oppositionelle Ausbrüche
- Omnipotenzerleben
- identifikatorische Wunscherfüllungen
- Ausfüllen innerer Leere

Die Autoren ordneten diese verschiedenen Funktionen vier zentralen Problembereichen zu, die letztlich die Planung psychotherapeutischer Interventionen maßgeblich beeinflussen sollten, nämlich
- »einer Identitätsproblematik, speziell im Hinblick auf die männliche Identität,
- einer Aggressionsproblematik,
- Probleme im Selbsterleben (narzisstische Probleme) sowie
- Störungen der Beziehungsfähigkeit.«

Konzeptuelle und erfahrungsabhängige Leitlinien dieses Forschungsprojektes waren
- die Auffassung, dass dem perversen Symptom eine stabilisierende Funktion zukomme und
- die auf einem primär psychoanalytischen Problemverständnis basierende Notwendigkeit von verhaltenstherapeutischen, gesprächspsychotherapeutischen und psychodynamischen Interventionsmethoden.

7.11.2.1 Exhibitionismus

Nach Snyker (1992) sind es vor allem junge Männer mit Beziehungsproblemen zu jungen Frauen, die sich exhibitorisch verhalten. Unter den sexuellen Straftätern haben die Exhibitionisten neben den homosexuellen Pädophilen die größte Rückfallquote.

Während männlicher Exhibitionismus unter das Strafgesetz fällt, wird weiblicher Exhibitionismus vor allem in Form von Unterhaltung und Nackttanz kulturell toleriert. Frauen zeigen gestörtes Verhalten eher in Syndromen wie Kleptomanie, Selbstverstümmelung, Trichotillomanie und Anorexie.

Die therapeutische Behandlung der Exhibitionisten mit konditionierenden oder desensibilisierenden Verhaltensstrategien konnte die hohe Rückfallquote senken, während die Ergebnisse der traditionellen Psychoanalyse entmutigend waren, da die Patienten ungewöhnlich hohe Widerstände zeigten.

Trotzdem ist es für die ISTDP hilfreich, die Ergebnisse verschiedener psychoanalytischer Forscher (Adler, Allen, Fenichel, Hacktet, Kaplan, Marmor, Morgenthaler, Kohut, Stoller, Sperling u. a. m.) zu Rate zu ziehen, da es eine große Übereinstimmung in den folgenden Feststellungen über die Ursachen des Exhibitionismus gibt:

- Dem exhibitionistischen Zwang liegt eine *narzisstische Verletzung* und Rückweisung zugrunde, die sich in Gefühlen von Angst vor Trennung und Wut über das Trauma äußert. Das kann mit ein Grund sein, weshalb Exhibitionisten eine Angst haben, sich seelisch zu zeigen (›exhibitionieren‹).
- Der exhibitionistischen Perversion liegt ein Kern von Feindseligkeit inne; sie ist die erotische und symbolische Form von *nicht ausgedrückter Aggression und Wut* (Hass), womit der Wunsch gemeint ist, den genetischen Personen Schaden und Leiden zuzufügen.
- Der exhibitionistische Zwang will Frustration bekämpfen durch *narzisstische Erotisierung* des eigenen Körpers, durch schockierend *provokante Demonstration* des erregend besetzten Körper-Selbst und durch Auslösen einer *starken Reaktion* beim Beobachter.
- Das in seiner sexuellen Identität traumatisierte Kind wandelt seine Niederlage als Kind im Erwachsenenalter um zu einem Sieg: durch das zur Schau stellen des Penis und durch das Provozieren einer Reaktion des Opfers, kann der Exhibitionist beweisen, dass er nicht entmannt worden ist. Damit können diese Menschen ein *kindliches Trauma zu einem erwachsenen Triumph umwandeln.*
- Für diese Erregung gehen diese Menschen ein *großes Risiko* der öffentlichen Bloßstellung und Bestrafung ein.
- Der Exhibitionismus ist als *Gegenbesetzung* der internalisierten destruktiven Kräfte und damit als Stabilisator zu verstehen. So kann z. B. ein perverses Kind ein gestörtes familiäres System oder sich selber stabilisieren.
- Was nach einer erotischen Handlung aussieht, sind im *Kern unerledigte kindliche Ängste und Wutgefühle*, die ohne die zwanghafte exhibitionistische Strategie zu einer Überwältigung durch Angst, Depression oder Psychose führen könnten.
- Der *Widerstand* gegen die inakzeptablen Gefühle und Impulse lähmen das Ich und die hilfreichen Resourcen. Die noch stärkeren Widerstände gehen vom Über-Ich-Widerstand, von der unbewussten Schuld und von der Tendenz zur Selbstbestrafung und Selbstsabotage aus.

Snyker belegt durch ihre Fallstudie, dass mit der ISTDP gerade die heikelsten Probleme dieser Patienten angegangen werden können, nämlich

1. den feindlichen und strafenden Über-Ich-Widerstand zum Erliegen zu bringen,
2. die Abwehren und den neurotischen Kern-Konflikt bewusst werden zu lassen,
3. die Abwehr gegen Nähe und emotionale Intimität herauszufordern,
4. durch Druck und Herausforderung der Stationen des Konflikt-Dreiecks und durch den Durchbruch ins Unbewusste das psychische System zu öffnen und zum Fließen zu bringen,
5. die sexuellen und aggressiven Impulse zu erleben statt auszuleben,
6. den Unterschied zwischen Angst und Wut physiologisch zu erleben und
7. durch erlebnishafte und kognitive Selbsterfahrung einen Zuwachs an intrapsychischer Strukturierung zu erreichen.

Snyker erwähnt auch die Gegenübertragung, die nicht immer mit unerledigten neurotischen Konflikten des Therapeuten zu tun hat. Es kann mit dem Grad der Erfahrung oder dem Geschlecht des Therapeuten zu tun haben, wenn er mit Angst reagiert z. B. auf einen Patienten, der gleich zu Beginn sagt, dass er Frauen gerne sein Geschlecht zeige oder auf einen provokanten Patienten oder auf einen Patienten mit geringer Impulskontrolle.

7.11.2.2 Masochismus

Wer die dem Masochismus zugrunde liegende Dynamik besser verstehen will, wird zu Wurmsers (1998) Buch über das Rätsel des Masochismus greifen, in welchem er das um die inneren unbewussten Konflikte und Traumata herum gewachsene Gewebe zu entflechten sucht. Dafür geht er Themen nach wie der Suche nach dem Leiden, der Gleichsetzung von Lust und Schmerz, der Grundgleichung von Liebe/Nähe mit unheilvoller Gefahr und Tod, der Fusion von Sexualität mit Gewalt und Leiden, dem Opfertum und der Macht, den Gewissenskonflikten zwischen Idealen und Pflichten, dem Verhältnis zwischen dem unbeugsamen Über-Ich und dem Rest der Persönlichkeit, der Grausamkeit und lustvollen Unterwürfigkeit, dem Aufstand gegen Gewissens- und Qualmächte und dem Mörderischen und Paranoid-Verheerenden. Dies sind tief in die Vergangenheit hinunterreichende Konflikte und ungeheilte Wunden.

Es scheint, dass bei masochistisch veranlagten Patienten ein initiales Trauma die Reizschwelle für das Erleben von Gefühlen so hoch werden ließ, dass für ein Arousal extrem hohe Reize nötig sind. Ihre Sexualität ist ein Instrument, das noch nicht in ein Gefühlsraster integriert ist, sodass die Partnerbeziehung und die Sexualität noch nicht gekoppelt sind, weshalb wir von einer psychischen Unreife sprechen können. Wie weit die Hirnstrukturen und -funktionen (Neurochemie, Zytoarchitekur) zu diesem Störungsbild beitragen, können wir hier nicht erörtern; die Neuropsychologie weist jedoch nach, dass die neuronalen Aktivitätsmuster durch externe visuelle und auditive Stimuli psychophysische Veränderungen auslösen. So ist davon auszugehen, dass z.B. Druck und Herausforderung eine neurologische Sekretionsveränderung erzeugen und z.B. den Dopaminspiegel steigern.

Aus der Erfahrung der ISTDP lassen sich zu den masochistischen Patienten folgende Feststellungen machen:

- Die masochistischen Symptome sind *nicht in die Person integriert*, sondern haben, wie weiter oben erwähnt, eine Pfropfen-Funktion. Was darunter ist, kann dem Patienten wie eine Blackbox erscheinen, die entweder Fehlentwicklungen mit den entsprechenden Abwehrstrategien (Angst, Rückzug) oder Unentwickeltes enthält.
- Diese Menschen haben ein sehr *strafendes Über-Ich*, welches sie veranlasst, das Leben zu einem ewigen Leiden zu arrangieren, indem sie z.B. sich brauchen und missbrauchen lassen und dadurch ermöglichen, dass andere Leute aus ihnen Vorteil ziehen. Eine Patientin, die sich über Jahre von ihrem Partner gewalttätig verletzen ließ, konnte in der Therapie ihr unbewusstes Bedürfnis erkennen, andere zu Aggressionen zu provozieren und dafür Bestrafung einzukassieren.
- Sie haben ein ausgesprochenes *Problem mit emotionaler Intimität*, sodass sie eine liebende Frau nicht aushalten können (Über-Ich) und in Panik geraten.
- Sie haben einen starken Drang, *über ihre Beschwerden zu klagen* und erwarten ein supportives Verhalten. Setzen sie auch noch projektive Mechanismen ein, kann es zu Vorwürfen kommen, wenn sich der Therapeut nicht auf die supportive Sackgasse einlässt.
- Masochistische Patienten wird man sehr detailliert und kognitiv die masochistischen Vorfälle und Praktiken beschreiben lassen, weil die Mitteilung der Details die *Gefühle im Unbewussten reaktivieren* und damit die Angsttoleranz steigern. Es braucht einen langsamen Prozess, damit ein Patient über solch quälende Ereignisse reden kann.
- Der *Grad des Masochismus* steht in einem proportionalen Verhältnis zum Grad der unbewussten mörderischen Wut.

Der Therapeut kann bei masochistischen Patienten durchaus die Standardtechnik anwenden, in der Übertragung eine Spannung aufbauen und die Probleme des Patienten deutlich kristallisieren und herausfordern, indem er z. B. festhält: »Ihr Leben ist eine Anhäufung von Klagen« oder »Ihr Leben ist eine mühsam aufrechterhaltene Misere«. Wenn ein Therapieprozess stagniert, tut der Therapeut gut daran, eher den Gründen der Stagnation nachzugehen, statt mit einer endlosen Therapie eine masochistische Übertragung oder eine masochistische Gegenübertragung heraufzubeschwören.

7.11.2.3 Sadismus

Die Psychodynamik der Lust des sexuellen Sadisten ist nach Dornes weder sexuell noch aggressiv, sondern im Kern narzisstisch. Im Kontext seiner Untersuchung über Entstehung und Entwicklung der Aggression misst er auch der entgleisten Aggression eine intrapsychisch adaptive Funktion zu, womit gesagt ist, dass der Sexualsadist Angst vor Beziehungen hat. Mit seinen Feindseligkeiten und Demütigungen hält er den anderen Menschen so weit auf Distanz, dass dessen Bedrohlichkeit gemildert wird. Nur so kann er Restbestände sexueller Lust genießen. »Die Lust am Quälen ist zum *Ersatz* für die unerreichbare Lust im angstfreien, intimen Umgang mit dem Objekt geworden.« (Dornes 1997, S. 279)

Davanloos audiovisuelle Präsentation der Therapie einer jungen Frau, welche im Alter von ungefähr 8 Jahren unter dem Einfluss sexueller Übergriffe des Vaters (Streicheln der Genitalien) und der Gewalttätigkeit der Mutter unbewusst mörderische Wutgefühle mit sexuellen Gefühlen fusionierte, zeigt theoretische und technische Konzepte für die Behandlung sadistischer und generell sexueller Störungen. Der Anlass zur Therapie war das aktuelle Sexualverhalten der Patientin. Sie hatte großen Appetit auf sexuelle Beziehungen zu sehr vielen Männern, welche sie bis kurz vor dem Orgasmus reizte, dann aber die Penetration verweigerte. Ihre orgastische Befriedigung fand sie in ihrem sado-masochistischen Verhalten, was als Metapher an die Gottesanbeterin (praying mantis) denken lässt, die nach der Begattung dem Männchen den Kopf abbeißt, oder an die Schwarze Spinne, die immer mordet, wenn es um Sex geht. Unendlich wiederholte die Patientin das Liquidieren der Männer, wodurch ihr Leben entsetzlich eingeschränkt, frustriert und einsam war. (Symptomatisch: als Kind ließ sie den Zahnarzt nicht in ihren Mund blicken und als Erwachsene wies sie trotz eines vaginalen Infektes die Gynäkologin zurück.)

Wie Morgenthaler sagt, fixiert sich der Therapeut nicht auf die sexuellen Verhaltensweisen, weil letztlich die Befähigung zu einer *befriedigenden*

Partnerbeziehung die therapeutische Aufgabe ist. Wir heben einige Schwerpunkte aus der Therapie dieser Patientin hervor:

- *Klären, worin das Problem besteht.*
  Die Natur der Störung der Patientin besteht im Aufreizen und sich verweigern.

- *Die Konsequenzen des Verhaltens.*
  Die Wut und Ablehnung der Männer auf sich ziehen und damit sich in eine selbstschädigende, selbstbestrafende Position bringen. Zuerst empfindet die Patientin sexuellen Appetit und hat dann als ›Befriedigung‹ nichts außer der Verweigerung.

- *Herausfordern der Beziehungsabwehr.*
  Nicht das Sexualverhalten steht im Fokus, sondern die verweigerte emotionale Nähe zum Therapeuten, die sich speziell in der Kontrolle und im Verweigern der Offenlegung der sexuellen Phantasien äußert. Es zeigte sich, dass die Patientin beim Masturbieren die Schamlippen blutig drückte und dabei viele Phantasien entwickelte. Der weitere Verlauf der Therapie belegte, dass die emotionale Intimität und der Zugang zum Unbewussten nur über das Mitteilen der sexuellen Phantasien möglich sind. Verweigert die Patientin diesen Zugang, macht sie den Therapeuten nutzlos und sabotiert den Therapieerfolg.

- *Der unabdingbare Druck auf die Phantasien.*
  Der Druck auf die Phantasien mobilisiert einerseits die stärksten Widerstände in der Übertragung, was für den optimalen Erfolg der Therapie wesentlich ist, und andererseits tastet er wie ein Radar das Unbewusste ab. Ohne den Zugang zu den sexuellen Phantasien würde die Therapie stagnieren und eine Situation geschafft, ähnlich jener beim Zahnarzt oder bei der Gynäkologin. Das Vordringen in den Kern der Störung verlangt konsequenten Druck auf die Widerstände und die sexuellen Phantasien, was einer weichen Form des Frontalangriffes (HOC) gleichkommt.

- *Deaktivierung der omnipotenten Erwartungen und des Trotzes.*
  Die Betonung des Willens, den Prozess in die eigenen Hände zu nehmen vs. das eigene Ziel zu vereiteln, stärkt die UTA.

- *Deaktivieren der Tendenz zu streiten und zu feilschen.*
  Die sadistischen Patienten neigen zu zwei speziellen Abwehren:
  - Den Therapeuten beschuldigen, um aus dem Prozess einen *Streit* zu machen und sich auf diese Weise aus der Schlinge zu ziehen. Der Therapeut wird sich auf keinen Streit einlassen und das Angebot, ihn in die Falle zu locken, freundlich stoppen.
  - Mit dem Therapeuten *feilschen* und ihm einen ›Kuhhandel‹ anbieten, indem der Patient z. B. fragt, ob es dem Therapeuten genüge, wenn er ein oder zwei Elemente preisgebe. Hier wird der Therapeut seine theoretischen Kenntnisse und Erfahrung, sein Fingerspitzengefühl und seine Intuition walten lassen, um einerseits keinen iatrogenen Trotz zu provozieren und andererseits nicht den Widerständen des Patienten zu erliegen. Er wird sich daher so weit auf den Kuhhandel einlassen, als der Patient wesentliche Mitteilungen macht und eine gemeinsame Untersuchung der Elemente zulässt. Ist dies der Fall, ist die UTA in Operation und das Abwehrsystem geöffnet. Damit der Patient sein Gesicht wahren kann, wird es der Therapeut bei der ersten Sitzung dabei belassen. Gibt der Patient hingegen keine wesentliche Mitteilung, dann wird der Therapeut zum Frontalangriff zurückkehren.

In der Endphase der Therapie träumte die oben erwähnte Patientin, der Therapeut würde ihr die Brüste lecken und der Ex-Freund ihrer Schwester hätte mit ihr oralen Geschlechtsverkehr. Der Therapeut fragt die Patientin nach ihren Gefühlen: ob sie im Traum erregt war, ob sie jetzt, wo sie diesen Traum erzähle, eine Erregung spüre und welche Gefühle sie zum *Therapeuten* habe, der ihr im Traum die Brüste lecke. Die Patientin macht auf diese Fragen trotzigen Widerstand und sagt, es sei ihr Vater. Der Therapeut reagiert mit Druck und Herausforderung und wendet sich an die UTA:

Beispiele

»Sind sie da zum aufdecken oder zudecken? Sie haben einen langen Weg gemacht und jetzt wollen sie vor dem Erreichen der Bergspitze aufgeben? Ist es das, was sie wollen? Wir sind da, um schmerzliche Gefühle zu untersuchen.«

»Das ist ihre Abwehr zu sagen, es sei ihr Vater, der ihre Brüste leckt, statt dass ich es bin. Da sind sexualisierte Gefühle in ihnen; sie können sie abwehren, aber dann bleibt ein Stück Selbstdestruktion in ihnen. Wenn sie die Freiheit wollen, müssen wir es untersuchen.« (Wenn der Therapeut diesen Übertragungswiderstand nicht angehen würde, könnte er die Übertragung nicht deaktivieren und der Prozess nähme schweren Schaden.)

Die Patientin benützt ihren Hass, um ihr sexualisiertes System nicht aufgeben zu müssen. Deshalb muss der Therapeut das ›Raubtier‹ in der Übertragung aus ihr herausholen, damit sie von der Sexualisierung mit dem Vater loskommt. Im Moment, wo die Patientin zulassen kann zu sagen, dass der Therapeut ihre Brüste lecke, erlebt sie einen starken Anstieg mörderischer Wut, der sich neurobiologisch in Spannungen des Masseters und – ohne genitale Stimulation – in einer mental bedingten sexuellen Erregung auswirkt. Sie spürt aktuell einen vollen orgastischen Vorgang, dessen neurobiologische Komponenten sind:

- eine Steigerung der Durchblutung des Schwellkörpers, was zum Anschwellen der Klitoris (Klitoriserektion, engorgement) und der Schamlippen führt,
- Produktion von Vaginalflüssigkeit (vaginale Lubrikation, lubrication) durch das ausgedehnte Kapillarnetz der Scheidenmukosa,
- Rhythmische Muskelkontraktionen durch Gefäßzusammenziehung (contraction) im Beckenbereich und in der Vagina.

Fassen wir die einzelnen Schritte des bisherigen Prozesses zusammen:

- Der Therapeut macht Druck und eine größtmögliche Herausforderung auf die Widerstände und Gefühle in der Übertragung, nachdem die Patientin zwei Träume erzählt hatte.
- Das löst in der Patientin sowohl einen Anstieg und Durchbruch der primitiven mörderischen Wut als auch eine sexuelle Erregung in der Beziehung zum Therapeuten aus. Das neurobiologische Zentrum liegt im Solarplexus, der sowohl die sexuelle Stimulierung und den Orgasmus als auch die mörderische Wut reguliert.
- Der Therapeut fragt, wie sie aktuell und physisch den Orgasmus in der Übertragung erlebt.
- Ein erneuter Anstieg der Übertragungsgefühle führt zur Ermordung des Therapeuten.

– Die Patientin sieht an der Stelle des Therapeuten ihren Vater (Transformation). Aus dem Therapieverlauf ist bekannt, dass die Patientin zu ihrem Vater sexualisierte Gefühle hat. Der Vater hatte sie als Kleinkind an ihrem Geschlecht gestreichelt, worauf der zweite Traum hinweist. Die Psychopathologie der Patientin ist, dass sie in der Beziehung zu Männern keinen Orgasmus erleben kann, außer sie sieht in einem Mann das Bild ihres Vaters, was in ihr repetitiv sexualisierte mörderische Impulse auslöst. So bleibt sie die ›Schwarze Spinne‹, die immer wieder mordet (Männer frustriert und Beziehungsmöglichkeiten zerstört), wenn es um Sexualität geht. Immer wieder bringt sie mit erotisierenden, sexualisierten und sadistischen, mörderischen Gefühlen den Vater in ihre Männerkontakte. So hält sie den verstorbenen Vater am Leben und bleibt an ihn sexuell gebunden, sodass sie sich nie einem andern Mann voll geben kann. Der Therapeut erklärt der Patientin, dass sie eben diese sexualisierten und mörderischen Gefühle auch zu ihm habe, wenn sie träume, dass *er* sie im Auto an den Brüsten lecke. Sie macht damit eine projektive Übertragung auf den Therapeuten.

Solange die mörderische Wut auf die genetische(n) Person(en) nicht ausgeräumt ist, werden auch die sexualisierten Gefühle zu ihnen nicht verschwinden und die Patienten keine befriedigende Partner- und Sexualbeziehung eingehen können.

Dies dem Patienten anhand der Übertragung zu *erklären* ist wichtig; dieser primitive sexualisierte Sadismus wird aber nur durch das *wiederholte Erleben dieser Gefühle in der Beziehung zum Therapeuten* (repetitiver Übertragungsprozess) endgültig gelöst werden können. Der Therapeut unterstützt diesen Prozess, indem er immer wieder die mörderische Wut adressiert, welche der Patient in der Beziehung zum Therapeuten, zur Mutter, zum Vater, zum Partner und durch Verschiebung zu anderen Menschen erlebt und indem er konkrete Fragen stellt zu allen Gefühlen, die mit mörderischer Wut und Sexualität zu tun haben.

Vignette (Gekürztes Protokoll der Patientin, die sich im Traum als Monstrum im Körper des Vaters erlebt.)

TH Wie erfahren sie die Wut in diesem Traum, körperlich, jetzt?
PT töten
TH Welche Gefühle haben sie, wenn der Vater in einer Riesenwut die Mutter vergewaltigen würde?
PT Der Vater ist betrunken und reißt ihr die Kleider vom Leib. Die Mutter würde ihn abweisen.
TH Was spüren sie, wenn sie in ihre Augen schauen?
PT Sie ist in Panik und sie ist nackt.
TH Wie würden sie ihren Körper beschreiben?
PT Wie bei mir (Widerstand).
TH (Der Therapeut geht nicht auf den Widerstand ein, sondern weicht das Unbewusste auf mit einer Serie von konkreten und das Unbewusste alarmierenden Fragen.)
Wie sieht das Geschlecht der Mutter aus? Wie sind ihre Schamhaare?
Wie sieht das Geschlecht des Vaters aus?
Wie stößt der Vater seinen Penis in die Vagina der Mutter?
Welche Geräusche macht die Mutter?
Was macht der Vater, wenn sein Penis drin ist und er brutal ist?
Wie würden *sie* den Vater ermorden, während er mit seinem Penis in der Mutter ist?
Was würde die Mutter sagen, bis der Vater den letzten Atemzug gemacht hat?
Was würde die Mutter tun, wenn sie dort wären?
Wie würden sie dazwischentreten, wenn sie ein kleines Kind sind?
Und was, wenn sie älter sind?
Was fühlen sie, wenn sie den brutalen Vater sehen, der die Mutter vergewaltigt?
PT Eine wahnsinnige Wut auf den Vater.
TH Wie erleben sie diese Wut *jetzt*, wenn sie das blutrünstige Raubtier herauslassen, so brutal wie möglich?
Welche Töne macht der Vater, wenn er stirbt?
PT Keine.
TH Welches ist ihr Gefühl, wenn der Vater stirbt, ohne einen Laut von sich zu geben?
PT Dann ersteche ich auch die Mutter.

TH Und dann, wenn die mörderische Wut vorbei ist und beide Eltern zerstört da liegen? Was für ein Gefühl löst das in ihnen aus?
PT Das ist schlimm für sie.
TH Aber *ihre* Gefühle, beide Eltern in primitiver Art umgebracht zu haben? Sie kämpfen gegen ihre Gefühle.
PT Ich sehe Vaters Hand am Boden. Ich möchte seine Hand halten.
TH Was sagen sie diesen Eltern, zu jedem einzelnen, wenn sie so da liegen?
PT Sie sind angezogen, schön, bereit für die Beerdigung. Ich küsse sie auf die Wangen. Ich halte ihre Hände.
TH Und was sagen sie?
PT Geht nicht weg.
TH Und wie ist ihr endgültiger Abschied? Wie würden sie ihnen Adieu sagen?
PT Tschüss Papa. Tschüss Mama.
TH Wenn sie zum Traum zurückgehen und *sie* sind im Körper des Vaters und sie ermorden die Mutter? Sexualität und Brutalität sind verschmolzen. (TH wiederholt den Traum der Patientin.)
Welche Gefühle haben *sie*, wenn der *Vater* vergewaltigt und ermordet?
PT Brutale. ... Eine sexuelle Erregung.
TH Wie erleben sie die sexuelle Erregung, jetzt?
PT Ein Anschwellen. ... Ohne feucht zu werden.
TH Nachdem *sie* den Vater ermordet haben, ermorden sie auch die Mutter. Als der *Vater* die Mutter ermordet hatte, war es ähnlich, wie *sie* die Mutter ermordet haben. Der Vater zwang die Mutter unter Alkohol und ohne Kontrolle zum Geschlechtsverkehr. (Dies ist ein Zeichen, dass das Unbewusste einen fließenden Zustand erreicht hat. Wenn der *Vater* die Mutter vergewaltigt und ermordet, dann ist es die *Patientin*, die vergewaltigt und ermordet. *Sie* erlebt die mörderische Wut gegen den Vater und die Mutter und die sexuelle Stimulierung. Die *Patientin* ist das Monster im Körper des Vaters.)
TH *Sie* hatten diese Träume. Was hätte der Vater mit ihnen gemacht?
PT Er hätte mich aufs Bett geworfen, entkleidet und vergewaltigt. Der Penis ist drin und ich fühle mich feucht.
TH Wie tief?
PT Vollständig. Ich bin Jungfrau und es tut weh. Ich beiße ihm in den Kopf.
TH Und sie fühlen seinen Penis in ihnen?
PT Ja. Und ich ersteche den Vater und das Blut fließt.
TH Und sein Penis?

PT Und sein Kopf ist voll Blut.
TH Das löst Gefühle aus in ihnen.
PT Ich lege ihn aufs Bett.
TH Mit dem Penis in ihnen?
PT (Die Patientin hat schmerzvolle und traurige Gefühle: *sie* wird vergewaltigt und *sie* ist die Mörderin des Vaters.)
Ich bin die Sklavin der Schwarzen Spinne. Ich bin immer noch in diesem System.
TH Hatten sie eine sexuelle Stimulierung, als sie den Vater ermordet haben?
PT Nein. (Wenn der Sadismus und die damit verbundenen schuld- und trauerbeladenen Gefühle durchlebt sind, dann verliert die Sexualisierung ihre Macht. Die Patientin spürt, dass der Prozess zu einem Ende kommt und dass sie frei wird.)
TH Eine Türe geht auf und die andere schließt sich.
PT Frei und traurig.
TH Und wie würden sie *mir* Adieu sagen?
PT Sie haben mein Leben total verändert.
TH Und was ist mit *ihnen*?

Metapsychologisch liegen die Fakten im *Unbewussten* der Patientin so, dass das Erleben des primitiven mörderischen Sadismus dazu führt, dass einerseits die *genetische Figur*, hier der Vater, um Vergebung bittet für das, was er dem Baby und Kind in Wirklichkeit an brutalem Missbrauch angetan hatte und andererseits weiß das *Unbewusste der Patientin*, dass sie den Vater für sein Tun in ihrem Erleben durch ihre sadistische Ermordung bestraft hat. Diese mörderische Bestrafung löst innerlich Gefühle von Schuld aus, denn das Kind hat in seinen unbewussten und bewussten Phantasien und Wünschen die auch geliebte genetische Figur viele Male liquidiert. Das Erleben der Schuld ist primär ein psychischer Prozess, äußert sich aber auch in veränderten realen Verhaltensweisen. Je öfter und je tiefer ein Patient die Schuld für die eigene Täterschaft erlebt, desto rascher wird die Vergebung möglich und kann der ewige Zirkel der nie endenden mörderischen und sexualisierten Gefühle aufhören. Würde die Patientin das Foltern und Morden nicht aufgeben und würde sie nicht vollends zum Erleben der Schuld gehen, bliebe ihre Sexualität an die Destruktion gebunden. Weil die Patientin hingegen bis zur Vergebung ging, konnte sie das Kombinat von mörderischer Wut und Schuld auflösen und sich befreien. Wenn dies nicht gelingt, werden unter der Macht des Wiederholungszwanges die primitive mörderisch Wut und die Schuld nach Strafe rufen, die als Über-Ich-Pathologie den therapeutischen Prozess ins Fiasko stürzt, eine Versöhnung mit den Eltern verunmöglicht, womit Patient und Eltern bestraft wären, und letztlich bliebe der ganze Orbit der Patientin verseucht.

7.11.2.4 Homosexualität

Homosexualität wird auch heute noch kontrovers behandelt und von den einen als gängige Lebensform und von den andern als Abwehr oder gar als Pathologie verstanden. Morgenthaler (1984, S. 86), der mit dem Ehepaar Goldy Parin-Matthèy und Paul Parin ausgedehnte ethnopsychoanalytische Forschungsreisen unternommen und mit ihnen die Ethnopsychoanalyse begründete hatte, betont, dass Sexualität, in welcher Form sie sich auch immer zeige, niemals eine Neurose, eine Psychose, eine Morbidität sein könne. »Das Krankhafte kann stets nur als Ausdruck einer disharmonischen Entwicklung im gesamten psychischen Haushalt verstanden werden. Die Annahme, dass eine gleichgeschlechtliche Partnerwahl bereits ein Symptom darstellt, dass Homosexualität an sich ein Individuum psychisch krank macht, ist eine Unterstellung. Die Erfahrung der Menschen aller Kulturen zeigt, dass Homosexualität eine der Möglichkeiten ist, wie sich normalerweise menschliches Sexualleben ausformt. Nur unter bestimmten gesellschaftlichen Bedingungen wird Homosexualität zu einer Krankheit stilisiert« (S. 86).

Bereits Kinsey et al. fanden in einem repräsentativen Ausschnitt bei den männlichen Befragten der weißen amerikanischen Bevölkerung 8% mit ausschließlich homosexuellen Erfahrungen und 23% mit vorwiegend oder fast ausschließlich homosexuellen Erfahrungen während eines Zeitraumes von drei Jahren. Bei den 20–35-jährigen Frauen waren es immerhin 10%, die vorwiegend oder fast ausschließlich homosexuelle Erfahrungen hatten (zit. nach Rohde-Dachser). Daher lässt sich die Homosexualität nicht als perverses und minoritäres Phänomen abtun, zumal sie in der westlichen Welt zunehmend als eine *Lebensform* verstanden wird und seit 1980 als Krankheitsdiagnose aus dem DSM-III entfernt worden ist, obwohl, wie aus der Befragung von Allgemeinärzten (Buddeberg in Strauß 2004a, S. 3) hervorgeht, die Homosexualität eines der häufigsten sexuellen Probleme in der Allgemeinpraxis ist.

Morgenthaler unterscheidet im zitierten Werk zwischen einer *unneurotischen* und einer *neurotischen* Entwicklung zur Homosexualität. Es gibt eine normale Entwicklung zur Homosexualität, so wie es eine normale Entwicklung zur Heterosexualität gibt. Die unneurotische Entwicklung zur Homosexualität geschieht in der psychischen Entwicklung vom Kleinkind zum Erwachsenen an drei typischen Stationen der Umorientierung (Weichenstellung) (Morgenthaler 1984, S. 86–94). Zudem stellt er fest, dass man in der homosexuellen Neigung größtenteils keine Zeichen eigentlicher Liebesunfähigkeit finde, wenn nicht neurotische Momente erschwerend ins Gewicht fallen. Es ist wichtig zu sehen, dass heftige Schuldgefühle, Kontaktstörungen, Hemmungen jeder Art, Selbstbeschuldigungen und Aggressionsausbrüche auch in einer gestörten heterosexuellen Beziehung ebenso häufig anzutreffen sind wie bei neurotischen Homosexuellen (S. 56). Neurotische Störungen Homosexueller müssen im Zusammenhang mit den Entwicklungsphasen verstanden werden, so wie neurotische Störungen Heterosexueller oder Perverser jeder Art im Rahmen ihrer spezifischen Entwicklung zu verstehen sind.

Erfahrungen der ISTDP mit homosexuellen Menschen

- Meistens kommen homosexuelle Menschen in die Psychotherapie, weil sie an *Beziehungsproblemen* leiden. Weitere Probleme sind Narzissmus und Promiskuität, weshalb die Psychotherapie sich viel mehr auf das Beziehungs- als auf das Sexualverhalten richtet.
- Der Rat suchende Homosexuelle wird zunächst als *so gesund wie möglich* und nicht so krank wie möglich beurteilt.
- Der Therapeut versteht die Krise, in der sich der Homosexuelle befindet, zuerst von der *aktuellen Lebenssituation* her und zieht nicht vorzeitig die Triebschicksale der frühen Kindheit als Erklärung für die Störung heran.
- Homosexuelle Patienten können wie auch heterosexuelle Patienten an vielen *psychoneurotischen* Problemen oder an Fragilität leiden.
- Die Homosexualität oder die Angst vor Homosexualität können die Funktion einer *Abwehr* erfüllen (defensive homosexuality), um Nähe und emotionale Intimität zu einer Person des anderen Geschlechts zu vermeiden.
- Es ist davon auszugehen, dass bei homosexuellen und transsexuellen Menschen die *genetischen und chemischen* Faktoren eine Rolle spielen. Deshalb setzt eine psychotherapeutische Behandlung eine strikte Indikationsstellung nach medizinischen, juristischen, gesellschaftlichen und psychotherapeutischen Gesichtspunkten voraus, um eine Psychotherapie auszuschließen, wo sie nicht indiziert ist.
- Die Sexualorgane und die Ejakulation, die normalerweise über den Kanal der quergestreiften Muskulatur reagieren, werden bei homosexuellen Patienten *rektal* erregt.
- Obwohl die Erektion nicht hoch ist, sind die Durchbrüche der mörderischen Wut sehr primitiv und extrem intensiv. Nach mehreren Durchbrü-

chen der mörderischen Gefühle öffnet sich im Penis der Kanal der *quergestreiften* Muskulatur.

Die Homosexualität als eine *Psychopathologie* aufzufassen, hat vor allem in den psychoanalytischen Theoriebildungen eine lange Tradition. Obwohl Freud, der sich durch sein ganzes Werk mit der Homosexualität befasste, in einer Fußnote in den *Drei Abhandlungen zur Sexualtheorie* (1905a) sich der damals herrschenden Lehrmeinung entschieden widersetzte, »die Homosexuellen als eine besonders geartete Gruppe von anderen Menschen abzutrennen«, da »alle Menschen der gleichgeschlechtlichen Objektwahl fähig sind und dieselbe auch im Unbewussten vollzogen haben«, nennt er in *Eine Kindheitserinnerung des Leonardo da Vinci* (1910d) »die richtige Entscheidung in der Objektwahl für das entgegengesetzte Geschlecht« als das leitende Ziel der Entwicklung und bezeichnet die Homosexualität als sexuelle Abirrung. Rohde-Dachser (1994) kommt nach der Durchsicht der klassischen psychoanalytischen Theorien über die Homosexualität und deren Vergleich mit neueren Befunden aus verschiedenen wissenschaftlichen Disziplinen zu den folgenden Ergebnissen:

- Eine homosexuelle Objektwahl ist keineswegs immer ein Indiz für eine prekäre Geschlechtsidentität, die in den ersten Lebensjahren erworben wird, praktisch irreversibel ist und durch eine spätere homosexuelle Objektwahl nicht grundsätzlich in Frage gestellt wird.
- Die verschiedenen Versionen der homosexuellen Orientierung stellen mit großer Wahrscheinlichkeit das Resultat eines komplizierten Wechselspiels von genetischen, hormonellen und umweltbedingten Einflüssen dar.
- Es gibt keine Hinweise für das gemeinsame Auftreten einer auffälligeren Psychopathologie bei Homosexualität im Vergleich zu Heterosexuellen.
- Homosexuelle Phantasien, die sich unabhängig von der sexuellen Orientierung regelmäßig bei Männern und Frauen finden, sind nicht unbedingt ein Zeichen latenter Homosexualität.
- Es gibt nicht *die* Homosexualität, sondern eine Vielfalt von Formen und Erscheinungsweisen mit vermutlich unterschiedlicher Genese.
- Homosexualität ist ein möglicher Bestandteil der psychosexuellen Entwicklung von Männern und Frauen und Teil eines reichen sexuellen Potentials, über das Menschen verfügen können im Dienste der Lust und des Überlebens.

7.12 Sucht-Patienten

7.12.1 Allgemeine Erfahrungen

Etymologisch geht das Wort *Sucht* auf das althochdeutsche Wort *suht* und das gemeingermanische Adjektiv *sioh, siuks*, (engl.: sick) zurück, was *krank* bedeutet. Wortgeschichtlich ist zwischen *Sucht* und *suchen* zwar kein Zusammenhang nachweisbar, aber dennoch ist ein Sinnzusammenhang plausibel. Alle Süchtigen suchen Befriedigung, Glück, Entspannung, Gratifikation oder Hochgefühl, machen jedoch auf ihrer Suche zu früh Halt und bleiben so auf einer Ersatzebene stecken. Sowohl *psychoaktive stoffliche Suchtmittel* (Tabak, Alkohol, Esswaren, Medikamente und Cannabinoide, Amphetamine, Kokain und Opioide) als auch *nicht-stoffgebundene Suchtmittel* (Spiel- und Kaufzwänge, Macht, Geld, Arbeit, Beziehungen, Sexualität, perverse Rituale, Überzeugungsgemeinschaften) können eine versklavende Hörigkeit und zwanghafte Abhängigkeit provozieren, die je nach Suchtmittel psychischen oder psycho-physischen Charakter hat. Bei der *physischen Abhängigkeit* werden kontinuierlich Drogen in den Zellstoffwechsel eingebaut. Bei deren Fehlen leidet der Betreffende unter Entzugserscheinungen. Die *psychische Abhängigkeit* drückt sich in einem unersättlichen Verlangen aus nach einer emotionalen Befriedigung. Substanzsüchtige haben eine psychophysische Abhängigkeit.

Die schädliche Abhängigkeit von Drogen und Alkohol (psychotrope Substanzen), worauf wir hier unser Interesse richten, ist nach Wurmser (2000, S. 40) kein einheitliches Krankheitsbild mit eindeutiger Ursache; es gibt keine lineare Beziehung zwischen Kausalfaktoren und Symptomen, keine einhellige Persönlichkeitsstruktur mit gemeinsamer Dynamik und einer für alle empfehlenswerten Behandlung und keine scharfe Grenze zwischen süchtigem Verhalten und schwerer Neurose.

Epidemiologische Studien haben gezeigt, dass mindestens die Hälfte aller Suchtkranken eine hohe Komorbidität mit anderen psychiatrischen Störungen (Angsterkrankungen, depressive Störungen, Persönlichkeitsstörungen, psychotische und schizophrene Störungen) aufweisen. So können fragile Menschen, die ihre Spannungen, Unsicherheiten und Ängste unter Kontrolle bringen wollen, mit Amphetaminen oder Alkohol zur Selbstmedikation greifen und davon süchtig werden.

Die weit verbreitete Erfahrung ist, dass die Therapie von Suchtkranken (vor allem Drogen-Patienten) schwierig und teuer ist. Die geringe Motivation dieser Patienten, von denen sich nur etwa fünf Prozent in therapeutische bzw. nervenärztlich Behandlung begeben, verursacht in Therapien eine große anfängliche Abbruchrate und auch eine hohe Rückfallquote (Thomasius 2000, Vorwort).

Es gibt keine Theorie und keine Behandlung, welche die vielfältigen Aspekte vor allem der heterogenen Population der Drogenabhängigen integrieren würde. Unbestritten ist, dass für Suchtkranke eine integrative, *multimodale* Behandlung (medizinische, psychopharmakologische, sozial- und verhaltenstherapeutische, lerntheoretische und psychodynamische Behandlungsansätze) am ehesten Erfolge erzielt.

In Abgrenzung zu soziotherapeutischen Maßnahmen, die sich auf eine Veränderung im sozialen Umfeld richtet, zielt der *psychodynamische Ansatz* auf innerliche Veränderungsprozesse (Abstinenzmotivation, Eigeninitiative, Selbstverantwortung, Zukunftsorientierung, Aktivieren eigener Ressourcen). Therapeuten oder Methoden, die dem Drang dieser Patienten nach Diversifikation nachgeben statt mit der erforderten unerbittlichen Herausforderung zu operieren, haben keinen Erfolg und daher eher eine schädliche Wirkung. (Davis 1989, S. 67)

Sifneos und Malan haben mit gemischten Resultaten versucht, mit der psychoanalytisch orientierten Fokaltherapie diesen Patienten zu helfen. Sie und andere Forscher haben festgestellt, dass eine positive therapeutische Allianz nötig ist, damit psychologische Techniken allenfalls erfolgreich eingesetzt werden können. Weil jedoch eine psychodynamische Psychotherapie Angst auslöst, war die herkömmliche psychodynamische Technik nicht nützlich. Als erschwerend kommt hinzu, dass ein großer Prozentsatz der alkohol- und drogenabhängigen Patienten eine Entwicklungsstörung oder eine fragile Ich-Struktur und eine niedrige Kapazität der Ich-Anpassungsfähigkeit für das Erleben und Ertragen von Angst hat, was oft in Therapieabbrüche oder in Ausagieren mündet.

7.12.2 Psychodynamik

Die Äußerungsformen der Sucht lassen sich, zumindest in abgeschwächtem Maße, an den psychodynamischen Charakteristika drogensüchtiger Patienten aufzeigen, die wir z. T. den Untersuchungen von Crouppen (1990), Davis (1989) und Wurmser (1997, 2000) entnehmen:

1. *Narzisstische Kern-Störung*
   Suchtkranke zeichnen sich aus durch den phobischen Kern ihrer Infantilneurose, durch Ich-Bezogenheit und durch eine narzisstische Verletzlichkeit, die sich wie folgt manifestieren:

a. In der frühen psychodynamischen Entwicklung konnten das Selbstbild und die Objektbilder nur unvollständig integriert werden. Fast immer finden sich in der Kausalität schwere chronische Traumatisierungen als wesentliches Element. Diese Menschen sind von klein auf geschlagen worden, haben frühe Trennungen erlebt durch Scheidung oder Suizid oder Suizidversuch eines oder beider Eltern oder haben sich unbewusst mit der Persönlichkeitsstörung eines Elternteils identifiziert.
b. Die Patienten haben eine geringe Angsttoleranz. Im Hintergrund drohen übermächtige Angst, Verwundung und Verletzlichkeit.
c. Sie haben einerseits eine angeschlagene Selbstachtung (Minderwertigkeitsgefühle, Scham) und zeigen andererseits eine massive Überbewertung (Allmachtsphantasien) des eigenen Selbst.
d. Sie zeigen ein narzisstisches Schutzverhalten. Das Gefühl von Ohnmacht und Hilflosigkeit, das die Phobie und die allgemeine Angst begleitet, kann durch eine narzisstische Abwehr sich unter Formen von hochmütiger, egoistischer Arroganz, anmaßender, eigennütziger Ansprüche, Rückzug der Gefühle, Selbstbezogenheit, Rücksichtslosigkeit und oberflächlicher Freundlichkeit und Nachgiebigkeit verbergen.
e. Eine innere und äußere akute narzisstische Krise (z. B. durch Verlust) verschlimmert diesen narzisstischen Zustand. Intensive Impulse und Gefühle wie Wut, Enttäuschung, Angst und Depression werden mobilisiert. Dies gibt Anlass zur verzweifelten Suche nach einer Krücke (Freund, Arbeit, Tanzen oder eben eine Droge) außerhalb von sich selbst.

2. *Affektregression und Sexualisierung*
Durch Traumatisierung werden die erregten Gefühle rasch überwältigend, entgleiten der inneren Kontrolle, werden entdifferenziert (Schwierigkeit, Gefühle klar zu erleben), deverbalisiert (Gefühle zu benennen) und so empfunden, als wären sie körperlicher Natur (Resomatisierung). Akut überwältigende und beängstigende Impulse und Gefühle (Depression, Suizidimpuls, Gefühl es nicht mehr auszuhalten, explosive Wut), die außer Kontrolle geraten, führen zu einer Affektregression. Der Patient kann Grundaffekte wie Wut, Scham, Einsamkeit, Angst und Verzweiflung nicht länger klar unterscheiden von diffusen Stimmungen der Enttäuschung und Desillusionierung. Eine junge, kiffende Patientin äußert es so: »Ich bin unglücklich, nichts geht mehr, ich halte es nicht mehr aus, alles ist flach, ich möchte nur noch schlafen oder mit dem Auto gegen eine Mauer rasen und tot sein.«

Um die Affekte zu regulieren, wird häufig die Sexualisierung als weitere archaische Abwehr eingesetzt. Die Überflutung mit Affekten und die Sexualisierung führen zu einer überwältigenden Empfindung des sich Schämens, der Demütigung. Kontrollverlust über die Gefühle ist schlimmer als der Verlust der Sphinkterkontrolle. Zur Wiederherstellung der Kontrolle werden aggressive Wünsche, Impulse und Phantasien eingesetzt. Die traumatischen Gefühlsstürme, die Sexualisierung und die Aggression führen mit der Zeit zu Gegenmaßnahmen durch das Über-Ich (Schuld, Scham). Der Zusammenbruch der Affektregulierung führt einerseits zur Primärgefahr der tiefsten Hilflosigkeit, der Fragmentierung und inneren Spaltung und andererseits zu Allmachtsphantasien (grandiose Hoffnungen) auf magische Verwandlung von Selbst und Welt durch Drogen, womit ein sich wiederholender Teufelskreis schließt.

3. *Affektabwehr*
Die Drogen dienen der pharmakologisch verstärkten Verleugnung einer lästigen inneren Wirklichkeit und von unbewussten, konflikthaften und angstbeladenen Affekten, Gefühlen und Wünschen. Das Wiedererleben der durch das Trauma bewirkten intensiven Frustrierung und der daraus folgenden Aggression drohen das Ich zu überwältigen. Neben dem Aspekt von Defekt und Schaden ist es vordringlich, den Aspekt der Konflikt- und Kompromissbildung und der komplizierten Abwehr gegen Aggression zu betonen. Die Affektabwehr benützt vorwiegend folgende Mechanismen.
- Verleugnen
- Verdrängen
- Vermeiden
- Bagatellisieren
- unbewusster Trotz
- Projektion
- und vor allem das Externalisieren, womit der Kern der Problematik nach Außen verlegt wird. Mit dem Externalisieren wird der innere Konflikt in provokativen und selbstdestruktiven Handlungen und emotionalen Entladungen wie Explodieren, Promiskuität, wilde Getriebenheit zu Handlungen (Tanzen, Trinken, Beschäftigtsein, Arbeitswut, Gewalttaten) ausagiert, d.h., wie Wurmser (1977) sagt, die magische Substanz wird gesucht. Die Verleugnung der inneren Realität durch psychische Mechanismen und durch chemische Substanzen führt zu einer Zweiteilung der Ich-Funktionen (Identitätsspaltung).

Ohne Verschlimmerung durch chemische Substanzen könnte man von einer tief sitzenden Ambivalenz sprechen. Eine Patientin zeigte einerseits etwas Roboterhaftes und eine Ich-syntonie, indem sie sagte: »Es ist so, da kann ich nichts dagegen machen.« Andererseits aber urteilte sie klar: »*Ich* bin es, die beim Freund bleibt; *ich* verdränge seit langem meine Gefühle; *ich* muss es verändern; wenn ich es *ihnen* überlasse, bringt es nichts.«

4. *Aggression*
Aggression und Feindseligkeit wird mobilisiert und als Versicherung der eigenen Kraft und der Kontrolle via Externalisieren eingesetzt. Üblicherweise haben diese Patienten zuviel Angst, ihre Wut direkt auszusprechen. Sie benützen deshalb primitive Abwehrformen wie Splitting (Spalten) und projektive Identifikation mit der unbewussten Zielsetzung, den Therapeuten zu erzürnen und Vergeltungsmaßnahmen (Retaliation) auszulösen. Dieses Externalisieren ist gepaart mit intensiven sadomasochistischen Impulsen, die weitere Abwehren (z.B. Panikattacken) nötig machen, um sie unter Kontrolle zu halten.
Der selbstdestruktive Impuls dieser Patienten kann für eine längere Zeit suizidal sein. Wurmser (1978, in: Crouppen 1990, S. 62) spricht vom selbstzerstörerischen und zwanghaften Drogenmissbrauch, der in vielen Fällen als Äquivalent zum Suizid verstanden werden kann. Wenn die Droge abgesetzt wird, können in Vorstellungen und Verhaltensweisen heftige suizidale Impulse erscheinen. Ernsthaft suizidale ambulante Patienten können im Therapeuten Angst mobilisieren, was dessen Motivation und Interesse an der Behandlung dieser Patienten untergräbt.

5. *Mangel an Selbst-Fürsorge und Selbstregulation (self-care deficit)*
Drogensüchtige wie auch Alkoholiker wissen nicht um die Gefährlichkeit ihrer Sucht oder verleugnen sie in krasser Weise oder bagatellisieren sie. Ohne im Wiederholungszwang die Ursache der Sucht sehen zu wollen, sehen wir den Perpetrator darin, dass die Abhängigen immer wieder scheitern
   - mit ihren Vorsätzen zu einer Veränderung,
   - die Gefahr für die körperliche Gesundheit zu vermeiden,
   - den gesundheitlichen und sozialen Schaden, den sie sich zufügen, vorauszusehen.

6. *Über-Ich-Pathologie*
Der Mangel an Selbst-Fürsorge ist eine klinische Manifestation der Über-Ich-Pathologie (5.4.2.6). Das strafende Über-Ich untergräbt die Ich-Funktionen und die Autonomie des Patienten. Das Bedürfnis nach Strafe und das Leiden zu verewigen wird gespeist aus der verdrängten reaktiven Wut und den bewussten und unbewussten Gefühlen von Schuld und Scham (für die Drogeneinnahme). Das Ich, unter dem Druck des strafenden Über-Ich, hat ein Bedürfnis nach Selbstsabotage und selbstzerstörerischem Verhalten, z.B. Drogenmissbrauch, was das Potential dieser Menschen verwüstet und ihr ganzes Leben ruiniert.

Wurmser spricht in der oben erwähnten Schrift (1978, in: Crouppen 1990, S. 82) ähnlich der Spaltung der Ich-Funktionen von einer Spaltung der Über-Ich-Funktionen, die unter dem Druck der Externalisation, dem Ausagieren und der Aggression entsteht. Das hat das Auftreten eines primitiven Über-Ich und eines eher reifen Gewissens zur Folge, was zu abrupten Schwankungen führt zwischen dem Akzeptieren von Werten und Verhaltensregeln einerseits und offenkundiger Verleugnung und Missachtung der Verhaltensregeln andererseits.

7. *Pathologische Trauer*
Die pathologische Trauer ist ein weiteres seelisches Charakteristikum, das zu Drogenmissbrauch führen kann. Wurmser (2000 S. 43) sagt speziell im Hinblick auf Adoleszente, dass eine überwältigende akute narzisstische Krise, unter der tief verwurzelte narzisstische Konflikte mit intensiven emotionalen Kräften aktiviert werden, zu Drogenmissbrauch Anlass geben kann. Das heraufbeschwörende Ereignis passiert oft zuerst durch eine Entwicklungskrise verbunden mit Erfahrungen von Verlassenheit, Abbruch einer intimen Beziehung und andere tief empfundene Enttäuschungen mit Freunden oder mit der Schule. Die Gefühle und Reaktionen, die diese Krise begleiten, schließen Wut, Enttäuschung, Angst und Depression mit ein. Diese Krise ist der Moment, wo entwicklungsbedingte Konflikte und Defekte mit einer einzelnen externen Situation zusammenfließen und sich eine künstliche Abwehr oder Lösung anbietet, nämlich die Droge. Aber selbst ohne das Angebot oder die Verfügbarkeit einer Droge wird das Suchtsyndrom mobilisiert durch die charakteristische Suche nach einem Ausweg und dem Drang nach einer externen Krücke. Die Sucht bringt Entlastung von der Angst, Wiedergutmachung des Verlustes, der Trennung, der Rückweisung, der Wut, der Scham, der Schuld und anderem mehr. Die Droge wird zur soforti-

gen Abwehr gegen Dysphorie und Schmerz und ist die ›Lösung‹ des Trauerprozesses. Davis (1989a) zitiert Wurmser (1977), der die Tendenz, nach einer magischen, omnipotenten Kontrolle über das Unkontrollierbare (magical, omnipotent control over the uncontrollable) zu trachten, als grundlegende und spezifische Prädisposition für Drogenabhängigkeit versteht. Meines Erachtens ist eine frühe narzisstische Störung der Widerpart der Frustrations-Toleranz.

8. *Regressive Befriedigung*
Das Endziel, die regressive Befriedigung, Entspannung, Gratifikation und ein Hochgefühl, wird durch die Unterstützung des Suchtmittels erreicht. Die Folgen sind:
    a. *Lähmende, passive Abhängigkeit.*
    Die Drogenabhängigen sind mit der passiven Rolle zufrieden, auch in der Therapie. Sie suchen Mittel und Wege, ihr Problem dem Therapeuten in den Schoß zu legen. Dabei sind ihre Ansprüche subtil und oft nonverbal. Nichtsdestotrotz üben sie einen konstanten Druck auf den Therapeuten aus mit Sätzen wie »Dass ich da bin, ist gut.« oder »Ich möchte schwer krank sein, damit andere für mich sorgen und ich alles abgeben kann«. Diese beharrliche Ausrichtung auf den Therapeuten als omnipotente Quelle von etwas, das der Patient sich selbst zu geben unfähig ist, mobilisiert im Therapeuten Wut. Diese Wut ist nicht vollumfänglich eine Gegenübertragung, denn ein Mensch kann kaum von Irritation frei bleiben, wenn auf ihn konstant Erwartungen und Unzufriedenheit gerichtet werden.
    b. *Angst vor Nähe und emotionaler Intimität*
    Der phobische Kern der Infantilneurose lässt diese Patienten, wie Wurmser (2000, S. 41) sagt, Angst empfinden gegen alles, was als Verpflichtung, Begrenzung und Struktur erlebt wird, ganz besonders jede physische und psychische Nähe zu anderen, die als Einengung und Gefangennahme erlebt und abgewehrt wird.

    Viele Patienten brechen die Therapie aus Angst vor Nähe ab. Sie haben einen großen Widerstand, sich so darauf einzulassen, dass der Therapeut und die Therapie etwas bewirken können. Eine sporadisch Drogen konsumierende Patientin schrieb mir nach der ersten Sitzung, dass sie nicht bereit sei, einer fremden Person ihre Gefühle zu zeigen.

    Scheinbar überwinden diese Patienten die narzisstische Krise durch ein aufgeblähtes Ich, verringerte Realitätswahrnehmung und mit dem großen Vertrauen auf die externe Krücke. Mit dem verschlimmerten Versagen der Ich-Funktionen gegen die Ansprüche der Realität und mit dem noch weiter gesunkenen Selbstvertrauen gegenüber dem Anfang schließt sich der Teufelskreis.

9. *Psychische Prädisposition*
Wir können sagen, Menschen mit den beschriebenen charakteristischen Schwierigkeiten haben eine psychische Prädisposition für Suchtverhalten und Drogenabhängigkeit, weil die psychotrope Wirkung des Suchtmittels *ich-synton ist mit den vorhandenen Abwehrmechanismen*, der Anpassung und dem Selbst-Konzept. Es ist sinnvoll, von einer *Sucht-Struktur* zu sprechen, auch wenn der betreffenden Mensch einen Entzug gemacht hat und ohne Suchtmittel lebt.
Es ist aber eine Tatsache, dass Drogensüchtige viele psychiatrische Störungen haben, die *auch bei ›nicht-chemischen‹ Abhängigen* vorhanden sind. Daraus lässt sich zumindest theoretisch schließen, dass deren Depression, Angst, Beziehungsschwierigkeiten, Charakter-Pathologie und Abhängigkeit von bewusstseinsverändernden Substanzen auf eine psychodynamische Psychotherapie günstig reagieren könnten.

7.12.3 Therapie

Süchtige und abhängige Patienten zeigen psychodynamisch keine anderen Probleme als jene Patienten, die sich auf dem Spektrum der psychopathologischen Störungen befinden. Gewisse Probleme wie Passivität, Über-Ich-Spaltung, Über-Ich-Pathologie, narzisstische Störung und Mangel an Selbst-Fürsorge sind akzentuiert und verlangen besondere technische Vorgehensweisen.

Die Probetherapie wird diagnostizieren müssen, ob der drogenabhängige Patient eine neurotische oder eine strukturelle Kernstörung hat. Des Weiteren ist davon auszugehen, dass Patienten, die sich durch den gewohnheitsmäßigen Gebrauch chemischer Substanzen schaden, eine Über-Ich-Pathologie haben, d.h. dass unbewusste Schuld aus dem Über-Ich sie zwingt, sich selbst zu bestrafen und das Leben zu verwirken. Die Therapie kann die psychischen Kräfte verändern, sofern der Patient den Willen zu einer Zusammenarbeit aufbringt, er einen Durchbruch ins Unbewusste erleben kann, sich das Unbewusste erschließt, das verkrüppelte Ich sich aus der Tyrannei des Über-Ich befreit und sich eine unbewusste therapeutische Allianz entwickelt.

Durch diese Restrukturierung der Balance im psychischen Apparat wird der Einfluss des Über-Ich abgebaut und damit das Bedürfnis nach Selbstsabotage. Wenn dies gelingt, wird die anfängliche Abbruchrate verringert und es besteht für Suchtpatienten eine Chance, die zur Sucht disponierenden psychischen Faktoren, die als Abwehrmechanismen zu verstehen sind, zu reduzieren oder zu überwinden.

Die ISTDP kann für Patienten mit einer Sucht-Struktur erfolgreich sein, sofern sie nicht unter dem Einfluss des Suchtmittels stehen, was eine hohe Eintrittsschwelle ist. Weitere Einschränkung des therapeutischen Optimismus sind ausgesprochene Kontraindikationen wie ein teilweiser hirnorganischer Abbau, Desorganisation und Verwahrlosung, Soziopathie und pathologische Willenlosigkeit. Das Letztere beruht auf einer Spaltung der Ich-Funktionen und des Über-Ich, die sich bei Patienten zeigt, die sich die Frage stellen, was sie mehr fordert, ihre Probleme oder die Therapie.

Die folgende Vignette stammt von einer jungen, durch den Doppelsuizidversuch der Eltern früh traumatisierten Frau, die einige der oben erwähnten Störungen zeigte: Depression, Affektregression, das Gefühl von Platzen, Impulsdurchbrüche, Suizidwünsche, promiskuöse Sexualität, Willenlosigkeit, Trotz, Identitätsspaltung und Angst vor Nähe.

Vignette

PT Es ist so schwierig, mich zu öffnen.

TH Wollen sie wirklich diese Wand zwischen sich und mir behalten? *Sie* haben gesagt, sie kommen für eine Veränderung. Was wollen sie jetzt machen?

PT Ich will sie nicht auf Distanz halten; ich kann mich gar nicht öffnen.

TH Wieder gehen sie zum hilflosen Maitschi (Mädchen). Und ein paar Tränen helfen da nicht weiter. Sie haben gesagt, sie wollen nicht mehr abstürzen und schlapp machen. Sie haben gesagt, dass sie genug von diesem Elend haben und dass sie frei werden wollen.

PT Es scheißt mich an ... das Maitschi. Sie sagen die Wahrheit. Es ist gut, dass es mir jemand sagt. Ich habe genug von diesem Maitschi, das sich treiben lässt.

TH So können wir wieder zur Frage zurückgehen: Was sind ihre Gefühle jetzt hier zu mir?

PT Ich will schon, aber ich weiß nicht, wie das geht.

TH Und wieder gehen sie zur Hilflosigkeit.

PT (trotzig) Ich muss es mir überlegen, ob ich mich öffnen will. Ich muss mir überlegen, was sich mehr lohnt: Hilflosigkeit oder mich öffnen.

TH Sie haben entsetzliche Angst, zum ersten Mal in ihrem Leben einem Menschen Zugang zu geben zu ihren innersten Gefühlen. Und sie wissen, eine

Seite in ihnen will dies und es ist eine Chance.

PT (trotzig) Ich glaube nicht, dass ich durch eine Therapie immer glücklich bin.

8 Merkmale von Therapieverläufen mit der ISTDP

8.1 Der Umgang mit der Zeit

8.1.1 Restriktiver Umgang mit der Zeit

Das Leben ist dem Menschen zum Lehen gegeben und die Zeit ist ein kostbares Gut im Leben des Menschen. Zeit ist Lebenszeit, über die wir nicht beliebig verfügen können (1.4). Eine Psychotherapie ist weder das Leben noch ein Selbstzweck, sondern soll den Menschen befähigen, wieder liebevolle Beziehungen zu leben und die materiellen, kulturellen, emotionalen, geistigen, sozialen und politischen Güter mitzugestalten. Eine unnötig viel Zeit beanspruchende oder tendenziell unendliche Psychotherapie ist ein destruktiver Umgang mit Zeit und dient letztlich nicht dem Leben. Je weniger Zeit eine erfolgreiche Therapie beansprucht, desto kürzer ist die Leidenszeit des Patienten und desto länger kann er von seiner erhöhten Lebensqualität und Lebenschancen (Frieden mit den Eltern finden, eine Familie gründen, Berufskarriere) profitieren. Daher wäre es unmenschlich und würde, wie Lachenmeier (1996, S. 223) sagt, von einem therapeutischen Nihilismus zeugen, den Patienten unnötig lange leiden und zahlen zu lassen, die Selbstsabotage und die neurotische Charakterpathologie zu fixieren und dem Leiden einen ›Sinn‹ zuzusprechen. Prozesse und Entwicklungen brauchen zwar Zeit, aber die Zeit allein heilt weder körperliche noch seelische Wunden (Eckstaedt, Klüwer 1980). Eine Therapie jedoch, die ihre Kürze aus der Beschränkung auf Symptommilderung baut, aber neurotische Charakterstörungen und deren Ursachen unbehandelt lässt, kann auf lange Sicht wegen hoher Rückfallgefahr sehr teuer werden (Lachenmeier 1996, S. 224).

Das Streben nach Schnelligkeit und Verkürzung der Therapie hat nichts mit Hektik zu tun, sondern ist u. a. eine Prophylaxe gegen das selbstsabotierende Etablieren neuer, negativer Realitäten wie die Abhängigkeit vom Therapeuten, der Abbruch einer Partnerbeziehung, die eine gute Basis hat, das Erzeugen einer Schwangerschaft in einer pathologischen Beziehungskonstellation, das Herbeiführen eines beruflichen Ruins, die körperliche Schädigung durch weiterführen schädlichen Verhaltens, Suizid usw.

Die *Qualität* einer Therapie wird weder durch die *Frequenz* der Sitzungen noch durch die *Länge* einer Therapie bestimmt, weil Frequenz und Dauer nichts aussagen über das theoretische Konzept, dessen technischer Umsetzung und die Wirksamkeit der Therapie. Wie Laireiter und Frischenschlager (1998, S. 181) mit Bezug auf Lambert und Bergin (1994) schreiben, habe die

Psychotherapie-Effektforschung deutliche Hinweise dafür erbracht, »dass 75% derjenigen Patienten, die von einer Psychotherapie profitieren, dies in den ersten 20 bis 30 Stunden ihrer Therapie tun. Lambert (2004) sagt, dass nach den ersten 7–9 Sitzungen erste Veränderungen und nach 13–20 Sitzungen Verbesserungen feststellbar sind und dass die späteren Sitzungen keinen so großen Einfluss wie die ersten Sitzungen hätten. (Wir vermissen jedoch in Lamberts schriftlichen und mündlichen Äußerungen eine wissenschaftliche Begründung für seine saloppe Disqualifikation der Langzeittherapien.) Im erwähnten Artikel schreiben Laireiter und Frischenschlager unter Hinweis auf verschiedene Untersuchungen[1], dass man, unter ökonomischen Aspekten betrachtet, die Kurztherapie als sehr günstiges Verfahren ansehen kann, »das in der Lage ist, sehr viele emotionale und psychische Probleme und Beschwerden zu einem angemessenen Preis zu behandeln« (S. 181). Laireiter (1998, S. 189), der sich auf die empirischen Studien von Koss und Shiang zur Effektivität und Effizienz von Kurztherapien stützt, sieht in der Zeitlimitierung folgenden therapeutischen Nutzen:

1. Bereits die Vereinbarung einer zeitlichen Limitierung führt zu einer Veränderung der therapeutischen Arbeitshaltung und zu einer Reduktion der Regressionsbereitschaft, womit die Ich-Funktionen des Patienten gestärkt werden.
2. Die Zeitlimitierung stärkt die Arbeitshaltung für die gemeinsame therapeutische Arbeit und unterstützt eine spezifische therapeutische Allianz.
3. Durch die explizite oder implizite Überzeugung, dass eine Veränderung der Probleme in relativ kurzer Zeit möglich ist, wird eine problem- und lösungsorientierte Perspektive vermittelt.
4. Durch die gemeinsam vereinbarten Ziele sind die Möglichkeiten und Grenzen der Therapie klar bestimmbar und unmittelbar einsichtig.
5. Der therapeutische Prozess wird klarer, strukturierter und überschaubarer und die Veränderungen für den Patienten evaluierbar.

Ob Langzeit- oder Kurzzeittherapie, beide sind immer ein zeitbegrenztes Unternehmen. Im Gegensatz zu den Langzeittherapien ist für die Kurzzeitpsychotherapie die *Zeitlimitierung* jedoch ein wichtiger Faktor, um, wie

1 Austad CS, Berman WH (eds) (1991) Psychotherapy in managed health care. Am Psychol Ass, Washington DC; Budman SH, Gurman AS (1988) Theory and practice of brief therapy. Guilford, New York; Koss MP, Shiang J (1994) Research on brief psychotherapy. In: Bergin AE, Garfield SL (eds) Handbook of psychotherapy and behaviour change. 4th edn. Wiley, New York, pp 664–700

oben ausgeführt, einen Wandel herbeizuführen und um weiteren Schaden und weiteres Leiden durch Regression, Abhängigkeit und eine Übertragungsneurose zu vermeiden. Die Erfahrungen der ISTDP gehen dahin, dass ein Zeitlimit besser ist als eine Open-End-Therapie, sowohl hinsichtlich des einzelnen Interviews als auch der Psychotherapie insgesamt. Es ist eine grundlegend unterschiedliche Mitteilung an das Unbewusste des Patienten, wie Kalpin (1993b) darlegt, ob der Therapeut dem Patienten vermittelt: »Ich werde ihnen helfen und so lange für sie da sein, wie viel Zeit es auch brauchen mag« und »Ich werde sie so lange behandeln, bis wir ein optimales Resultat erreicht haben werden« oder ob der Therapeut sagt: »Arbeiten wir zusammen, um in einer angemessenen Zeit, 25–30 Sitzungen, so viel wie möglich zu erreichen.« Es wäre jedoch unklug, dem Patienten zu Beginn der Therapie quasi prophetisch eine konkrete Stundenzahl zu nennen, während der die Arbeit abgeschlossen sein wird. Einerseits könnte man beim Patienten Vorstellungen und Erwartungen wecken, die, wenn sie sich nicht erfüllen, in iatrogene Wut und Vorwürfe umschlagen, andererseits könnte der Therapeut durch eine versprochene Stundenzahl und aus grandiosen Ansprüchen seinem Über-Ich-Druck erliegen, anstatt die für den Therapieprozess erforderliche Zeit mit dem aktuellen Stand seines Wissens und seiner Erfahrung und mit der Pathologie des Patienten zu begründen.

Die Fachwelt hat sich, wie Tschuschke (2003, S. 14) schreibt, auf eine bestimmte Stundenzahl festgelegt, was als Kurz- und Langzeitbehandlung zu gelten hat. Danach gilt als Krisenintervention, was bis zu acht Sitzungen beansprucht. Die obere Grenze für eine Kurzzeittherapie ist bei 25 Sitzungen angesetzt; was darüber geht, gilt als Langzeittherapie. Er räumt zwar ein, dass die *Zeit-Sitzungszahl-Koppelung* nicht vollständig aufgegeben werden kann – m. E. zu Recht. Die Therapie einer schweren Störung mit 40 bis 80 Sitzungen innerhalb von einem bis zwei Jahren ist verhältnismäßig kurz im Vergleich zu tausendstündigen Psychoanalysen (fünf bis zehn Jahre) oder 300–600 Sitzungen (drei bis sechs Jahre) umfassenden Langzeitbehandlungen z. B. mit Psychoanalytischer Psychotherapie[2].

Davanloo erwähnt konkrete Zeitlimitierungen sowohl für die Dauer eines einzelnen Interviews als auch für den ganzen Behandlungsprozess. Das einzelne Interview sollte normalerweise einen vorgängig abgesprochenen Zeitrahmen von einer Stunde die Woche nicht überschreiten. (Für depressive, regressive und fragile Patienten kann es angezeigt sein, zu Beginn der Therapie für eine kurze Zeit zwei Sitzungen pro Woche anzuberaumen.). Es ist zwar

2 Arbeitsgruppe ARGUMENTARIUM der EFPP Schweiz (2003) S. 34

gut, wenn sich der Therapeut einen kleinen Spielraum freihält für den Fall, dass das Unbewusste etwas zutage fördert, das keinen Aufschub erlaubt. Grundsätzlich sollten sich aber Therapeut und Patient an den Zeitrahmen halten und die Sitzung dort aufhören, wo man im Moment ist. Die Erfahrung zeigt, dass wenn in einer angemessenen Zeit keine signifikante Veränderung erreicht wird, ein längeres Fortfahren oder Ausharren keine besseren Resultate erzielen.

Der Zeitbedarf für den ganzen Behandlungsprozess ist einerseits davon abhängig, wo im Spektrum sich der Patient befindet, d.h. von der Struktur der Kern-Neurose, die sich erst nach einem Durchbruch zu erkennen gibt (Nahmias 1990, S. 173), und andererseits vom Grad der Ausbildung und der Erfahrung des Therapeuten. Patienten ganz links im Spektrum benötigen 1–10 Sitzungen, Patienten links der Mitte 10–20 Sitzungen, Patienten rechts der Mitte 20–40 Sitzungen, Borderline-Patienten oder Patienten mit geringer Angsttoleranz und schwer gestörte Patienten ganz rechts im Spektrum können 80 und gelegentlich bis 120 Sitzungen benötigen. Die optimale Grenze der Behandlung beträgt 40 Sitzungen. Diese Richtwerte sollen jedoch den Lernenden nicht davon abschrecken, dem Stand des eigenen Wissens und Könnens und der eigenen Erfahrung und Intuition zu vertrauen und zu folgen, statt sich wie bei einem Rezept an Zahlen zu klammern.

Wenn die Indizien für die Beendigung einer Therapie (8.4.1) erfüllt sind, kann die Therapie abgeschlossen werden. Wenn Patient und Therapeut weitere Schichten des Unbewussten aufdecken und bearbeiten wollen, was an bestimmte Bedingungen (8.4.1) geknüpft ist, kann es sinnvoll sein, die Therapie um weitere 20–40 Sitzungen zu erweitern.

Sollte sich ein endloser Restrukturierungsprozess ankündigen, ist es besser, sofern man kurztherapeutisch arbeiten will, die Therapie zu beenden und sich mit einem bescheidenen Erfolg zufrieden zu geben. Es gibt jedoch den Fall, dass der Therapeut sich für eine zeitliche Ausdehnung der Therapie entscheidet, sei es aus technischen Problemen oder weil der Patient eine komplexe Restrukturierung benötigt oder weil er keine frühen Durchbrüche erlebt hat. Es muss sich dafür aber belegen lassen, dass eine graduelle Restrukturierung stattfindet und dass zumindest auf einem bestimmten Niveau ein Zugang zum Unbewussten möglich wird und sich im Leben des Patienten positive Veränderungen abzeichnen. In diesem Fall wird sich der Therapeut jedoch nicht der Illusion hingeben, dass er eine ISTDP macht. Es ist dann eine Frage der Aufrichtigkeit, dem Patienten zu erklären – vor allem wenn er der Meinung ist, immer noch in einer intensiven und hochwirksamen Kurztherapie zu sein –, dass in Tat und Wahrheit er sich in einer mit metapsychologischen und technischen Elementen der ISTDP angereicherten dynamischen Langzeittherapie befindet.

Für Patienten, die von sehr weit herreisen, bietet die ISTDP die Methode der *Blockbehandlung* an, die über einen oder mehrere Tage hin mehrere Sitzungen täglich vorsieht. Diese Art von Behandlung setzt voraus, dass von Anfang an ein starkes Aufschließen des Unbewussten stattgefunden hat. Nach einem Intervall können weitere Blockbehandlungen stattfinden, sodass der Patient auf die benötigte Stundenzahl kommt. Selbstverständlich muss sich der Therapeut vorgängig entsprechende spezifische Kenntnisse aneignen.

8.1.2 Zum Begriff ›Kurzzeitpsychotherapie‹

Ursprünglich ist die psychoanalytische Kurzzeitpsychotherapie als theoretische und technische Alternative zur psychoanalytischen Standard-Langzeittherapie entwickelt worden. Der Begriff *Kurzpsychotherapie* (brief psychotherapy) hat mit der Zeit jedoch eine heterogene Bedeutung erhalten. Seitdem Methoden, deren Standardvorgehen einen Zeitraum von 20–30 Sitzungen nicht oder nur knapp überschreiten (z. B. Verhaltenstherapie, die Hypnotherapie, systemische Therapien, kommunikations- und erkenntnistheoretische Psychotherapiemodelle), sich auch des Begriffes ›Kurztherapie‹ bedienen, ist dieser Begriff unscharf geworden. Noch mehrdeutiger wird der Begriff, wenn er, trotz Beibehaltung der orientierungsspezifischen theoretischen und methodischen Prinzipien, auch auf jegliche kurze Intervention (Krisenintervention, Konsultations-Liaison-Dienste, fokussierte Bearbeitung spezifischer Probleme) angewandt wird. Es scheint daher, dass ein die Schulen übergreifender Konsens für ein Konzept *Kurzzeitpsychotherapie* unmöglich ist, so lange unterschiedliche Kriterien angewandt werden. Einige Beispiele verdeutlichen die Problematik:

Beispiele

Die Fixierung einer *Stundenzahl*[3] wirft keine metapsychologischen Fragen auf, kann aber willkürlich sein.

Der Begriff ›Kurztherapie‹ steht missverständlich für eine in Frequenz und Dauer verkürzte ›Light-Ausgabe‹ einer langzeitlich konzipierten Methode.

3 Leuzinger-Bohleber konzipierte 1–3 Sitzungen für die Notfalltherapie, 1–5 Sitzungen für die Krisenintervention, 5–50 Sitzungen für die Kurztherapie, 10–30 Sitzungen für die Fokaltherapie, 10–30 Sitzungen für die Adoleszenztherapie und 5–50 Sitzungen für Beratung (Leuzinger-Bohleber M, 1985. In: Weghaupt A, 1998, S. 197)

Es besteht die Meinung, der in einer Methode ausgebildete Therapeut brauche für die Kurzversion keine spezifische Ausbildung.

Therapieziele können kontrovers sein. Richtet sich die Differentialindikation für Kurz- resp. Langzeittherapie nach Symptomerleichterung vs. struktureller Charakterveränderung oder nach einem fokalen vs. umfassenden Ansatz?

Die psychodynamischen, die kognitiv-verhaltensorientierten (Sulz, SKD 1998, S. 25–42) und die systemischen Ansätze haben ihre je eigenen theoretischen und technischen Konzepte.

Die ISTDP zeichnet sich als eine Version psychoanalytischer *Kurzzeit*therapie vor allem aus durch ihre *Theorie* und *Behandlungstechnik* und erst an zweiter Stelle durch den ökonomischen Umgang mit Zeit und Geld, d.h. die therapeutische Aufgabe in kurzer Zeit und kostengünstiger als viele Jahre dauernde Therapien zu erfüllen. Sie ist aber weder eine durch ökonomische Vorgaben von Kostenträgern gekürzte Langzeittherapie, noch legt sie mit einer strikten Zeitlimitierung in Form einer fixierten Stundenzahl einen willkürlichen und nicht prozessualen Parameter an die Therapie, wie dies z.B. Mann (1973) getan hat.

Die Zeitlimitierung ist eine Konsequenz aus Theorie und Technik, für sich allein genommen aber kein ausreichendes therapeutisches Kriterium.

8.1.3 Die frühe Erwähnung des Therapie-Endes

Es lohnt sich, das Therapie-Ende schon in der Anfangsphase der Therapie zu erwähnen. Der Patient wird dies nicht dahin missverstehen, der Therapeut habe keine Zeit oder sei an der Arbeit mit dem Patienten nicht interessiert, denn sonst läge beim Arbeitsbündnis ein Problem vor und die Therapie wäre in Schieflage. Die positiven Effekte der frühen Erwähnung des Therapie-Endes sind:

- Druck auf den verantwortungsvollen Umgang mit der Zeit.
- Mitteilung an das Unbewusste, dass es um Arbeit geht.
- Druck, welcher der UTA Auftrieb geben kann.

- Herausforderung und Deaktivierung der Anklammerungswünsche.
- Vermeiden einer Übertragungsneurose.
- Ankündigung der Abschiedsthematik, da die meisten Patienten gestörte Abschiedserlebnisse haben.

Besonders Patienten rechts im Spektrum, die sich gerne an die Therapie und den Therapeuten klammern, werden im Extremfall schon in einer der ersten Sitzungen auf den Abschluss der Therapie und die Trennung vom Therapeuten aufmerksam gemacht. Bei Patienten links im Spektrum hingegen genügt es, die Trennung gegen Ende der Therapie zu fokussieren.

8.2 Das Durcharbeiten

Freud hatte bereits in den Studien über Hysterie (1895a) Worte wie *abtragen, überarbeiten* und *durcharbeiten* benützt, allerdings noch ohne spezifische Bedeutung. Eine therapeutische Bedeutung erhielt der Terminus ›Durcharbeiten‹ erst in *Erinnern, Wiederholen und Durcharbeiten* (1914b), wo er vor allem als Arbeit an den Widerständen und als treibende Kraft für die Behandlung verstanden wird. Laplanche und Pontalis definieren das Durcharbeiten als einen »Vorgang, durch den die Analyse eine Deutung integriert und die Widerstände überwindet, die sie hervorruft. Es handelt sich dabei um eine Form psychischer Arbeit, die es dem Subjekt erlaubt, bestimmte verdrängte Elemente zu akzeptieren und sich von der Bemächtigung der Wiederholungsmechanismen zu befreien.« (1972, S. 123–125)

Damit der Patient dauerhafte Veränderungen schafft, begnügt sich die ISTDP nicht mit Deuten und intellektueller Einsicht, die für gewöhnlich ohne Durcharbeiten nichts erreichen. Das Durcharbeiten zielt darauf ab, dass die Einsichten im täglichen Leben wirksam werden. Nachdem im Interview alle Stationen der Zentralen Dynamischen Sequenz durchlebt sind, ist für die strukturelle Veränderung und die Konsolidierung das Durcharbeiten notwendig. Würde der Patient z.B. noch und noch Durchbrüche produzieren, ohne sie durchzuarbeiten, bekämen diese lediglich die Qualität von Spannungsabfuhren. Je nach dem, wo der Patient im Spektrum der psychoneurotischen Störungen steht und wie fluid sein Unbewusstes ist, wird das Durcharbeiten eindringlich und repetitiv sein. Dafür müssen, wie auch Sandler (Sandler, Dare, Holder 1973, S. 111–117) postuliert, die Rekonstruktionen auf vielerlei verschiedene Bereiche und Schichten im Material des Patienten angewandt, dieselben Dinge immer wieder durchgegangen und die Verzweigungen aufgespürt werden, wann immer sie erscheinen und wiedererscheinen.

Anhand der Richtschnur des Unbewussten des Patienten dringen Patient und Therapeut zusammen in einem permanent aktiven, dynamischen, zirkulären und repetitiven Prozess Schleife um Schleife und Schicht um Schicht tiefer ins Unbewusste ein und durchleuchten hin und zurück didaktisch und mit wechselnden Umschreibungen detailliert alle Stationen des Personen- und des Konflikt-Dreiecks, die einzelnen Abwehrmechanismen, die Symptombildungen und Charakterabwehren.

Je mehr die UTA des Patienten in Operation ist, desto weniger muss der Therapeut auf die Gefühle, Impulse und Widerstände Druck ausüben. Das Durcharbeiten setzt eine auf einem hohen Niveau wirkende UTA und geringe Widerstände voraus. Sollten die Widerstände jedoch wieder zunehmen, wird der Therapeut sie sofort herausfordern.

Wiederkehrende Ängste und die Rückkehr der Symptome können Signale sein, dass eine tiefere Schicht des Unbewussten sich vom Kern des Verdrängten löst und aufwärts drängt. Ist diese Schicht schrecklich, wird sich der Impuls zuerst in der Übertragung auf den Therapeuten richten und erst in einem nächsten Schritt auf genetische Personen.

Ein wichtiger Aspekt des Durcharbeitens ist, dass es nicht nur innerhalb der therapeutischen Beziehung geschieht, sondern dass der Patient auch Zeit hat, mit den in der Therapie gemachten Erfahrungen draußen im Alltagsleben konstruktive Veränderungen zu erbringen.

8.3 Elemente einer gut gehenden Therapie

1. *Der Kompass ist das Unbewusste und die therapeutische Aufgabe.*
   Ganz allgemein lässt sich sagen, dass eine gut gehende Therapie sich dadurch auszeichnet, dass Patient und Therapeut spüren und sehen, dass das Unbewusste des Patienten aktiviert ist und vorwärts drängt. Das Unbewusste und die therapeutische Aufgabe wirken als Kompass und haben die Führung übernommen.

2. *Der Prozess verläuft zirkulär im Konflikt- und Personen-Dreieck.*

3. *Die Widerstände sind in der Übertragung kristallisiert und der Patient ist mit seinen Widerständen vertraut.*

4. *Die UTA ist auf einem höchst möglichen Stand etabliert, weshalb der Patient sich selbst gegen die Widerstände stellt und den Prozess maßgeblich selbst in die Hand nimmt.*

5. *Der Anstieg der komplexen Übertragungsgefühle erreicht einen höchst möglichen Stand.*

6. *Der ›somatic pathway‹ ist geöffnet.*
   Der Patient erlebt – für den Therapeuten sichtbar – seine Gefühle körperlich. Der Anstieg der komplexen Übertragungsgefühle und das körperliche Erleben der Gefühle geben dem Patienten ein angstfreies Gefühl von Sicherheit.

7. *Der Prozess erreicht die rechte Gehirnhälfte und das prozedurale Langzeitgedächtnis.*
   Die Phänomene des Schlaftraumes und des Wachtraumes i. S. des ›dreaming while awake‹[4] sind Indizien eines voranschreitenden therapeutischen Prozesses. Der Wachtraum ist wie der Schlaftraum eine auch Angst auslösende Tätigkeit des Unbewussten mit vollem erlebnismäßigem Anschluss an die Emotionen. Die Erfahrungen mit dem Phänomen Wachtraum begründen bei der ISTDP den von Freud abweichenden therapeutischen Umgang mit dem Schlaftraum (Alpert 1986). Wenn die Widerstände überwunden sind und die UTA etabliert ist, liegt das Unbewusste so offen da und ist der Traum so lebendig, dass es weder die Unterscheidung zwischen manifestem und latentem Traum noch eine Interpretation des Traumes braucht und der so genannte ›latente‹ Traum als Abwehr verstanden werden kann. Es ist auch nicht nötig, auf den Traum inhaltlich mehr einzugehen, als das Unbewusste schon preisgegeben hat, da der Patient von sich aus das Anliegen hat, den Traum in den Zusammenhang der aktuellen Arbeit am Unbewussten zu stellen.

Beispiele für den Wachtraum

Der Patient, der eine Hammelkeule zubereitet, sieht plötzlich ein Bein der in der Therapiesitzung ermordeten Mutter.

---

4 Wir übersetzen *dreaming while awake* mit Wachtraum. Damit sei der Unterschied zum Tagtraum beton, der vor allem durch bewusste Phantasien gesteuert wird und nicht ein Visualisieren unbewusster Inhalte ist.

Der Patient hört, wie die Halswirbel des Therapeuten krachen, den er auf dem Weg in die Therapiesitzung erwürgt.

Der Patient sieht im Hundefutter den in Stücke zerrissenen Vater

Im Gegensatz zum Wachtraum kommen die *Phantasien* ohne oder mit nur teilweisem Affektanschluss aus. Gelegentlich kann es für das Restrukturieren nützlich sein, den Patienten nach seinen Phantasien zu fragen, zumal wenn sie zensuriert und abgewehrt sind oder verdrängte Themen aktivieren können. Phantasien ohne jegliche emotionale Beteiligung jedoch sind therapeutisch irrelevant. Lösen jedoch die Phantasien im Patienten Angst aus, wird der Therapeut sich fragen, ob dies ein diagnostisches Indiz für eine fragile Struktur ist, denn fragile Patienten können selbst bei Phantasien so große Angst entwickeln, dass es zu echten Halluzinationen kommen kann.

Der Therapeut wird in den ersten fünf bis sechs Sitzungen nicht auf die Träume eingehen, denn zuerst muss die Angst-Struktur verändert werden, d. h. die Angsttoleranz erhöht und die Angst schwach sein, und der Patient muss eine Serie von Durchbrüchen ins Unbewusste erlebt haben. Nach diesen Voraussetzungen wird sich der Therapeut fragen, ob der Traum des Patienten ein lebendiger ist. Außer bei Patienten auf der extrem linken Seite des Spektrums wird es keine Traumanalyse im klassischen Sinne geben, da das Unbewusste des Patienten die Trauminterpretation macht. Die Aktivität des Therapeuten kann dann folgende Interventionen aufweisen:

Beispiele

Nach den Gefühlen fragen: »Wie haben sie die Furcht vor der Mutter im Traum erlebt?«

»Was haben sie gefühlt, als sie erwachten?«

Der Therapeut wird auf einzelne Traumelemente wie auf einen Widerstand Druck und Herausforderung ausüben. Zu einem Traumelement wie z. B. ›Katz und Hund‹ fragt er: »Wer ist der Hund? – Und wer ist der Paralysierte?« Dann öffnet sich das Unbewusste. Wichtig ist auch hier, dass der somatische Weg offen ist.

»Wie würden sie zurückgeschlagen haben? Können wir sehen, wie sie zurückgeschlagen hätten?«

»Sie wachen in dem Moment aus dem Traum auf, wo sie anfangen könnten, die Mutter zu ermorden!«
Wenn der Patient einen Traum erzählt, ohne einen Bezug zum dynamischen Kontext des Therapieprozesses zu machen, oder wenn er eine Flut von Träumen vorlegt oder den Traum in der letzten Minute des Interviews unterbringt, dann wird der Therapeut dies wie einen Widerstand behandeln. Ein endloses assoziatives Grübeln des Therapeuten nach dem Sinn des Traumes müsste als taktische Abwehr des Therapeuten verstanden werden.

8. *Der Patient durchlebt eine größere Anzahl von Durchbrüchen.*
Die Durchbrüche bringen immer tiefere unbewusste Schichten von Wut und Schuld an die Oberfläche. Die Widerstände gegen das Erleben des Impulses, der Nähe, der Schuld, des Schmerzes und der Liebe kommen zum Erliegen. Der Patient lässt sich von den schuld-, trauer- und schmerzbeladenen Gefühlen packen und der Schmerz durchbebt ihn wellenförmig.

9. *Der Patient erfährt eine intrapsychische Integration und strukturelle Veränderung.*
Die intrapsychische Integration ist ein kontinuierlicher kognitiver und erzieherischer Prozess, indem einerseits Therapeut und Patient periodisch feststellen, was bis anhin erreicht worden ist und andererseits der Therapeut die vorausgegangenen Sitzungen in die laufende Sitzung einbringt (6.4.7.2). Daran kann der Patient u.a. erkennen, dass der Therapeut ein konstantes Interesse am Prozess hat. Der Therapeut fragt den Patienten, wie er alles im Laufe der Therapie Gesagte, Gefühlte, Geträumte und Erlebte zusammensetze (8.2). Die *dynamische Analyse* und das *Rekapitulieren* stellen dann den Link her zwischen dem in der Übertragung Erlebten und den korrespondierenden Erfahrungen und Erinnerungen im gegenwärtigen und vergangenen Leben, was wir als den T-C-P-Link (6.4.6.2) bezeichnet haben. Das Integrieren veranlasst den Patienten, immer neues unbewusstes Material ins Bewusstsein zu heben und in den Prozess einzuflechten; und je mehr wir über das Unbewusste wissen, desto mehr ist es integriert.

Die Kernneurose ist erkannt und wird aufgelöst, sodass eine multidimensionale psychische Integration und eine strukturelle Veränderung stattfinden. Alle erlebten und verstandenen Prozess-Elemente, d.h. alle genetischen und wichtigen Personen (Vater, Mutter, Geschwister, Verwandte) und alle Themen (Wut, Mord, Kannibalismus, Vergewaltigung, Sexualisierung, Schuld, Trauer, Schmerz, Versöhnung, Liebe), die im Prozess vorgekommen sind, werden vereint und zunehmend innerlich zu einer strukturellen Einheit zusammengefügt, was für die seelische Gesundheit und die Konsolidierung maßgeblich ist.

Die Fragilen haben hier eine noch größere Arbeit zu leisten, denn wo bei den Psychoneurotikern schon strukturelle Einheiten bestanden hatten, haben sie Dissoziationen. Davanloo vergleicht die Integration mit fünf Flüssen, die in einen zusammenfließen: anfänglich sind die diversen Wasser noch unterscheidbar, aber nach einer gewissen Strecke sind sie vermengt.

10. *Der Patient lernt im Laufe der Therapie, seine Wahrnehmung anhand der Realität zu korrigieren.*
Während der Patient z.B. immer die Mutter hörte, wenn jemand »nein« sagte, muss er für den Lebenskampf lernen, dass im Leben einerseits nicht immer alles »ja« ist und dass andererseits nicht jedes »Nein« mit der Mutter zu tun haben kann. Es kann ein kognitiv-verhaltenstherapeutisches Umlernen nötig sein, oder der Therapeut verdeutlicht den Unterschied, indem er sagt: »Sobald jemand das Muster ihrer Mutter anwendet, reagieren sie mit den Mustern, die sie der Mutter gegenüber erlebt haben, nämlich Angst, Mord und Vergewaltigung.

11. *Der therapeutische Prozess ist durch einen hohen gegenseitigen Einsatz geprägt.*
Die Therapie findet in einem Klima von Druck, Herausforderung, höchstem gegenseitigen Einsatz, Ernsthaftigkeit und Betroffenheit statt, wofür der Therapeut während der Therapie, bei Therapieabschluss oder bei einer Evaluations-Sitzung (Follow-up) Dank und Anerkennung erhält.

8.4 Der Abschluss der Therapie

8.4.1 Indizien für die Beendigung einer Therapie

Gegen Ende der Therapie, aber manchmal auch im Laufe der Therapie, lohnt es sich, den Patienten zu fragen, wo er nach seiner Einschätzung im therapeutischen Prozess stehe, am Anfang, in der Mitte oder im letzten Viertel. Normalerweise haben die Patienten dafür eine präzise Einschätzung. Der Therapeut kann den Patienten auch fragen, wie viele Sitzungen er seiner

Meinung nach noch brauche, womit er dem Patienten vermittelt, dass der Prozess maßgeblich von dessen Einsatz abhängt. Die Therapie kann beendet werden, wenn der Patient selbst feststellt, dass sich viele positive Veränderungen in seinem Leben eingestellt haben.

Beispiele

Der Patient holt nach, was er verpasst hatte (z.B. Dinge, die er lernen wollte).

Er hat seine Beziehung zu seinen Eltern verbessert.

Er hat seine berufliche Situation gesichert.

Er respektiert die Menschen und erwartet für sich selbst Respekt.

Er setzt sich angstfreier und in einer guten Art für sich selbst ein.

Die Partnerbeziehung hat sich positiv verändert.

Die Kinder sind froher und es geht ihnen in der Schule besser.

Als Kriterium für das Beenden der Therapie genügt es jedoch nicht, dass es dem Patienten gut geht. Der Therapeut sollte dafür auch diagnostische und prognostische Anhaltspunkte feststellen.

Beispiele

Ist die zu Beginn der Therapie formulierte therapeutische Aufgabe erfüllt und hat ein struktureller Wandel stattgefunden?

Ist die mörderische Organisation aufgeräumt?

Sieht der Patient, welches der selbst zu verantwortende Anteil an seinen Problemen ist und was nicht?

Sind Schuld und Vergebung durchgearbeitet?

Hat das strafende Über-Ich seine Macht verloren?

Fließt die Liebe zu den genetischen Personen und zum Therapeuten?

Kann der Patient ertragen, dass das Leben nicht immer 100% bringt und dass er auch Fehler machen kann?

Würde der Patient, wenn der Therapeut nicht mehr da wäre, seinen Weg auch selber weitergehen?

Für Patienten, die eine massive Störung bearbeitet hatten, kann es nötig sein, in einer vorsorglichen Bemerkung darauf hinzuweisen, dass gewisse *Symptome* zurückkehren können, nicht weil sie ungenügend durchgearbeitet wären oder noch eine strukturelle Pathologie bestünde, sondern weil Verhaltensgewohnheiten eine Umgewöhnungszeit benötigen und weil der Patient sich z. B. noch in alten Beziehungsgeflechten bewegt.

Wenn der Therapeut denkt, es würde sich lohnen, tiefer ins Unbewusste hinein zu gehen, als es für die Heilung und für den Abschluss der Therapie nötig ist, müssen einerseits die Übertragungsgefühle, die UTA, das Erleben des somatischen Weges der Gefühle und der Fokus auf die positiven und negativen Gefühle sehr hoch sein und andererseits muss er mit dem Patienten übereinkommen, ob er diese zusätzliche Arbeit auch will.

8.4.2 Abschiedsprozess

Die Beendigung einer Therapie ist eine kritische Herausforderung für den Therapeuten und den Patienten, weil das Abschiednehmen die pathogene Zone beschäftigt und das mörderische Zentrum aktiviert. Wenn der Patient gesunde Eltern gehabt hätte, hätte er den Therapeuten nie getroffen und hätte den Abschied von den Eltern so vollzogen wie jetzt mit dem Therapeuten. Der Abschied vom Therapeuten stimuliert nochmals die schmerzlichen Trauergefühle (grief, sadness, mourning) über den Mangel oder das Fehlen an liebevoller elterlicher Zuwendung und vielleicht das Erleben der Einsamkeit des Säuglings in der Wiege. Abschiednehmen kann bis in die Panik des verlassenen Kindes reichen. Viele Menschen kommen zur Psychotherapie, um mit früheren emotionalen und tatsächlichen Trennungen und Objektverlusten fertig zu werden.

Entgegen den Auffassungen von Strupp und Binder (1991, S. 318ff) halten wir jedoch den Therapeuten weder für ein besseres Objekt als die genetischen Personen, noch soll er grundlegende Wünsche (Abhängigkeit) erfüllen, die von den Eltern nicht richtig erfüllt worden sind. Ebenso wenig können wir die Meinung dieser Autoren vertreten, dass sich der Patient durch die Internalisierung des positiven Bildes des Therapeuten (eine besser angepasste Identifikation) von seiner neurotischen Bindung (der fehl angepassten Identifikation) befreit. Die Prozesse der Phase 5 der ZDS (6.4.5) widerlegen diese Meinungen.

Der Therapeut wird den Fokus auf das Ende der Therapie und auf das *Abschiednehmen* richten. Da der Patient zum Therapeuten eine positive Beziehung entwickelt und von der Therapie profitiert hat, möchte er diese Beziehung beibehalten. Er wird gelegentlich Techniken anwenden, um die Trennung und den schmerzhaften Verlust zu verhindern (neue Probleme auftischen; Wiederaufleben alter Symptome; Vorwürfe; vorzeitiger Abbruch). Wenn diese Versuche nichts erreichen, wird der Patient *Wut und Trauer* fühlen, da der Therapeut wie ein Freund aus dem Leben des Patienten scheiden und verschwinden und auf eine Art sterben wird und beide wieder getrennte Wege gehen werden. Das Durcharbeiten dieser Gefühle wird dem Patienten erlauben, die Trennung und den Verlust besser zu ertragen. Vor allem aber wird auch die neu gewonnene Freiheit und das befreite Potential das Verlangen nach einem autonomen Leben stärken. Es ist ein Zeichen einer guten Therapie und einer funktionierenden UTA, dass die Patienten Angst haben, der Therapeut könnte sterben. Antworten die Patienten auf die Frage, was passieren würde, wenn er wirklich sterben würde, sie würden selbstständig bis zum letzten Gipfel klettern, ist dies ein Zeichen für die Autonomie des Patienten und dass keine Abhängigkeitsgefühle bestehen.

Wenn der Patient gesunde Eltern gehabt hätte, dann hätten sich Therapeut und Patient nie zu dieser Arbeit getroffen und der Patient hätte all diese wertvollen Erfahrungen nicht gemacht. Dann hätte er aber den Therapeuten vielleicht in einem anderen Kontext als die Therapie kennen gelernt, was sich die meisten Patienten wünschen, und sie wären vielleicht Kollegen oder Freunde geworden. Das ist nicht neurotisch, denn so gestalten sich menschliche Beziehungen.

Wenn der Patient in der Therapie die Trauer nicht zuließe, würde er in der Beziehung zum Therapeuten die mangelhafte Nähe wiederholen, die er mit einer genetischen Person gehabt hatte. Der Therapeut kann dem Patienten mit einer Serie von Fragen behilflich sein, diese Trauergefühle auszuloten, wobei weinerliches Selbstmitleid oder Regression durch die bisherige Therapie-Erfahrung ausgeschlossen sind.

Beispiele

»Wie wäre es, wenn sie es sich ausmalen, wenn ich in der Rolle von Vater oder Mutter wäre. Wie wären die Eltern zusammen? Und wie wären sie als Kind darin?« Diese Frage visiert die liebevolle Bindung (Bond) an und weicht das psychische System im Zentrum auf. Diese

> Bindung hatte damals emotionale Mängel, war abgebrochen oder überhaupt abwesend.
>
> »Wie wäre es in der Beziehung zu den Eltern gewesen, wenn sie zum Vater eine herzliche und gesunde Beziehung gehabt hätten?«
>
> »Was würde die Mutter fühlen, wenn sie die Mutter an meine Stelle setzen würden?« Auch wenn diese Vorstellung nicht realistisch ist, so ist sie ein Auslöser für reale Gefühle.
>
> »Wie erleben sie sich als Vater (resp. als Mutter) ihren eigenen Kindern gegenüber?«
>
> »Wie ist jetzt ihre Beziehung zu ihren Kindern?«
>
> »Machen sie es mit ihren Kindern anders, als sie es von den eigenen Eltern erfahren hatten?«

Wenn die sadistische Wut, welche die Liebe blockiert hatte, und die Symptome und Charakterstörungen verschwunden sind und das Leben des Patienten sich auf eine gute Art verändert hat, wird der Patient neben den traurigen und schmerzlichen auch *positive* Gefühle empfinden. Die positiven Gefühle können den Wunsch auslösen, eine Mutter oder einen Vater wie der Therapeut gehabt zu haben oder bis zur Idee körperlicher Nähe gehen, der Therapeut sei wie eine biologische Mutter oder ein biologischer Vater, welche/r den Patienten wie ihr/sein Kind liebevoll und sorgsam hält und zu ihm redet. Solch positive Gefühle können Angst mobilisieren und nochmals eine Herausforderung des Widerstandes gegen Nähe sein, weil dahinter alle ermordeten Menschen sich zu bewegen beginnen. Der Therapeut wird aber auch diese Art von Übertragung deaktivieren und z.B. sagen, dass der Patient ihn in die Schuhe der Mutter setze.

Die Trennung vom Therapeuten thematisiert auch die Trennung von den Eltern, die damals oft einen schlechten Verlauf genommen hatte. Der Therapeut kann den Patienten fragen, wie die Eltern reagieren würden, wenn sie die gefühlsvolle, dankbare und herzliche Beziehung (einhängen, spielen, umarmen, küssen) sähen, die der Patient, ohne biologische Verbindung, zu diesem fremden Therapeuten empfindet, während er durch den Mord an den Eltern schuldig geworden ist. Die Eltern werden sich aus ihrem Grabe dagegen wehren, den Drohfinger erheben oder neidisch sein.

Wegen all dieser Gefühle ist die Beendigung der Therapie für den Patienten alarmierend, denn er kann nicht mehr auf die defiziente, distanzierte Art Abschied nehmen, wie er es bis jetzt gemacht hatte. Wenn der Moment kommt, wo Therapeut und Patient endgültig Abschied nehmen, werden auch diese Gefühle untersucht. Sind die mörderischen Gefühle und die Schuld durchgearbeitet, dann ist der Patient selbstbehauptend geworden und wird den Dank mit der Haltung verbinden: »Wir beide haben diese Arbeit geschafft«. Würde jedoch der Patient sagen: »Ich vermisse sie. Sie haben mein Leben gerettet«, wird der Therapeut dies nicht so stehen lassen, sondern z.B. einen Hinweise auf die Realität geben: »Sie sagen das, wie wenn sie nicht die Hauptarbeit gemacht hätten und geben den Dank ganz mir«.

Beide ›Co-Piloten‹ haben die Arbeit gemacht und den ›Gipfel‹ erreicht. Jetzt kann jeder wieder seinen Weg gehen. Es braucht keinen monatelangen Abschiedsprozess, weil keine Übertragungsneurose aufgelöst werden muss. Die Trennung ist wie beim Adler, der nach einer kurzen Kindheit wegfliegt und seine Eltern nie mehr sieht. Der Patient behält aber alles Erlebte in sich und ist mit all diesen Gefühlen in Kontakt. Sein Universum ist größer geworden, er ist freier und meistert sein Leben; er braucht keine Krücken mehr, wird sich nicht mehr abhängig machen oder andere ausnützen.

In der Endphase der Therapie kann sich eine *letzte maligne Form der Selbstdestruktion* zeigen, nämlich sich am Schluss das Gute, das die Therapie bringt, zu zerstören. Dies ist ein Hinweis, dass ein Rest ungelöster Schuld und Über-Ich-Strafe noch nicht gelöst ist. Es ist nicht ausgeschlossen, dass der Patient in der Beziehung zum Therapeuten bis zum Schluss der Therapie Durchbrüche erleben muss.

Ein wichtiger Schritt in der Schlussphase kann sein, dass der Patient ein Stück Arbeit machen muss, um schlussendlich *sich selbst alle seine mörderischen Gefühle zu verzeihen*, damit er mit sich selbst versöhnt und liebevoll sein kann.

8.4.3 Letzte Sitzung

Die Therapie ist bis zur letzten Minute intensiv und bietet keinen Platz für einen Small Talk. Auch die letzte Sitzung beginnt mit dem Unbewussten des Patienten und mit den komplexen Übertragungsgefühlen. In dieser Sitzung wird der Therapeut den Patienten fragen, wie er den Therapieprozess erlebt hat und was ihm seiner Meinung nach in dieser Therapie geholfen hat. Gibt es auch Dinge, die er nicht gut findet und über die er kritische Gedanken hat? Welches waren die entscheidenden Schritte in diesem Prozess? Was hat sich im Leben des Patienten verändert? Manchmal hört man von einem Patienten, dass er vor dieser Arbeit zurückgeschreckt wäre und sie vielleicht nicht gemacht hätte, wenn er im Voraus gewusst hätte, wie hart sie ist. Aber jetzt ist er froh darüber, dass er sie geleistet hat. Dem Therapeuten ist er dankbar, dass dieser so konsequent war und nicht locker ließ, und auf sich selber ist der Patient stolz, durchgehalten zu haben und eine solche Leistung vollbracht zu haben, was nicht selbstverständlich ist.

8.4.4 Nachkontrolle und Follow-up-Studien

Die praxisbezogene Psychotherapieforschung steht vor der Aufgabe, die Wirksamkeit ihrer Therapien mithilfe wissenschaftlich anerkannter Verfahren aufzuzeigen. Die Minimalanforderung an eine Forschungsmethode sollte nach Luborsky (1995, S. 17) drei Elemente enthalten: (1) eine festlegende Beschreibung der Behandlungstechniken der untersuchten Therapieart; (2) eine ausführliche Therapeutenanleitung zur Handhabung der Behandlungstechniken und (3) ein Beobachtungsinstrument zur Feststellung des Ausmaßes, in dem der Therapeut die Behandlungstechniken tatsächliche anwendet.

Die Validität und Wirksamkeit einer Methode bestätigt sich aber erst, wie Rudolf (1998, S. 82) sagt, in der therapiefreien Zeit. Strukturelle Veränderungen sind erst glaubhaft, wenn sie sich im Verhalten niederschlagen und vom Patienten, dem Therapeuten und meistens auch von bedeutsamen Anderen im jetzigen Leben des Patienten zu erkennen sind.

Ungefähr 1–2 Jahre ist eine angemessene Follow-up-Zeit, da der Patient zuerst genügend Zeit braucht, seine Therapieerfahrung in das Alltagsleben umzusetzen. Die ISTDP empfiehlt, die *erste Evaluationssitzung* (Katamnese) ungefähr ein Jahr nach Therapieabschluss anzusetzen. Für Patienten, die mit einer klinischen Depression oder mit funktionellen Störungen in Therapie gekommen waren, kann es sinnvoll sein, diese erste Nachkontrolle schon nach 6–9 Monaten nach Therapie-Ende durchzuführen. Erfahrungsgemäß nehmen die Patienten diesen Vorschlag gerne auf.

Zuerst wird der Therapeut den Patienten explorieren über alle Schwierigkeiten (Symptome, Charakterwiderstände, Beruf, Partnerschaft, Elternschaft), die er damals hatte. Darauf wird er einige speziell für diesen Anlass vorbereitete, repräsentative audiovisuelle Sequenzen aus der Anfangszeit, der Mitte und der Abschlusszeit der Therapie dem Patienten vorführen und ihn dazu über sein Befinden damals und jetzt befragen. Meistens ist der Patient schmerzlich berührt über seinen früheren Zustand und stolz über die geleistete Arbeit. Auch diese Sitzung wird audiovisuell festgehalten. Meistens sind die Patienten mit einer weiteren Evaluationssitzung nach fünf Jahren einverstanden, um die Konstanz des Erfolges weiterhin zu untersuchen.

Ein wesentliches Element der Qualitätssicherung der therapeutischen Arbeit ist das Urteil des Patienten selbst, da er der zuverlässigste Evaluator für sein Wohlergehen ist. Er kann die Konzepte und damaligen Interventionen des Therapeuten im Lichte seiner Erfahrungen nach der Therapie illusionslos und kritisch evaluieren. Auch der Therapeut kann sich selbst überprüfen, ob er damals etwas missverstanden hatte. Diese Evaluationssitzung kann auch von einem anderen Therapeuten, der nicht notwendigerweise mit ISTDP arbeitet, durchgeführt werden. Das reichhaltig vorhandene audiovisuelle Material der Evaluationssitzungen bietet gute Unterlagen für das Validieren der Methode.

8.4.5 Wiederaufnahme der Therapie

Es kann vorkommen, dass der Patient ein paar Monate oder ein paar Jahre nach Therapieabschluss sich wegen erneuter Probleme wieder meldet oder dass sich bei der ersten Nachkontrolle ein Jahr nach Therapieabschluss Residuen zeigen, die eine Nachbehandlung benötigen. Es kann dafür verschiedene Gründe geben:

- Während der Therapie sind unbewusste Inhalte verborgen geblieben.
- Das Ich des Patienten konnte/wollte damals die erforderliche Leistung noch nicht erbringen.
- Neue Lebensumstände haben eine bis anhin unbewusste Schicht mobilisiert.
- Der Therapeut war damals theoretisch oder technisch an seinen Grenzen.

In diesen Fällen ist es gut, wenn der Therapeut nicht aus eigenen grandiosen Ansprüchen die Rückkehr des Patienten nur als Misserfolg taxiert. Zudem kann sich der Therapeut zugestehen, dass es kaum vermeidbar ist, dass er in dem komplexen therapeutischen Geschehen auch ungewollte Fehler begehen kann. Eine Wiederaufnahme der Therapie, und sei es nur für eine oder ein paar Sitzungen, spricht für die Verantwortlichkeit und das Vertrauen des Patienten und für die bis anhin geleisteten Arbeit.

9 Die Ausbildung in ISTDP

9.1 Anforderungen an eine Psychotherapie-Methode

Im diversifizierten psychotherapeutischen Markt sind eine genaue Spezifizierung der Eigenart der jeweiligen Therapiemethode und deren Anforderungskriterien sowohl für die Forschung wie auch für die Ausbildung notwendig. Nach Strotzka (In: Kächele 2000, S. 14) sollte das Anforderungsprofil an eine Psychotherapie folgende Elemente enthalten:

- ein bewusster und geplanter interaktioneller Prozess zur
- Beeinflussung von Verhaltensstörungen und Leidenszuständen, die in einem
- Konsensus (möglichst zwischen Patienten, Therapeut und Bezugsgruppe) für behandlungsbedürftig gehalten werden,
- mit psychologischen Mitteln (durch Kommunikation), meist verbal, aber auch nonverbal,
- in Richtung auf ein definiertes Ziel (Symptomminimalisierung und/oder Strukturänderung der Persönlichkeit),
- mittels lehrbarer Techniken,
- auf der Basis einer Theorie des normalen und pathologischen Verhaltens.

Dieses allgemein gehaltene und unausformulierte Profil bietet mancherlei Methoden einen Unterschlupf. Die vorausgegangenen Kapitel konkretisieren für die ISTDP die spezifischen und ausformulierten metapsychologischen und technischen Konzepte und Anforderungen. Die Erfahrungen der letzten 40 Jahre an den Ausbildungsinstituten in Nordamerika und Europa belegen, dass das komplexe System der ISTDP lehr- und lernbar ist. Eine neue Generation von Ausbildnern, die von Davanloo theoretisch und technisch geschult wurden und werden, gibt diese Methode weiter. Dieses Wissen und die Konzepte sind nie abgeschlossen, sondern werden im Austausch mit allen einschlägigen Disziplinen weiterentwickelt und verifiziert. Das tiefenpsychologische und psychoanalytische Wissen, die kasuistischen Erkenntnisse und Erfahrungen, die notwendige intuitive und empathische Wachheit, das sichere Handhaben der differenzierten Technik und der Wille zum selbstkritischen Hinterfragen des erreichten Ausbildungsstandes und zur permanenten

Weiterbildung stellen hohe Anforderungen an Zeitaufwand, seelischem Engagement und wissenschaftlichem Interesse und werden die ISTDP nie als therapeutische Modewelle boomen lassen.

9.2 Das Curriculum

Die Gesellschaften und Institute für Intensive Dynamische Kurzpsychotherapie in Europa (Dänemark, Deutschland, Italien, Niederlande, Österreich, Schweiz) und in Nordamerika (Kanada, USA) geben den Ausbildungskandidaten die Möglichkeit, die ISTDP zu erlernen.

In der Schweiz wird die Ausbildung von den Mitgliedern des Lehrkörpers der *Schweizerischen Gesellschaft für Intensive Dynamische Kurzpsychotherapie* gewährleistet. Die Ausbildung besteht aus mindestens 300 Stunden Theorie und Technik, mindestens 250 Stunden audiovisueller Supervision und Live-Supervision und einer genügenden Anzahl Stunden Selbsterfahrung in der Methode der ISTDP oder einer anderen anerkannten psychoanalytischen Technik. Die vom schweizerischen Standard abweichenden Curricula anderer Länder sind bei den jeweiligen nationalen Gesellschaften zu erfahren, deren Anschriften im Anhang aufgelistet sind.

9.3 Die Grundausbildung

Über die jährlich wechselnden Ausbildungsangebote (Einführungs- und Weiterbildungskurse, Einzel-, Gruppen und Live-Supervision, Selbsterfahrung) geben die nationalen Gesellschaften Auskunft. Wir stellen hier ein generelles Modell vor.

9.3.1 Einführungskurs

Während des Einführungskurses wird der Ausbildungskandidat theoretisch und mit audiovisuellen Präsentationen in die Grundlagen der Metapsychologie und der Behandlungstechnik eingeführt. In dieser Zeit arbeitet er in der Regel noch nicht mit der ISTDP am Patienten. Folgende Themen werden behandelt:

1. Die klassische Psychoanalyse und die ISTDP (2.2; 2.3).
2. Wo die ISTDP im gesamten Spektrum des therapeutischen Angebotes angesiedelt ist (2.2.3; 2.2.4).
3. Die Methode weckt komplexe Gefühle wie Angst, Wut, Schuld, Trauer und Schmerz.

4. Ohne vorgängige Einführung in das System der ISTDP kann eine audiovisuelle Präsentation Verwirrung, Angst, Unverständnis und Abwehr auslösen (5.7).
5. Bevor einzelne Komponenten der Arbeit mit der ISTDP audiovisuell gezeigt werden, müssen die Lernenden mit der Systematik bekannt gemacht werden. Die ZDS gilt als Raster der Systematik (6.4).
6. Die audiovisuellen Sequenzen stammen hauptsächlich aus Probetherapiesitzungen, um den Anfänger schrittweise und nicht mit zu komplexen Sachverhalten in die Methode einzuführen.
7. Der Anfänger kann in den audiovisuellen Präsentationen noch nicht die Beziehungsqualität zwischen Patient und Therapeut sehen. Meistens sieht er heftige Gefühle des Patienten gegen den Therapeuten, jedoch noch nicht z. B. die wachsende unbewusste therapeutische Allianz oder die innere Verbundenheit.
8. Die unterschiedliche Handhabung von Übertragung und Widerstand in der Psychoanalyse und bei der ISTDP (5.2; 5.3; 5.4).
9. Folgende Begriffe werden grundsätzlich geklärt: Übertragung (3.2; 3.3), Personen- und Konfliktdreiecke (3.5; 3.6), Angst (4.2; 4.3), Abwehr und Widerstand (5), Unbewusste therapeutische Allianz (5.4.3) vs. Widerstand (5.4.1; 5.4.2; 5.4.4; 6.4.4), Gefühle und Impulse, Komplexe Übertragungsgefühle (6.4.2.2), Druck und Herausforderung (6.4.2; 6.4.3), Anstieg der komplexen Übertragungsgefühle in der Übertragung (6.4.2; 6.4.3; 6.4.4), größtmögliche Herausforderung (6.4.4), Durchbruch des Unbewussten (6.4.5), Transformation (6.4.5.2), Schuld und Trauer (6.4.5.2), Analyse des Übertragungsprozesses (6.4.6).
10. Die dynamische Arbeit am Konflikt- und Personendreieck (3.5; 3.6; 4.3.1).
11. Die unbewusste Angst (4).
12. Die bewusste und die unbewusste therapeutische Allianz. (5.4.3).
13. Ethische Grundsätze (2.3.3).
14. Warum die Härte und kein Sozialisieren (5.4.4.3; 5.7; 9.7.2.3).
15. Die Phase 5: Art und Bedeutung der technischen Interventionen von Druck (6.4.2), Herausforderung (6.4.3) und größtmögliche Herausforderung (Frontalangriff; 6.4.4), der Durchbruch des Unbewussten (6.4.5.2).
16. Die Phase 5: Schuld, Trauer und Schmerz (6.4.5.2) und die dynamische Analyse (6.4.6).
17. Der Patient als Evaluator (8.3) und Follow-up (8.4.1; 8.4.4).
18. Dynamische Analyse des Übertragungsprozesses (6.4.6; 6.4.7).
19. Parameter des Patienten und des Therapeuten.

9.3.2 Weiterbildungskurse

An den Einführungskurs schließen sich kontinuierliche Weiterbildungskurse an, welche die Kenntnisse und Erfahrungen mit Theorie, Technik und Kasuistik vertiefen. Folgende Themen sind vorgesehen:

1. Woran der Therapeut das Unbewusste feststellen kann (6).
2. Was das Unbewusste an die vorderste Front bringt (4.2; 5.4.2).
3. Wo im Konflikt- und Personen-Dreieck der Patient steht (4.3.1).
4. Die reduzierte Angsttoleranz (4.3.2.3).
5. Die fragile Charakterstruktur (7.2.4).
6. Das Graded Format (7.2.1; 7.2.4.3).
7. Der Unterschied zwischen Probetherapiesitzung und Therapieprozess (6.3; 9.6).
8. Hauptgründe für das Scheitern der therapeutischen Arbeit (5.7; 9.7).
9. Was heißt Druck (6.4.2.2).
10. Die obsessive Charakterstruktur (7.2.2).
11. Die depressive Charakterstruktur (7.2.3).
12. Syntonie und Dystonie (5.4.1.3).
13. Das Vermeiden resp. Überwinden einer Übertragungsneurose (2.3.2; 3.3; 5.4.4.4).
14. Der Sucht-Patient: Die normalen Laborwerte (7.12).
15. Angsttoleranz (7.2.4).
16. Nosologie: Indikation, Kontraindikation, Selektion (7.1).
17. Gegenübertragungsprobleme (3.4; 9.7.2.4).
18. Endphase der Therapie, Evaluation und Follow-up (8.4).
19. Der Einfluss der Supervision auf die Therapie und den Therapeuten (9.3.3).
20. Die Schichten des Unbewussten (5.5).
21. Fusion der primitiven mörderischen Wut mit der Sexualität (5.5.4).
22. Fallstricke, denen der Therapeut ausgesetzt ist (9.7).
23. Die Wünsche und Bedürfnisse der Kursteilnehmer.

9.3.3 Supervision

Der Supervisor hat zwei starke Werkzeuge: einerseits supervidiert er ein audiovisuell aufgezeichnetes Interview und andererseits beurteilt er einen Prozess, der an den Therapeuten von Augenblick zu Augenblick ganz spezifische technische Anforderungen stellt. Der Supervisor kann klären, ob ein theoretischer oder technischer Fehler auf einer ungenügenden Kenntnis beruht, ob der Supervisand eine persönliche Problematik hat (9.7.2) oder ob eine Schwierigkeit mit der Gegenübertragung (9.7.2.4) vorliegt.

Einzel-, Gruppen- und Live-Supervision ist die beste Möglichkeit und unabdingbare Voraussetzung, um Theorie und Technik der Arbeit am Patienten zu erlernen und systematisch und geschickt anzuwenden. Es gibt nur audiovisuell überprüfbare Supervisionen mit entsprechender Vorbereitung und schriftlicher Zusammenfassung und Einschätzung des Patienten durch den Supervisanden.

Je nach Ausbildungs- und Wissensstand der Kandidaten ist die Live-Supervision eine exzellente Lernmöglichkeit. Dabei überwacht der Supervisor die Arbeit des Kandidaten mit dem Patienten direkt audiovisuell in dessen Praxis und hat die Möglichkeit, in den laufenden Prozess korrigierend einzugreifen.

9.3.4 Selbsterfahrung

Das Behandlungsvorgehen orientiert sich an den theoretischen und technischen Konzepten der jeweiligen Psychotherapierichtung und verfolgt von Richtung zu Richtung unterschiedliche Strategien. Methoden übergreifend wird die interpersonale Kompetenz des Psychotherapeuten, wie Pieringer und Laireiter (1996) belegen, notwendigerweise mit der persönlichen Selbsterfahrung verbunden. Da die korrekte Arbeit mit der Methode der ISTDP an den Lernenden und sein Unbewusstes hohe Anforderungen stellt, wird er im Verlaufe der Ausbildung seine persönliche Eignung und seine persönlichen Probleme überprüfen, da ungelöste Konflikte die erfolgreiche Anwendung der Technik einschränken. Daher kann eine therapeutische Selbsterfahrung des Therapeuten nicht nur für das Wohl der Patienten wichtig sein, sondern auch der Therapeut sollte sich seinen Erfolg gönnen dürfen.

Beispiel

Der Therapeut hat die ISTDP verstanden und arbeitet sauber. Aber kurz vor dem Durchbruch beginnt er zu diversifizieren. Vielleicht genügt es, dass er selber oder durch den Supervisor darauf aufmerksam wird, um sich verbessern zu können. Sollte aber der bevorstehende Durchbruch in ihm unbewusste Ängste und Abwehren mobilisieren, könnte ihm ein Stück therapeutische Selbsterfahrung von Nutzen sein.

9.3.5 Lehrkörper und Zulassungskriterien

Der Lehrkörper setzt sich aus Ärztinnen und Ärzten mit Spezialausbildung in Psychiatrie/Psychotherapie und aus Psychologinnen und Psychologen mit Hochschulabschluss in Psychologie im Hauptfach und mit Spezialausbildung in Psychotherapie zusammen. Für die Aufnahme neuer Ausbilder, die nicht von Dr. Davanloo ausgebildet worden sind, bestehen spezielle Anforderungen und Richtlinien.

9.4 Die audiovisuelle Aufzeichnung der Interviews

9.4.1 Was wäre Freuds Meinung?

Vielleicht hätte Freud, wenn er damals die technischen Möglichkeiten gehabt hätte, von der audiovisuellen Technik Gebrauch gemacht. Diese Annahme stützt sich auf eine Fußnote zum *Rattenmann,* wo Freud (1909, S. 385) vermerkt, dass er am Abend des Behandlungstages *in möglichster Anlehnung an die erinnerten Reden des Patienten* (Hervorhebungen vom Autor) eine Niederschrift verfasst hat und fügt dann bei: »Ich kann nur davor warnen, die Zeit der Behandlung selbst zur Fixierung des Gehörten zu verwenden. Die Ablenkung der Aufmerksamkeit des Arztes bringt dem Kranken mehr Schaden, als durch den Gewinn an *Reproduktionstreue* in der Krankengeschichte entschuldigt werden kann«. Vermutlich drückt die »möglichste Anlehnung an die erinnerten Reden« Freuds Bedürfnis nach Aufmerksamkeit ohne Ablenkung und Reproduktionstreue aus. Diese Möglichkeit ist durch die Videoaufzeichnung gegeben.

9.4.2 Die Qualitätssicherung der Psychotherapie

Mit audiovisuellen Aufzeichnungen ist der Therapeut in der Lage, während der Therapie von Notizen absehen und seine volle intuitive Aufmerksamkeit und fachliche Präsenz dem Patienten widmen zu können, ohne sich sorgen zu müssen, dass wortgetreue Formulierungen oder körperliche Äußerungen des Patienten sich seiner Erinnerung entziehen könnten. Die meisten Patienten akzeptieren dies problemlos, wenn es ihnen als selbstverständliches Mittel der Therapieoptimierung erläutert wird. Die Vertraulichkeit des Gesprächs leidet in keiner Weise, wenn der verantwortungsvolle Umgang mit Videos ebenso gesichert ist wie die ärztliche Schweigepflicht.

Da alle verbalen, nonverbalen, intellektuellen, physischen und emotionalen

Äußerungen des Patienten und seine Reaktionen auf die therapeutischen Interventionen in den Videoaufzeichnungen weitestgehend sichtbar sind, halten sie weit mehr an intimer Identifizierung eines Menschen fest als Protokolle, die während oder nach den Sitzungen abgefasst wurden und mit Unsicherheiten, subjektiven Verfärbungen oder Verzerrungen behaftet und nur beschränkt nachprüfbar sind und somit der Spekulation Raum lassen. »Selbst in der Supervision von erfahrenen Therapeuten finden sich immer wieder«, wie Lachenmeier (1996) sagt, »Diskrepanzen zwischen der Erinnerung an eine Sitzung und den effektiv auf Video festgestellten Verhältnissen. Wenn solche Diskrepanzen nicht korrigiert werden und deshalb im Laufe einer Therapie kumulieren, wirkt sich dies negativ auf Prägnanz und Dauer einer Behandlung aus« (S. 225).

Die Videoaufzeichnungen geben »die Phänomene« und sind »die Sache selbst«; sie registrieren wie ein objektives drittes Auge, was der Therapeut grundsätzlich selber auch wahrnehmen oder wissen kann, im Moment sich aber nicht bewusst ist, eventuell übersieht oder später nicht erinnert. Dadurch sind für die *wissenschaftliche Überprüfbarkeit*, für das *innere Nachvollziehen* (Verstehen) und für das *Erklären* jederzeit optimale Voraussetzungen geschaffen.

Die weiteren Vorteile von Videoaufzeichnungen, die Lachenmeier im eben genannten Artikel ausführlich darlegt, sind kurz zusammengefasst folgende:

- In der medizinischen und therapeutischen Ausbildung ist es unabdingbar, dass der Lernende den Lehrmeister bei der praktischen Arbeit mit dem Patienten, inklusive dazugehöriger Erklärungen, direkt beobachten und am Vorbild lernen kann. In diesem Sinne macht die Ausbildung zum Chirurgen oder zum Psychotherapeuten keinen Unterschied. Dazu verweisen wir auch auf unsere Warnung vor einer ›wilden‹ Ausbildung (9.7.2.3).
- Die praktische Lernmöglichkeit am Vorbild ist nicht nur ein Garant für die Qualität der Ausbildung, sondern auch ein Schutz der Patienten vor unbedarftem Experimentieren.
- Durch die Videosupervision kann der Lernende seine Interventionstechnik, seine Art der Gesprächsführung und seine emotionale Haltung, aber auch die emotionale Lage des Patienten und dessen Reaktionen auf den Therapeuten minuziös untersuchen. »Verlässlicher können therapeutisches Fehlverhalten und therapeutische Fehlhaltungen nicht aufgedeckt und korrigiert werden. Die Gefahr, dass sich solche später schwer zu korrigierenden Fehler unbemerkt festsetzen, wird entscheidend reduziert« (S. 224).

- Die konstante und ungeschminkte Konfrontation mit dem eigenen emotionalen und technischen Verhalten kann schnell deutlich machen, ob die Arbeit mit Patienten beim Therapeuten eigene ungelöste Konflikte mobilisiert, die er aus eigener Kraft (z. B. durch gezieltes Visionieren seiner Videoaufzeichnungen) oder mit therapeutischer Hilfe angehen sollte. Es könnte aber auch ein Indiz für eine falsche Berufswahl sein.
- Die Selbsterfahrung als einzige praktische Lernerfahrung hat den Mangel, dass man nur das Vorgehen eines einzigen Therapeuten kennen lernt und dies nur bei einem einzigen Patienten, nämlich sich selbst.
- Der Therapeut kann zur Eigenkontrolle seiner täglichen Arbeit nach dem Interview bestimmte Sequenzen oder die integrale Sitzung so oft wie nötig untersuchen und daraus theoretische und technische Schlüsse für sein weiteres Vorgehen ziehen.
- Das Auswerten der Videos ist eine Kunst, die ähnlich wie das Auswerten von Röntgenbildern gelernt sein will.
- Die audiovisuellen Aufzeichnungen bieten für Diagnostik, Prozessforschung und ergebnisorientierte Forschung eine Fülle von überprüfbarem, von den blinden Flecken und Gedächtnislücken der Therapeuten unabhängigem Datenmaterial, von dessen Offenlegung Einzelfall- und statistische Forschung profitieren können.
- Die Aus- und Weiterbildung (Seminare, Vorlesungen, Intervision, Supervision) in ISTDP, an denen selbstredend nur autorisierte Personen teilnehmen dürfen, ist die Videopräsentation von Patienten, die damit einverstanden sind, unabdingbar.
- Es kann während einer laufenden Therapie sinnvoll sein, zur Unterstützung seiner Selbstwahrnehmung und zum Aufrütteln dem Patienten bestimmte Sequenzen seiner Therapie vorzuführen. Der Therapeut kann sich auch veranlasst sehen, dem Patienten eine Sitzung zum Visionieren mit nach Hause zu geben; er muss sich jedoch bewusst sein, dass dies die Abwehr des Patienten anregen und nachfolgende Abwehrarbeit benötigen könnte.

Die Qualitätssicherung ist für die ISTDP ein fest verankertes Anliegen, das sich in dreifacher Hinsicht äußert.

Die *Strukturqualität* wird gesichert durch die Aus-, Weiter- und Fortbildung, welche einerseits alle Bereiche der Theorie und ihrer klinischen Anwendung umfassen, und andererseits die Selbsterfahrung, die Supervision, die Intervision und die Lektüre.

Die *Prozessqualität* beruht auf der kontinuierlichen Evaluierung und Optimierung einerseits der aktuellen Interaktion zwischen Patient und Therapeut und andererseits auf dem nachträglichen Visionieren und Überprüfen der Videoaufzeichnungen in Selbstanalyse und in Intervision, resp. Supervision.

Die *Ergebnisqualität* wird durch Evaluationssitzungen und Follow-up-Studien überprüft. Die Wirksamkeit ist der eine Aspekt und die lang andauernde Veränderung (Nachhaltigkeit) der andere, und zwar nicht nur bezüglich der Symptombeseitigung, sondern auch der Dynamik der innerpsychischen Strukturveränderung.

9.4.3 Der Kontrakt mit dem Patienten

Im Prinzip kann der Patient aus eigenem Interesse gegen all diese Vorteile nichts einzuwenden haben. Darum erheben in den allermeisten Fällen die Patienten nicht nur keinen Einwand gegen Videoaufzeichnungen, sondern empfinden es als eine Chance für einen optimalen Prozess und als Beleg für die Ernsthaftigkeit des Unternehmens. Deshalb kann der Therapeut, im Bewusstsein, für den Patienten das Beste zu tun, *vor* dem Erstinterview dem Patienten deklarieren, dass Videoaufnahmen und deren Visionieren zwecks Optimierung der Therapie zu seiner Technik gehören.

Bei den seltenen Patienten, welche gegen eine Videoaufzeichnung eine Abwehr anmelden, lohnt es sich, diese Abwehr zu klären. Meistens trifft man mitten auf eine wichtige Thematik wie z.B. den Widerstand gegen emotionale Nähe, den unbewussten Trotz oder die Ambivalenz gegenüber einer entschiedenen Arbeit. Reagieren Patienten auf die Ankündigung von Videoaufzeichnungen mit paranoiden Ängsten, wird der Therapeut seine Technik entsprechend modifizieren und den Angstpegel vorerst senken und die Projektionen des Patienten klären.

Es empfiehlt sich, den Patienten schon bei der telefonischen oder schriftlichen Vereinbarung für ein Erstinterview auf die Videoaufnahmen hinzuweisen. Ebenso empfiehlt es sich, *vor* dem Erstinterview (auf dem Korrespondenzweg oder im Wartezimmer) auf einem vorbereiteten Textblatt sich vom Patienten für die Videoaufnahmen eine schriftliche Einwilligung geben zu lassen. Diese Einwilligung gilt vorerst nur für das persönliche und ausschließliche Visionieren der Bänder durch den betreffenden Therapeuten selbst. In diesem Zusammenhang kann man den Patienten fragen, ob er auch seine Einwilligung gebe – allenfalls unter welchen Bedingungen –, dass der Therapeut – und nur er – Bandausschnitte für *Lehrveranstaltungen* benützen könne. Eine Vielzahl von Patienten ist damit einverstanden. Hier wäre ein Unterschied zu machen zwischen einer Präsentation in einem kleinen, quasi intimen Rahmen von Ausbildungskandidaten und einer Präsentation bei größeren Ausbildungsveranstaltungen (Symposium). Mit dieser Frage ist dem Patienten das Recht eingeräumt, der Benützung seiner Person und seiner Therapie für größere Lehrveranstaltungen die Einwilligung zu verweigern. Stimmt der Patient der Benützung seiner Videobänder für Lehrveranstaltungen zu, sollte ihm das Recht zugestanden werden, darüber orientiert zu sein, wo und in welchem Rahmen die Veranstaltung stattfindet und eventuell an welche Personen sie sich richtet. Weitere Absicherungen der Diskretion sind,

1. dass Personen, die in der Öffentlichkeit bekannt sind, für Präsentationen nicht in Frage kommen,
2. dass Kursteilnehmer, die einen vorgestellten Patienten kennen, für die Zeit der Präsentation in Ausstand treten,
3. dass elektronische Aufzeichnungen von Videopräsentationen den Kursteilnehmern verboten sind.

Eine kritische Anmerkung sei erlaubt zu einem Artikel von Allert et al. (2000) über behandlungstechnische und ethische Aspekte von Tonbandaufnahmen in der Psychotherapie. Abgesehen davon, dass die ISTDP und andere therapeutische Verfahren seit Jahrzehnten audio*visuelle* Aufzeichnungen als gängiges Mittel einsetzen, muten Tonbandaufzeichnung eher antiquiert an. Wir gehen aber mit den Autoren einig über den hohen Stellenwert, den sie den ethischen Aspekten beim Einsatz von Tonbandaufnahmen für Therapie und Forschung beimessen. Sobald Bänder für Supervision, Weiterbildung und Publikationsabsichten benützt werden, wird die totale Anonymität des Patienten aufgegeben. »Hier geht es verstärkt um ethische Konflikte zwischen den wissenschaftlichen Interessen Vieler, bzw. der Allgemeinheit, und dem auf das einzelne Individuum bezogenen Prinzip der ›non-maleficence‹, d.h. jedenfalls darauf zu achten, dass damit dem individuellen Patienten kein Schaden zugefügt wird« (S. 71). In einem institutionellen Behandlungskontext sind es entscheidende Fragen,

1. ob der Patient auch »nein« sagen kann, ohne von einer Behandlung ausgeschlossen zu werden,
2. ob der Patient eine einmal gegebene Einwilligung jederzeit widerrufen oder spezifizieren kann,
3. wer über die Ton- bzw. Videobänder verfügen kann und wem sie gehören und
4. inwieweit spätere Publikationsabsichten benannt werden.

Zur ersten Frage: natürlich hat jedermann das gesetzlich geschützte Recht, zu audiovisuellen Aufzeichnungen über die eigene Person ja oder nein sagen zu dürfen. Wenn aber das Visionieren eines Interviews wie bei der ISTDP ein wesentlicher Teil der Technik ist, macht es keinen Sinn, dass der Patient dem Therapeuten eines seiner Instrumente verweigert. Neben Abwehrzwecken gibt es keinen einsichtigen Grund, weshalb der Patient gegen eine audiovisuelle Aufzeichnung sein könnte. Somit kann sich die Widerstandsarbeit gleich zu Beginn an der Videoaufzeichnung entzünden. Der Therapeut wird es aber nicht zu einem Machtkampf kommen lassen, wenn die Abwehr in der ersten Sitzung nicht geklärt werden kann. Die Auffassung von Allert et al. im oben erwähnten Artikel, dass man wegen der Asymmetrie der therapeutischen Beziehung mit dem Patienten die Zustimmung für Aufnahmen aushandeln (Aushandlungsprozess) müsse, dass man den Patienten immer wieder über »das Tonband als Dritten im Bunde« phantasieren lassen sollte und dass die einmal gegebene Zustimmung immer wieder aktualisiert werden sollte, können wir aus den dargelegten Gründen und aus supervisorischer Erfahrung nur als diversifizierendes Abwehrverhalten des Therapeuten und als ›Kuhhandel‹ verstehen.

Zur zweiten Frage: natürlich hat jedermann das Recht, seine Meinung zu ändern und, selbst ohne Angabe von Gründen, die Therapie aufzukündigen. Uns scheint aber die Frage falsch gestellt, denn es geht nicht darum, ob der Patient das Recht hat zu widerrufen oder zu spezifizieren, sondern wie der psychodynamische Hintergrund zu verstehen ist und ob nicht auch hier wieder die Abwehr die treibende Kraft ist.

Die dritte Frage wird im nächsten Abschnitt behandelt. Für die vierte Frage ist entscheidend, wie weit bei einem umfänglichen Therapiebericht die Anonymisierung der Texte möglich ist. Eine bildliche Wiedergabe steht selbstverständlich nicht zur Diskussion. Es dient wohl viel mehr dem Schutze des Therapeuten selbst, wenn er dem Patienten seine Publikationsabsicht bekannt gibt, was bei einer erfolgreichen Therapie kaum schwerwiegende Probleme bereiten wird. Anders ist es bei einer gescheiterten Therapie, die z.B. in einer Missallianz endete. Wenn eine Aufarbeitung mit dem Patienten nicht möglich war, wird die Mitteilung einer Publikationsabsicht kontraproduktiv sein. Entspricht jedoch die Veröffentlichung einem wissenschaftlichen Interesse, ist sie nach genügender Anonymisierung verantwortbar.

9.4.4 Der Umgang mit den Videobändern

Es ist eine ethische Selbstverständlichkeit, dass der Therapeut für das audiovisuelle Material höchste Diskretion garantiert und es an sicherem Ort aufbewahrt. Dazu gehört, dass er seine Bänder an niemanden ausleiht. Die Videobänder gehören nur ihm, nur er verfügt über sie und löscht sie nach eigenem Gutdünken. Er trifft auch die nötigen Vorkehrungen, dass nach seinem (unerwarteten) Tode eine Vertrauensperson die Videobänder löscht oder vernichtet.

9.5 Die Bedeutung der Probetherapie für den Lernenden

Die audiovisuelle Aufzeichnung einer Probetherapie ist ein hervorragendes Instrument für den Lehrenden wie für den Lernenden. Das hat mehrere Gründe.

1. Die Probetherapie, die mehrere Stunden dauern kann, geht wie in einem großen Bogen durch alle relevanten Themen, Phasen und Prozesse der ZDS, angefangen von der allerersten Kontaktaufnahme bis zur Therapieplanung. So können anhand der ersten Sitzung alle dynamischen Komponenten der ISTDP gelehrt und gelernt werden.
2. Die Supervision einer Probetherapie kann dem Lernenden viele strategische Erkenntnisse für die folgenden Interviews bieten und wichtige Weichen stellen, die dem Lernenden und dem Patienten negative Erfahrungen ersparen.
3. Es lassen sich die allerersten Äußerungen des Unbewussten, der somatische Weg der unbewussten Angst und die Abwehrformationen zeigen und erkennen.
4. Es lässt sich die dynamische Diagnosestellung lehren und lernen.
5. Die Probetherapie ist dem Lernenden ein selektives Hilfsmittel, damit er sich nicht mit technisch zu anspruchsvollen Patienten belastet und dabei Schiffbruch erleidet.
6. Es lässt sich erkennen, ob der Lernende die einzelnen technischen Schritte kennt und metapsychologisch versteht und ob seine Interventionen adäquat und zeitgerecht (timing) sind.
7. Die Probetherapie kann auch die kasuistische Erfahrung vertiefen.
8. Eine stringente Probetherapiesitzung kann einem Menschen unbestechlich den Spiegel vorsetzen. Das ist dem Patienten gegenüber ehrlich und entlässt ihn respektvoll und er wird für sich auch dann daraus einen Nutzen ziehen, wenn er sich nicht zu einer Therapie entschließen sollte.

9. Der Lernende wird von Anfang an die Möglichkeit haben, sich mit den eigenen grandiosen Ansprüchen zu befassen. Er kann und muss nicht in Anspruch nehmen, der Genialität des theoretischen Wissens und technischen Könnens und der Intuition für das Unbewusste einer hervorragenden Forscher-Persönlichkeit gleichkommen zu wollen/müssen. Andererseits kann er einen anspruchsvollen Weg erfolgreich gehen lernen, indem er die strikte, korrekte und konsequente Anwendung der Methode als verlässliches Fundament und sicheren Wegweiser erlernt.

9.6 Probeinterview, Probetherapie, Therapieprozess

Grundsätzlich folgt jede Sitzung, ob es sich um ein Probeinterview, um eine Probetherapie oder um einen Therapieprozess handelt, dem logischen Grundraster der ZDS, sodass sich die Sitzungen nicht grundlegend unterscheiden.

Als *Probeinterview* bezeichne ich eine Sitzung, die vor allem diagnostischen Zwecken dient und noch keinen dynamischen Übertragungsprozess und keinen Durchbruch ins Unbewusste auslösen will. Dies kann indiziert sein für Patienten, die auf eine Warteliste gesetzt werden müssen oder für Patienten, die zwar (schwerwiegende) Probleme haben, aber noch unschlüssig sind, ob sie überhaupt eine Psychotherapie machen wollen oder ob sie es alleine oder mit alternativen Methoden probieren wollen. Der Therapeut kann sagen, dass die Diagnose gestellt sei und dass sich der Patient wieder melden kann, wenn er das möchte.

Mit einer *Probetherapie* intendiert man eine limitierte Versuchsbehandlung mit einer oder ein paar zusätzlichen Sitzungen. Intendiert wird ein dynamischer Übertragungsprozess mit Durchbruch ins Unbewusste oder eine restrukturierende Aufgabe. Eine anschließende Evaluation der Sitzung(en) untersucht, ob ein Prozess und ob eine Veränderung feststellbar sind und ob der Patient die Arbeit weiterführen und vertiefen will. Die Zusammenarbeit mit einem Patienten von einer erfolgreichen Probetherapie abhängig zu machen, kann einerseits ein Mittel von Druck sein und andererseits sollen von der aufwändigen und anspruchsvollen Ausbildung in ISTDP jene Menschen profitieren, die entschlossen sind, sich für eine Veränderung einzusetzen. Stützende Therapien werden von genügend vielen Therapeuten angeboten.

Werden tiefere Schichten der pathogenen Zone aufgedeckt und durchgearbeitet, sprechen wir von einem fortlaufenden *Therapieprozess*, der nicht einfach eine Wiederholung der Probetherapie ist. Halten wir folgende technische Unterschiede fest:

1. Die Mitteilungen, auf welche die *Befragung* abzielt, werden nur einmal erhoben. Es kann im Prozessverlauf aber vorkommen, dass zum Verständnis der gegenwärtigen oder vergangenen Beziehungen ein erneutes kurzes Nachfragen nötig ist.
2. Die anfänglich eingehende *Diagnosestellung* wird nicht wiederholt, obwohl man immer eine diagnostische Aufmerksamkeit behält, da im Laufe des Therapieprozesses, wenn das Unbewusste tiefere Schichten freigibt, eine Revision der Diagnose nötig sein kann.
3. *Klären* ist anfänglich elementar, damit der Patient klare Begriffe und ein inneres Koordinatensystem aufbauen kann. Ist das einmal geschafft, bekäme ein wiederholtes Klären durch den Therapeuten eine iatrogene Widerstandsqualität.
4. Sobald der Patient mit dem *somatischen Weg der Angst* vertraut ist, würde ein wiederholtes Nachfragen, wie der Patient die Angst physisch erlebt, den Prozess hemmen.
5. *Erklärungen* (z.B. zum Unterschied zwischen Handeln und Erleben oder zum muskulären Erleben eines Impulses) können in der ersten Sitzung notwendig sein; Wiederholungen sind ein Ruminieren des Therapeuten.

9.7 Missverständnisse und Fehler

Da man aus eigenen Schwierigkeiten und Fehlern oft mehr lernt als aus der Bewunderung einer meisterhaften Präsentation, will dieser letzte Teil den Lernenden für lauernde Probleme, Missverständnisse und Fehlerquellen sensibilisieren.

9.7.1 Begriffe klären

1. *Problemfälle*
   Menschen, die einen Therapeuten konsultieren, *haben* Probleme. Der Terminus ›Problemfälle‹ bezieht sich hier nicht auf die Patienten, sondern auf den Therapeuten, der ein Problem hat.

Beispiele

Etwas mit der Therapie läuft nicht gut oder nicht richtig.

Der Therapeut fühlt sich nicht komfortabel mit dem Patienten.

Der Therapeut rundet die Kanten und die Angst geht nicht hinauf.

Der Patient kommt nicht aus der Ambivalenz heraus.

Es entsteht kein Prozess oder der Prozess stockt.

Die UTA kommt nicht in Gang.

Der Therapeut wird dem Abwehrverhalten des Patienten nicht Meister.

Der Therapeut arbeitet mit einem Patienten, der prinzipiell nicht an sich arbeiten will.

Die Symptome verschwinden nicht.

Der Therapeut hat mit sich selbst einen Stillstand.

Der Patient ist bei der ersten Sitzung wie vor den Kopf gestoßen, fühlt sich nicht verstanden, weiß nicht worum es geht oder was da mit ihm passiert und er kommt nicht mehr.

Der schlimmste Fall: es entsteht eine Missallianz, die zum Abbruch führt.

2. *Fallstricke*
   Fallstricke sind Situationen, wo sich der Therapeut vom Verhalten des Patienten überrumpelt fühlt und mit der Handhabung der im Moment bestehenden psychodynamischen Verhältnisse noch nicht zurechtkommt. Fallstricke sind metapsychologisch oder technisch schwierige Stationen, die bei einer Fehleinschätzung oder bei ungenügend theoretischen oder technischen Kenntnissen und/oder Erfahrungen zu Fehlinterventionen des Therapeuten verleiten können.

Beispiele

Der Therapeut fühlt sich von einem zynischen oder passiv-aggressiven Patienten in die Enge getrieben.

Er fühlt sich durch die Passivität eines regressiven oder depressiven, sich selbst bemitleidenden Patienten ratlos.

Er schätzt die Angsttoleranz des Patienten falsch ein.

Die Verweigerung, der Trotz oder die Sturheit des Patienten stellen den Therapeuten vor ein technisches Problem oder bringen ihn in Schwierigkeiten mit seiner Gegenübertragung.

Der Patient ist dem Therapeuten so sympathisch, dass er Mühe hat, Druck zu machen und stattdessen die Dinge auf Hundert und zurück erklärt.

3. *Fehlende Interventionen*
   Der Therapeut unterlässt eine Intervention oder einen Schritt der ZDS, obwohl der Prozess danach ruft. Das kann verschiedene Gründe haben: theoretische oder technische Probleme, mangelnde Empathie und ungenügende Intuition.

Beispiele

Der Therapeut fordert nicht die taktischen oder die Charakter-Abwehren heraus.

Er unterlässt es, Druck zu machen oder die Gefühle und Widerstände herauszufordern.

Er unterlässt es, dem Patienten die Emotionen des Konflikt-Dreieckes auch kognitiv zugänglich zu machen.

Er unterlässt die dynamische Analyse der Übertragung, oder den zirkulären Prozess im Personen-Dreieck zu verdeutlichen (T – C – P – Link) oder die Rekapitulation.

Der Therapeut registriert z. B. die leicht vibrierende Stimme eines trotzigen Patienten nicht als Signal für darunter liegende Gefühle.

4. *Fehlinterventionen*
   Fehlinterventionen erfassen die Jetzt-Dynamik und die aktuelle Position des Unbewussten nicht richtig. Die Intervention ist inhaltlich und/oder formal mangelhaft. Wie bei den Fallstricken liegt auch bei den Fehlinterventionen die Ursache in theoretischen und/oder technischen Schwierigkeiten.

Beispiele

Der Therapeut macht keine klare Unterscheidung zwischen neurotischen Schuldgefühlen und echt empfundenem Schuldbewusstsein.
Er folgt einer falschen Trauma-Theorie und einem falschen Konzept über die Schuld.

Er hat von der Druckprozedur eine einseitige und verkürzte Vorstellung.

Er macht eine theoretisch oder technisch unpräzise oder falsche Intervention oder die Intervention erfolgt zum falschen Zeitpunkt.

Die Intervention trifft einen Nebenschauplatz und nicht das, worum es eigentlich geht.

Die Intervention senkt die Angst (z. B. durch langatmige Erklärungen oder Wiederholungen des Therapeuten) in einem Zeitpunkt, wo die Angst eine therapeutische Chance ist.

Der Therapeut macht eine Intervention, die nicht mit dem aktuellen Stand des Konflikt-Dreieckes übereinstimmt: der Patient ist im Widerstand und der Therapeut macht Druck auf die Gefühle und Impulse.

9.7.2 Probleme des Therapeuten

9.7.2.1 Allgemeine Feststellungen

Magnavita (1994b) ist den Gründen vorzeitiger Therapieabbrüche nachgegangen. Aus den wenigen vorliegenden Studien und aus einer eigenen klinischen Untersuchung an 70 selbst durchgeführten audiovisuell belegten Therapien mit der ISTDP und aus den Mitteilungen von 60 Therapeuten, von denen die überwiegende Mehrzahl (88.2%) mit der ISTDP arbeiten, konnte er folgende Faktoren ermitteln, die zu einem vorzeitigen Abbruch geführt haben.

Aufseiten der Patienten

1. Der Bildungs- und sozioökonomischen Status.
2. Charaktereigenschaften und Soziopathie.
3. Probleme mit der Angsttoleranz.
4. Psychische Einsichtsfähigkeit, d. h. Patienten, die so sehr ihre Probleme externalisieren, dass sie keinen Willen zur therapeutischen Zusammen-

arbeit erkennen lassen. Ob eine Zusammenarbeit möglich wird, bleibt bei diesen Patienten vor allem dann unklar, wenn es in der Probetherapie zu keinem Durchbruch kommt.
5. Syntone Patienten mit hohem Widerstand, die von einer wichtigen Bezugsperson zu einer Therapie gedrängt worden sind; sie neigen zum Therapie-Abbruch, wenn sich ihre Umgebung beruhigt hat oder nicht mehr erschreckt ist.
6. Patienten, die sich mit einer Symptomreduktion zufrieden geben.
7. Ungenügende Vorbereitung des Patienten durch die überweisende Stelle.

Aufseiten des Therapeuten
1. Die mangelnde Aktivität.
2. Die Persönlichkeit.
3. Die Ausbildung.
4. Die Übertragungs-Interpretationen.
5. Die mangelnde therapeutische Allianz und die mangelhafte Empathie.

9.7.2.2 Probleme mit der Metapsychologie

Was metapsychologisch nicht verstanden ist, wirkt sich auf die Ausübung der Technik aus, weil Theorie und Technik aufeinander bezogen sind und sich gegenseitig bedingen. Die Metapsychologie und die Technik sind ein komplexes, kohärentes, schlüssiges und belegbares psychodynamisches System, dessen Kenntnis der verlässliche Boden für Interventionen, Interpretationen und ein verantwortliches therapeutisches Handeln ist. Wenn der Therapeut entweder mangelnde Kenntnisse und Missverständnisse über die Metapsychologie des Unbewussten hat und/oder sein eigenes Unbewusste nicht frei und fluid ist, wird er durch Patienten mit komplexen Schwierigkeiten (schwere Widerstände, psychosomatische Störungen, Fragilität) überfordert und die Therapie beeinträchtigt sein. Es folgen einige Beispiele für metapsychologische Probleme und Missverständnisse.

1. *Die Trauma-Theorie*
   Da der Therapeut mit traumatisierten Menschen arbeitet, ist es entscheidend, welcher Trauma-Theorie er folgt. Unter 5.5 sind das System der psychopathologischen dynamischen Kräfte und unser Verständnis der Traumatisierung dargelegt. Interventionen jedoch, die tröstend, bemitleidend oder aufmunternd sind, die sich mit der Wut des Patienten gegen genetische Personen solidarisieren oder das Ausagieren der Wut zulassen,

die das Regredieren und Auskosten der traumatischen Wunden begünstigen, entbehren einer tiefenpsychologisch fundierten Trauma-Theorie, was den Therapeuten verleiten kann, den als Opfer getarnten Sadismus zu übersehen.

2. *Die Über-Ich-Pathologie*
   Wenn es dem Therapeuten an theoretischer Kenntnis über die Wirkkraft der Über-Ich-Pathologie (5.4.2.6) mangelt, kann er den Hebel gegen die destruktiven Kräfte im Über-Ich nicht am richtigen Ort ansetzen. Er wird dann trotz großen Einsatzes einen Kampf führen, der immer wieder unterlaufen wird und nicht zu gewinnen ist.
   Der letzte Fallstrick, den die nicht genügend durchgearbeitete Über-Ich-Pathologie am Ende einer Therapie auslegen kann, ist, den Patienten um den Erfolg der Therapie zubringen, d.h. am Schluss das Gute zu zerstören.

3. *Die therapeutische Bedeutung der Angst*
   Die Angst als Vorhut des Unbewussten hat eine große therapeutische Relevanz. Es wäre ein technischer Fehler, statt die ertragbare Angst therapeutisch zu nutzen, durch diversifizierendes Reden oder durch falsch verstandene Menschlichkeit oder durch Mitleid absinken zu lassen.

4. *Die Autonomie und die grandiosen Erwartungen*
   So wie es falsch ist, davon auszugehen, der Wille und die unbewusste therapeutische Allianz des Patienten seien schon etabliert, wenn er einen Therapeuten aufsucht, so ist es auch ein Fehler des Therapeuten, einen Patienten zu mobilisieren, der keinen Leidensdruck spürt und sich nebulös darüber äußert, weshalb er in Therapie kommt. Ist das Problem, weshalb der Patient in die Therapie kommt, und ist der Wille zur Veränderung und zur Aufgabe der behindernden Muster unklar, dann besteht die therapeutische Arbeit vorerst nur darin, dem Patienten dessen Abwehrverhalten so lange bewusst zu machen und in Frage zu stellen, bis der Patient aus freien Stücken eine therapeutische Aufgabe anerkennt oder ablehnt. Der Respekt vor der Autonomie eines Menschen verbietet, ihm eine Hilfe überzustülpen, die er vielleicht gar nicht will – und der Therapeut würde sich in ein falsches Boot setzen, wenn er die nebulöse Unentschlossenheit des Patienten mit grandiosen Erwartungen und Vorstellung besänftigen würde.

5. *Die somatisch erlebten Gefühle*
   Der Therapeut muss sich vergewissern und sicher sein, dass der Patient die Gefühle physisch, viszeral wahrnimmt. Der Patient muss z.B. die Wut spüren, wie wenn er es täte. Es ist ein Fallstrick, wenn der Therapeut den Worten des Patienten glaubt, ohne dass der Patient es in seinem Körper spürt und der Therapeut dies sehen kann. Wenn der Patient z.B. sagt, er sei traurig, der Therapeut aber in der Mimik, in den Augen, in der Stimme, in der Tonlage, in der Atmung, im Tonus, in der Körperhaltung des Patienten keine Veränderung sieht, dann muss er Druck und Herausforderung anwenden und nicht den ›Gefühlen‹ nachjagen.

   Ein Patient, der im Leben draußen alles macht, was er denkt, dass man es von ihm verlangt, will auch in der Therapie ein ›guter‹ Patient sein, er wird jedoch mit seinen echten Gefühlen ein Problem haben. Er kommt zwar motiviert und spricht auf die Interventionen des Therapeuten an, mit seiner Abwehrstruktur aber, die zur Anpassung und Gefälligkeit neigt, spürt er, wie der Hase läuft, d.h. was der Therapeut offenbar von ihm erwartet. Auf eine Art sind dies ich-syntone Patienten, deren Goodwill echtes Erleben so lange überspielt, bis eine Stagnation im Therapieprozess aufkommt. Dann wird es offensichtlich, dass kein dynamischer Prozess mit UTA am Werk ist, sondern der Patient ein Mime ist. Desgleichen ist zwischen theatralischen und echt expressiven Menschen zu unterscheiden.

6. *Das Externalisieren*
   Wir haben das Externalisieren bei den Abwehrmechanismen (5.4.2.2) beschrieben. Ein spezielles Problem aufseiten des Therapeuten kann sein, dass er beim Analysieren der *äußeren Handlungen* im *interpersonellen* Geschehen des Patienten hängen bleibt, z.B. dass und wie der Patient damals seine Schwester geschlagen hat. Die therapeutische Aufgabe besteht jedoch darin, dass der Patient seine *inneren Absichten* im *intrapsychischen* Geschehen, z.B. die Schwester kaputtmachen zu wollen, bewusst erlebt. Sich mit dem äußeren Handlungsgeschehen zu begnügen, wäre wie ein Externalisieren der inneren Absichten und kommt einem Verleugnen und Verdrängen gleich.

7. *Das emotionale Erleben und die historischen Fakten*
   Es kommt im therapeutischen Prozess der Augenblick, wo das Erleben des Unbewussten (z.B. Sadismus oder Schuld) in der Übertragung und in der Beziehung zu den Personen der Vergangenheit als innerpsychi-

scher Prozess allein nicht mehr genügt. Der Patient muss diesen innerpsychischen Prozess in Verbindung bringen können mit den historischen Fakten, d.h. damit, was er damals als Kind wirklich gemacht hat (6.4.5.2). Dies kann sein, dass er als Kind wirklich die Eltern provoziert hat, dass er sich wirklich andere Eltern gewünscht hat, dass er wirklich die kranke Mutter abgeschrieben hat, dass er wirklich dem Vater einen Autounfall gewünscht hat, dass er wirklich den Vater vor den Kameraden als Onkel verleugnet hat oder dass er wirklich das Bettchen des Bébés umgeworfen hat.

8. *Der sexuelle Missbrauch und die Fusion von Sadismus und Sexualität*
Hat der Patient *konkrete Erinnerungen* an sexuelle Übergriffe, über die er Angaben machen kann, oder nur *Missbrauchsphantasien*, die projektiv von den eigenen Schuldgefühlen ablenken, wodurch der Patient unbewusst vom Täter zum Opfer mutiert?
Es wäre ein technischer Fehler, wenn der Therapeut nicht auch die *Fusion von Sadismus und Sexualität* wie die andern Gefühle in der Übertragung aushalten würde. Die Fusion von Sexualität und Sadismus ist eine sehr frühe Störung in der Nähe des traumatisierten Bindungsverlangens. Wut und sexualisierte Gefühle sind so vermischt, dass der Patient sie nicht unterscheiden kann. Wenn der Patient sexuellen Kontakt hat, dann weiß er nicht, ob er Lust erlebt oder Gewalt (Vergewaltigung). Wenn der Patient seine Gefühle von vergewaltigen und morden in der Übertragung zum Therapeuten erleben kann, wird er nach dem Durchbruch Gefühle von Schuld ohne Sexualität erleben und damit seine Sexualität befreien und innerlich zwischen Wut, Sadismus, sexueller Lust und Zärtlichkeit unterscheiden können.

9. *Die Schuld*
Schuld wird nicht nur durch die primitive mörderische Wut konstelliert, sondern durch die Verweigerung dessen, was der Patient nicht gibt, das zum Besten gehört. Sobald wir Menschen etwas bekommen haben, werden wir schuldig i. S., dass wir eine Reaktion schulden. Schuld ist das Schuldigbleiben von positiven Gefühlen, von positiven Rückmeldungen vor allem an die genetischen Personen. Das wichtigste therapeutisch heilende Agens ist nicht das Erleben der mörderischen Wut, sondern das Erleben der Schuld.

9.7.2.3 Probleme mit der Technik

Ganz allgemein können wir sagen, dass das theoretische Wissen des Therapeuten meistens größer ist als sein praktisches Können. Oft wissen wir mehr, als was wir glauben, dass wir es tun. Intervision und Supervision sind hier unabdingbare Hilfen.

Obwohl der persönliche Stil und die eigene Intuition unverzichtbar sind, ist eine solide Kenntnis und Erfahrung der Technik absolut notwendig. Die Anwendung einzelner Elemente der Technik der ISTDP kann zwar schon einen Zuwachs an therapeutischer Effizienz bringen, was Therapeuten bezeugen, die früher mit anderen Methoden gearbeitet haben. Etwas anderes ist es jedoch, wenn Therapeuten, die Schwierigkeiten mit der Technik der ISTDP haben, einen methodischen Eklektizismus quasi als Weiterentwicklung der ISTDP propagieren.

Wir warnen auch – wie damals Freud (1910c, S. 124) vor der ›wilden‹ Psychoanalyse – vor ungenügend ausgebildeten Therapeuten. Freud: »Es reicht also für den Arzt nicht hin, einige der Ergebnisse der Psychoanalyse zu kennen; man muss sich auch mit ihrer Technik vertraut gemacht haben, wenn man sein ärztliches Handeln durch die psychoanalytischen Gesichtspunkte leiten lassen will. Diese Technik ist heute noch nicht aus Büchern zu erlernen und gewiss nur mit großen Opfern an Zeit, Mühe und Erfolg selbst zu finden. Man erlernt sie wie andere ärztliche Techniken bei denen, die sie bereits beherrschen.«

Die psychotherapeutische Tätigkeit ist eine komplexe klinische Kunst, die eine lange Ausbildung erfordert. Die psychotherapeutischen Fähigkeiten und Fertigkeiten kann man nicht, wie u. a. auch Strupp und Binder sagen, aus einem Buch erlernen, genau so wie man ohne ausführliche Anleitung und Üben kaum Maler oder Pianistin wird. Auch in der Medizin würde sich niemand einem Arzt anvertrauen, der z. B. eine Herzoperation nur auf der Grundlage von Fachlektüre durchführen würde. Die Technik der ISTDP ist lehr- und lernbar, aber die eigene Arbeit unter Aufsicht (10.3.3) und das Erleben audiovisueller Präsentationen und Supervision mit audiovisuell aufgezeichneten eigenen Therapien sind unverzichtbar.

Im Folgenden behandeln wir einige technische Probleme, die besonderer Aufmerksamkeit bedürfen:

1. *Die angeschlagene Gesundheit (Arbeitsfähigkeit)*
Die Erfahrung zeigt, dass die Erfüllung einer anspruchsvollen therapeutischen Aufgabe vom Patienten und vom Therapeuten sowohl eine emotionale und kognitive Wachheit und Präsenz als auch die physische Gesundheit voraussetzt. Aus diesem Grunde ist es nicht empfehlenswert, überhaupt eine Sitzung zu beginnen, wenn der eine oder der andere gesundheitlich angeschlagen ist. Auch der Therapeut ist in seinen Fähigkeiten eingeschränkt, wenn er unpässlich ist, Fieber hat oder ihm die Nase trieft. Und beim Patienten ist nicht auszuschließen, dass er in einem bestimmten Moment seine angeschlagene Gesundheit als Widerstand einsetzen könnte. Dann ist es aber zu spät und unsinnig, dem Patienten z.B. dessen Rückenschmerzen als Widerstand zu benennen. Es lohnt sich daher, gleich zu Beginn der Sitzung abzuklären, ob der Patient von sich sagt, dass er mit seiner ganzen Kraft präsent ist, sodass der gesundheitliche Aspekt kein Thema ist.

2. *Die falsche Diagnosestellung*
Einerseits muss der Therapeut in der ersten Sitzung als Basis für die Therapie eine Diagnose stellen. Andererseits muss er sich bewusst sein, dass sich die Diagnose durch die sich vertiefende Arbeit ändern kann. Schwierigkeiten für eine korrekte Diagnose könnten z.B. darin begründet sein, dass der Therapeut die diagnostischen Parameter wie Muskeltonus, den unbewussten physischen Weg der Angst, die Abwehrstruktur, die bewusste und unbewusste Allianz nicht oder ungenügend oder falsch einschätzt und dadurch z.B. einen Patienten mit diffuser Ängstlichkeit und Widerstand gegen Nähe behandelt, wie wenn er fragil wäre, oder dass er sich z.B. keine oder zu spät Rechenschaft gibt, wie schwerwiegend die Charakter-Pathologie des Patienten wirklich ist. Wenn der Therapeut den Patienten im Spektrum der psychoneurotischen Störungen (5.6.1) falsch ansiedelt, hat er eine falsche Ausgangsbasis für die Behandlung.

3. *Die fehlende Konzeptentwicklung*
Selbst wenn der Therapeut den Patienten richtig diagnostiziert hat, kann er eine weitere Schwierigkeit bekommen, wenn er sich nicht genügend Zeit genommen hat, der Phänomenologie zu folgen, um sich ein Referenzsystem, eine Landkarte (6.4.1.2, Abschnitt 4) der wichtigsten emotionalen und konkreten Lebensbedingung zu erstellen, auf die er Bezug nehmen und worauf er ein Therapie-Konzept entwickeln kann. Obwohl

der Prozess zuerst und hauptsächlich eine *emotionale* Erfahrung ist, muss der Therapeut sich immer wieder vergewissern, dass der Patient auch kognitiv versteht, worum es geht und was mit ihm passiert und wo er im Prozess steht.

4. *Die unpräzise Anwendung der Technik*
Die ZDS ist in jahrzehntelanger Forschung von Davanloo und von vielen Therapeuten, die mit der ISTDP arbeiten, entwickelt worden. Die Forschung beruht auf Tausenden von audiovisuellen Sitzungs- und Evaluationsdokumenten und Follow-up-Studien, die z. T. als Transkripte vor allem im *International Journal of Intensive Short-Term Dynamic Psychotherapy* publiziert sind. Die einzelnen Schritte und die Reihenfolge der ZDS sind empirisch validiert und metapsychologisch begründet. Bei der präzis und stringent angewandten Technik weiß der Therapeut, wo in metapsychologischer Hinsicht er im Prozess mit dem Patienten steht und wann welche Art von Intervention nötig ist. Für die unpräzise Anwendung der Technik stehen folgende Situationen:

Beispiele

Der Therapeut bleibt während der Probetherapie bei den anamnestischen und Referenz-Fragen (Landkarte) hängen und löst dadurch keinen *dynamischen Prozess* aus.

Er folgt seiner Theorie oder seinen vorgefassten Meinungen statt dem Unbewussten des Patienten. Dies ist z. B. dann der Fall, wenn er glaubt, nach Gefühlen fischen oder die Wut des Patienten herauslocken zu müssen, bevor er die *Position des Unbewussten* bezüglich der Angst, des Willens und der Widerstände festgestellt hat.

Er macht Druck, bevor er einen Referenzrahmen etabliert hat und der Patient wissen kann, dass er *emotionale* Probleme hat und dass es gilt, die Emotionen zu untersuchen und zu verstehen.

Er peilt einen Anstieg der Übertragungsgefühle an, bevor der Boden durch Befragung, Klären und diagnostische Abklärungen gesichert ist.

Er wendet Druck und Herausforderung an, bevor die Abwehren als *Widerstände in der Übertragung* kristallisiert sind und der Patient verstehen kann, dass seine in der Übertragung kristallisierten Widerstände sowohl die Therapie als auch sein Leben beeinträchtigen.

Er fordert den Übertragungswiderstand heraus, bevor der Patient mit dessen generellen Abwehren vertraut ist, diese Abwehren als Widerstand in der Übertragung kristallisiert sind und die UTA mobilisiert ist.

Er hat am *Willen* und/oder an der *Syntonie* des Patienten keine oder nur ungenügend Arbeit geleistet. Der Patient sollte jedoch eine klare Vorstellung seiner Charakterstörung haben, um willentlich und mit voller Absicht Stellung nehmen zu können, ob er den gestörten Teil seines Charakters abgeben will.

Er fischt nach Gefühlen, obwohl er den Patienten zuerst mit dessen Abwehren vertraut machen sollte.

Er arbeitet an einer inexistenten oder irrelevanten resp. sekundären Abwehr.

Er hält am *Fokus* nicht fest oder der Fokus ist unpräzise.

Er unterbricht den Patienten nicht (fehlende Intervention), wo es geboten ist.

Er kratzt nur an der Oberfläche, wo er mit Druck und Herausfordern arbeiten sollte. In diesem Falle hat er – vermutlich aufgrund ungenügend intensiver Supervision – technische Schwierigkeiten, den *Übertragungsprozess* herauszufordernden, was für die Beschleunigung und Vertiefung des Therapieprozesses wesentlich ist.

Er pumpt z.B. bei einem passiv-regressiven Patienten seine Energie hinein, statt die *Abwehr* herauszufordern.

Bleuler (2002) weist auf ein metapsychologisches Missverständnis hin, wenn der Therapeut darauf versessen ist, Durchbrüche auslösen zu müssen. Das Wesentliche der ISTDP sind nicht die Durchbrüche, sondern der gemeinsame Kampf des Patienten und Therapeuten gegen die Widerstände. So kann es sein, dass eine gute Therapie nur einen einzigen Durchbruch aufweist und die ganze Arbeit im Kampf gegen die Widerstände bestand. Das Gegenstück wäre, dass es in einer Therapie sehr viele Durchbrüche gab, der Patient am Ende der Therapie aber immer noch sehr gestört ist und keine Ahnung über seine Charakterstörung hat.

5. *Probleme im Umgang mit der Angst*
Der theoretisch und technisch korrekte Umgang mit der Angst ist für Erfolg oder Misserfolg der Therapie entscheidend. Die *Angstvermeidung* lähmt die unbewusste therapeutische Allianz, verpasst den Kernkonflikt, demotiviert die Patienten, Verantwortung für die Therapie zu übernehmen, und senkt die dynamische und empathische Beteiligung beider. Es folgen einige Beispiele über den falschen Umgang mit der Angst.

Beispiele

Der Therapeut *hält die Angst nicht aus*, die eigene und jene des Patienten, und wehrt sie ab.

Er erkennt nicht die Angst im *Verhalten* des Patienten.

Er beachtet nicht den *somatischen* Weg der unbewussten Angst.

Er schätzt die physische Ausdrucksform der unbewussten Angst falsch ein: entweder *unterschätzt* er die Angsttoleranz des Patienten und wagt keinen steilen Anstieg oder er *überfordert* den Patienten, da er dessen Angsttoleranz überschätzt.

Er *provoziert* einen Durchbruch des Unbewussten, obwohl der Patient unter zu großer Angst steht. (Verlässt der Patient mit Angst die Sitzung, ist er nicht befreit, sondern entwickelt neurotische Schuldgefühle, die eine iatrogene Wut erzeugen können).

Er wechselt von der Angst-*Emotion* zum Angst-*Inhalt.*

Er lässt den *Angstpegel absinken*, indem er diversifizierende Interventionen macht, theoretisch über die Angst doziert oder die Angst als generelles menschliches Phänomen relativiert, was dem Patienten nichts nützt, da die Angst auf Unbewusstes reagiert.

Er sucht die Angst des Patienten zu mindern, indem er sich mit dem ›Opfer‹ solidarisiert und eine konfliktvermeidende *Schonhaltung* einnimmt.

Er *stützt oder muntert* den ängstlichen Patienten auf und spricht ihm ermutigend zu, was auf eine Infantilisierung hinausläuft, statt dass er sich an die UTA und den Willen des Patienten wendet.

Er erkennt die Rhetorik oder die scheinbare Konzilianz des Patienten nicht als *kontraphobische Abwehr* oder registriert nicht, dass der Patient das Wort ›Angst‹ zu Abwehrzwecken benützt.

Er ist unkritisch und übersieht, dass sich der Patient hinter der Angst versteckt (Position des kleinen Kindes), um *keine Verantwortung* zu übernehmen, um nichts spüren zu müssen oder um beim Therapeuten einen Schonreflex auszulösen.

Eine gelegentlich von Therapeuten unerkannte Angst ist die projektive *Retaliations-Angst*, die deaktiviert werden muss. Der Patient hat Angst, seine mörderische Wut würde in der Übertragung im Therapeuten, quasi als Gegenübertragung, auch einen mörderischen Reflex gegen den Patienten auslösen.

6. *Probleme mit dem Konflikt-Dreieck*
   Der Patient kann verwirrt werden, wenn er den Prozess im Konflikt-Dreieck von I/F zu A und von A zu D und von D wieder zu I/F nicht *erlebt* (3.6) und wenn er den erlebten Prozess in der Analyse der Übertragung nicht *kognitiv erklärt* bekommt, und zwar so oft, bis er die drei Positionen im Erleben unterscheiden kann. Und es kann ein Fehler sein, wenn der Therapeut unterlässt, die Verbindungen zwischen dem Konflikt-Dreieck und dem Personen-Dreieck aufzuzeigen.

7. *Probleme bezüglich der UTA*
   Die UTA kommt oft in Schwierigkeit, wenn zwischen dem theoretischen Wissen und dem *praktischen Können* des Therapeuten eine Kluft besteht. Im Folgenden werden einige Probleme des praktischen Umganges mit der Technik untersucht, die verantwortlich sind für die Dysfunktion der UTA. Bei Schwierigkeiten mit der UTA muss der Therapeut zuerst untersuchen, wo *er* ein Problem hat, um die Schwierigkeiten nicht unbesehen als Abwehr des Patienten misszuverstehen.

Beispiele

Der Therapeut schafft zwischen sich und dem Patienten und zwischen den gesunden Anteilen des Patienten und dessen selbstsabotierenden Abwehren keine Spannung (6.4.4.2), weil er Vorträge hält, statt eine Interaktion auszulösen, im C verweilt statt im T den Widerständen die Stirne zu bieten oder die Ambivalenz des Patienten durchgehen lässt.

Der Therapeut arbeitet an habituellen oder sogar inexistenten Abwehren, z. B. wenn er dem Patienten Trotz vorwirft, wo der Patient lediglich Angst hat oder wenn er habituelle Verhaltensweisen anspricht, bevor die Arbeit in der Übertragung ist.

Der Therapeut redet viel oder macht Vorwürfe oder geht zu früh zur Herausforderung in der irrigen Meinung, er übe Druck aus.

Eine problematische Standardsituation entsteht, wenn die UTA im Würgegriff des bewussten und/oder unbewussten Trotzes (Widerstand gegen den Willen) und der Syntonie des Patienten gefangen ist. Selbst wenn der Therapeut alle Abwehren benennt und in der Übertragung kristallisiert und Druck und Herausforderung gegen die Abwehren anwendet, der Patient aber nicht einsieht, dass die Abwehren in seinem Leben eine Behinderung sind, wenn er also mit seinen Abwehren synton und nicht alarmiert ist, dann wird der Patient nicht einsehen, weshalb seine Abwehren so schlecht sein sollten. Dann wird er sich bevormundet fühlen und in Trotz gehen. In diesem Falle sind aber nicht mehr die Abwehren des Patienten das Problem, sondern der Therapeut hat ein Problem. Die UTA erstickt, wenn der Therapeut ihr nicht hilft. Er wird mit dem Patienten zusammen zuerst klarstellen müssen, ob die Abwehren für den Patienten eine Behinderung sind oder nicht. Erkennt der Patient den selbstbehindernden und selbstdestruktiven Charakter seiner Abwehren, dann wird der Therapeut den Patienten eindringlich fragen – und das vergessen die Therapeuten oft – ob der Patient *etwas dagegen tun wolle oder nicht.* Jetzt hat der Patient zwei Möglichkeiten: (1) Der Patient reagiert mit einem Anstieg der komplexen Übertragungsgefühle, wenn der Widerstand gegen seinen Willen der UTA ein Stückchen Platz macht. Vielleicht schluchzt der Patient, weil er sieht, wie er sich seit Jahren selber schadet. Aus dieser Reaktion kann der Therapeut entnehmen, dass er auf dem richtigen Weg ist. (2) Das Unbewusste des Patienten reagiert nicht. Ist die Ursache des Nicht-Reagierens die Angst, dann wird der Therapeut die Angst klären. Ist die Ursache des Nicht-Reagierens jedoch die bewusste Abwehr, der Trotz oder die Ambivalenz, dann wird der Therapeut dem Patienten vermitteln, dass eine Therapie keinen Sinn macht, wenn er die Abwehren nicht in Frage stellen wolle. Der Therapeut wird ihm den Vorschlag machen, die Therapie abzuschließen oder zu unterbrechen und z.B. in einem halben Jahr wieder zu kommen. In dieser Zeit kann der Patient erkunden, wie er mit dem Erreichten oder nicht Erreichten zu recht kommt und ob er diesbezüglich etwas verändern will. Es ist für einen Patienten, bei dem Trotz und Syntonie vorherrschen, kein Gewinn, diese Sachlage nicht (gleich zu Beginn) klarzustellen, sondern damit bis zum (bitteren) Ende zuzuwarten. Eine Pause kann aber auch für den Therapeuten hilfreich sein, da er sich aus der Routine lösen kann und Zeit gewinnt, sich beruflich weiterzuentwickeln.

Da kein Therapeut auf Anhieb wissen kann, welche Bereiche des Unbewussten beim Patienten aktiviert sind, muss er der UTA Fragen stellen, d.h. Testinterventionen machen, um zu sehen, ob und wie das Unbewusste reagiert. Wenn der Therapeut auf die Impulse und Gefühle in der Übertragung (I/F im T) Druck macht und er einen Anstieg der komplexen Übertragungsgefühle feststellen kann, d.h. alle Kräfte im Konflikt-Dreieck zunehmen und somit das Unbewusste reagiert, dann ist mit Blick auf die Widerstände zu klären: (1) ob die Widerstände das optimale Level erreicht haben oder ob noch mehr Widerstandsarbeit nötig ist. Wenn wir an den zentralen Abwehren arbeiten und es entsteht ein Anstieg der komplexen Übertragungsgefühle, dann muss der Therapeut sich klar sein, an welchem der vier zentralen Abwehrmuster er arbeitet: am Widerstand gegen Nähe und emotionaler Intimität, am Widerstand gegen den Willen, am Über-Ich-Widerstand oder am Widerstand gegen das Erleben des Impulses. (2) ob die Widerstände am Zusammenbrechen sind und der Durchbruch bevorsteht. Dann wird der Druck auf die Gefühle nützlich sein. Wenn das Unbewusste des Patienten auf Interventionen des Therapeuten, die normalerweise bei den Patienten etwas bewirken, überhaupt nicht reagiert, dann läuft etwas falsch, was folgende Ursachen haben kann: (1) es kann typisch sein für *Depressive*, deren Abwehr unter Umgehung der Angst zunimmt, was wir als instant repression bezeichnet haben, (2) es kann sein, dass der Patient so sehr von der *Angst* dominiert wird, dass er nicht mehr weiß, wo ihm der Kopf steht. Die Angst hat in diesem Fall ein unerträgliches Ausmaß angenommen, sodass sich die Abwehr nicht mehr aufbauen kann. Die Angst kann bewusst und wohl mehrheitlich unbewusst sein; eine genaue Trennlinie lässt sich nicht ziehen. (3) Der Therapeut und der Patient bekommen zusammen Schwierigkeiten (einseitige oder gegenseitige Aversion, Missallianz) oder der Patient reagiert mit bewusstem Trotz.

8. *Die Spannungsabfuhr*
   Der Therapeut geht in eine Falle, wenn er die Spannungsabfuhr nicht als solche erkennt und sie nicht als Abwehr oder Widerstand behandelt.

9. *Das Sozialisieren*
   Freud hatte das Problem des Sozialisierens schon deutlich wahrgenommen, auch wenn er es nicht so benannt und nicht im gleichen Umfang wie die ISTDP betont hat. Freud schreibt in seinen Bemerkungen über die Übertragungsliebe, »dass die analytische Technik es dem Arzte zum Gebote macht, der liebesbedürftigen Patientin die verlangte Befriedigung zu versagen. Die Kur muss in der Abstinenz durchgeführt werden. Ich will den Grundsatz aufstellen, dass man Bedürfnis und Sehnsucht als zur Arbeit und Veränderung treibende Kräfte bestehen lassen und sich hüten muss, dieselben durch Surrogate zu beschwichtigen. Anderes als Surrogate könnte man ja nicht bieten, da die Kranke infolge ihres Zustandes, solange ihre Verdrängungen nicht behoben sind, einer wirklichen Befriedigung nicht fähig ist« (Freud 1915d, S. 313). Es setzt aufseiten des Therapeuten Ernsthaftigkeit und Sensibilität voraus, bei sich selbst und beim Patienten all die vielen unauffälligen und sympathisch anmutenden Gefälligkeiten als Surrogats-Formen des Sozialisierens zu erkennen und auf ihre kontraproduktive Anwendung zu verzichten.

Beispiele

Das Vermeiden jeglicher Formen des Sozialisierens alarmiert das Unbewusste des Patienten und vermittelt ihm die Mitteilung, dass die Therapie keinen Platz für Abwehren und Widerstände offeriert.

Die in der Therapie ausagierte Sympathie ist ein prozessfeindliches Surrogat, welches die neurotische Struktur nicht aufbricht. Der nach Sympathie verlangende Patient äußert unbewusst einen Wunsch nach Abhängigkeit, den der Therapeut nicht erfüllt (Davanloo, H. 1996d).

Geht der Therapeut auf Bemerkungen des Patienten über das Wetter oder über Bücher und Bilder im Wartezimmer ein, gibt er dem Patienten Anlass zur Spannungsabfuhr und Angstverminderung.

Wenn der Therapeut z.B. bei der Begrüßung auf Nettigkeitsfloskeln eingeht oder während des Prozesses das soziale Lächeln des Patienten erwidert, bestätigt er nicht nur ein Abwehr-Muster in Form von Beschwichtigen, Besänftigen, Bagatellisieren oder Vertuschen, sondern er lässt sich in ein affektives, maladaptives Verstrickungsmuster des Patienten ein. Erfolgreiches therapeutisches Beziehungshandeln muss jedoch, wie die Studie von Merten und Benecke (Merten, J., Benecke, C. 2001) zeigt, in diesen dyadischen Prozess eingreifen durch Nichteingehen auf die maladaptiven Beziehungsmuster des Patienten. Patienten, die unbewusst nonverbale und maladaptive Signale aussenden, werden schon allein durch das Ausbleiben eines reziproken Verhaltens des Therapeuten mobilisiert, womit ein erstes Durchbrechen des Widerholungszwanges geschieht.

Wenn der Therapeut z.B. für seine Verspätung sich entschuldigt, nimmt er durch eine Nettigkeitsfloskel dem Patienten den Ärger aus den Segeln, damit dieser nicht mit Ärger reagiere. Davon schließe ich eine gravierende Verspätung aus oder ein habituelles Verspätetsein, das mit mangelnder Verlässlichkeit und mit Respektlosigkeit dem Patienten gegenüber zu tun hat.
Wenn der Therapeut das Verspätetsein des Patienten mit einer verständnisvollen und verharmlosenden Bemerkung quittiert, vermeidet er Druck, es dem Patienten zu überlassen, wie dieser mit der Verspätung oder dem Vergessen umgeht. Es könnte ja sein, dass die Verspätung oder das Vergessen mit einer Station des Konflikt- oder des Personen-Dreiecks zu tun hat.

Wenn der Patient am Ende einer Sitzung unmittelbar vor dem sich Verabschieden über private Belange des Therapeuten Fragen stellt (ob er Kinder habe; ob und wohin er in die Ferien gehe), ist es prozessfördernd, dem Patienten zu signalisieren, dass diese Fragen mit Nähe und emotionaler Intimität zu tun haben und wie alle Übertragungsgefühle zu behandeln sind.

Wenn es etwas zu besprechen gibt, z.B. die schriftliche Einwilligung für die Videoaufzeichnungen oder Terminabsprachen, dann wird der Therapeut dies im Wartezimmer oder am Ende der Sitzung regeln. Damit lässt er diese Besprechungen nicht diversifizierend in den Übertragungsprozess einfließen.

10. *Schwierigkeiten mit Erlebnissen aus Gegenwartsbeziehungen*
Ein aktuelles Erlebnis aus den Gegenwartsbeziehungen (C-Station) kann eine bedeutungsvolle Mitteilung beinhalten, wenn sie
- eine Bestätigung des aktuellen Therapieprozesses ist,
- einen Link herstellt zur Übertragung,
- eine neue emotionale Thematik initiiert,
- eine Basis und Material für einen dynamischen Prozess hergibt.

Hat das Berichten über ein Gegenwartserlebnis jedoch mehr die Qualität von Erzählen, was der Patient erlebt hat, ohne eine den Therapieprozess vorantreibende Kraft, dann muss der Therapeut diese C-Station als Widerstand behandeln. Erliegt der Therapeut seinen eigenen Widerständen, den Widerständen des Patienten zu widerstehen, dann wird er am Gegenwarts-Material hängen bleiben und den Patienten diversifizieren lassen.

11. *Probleme mit dem Trotz und dem malignen Widerstand gegen Nähe*
Es ist eine Frage der Fairness dem Patienten gegenüber, dass sich der Therapeut Rechenschaft gibt, ob er selbst Probleme mit Nähe und emotionaler Intimität (RAEC) hat. Ist dies der Fall, dann wird er Angst und Widerstand entwickeln, der RAEC des Patienten zu widerstehen (5.7). Stattdessen kapituliert er vor dem Kampf oder schiebt ihn auf oder projiziert seine eigenen Anteile auf den Patienten.

Einen häufigen Fehler begehen Therapeuten, die den unbewussten Trotz (7.4) oder das uninvolvierte, distanzierte Verhalten eines unfreiwilligen, unwilligen Patienten (6.4.1.2), der noch keinen therapeutischen Kontrakt eingegangen ist, als Widerstand gegen Nähe fehlinterpretieren und sich in fruchtlose und illusorische Herausforderungen lancieren.

Patienten mit einer unbewussten charakterlichen Trotzhaltung oder charakterlich verfestigten misanthropischen Negativität (ready-made transference resistance; 6.3) sind für das technische Können und die Gegenübertragungsgefühle des Therapeuten eine harte Herausforderung. Für den Anfänger ist in diesem Fall Supervision nötig.

9.7.2.4 Probleme mit der Gegenübertragung

Theoretische und methodische Aspekte zur Gegenübertragung wurden schon unter 3.4 und 7.2.4.1 behandelt. In diesem Kapitel untersuchen wir spezifische Schwierigkeiten, die Lernende mit der Übertragung haben können, sofern sie eine Auslösefunktion für die Gegenübertragung sind, und mit der Gegenübertragung, soweit sie Probleme bereitet.

Die Gegenübertragung als solche kann nicht gesehen werden, auch nicht auf dem Videotape, sondern nur ihre *Auswirkung* durch die Kompetenz oder die Schwierigkeit des Therapeuten. Davis (1992) ist diesem wenig behandelten und doch wichtigen Thema nachgegangen und hat vor allem den problematischen und hinderlichen Aspekt der Gegenübertragung herausgearbeitet. In Erweiterung dieser Arbeit betont Kalpin (1993b) den nützlichen Aspekt der bewussten Wahrnehmung der eigenen Reaktionen als Hilfe zum Verständnis des Patienten.

Ein *hilfreicher Aspekt der Gegenübertragung* kann eine unneurotische Reaktion des Therapeuten auf das neurotische Verhalten des Patienten sein. Richtig gehandhabt kann diese Gegenübertragung dem Therapeuten ein Werkzeug für das Verstehen der pathologischen Züge des Patienten sein. Diese Gegenübertragungsgefühle haben nichts zu tun mit Qualitäten der therapeutischen Grundhaltung wie Empathie, geistige und emotionale Präsenz und Aufmerksamkeit, Mitempfinden und partnerschaftliche Arbeitshaltung im Dienste der Veränderung.

Beispiele

Wenn der Therapeut das Gefühl hat, er möchte sich um den Patienten sorgen, ihn unterstützen oder ermutigen, könnte dies eine Gegenübertragungsreaktion sein auf Abhängigkeitswünsche im Patienten.

Ein trotziger und provozierender Patient könnte im Therapeuten eine sich rechtfertigende Gegenübertragungsreaktion auslösen, die schlimmstenfalls zu einer Debatte führen könnte. Der Therapeut wird sich hüten, in diese Falle zu geraten.

Ein willfähriger Patient kann dazu beitragen, dass zwischen ihm und dem Therapeuten eine Atmosphäre glücklicher Übereinstimmung entsteht. Der Therapeut wird dieser Harmonie misstrauen.

Wenn der Therapeut eine Tendenz verspürt, passiv zuzuhören, könnte es für ihn ein Indiz sein, dass er es mit einem Menschen zu tun hat, der nicht für eine Zusammenarbeit und für Veränderung gekommen ist, sondern zu klagen und Sympathie zu erlangen.

Es kann sein, dass ein Patient mit großem Widerstand gegen Nähe über schreckliche Ereignisse redet und damit im Therapeuten ein Gefühl auslöst, dass er sich darum kümmern sollte, dass dies aber schwierig bis aussichtslos ist. (Davanloo, H. 1988a)

Wenn den Therapeuten ein Gefühl von Hoffnungslosigkeit beschleicht, könnte er es mit einem depressiven Patienten zu tun haben.

Problematische Aspekte der Gegenübertragung, d.h. wie der Therapeut mit dem Angebot des Patienten umgeht, werden von folgenden Faktoren beeinflusst:

- das angeborene Talent
- die Charakterzüge
- die Selbsterkenntnis und die Psychopathologie (die blinden Flecken)
- die Aufarbeitung der eigenen konflikthaften Vergangenheit und ungelösten Konflikte
- der Grad der theoretischen und technischen Ausbildung
- die klinische Erfahrung

Untersucht werden Gegenübertragungsprobleme in den Bereichen Technik, Widerstand gegen Nähe, Widerstand gegen das Erleben des Impulses, Konflikt-Dreieck und habituelle Verhaltensweisen.

1. *Gegenübertragungsprobleme mit der Technik*
   - Verpassen zu erkennen, dass der Patient mit einer *indirekten Anspielung* quasi eine Einladung zur Übertragung macht.
   - Verpassen, den *Prozess in die Übertragung* zu bringen.
   - Sich der Übertragungsebene zu früh zuwenden.
   - Die Übertragungsebene zu früh verlassen.
   - Schwierigkeit, im *Konflikt-Dreieck* zwischen regressiver Abwehr und Impulsen und Gefühlen zu unterscheiden.
   - Auf *provokative Charakterzüge* eines Patienten gereizt oder ärgerlich reagieren.

- In *übertriebener Weise Druck und Herausforderung* auf die Widerstände anwenden.
- Den *zuvor bestehenden negativen Übertragungsgefühlen* (ready-made transference resistance) ausweichen oder sich provozieren lassen.
- Bei der Befragung eine *exzessiv lange und detaillierte Phänomenologie* betreiben.
- *Dem Unbewussten des Patienten nicht folgen* können, was ein Hinweis sein kann, dass der Therapeut einen metapsychologischen Nachholbedarf hat.
- Druck und Herausforderung nicht so *dosieren*, dass sie der Ich-Kapazität und dem Grad der Widerstände angemessen sind.

2. *Gegenübertragungsprobleme mit dem Widerstand gegen Nähe*
   - Eine histrionische oder narzisstische Fassade als *echten Gefühlsausdruck* missverstehen.
   - Übersehen, dass der Patient *losgelöst, distanziert, uninvolviert* ist. (Therapeuten, die selbst losgelöst sind, haben Mühe, diese Abwehrform zu erkennen und arbeiten auf der C-Achse.)
   - Den Widerstand gegen Nähe lediglich klären, statt die *Distanziertheit herauszufordern.* (Therapeuten, die selbst mit emotionaler Intimität ein Problem haben, stellen zwar die RAEC fest, beginnen aber zu spät damit zu arbeiten.)
   - *Angst, den Widerstand gegen Nähe herauszufordern.* (Therapeuten, die Angst haben, den Widerstand gegen Nähe herauszufordern, neigen dazu, den Fokus auf die RAEC zu früh zu verlassen und sich der P- oder C-Achse zuzuwenden. Die Interventionen können einwandfrei sein, bleiben aber ohne Wirkung, weil das ›pillar-system‹, z.B. die RAEC, nicht angegangen werden, auch wenn der Therapeut noch so aggressiv die Satelliten-Widerstände herausfordert.
   - *Übermäßig oft und schnell von einer Widerstandsform zur andern wechseln*, ohne den wichtigsten Widerstand lange genug bis zum dramatischen Anstieg der komplexen Übertragungsgefühle herausgefordert zu haben.
   - Wenn der Patient in der Endphase der Therapie *viele positive Gefühle* für den Therapeuten empfindet, kann er die spezielle Form von Widerstand haben, trotzdem die negativen Gefühle ins Offene zu bringen. Auch der Therapeut könnte jetzt einen ähnlichen Widerstand haben. Dieses Problem haben auch Therapeuten, die einen Patienten zuerst über Jahre mit einer anderen Methode behandelt haben.

3. *Gegenübertragungsproblemen mit dem Widerstand gegen das Erleben des Impulses*
   - Die Frage »*Wie fühlen sie sich jetzt?*« ist sinnvoll, wenn der Therapeut den physischen Weg der Angst überprüfen oder die Angst des Patienten auf ein ertragbares Niveau bringen will oder sich nach dem Durchbruch vergewissert, ob noch Rest-Widerstände vorhanden sind. Dieselbe Frage ist jedoch Ausdruck einer Gegenübertragung, wenn der Patient eben gesagt hat, dass er wütend ist. Dann senkt diese Frage den Druck und die komplexen Übertragungsgefühle.
   - Den Widerstand gegen das Erleben des Impulses mit einer *zu freundlichen und zu langsamen Stimme* herausfordern macht zu geringen Druck, um die komplexen Übertragungsgefühle auf die benötigte Höhe zu bringen, sodass der aggressive Impuls aus dem Unbewussten durchbrechen kann.
   - Der Therapeut reduziert seine eigene unbewusste Angst vor dem Herausfordern des Widerstandes gegen das Erleben des Impulses, wenn er zu *unnötig langen edukativen oder erklärenden Sätzen* ausholt, um z.B. den Unterschied zwischen Wut und Angst oder zwischen Angst und Abwehr darzustellen. In dieser Zeit sinkt im Patienten der Übertragungsdruck.
   - Mit dem *Klären* fortfahren, wo schon längstens Druck und Herausforderung nötig war. Der Therapeut sagt z.B. »Mit Wegschauen distanzieren sie sich von mir. Damit vermeiden sie, ihre Wut zu mir zu spüren.« Dies ist eine Klärung. Druck würde lauten: »Wieder schauen sie weg. Sie machen eine massive Distanz zu mir.« Oder: »Sie sind erschreckt, in meine Augen zu schauen und zu sagen, wie sie körperlich ihre Wut zu mir erleben. Lassen sie uns sehen, wie sie körperlich ihre Wut zu mir spüren.«
   - Therapeuten, die ihren *eigenen unbewussten Sadismus* nicht bearbeitet haben, werden sich dagegen wehren, die volle Wut des Patienten in der Übertragung zu erleben. Als Gegenübertragungsreaktion werden sie dazu neigen, den Patienten zu früh unter Umgehung des körperlichen Erlebens ein *kognitives* Bild seiner aggressiven Phantasien entwerfen zu lassen oder sie hüpfen ohne klinische Notwendigkeit von einem Widerstand zum andern oder sie wechseln vor dem unmittelbar bevorstehenden Durchbruch auf die C-Achse.
   - Die *eigene Angst durch Hyperaktivität* abführen. Wenn der Therapeut zu schnell vorgeht, hat der Patient keine Chance, frei zu antworten;

die komplexen Übertragungsgefühle gehen zurück und der Patient ist von einer bedeutungsvollen Mitarbeit abgeschnitten.

4. *Gegenübertragungsprobleme mit Konfusionen im Konflikt-Dreieck*
   So wie Patienten kognitiv oder physiologisch ein dysfunktionales Konflikt-Dreieck haben können, so können auch Therapeuten im Konflikt-Dreieck nicht optimal funktionieren, was sich an folgenden Schwierigkeiten in der Probetherapie zeigen kann:
   - Der Therapeut ist dem Patienten nicht behilflich, innerhalb des Konflikt-Dreiecks zu operieren, d.h. ihn an einer spezifischen Ecke des Konflikt-Dreiecks auf eine spezifische Person zu fokussieren; stattdessen lässt er ihn im Sumpf.
   - Zulassen, dass der Patient nicht über sich selbst redet, sondern sich beklagt und andere Menschen für seine Schwierigkeiten verantwortlich macht.
   - Das Restrukturieren verpassen, indem der Therapeut z.B. bei einem Patienten mit regressiver Abwehr Druck auf den Impuls macht, statt ihn durch systematische Klärung mit dem Funktionieren des Konflikt-Dreiecks vertraut zu machen und ihn dadurch zu restrukturieren.
   - Druck und Herausforderung auf die massive Angst ausüben, statt den physiologischen Weg der Angst zu untersuchen.
   - Druck und die Herausforderung auf den Widerstand gegen Nähe aufgeben, wenn der Patient keine unbewusste Angst zeigt.
   - Regelmäßig Trauer oder zärtliche Gefühle fokussieren und die negativen Gefühle vermeiden.
   - Der Therapeut legt aus unbewusster Identifikation mit einem wütenden Patienten oder aus Angst vor emotionaler Nähe und zärtlichen Gefühlen den Fokus nur auf die aggressiven Gefühle. Die Therapie scheint mit vielen schmerzlichen Gefühlen, pathologischer Trauer oder mit vielen Wutgefühlen voranzugehen, aber die Übertragung wird dadurch aufgeteilt.
   - Sexualisierung und neurotische Beschäftigung mit dem Therapeuten (auch in den Träumen) ist eine vom Therapeuten zugelassene neurotische Übertragung und unbehandelte Abwehr, die sich zur Übertragungsneurose entwickeln könnte, wenn der Therapeut es unterlässt, sie wie jede andere Abwehr zu behandeln. Wenn die UTA kräftig ist, gehen diese Gefühle nicht zum Therapeuten, da sie den biologischen, genetischen Personen gelten. Es kann aber sein, dass masochistische Therapeuten aus selbstschädigendem Antrieb sich auf einen Flirt

oder ein sexuelles Verhältnis einlassen statt die Abwehren herauszufordern.
- Es ist dem Therapeuten zu empfehlen, Sorge zu tragen für sein eigenes Unbewusstes, indem er sich Hilfe holt für die Aufarbeitung seiner durch die therapeutische Arbeit mobilisierten Gefühle.

5. *Gegenübertragungsprobleme mit habituellen Verhaltensweisen*
   - Eine unbeteiligte Stimme, mangelndes emotionales Engagement, langsame Sprechweise und ausagierende Körperbewegungen.
   - Die Schwierigkeit, sich vorübergehend als Übertragungsobjekt anzubieten und dies zu ertragen, was sich u. a. in zu frühen Kommentaren zum Patientenverhalten und in vorzeitigen Interpretationen zeigt.
   - Zögerlichkeit beim Aktivieren der komplexen Übertragungsgefühle hat nichts zu tun mit einem klinisch begründeten schrittweisen Vorgehen wie bei einem fragilen Patienten.
   - Eine narzisstische Problematik sind die Grandiosität und die Vollkommenheitsansprüche, die zu einer Retterhaltung verleiten können.
   - Der Therapeut fordert aggressiv periphere Abwehren (Lächeln, Intellektualisieren) heraus, vermeidet aber Druck und Herausforderung auf die Hauptwiderstände (Widerstand gegen Nähe, Widerstand gegen den Impuls, Über-Ich-Widerstand), was viel stärkere Übertragungs- und Gegenübertragungsgefühle auslösen würde.
   - Davanloo idealisieren und dessen Körperhaltung und Sprechweise kopieren, die Psychoanalyse verächtlich machen, missionarischer Eifer für die ISTDP und eine Kochbuchhaltung in der Anwendung der ISTDP.

10 Ausblicke (Heiner Lachenmeier)

Die Gründungen von Psychotherapieschulen sind seit jeher begleitet vom Risiko der Entwicklung zu Glaubensgemeinschaften. Die Gründe liegen im Zusammenspiel verschiedener Faktoren:

- Geniale Erfinder können tatsächlich dem Denken ihrer Zeit voraus sein und folglich »allein herrschend« über ihr (Lebens)Werk bestimmen wollen. Dabei kann übersehen werden, dass die allgemeine Überprüfung ihrer Ideen und Entwicklungen notwendig ist, damit allgemeinnützliches Wissen aus den Erfindungen entstehen kann.
- Schüler sind Menschen, und Menschen kennen die Sehnsucht nach absoluter Erkenntnis. Wenn an neuen Erkenntnissen »geschnuppert« werden kann, entsteht leicht eine Verwechslung zwischen einem Schritt vorwärts und dem Erreichen des Absoluten. Dieses Risiko besteht umso mehr, wenn aufseiten des Schülers gewisse Persönlichkeitszüge vorhanden sind, wie z.B. dem in helfenden Berufen weit verbreiteten so genannten Helfersyndrom, das oft mit passiv-aggressiven, also verdeckt nach Macht strebenden Persönlichkeitsmerkmalen kombiniert ist.
- Manche Patienten verwechseln die Suche nach Heilung mit der Suche nach einer Heilslehre.
- Auch im Psychotherapiemarkt kann der Markterfolg eines Produktes davon abhängen, dass es sich deutlich von anderen Produkten abgrenzt und sich selbst überhöht.

Kurz: es bestehen auf allen Ebenen Faktoren, die das Risiko beinhalten, dass Neuentwicklungen im Psychotherapiebereich zu Glaubenskriegen führen. Dieser Gefahr unterliegt die ISTDP selbstverständlich genauso wie alle anderen Psychotherapieschulen. Das Kapitel »Ausblicke« soll einen Beitrag zur Verminderung dieser Gefahr sein und Überlegungen zum Denken, Forschen und Handeln anstellen.

10.1 Auswahl offener Fragen

10.1.1 Direkte Sicht auf das Unbewusste

In der Beschreibung der Probetherapie (6.3) betont Davanloo wiederholt das Erlangen einer direkten Sicht auf das Unbewusste. Die Absolutheit der Formulierung weckt einerseits Erwartungen und impliziert, dass wenn auch nicht jedes Detail, so doch ein Übersichtsplan gesehen werden kann. Andererseits weckt sie Misstrauen, ob ein solcher Anspruch erfüllt werden kann.

Trotzdem: 20 Jahre eigener Erfahrung mit ISTDP haben dem Autor die Richtigkeit dieser Aussage gelehrt – mit Einschränkungen. Tatsächlich kann bei idealem Verlauf im Erstgespräch ein Zugang zum Unbewussten erlangt werden. Nur stellt sich die Frage, wie groß das gesichtete Stück ist und vor allem, wie repräsentativ es für das ganze Unbewusste des Patienten ist. Bislang wurde noch nicht untersucht, welche Faktoren in welchem Ausmaß bestimmen, welche »Portion« des Unbewussten im Erstinterview mobilisiert wird. Zugegeben, eine äußerst schwierig zu beantwortende Frage.

Beispiel

> Eine Patientin entgeht auf der Fahrt zum Erstinterview nur knapp der Frontalkollision durch einen überholenden Wagen. Sind die dadurch ausgelöste Angst und Wut, die in das Interview getragen werden, nun repräsentativ für die Problematik in ihrem Unbewussten? Mobilisieren sie einen zentralen Problembereich, oder möglicherweise einen eher peripheren Bereich? Stehen die mobilisierten, aktuellen Gefühle überhaupt in Zusammenhang mit einem der ungelösten Bereiche im Unbewussten, oder wird bei dieser Patientin durch das aktuelle Ereignis möglicherweise nichts von der unbewussten Problematik mobilisiert?

Ausgehend von diesem Extrembeispiel wird klar, wie wenig wir darüber wissen, welche Faktoren in welchem Ausmaß im Erstinterview die Sicht auf das Unbewusste bestimmen. Es soll hier keine Systematik möglicher Faktoren aufgestellt werden, sondern lediglich die Fragestellung betont werden. Eine Fragestellung, die Anlass zu reicher Forschung bieten kann, z. B. in Richtung genauerer Prognosestellungen im Anschluss an ein Erstinterview.

Auch Davanloo betont, dass im Laufe einer Therapie tiefere Schichten auftauchen können, welche zu Beginn noch nicht sichtbar sind. So können bei gewissen Patienten, die im Erstinterview eine schwere, obsessive Charakterneurose und hohe Angsttolerierungskapazität zeigen, in einer zweiten

Phase der Therapie tiefere Schichten an ungelösten Gefühlen auftauchen, die dann durch fragile Mechanismen abgewehrt werden. Davanloo ist sich demnach bewusst, dass im Erstinterview der erste Blick aufs Unbewusste klein ist. Bei der Therapieplanung am Ende der Probetherapie benützt er deshalb dem Patienten gegenüber die Formulierung der »Spitze des Eisberges, die gesehen wurde«.

10.1.2 Unbekannte Strukturen oder »Aggregatszustände«?

Das eben erwähnte Patientenbeispiel wirft weitere interessante Fragen auf: wie ist es möglich, dass ein Patient in tiefen, also frühen Schichten des Unbewussten fragile Mechanismen aufweist und trotzdem – wohlgemerkt auf der Basis dieser Fragilität – für spätere ungelöste reaktive Gefühle ein höher strukturiertes Abwehrsystem etablieren kann, *ohne zuvor* die schon bestehende Fragilität überwunden zu haben?

Oder wenn wir von der beschriebenen, realen therapeutischen Erfahrung her fragen: warum sollte bei einem Patienten, der eine stabile Ich-Stärke zeigt und der seine massiven obsessiven Abwehren überwindet, der die darunterliegenden Gefühle verarbeitet und somit seine Angsttolerierungskapazität noch steigert, bei tieferen Gefühlen die Kapazität erniedrigt sein? Da reicht die Begründung, dass die tieferen Gefühle ein Vielfaches massiver sind, nicht aus, denn dann müsste man sich, wie oben beschrieben, wieder fragen: wie kann ein Mensch im zeitlichen Verlauf, ohne die Fragilität zu überwinden, eine höhere Struktur aufbauen? Worauf stützt er sich dabei ab? Diese Fragen sind bislang ungeklärt.

Gibt es also Strukturen, die wir noch nicht kennen, oder bestehen unterschiedliche Zustände der Ich-Stärke, quasi vergleichbar den verschiedenen Aggregatszuständen von festen, flüssigen und gasförmigen Objekten?

10.1.3 Technische Details zur Videonutzung

Videoaufzeichnungen sind ein integrales, technisches Element der ISTDP. Sie waren essenziell für die Entwicklung der Technik, die minutiöse Beobachtung von Patientenreaktionen, das Studium der Angstkapazität sowie dem zeitlichen und situativen Verlauf der Abwehr in den Sitzungen. Sie bieten die Gelegenheit für weitere Forschung; und sie sind unverzichtbar für Ausbildung, Super- und Intervision sowie für die alltägliche Therapiekontrolle. Der Patient bekommt sie nicht zu Gesicht, höchstens im Rahmen einer Nachkontrolle längere Zeit nach Abschluss der Therapie.

Man kann sich zu Recht fragen, ob die Videoaufzeichnungen nicht auch in der Therapie selbst mit dem Patienten genutzt werden können. Ein Beispiel:

Praxiserfahrung

Gelegentlich gelingt es nicht, dem Patienten seine Abwehr erkennbar zu machen. Das kann durchaus an technischen Schwierigkeiten des Therapeuten liegen, aber es kann auch daran liegen, dass die Spiegelung und Klärung der Abwehr das Ausblenden durch den Patienten nicht überwinden kann. In solchen Fällen hat es sich im praktischen Alltag bewährt, mit dem Patienten ein kurzes Stück der Aufzeichnung anzuschauen. In den meisten Fällen erkennt der Patient dabei mit einem gewissen Erschrecken Art und Ausmaß der zuvor nicht erkannten Abwehr, gefolgt von einem Motivationsschub, diese Abwehr überwinden zu wollen. Somit kann in gewissen Fällen ein zur Missallianz führender Machtkampf mit dem Patienten vermieden und die therapeutische Allianz verbessert werden.

Allerdings muss betont werden, dass keine systematische Untersuchung besteht, welche die Frage klärt, in welchen Situationen dieses Vorgehen konstruktiv wirkt und in welchen destruktiv. Zu Recht kann man sich denn auch fragen, ob das gemeinsame Anschauen des Videos nicht auch einem Ausweichen aufseiten des Therapeuten dienen kann, wenn er nicht weiter weiß, oder das Risiko birgt, von der Abwehr des Patienten »missbraucht« zu werden.

10.1.4 Irritierende Erfahrungen und grundsätzliche Fragen

Erfahrene ISTDP-Therapeuten kennen die folgenden Erfahrungen, die zwar eher selten eintreffen, aber dennoch grundsätzliche Fragen zur Metapsychologie aufwerfen und durchaus irritierendes Potential in sich bergen. Andererseits können sie als spannende Herausforderung für weitere Forschung genommen werden.

Erfahrung A

Patient mit Charakterabwehr und mit Symptomen, z. B. Angstattacken. Von Beginn an wird in jeder Sitzung ein klarer Durchbruch erreicht, mit massivem Durchleben aller beteiligten Gefühle. Das Durcharbeiten wird intensiv geleistet. Der Patient fühlt sich anschließend für einige Stunden sehr erleichtert und frei.

Nur, im Leben des Patienten ändert sich kaum etwas. Weder reduzieren sich die Symptome in wesentlichem Ausmaß, noch ändert sich die Charakterpathologie.

Erfahrung B

Ähnlicher Patient wie A. Ebenfalls idealtypische Sitzungen. Im Verlauf ändert sich die Charakterpathologie massiv, z. B. überwindet der Patient sein provokativ ablehnendes Verhalten in Beziehungen (Ehe, Freundschaften, Arbeitsbeziehungen, Eltern).

Nur, die Angstsymptomatik reduziert sich lediglich beschränkt. Fortsetzen der ISTDP führt zu keiner weiteren Symptomverminderung.

Erfahrung C

Wiederum ähnlicher Patient wie A. Die Sitzungen verlaufen im Gegensatz zu A und B schwierig. Es wird nur ein Anstieg an komplexen Übertragungsgefühlen erreicht. Ein Durchbruch findet nicht statt, Wiederholt verstricken sich Patient und Therapeut in einem Hickhack über die Abwehr. Der Patient äußert sich unzufrieden über die Beziehung zum Therapeuten.

Aber: die Symptome verschwinden und die Charakterpathologie ändert sich ebenfalls nachhaltig.

Bei unerfahrenen Therapeuten findet man bei Verläufen wie A und B häufig technische Schwierigkeiten, kombiniert mit einer fehlerhaften Einschätzung dessen, was sich in den Sitzungen abgespielt hat. Die Supervision am Video zeigt z. B., dass der Therapeut nicht Druck auf die Abwehr appliziert, sondern den Patienten gedrängelt hat, dass die Mobilisierung des Unbewussten zu gering war, oder der vermeintliche Durchbruch gar nicht stattfand, oder die Schuld nicht zum vollen Erleben gebracht wurde, oder das Durcharbeiten – die Integration von emotional Erlebtem mit der Kognition – nicht ausreichend durchgeführt wurde, etc. Werden diese Fehler korrigiert, ändert sich meistens der Verlauf in positiver Hinsicht.

Was aber, wenn eine Gruppe erfahrener ISTDP-Therapeuten solche Verläufe sieht und in der Intervision keine der bekannten Fehler gefunden werden? Natürlich schließt dies solche Fehler nicht vollständig aus. Dennoch stellen sich grundsätzliche Fragen.

Beispiele

- Bestehen in der Metapsychologie der ISTDP Lücken in dem Sinn, dass ein Teil der Phänomene metapsychologisch zwar hinreichend erklärt werden kann, sodass der entsprechende therapeutische Umgang zu einer damit korrelierenden Heilung führt, aber beim Rest andere, bisher nicht näher bekannte, psychodynamische Kräfte und Mechanismen wirken?

- Gibt es andere Faktoren neben den psychodynamischen Kräften (5.5), die zur Entwicklung und/oder Aufrechterhaltung der Symptomatik beitragen, und die bisher zu wenig bekannt sind, beziehungsweise zu wenig berücksichtigt werden? (siehe auch unter 10.2.1 und 10.2.2)
- Welches ist die tatsächliche Bedeutung des Durchlebens der unbewussten, ungelösten Gefühle? In welchen Fällen bzw. unter welchen Voraussetzungen reicht eine Mobilisierung des Unbewussten, quasi ein Diffundieren statt ein Durchbrechen der Gefühle und ein anschließendes Durcharbeiten? Oder gibt es gar Fälle, in denen selbst bei optimaler Vorbereitung das Anstreben eines Durchbruches kontraproduktiv ist? Könnte aufgrund eines breiteren Wissens über diese Bereiche für bestimmte Fälle eine weniger eingreifende Technik entwickelt werden (vergleichbar der endoskopischen Chirurgie, welche in gewissen Fällen ein schonenderes Vorgehen als die offene Chirurgie ermöglicht)?

10.2 Schulenkrieg versus emotionale Rationalität

Fragen wie unter 10.1.4. rütteln *scheinbar* am Fundament der ISTDP. Allerdings wird damit der breite Bereich der erfolgreichen Arbeit mit ISTDP nicht aufgehoben. Es gehört zur Entwicklung jeglicher Wissenschaft, dass Grenzen ausgelotet werden wollen. Neue Erfahrungen, gerade solche, die der Theorie widersprechen, bieten Chancen, neue Bezugspunkte zu erkennen. Ein differenzierteres Bild entsteht. Diese wissenschaftliche Selbstverständlichkeit ist leider im Bereich der Psychotherapieschulen noch immer ein Stück weit unter dem Einfluss der Schulenstreitigkeiten des vergangenen Jahrhunderts gefangen. In den letzten Jahren wurde von verschiedener Seite die Notwendigkeit des Erfahrungsaustausches und der Zusammenarbeit zwischen verschiedenen Schulen erkannt. Zu wünschen ist die Ersetzung der Schulenstreitereien durch eine überprüfbare, nachvollziehbare *emotionale Rationalität.*

Bei der Zusammenarbeit verschiedener Schulen ist innerhalb der einzelnen Schulen insbesondere darauf zu achten, dass möglicherweise nicht alle Beobachtungen mit dem System der eigenen Theorie erklärt werden können. Es ist eine der vornehmsten Aufgaben des wissenschaftlich Denkenden, zu überprüfen, wo die eigenen Grenzen liegen, diese anzuerkennen und einen kritischen Blick über die Grenzen hinaus zu wagen.

Es sprengt den Rahmen dieses Kapitels, diesen Fragen im Detail nachzugehen. Das soll aber nicht davon abhalten, einige eklatante Berührungspunkte anzuschneiden, Erfahrungen in der Kombination von Methoden zu erwähnen und ein paar Perspektiven zu skizzieren.

10.2.1 Beispiele für Berührungspunkte und Kombinationen

10.2.1.1 ISTDP und Verhaltenstherapie (KVT)

Auf den ersten Blick scheinen ISTDP und KVT unvereinbar. Hier eine auf dem Konzept des Unbewussten basierende Methode, da eine auf kognitive Vorgänge konzentrierende Therapieform. Und doch bestehen auch wesentliche Gemeinsamkeiten. So kennen z. B. beide eine systematische Angst-Exposition. Der Unterschied besteht nur darin, dass diese bei der KVT vorwiegend durch Exposition mittels Angst auslösenden, externen Situationen geschieht, während sie bei der ISTDP durch die Mobilisierung von Angst auslösenden, inneren Gefühlen stattfindet. Oder beim Durcharbeiten am Ende einer ISTDP-Sitzung werden stark kognitiv geprägte Techniken verwendet. Der Unterschied liegt lediglich darin, dass bei der ISTDP die kognitiven Techniken im Anschluss an ein emotionales Erleben erfolgen.

Die beiden herausgegriffenen Beispiele lassen erahnen, dass bessere, gegenseitige Kenntnisse für beide Therapiemodelle profitabel sein könnten. Zudem legen die folgende Praxiserfahrung und ähnliche Beispiele die ethische Notwendigkeit der Überwindung der Schulenkriege nahe.

Praxiserfahrung

> Interessant ist folgende Erfahrung, die wiederholt gemacht werden konnte. Sie betrifft Patienten, wie sie im Erfahrungsbeispiel B unter 10.1.4 beschrieben wurden, also Patienten mit Charakterpathologie und Angststörungen, bei denen die ISTDP zu einer Auflösung der Charakterpathologie geführt hat, die Angstsymptomatik aber nur beschränkt bessern konnte. Wenn diese Patienten nach der ISTDP in eine KVT überwiesen werden, ist in den meisten Fällen die restliche Angstsymptomatik in kurzer Zeit überwunden.

10.2.1.2 Körpertherapie und ISTDP

Es besteht eine Anzahl fundierter körperorientierter Therapien, bei denen sich intensiv auf die Körperwahrnehmung konzentriert wird, z. B. bei Atemübungen oder im Zusammenhang mit bestimmten Stimmungslagen etc. Aufgrund des vorwiegenden Fokus auf die Körperebene hat sich in diesen Therapieformen ein breiter Erfahrungsschatz gesammelt.

ISTDP ihrerseits fokussiert u. a. ebenfalls auf körperliche Phänomene, wie z. B. die physiologischen Ausbreitungswege der Gefühle, die physischen Kanäle der Angst und körperlich averbale Muster der Abwehr. Gewisse Patienten können nun zwar im Interview, wenn sie darauf hingewiesen werden, diese Phänomene erkennen, zeigen aber größte Mühe, sie körperlich deutlich wahrzunehmen. Dies zeigt sich z. B. bei gewissen Patienten mit einer extrem starren, obsessiven Charakterabwehr oder bei Patienten mit einer so genannten Alexithymie.

Praxiserfahrung

Bei den genannten Patienten verläuft manchmal die Arbeit mit der ISTDP zu Beginn sehr harzig oder gelingt gar nicht. In der Praxis hat sich gezeigt, dass es sich lohnt, den entsprechenden Patienten nach dem Erstinterview für zwei bis drei Monate eine Körpertherapie vorzuschlagen mit dem Ziel, eine bessere Körperwahrnehmung zu erreichen. In den meisten Fällen gestaltet sich die im Anschluss wieder aufgenommene Arbeit mit der ISTDP wesentlich einfacher.

10.2.1.3 Mögliche Forschungsansätze

Die in 10.2.1.1 und 10.2.1.2 herausgegriffenen Beispiele von Erfahrungen wurden zwar von mehreren Therapeuten gemacht, sind aber statistisch nicht signifikante Einzelbeobachtungen. Allerdings können sie Anlass sein, Ansätze für weitere Forschung zu formulieren.

Beispiele

- Psychotherapieforschung bedarf vermehrter Vergleichsforschung.
- Vergleichsforschung soll sich nicht nur auf den Pauschalvergleich verschiedener Methoden bei vergleichbaren Diagnosen beschränken. Zusätzlich müssen Wege gefunden werden, wie einzelne Faktoren identifiziert werden können und wie diese im Vergleich zwischen den Methoden allenfalls unterschiedlich wirksam sind (z. B. Vergleich der Wirkung der Angstexposition mittels externer, Angst auslösender Situationen gegenüber der Angstexposition durch Mobilisierung unbewusster Gefühle).
- Systematische Erforschung, in welchen Situationen welche Kombination verschiedener Therapien in welchem zeitlichen Ablauf Aussicht auf Optimierung des Therapieerfolges bietet.

Natürlich kann es einiges an Überwindung bedürfen, wenn sich verschiedene, möglicherweise verfeindete Therapieschulen direkt vergleichen oder gar mit einer aus eigener Sicht als unvereinbar geltenden, anderen Therapieform kombinieren lassen sollen. Dies soll allerdings nicht ohne begründbare Aussicht auf Erfolg stattfinden. An eine solche Forschung sind hohe ethische Anforderungen zu stellen. Doch soll ein Vergleich aus der Psychiatrie Mut machen: vor 25 Jahren galt die gleichzeitige Verabreichung von Neuroleptika und Antidepressiva als kontraindiziert. Heute wird die Kombination sowohl bei gewissen schwer depressiven als auch bei schizophrenen Patienten mit depressiven Symptomen mit großem Nutzen eingesetzt.

10.2.2 ISTDP und Biologie

10.2.2.1 Paradox

Letztlich kann auch das Begriffspaar »ISTDP und Biologie« unter dem Aspekt »Schulenkrieg versus emotionale Rationalität« gesehen werden. Dabei fällt in der theoretischen Haltung der klassischen ISTDP ein Paradox auf:

- Auf der einen Seite werden die biologischen, körperlichen Signale der Angst, Abwehr, Symptombildung, Gefühle etc. sehr stark gewichtet.
- Auf der anderen Seite geht Davanloo davon aus, dass der Mensch emotional »rein« geboren wird, dass insbesondere Gefühle aggressiver Art ausschließlich reaktiv entstehen, dass die Angstkapazität allein als Folge des Zusammenwirkens der Art und der Massivität von reaktiven Gefühlen mit dem Vorhandensein tragender emotionaler Bindungen entsteht und dass das (maladaptive) Verhalten v. a. durch die aus abgewehrten Gefühlen entstehenden, defensiven Verhaltensmuster und unbewusster Schuld bestimmt wird.

Das Vorhandensein genetisch bedingter, *unterschiedlicher* Anlagen für Verhalten bzw. für unterschiedlichen Umgang mit (reaktiven) Gefühlen wird nicht berücksichtigt. Dass es unterschiedliche Anlagen für das emotionale Verhalten gibt, setzt der Schreibende als gegeben voraus. Man denke nur an die großen Unterschiede im Bindungsverhalten von Säuglingen vom ersten Tag ihres Lebens an.

Wenn diese Voraussetzung also stimmt, dann kann vermutet werden, dass die unterschiedlichen Anlagen spezifischen Einfluss auf die psychodynamische Entwicklung haben können. Das wiederum bedeutet, dass der (psycho-) therapeutische Umgang mit psychischen Phänomenen diesem Umstand Rechnung tragen muss. Wird das vernachlässigt, kann es im ungünstigen Fall z. B. dazu kommen, dass für ein bestimmtes Verhalten das Unbewusste »beschuldigt«

Tabelle 1
Auswahl an Faktoren bei ADHS, von daraus möglichen Entwicklungen und von möglichen Fehlinterpretationen der resultierenden Phänomene im Laufe einer ISTDP.

		Beispiele für Symptome bzw. resultierende Entwicklungen	**Mögliche Fehlinterpretationen während ISTDP des erwachsenen Patienten**
PRIMÄRE ADHS SYMPTOME	**Mangelnde Steuerung exekutiver Funktionen** Biologische Störung	Geringe Impulskontrolle (»Beherrschung«)	Kontrollverlust über Impulse (Blackout) aufgrund einer Fragilen Ich-Struktur
		Motorische Unruhe, Zappeln	Spannungsabfuhr als Abwehr
		Wegdriften der Aufmerksamkeit	– Abkoppeln als Element der Abwehr emotionaler Nähe. – Wegdriften als Signal reduzierter Angstkapazität
SEKUNDÄRE ADHS SYMPTOME	**Kognitiv bedingte Copingstrategien** Das Kind muss sich irgendwie mit den primären Symptomen arrangieren	**Lösungsorientierte Copingstrategie** z.B. Kind (später Erwachsener) mit Unaufmerksamkeit fragt jede Anweisung zweimal nach, da es auf diese Weise die Anweisung auch aufnehmen kann	– Provokativität als maligne Abwehr – Pseudodebilität als Abwehr
		Ausweichende Copingstrategie z.B. Kind (später Erwachsener) mit Unaufmerksamkeit fragt nicht aufgenommene Anweisungen nicht nach, versucht sich durchzuschlängeln und bringt sich damit in Schwierigkeiten	Ausdruck einer selbstbestrafenden Überich-Pathologie
	Systemisch Wechselwirkungen in Familie, Schule, Kollegenkreis etc. aufgrund primärer und anderer sekundärer Symptome	– Primäre Symptome wie Zappeln, Vergesslichkeit und die resultierende Unzuverlässigkeit führen bei den Eltern (und anderen) zu Irritation, bis hin zur Erschöpfung, und zu Überreaktionen. Entwicklung eines Teufelskreises. – Außenseitertum und sozialer Rückzug	– Negative (bis hin zu »psychotischer«) Übertragung der Eltern auf das Kind – Selbstbestrafende Überich-Patho-logie – Abwehr emotionaler Nähe
	Psychodynamisch Primäre und andere sekundäre Symptome können zu emotionalen Traumata führen	Anecken sowie ständige Zurechtweisungen wegen der ADHS Symptome lösen beim Kind eine reaktive primitive Wut aus, die es nicht verarbeiten kann. Es kommt zu einer neurotischen Entwicklung	Wenig Risiko einer Fehlinterpretation im Rahmen einer ISTDP

wird, für das es nicht verantwortlich ist. Das wiederum vermittelt dem Patienten (auf bewusster und v. a. auf unbewusster Ebene) fehlendes Verständnis durch den Therapeuten, was zu einer Störung der therapeutischen Beziehung bis hin zur Missallianz führen kann.

Natürlich kann sich der Einfluss der Faktoren Genetik und Psychodynamik beim individuellen Patienten in unterschiedlichem Ausmaß zeigen und sich im zeitlichen Verlauf ändern. Und natürlich können auch weitere biologische Faktoren, wie z.B. hormonelle Störungen, chronische Schadstoffbelastungen oder andere Faktoren wie kognitive Erfahrungen etc. ebenfalls Einfluss auf das Verhalten zeitigen. Im Folgenden soll bei einem ausgewählten Störungsbild ein Ausblick zur Differenzierung verschiedener Faktoren und daraus folgenden, möglichen Implikationen für ISTDP gegeben werden.

10.2.2.2 ISTDP und Aufmerksamkeitsdefizit-Hyperaktivitätsstörung

In den letzten Jahren erfreut sich das ADHS Erwachsener zunehmender Aufmerksamkeit. Nach heutiger Sicht ist ADHS eine vererbte, neurologisch-psychiatrische Störung, die sich in einer verminderten Aktivität bei der Steuerung und Koordination so genannter exekutiver Funktionen zeigt. Sekundär können daraus weitere Schwierigkeiten erwachsen. ADHS bietet sich als Beispiel für die Demonstration des Einflusses verschiedener Faktoren auf das Verhalten an, da vergleichsweise deutlich unterschiedliche Faktoren und Entwicklungslinien voneinander differenziert und mögliche Fehlinterpretationen identifiziert werden können.

Die zahlreichen möglichen Fehlinterpretationen auf verschiedenen Ebenen, die im Laufe einer ISTDP mit ADHS-Patienten auftreten können, lassen erahnen, dass es dabei schnell zu einer Missallianz kommen kann. Insbesondere entwickelt sich bei Nichtberücksichtigung der ADHS-Problematik häufig ein iatrogen ausgelöster, massiver Trotz. Das kann erhebliche, negative Folgen für das Leben des Patienten haben. Es kann aber auch verhindert werden:

Praxiserfahrung

Die Praxiserfahrung zeigt, dass dieser Trotz sehr schnell schmilzt und diese Patienten teilweise sogar überdurchschnittlich kooperativ werden, wenn es gelingt, immer wieder die verschiedenen psychischen Phänomene zusammen mit dem Patienten kognitiv den zugehörigen Bereichen zuzuordnen.

Tabelle 2

Auswahl und Diskussion hypothetischer Gründe für geringes Interesse an der ISTDP

ISTDP ist gar nicht erfolgreich	– Der Erfolg von ISTDP wurde bislang statistisch weder ausreichend verifiziert, noch falsifiziert. – Die praktische Erfahrung lässt eine postulierte, generelle Erfolglosigkeit als unwahrscheinlich erscheinen. – Das geringe Interesse an Ausbildung von denjenigen Fachleuten, die als Patient selbst eine erfolgreiche ISTDP durchliefen, lässt sich kaum durch Erfolglosigkeit erklären.
Mangelnde Public Relations	Qualität und Quantität an Publikationen, Vorträgen, Symposien, Integration in postgraduierte Ausbildungsgänge von Psychiatern und Psychologen, weitere Ausbildungsmöglichkeiten etc. stehen dem anderer Schulen nicht nach, erklären demnach kaum das geringere Interesse.
ISTDP mobilisiert beim Betrachten auch in Fachleuten ungelöste Gefühle und unbewusste Angst, was als Abwehr zu einem projektiven Ablehnen oder zu einem defensiven Ignorieren von ISTDP führt.	– Das mag in gewissen Fällen tatsächlich stattfinden. Dennoch ist kaum anzunehmen, dass dies so flächendeckend der Fall ist, dass in der gesamten Fachwelt das Interesse an ISTDP relativ gering ist. – Die Erfahrung von zahlreichen Videopräsentationen vor Fachpublikum zeigen zwar auch solche Reaktionen. Fast noch häufiger aber melden sich im Anschluss an Präsentationen Fachpersonen aus dem Publikum zur Therapie an. – Unbewussten Widerstand als flächendeckende Begründung des geringen Interesses an ISTDP zu postulieren ist höchst spekulativ und wäre ein potentieller Missbrauch von psychodynamischen Argumenten.
Finanzielle Gründe – Die Ausbildung in ISTDP ist zeitaufwändig, bedarf eines großen persönlichen Einsatzes, und ist damit kostspielig. – Der Ausbildungsaufwand bildet sich nicht in höheren Tarifansätzen ab (wie z.B. bei Zusatzausbildungen in der Chirurgie). – Vielmehr fällt zusätzliche Arbeit am Video an, die z.B. in der Schweiz nicht unter die Vergütungspflicht der Krankenkassen fällt.	– Auch andere Therapieausbildungen sind kostspielig. – Dennoch können für Praktiker der große Aufwand und finanzielle Aspekte zum geringen Interesse an der Ausbildung beitragen. – Finanzielle Gründe dürften aber weder beim Ausmaß an generellem Interesse an ISTDP, noch bei der Integration von ISTDP in Vergleichsforschung etc. eine unmittelbare Rolle spielen.
Ausbildungsfragen	Werden vom Autor als entscheidender Faktor betrachtet, und im Folgenden ausführlicher behandelt.

Das Finden dieser Orientierung in ihrem eigenen System (die im Übrigen für alle Patienten wichtig ist, aber oft nicht einer so weitgehenden Arbeit bedürfen wie bei ADHS), ermöglicht erst die intensive dynamische Arbeit mit ADHS-Patienten. Darüber hinaus demonstriert es, wie wichtig es ist, alle greifbaren Faktoren, die mit psychischen Phänomenen zusammenhängen, zu berücksichtigen.

10.3 Pièce de Résistance und mögliche Krönung

Nach der Beschreibung der faszinierenden Theorie und Praxis der ISTDP in diesem Buch und nach den hochfliegenden Gedanken und Ideen im letzten Kapitel muss kurz vor Abschluss leider ein Dämpfer gesetzt werden:

- Warum zeigt sich in der Fachwelt (im Gegensatz zur Erfahrung bei potentiellen Patienten) ein relativ geringes Interesse an der ISTDP?
- Was hindert die Entwicklung der Integration der ISTDP in die Forschung, sei es systematische Forschung innerhalb der ISTDP, Vergleichsforschung mit anderen Methoden oder Nutzung der ISTDP für andere Forschungen (z. B. Kombination Sitzungsverlauf – Videoaufzeichnung – funktionelle bildgebende Verfahren – Neurobiologie)?

10.3.1 Mögliche Gründe für die geringe Verbreitung der ISTDP

Die Faszination der Theorie, die hohe Kohärenz der Technik, die weitgehende Nachvollziehbarkeit der Übereinstimmung zwischen Theorie und Praxis am Video, die Erfolge in der Therapieerfahrung – all dies ließe ein hohes Interesse der Fachwelt und einen Ansturm auf Ausbildungsmöglichkeiten erwarten. Doch sogar manche Fachleute, die selber in einer ISTDP waren und diese in Nachkontrollen Jahre nach Abschluss als entscheidenden, positiven Wendepunkt in ihrem Leben bezeichnen, also grundsätzlich sehr interessiert an der ISTDP sind, bilden sich in dieser Methode nicht aus. Das muss nachdenklich stimmen, jedoch nicht Anlass zur Resignation geben. Vielmehr weist es darauf hin, dass die Ausbildung die Pièce de Résistance bildet, was als willkommene Herausforderung anzunehmen ist. Zuerst sollen aber weitere denkbare Gründe für diese Problematik genannt werden:

10.3.2 Erfahrungen mit der Ausbildung in ISTDP

10.3.2.1 Erfahrungen mit der eigenen Ausbildung in ISTDP
Die Ausbildung des Autors in ISTDP erstreckte sich über rund 10 Jahre. Sie erfolgte in einer Gruppe mit Teilnehmern aus der Schweiz, Deutschland und Italien. Drei bis vier Mal pro Jahr traf man sich mit Davanloo zur mehrtägigen Video-Supervision. In der zweiten Hälfte der Ausbildung fanden Live-Supervisionen statt. Dabei wurde jeweils einen Tag lang mit dem gleichen Patienten gearbeitet. Davanloo und die Gruppe verfolgte das Geschehen am Bildschirm im Nebenraum. In mehreren Pausen wurden ausführlich die Arbeit und das weitere Vorgehen besprochen.

Die theoretische Ausbildung erfolgte durch den jährlichen Besuch von ein bis zwei Symposien sowie einwöchigen Metapsychologiekursen. Hinzu kamen das Literaturstudium und das Publizieren von Fallgeschichten. Zusätzlich entschied sich der Autor zu einer eigenen Therapie in ISTDP. Insgesamt betrug der zeitliche Aufwand gut zwei Monate pro Jahr.

Die Entwicklung des Wissens und der Fähigkeiten verlief recht wechselhaft. Meist zeigten sich nach den Video-Supervisionen ein Motivationsschub und ein präziseres Vorgehen, die Therapien verliefen besser. Nach kurzer Zeit senkte sich das Niveau der Arbeit wieder beträchtlich, bis zur nächsten Supervision. Insgesamt stieg die Entwicklungskurve der therapeutischen Kompetenz langsam. Die eigene Therapie brachte neben dem persönlichen Profit einen nachhaltigen Anstieg auf ein höheres therapeutisches Niveau. Der weitere Anstieg durch die Video-Supervisionen blieb aber weiterhin relativ langsam. Beschleunigt wurde die Kurve erst durch die Live-Supervisionen. Rückblickend muss v.a. die erste Phase der Ausbildung als mühsam und oft frustrierend beurteilt werden.

10.3.2.2 Erfahrungen als Ausbildner in ISTDP
Wie die meisten schulenspezifischen Ausbildungsinstitute in der Schweiz ist das ISTDP-Institut privat organisiert. Die Auszubildenden sind erstens Ärzte und Psychologen während der postgraduierten Ausbildung, die zusätzlich zu ihrer Arbeit diese Ausbildung absolvieren. Zweitens sind es gestandene Fachpsychologen und Fachärzte, die eine Zusatzausbildung anstreben. Die Arbeitssituation der Teilnehmer bedingt, dass sowohl die theoretische als auch die praktische Ausbildung mit Video- und Live-Supervision relativ niederfrequent ist. Einzelsupervision ist gelegentlich wöchentlich, Gruppensupervision bestenfalls monatlich möglich. Live-Supervisionen finden noch seltener statt.

In diesem Setting dauert es lange – zu lange – bis der Einzelne nicht nur die Mühsal des Erlernens erfährt, sondern auch die Grenze überschreitet, jenseits derer Selbstvertrauen in der Arbeit und Genugtuung erfolgreicher Therapieverläufe eintritt, also der Lernerfolg geerntet werden kann. Die Unsicherheit in der Anfangsphase ist nicht zu unterschätzen.

Supervisionserfahrung

Oft können in der Video-Supervision Sitzungsverläufe beobachtet werden, bei denen der Supervisand seine Arbeit ausreichend gut macht, sodass der Patient bereit für einen Durchbruch ist. Plötzlich aber diversifiziert der Therapeut und setzt beispielsweise zu langen Erklärungen an. Dadurch sinkt der Anstieg an komplexen Übertragungsgefühlen, ein Durchbruch wird nicht erreicht. Der Patient kann sich dadurch unterschätzt und missverstanden fühlen, der Therapeut ist frustriert. Dieser Ablauf kann sich trotz Supervision mehrfach wiederholen. Der Grund dafür liegt meist in einer Unsicherheit des Supervisanden mit der Methode (und nur gelegentlich in unbewussten Schwierigkeiten!). In Live-Supervisionen kann in solchen Situationen direkt korrigiert werden, die Unsicherheit schneller überwunden werden.

Die Fragmentierung der Ausbildung auf einen langen Zeitraum verursacht eine übermäßige Belastung, die leicht zu Frustration und Abbruch der Ausbildung führt. Der langsame Fortschritt kann auch ethische Konflikte im Lernenden auslösen, wenn er über längere Zeit auf relativ erfolglosem Niveau übt.

Kurz: für die Ausbildung in ISTDP ist dieses über viele Jahre sich hinziehende, niederfrequente Modell nicht angemessen. Es besteht eine *eklatante Diskrepanz* zwischen der niedrigen Geschwindigkeit der Ausbildung und dem hohen Anspruch an die Therapiearbeit (Präzision und Geschwindigkeit im Erfassen der Patientensignale sowie im schnellen Entscheiden über die notwendigen Interventionen, schnelles Mobilisieren von komplexen Übertragungsgefühlen, gezieltes und kontrolliertes Überschreiten eines »point of no return« im Sinne des Durchbruches, intensives Integrieren von Kognition und emotional Erlebtem im Durcharbeiten).

10.3.2.3 Vergleich zur Neurochirurgie

So einfach die Technik der ISTDP theoretisch wirkt, so schwierig ist sie zu erlernen. Das ist kein Widerspruch. Denken wir daran, wie Operationstechniken der Chirurgie theoretisch oft noch einfacher zu verstehen sind, aber lange

Jahre intensiver Ausbildung und *überwachten* Trainings bedürfen, bis sie zuverlässig beherrscht werden.

Besonders augenfällig wird der Vergleich, wenn er zur Neurochirurgie gezogen wird, also dem Bereich der Spitzenmedizin, die am gleichen Organ wie die Psychotherapie operiert. Dabei erscheinen die anatomischen Strukturen gegenüber den komplexen Strukturen psychischer Prozesse vergleichsweise einfach. Zudem ist aufseiten der Psychotherapeuten auch deren eigenes Unbewusstes zu berücksichtigen. Dieses ist nicht neutral und kann im ungünstigsten Fall destruktiv eingreifen. Man hat also Verhältnisse, die mit dem chirurgischen Operieren auf einem schwankenden Schiff verglichen werden können.

10.3.3 Folgerungen

Aus obigen Ausführungen resultieren grundsätzliche Folgerungen:

- Die Ausbildung in Intensiver Dynamischer Kurzpsychotherapie muss intensiv sein. Sie soll konzentriert und nicht fragmentiert sein, damit vor Eintritt einer Entmutigung die kritische Menge an Wissen und Können erreicht wird, die den Sinn der Mühsal des Lernens durch zunehmenden therapeutischen Erfolg erfahrbar macht.
- Jenseits dieser Grenze kann, gepaart mit wacher Intelligenz und freier Emotionalität, weiterführendes Denken entstehen. Da die kritische Menge an Wissen und Können erreicht ist, wird auch aussagekräftige statistische Forschung möglich.

10.3.3.1 Entwurf einer optimierten Ausbildung

Die grundsätzlich gezogenen Folgerungen bedingen zuallererst die Rückverlagerung der Ausbildung an den Arbeitsplatz. Die Komplexität des Gebietes rechtfertigt die Platzierung an einer universitären Spezialabteilung, ideal in Form von Assistentenstellen (Mediziner und Psychologen). Konkret könnte die Ausbildung wie folgt aussehen:

- Jeweils zwei bis drei Assistenten beginnen gleichzeitig eine Ausbildung. Zu Beginn erhalten sie eine Literaturliste, die sie gemeinsam durcharbeiten müssen. Parallel dazu verfolgen sie live täglich mindestens drei Therapiesitzungen von Institutskader und erfahrenen Assistenten, gemeinsam mit einem Supervisor. Dieser diskutiert das Vorgehen, theoretische Zusammenhänge und technische Schwierigkeiten wo nötig bereits live, lässt aber ausreichend Zeit für ungestörtes Beobachten. Anschließend müssen die beobachteten Sitzungen kritisch mit dem jeweiligen Therapeuten und dem Supervisor nochmals durchgearbeitet sowie eine schriftliche Zusammenfassung erstellt werden.

- Nach zwei Monaten beginnt der Assistent sukzessive mit eigenen Therapien. Zuerst mit Patienten, die bereits ein Erstinterview absolviert haben, womit sichergestellt wird, dass der Einstieg mit einfachen Patienten stattfindet, was sowohl aus ethischer Sicht geboten, als auch für den optimalen Aufbau der Ausbildung von Bedeutung ist.
- In dieser ersten Aktivzeit behandelt der Assistent nur wenige Patienten. Das ist notwendig, damit er ausreichend Zeit hat, die Erfahrungen zu verarbeiten. Fehler und Fehlhaltungen können auf diese Weise korrigiert werden, bevor sie sich zu Gewohnheiten etabliert haben, die später nur noch schwer überwunden werden können.
- Jeder Assistent kann sich aus dem Lehrkörper einen Tutor auswählen, mit dem er sich mindestens einmal monatlich trifft. Dabei soll nicht nur der Stand des Wissens und der technischen Fähigkeiten besprochen werden, sondern auch gemeinsam evaluiert werden, ob und wie allfällige psychische Reaktionen oder Hemmnisse bei der Arbeit mit der ISTDP auftreten. Diese kontinuierliche Evaluation muss früh einsetzen. Sollte sich die Notwendigkeit oder der Wunsch zu einer eigenen Therapie ergeben, so besteht kein Grund zum Zuwarten. Selbstverständlich darf niemand zu einer Therapie gezwungen oder gedrängt werden. Auch empfiehlt sich die Therapie durch einen Therapeuten außerhalb der Abteilung. Sollte sich deutlich zeigen, dass ein Assistent für die Arbeit mit ISTDP nicht geeignet ist, aus was für Gründen auch immer, dann sollte dies offen kommuniziert und notwendige Konsequenzen gezogen werden.
- Wöchentlich trifft sich die ganze Abteilung zu einem Rapport, an dem spezielle Erfahrungen weitergegeben und Forschungsprojekte besprochen werden. Periodisch muss jeder Assistent einen frei ausgewählten Fall vorstellen, selbstverständlich mit Videopräsentation. Ein fixer Teil des Rapportes gilt der Fehlerkultur. Insbesondere der Abteilungsleiter soll mit offenem Darlegen von eigenen, aktuellen Fehlern zu einer Atmosphäre des neugierigen Lernens beitragen.
- Mit der Zeit wird die Anzahl der Therapien gesteigert, überschreitet aber nie vier Therapiesitzungen pro Tag (jede Sitzung muss evaluiert werden). Bis zum Ende der Ausbildung muss täglich mindestens eine Sitzung eines Lehrers oder eines anderen Assistenten beobachtet wer-

den. Zuletzt übernimmt der Assistent auch Supervisionsaufgaben bei neuen Assistenten. Zwei, höchstens drei Jahre sollten mit diesem Modell für eine hochstehende Ausbildung ausreichen.

Dieses Ausbildungssetting mag illusionär erscheinen. Im übertragenen Sinn ist es jedoch z.B. im chirurgischen Bereich zumindest teilweise eine Selbstverständlichkeit. So kann man sich keine Chirurgieausbildung vorstellen, in welcher der Assistent seinem Chef nicht beim Operieren zusehen kann bzw. muss, und in der umgekehrt der Anfänger nicht durch Vorgesetzte bei der Arbeit *direkt* beobachtet und geführt wird. Es ist nicht einzusehen, dass bei der Ausbildung für die Behandlung der menschlichsten aller Erkrankungen, den psychischen, ein tieferer Standard praktiziert werden soll.

10.3.3.2 Mögliche Krönung

Mit dem beschriebenen Modell würde nicht nur die Ausbildung optimiert, es würde auch eine ausreichende qualitative und quantitative Konzentrierung an Spezialisten und angehenden Spezialisten geschaffen, welche die Voraussetzung für weitergehende Forschung ermöglicht. So banal es klingen mag: erst mit einer ausreichenden Anzahl gut ausgebildeter ISTDP-Therapeuten kann überhaupt eine aussagekräftige, statistische Forschung über ISTDP geleistet werden (zum Vergleich: man kann noch so viele, durchschnittliche Autofahrer in einem Formel 1 Wagen über eine Rennstrecke jagen, man erhält weder einen Anhaltspunkt über die effektive Leistungsfähigkeit des Renngerätes, noch einen Ausblick über die zu erwartenden Rundenzeiten der Cracks).

Neben der Therapieforschung würde sich die Möglichkeit eröffnen, die Ausbildungserfahrungen systematisch zu untersuchen, was aufgrund der emotionalen Entwicklung der Assistenten während der Ausbildung auch das metapsychologische Wissen erweitern könnte. Zudem wäre durch die Nähe zu anderen universitären Instituten, insbesondere der Neurowissenschaften und der Geisteswissenschaften, die Gelegenheit zu interdisziplinärer Grundlagenforschung gegeben.

Als Ideal schwebt dem Autor eine Situation vor, wie sie Gottfried Schatz (2003), Präsident des Schweizerischen Wissenschafts- und Technologierats, in seinem Artikel *My secret university* entwirft. Schatz beschreibt darin wunderbar eine elitäre, aber mit der Öffentlichkeit kommunizierende Universität mit flacher Hierarchie, in der undogmatisch geforscht, gelehrt und gelernt wird, getrieben durch Neugier, nicht durch Machtstreben, mit dem Ziel des autonomen Menschen. Ein Ziel, das übereinstimmt mit dem Ziel der ISTDP nach Davanloo.

11 Literatur

Abbass AA (2001): Modified ISTDP of a patient with OCD and schizophrenia. Quaderni di Psichiatria Pratica, Dezember 2001

Abbass AA (2002a): Office Based Research in Intensive Short-term Dynamic Psychotherapy (ISTDP): Data From the First 6 Years of Practice. Bulletin of Short-term Dynamic Psychother 2:5–13

Abbass AA (2002b): Modified short-term dynamic psychotherapy in patients with Bipolar I Disorder: Preliminary report of a case series. Canadian Child Psychiatry Review 2002; 11(1):19–22

Abbass AA (2002c): Short-term dynamic psychotherapies in the treatment of Major Depression. Can J Psychiatry, 2002; 47(2):193

Abbass AA (2002d): Intensive short-term dynamic psychotherapy: clinical and cost effectiveness. Am J Psychother 2002; 2.

Albani C, Blaser G, Körner A, König S, Matschke F, Geißler I, Geyer M, Pokorny D, Staats H, Benninghofen D, Dahlbender R, Cierpka M, Kächele H (2002): Zum Zusammenhang zwischen der Valenz von Beziehungserfahrungen und der Schwere der psychischen Beeinträchtigung. Psychother Psychosom med Psychol 52:282–285

Albani C, Geyer M, Kächele H, Pokorny D (2003): Beziehungsmuster und Beziehungskonflikte. Psychotherapeut 48:388–402

Alexander F (1925): Besprechung des Buches ›Die Entwicklungsziele der Psychoanalyse‹ von S Ferenczi und O Rank. Int Z Psychoanal XI

Alexander F (1956): Psychoanalysis and psychotherapy – developments in theory, technique and training. Norton, New York

Alexander F (1965): Psychoanalytic contributions to short-term psychotherapy. In: Wolberg LR (ed) Short-term psychotherapy. Grune & Stratton, New York London

Alexander F, French T (1946): Psychoanalytic therapy – principles and application. Ronald Press, New York

Allert G, Dahlbender RW, Kächle H, Thomä H (2000): Behandlungstechnische und ethische Aspekte von Tonbandaufnahmen in der Psychotherapie. Psychother Forum 8:65–72

Alpert MC (1986): Dreams in Intensive Short-Term Dynamic Psychotherapy. Int J Short-Term Psychother 1:193–204

American Psychiatric Association (APA) (1998): Diagnostische Kriterien des diagnostischen und statistischen Manuals psychischer Störungen DSM-IV. Deutsche Bearbeitung von Sass H, Wittchen H-U, Zaudig M, Houben I. Hogrefe, Göttingen

Ansermet F, Magistretti P (2004): À chacun son cerveau. Plasticité neuronale et inconscient. Odile Jacob, Paris

Arbeitsgruppe ARGUMENTARIUM der EFPP Schweiz (2003): Die psychoanalytische Psychotherapie. Argumentarium über Grundlagen, therapeutische Wirkungen, Wirtschaftlichkeit und den aktuellen Forschungsstand. 2. überarbeitete Auflage. Sekretariat EFPP Schweiz, Basel

Arbeitskreis OPD (Hrsg) (2004): Operationalisierte Psychodynamische Diagnostik. Grundlagen und Manual. 4., korrigierte Auflage. Hans Huber, Bern Göttingen Toronto Seattle

Augsburger T (1998a): Specificity of technical interventions in Davanloo's Intensive Short-Term Dynamic Psychotherapy. Part I. Int J Intensive Short-Term Dynamic Psychother 12:231–251

Augsburger T (1998b): Specificity of technical interventions in Davanloo's Intensive Short-Term Dynamic Psychotherapy. Part II: Exploration of the unconscious. Int J Intensive Short-Term Dynamic Psychother 12:253–269

Augsburger T (1998c): Specificity of technical interventions in Davanloo's Intensive Short-Term Dynamic Psychotherapy. Part III: Major unlocking of the unconscious. Int J Intensive Short-Term Dynamic Psychother 12:271–291

Augsburger T (2000a): Process of working through in Davanloo's Intensive Short-Term Dynamic Psychotherapy. Int J Intensive Short-Term Dynamic Psychother 14:3–18

Augsburger T (2000b): Davanloo's technique of mobilization of the unconscious. Int J Intensive Short-Term Dynamic Psychother 14:75–91

Austad CS, Berman WH (eds) (1991): Psychotherapy in managed health care. Am Psychol Ass, Washington DC; Budman SH, Gurman AS (1988): Theory and practice of brief therapy. Guilford, New York; Koss MP, Shiang J (1994): Research on brief psychotherapy. In: Bergin AE, Garfield SL (eds) Handbook of psychotherapy and behaviour change.4th edn. Wiley, New York, pp 664–700

Bach GR, Goldberg H (1974): Keine Angst vor Aggressionen. Diederichs, Düsseldorf

Balint M (1969): Die Urformen der Liebe und die Technik der Psychoanalyse. Fischer, Frankfurt am Main (Primary love and psychoanalytic technique. Tavistock, London 1965)

Balint M (1970): Therapeutische Aspekte der Regression. Die Theorie der Grundstörung. Klett, Stuttgart (The basic fault. Therapeutic aspects of regression. Tavistock, London 1968)

Balint M, Balint E (1972): Angstlust und Regression. Beitrag zur psychologischen Typenlehre. Rowohlt, Reinbek (Thrills and regressions. Hogarth, London 1959)

Balint M, Balint E (o Jg): Psychotherapeutische Techniken in der Medizin. Kindler, München

Balint M, Ornstein PH, Balint E (1973): Fokaltherapie. Ein Beispiel angewandter Psychoanalyse. Suhrkamp, Frankfurt am Main (Focal psychotherapy. An example of applied psychoanalysis. Tavistock, London 1972)

Bartl-Storck C, Dörner D (2004): Der ›kognitive Kern‹ der Neuropsychologie. Kognitive, motivationale und emotionale Variablen in der neuropsychologischen Diagnostik. In: Lautenbacher S, Gauggel S (Hrsg) Neuropsychologie psychischer Störungen. Springer, Berlin Heidelberg New York Hongkong London Mailand Paris Tokio

Beeber AR (1999a): The perpetrator of the unconscious in Davanloo's new metapsychology. Part I: Review of classic psychoanalytic concepts. Int J Intensive Short-Term Dynamic Psychother 13:151–157

Beeber AR (1999b): The perpetrator of the unconscious in Davanloo's new metapsychology. Part II: Comparison of the perpetrator to classic psychoanalytic concepts. Int J Intensive Short-Term Dynamic Psychother 13:159–176

Beeber AR (1999c): The perpetrator of the unconscious in Davanloo's new metapsychology. Part III: Specifics of Davanloo's technique. Int J Intensive Short-Term Dynamic Psychother 13:177–189

Beck D (1974): Die Kurzpsychotherapie. Eine Einführung unter psychoanalytischem Aspekt. Huber, Bern

Bellak L, Small L (1972): Kurzpsychotherapie und Notfallpsychotherapie. Suhrkamp, Frankfurt am Main (Emergency therapy and brief psychotherapy. Grune & Stratton, New York 1965)

Benoit C (1990): Management of transference resistance in Davanloo's Intensive Short-Term Dynamic Psychotherapy. Int J Short-Term Psychother 5:277–296

Benoit C (1991): Management of transference resistance in Davanloo's Intensive Short-Term Dynamic Psychotherapy. Part II. Int J Short-Term Psychother 6:145–161

Beutel ME (2000): Psychodynamische Kurztherapien. Neuere Entwicklungen, Behandlungsverfahren, Wirksamkeit, Indikationsstellung. Psychotherapeut 45:203–213

Beutel ME (2002): Neurowissenschaften und Psychotherapie. Neuere Entwicklungen, Methoden und Ergebnisse. Psychotherapeut 47:1–10

Bitter W (1959): Angst und Schuld in theologischer und psychotherapeutischer Sicht, 2. erw. Aufl. Klett, Stuttgart (Lizenzausgabe Kindler)

Bitter W (1971): Die Angstneurose, 2. neu bearb. Aufl. Klett, Stuttgart (Lizenzausgabe Kindler)

Blakeslee TR (1982): Das rechte Gehirn. Das Unbewusste und seine schöpferischen Kräfte. Aurum, Freiburg i. Br.

Bleuler R (1996): Anxiety as an indicator of initial transference resistance and its handling in Intensive Short-Term Dynamic Psychotherapy. Int J Short-Term Psychother 11:1–20

Bleuler R (2001): Theoriekurs. Zürich

Bleuler R (2002): Theoretische und audiovisuelle Präsentation über Misserfolge und Therapieabbrüche. (Fortbildung Schweiz. Gesellschaft für Intensive Dynamische Kurzpsychotherapie am 29.11. in Zürich)

Bloch E (1961): Zur Ontologie des Noch-Nicht-Seins. In: Bloch E Auswahl seiner Schriften. Fischer, Frankfurt am Main

Bochenski IM (1964): Die zeitgenössischen Denkmethoden. Franke, Bern

Bodenburg S (2001): Einführung in die klinische Neuropsychologie. Huber, Bern Göttingen Toronto Seattle

Bollnow OF (1959): Existenzphilosophie und Pädagogik. Versuch über unstetige Formen der Erziehung. 4. Aufl., Urban, Stuttgart Berlin Köln Mainz

Boss M (1965): Lebensangst, Schuldgefühle und psychotherapeutische Befreiung. Huber, Bern Stuttgart

Boszormenyi-Nagy I, Spark GM (1973): Invisible Loyalties. Reciprocity in Intergenerational Family Therapy. Harper & Row, Hagerstown, Maryland, New York San Francisco London

Bowlby J (1958): Über das Wesen der Mutter-Kind-Bindung. Psyche 13:415–456

Bowlby J (1960): Die Trennungsangst. Psyche 15:411–464

Bowlby J (1961): Process of mourning. Int J Psychoanal 42:317–340

Bowlby J (1972): Mutterliebe und kindliche Entwicklung, 3. Aufl. 1995. Reinhardt, München Basel (Beiträge zur Kinderpsychotherapie 13)

Bowlby J (1973): Mütterliche Zuwendung und geistige Gesundheit. Kindler, München (Orig.: Maternal care and mental health. World Health Organization, Genf 1951)

Bowlby J (1975): Bindung. Eine Analyse der Mutter-Kind-Beziehung. Kindler, München (Orig.: Attachment and loss. Vol. 1 Attachment. Hogarth, London 1969)

Bowlby J (1976): Trennung. Psychische Schäden als Folgen der Trennung von Mutter und Kind. Kindler, München (Orig.: Attachment and loss. Vol. 2 Separation. Hogarth, London 1973)

Bowlby J (1979): Das Glück und die Trauer. Herstellung und Lösung affektiver Bindungen. Klett-Cotta, Stuttgart

Bowlby J (1983): Verlust, Trauer und Depression. Fischer, Frankfurt am Main (Orig.: Attachment and loss. Vol. 3 Loss. Hogarth, London 1980)

Bowlby J (1995): Elternbindung und Persönlichkeitsentwicklung. Therapeutische Aspekte der Bindungstheorie. Dexter, Heidelberg

Bräutigam W, Christian P (1973): Psychosomatische Medizin. Thieme, Stuttgart

Brenner C (1967, 1972): Grundzüge der Psychoanalyse. Fischer, Frankfurt am Main (Lizenzausgabe Ex Libris, Zürich). (An elementary textbook of psychoanalysis. Int Universities Press, New York 1955)

Brenner C (1971): Der psychoanalytische Begriff der Aggression. Psyche 25:417–432
Breuer J, Freud S (1893): Über den psychischen Mechanismus hysterischer Phänomene: Vorläufige Mitteilung. GW I. Fischer, Frankfurt am Main, S 81–98
Breuer J, Freud S (1895): Studien über Hysterie. GW I. Fischer, Frankfurt am Main, S 75–312
Brisch KH (1999[2]): Bindungsstörungen. Von der Bindungstheorie zur Therapie. 2. Aufl., Klett-Cotta, Stuttgart
Brisch KH (2000): Von der Bindungstheorie zur Bindungstherapie. Die praktische Anwendung der Bindungstherapie in der Psychotherapie. In: Endres M, Hauser S (Hrsg) Bindungstheorie in der Psychotherapie. Reinhardt, München Basel
Brisch KH, Hellbrügge T (Hrsg) (2003): Bindung und Trauma. Risiken und Schutzfaktoren für die Entwicklung von Kindern. Klett-Cotta, Stuttgart
Bronisch T (2002a): Zur Epidemiologie von Suizidalität. In: Bronisch T (Hrsg) Psychotherapie der Suizidalität. Krankheitsmodelle und Therapiepraxis – erklärungsspezifisch und schulenübergreifend. Thieme, Stuttgart New York, S 1–8
Bronisch T (2002b): Diagnostik von Suizidalität. In: Bronisch T (Hrsg) Psychotherapie der Suizidalität. Krankheitsmodelle und Therapiepraxis – erklärungsspezifisch und schulenübergreifend. Thieme, Stuttgart New York, S 9–15
Bronisch T (Hrsg) (2002c): Psychotherapie der Suizidalität. Krankheitsmodelle und Therapiepraxis – erklärungsspezifisch und schulenübergreifend. Thieme, Stuttgart New York
Brunsting-Gmür M (2001): Potenziale finden und entwickeln in der Lerntherapie. In: Metzger A (Hrsg) Lerntherapie. Wege aus der Lernblockade-Ein Konzept. Haupt, Bern Stuttgart Wien, S 197–210
Buber M (1962, 1997): Das dialogische Prinzip, 8. Aufl 1997. Lambert Schneider im Bleicher Verlag, Gerlingen
Buchmann R (1985): Pädagogik und Menschenwürde. Haupt, Bern
Büchel C, Weiller C (2002): Bildgebende und elektrische/magnetische Verfahren in der Neuropsychologie. In: Hartje W, Poeck K (Hrsg) Klinische Neuropsychologie. 5., überarb. u. erw. Aufl. Thieme, Stuttgart New York, S 52–66
Ciompi L (1997): Die emotionalen Grundlagen des Denkens. Entwurf einer fraktalen Affektlogik. Vandenhoeck & Ruprecht, Göttingen
Cornelissen CLM (2002): Davanloo's Intensive Short-Term Dynamic Psychotherapy in a residential setting: The application of H Davanloo's principles and technique in residential group-psychotherapy. In: Ad Hoc Bulletin of Short-Term Dynamic Psychother. Practice and Theory 6:45–64
Crouppen GA (1990): The treatment of substance abuse as a symptom of pathological mourning in Intensive Short-Term Dynamic Psychotherapy. Int J Short–Term Psychother 5:59–74
Damasio AR (1997): Descartes' Irrtum. Fühlen, Denken und das menschliche Gehirn. Dtv, München (Descartes' error. Emotion, reason and the human brain. Putnam, New York 1995)
Damasio AR (2000): Ich fühle, also bin ich. Die Entschlüsselung des Bewusstseins. List, München (The feeling of what happens. Body and emotion in the making of consciousness. Harcourt Brace, New York 1999)
Damasio AR (2003): Der Spinoza-Effekt. Wie Gefühle unser Leben bestimmen. List, München (Looking for Spinoza. Joy, sorrow, and the feeling brain. Harcourt Brace, New York 2003)
Davanloo H (ed) (1978): Basic principles and techniques in Short-Term Dynamic Psychotherapy. Spectrum, New York

Davanloo H (ed) (1980a): Short-Term Dynamic Psychotherapy. Aronson, Northvale NJ (Reprint 1992)

Davanloo H (1980b): A method of Short-Term Dynamic Psychotherapy. In: Davanloo H (ed) (1980a): Short-Term Dynamic Psychotherapy. Aronson, Northvale NJ, pp 43–71 (Reprint 1992)

Davanloo H (1980c): Response to interpretation. In: Davanloo H (ed) (1980a): Short-Term Dynamic Psychotherapy. Aronson, Northvale NJ, pp 75–91 (Reprint 1992)

Davanloo H (1980d): Trial therapy. In: Davanloo H (ed) (1980a): Short-Term Dynamic Psychotherapy. Aronson, Northvale NJ, pp 99–128 (Reprint 1992)

Davanloo H (1980e): The technique of crisis evaluation and intervention. In: Davanloo H (ed) (1980a): Short-Term Dynamic Psychotherapy. Aronson, Northvale NJ, pp 245–281 (Reprint 1992)

Davanloo H (1980f): The technique of crisis support. In: Davanloo H (ed) (1980a): Short-Term Dynamic Psychotherapy. Aronson, Northvale NJ, pp 283–302 (Reprint 1992)

Davanloo H (1984): Short-Term Dynamic Psychotherapy. In: Sadock BJ, Sadock VA (eds) (2000): Kaplan & Sadock's comprehensive textbook of psychiatry, 7th edn. William & Wilkins, Baltimore, Philadelphia, pp 2187–2200

Davanloo H (1986a): Editorial commentary. Int J Short-Term Psychother 1:1–2

Davanloo H (1986b): Intensive Short-Term Psychotherapy with highly resistant patients. Part I: Handling resistance. Int J Short-Term Psychother 1:107–133 (Reprint in: Davanloo H 1990, pp 1–27)

Davanloo H (1986c): Intensive Short-Term Psychotherapy with highly resistant patients. Part II: The course of an interview after the initial breakthrough. Int J Short–Term Psychother 1:239–255 (Reprint in: Davanloo H 1990, pp 29–45)

Davanloo H (1987a): Unconscious therapeutic alliance. In: Buirski P (ed) Frontiers of dynamic psychotherapy. Mazel and Brunner, New York, pp 64–88

Davanloo H (1987b): Intensive Short-Term Dynamic Psychotherapy with highly resistant depressed patients. Part I – Restructuring Ego's regressive defenses. Int J Short-Term Psychother 2:99–132 (Reprint in: Davanloo H 1990, pp 47–80)

Davanloo H (1987c): Intensive Short-Term Dynamic Psychotherapy with highly resistant depressed patients. Part II – Royal road to the dynamic unconscious. Int J Short-Term Psychother 2:167–185 (Reprint in: Davanloo H 1990, pp 81–99)

Davanloo H (1987d): Clinical manifestations of Superego pathology. Part I. Int J Short-Term Psychother 2:225–254 (Reprint in: Davanloo H 1990, pp 163–192)

Davanloo H (1988a): Clinical manifestations of Superego pathology. Part II. The resistance of the Superego and the liberation of the paralyzed Ego. Int J Short-Term Psychother 3:1–24 (Reprint in: Davanloo H 1990, pp 193–216)

Davanloo H (1988b): The technique of unlocking of the unconscious. Part I. Partial unlocking of the unconscious. Int J Short-Term Psychother 3:99–121 (Reprint in: Davanloo H 1990, pp 101–123)

Davanloo H (1988c): The technique of unlocking of the unconscious. Part II. Partial unlocking of the unconscious. Int J Short-Term Psychother 3:123–159 (Reprint in: Davanloo H 1990, pp 125–161)

Davanloo H (1989a): The Central Dynamic Sequence in the unlocking of the unconscious and comprehensive trial therapy. Part I: Major unlocking. Int J Short-Term Psychother 4:1–33 (Reprint in: Davanloo H 1990, pp 217–249)

Davanloo H (1989b): The Central Dynamic Sequence in the unlocking of the unconscious and comprehensive Trial Therapy. Part II: The course of trial therapy after the initial breakthrough. Int J Short-Term Psychother 4:35–66 (Reprint in: Davanloo H 1990, pp 251–282)

Davanloo H (1989c): The technique of unlocking the unconscious in patients suffering from functional disorders. Part I: Restructuring Ego's defenses. Int J Short-Term Psychother 4:93–116 (Reprint in: Davanloo H 1990, pp 283–306)

Davanloo H (1989d): The technique of unlocking the unconscious in patients suffering from functional disorders. Part II: Direct view of the dynamic unconscious. Int J Short-Term Psychother 4:117–148 (Reprint in: Davanloo H 1990, pp 307–338)

Davanloo H (1990): Unlocking the unconscious. Selected papers of Habib Davanloo. Wiley, Chichester (Der Schlüssel zum Unbewussten. Die intensive psychodynamische Kurztherapie. Pfeiffer, München 1995a)

Davanloo H (1993): Technical and metapsychological roots of Davanloo's psychoanalytic technique. (Audiovisual symposium october 15th to 16th University of Zürich)

Davanloo H (1994a): Technical and metapsychological roots of Davanloo's Intensive Short-Term Dynamic Psychotherapy: Evaluation and technique. (The 12th European audiovisual symposium april 15th in Amsterdam)

Davanloo H (1994b): Technical and metapsychological roots of Davanloo's Intensive Short-Term Dynamic Psychotherapy. (The 12th European audiovisual symposium april 16th to 17th in Amsterdam)

Davanloo H (1994c): Fundamentals of the metapsychology of the unconscious in Davanloo's psychoanalytic technique, Part I. (Audiovisual course june 22th to 26th in Bad Ragaz, Switzerland)

Davanloo H (1994 d): Fundamentals of the metapsychology of the unconscious in Davanloo's psychoanalytic technique, Part II. (Audiovisual course december 13th to 17th in Bad Ragaz, Switzerland)

Davanloo H (1995a): Intensive Short-Term Dynamic Psychotherapy: Spectrum of psychoneurotic disorders. Int J Short-Term Psychother 10:121–155 (Reprint in: Davanloo H 2000, pp 1–35)

Davanloo H (1995b): Intensive Short-Term Dynamic Psychotherapy: Technique of partial and major unlocking of the unconscious with a highly resistant patient – Part I. Partial unlocking of the unconscious. Int J Short-Term Psychother 10:157–181 (Reprint in: Davanloo H 2000, pp 37–61)

Davanloo H (1995c): Intensive Short-Term Dynamic Psychotherapy: Major unlocking of the unconscious – Part II. The course of the trial therapy after partial unlocking. Int J Short-Term Psychother 10:183–230 (Reprint in: Davanloo H 2000, pp 63–110)

Davanloo H (1995d): Technical and metapsychological roots of the process of unlocking of the unconscious. (The 13th European audiovisual immersion course on Intensive Short-Term Dynamic Psychotherapy. June 22th to 25th in St. Gallen, Switzerland)

Davanloo H (1995e): Metapsychological conceptualization of character resistance, transference, guilt and unconscious therapeutic alliance in Davanloo's psychoanalytic technique. (Audiovisual course december 12th to 16th in Bad Ragaz, Switzerland)

Davanloo H (1995f): Der Schlüssel zum Unbewussten. Die intensive psychodynamische Kurztherapie. Pfeiffer, München (Übersetzung von: Davanloo H 1990)

Davanloo H (1996a): Management of tactical defenses in Intensive Short-Term Dynamic Psychotherapy. Part I: Overview. Tactical defenses of cover words and indirect speech. Int J Short-Term Psychother 11:129–152 (Reprint in: Davanloo H 2000, pp 111–134)

Davanloo H (1996b): Management of tactical defenses in Intensive Short-Term Dynamic Psychotherapy. Part II: Spectrum of tactical defenses. Int J Short-Term Psychother 11:153–199 (reprint in: Davanloo H 2000, pp 135–181)

Davanloo H (1996c): Technical and metapsychological roots of Davanloo's technique: metapsychology of the process of working through and anatomy of multidimentional structural changes (Audiovisual course june 23th to 29th in Montreal)

Davanloo H (1996d): Technical and metapsychological roots of Intensive Short-Term Dynamic Psychotherapy: trial therapy, technique, outcome (Audiovisual course september 13th to 14th University of Basel, Switzerland)

Davanloo H (1996e): Technical and metapsychological roots of Davanloo's psychoanalytic technique. Part II: Fragile character structure. The process of working through (Audiovisual course december 14th to 18th in Bad Ragaz, Switzerland)

Davanloo H (1997a): 15th Annual audiovisual European symposium on Davanloos psychoanalytic technique. (September 26th to 27th Università degli studi di Firenze, Italy)

Davanloo H (1997b): European audiovisual metapsychology course on the technical and metapsychological roots of Davanloo's psychoanalytic technique. Fragile character structure, Parts III and IV (December 14th to 18th in Bad Ragaz, Switzerland)

Davanloo H (1999a): Intensive Short-Term Dynamic Psychotherapy – Central Dynamic Sequence: Phase of pressure. Int J Intensive Short-Term Dynamic Psychother 13:211–236 (Reprint in: Davanloo H 2000, pp 183–208)

Davanloo H (1999b): Intensive Short-Term Dynamic Psychotherapy – Central Dynamic Sequence: Phase of challenge. Int J Intensive Short-Term Dynamic Psychother 13:237–262 (Reprint in: Davanloo H 2000, pp 209–234)

Davanloo H (1999c): Intensive Short-Term Dynamic Psychotherapy – Central Dynamic Sequence: Head-On collision with resistance. Int J Intensive Short-Term Dynamic Psychother 13:263–282 (Reprint in: Davanloo H 2000, pp 235–253)

Davanloo H (1999d): 6th European metapsychology course on technical and metapsychological roots of Davanloo's psychoanalytic technique (November 24th to 28th Nürnberger Akademie, Nürnberg)

Davanloo H (2000): Intensive Short-Term Dynamic Psychotherapy. Selected papers of Habib Davanloo. Wiley, Chichester

Davanloo H (2001a): 7th European metapsychology course on fundamental principles of the new metapsychology of the unconscious, Part I (December 14th to 18th Forum Medicorum Turicensis, Zürich)

Davanloo H (2001b): Intensive Short-Term Dynamic Psychotherapy. Extended major direct access to the unconscious. European Psychother 2:25–70

Davanloo H (2003): 22. Europäisches Audiovisuelles Symposium. Technik und Metapsychologie von Davanloo's Intensiver Psychodynamischer Kurzzeittherapie und seiner Neuen Methode der Psychoanalyse. Anwendung bei Traumatisierungsstörungen (26. und 27. September Medizinische Fakultät der Humboldt-Universität, Berlin)

Davis DM (1987a): The process of de-repression in Intensive Short-Term Dynamic Psychotherapy, Part I. Int J Short-Term Psychother 2:59–78

Davis DM (1987b): The process of de-repression in Intensive Short-Term Dynamic Psychotherapy, Part II. Int J Short-Term Psychother 2:187–203

Davis DM (1988a): Transformation of pathological mourning into acute grief with Intensive Short-Term Dynamic Psychotherapy. Int J Short-Term Psychother 3:79–97

Davis DM (1988b): Transformation of pathological mourning into acute grief with Intensive Short-Term Dynamic Psychotherapy, Part II. Int J Short-Term Psychother 3:279–298

Davis DM (1989a): Intensive Short-Term Dynamic Psychotherapy in the treatment of chemical dependency, Part I. Int J Short-Term Psychother 4:67–88

Davis DM (1989b): Intensive Short-Term Dynamic Psychotherapy in the treatment of chemical dependency, Part II. Int J Short-Term Psychother 4:169–187

Davis DM (1989c): Resistance and transference in Intensive Short-Term Dynamic Psychotherapy (ISTDP) and classical psychoanalysis – Similarities and differences, Part I. Int J Short-Term Psychother 4:313–331 (Reprint 2000 in: Int J Intensive Short-Term Dynamic Psychother 14:313–331)

Davis DM (1990a): Resistance and transference in Intensive Short-Term Dynamic Psychotherapy (ISTDP) and classical psychoanalysis – Similarities and differences, Part II. Int J Short-Term Psychother 5:1–24 (Reprint 2000 in: Int J Intensive Short-Term Dynamic Psychother 14:1–24)

Davis DM (1990b): The technique of Trial Therapy with a moderately resistant patient. Int J Short-Term Psychother 5:79–105

Davis DM (1991): Review of the psychoanalytic literature on Countertransference. Int J Short-Term Psychother 6:131–143

Davis DM (1992): Countertransference as it applies to Davanloo's Intensive Short-Term Dynamic Psychotherapy. Int J Short-Term Psychother 7:1–12

Delay J, Pichot P (1968): Medizinische Psychologie. Ein Kompendium. Thieme, Stuttgart

Della Selva PC (1991): The emergence and working through of preverbal trauma in Short-Term Dynamic Psychotherapy. Int J Short-Term Psychother 6:195–216

Della Selva PC (1992): Achieving character change in ISTDP: How the experience of affect leads to the consolidation of the Self. Int J Short-Term Psychother 7:73–87

Della Selva PC (1993): The significance of attachment Theory for the practice of Intensive Short-Term Dynamic Psychotherapy. Int J Short-Term Psychother 8:189–206

Della Selva PC (1996): Intensive Short- Term Dynamic Psychotherapy. Theory and technique. Wiley, New York

Demos VC, Prout MF (1993): A comparison of seven approaches to brief psychotherapy. Int J Short-Term Psychother 8:3–22

Deutsch H (1937): Absence of grief. Psychoanal Q 6:12–22

Dienelt K (1970): Pädagogische Anthropologie. Reinhardt, München Basel

Dilling H, Mombour W, Schmidt MH (Hrsg) (2000): Internationale Klassifikation psychischer Störungen, ICD-10 Kapitel V (F), Klinisch-diagnostische Leitlinien. Huber, Bern Göttingen Toronto

Ditfurth H v (Hrsg) (o Jg): Aspekte der Angst. Thieme, Stuttgart (Lizenzausgabe Kindler, München)

Dornes M (1993): Der kompetente Säugling. Die präverbale Entwicklung des Menschen. (10. Aufl. 2001) Fischer, Frankfurt am Main

Dornes M (1997): Die frühe Kindheit. Entwicklungspsychologie der ersten Lebensjahre. (6. Aufl. 2002) Fischer, Frankfurt am Main

Dornes M (2000): Die emotionale Welt des Kindes. (3. Aufl. 2002) Fischer, Frankfurt am Main

Drury ND (1987a): Breakthrough into the unconscious in Intensive Short-Term Dynamic Psychotherapy, Part I. Int J Short-Term Psychother 2:17–34

Drury ND (1987b): Breakthrough into the unconscious in Intensive Short-Term Dynamic Psychotherapy, Part II. Int J Short-Term Psychother 2:147–166

Drury ND (1988): Some technical aspects of the pre-interpretative phase of Trial Therapy in highly resistant patients with ego-syntonic character pathology, Part I. Int J Short-Term Psychother 3:213–235

Drury ND (1989): The problem of resistance in dynamic psychotherapy. Int J Short-Term Psychother 4:217–248

Drury ND (1990): Handling resistance in a patient with major character pathology. Int J Short-Term Psychother 5:25–57

Durkheim E (1897): La Suicide: Etude de Sociologie. Alcan, Paris

Eckstaedt A, Klüwer R (Hrsg) (1980): Zeit allein heilt keine Wunden. Psychoanalytische Erstgespräche mit Kindern und Eltern. Suhrkamp, Frankfurt am Main

Egle UT, Ulrich HJ, Franz M, Hoffman SO (2002): Psychosoziale Belastungen in der Kindheit und Gesundheit im Erwachsenenalter. Möglichkeit der Prävention in der Psychosomatischen Medizin. Psychotherapeut 47:124–127

Eicke D (1976a): Das Über-Ich – eine Instanz, richtunggebend für unser Handeln. In: Eicke D (Hrsg) (1976c): Tiefenpsychologie. Bd. 1: Sigmund Freud – Leben und Werk. Beltz, Weinheim Basel, S 493–508

Eicke D (1976b): Angst. Konzepte der Freudschen psychoanalytischen Richtung. In: Eicke D (Hrsg) (1976c): Tiefenpsychologie. Bd. 1: Sigmund Freud – Leben und Werk. Beltz, Weinheim Basel, S 509–520

Eicke D (Hrsg) (1976c): Tiefenpsychologie. Bd. 1: Sigmund Freud – Leben und Werk. Beltz, Weinheim Basel

Eisenstein S (1986): Franz Alexander and Short-Term Dynamic Psychotherapy. Int J Short-Term Psychother 1:179–191

Endres M, Hauser S (Hrsg) (2000): Bindungstheorie in der Psychotherapie. Reinhardt, München Basel

Erikson EH (1970): Jugend und Krise. Die Psychodynamik im sozialen Wandel. Klett-Cotta, Stuttgart

Ermann M (2005): Trauma und Traumafolgen aus psychodynamischer Sicht. Psychother 50:209–228

Fäh M, Fischer G (Hrsg) (1998): Sinn und Unsinn in der Psychotherapieforschung. Eine kritische Auseinandersetzung mit Aussagen und Forschungsmethoden. Psychosozial-Verlag, Gießen

Fairbairn WRD (1952): Psychoanalytic studies of the personality. Tavistock, London

Fast K, Markowitsch HJ (2004): Neuropsychologie des posttraumatischen Stresssyndroms. In: Lautenbacher S, Gauggel S (Hrsg) Neuropsychologie psychischer Störungen. Springer, Berlin Heidelberg New York Hongkong London Mailand Paris Tokio, S 223–248

Fenichel O (1974–1977): Psychoanalytische Neurosenlehre (3 Bde) Walter, Olten Freiburg i. Br. (The psychoanalytic theory of neurosis. Norton, New York 1945)

Ferenczi S (1927a): Bausteine zur Psychoanalyse. Bd. I: Theorie. Int Psychoanal Verlag, Leipzig: (Unveränderter Nachdruck der Erstausgabe. Huber, Bern Stuttgart 1964)

Ferenczi S (1927b): Bausteine zur Psychoanalyse. Bd. II: Praxis. Int Psychoanal Verlag, Leipzig (Unveränderter Nachdruck der Erstausgabe. Huber, Bern Stuttgart 1964)

Ferenczi S (1938a): Bausteine zur Psychoanalyse. Bd. III: Arbeiten ais den Jahren 1908 1933. Int Psychoanal Verlag, Leipzig (Unveränderter Nachdruck der Erstausgabe. Huber, Bern Stuttgart 1964)

Ferenczi S (1938b): Bausteine zur Psychoanalyse. Bd. IV: Gedenkartikel, Kritiken und Referate, Fragmente, Bibliographie, Sachregister. Int Psychoanal Verlag, Leipzig (Unveränderter Nachdruck der Erstausgabe. Huber, Bern Stuttgart 1964)

Ferenczi S, Rank O (1924): Die Entwicklungsziele der Psychoanalyse. Int Psychoanal Verlag, Leipzig Wien Zürich

Fischer G (1986): Empirische Forschung zur Wirkung von Traumata bei Kindern und Jugendlichen. Kritik und Informationen zu einem wieder aktuellen Thema. Psyche 40:145–161

Fischer G, Reddemann L, Barwinski-Fäh R, Bering R (2003): Traumaadaptierte tiefenpsychologisch fundierte und analytische Psychotherapie. Psychotherapeut 48:199–209

Flatten G, Hofmann A, Liebermann P, Wöller W, Siol T, Petzold ER (2001): Posttraumatische Belastungsstörung. Leitlinie und Quellentext. Schattauer, Stuttgart

Fliege H (2002): Pathologisch autodestruktives Verhalten und Verhaltenstherapie. Psychotherapeut 47:193–203

Fonagy P (2003): Bindungstheorie und Psychoanalyse. Klett-Cotta, Stuttgart (Attachment theory and psychoanalysis. Other Press, New York 2001)

Fosha D (1988): Restructuring in the treatment of depressive disorders with Davanloo's Intensive Short-Term Dynamic Psychotherapy. Int J Short-Term Psychother 3:189–212

Frankl VE (1973): Der Mensch auf der Suche nach Sinn. Herder, Freiburg i. Br.

Frankl VE (1977): Das Leiden am sinnlosen Leben. Herder, Freiburg i. Br.

Frankl VE (1981): Die Sinnfrage in der Psychotherapie. Piper, München

Frankl VE (1982): Der Wille zum Sinn. 3. erw. Aufl. Huber, Bern

Frauenfelder A, Schlegel M, Buchmann R (2004): Ein gemeinsamer Nenner von Wissenschaftlichkeit in der Psychotherapie: über die Umfrage zur »Deklaration der Schweizer Charta für Psychotherapie zu Begriff und Anforderungen an die Wissenschaftlichkeit der Psychotherapieverfahren«. Psychother Forum 12: 233–240

Freud A (1936): Das Ich und die Abwehrmechanismen. Imago, London (Lizenzausgabe Kindler, München)

Freud A (1968): Wege und Irrwege in der Kinderentwicklung. Huber Klett, Bern Stuttgart

Freud S (1893): Über den psychischen Mechanismus hysterischer Phänomene. (Vom Vortrag revidiertes Stenogramm) Freud-Studienausgabe. Fischer, Frankfurt, Bd. 6, S 9–24 (Aus der editorischen Vorbemerkung ist zu entnehmen, dass es sich hier um eine stenoraphische, von Freud revidierte Nachschrift seines Vortrages handelt, in welchem er die gleichen Themen und häufig in ähnlichen Worten erörtert, was ein paar Tage später in der berühmten *Vorläufigen Mitteilung* von Breuer und Freud vollständig erschienen ist.)

Freud S (1890): Psychische Behandlung (Seelenleben) GW V. Fischer, Frankfurt am Main, S 287–315 (Nach den editorischen Vorbemerkungen der *Studienausgabe* ist dieser Aufsatz bereits 1890 in einem zweibändigen Sammelwerk *Die Gesundheit* erschienen. Das in den GW vermerkte Erscheinungsdatum 1905 bezieht sich auf die, in der Edition nicht vermerkte dritte Auflage.)

Freud S (1895a): Über die Berechtigung, von der Neurasthenie einen bestimmten Symptomenkomplex als ›Angstneurose‹ abzutrennen. GW I. Fischer, Frankfurt am Main, S 313–342

Freud S (1895b): Entwurf einer Psychologie (Psychologie für den Neurologen). GW Nachtragsband, Texte aus den Jahren 1885–1938. Fischer, Frankfurt am Main, S 373–486

Freud S (1896): Zur Ätiologie der Hysterie. GW I. Fischer, Frankfurt am Main, S 423–459

Freud S (1900): Die Traumdeutung. GW II/III. Fischer, Frankfurt am Main, S 1–642

Freud S (1901): Zur Psychopathologie des Alltagslebens. (Über Vergessen, Versprechen, Vergreifen, Aberglaube und Irrtum). GW IV. Fischer, Frankfurt am Main

Freud S (1905a): Drei Abhandlungen zur Sexualtheorie. GW V. Fischer, Frankfurt am Main, S 27–145

Freud S (1905b): Bruchstücke einer Hysterie-Analyse. GW V. Fischer, Frankfurt am Main, S 161–286

Freud S (1905c): Der Witz und seine Beziehung zum Unbewussten. GW VI. Fischer, Frankfurt am Main

Freud S (1907): Zwangshandlungen und Religionsübungen. GW VII. Fischer, Frankfurt am Main

Freud S (1908a): Die »kulturelle« Sexualmoral und die moderne Nervosität. GW VII. Fischer, Frankfurt am Main, S 141–167

Freud S (1908b): Über infantile Sexualtheorien. GW VII. Fischer, Frankfurt am Main, S 169–188

Freud S (1909): Bemerkungen über einen Fall von Zwangsneurose. GW VII. Fischer, Frankfurt am Main, S 379–463

Freud S (1910a): Über Psychoanalyse. Fünf Vorlesungen, gehalten zur zwanzigjährigen Gründungsfeier der Clark University in Worcester, Mass., September 1909. GW VIII. Fischer, Frankfurt am Main, S 1–60

Freud S (1910b): Die zukünftigen Chancen der psychoanalytischen Therapie. GW VIII. Fischer, Frankfurt am Main, S 104–115

Freud S (1910c): Über ›wilde‹ Psychoanalyse. GW VIII. Fischer, Frankfurt am Main S 117–125

Freud S (1910d): Eine Kindheitserinnerung des Leonardo da Vinci. GW VIII. Fischer, Frankfurt am Main, S 127–211

Freud S (1911): Die Handhabung der Traumdeutung in der Psychoanalyse. GW VIII. Fischer, Frankfurt am Main, S 349–357

Freud S (1912a): Zur Dynamik der Übertragung. GW VIII. Fischer, Frankfurt am Main, S 363–374

Freud S (1912b): Ratschläge für den Arzt bei der psychoanalytischen Behandlung. GW VIII. Fischer, Frankfurt am Main, S 375–387

Freud S (1913): Zur Einleitung der Behandlung. GW VIII. Fischer, Frankfurt am Main, S 453–478

Freud S (1914a): Zur Geschichte der psychoanalytischen Bewegung. GW X. Fischer, Frankfurt am Main, S 43–113

Freud S (1914b): Erinnern, Wiederholen und Durcharbeiten. GW X. Fischer, Frankfurt am Main, S 125–136

Freud S (1915a): Triebe und Triebschicksale. GW X. Fischer, Frankfurt am Main, S 209–232

Freud S (1915b): Die Verdrängung. GW X. Fischer, Frankfurt am Main, S 247–261

Freud S (1915c): Das Unbewusste. GW X. Fischer, Frankfurt am Main, S 263–303

Freud S (1915d): Bemerkungen über die Übertragungsliebe. GW X. Fischer, Frankfurt am Main, S 305–321

Freud S (1916): Trauer und Melancholie. GW X. Fischer, Frankfurt am Main, S 427–446

Freud S (1917): Vorlesungen zur Einführung in die Psychoanalyse. GW XI. Fischer, Frankfurt am Main

Freud S (1918): Aus der Geschichte einer infantilen Neurose. GW XII. Fischer, Frankfurt am Main, S 27–157 (vgl. dazu auch Wolfsmann 1972)

Freud S (1919): Wege der psychoanalytischen Therapie. GW XII. Fischer, Frankfurt am Main, S 181–194

Freud S (1920): Jenseits des Lustprinzips. GW XIII. Fischer, Frankfurt am Main, S 1–69

Freud S (1923a): Das Ich und das Es. GW XIII. Fischer, Frankfurt am Main, S 235–289

Freud S (1923b): Gedenkworte, Briefe und Vorreden. GW XIII. Fischer, Frankfurt am Main, S 433–446

Freud S (1925): Die Verneinung. GW XIV. Fischer, Frankfurt am Main, S 9–15

Freud S (1926): Hemmung, Symptom und Angst. GW XIV. Fischer, Frankfurt am Main, S 111–205

Freud (1928): Kurzer Abriss der Psychoanalyse. GW XIII. Fischer, Frankfurt am Main, S 403–427

Freud S (1930): Gedenkwort, Briefe, Vorreden. GW XIV. Fischer, Frankfurt am Main, S 551–573

Freud S (1932): Neue Folge der Vorlesungen zur Einführung in die Psychoanalyse. GW XV. Fischer, Frankfurt am Main

Freud S (1933): Gedenkworte. Sandor Ferenczi †. GW XVI. Fischer, Frankfurt am Main, S 267–269

Freud S (1937): Die endliche und die unendliche Analyse. GW XVI. Fischer, Frankfurt am Main, S 57–99

Freud S (1938): Abriss der Psychoanalyse. (Schriften aus dem Nachlass 1892–1938). GW XVII. Fischer, Frankfurt am Main, S 63–138

Freud S (1969–1975): Freud-Studienausgabe. 10 Bde und ein Ergänzungsband. Herausgegeben von Alexander Mitscherlich A, Richards A, Strachey J. Fischer, Frankfurt am Main

Freud S, Breuer J (1893): Über den psychischen Mechanismus hysterischer Phänomene: Vorläufige Mitteilung. GW I. Fischer, Frankfurt am Main, S 81–98

Freud S, Breuer J (1895): Studien über Hysterie. GW I. Fischer, Frankfurt am Main, S 75–312

Gadamer HG, Vogler P (1971): Neue Anthropologie (7 Bde) Thieme, Stuttgart

Gadner J (1999): Trauma und Desorganisation. Zur klinischen Relevanz der Bindungsforschung: Ein theoretischer Überblick mit Implikationen für die klinische Praxis. Psychother Forum 7:139–148

Gaillard JM (1987): Implications of brain lateralization for Intensive Short-Term Dynamic Psychotherapy. Int J Short–Term Psychother 2:79–97 (Reprint 2000 in: Int J Intensive Short–Term Dynamic Psychother 14:79–97

Gaillard JM (1989a): Trial therapy model of initial interview and its major functions, Part I. Int J Short–Term Psychother 4:195–215

Gaillard JM (1989b): Trial therapy model of initial interview and its major functions, Part II. Int J Short–Term Psychother 4:285–312

Gaillard JM (1990): Trial therapy model of initial interview and its major functions, Part III. Int J Short–Term Psychother 5:107–119

Gaillard JM (1991): Importance of phenomenological approach in patients with depression. Int J Short–Term Psychother 6:95–112

Gaillard JM (1992): Neurobiological correlates of the unlocking of the unconscious. Int J Short-Term Psychother 7:89–107 (Reprint 2000 in: Int J Intensive Short-Term Dynamic Psychother 14:89–107

Gaillard JM, Said, T (1995): Editorial commentary. Int J Short–Term Psychother 10:1–2

Gaillard JM, Merica H, Blois R (1996): Clinical presentation and psychopathology in chronic insomnia, Part I. Int J Short-Term Psychother 11:41–54

Gardiner M (Hrsg) (1972): Der Wolfsmann, mit der Krankengeschichte des Wolfsmannes von Sigmund Freud, dem Nachtrag von Ruth Mack Brunswick und einem Vorwort von Anna Freud und mit Anmerkungen, einer Einleitung und zusätzlichen Kapiteln versehen von Muriel Gardiner. Fischer, Frankfurt am Main (The Wolf-Man. Basic Books, New York 1971)

Garfield SL, Bergin AE (eds) (1986): Handbook of psychotherapy and behavior change, 3rd edn. Wiley, New York

Gazzaniga MS et al (1996): Cognitive Neuroscience. Norton, New York

Gast U (2003): Zusammenhang von Trauma und Dissoziation. In: Seidler GH et al (2003) S 79–102

Gebauer K, Hüther G (Hrsg) (2001): Kinder brauchen Wurzeln. Neue Perspektiven für eine gelingende Entwicklung. Walter, Düsseldorf Zürich

Gehlen A (1957): Die Seele im technischen Zeitalter. Rowohlt, Reinbek

Gehlen A (1961): Anthropologische Forschung. Zur Selbstbegegnung und Selbstentdeckung des Menschen. Rowohlt, Reinbek

Gehlen A (1966): Der Mensch. Seine Natur und seine Stellung in der Welt, 8. Aufl. Athenäum, Frankfurt am Main

Gottwik G (1996): Intensive Psychodynamische Kurztherapie nach Davanloo. In: Henning H, Fikentscher E, Bahrke U, Rosendahl W (Hrsg). Kurzzeit-Psychotherapie in Theorie und Praxis. Pabst, Lengerich-Berlin, S 206–225

Gottwik G (1997): Das System der Intensiven Psychodynamischen Kurztherapie nach Davanloo. Fundamenta Psychiatrica 11:28–37

Gottwik G (1998): Intensive Psychodynamische Kurzzeittherapie nach Davanloo. In: Sulz S (Hrsg) Kurzzeitpsychotherapien. Wege in die Zukunft der Psychotherapie. CIP-Mediendienst, München, S 43–83

Gottwik G, Orbes I, Tressel F, Wagner G (1998a): Application of Davanloo's Intensive Short-Term Dynamic Psychotherapy in the treatment of patients with agoraphobia, fainting attacks, anxiety, panic, somatization and functional disorders. Part I: Technical and metapsychological roots of the technique; Initial phase of Trial Therapy. Int J Intensive Short-Term Dynamic Psychother 12:77–103

Gottwik G, Orbes I, Tressel F, Wagner G (1998b): Application of Davanloo's Intensive Short-Term Dynamic Psychotherapy in the treatment of patients with agoraphobia, fainting attacks, anxiety, panic, somatization and functional disorders. Part II: The first breakthrough. Int J Intensive Short-Term Dynamic Psychother 12:105–123

Gottwik G, Orbes I, Tressel F, Wagner G (1998c): Application of Davanloo's Intensive Short-Term Dynamic Psychotherapy in the treatment of patients with agoraphobia, fainting attacks, anxiety, panic, somatization and functional disorders. Part III: Partial unlocking of the unconscious. Int J Intensive Short-Term Dynamic Psychother 12:125–149

Görres A (1965): Methode und Erfahrungen der Psychoanalyse. Kindler, München

Grawe K, Donati R, Bernauer F, (1994): Psychotherapie im Wandel – Von der Konfession zur Profession, 3. Aufl. Hogrefe, Göttingen

Green A (1976): Die Hysterie. In: Eicke D (Hrsg) (1976c): Tiefenpsychologie. Bd. 1: Sigmund Freud – Leben und Werk. Beltz, Weinheim Basel, S 617–645

Greenson RR (1973): Technik und Praxis der Psychoanalyse. Klett, Stuttgart (The technique and practice of psychoanalysis. Int Universities Press, New York 1967)

Gschwend G (1999): Diagnostische Kriterien der Posttraumatischen Belastungsstörung (PTBS) und Konsequenzen für die therapeutische Praxis. Psychother Forum 7:53–59

Gschwend G (2002): Notfallpsychologie und Trauma-Akuttherapie. Huber, Bern

Hartje W (2002): Die funktionelle Asymmetrie der Großhirnhemisphären. In: Hartje W, Poeck K (Hrsg) Klinische Neuropsychologie. 5. Auflage. Thieme, Stuttgart New York, S 67–92

Hartje W, Poeck K (Hrsg) (2002): Klinische Neuropsychologie. 5. Auflage. Thieme, Stuttgart New York

Hartmann H (1927, 1972): Die Grundlagen der Psychoanalyse. Klett, Stuttgart

Hautzinger M, Bronisch T (2000): Symptomatik, Diagnostik und Epidemiologie. In: Hoffmann N, Schauenburg H (Hrsg) Psychotherapie der Depression. Krankheitsmodelle und Therapiepraxis – störungsspezifisch und schulenübergreifend. Thieme, Stuttgart New York, S 1–13

Heimann P (1964): Bemerkungen zur Gegenübertragung. Psyche 18:483–493

Heinz R (1976): Über Regression. In: Eicke D (Hrsg) (1976c): Tiefenpsychologie. Bd. 1: Sigmund Freud – Leben und Werk. Beltz, Weinheim Basel, S 487–492

Heiss R (1956): Allgemeine Tiefenpsychologie. Methoden, Probleme und Ergebnisse. Bd. 8 der Enzyklopädie der Psychologie in Einzeldarstellungen. Huber, Bern Stuttgart

Hell D (2003): Seelenhunger. Der fühlende Mensch und die Wissenschaft vom Leben. Huber, Bern Göttingen Toronto Seattle

Henseler H (1974): Narzisstische Krisen – Zur Psychodynamik des Selbstmordes. Rowohlt, Reinbek

Henseler H (1981a): Psychoanalytische Theorien zur Suizidalität. In: Henseler H, Reimer C (Hrsg) S 113–135

Henseler H (1981b): Krisenintervention – Vom bewussten zum unbewussten Konflikt des Suizidanten. In: Henseler H, Reimer C (Hrsg) S 136–156

Henseler H, Reimer C (Hrsg) (1981): Selbstmordgefährdung. Zur Psychodynamik und Psychotherapie. Frommann-Holzboog (Problemata 93), Stuttgart Bad Cannstatt

Heuft G, Schneider G, Hoffmann SO, Schüßler G (1999): Die Konflikt-Achse (Achse III) in der Operationalisierten Psychodynamischen Diagnostik OPD. Psychother Forum 7:110–117

Hofmann B, Hoffmann N (2000): Therapeutische Hilfen bei der Sinnfindung. In: Hoffmann N, Schauenburg H (Hrsg) Psychotherapie der Depression. Krankheitsmodelle und Therapiepraxis – störungsspezifisch und schulenübergreifend. Thieme, Stuttgart New York, S 107–113

Hoffmann N, Schauenburg H (Hrsg) (2000): Psychotherapie der Depression. Krankheitsmodelle und Therapiepraxis – störungsspezifisch und schulenübergreifend. Thieme, Stuttgart New York

Holder A (1976): Freuds Theorie des psychischen Apparates. In: Eicke D (Hrsg) (1976c): Tiefenpsychologie. Bd. 1: Sigmund Freud – Leben und Werk. Beltz, Weinheim Basel, S 220–260

Hollenbach J (1960): Der Mensch als Entwurf. Seinsgemäße Erziehung in technisierter Welt. Fischer, Frankfurt am Main

Hutchinson RL, Krippner KM (1990): Effects of a brief intake interview on clients' anxiety and depression: Follow-up. Int J Short–Term Psychother 5:121–130

Hüther G (1997): Biologie der Angst. Wie aus Stress Gefühle werden. (3. Aufl. 1999) Vandenhoeck & Ruprecht, Göttingen

Hüther G (1999): Die Evolution der Liebe. Was Darwin bereits ahnte und die Darwinisten nicht wahrhaben wollen. Vandenhoeck & Ruprecht, Göttingen

Hüther G (2001a): Bedienungsanleitung für ein menschliches Gehirn. Vandenhoeck & Ruprecht, Göttingen

Hüther G (2001b): Die Bedeutung emotionaler Sicherheit für die Entwicklung des kindlichen Gehirns. In: Gebauer K, Hüther G (Hrsg) Kinder brauchen Wurzeln. Neue Perspektiven für eine gelingende Entwicklung. Walter, Düsseldorf und Zürich. S 15–34

Hüther G (2002): Wohin, wofür, weshalb? Über die Bedeutung innerer Leitbilder für die Hirnentwicklung. In: Gebauer K, Hüther G (Hrsg) Kinder suchen Orientierung. Anregungen für eine Sinn-stiftende Erziehung. Walter, Düsseldorf Zürich, S. 20–29

Hüther G (2003): Die Auswirkungen traumatischer Erfahrungen im Kindesalter auf die Hirnentwicklung. Das allgemeine Entwicklungsprinzip. In: Brisch KH, Hellbrügge T (Hrsg.) Bindung und Trauma. Risiken und Schutzfaktoren für die Entwicklung von Kindern. S 94–104, Klett-Cotta, Stuttgart

Hüther G (2004a): Die Macht der inneren Bilder. Vandenhoeck & Ruprecht, Göttingen

Hüther G (2004b): Neurowissenschaft als Grundlage der Psychotherapie? Vortrag gehalten am 5. Juni im C.G. Jung-Institut, Küsnacht Schweiz

Hüther G, Alder A, Rüther E (1999): Die neurobiologische Verankerung psychosozialer Erfahrungen. Z Psychosom Med 45:2–17

Hüther G, Rüther E (2000): Das serotonerge System. UNI-Med, Bremen

Hüther G, Bonney H (2002): Neues vom Zappelphilipp. ADS/ADHS: verstehen, vorbeugen und behandeln. Walter, Düsseldorf, Zürich

Iten C (2003): Die Grundlagen der Intensiven Dynamischen Kurzpsychotherapie nach Davanloo. (Symposium vom 13. November, Kantonale Psychiatrische Klinik, Wil)

Jacobson E (1977): Depression. Eine vergleichende Untersuchung normaler, neurotischer und psychotisch-depressiver Zustände. Suhrkamp, Frankfurt am Main (Depression. comparative studies of normal, neurotic and psychotic conditions. Int. Universities Press, New York 1971)

Jones RB (1990): Grief, guilt and resistance to emotional closeness in Davanloo's technique of unlocking the unconscious. Int J Short–Term Psychother 5:131–145

Jones E (1960a): Das Leben und Werk von Sigmund Freud. Bd. I: Die Entwicklung zur Persönlichkeit und die großen Entdeckungen, 1856–1900. Huber, Bern Stuttgart (The life and work of Sigmund Freud. Basic Books, New York 1957)

Jones E (1960b): Das Leben und Werk von Sigmund Freud. Bd. II: Jahre der Reife, 1901–1919. Huber, Bern Stuttgart

Jones E (1960c): Das Leben und Werk von Sigmund Freud. Bd. III: Die letzte Phase, 1919–1939. Huber, Bern Stuttgart

Jordi A (1994): Einführungskurs zur ISTDP. Zürich

Jordi A (1999): Omnipotenz muss weichen. Psychoscope Z Föderation Schweiz Psychologinnen Psychologen 4:22–25

Jordi A (2002): Theoriekurs. Zürich

Jordi A (2003): Intensive Short-Term Dynamic Psychotherapy nach Habib Davanloo. Von Freud's Druckprozedur zum analytischen Interventionssystem. Psychotherapeut 48:179–189

Jordi A (2004): Ängstliches – Ällzuängstliches. Recherchen im Angst-Sektor des Konfliktdreiecks. (Im Druck bei Springer)

Kächele H (2000): Wege und Umwege zur Psychotherapie – und Irrwege? Psychother Forum 8:14–21

Kahn DG (1990): Current trends in short-term therapeutic approaches to panic disorder. Int J Short–Term Psychother 5:211–245

Kalpin A (1992): One-stage vs two-stage unlocking in an Ego dystonic patient. Int J Short–Term Psychother 7:31–54

Kalpin A (1993a): The use of the countertransference in the evaluation of the therapeutic alliance. Int J Short–Term Psychother 8:23–28

Kalpin A (1993b): The use of time in Intensive Short-Term Dynamic Psychotherapy. Int J Short–Term Psychother 8:75–91

Kalpin A (1994): Effective use of Davanloo's »Head-On-Collision«. Int J Short–Term Psychother 9:19–36

Kapfhammer HP (2001): Ätiopathogenetische Modelle der Somatisierung. In: Kapfhammer HP, Gündel H (Hrsg) Psychotherapie der Somatisierungsstörungen. Krankheitsmodelle und Therapiepraxis – störungsspezifisch und schulenübergreifend. Thieme Stuttgart New York, S. 19–47

Karli P (1991): Animal and Human Aggression. Oxford University Press, Oxford

Kast V (1996): Vom Sinn der Angst. Herder, Freiburg Basel Wien

Keller W (1971): Einführung in die Anthropologie. UTB (Ullstein Taschenbuch)

Kernberg OF (1978): Borderline-Störungen und pathologischer Narzissmus. Suhrkamp, Frankfurt am Main (Borderline conditions and pathological narcissism. Aronson, New York 1975)

Kernberg OF (1988): Schwere Persönlichkeitsstörungen. Klett-Cotta, Stuttgart (Severe personality disorders. Psychotherapeutic strategies. Yale University Press, New Haven London 1984)

Kernberg OF (1998): Wut und Hass. Über die Bedeutung von Aggression bei Persönlichkeitsstörungen und sexuellen Perversionen. Klett-Cotta, Stuttgart (Aggression in personality disorders and perversions. Yale University Press, New Haven London 1992)

Kersting A, Reutemann M, Ohrmann P et al (2001): Traumatische Trauer – ein eigenständiges Krankheitsbild? Psychotherapeut. 46: 301–308

Kielholz P (1971): Diagnose und Therapie der Depression für den Praktiker, 3. vollst. überarb. Aufl. Lehmanns, München

Kierkegaard S (1844, 1969): Der Begriff Angst. Rowohlt, Reinbek

Kohut H (1979): Die Heilung des Selbst. Suhrkamp, Frankfurt am Main (The restoration of the Self. Int Universities Press, New York 1977)

Konzelmann C (1995): Head-On Collision with resistance against emotional closeness in Intensive Short-Term Dynamic Psychotherapy. Int J Short-Term Psychother 10:35–51

König K (1981): Angst und Persönlichkeit. Das Konzept und seine Anwendungen vom steuernden Objekt. Vandenhoeck & Ruprecht, Göttingen Zürich

König K (1993): Gegenübertragungsanalyse. Vandenhoeck & Ruprecht, Göttingen Zürich

König K (1995): Widerstandsanalyse. Vandenhoeck & Ruprecht, Göttingen Zürich

König K (1997): Abwehrmechanismen. Vandenhoeck & Ruprecht, Göttingen Zürich

König K (2004): Charakter, Persönlichkeit und Persönlichkeitsstörung. Klett-Cotta, Stuttgart

Korff P v (1998): Early management of unconscious defiance in Davanloo's Intensive Short-Term Dynamic Psychotherapy. Part I. Int J Intensive Short-Term Dynamic Psychother 12:183–208

Koss MP, Butcher JN (1986): Research on brief psychotherapy. In: Garfield SL, Bergin AE (eds) Handbook of psychotherapy and behavior change, 3rd edn. Wiley, New York, pp 627–670

Koukkou M (2003): Human brain synaptic plasticity as key for understanding wise and erroneous decisions. In: Razis DV (ed) The HUMAN predicament II. Ecological dynamics and human nature. The risk of a mass extinction of life on the planet. S&P Advertising, Athens, pp 103–135

Koukkou M, Lehmann D (1996): Models of human brain functions and dysfunctional elements in human history: A close relation. In: Razis DV (ed) The HUMAN predicament. Prometheus Books, Amherst, New York, pp 269–280

Koukkou M, Lehmann D (1998): Die Pathogenese der Neurose und der Wirkungsweg der psychoanalytischen Behandlung aus der Sicht des ›Zustands-Wechsel-Modells‹ der Hirnfunktionen. In: Leuzinger-Bohleber M, Mertens W, Koukkou M (Hrsg) Erinnerung von Wirklichkeiten – Psychoanalyse und Neurowissenschaften im Dialog. Bd. 2: Folgerung für die psychoanalytische Praxis. Verlag Int Psychoanalyse, Stuttgart, S 162–195

Koukkou M, Lehmann D (2003): Verkehrte Hirnmodelle und die Hirnmechanismen der Fehlleistung. In: Boothe B, Marx W (Hrsg) Panne – Irrtum – Missgeschick. Die Psychopathologie des Alltagslebens in interdisziplinärer Sicht. Huber, Bern, S 37–51

Koukkou M, Lehmann D (2004): Was hat die erfahrungsabhängige Neuroplastizität mit der psychosozialen Entwicklung des Kindes zu tun? In: ›*und*Kinder‹ Fachzschr des Marie Meierhofer-Institut für das Kind. 23:55–67

Koukkou M, Leuzinger-Bohleber M, Mertens W (Hrsg) (1998): Erinnerung von Wirklichkeiten – Psychoanalyse und Neurowissenschaften im Dialog. Bd. 1: Bestandsaufnahme. Verlag Int Psychoanalyse, Stuttgart

Kriz J (1994): Grundkonzepte der Psychotherapie. Eine Einführung, 4. Aufl. Beltz, Weinheim

Kriz J (2004): Psychotherapie und Wissenschaft. Forschungsparadigmen – Wirksamkeit – Praxisrelevanz. Referat gehalten am 1. gemeinsamen Kongress der Schweizer Psy-Verbände am 3. Juli in Bern

Krohne H (1976): Theorien zur Angst. Kohlhammer, Stuttgart Berlin

Kunz H (o Jg): Zur Anthropologie der Angst. In: Ditfurth H v (Hrsg) Aspekte der Angst. Thieme, Stuttgart (Lizenzausgabe Kindler, München)

Lachauer R (1998): Indikation und Zielsetzung psychoanalytisch orientierter Kurzzeittherapie. In: Sulz S (Hrsg) Kurztherapien. Wege in die Zukunft der Psychotherapie. CIP-Mediendienst, München S 11–24

Lachauer R (2002): Psychoanalytische Intervalltherapie. Psychotherapeut 47:24–31

Lachenmeier H (1992): Precision, extension and timing of interventions in the course of ISTDP. Int J Short-Term Psychother 7:211–229

Lachenmeier H (1993): Factors of change in symptom and character pathology: Davanloo's Intensive Short-Term Dynamic Psychotherapy with panic disorder. Int J Short-Term Psychother 8:133–159

Lachenmeier H (1996): Überlegungen zur Qualitätssicherung der psychotherapeutischen Arbeit mit neurotischen Patienten. Schweizerische Ärztezeitung. 77:223–227

Lachenmeier H (1997): Kurzpsychotherapie bei Neurosen. Konzept und Technik nach Habib Davanloo. In: Der informierte Arzt-Gazette Médicale 18:9–16

Lachenmeier H (2001): Von der Qualität des Diagnosebegriffs »Depression«. Vortrag gehalten am ersten schweizerischen Kongress über die Qualität in der Mental Health Arbeit in Landquart am 15.05.2001

Lachmann FM (1996): Selbstpsychologie: Theorie und klinische Praxis. Psychother Forum 4:1–8

Laireiter A-R (1998): Allgemeine und gemeinsame Aspekte kurztherapeutischer Interventionen in der Psychotherapie: Überblick. In: Laireiter A-R, Frischenschlager O (Hrsg) Kurztherapie (Teil 1). Psychother Forum 6:185–194

Laireiter AR, Frischenschlager O (1998): Editorial. Ein Themenheft zur Kurztherapie – warum? In: Laireiter A-R, Frischenschlager O (Hrsg) Kurztherapie (Teil 1). Psychother Forum 6:181–182

Laireiter AR, Frischenschlager O (Hrsg.) (1999): Kurztherapie (Teil 2). Psychother Forum 7:1–52

Lambert MJ, Bergin AE (1994): The effectiveness of psychotherapy.In: Bergin AE, Garfield SL (eds) Handbook of psychotherapy and behaviour change.4th edn.Wiley, New York, pp 143–189

Lambert M (2004): Psychotherapie und Wissenschaft. Forschungsparadigmen – Wirksamkeit – Praxisrelevanz. Referat gehalten am 1. gemeinsamen Kongress der Schweizer Psy-Verbände am 3. Juli in Bern

Land JM (1991): Regressive defense in psychoanalysis and Intensive Short-Term Dynamic Psychotherapy: Technical and theoretical considerations. Int J Short-Term Psychother 6:243–258

Land JM (1993): Calumny and misrepresentation of Intensive Short-Term Dynamic Psychotherapy: A critique of two articles. Int J Short-Term Psychother 8:43–53

Landmann M (1962): De Homine. Der Mensch im Spiegel seines Gedankens. Karl Alber, Freiburg München

Landmann M (1964): Philosophische Anthropologie. Menschliche Selbstdeutung in Geschichte und Gegenwart. 2. Aufl., De Gruyter, Berlin

Langer R (1996): Spurensuche in Budapest. Sándor Ferenczi als Ahnherr der Objektbeziehungstheorie. Psychother Forum 4:61–72

Laplanche J, Pontalis JB (1972): Das Vokabular der Psychoanalyse. Suhrkamp, Frankfurt

Lautenbacher S, Gauggel S (Hrsg) (2004): Neuropsychologie psychischer Störungen. Springer, Berlin Heidelberg New York Hongkong London Mailand Paris Tokio

Lautenbacher S, Kundermann B. (2004): Neuropsychologie der Angststörungen. In: Lautenbacher, S, Gauggel, S (Hrsg) Neuropsychologie psychischer Störungen. Springer, Berlin Heidelberg New York Hongkong London Mailand Paris Tokio, S 167–175

Lebeaux DJ (1999): The rise in the transference in Davanloo's technique of Intensive Short-Term Dynamic Psychotherapy: Principles, technique and issues for training. Int J Intensive Short-Term Dynamic Psychother 13:3–16

Lebeaux DJ (2000): The role of the conscious therapeutic alliance in Davanloo's Intensive Short-Term Dynamic Psychotherapy. Int J Intensive Short-Term Dynamic Psychother 14:39–48

LeDoux J (2001): Das Netz der Gefühle. Wie Emotionen entstehen. Dtv, München (The emotional brain. The mysterious underpinnings of emotional life. Simon and Schuster, New York 1996)

LeDoux J (2003): Das Netz der Persönlichkeit. Wie unser Selbst entsteht. Walter, Düsseldorf Zürich (Synaptic Self. How our brains become who we are. Viking Penguin, New York 2002)

Leibing E, Schüßler G (2001): Fibromyalgie-Syndrom. In: Psychotherapie der Somatisierungsstörungen. Krankheitsmodelle und Therapiepraxis – störungsspezifisch und schulenübergreifend. Thieme, Stuttgart New York, S. 171–186

Leithner K, Schuster P, Etzersdorfer E, Presslich-Titscher E, Schmidt K (1998): Schwierige PatientInnen: PatientInnen mit chronischer Selbstbeschädigung. Psychother Forum 6:133–138

Lerner HG (1990). Wohin mit meiner Wut. Neue Beziehungsmuster für Frauen. Fischer, Frankfurt am Main (The Dance of Anger. Harper & Row, New York 1985)

Leuzinger-Bohleber M (1997): Psychoanalytische Katamneseforschung und die »Wissenschaft zwischen den Wissenschaften«. In: Leuzinger-Bohleber M, Stuhr U (Hrsg) Psychoanalysen im Rückblick. Methoden, Ergebnisse und Perspektiven der neueren Katamneseforschung. Psychosozial-Verlag, Gießen

Leuzinger-Bohleber M (1998): Qualitative und quantitative Einzelfallforschung. Psychother Forum 6:102–117

Leuzinger-Bohleber M, Stuhr U (Hrsg) (1997): Psychoanalysen im Rückblick. Methoden, Ergebnisse und Perspektiven der neueren Katamneseforschung. Psychosozial-Verlag, Gießen

Leuzinger-Bohleber M, Mertens W, Koukkou M (Hrsg) (1998): Erinnerung von Wirklichkeiten – Psychoanalyse und Neurowissenschaften im Dialog. Bd. 2: Folgerung für die psychoanalytische Praxis. Verlag Int Psychoanalyse, Stuttgart

Lévy-Strauss J (1969): Strukturale Anthropologie. Suhrkamp, Frankfurt

Lewin K (1963): Feldtheorie in den Sozialwissenschaften. Huber, Bern

Lindemann E (1944): Symptomatology and management of acute grief. Am J Psychiatry 101:141–148

Loch W (1975): Über Begriffe und Methoden der Psychoanalyse. Huber, Bern Stuttgart Wien

Lorenzani-Francis LD (1995a): Overview: Process of partial breakthrough into the unconscious in Davanloo's Intensive Short-Term Dynamic Psychotherapy. Part I: Direct access. Int J Short-Term Psychother 10:85–104

Lorenzani-Francis LD (1995b): The process of direct access to the unconscious in Davanloo's Intensive Short-Term Dynamic Psychotherapy. Part II: The rest of the interview. Int J Short-Term Psychother 10:105–119

Luborsky L (1984): Principles of psychoanalytic psychotherapy: A manual for supportive-expressive treatment. Basic Books, New York. Deutsche Übersetzung: Luborsky L (1995): Einführung in die analytische Psychotherapie. Ein Lehrbuch. 2. Aufl. Vandenhoeck & Ruprecht, Göttingen Zürich

Luyten NA (1969): Ordo Rerum. Schriften zur Naturphilosophie, Philosophischen Anthropologie und Christlichen Weltanschauung. Universitätsverlag, Freiburg Schweiz

Maeder A (1963): Studien über Kurzpsychotherapie. Klett, Stuttgart

Magnavita JJ (1993a): The treatment of passive-aggressive personality disorder: A review of current approaches, Part I. Int J Short-Term Psychother 8:29–41

Magnavita JJ (1993b): The treatment of passive-aggressive personality disorder: Intensive Short-Term Dynamic Psychotherapy. Part II: Trial therapy. Int J Short-Term Psychother 8:93–106

Magnavita JJ (1994a): The process of working through and outcome: The treatment of passive-aggressive personality disorder with Intensive Short-Term Dynamic Psychotherapy, Part III. Int J Short-Term Psychother 9:1–17

Magnavita JJ (1994b): Premature termination of Short-Term Dynamic Psychotherapy. Int J Short-Term Psychother 9:213–228

Mahler-Werfel A (1960, 2000): Mein Leben. Fischer, Frankfurt am Main

Malan DH (1965): Psychoanalytische Kurztherapie, eine kritische Untersuchung. Huber-Klett, Bern Stuttgart (A study of brief psychotherapy. Tavistock, London 1963)

Malan DH (1976): The frontier of brief psychotherapy. An example of the convergence of research and clinical practice. Plenum, New York

Malan DH (1979): Individual psychotherapy and the science of psychodynamics. Butterworths London

Malan DH (1980): The most important development in psychotherapy since the discovery of the unconscious. In: Davanloo H (1980a): Short-Term Dynamic Psychotherapy. Aronson, Northvale NJ, pp 13–23 (Reprint 1992)

Malan DH (1986a): Interview with David Malan, M.D.: Thirty years of clinical research. Int J Short-Term Psychother 1:31–41

Malan DH (1986b): Beyond interpretation: Initial evaluation and technique in Short-Term Dynamic Psychotherapy, Part I. Int J Short-Term Psychother 1:59–82 (Reprint in: Int J Intensive Short-Term Dynamic Psychother 14:59–82)

Malan DH (1986c): Beyond interpretation: initial evaluation and technique in Short-Term Dynamic Psychotherapy, Part II. Int J Short-Term Psychother 1:83–106 (Reprint in: Int J Intensive Short-Term Dynamic Psychother 14:83–106)

Malvezzi P, Pirelli G (Hrsg) (1962): Letzte Briefe zum Tode Verurteilter aus dem europäischen Widerstand 1939–1945. Vorwort von Thomas Mann. Deutscher Taschenbuch Verlag, München

Mann J (1973): Time-limited psychotherapy. Harvard University Press, Cambridge, Mass.

Marmor J (1979): Short-term dynamic psychotherapy. Am J Psychiatry 136:149–155

Marmor J (1980): Historical roots. In: Davanloo H (1980a): Short-Term Dynamic Psychotherapy. Aronson, Northvale NJ, pp 3–12 (Reprint 1992)

Marmor J (1986a): The corrective emotional experience revisited. Int J Short-Term Psychother 1:43–47

Marmor J (1986b): Emerging trends in Short-Term Dynamic Psychotherapy. Int J Short-Term Psychother 1:297–299

Marmor J (1989): The future of dynamic psychotherapy. Int J Short-Term Psychother 4:253–258

Marmor K (1980): The persistently suicidal risk. In: Davanloo H (1980a): Short-Term Dynamic Psychotherapy. Aronson, Northvale NJ, pp 303–315 (Reprint 1992)

Masterson JF (1980): Psychotherapie bei Borderline-Patienten. Klett-Cotta, Stuttgart. (Amerikanische Originalausgabe: Psychotherapy of the Borderline Adult. Brunner & Mazel, New York, 1976)

Mattanza G (2003): Jungianer und die Psychotherapieforschung: die Praxisstudie Analytische Lanzeittherapie (PAL). Psychother Forum Supplement 11:136–141

Menninger K (1968): Das Leben als Balance. Seelische Gesundheit und Krankheit im Lebensprozess. Piper, München

Menninger K (1973): Theory of psychoanalytic technique. Basic books, New York

Merten J, Benecke C (2001): Maladaptive Beziehungsmuster im therapeutischen Prozess. Psychother Forum 9:30–39

Messer SB, Warren CS (1995): Models of brief psychodynamic therapy. A comparative approach. Guilford Press, New York

Mitscherlich A, Richards A, Strachey J (Hrsg) (1969–1975): Freud-Studienausgabe. 10 Bde und ein Ergänzungsband. Fischer, Frankfurt am Main

Moldzio A, Schmid-Siegel B (2002): Selbstverletzendes Verhalten. Psychotherapeut 47:165–170

Morgenthaler F (1974): Die Stellung der Perversionen in Metapsychologie und Technik. Psyche 28:1077–1098

Morgenthaler F (1978): Technik. Zur Dialektik der psychoanalytischen Praxis. Syndikat, Frankfurt am Main

Morgenthaler F (1984): Homosexualität, Heterosexualität, Perversion. Psychosozial-Verlag/ Haland & Wirth, Gießen. Unveränderte Neuauflage der Ausgabe von 1994. Campus Verlag, Frankfurt am Main. Erstmals erschienen im Qumran Verlag 1984.

Muirhead W (1996a): The management of panic disorder in Davanloo's Intensive Short-Term Dynamic Psychotherapy. Part I: Review of technical and metapsychological roots of the technique. Int J Short-Term Psychother 11:57–75

Muirhead W (1996b): The management of panic disorder in Davanloo's Intensive Short-Term Dynamic Psychotherapy. Part II: Phase of partial breakthrough into the unconscious. Int J Short-Term Psychother 11:77–97

Muirhead W (1996c): The management of panic disorder in Davanloo's Intensive Short-Term Dynamic Psychotherapy. Part III: Partial unlocking of the unconscious and the conversion of a pathological mourning into an acute-grief reaction. Int J Short-Term Psychother 11:201–223

Müller C (2001): Sie müssen an Ihre Heilung glauben! Paul Dubois (1848–1918) Ein vergessener Pionier der Psychotherapie. Schwabe, Basel

Nahmias J (1990): Selection criteria in Short-Term Dynamic Psychotherapy. Part I: Overview. Int J Short-Term Psychother 5:167–183

Nahmias J (1991): Selection criteria in Short-Term Dynamic Psychotherapy. Part II: Trial therapy. Int J Short-Term Psychother 6:259–275

Nunberg H (1931, 1971): Neurosenlehre auf psychoanalytischer Grundlage, 3. unveränd. Aufl. Huber, Bern

Nuttin J (1956): Psychoanalyse und Persönlichkeit. Universitätsverlag, Freiburg, Schweiz

Orlinsky DE (1998): Die vielen Gesichter der Psychotherapieforschung. Psychother Forum 6:69–79

Ornstein PH, Ornstein A (1997): Psychoanalytische fokale Psychotherapie. Psychother Forum 5:127–140

Osimo F (1991): Time limit, focality and Intensive Short-Term Dynamic Psychotherapy. Int J Short-Term Psychother 6:35–51

Parin P (1973): Der Beitrag ethno-psychoanalytischer Untersuchungen zur Aggressionstheorie. Psyche 27:237–248

Paris J (1986): An adult developmental model for the short-term therapy of male homosexual university students. Int J Short-Term Psychother 1:265–270

Pavan L, Mangini E (1992): Brief psychotherapy focused on separation. Int J Short-Term Psychother 7:231–242

Petzold HG (2003): Positionen zur Psychotherapieforschung, Entwicklung im Feld, Schweizer Charta für Psychotherapie und persönliche Standpunkte. Psychother Forum Supplement 11:141–145

Petzold HG, Sieper J (Hrsg) (2004): Der Wille in der Psychotherapie. Bd. 1: Tiefenpsychologische und humanistische Verfahren. Bd. 2: Systemische, verhaltenstherapeutische und integrative Verfahren. Vandenhoeck & Ruprecht, Göttingen

Pieringer W (1995): Grundhaltungen in therapeutischen Beziehungen. Psychother Forum 3:115–127

Pieringer W, Laireiter AR (Hrsg) (1996): Selbsterfahrung in der Ausbildung in Psychotherapie. Psychother Forum 4:175–244

Pincus L (1977): … bis dass der Tod euch scheidet. Ex Libris, Zürich 1979. (A division of random house. Pantheon Books, New York 1974)

Pöltner G (2003): Ethische Dimensionen psychotherapeutischen Handelns. Psychother Forum 11:165–172

Portmann A (1956, 1998): Biologie und Geist, 3. unveränd Aufl. Nereïde, Göttingen Burgdorf

Popper KR, Eccles JC (1982): Das Ich und sein Gehirn. Piper, München (The Self and its Brain – An argument for interactionism. Springer, Heidelberg Berlin London New York, 1977)

Posch U, Leibbrand R (2002): Das Reizdarmsyndrom. Diagnostik, Ätiopathogenese und Behandlung. In: Psychotherapeut 47:257–268

Racker H (1997): Übertragung und Gegenübertragung. Studien zur Psychoanalytischen Technik. 5., neu gestaltete Auflage. Ernst Reinhardt, München Basel (Span. Orig.: Estudios sobre técnica psicoanalítica, 1959)

Radó S (1956): Recent advances in psychoanalytic therapy. In: Psychoanal Behaviour. Grune & Stratton, New York

Radó S (1965): Relationship of short-term psychotherapy to developmental stages of maturation and stages of treatment behaviour. In: Wolberg LR (ed) Short-term psychotherapy. Grune & Stratton, New York London

Rank O (1924): Das Trauma der Geburt. Int Psychoanal Verlag, Wien

Reich G (2001a): Psychodynamische Aspekte der Bulimie und Anorexie. In: Reich G, Cierpka M (Hrsg) Psychotherapie der Essstörungen. Krankheitsmodelle und Therapiepraxis – störungsspezifisch und schulenübergreifend. Thieme, Stuttgart New York, S 51–67

Reich G (2001b): Ambulante psychodynamische Therapie bei Bulimie und Anorexie. In: Reich G, Cierpka M (Hrsg) Psychotherapie der Essstörungen. Krankheitsmodelle und Therapiepraxis – störungsspezifisch und schulenübergreifend. Thieme, Stuttgart New York, S 68–78

Reich G (2003): Depression und Paarbeziehung. Psychotherapeut 48:2–14

Reich W (1933, 1973): Charakteranalyse Fischer. Frankfurt am Main

Reichert H (2000): Neurobiologie. 2., neubearb. u. erweit. Aufl. Thieme, Stuttgart New York

Reitav J (1991): The treatment of character pathology with Davanloo's Intensive Short-Term Dynamic Psychotherapy. Part I: Management of resistance. Int J Short-Term Psychother 6:3–25

Reller M (2002): Therapeutic failure in ISTDP and its prevention. Vortrag gehalten vor den Mitgliedern der Schweizerischen Gesellschaft für Intensive Dynamische Kurzpsychotherapie. Zürich

Reller M (2005): Fragile Ich-Struktur. (I). Fragilität bei Patienten mit regressiver Abwehrstruktur. (II). Fragilität bei Patienten mit obsessiver Abwehrstruktur. Weiterbildungsseminare der Schweizerischen Gesellschaft für Intensive Dynamische Kurzpsychotherapie. Zürich

Renggli F (1974): Angst und Geborgenheit. Soziokulturelle Folgen der Mutter-Kind-Beziehung im ersten Lebensjahr. Ergebnisse aus Verhaltensforschung, Psychoanalyse und Ethnologie. Rowohlt, Reinbek

Richter-Appelt H (2004): Sexuelle Traumatisierungen. In: Strauß B. (Hrsg) Psychotherapie der Sexualstörungen. Krankheitsmodelle und Therapiepraxis – störungsspezifisch und schulenübergreifend. Thieme, Stuttgart New York, S 169–177

Riemann F (1961, 1981): Grundformen der Angst. Eine tiefenpsychologische Studie. Reinhardt, München Basel

Richter R (1996): Die qualitätsgesicherte Psychotherapie-Praxis: Entwurf einer Leitlinie. Konzept für Qualitätssicherungsmaßnahmen in der ambulanten psychotherapeutischen Versorgung. Psychother Forum 3:6–9

Roazen P, Swerdloff B (1995): Heresy: Sandor Radó and the psychoanalytic movement. Aronson, Northvale London

Robertson J (1973): Film Nr.5: Lucy, 21 months: In foster care for 19 days. (Tavistock child development research unit, London) New York University Film Library, New York

Robertson J, Robertson J (1975): Reaktionen kleiner Kinder auf kurzfristige Trennung von der Mutter im Lichte neuer Beobachtungen. Psyche 29:626–665. (Weitere Angaben zu Filmen von James Robertson im Literaturverzeichnis dieses Artikels)

Robertson J (1962): Mothering as an influence on early development. A study of Well-Baby Clinic records. Psychoanal Study Child 17:245–264

Rohde-Dachser C (1994): Im Schatten des Kirschbaums. Psychoanalytische Dialoge. Huber, Bern

Rohde-Dachser C (2004): Das Borderline-Syndrom. 7., vollst. überarb. u. erweit. Aufl. Huber, Bern Göttingen Toronto Seattle

Rosenberg PE (1987): Resistance in psychoanalysis and Intensive Short-Term Dynamic Psychotherapy. Int J Short-Term Psychother 2:35–54

Rosenberg PE (1988): Transference in psychoanalysis and Intensive Short-Term Dynamic Psychotherapy. Int J Short-Term Psychother 3:47–76

Rosenberg PE (1989): De-repression in psychoanalysis and Intensive Short-Term Dynamic Psychotherapy, Part I. Int J Short-Term Psychother 4:259–284

Rosenberg PE (1990): De-repression in psychoanalysis and Intensive Short-Term Dynamic Psychotherapy, Part II. Int J Short-Term Psychother 5:185–207

Roth G (2003): Fühlen, Denken, Handeln. Wie das Gehirn unser Verhalten steuert. (Neue, vollst. überarb Ausg.) Suhrkamp, Frankfurt am Main

Roth H (1966, 1971): Pädagogische Anthropologie (2 Bde) Schrödel, Hannover

Rudolf G (1998): Taxonomie der Psychotherapieforschung. Psychother Forum 6:80–91

Rüger U (Hrsg) (1984): Neurotische und reale Angst. Vandenhoeck & Ruprecht, Göttingen

Rüger U (2003): Gewalt und Missbrauch in der Psychotherapie. Psychotherapeut 48:240–246

Sachsse U (1999): Selbstverletzendes Verhalten: Psychodynamik – Psychotherapie. Vandenhoeck & Ruprecht, Göttingen

Sadock BJ, Sadock VA (eds) (2000): Kaplan & Sadock's comprehensive textbook of psychiatry, 7th edn. William & Wilkins, Baltimore, Philadelphia

Said T (1986): Characterological depression and Short-Term Dynamic Psychotherapy. Int J Short-Term Psychother 1:221–237

Said T (1987): Characterological depression and Short-Term Dynamic Psychotherapy. Part II: Breakthrough into the unconscious. Int J Short-Term Psychother 2:205–223

Said T (1988a): Overview: trial therapy in Intensive Short-Term Dynamic Psychotherapy. Int J Short-Term Psychother 3:25–45

Said T (1988b): Pre-interpretative and interpretative phase of trial therapy. Part I: Moderately resistant patient. Int J Short-Term Psychother 3:165–187

Said T (1988c): Trial therapy with clinically depressed suicidal patients. Int J Short-Term Psychother 3:241–267

Said T (1990a): Trial therapy and the process of working through in Intensive Short-Term Dynamic Psychotherapy. Part I: Trial therapy and selection. Int J Short-Term Psychother 5:147–166

Said T (1990b): The process of working through in Intensive Short-Term Dynamic Psychotherapy., Part II. Int J Short-Term Psychother 5:247–276

Said T (1991): The process of working through in Intensive Short-Term Dynamic Psychotherapy, Part III. Int J Short-Term Psychother 6:163–193

Said T (1996): Current status of criteria for selection of patients for Short-Term Dynamic Psychotherapy. Int J Short-Term Psychother 11:99–127

Said T (1999): Specific technical interventions and their corresponding responses in Davanloo's Intensive Short-Term Dynamic Psychotherapy. Int J Intensive Short-Term Dynamic Psychother 13:191–210

Said T (2000a): Process supervision in Davanloo's Intensive Short-Term Dynamic Psychotherapy, Part I. Int J Intensive Short-Term Dynamic Psychother 14:19–38

Said T (2000b): Process supervision in Davanloo's Intensive Short-Term Dynamic Psychotherapy, Part II. Int J Intensive Short-Term Dynamic Psychother 14:93–115

Said T, Schubmehl JQ (1999a): Selected proceedings of audiovisual explorations of the unconscious. Part I: Technical and metapsychological roots of Davanloo's system of Intensive Short-Term Dynamic Psychotherapy. Int J Intensive Short-Term Dynamic Psychother 13:83–108

Said T, Schubmehl JQ (1999b): Selected proceedings of audiovisual explorations of the unconscious. Part II: Technical and metapsychological roots of Davanloo's system of Intensive Short-Term Dynamic Psychotherapy. Int J Intensive Short-Term Dynamic Psychother 13:109–134

Said T, Schubmehl JQ (1999c): Selected proceedings of audiovisual explorations of the unconscious. Part III: Technical and metapsychological roots of Davanloo's system of Intensive Short-Term Dynamic Psychotherapy. Int J Intensive Short-Term Dynamic Psychother 13:135–148

Said T, Rossi J, van Oyen M, Wint S (1998a): The treatment of hyperventilation and panic disorder with Davanloo's Intensive Short-Term Dynamic Psychotherapy. Part I: First breakthrough into the unconscious. Int J Intensive Short-Term Dynamic Psychother 12:3–25

Said T, Rossi J, van Oyen M, Wint S (1998b): The treatment of hyperventilation and panic disorder with Davanloo's Intensive Short-Term Dynamic Psychotherapy. Part II: Partial unlocking of the unconscious. Int J Intensive Short-Term Dynamic Psychother 12:27–49

Said T, Rossi J, van Oyen M, Wint S (1998c): The treatment of hyperventilation and panic disorder with Davanloo's Intensive Short-Term Dynamic Psychotherapy. Part III: Direct access. Int J Intensive Short-Term Dynamic Psychother 12:51–76

Said T, Rossi J, van Oyen M, Wint S (1998d): The application of Davanloo's Intensive Short-Term Dynamic Psychotherapy to a patient with attacks of anxiety and hyperventilation. Part IV. Int J Intensive Short-Term. Dynamic Psychother 12:209–229

Sammet I (2000): Qualitätssicherung. In: Hoffmann N, Schauenburg H (Hrsg) Psychotherapie der Depression. Krankheitsmodelle und Therapiepraxis - störungsspezifisch und schulenübergreifend. Thieme, Stuttgart New York, S175–180

Sandler J, Dare C, Holder A (1973): Die Grundbegriffe der psychoanalytischen Therapie. Klett, Stuttgart. (Originalausgabe: The Patient and the Analyst. The Basis of the Psychoanalytic Process. Allen & Unwin, London 1973)

Saß H, Wittchen H-U, Zaudig M, Houben I (1998): Diagnostische Kriterien des Diagnostischen und Statistischen Manuals Psychischer Störungen DSM-IV. Hogrefe, Göttingen (Deutsche Bearbeitung der amerikanischen Originalausgabe: American Psychiatric Association: Diagnostic Criteria from DSM-IV. American Psychiatric Association, Washington D C, 1994)

Schatz G (2003): My secret university. Federation of European Biochemical Societies Letters. 540:1–2

Schauenburg H (1999): Operationalisierte Psychodynamische Diagnostik (OPD) – ein neues Diagnosesystem für die Psychotherapie. Psychother Forum 7:100–109

Schauenburg H (2000): Psychodynamische Psychotherapie. In: Hoffmann N, Schauenburg H (Hrsg) Psychotherapie der Depression. Krankheitsmodelle und Therapiepraxis – störungsspezifisch und schulenübergreifend. Thieme, Stuttgart New York, S 44–62

Scheidt CE (2002): Störungsspezifische psychodynamische Kurzzeitpsychotherapie somatoformer Schmerzstörungen. Ein Leidfaden für die ambulante Einzelpsychotherapie. Psychotherapeut 47:110–123

Schmid PF (1997): Vom Individuum zur Person: Zur Anthropologie in der Psychotherapie und zu den philosophischen Grundlagen des Personzentrierten Ansatzes. Psychother Forum 5:191–202

Schmidbauer W (1976): Die Verdrängung und andere Abwehrmechanismen. In: Eicke D (Hrsg) (1976c) Tiefenpsychologie. Bd. 1: Sigmund Freud – Leben und Werk. Beltz, Weinheim Basel, S 284–290

Schubmehl JQ (1991a): Countertransference in Davanloo's Intensive Short-Term Dynamic Psychotherapy. Int J Short-Term Psychother 6:27–34

Schubmehl JQ (1991b): Davanloo's Intensive Short-Term Dynamic Psychotherapy in the treatment of battered wife syndrome. Int J Short-Term Psychother 6:79–93

Schubmehl JQ (1995a): Management of syntonic character resistance in Intensive Short-Term Dynamic Psychotherapy, Part I. Int J Short-Term Psychother 10:3–19

Schubmehl JQ (1995b): Management of syntonic character resistance in Davanloo's Technique. Part II: The rest of the Trial Therapy. Int J Short-Term Psychother 10:63–84

Schubmehl J (1996): Technique and metapsychology of the early working through phase of Davanloo's Intensive Short-Term Dynamic Psychotherapy. Int J Short-Term Psychother 11:225–251

Schulte-Markwort M (1999): Operationalisierte Diagnostik und tiefenpsychologische Psychotherapie – ICD-10, DSM-IV, OPD und die Bedeutung für die Psychotherapie. Psychother Forum 7:129–136

Schulz W (o Jg): Das Problem der Angst in der neueren Philosophie. In: Ditfurth H v (Hrsg) Aspekte der Angst. Kindler, München, S 13–37

Schwartz B (1991a): The clinical concept of castration anxiety and its application in Short-Term Dynamic Psychotherapy. Part I: Current status of castration anxiety. Int J Short-Term Psychother 6:57–78

Schwartz B (1991b): The clinical concept of castration anxiety and its application in Short-Term Dynamic Psychotherapy. Part II: Application in Short-Term Dynamic Psychotherapy. Int J Short-Term Psychother 6:127–130

Schwarzmann M, Hochgerner M (2000): Seinsangst oder mangelnde Selbstgewissheit. Psychotherapeutische Konsequenzen aus einer qualitativen Untersuchung an Morbus Crohn-Patienten. Psychother Forum 8:137–146

Seidler GH, Parfen L, Micka R, Nolting BV (Hrsg) (2003): Aktuelle Entwicklungen in der Psychotraumatologie. Theorie, Krankheitsbilder, Therapie. Psychosozial-Verlag, Gießen

Sifneos PE (1966): Psychoanalytically oriented short-term dynamic or anxiety-provoking psychotherapy for mild obsessional neuroses. Psychiatr Q 40

Sifneos PE (1968a): Learning to solve emotional problems: A controlled study of Short-Term Anxiety-Provoking Psychotherapy. Ciba foundation symposium: The role of learning in psychotherapy.

Sifneos PE (1968b): »The motivational process« – A selection and prognostic criterion for psychotherapy of short-term duration. Psychiatr Q 42:271–280

Sifneos PE (1972): Short-term psychotherapy and emotional crisis. Harvard University Press, Cambridge Mass

Sifneos PE (1979, 1987): Short-Term Dynamic Psychotherapy: Evaluation and technique, 2nd ed. Plenum, New York

Sifneos PE (1980): Motivation for change. In: Davanloo H (ed) (1980a): Short-Term Dynamic Psychotherapy. Aronson, Northvale NJ, pp 93–98 (Reprint 1992)

Slatkin SE (1994a): The treatment of defensive violence via Intensive Short-Term Dynamic Psychotherapy, Part I. Int J Short-Term Psychother 9:189–198

Slatkin SE (1994b): The treatment of defensive violence via Intensive Short-Term Dynamic Psychotherapy, Part II. Int J Short-Term Psychother 9:199–212

Slote GM (2000): Rapid breakthrough into the unconscious of a depressed and masochistic patient in an initial two-hour therapy session. Int J Intensive Short-Term Dynamic Psychother 14:49–74

Small L (1971): The briefer psychotherapies. Brunner Mazel, New York

Snyker EC (1992): Treatment of exhibitionism in Intensive Short-Term Dynamic Psychotherapy. Int J Short-Term Psychother 7:13–30

Spitz RA (1945): Hospitalism. Psychoanal Study Child 1:53–74

Spitz RA (1946): Anaclitic depression. Psychoanal Study Child. 2:313–342

Spitz RA (1967): Vom Säugling zum Kleinkind. Naturgeschichte der Mutter-Kind-Beziehungen im ersten Lebensjahr. Klett, Stuttgart

Sprangler G, Zimmermann P (Hrsg) (1999): Die Bindungstheorie. Grundlagen, Forschung und Anwendung, 3. Aufl. Klett-Cotta, Stuttgart

Steiner JS (1997): Zur Struktur tiefenpsychologischer Lehrmeinungen. Psychother Forum 5:141–150

Stekel W (1938): Technik der analytischen Psychotherapie. Huber, Bern

Stirn A (2002): Gegenübertragung. Psychotherapeut 47:48–58

Strauß B (2004a): Psychotherapie der Sexualstörungen – Versorgungs- und Weiterbildungsbedarf. In: Strauß B. (Hrsg) Psychotherapie der Sexualstörungen. Krankheitsmodelle und Therapiepraxis – störungsspezifisch und schulenübergreifend. Thieme, Stuttgart New York, S 1–6

Strauß B (2004b): Klinik sexueller Funktionsstörungen und sexueller Deviation. In: Strauß B. (Hrsg) Psychotherapie der Sexualstörungen. Krankheitsmodelle und Therapiepraxis – störungsspezifisch und schulenübergreifend. Thieme, Stuttgart New York, S 26–33

Strian F (1983): Angst. Grundlagen und Klinik. Springer, Heidelberg New York Tokio

Strian F (1995): Angst und Angstkrankheiten. Beck, München

Stuhr U, Leuzinger-Bohleber M, Beutel M (2001): Langzeit-Psychotherapie. Perspektiven für Therapeuten und Wissenschaftler. Kohlhammer, Stuttgart

Strupp HH (1980): Problems of research. In: Davanloo H (ed) (1980a): Short-Term Dynamic Psychotherapy. Aronson, Northvale NJ, p 379–392 (Reprint 1992)

Strupp HH, Binder JL (1991): Kurzpsychotherapie. Klett-Cotta, Stuttgart. (Am. Originalausgabe: Psychotherapy in a New Key. A Guide to Time-Limited Dynamic Psychotherapy. Basic Books, New York, 1984)

Sulz S (1998): Differentialindikation von Kurz- und Langzeittherapie in der Verhaltenstherapie. In: Sulz S (Hrsg) Kurztherapien. Wege in die Zukunft der Psychotherapie. CIP-Mediendienst, München

Teegen F, Schriefer J (2002): Beziehungsgewalt. Posttraumatische Belastungsstörungen misshandelter Frauen. Psychotherapeut 47:90–97

Teilhard de Chardin P (1959): Der Mensch im Kosmos. In: Teilhard de Chardin P (1987): Das Teilhard de Chardin Lesebuch. Walter, Olten

Terraz O, de Roten Y, Crettaz de Roten F, Drapeau M, Despland JN (2004): Sequential therapist interventions and the therapeutic alliance: a pilot study. Schweizer Archiv für Neurologie und Psychiatrie. 155:111–117

Thomasius R (Hrsg) (2000): Psychotherapie der Suchterkrankungen. Krankheitsmodelle und Therapiepraxis – störungsspezifisch und schulenübergreifend. Thieme Stuttgart New York

Trad PV (1991): The application of developmental strategies to Short-Term Psychotherapy. Int J Short-Term Psychother 6:219–235

Trad PV (1993a): Expressive cues and previewing behaviours during Short-Term Psychotherapy. Part I: Predictive validity. Int J Short-Term Psychother 8:111–131

Trad PV (1993b): Expressive cues and previewing behaviours during Short-Term Psychotherapy. Part II: Clinical evidence. Int J Short-Term Psychother 8167–187

Troendle P (1978): Konstituanten der Persönlichkeitsentwicklung des jugendlichen Menschen. Dissertation, Universität Basel

Troendle P (2004): Comparison of ISTDP to cognitive behavioural therapy. 12th AEP Congress. Geneva, Switzerland, 14–18 april 2004

Trujillo M et al. (1986): Interview with David Malan, M.D.: Thirty years of clinical research. Int J Short-Term Psychother 1:31–41

Trunnell TL (1986): The management of Meniere's syndrome Utilizing the techniques of Short-Term Dynamic Psychotherapy. Int J Short-Term Psychother 1:147–157

Trunnell TL (1987): The management of the mechanisms of depression in Intensive Short-Term Dynamic Psychotherapy. Int J Short-Term Psychother 2:1–15

Tschuschke V, Heckrath C, Tress W (1997): Von der Konfusion zur Makulatur. Zur Professionalität der Berner Psychotherapiestudie. Vandenhoeck & Ruprecht, Göttingen

Tschuschke V (2003): Kurzgruppenpsychotherapie. Theorie und Praxis. Springer, Wien New York

Ursano RJ, Norwood AE (2000): Brief psychotherapy. In: Sadock BJ, Sadock VA (eds) Kaplan & Sadock's comprehensive textbook of psychiatry, 7th edn. William & Wilkins, Baltimore, Philadelphia, pp 2187–2200

Uexküll T v (1963): Grundfragen der psychosomatischen Medizin. Rowohlt, Reinbek

Waelder R (1956): Introduction to the discussion on problems of transference. Int J Psychoanal 3:367–368

Waelder R (1963, 1969): Die Grundlagen der Psychoanalyse. Fischer, Frankfurt am Main (Basic theory of psychoanalysis. Int Universities Press, New York)

Wakolbinger C (1996): Panikstörung und Selbstkonzept. Die Behandlung von Panikstörungen in der personenzentrierten Psychotherapie. Psychother Forum 4:41–47

Weghaupt A (1998): Psychoanalytische Kurztherapie: Ein Überblick. In: Laireiter A-R, Frischenschlager O, (Hrsg) Kurztherapie (Teil 1). Psychother Forum, S 195–205

Whittemore JW (1996): Paving the royal road: An overview of conceptual and technical features in the Graded Format of Davanloo's Intensive Short-Term Dynamic Psychotherapy. Int J Short-Term Psychother 11:21–39

Whittemore JW (1998): The application of Davanloo's Intensive Short-Term Dynamic Psychotherapy to a complex masochistic patient with panic, functional and somatization disorders: From the »Frying Pan« into freedom. Part I. Int J Intensive Short-Term Dynamic Psychother 12:151–181

Whittemore JW (1999a): The application of Davanloo's Intensive Short-Term Dynamic Psychotherapy to a complex masochistic patient with panic, functional and somatization disorders: From the »Frying Pan« into freedom. Part II. Int J Intensive Short-Term Dynamic Psychother 13:17–48

Whittemore JW (1999b): The application of Davanloo's Intensive Short-Term Dynamic Psychotherapy to a complex masochistic patient with panic, functional and somatization disorders: From the »Frying Pan« into freedom. Part III. Int J Intensive Short-Term Dynamic Psychother 13:49–79

Wolberg AR (1973): The borderline patient. Intercontinental Medical Book Corporation, New York

Wolberg LR (ed) (1965): Short-term psychotherapy. Grune & Stratton, New York London (Deutsche Ausgabe: Kurzzeit-Psychotherapie. Thieme, Stuttgart, 1983)

Wolfersdorf M, Franke C, Mauerer C, Dobmeier M (2002): Krisenintervention bei Suizidalität. In: Bronisch T (Hrsg) Psychotherapie der Suizidalität. Krankheitsmodelle und Therapiepraxis – erklärungsspezifisch und schulenübergreifend. Thieme, Stuttgart New York, S 16–29

Wolfsmann (1972): Der Wolfsmann, mit der Krankengeschichte des Wolfsmannes von Sigmund Freud, dem Nachtrag von Ruth Mack Brunswick und einem Vorwort von Anna Freud. Fischer, Frankfurt am Main (The Wolf-Man. Basic Books, New York 1971)

Worchel J (1986a): Transference in Intensive Short-Term Dynamic Psychotherapy. Part I: Technique of handling initial transference. Int J Short-Term Psychother 1:135–146

Worchel J (1986b): Transference in Intensive Short-Term Dynamic Psychotherapy. Part II: Technique of handling initial transference resistance. Int J Short-Term Psychother 1:205–215

Wurmser L (1977): Mr. Pecksniff's horse (psychodynamics of compulsive drug use). In: Lettieri DJ, Sayers M, Wallenstein HW (eds) Psychodynamics of drug dependence research monograph. NIDA, Rockville MD, 12:36–72

Wurmser L (1978): The hidden dimension. Psychodynamics in compulsive drug use. Jason Aronson, New York. (Deutsche Fassung 1997: Die verborgene Dimension. Vandenhoeck & Ruprecht, Göttingen)

Wurmser L (1990, 1993, 1997): Die Maske der Scham. Die Psychoanalyse von Schamaffekten und Schamkonflikten. Springer, Berlin Heidelberg New York Tokio

Wurmser L (1998): Das Rätsel des Masochismus. Psychoanalytische Untersuchungen von Über-Ich-Konflikten und Masochismus, 2. korr Aufl. Springer, Berlin Heidelberg New York

Wurmser L (1999): Zur Behandlung schwer traumatisierter Patienten – die psychoanalytische Perspektive. Psychother Forum 7:161–174

Wurmser L (2000): Psychodynamische Aspekte der Suchterkrankung. In: Thomasius R (Hrsg) Psychotherapie der Suchterkrankungen. Thieme Stuttgart New York, S 40–54

Zeller-Steinbrich G, Bürgin D, Klitzing K v, Bogyi G, Karle M, Weber M, Zimmermann R (1999): Beziehungsdiagnostik mit der OPD für Kinder und Jugendliche. Psychother Forum 7:118–128

Zenz G (2005): Bindung – Trennung – Trauma. Elterliche Sorge und Umgang bei Scheidungs- und Pflegekinder. Vortrag vom 4. Februar an der Juristischen Fakultät der Universität Basel

Zepf S, Weidenhammer B, Baur-Morlock J (1986): Realität und Phantasie. Anmerkungen zum Traumabegriff Sigmund Freuds. Psyche 40:124–144

Zepf S, Hartmann S (2002): Wissenschaftliche Prüfung und wissenschaftliche Anerkennung psychotherapeutischer Verfahren. Psychotherapeut 47:278–284

Zetzel E (1956): Current concepts of transference. Int J Psychoanal 37:369–375

Zois CL (1986): Handling resistance in depressed patients. Int J Short-Term Psychother 1:17–30 (Reprint 2000 in: Int J Intensive Short-Term Dynamic Psychother 14:17–30)

Zulliger H (1969): Die Angst unserer Kinder. Fischer, Frankfurt am Main

Sachverzeichnis

Abbildungsverzeichnis

Glossar

Allianz
Neben dem bewussten und willentlichen Arbeitsbündnis ist vor allem der Aufbau der unbewussten Allianz für den Therapieerfolg ausschlaggebend. Die unbewusste therapeutische Allianz entsteht, indem der Patient durch Einsicht in die zerstörerische Auswirkung seiner Abwehrmechanismen mit dem Therapeuten zusammen eine Veränderung anstreben will.

Anamnese
Die Anamnese sollte nicht nur die bewusst erinnerten Fakten, sondern auch die Erkenntnisse aus dem dynamischen Prozess und dem freigesetzten Unbewussten erfassen.

Audiovisuelle Aufzeichnung
Mit Einverständnis des Patienten werden zur Selbstkontrolle des Therapeuten, zur Optimierung der Therapie, für die Nachkontrolle mit dem Patienten, für Lehrzwecke und für Follow-up-Studien alle Sitzungen audiovisuell festgehalten. Damit kann der Therapeut während den Sitzungen seine volle Aufmerksamkeit dem Patienten zuwenden und ist von der Notwendigkeit befreit, Notizen zu machen. Zudem können auch Forscher, die nicht mit der ISTDP arbeiten, die Ergebnisse evaluieren.

Blockbehandlung
Für weit hergereiste Patienten oder Ausbildungskandidaten bietet die Blockbehandlung über einen oder mehrere Tage hin täglich mehrere Sitzungen an. Nach einem Intervall können weitere Blockbehandlungen stattfinden.

Bond/Attachment
Bond und Attachment bezeichnen die liebevolle Kern-Bindung, die frühesten gefühlsmäßigen Bande der Nähe, die der Säugling und das Kleinkind durch ihre interaktiven und kommunikativen Fähigkeiten und aus einer angeborenen und überlebenswichtigen Neigung und Sehnsucht nach positiven Beziehungen zu ihren frühesten, bedeutsamen und vertrauten Bezugspersonen (significant others) knüpfen.

Deaktivierung
Es gibt keine Delegation der Eigenverantwortung. Neurotische Übertragungen werden vorweg herausgefordert, omnipotente Erwartungen aufgelöst, auf

die Passivität Druck ausgeübt und der Wille, d. h. was der Patient jetzt unternehmen will, immer wieder geklärt.

Druck
Druck ist jene Intervention, welche die Gefühle und Widerstände aus dem Versteck herausholt, vom Patienten eine Stellungnahme fordert und die Verantwortung für den nächsten therapeutischen Schritt und damit die Aktivität zur Überwindung der Abwehren dem Patienten überlässt. Druck mobilisiert die komplexen Übertragungsgefühle, die Widerstände und die UTA.

Durcharbeiten
Dem Unbewussten des Patienten folgend dringen Patient und Therapeut zusammen in einem zirkulären und repetitiven Prozess Schicht um Schicht tiefer ins Unbewusste ein und durchleuchten hin und zurück detailliert alle Stationen des Personen- und des Konflikt-Dreiecks, die einzelnen Abwehrmechanismen, die Symptombildungen, die Charakterabwehren und die erfolgreich bewältigten Probleme.

Durchbruch
Die Polarisierung zwischen der unbewussten therapeutischen Allianz (UTA) vs Widerstand ruft im Patienten eine intrapsychische Krise hervor. Wenn die Dominanz der UTA die Angst und die Widerstände zum Erliegen bringt, brechen oft lebhaft und dramatisch bis anhin unbekannte und verdrängte komplexe Gefühle (Wut, Schmerz, Schuld, Trauer, Liebe) an die Oberfläche des bewussten Erlebens durch, vor allem in der Übertragung zum Therapeuten aber auch zu wichtigen Personen der Gegenwart und Vergangenheit.

Erschließen des Unbewussten
Das *partielle Erschließen* beschränkt sich auf Personen außerhalb der Übertragung oder der Durchbruch des Impulses in der Übertragung findet nur teilweise statt. Der Schwerpunkt richtet sich auf das Erleben des Schmerzes über das bis anhin im Leben Verpasste und nicht auf die unbewussten schuld- und trauerbeladenen Gefühle. Das *umfassende Erschließen* hingegen setzt eine größere Zahl von Durchbrüchen in der Übertragung voraus, die eine gründliche Bearbeitung des reaktiven Sadismus und der schmerz-, trauer- und schuldbeladenen Gefühle ermöglichen.

Fragilität
Der Terminus Fragilität rückt das Abwehrsystem und die Ich-Kapazität jener spezifisch verletzbaren Menschen in den Vordergrund des therapeutischen Interesses, die weder eine klar strukturierte Neurose noch eine voll ausgebildete Psychose aufweisen und deshalb auch Borderline-Patienten genannt werden.

Gefahr
Unbekannte und unbewusste Gefühle, Impulse und Gedanken können als psychische Bedrohung und Gefahr empfunden und abgewehrt werden.

Genetische Personen
Die für die körperliche, seelische und geistige Entwicklung des Kindes maßgeblichen Eltern oder Mensch, die stellvertretend elterliche Funktionen übernehmen.

Gewissen
Das Gewissen ist ein phylogenetisch angelegtes, entwicklungsfähiges, autonomes Organ, das wie die Liebe für das Überleben des Menschen notwenig ist. Es ist tiefer im Menschen verankert als das Über-Ich.

Graded Format
Die vornehmlich für depressive, fragile und psychosomatische Patienten modifizierte Standardtechnik, welche besonderes Gewicht dem Restrukturieren zumisst.

Herausforderung
Die Herausforderung ist jene Intervention, die Druck macht und gleichzeitig das Abwehrverhalten (nicht die Person) in Frage stellt und als dysfunktionales System entwertet.

Homöostase
Das chemische Profil der Flüssigkeit, in der Zellen leben, ist gewöhnlich ziemlich stabil und verändert sich nur innerhalb einer schmalen Bandbreite, egal wie groß die Veränderungen in der Umgebung des Organismus sind. In der Physiologie wird damit gesagt, dass alle Organismen auf sich ändernde Bedingungen mit einem inneren Fließgleichgewicht so reagieren, dass sie ein relativ konstantes inneres Milieu aufrechterhalten. Die koordinierte und weitgehend automatische physiologische Regulation (Körpertemperatur, Blutzuckergehalt, Sauerstoffkonzentration, pH-Werte) sichert in einem

lebenden Organismus stabile innere Zustände. Der Begriff Homöostase bezeichnet die allgemeine lebenssichernde Tendenz des menschlichen Organismus zur relativen Konstanthaltung und Selbstregulation chemischer, physiologischer und psychischer Faktoren und zur Wiederherstellung des gestörten Gleichgewichts.

Impuls
Als Impuls wird ein eruptives und meist aggressives Gefühl bezeichnet, das in seiner stärksten Ausprägung eine mörderische Wut ist.

ISTDP
Englische Abkürzung für *Intensive Short-Term Dynamic Psychotherapy*. (Deutsche Übersetzung: Intensive Dynamische Kurzzeitpsychotherapie)

Klären
Klären ist das Vertrautmachen des Patienten mit seinen Abwehren und gleichzeitig das Blockieren dieser Abwehren. Das Klären setzt die Phase des Druckes und ein erstes Mobilisieren des Unbewussten des Patienten voraus.

Komplexe Übertragungsgefühle (CTF)
Alle in der Beziehung zum Therapeuten mobilisierten und erlebten Gefühle und Impulse von Angst, (mörderischer) Wut, Schmerz, Trauer, Schuld, Versöhnung und Liebe, die eine Verbindung zu aktuellen und vor allem zu frühen Beziehungspersonen haben.

Konflikt-Dreieck
Das Konflikt-Dreieck schematisiert im therapeutischen Prozess die zirkulären Beziehungen unter den psychoanalytischen Begriffen Gefühle/Impulse, Angst und Abwehr.

Nachkontrolle
Nach einem Intervall von 6 Monaten oder 1–2 Jahren nach Beendigung der Therapie wird mit dem Patienten zusammen mittels Befragung und anhand von Videosequenzen aus der damaligen Therapie die Effizienz und Dauerhaftigkeit der Therapie überprüft. Diese Überprüfung kann auch von einem außenstehenden Therapeuten durchgeführt werden.

Operationalisierte Psychodynamische Diagnostik (OPD)
Die OPD ist eine valide und reliable operationalisierte, psychoanalytisch orientierte Konfliktdiagnostik, welche Anleihen macht bei der psychoanalytischen Tradition, bei kognitionspsychologischen, ethologischen und interpersonellen Theorieansätzen. Dieses Instrument will die Unzufriedenheit über die ätiologiefreien, syndromalen, deskriptiven und biologischen Klassifikationskonzepte des DSM-III und ICD-10 überwinden und einer therapeutischen Handlungsanleitung dienen.

Perpetrator (Wiederholungszwang)
Während der gesunde Anteil der Psyche seelische Störungen überwinden will, ist der Komplex von Traumatisierung, Reaktionsbildung, Verdrängung und Abwehr (selbstsabotierende und selbstbestrafende Über-Ich-Pathologie) im Meistern traumatischer Erfahrungen träge, verharrend, zwanghaft repetierend und damit verantwortlich für das Andauern der neurotischen Schwierigkeiten.

Personen-Dreieck
Die bewusst und unbewusst erlebten Interaktionen und Beeinflussungen zwischen den genetischen Personen, den Personen der Gegenwart und dem Therapeuten.

Probetherapie
Das erste Interview, das eine erste Diagnose, die Einsicht des Patienten in die Destruktivität seines Abwehrverhaltens, eine erste Grundlegung der unbewussten therapeutischen Allianz, ein erstes Erschließen des Unbewussten, eine dynamische Analyse und Anamnese und einen Therapieplan anstrebt.

Projektive Technik
Wenn das Erleben des Patienten noch verrostet oder mit zu viel Angst gebremst ist, bietet der Therapeut dem rudimentären seelischen Funktionieren eine Hilfe, indem er nicht Druck auf das Erleben macht, sondern den Patienten sich über sein eigenes Erleben oder Verhalten oder jenes anderer seine Gedanken, Phantasien, Projektionen oder Bilder äußern lässt. Diese Tätigkeiten entspringen auch dem Innern, sind aber bewusstseinsnaher und angstfreier und, sofern die UTA etabliert ist, ein Trittbrett zu den damit verbundenen Gefühlen, die alle Personen des Personen-Dreiecks betreffen.

Randomisierte kontrollierte Studie
Die Einteilung der Probanden in zwei oder mehr Gruppen (Versuchs- und Kontrollgruppen) erfolgt zufallsverteilt. Die Gruppen müssen in allen wichtigen Belangen (prognostische Faktoren) identisch sein, um die Ergebnisse nachher miteinander vergleichbar zu machen. Die eine Gruppe erhält eine Experimentalbehandlung, die auf ihre Wirksamkeit untersucht wird, und die andere eine Kontrollbehandlung (keine Behandlung, Placebobehandlung, Standardbehandlung). Nach Ablauf der Untersuchungsperiode werden die Veränderungen in beiden Gruppen miteinander verglichen und kausal interpretiert.

Restrukturieren
Das Restrukturieren der Ich-Funktionen ermöglicht, Patienten mit einer regredierten und geschwächten Ich-Organisation behandeln zu können, indem die Kapazität des Ich befähigt wird, den Druck und Physiologie erhöhter Gefühle/Impulse und die damit zusammenhängende Physiologie der Angst erkennen und erleben und die Durchbrüche ohne Angst aushalten zu können, um genügend Energie für die therapeutische Arbeit aufzubringen.

Schuld
Die Schuldfähigkeit des Menschen ist wie das Gewissen als Existential im Menschen angelegt und sichert das Überleben der Menschen, indem sie auf verweigerte Liebe und zugefügtes Unrecht mit schmerzlichen Gefühlen reagiert.

Spannungsabfuhr
Der Terminus Spannungsabfuhr (auch Aktionismus, Agieren, Ausagieren) besagt, dass der Patient mit Tätigkeiten (nervöses Lippenbeißen, Lachen, Gestikulieren, am Taschentuch drehen, Hyperaktivität, Zappeligkeit) oder mit explosiven Affektentladungen (Aufstehen, auf den Tisch hauen, Schreien, die Türe zuschlagen, Fluchen) dem Erleben der Gefühle ausweicht.

Transformation
Wenn der Patient primitive mörderische Wut und Schuld gegen den Therapeuten erlebt, ist für einen kurzen Moment wirklich der Therapeut gemeint, obwohl er eine Übertragungsfigur ist. Das Unbewusste des Patienten vollzieht jedoch einen Wechsel vom Therapeuten zum eigentlichen Opfer, sodass der Therapeut entschwindet und der Patient in einer gesunden Projektion

nicht mehr die Augen und den Körper des Therapeuten sieht, sondern an dessen Stelle eine genetische Person.

Trauer
Beim Trauerphänomen ist diagnostisch zu differenzieren zwischen Weinerlichkeit, Selbstmitleid, normaler und pathologischer Trauer.

Unbewusste therapeutische Allianz (UTA)
Die UTA, die weder durch Appelle noch durch kognitives Erklären von Zusammenhängen geweckt wird, bezieht ihre Dynamik aus der Spannung einer intrapsychischen Krise. Sie ist jene kollaborative Belebungskraft im Patienten, die sich gegen die Widerstände auflehnt und den Therapieprozess antreiben und die Therapie zu einem erfolgreichen Ende bringen will.

Übertragungsneurose
Die Übertragungsneurose ist in der klassischen Psychoanalyse ein zeitaufwendiges theoretisches und behandlungstechnisches Kernstück, das den Patienten in den Zustand versetzt, seine neurotischen Störungen so auf den Analytiker zu richten und anwachsen zu lassen, dass dieser die Wertigkeit einer genetischen Person annimmt, was anschließend analysiert wird.

Widerstand
Widerstände sind kognitive, emotionale und interpersonale Strategien (Tricks, Handlungen, Haltungen, Wahrnehmungen, Gedanken, kognitive Prozesse), die der Patient meist unbewusst anwendet, um Angst auslösende Gedanken und Gefühle nicht bewusst werden zu lassen, d. h. Strategien, die sich in der therapeutischen Übertragung gegen die unmittelbare Wahrnehmung des Unbewussten stellen, um Veränderungen zu vermeiden und die therapeutische Aufgabe zu durchkreuzen.

Zeitlimitierung
Die Zeitlimitierung ist eine Konsequenz aus der Theorie und Technik und im Interesse des Patienten, für sich allein genommen aber kein ausreichendes therapeutisches Kriterium.

Zentrale Dynamische Sequenz (ZDS)
Die ZDS ist eine auf klinischen, empirischen Daten aufbauende idealtypische Systematik von 7 Phasen. Sie dient jeder Therapiesitzung als Bezugsrahmen und Leitlinie und beinhaltet alle grundsätzlichen Elemente der erprobten

Interventionstechniken, die für den therapeutischen Erfolg notwenig sein können. Den spontanen Signalen des Unbewussten und den Reaktionen des Patienten folgend, wendet der Therapeut, sich von einer Phase zur nächsten vorarbeitend, in partnerschaftlicher Interaktion und schrittweise die Elemente ZDS spezifisch und sinngemäß der jeweiligen Situation angepasst an.

Anschriften der ISTDP-Gesellschaften in Europa

Dänemark
The Danish Institute of Davanloo's ISTDP
www.istdp.dk

Deutschland
Deutsche Gesellschaft
für Intensive Psychodynamische Kurzzeittherapie
nach Davanloo (ISTDP)
www.istdp.de

Italien
Istituto Italiano per la Ricerca e l'Insegnamento
della Psicoterapia Intensiva Dinamica Breve di H. Davanloo
www.istdp.it

Niederlande
VKDP
Vereniging voor Korte Dynamische Psychotherapie
(The Dutch Association
for Short-Term Dynamic Psychotherapy)
www.vkdp.com

Oesterreich
Im Aufbau begriffen

Schweiz
Schweizerische Gesellschaft für Intensive Dynamische Kurzpsychotherapie
www.istdp.ch
info@istdp.ch

www.ingramcontent.com/pod-product-compliance
Ingram Content Group UK Ltd.
Pitfield, Milton Keynes, MK11 3LW, UK
UKHW040230300826
14791UKWH00001B/74

9 783898 064798